O. H. Wegener

Ganzkörpercomputertomographie

O. H. Wegener

Ganzkörper-computer-tomographie

2., völlig neubearbeitete Auflage

Mit 1507 Einzelabbildungen

unter Mitarbeit von
R. Fassel und D. Welger

ergänzt durch Bildbeiträge von:

C. Claussen, Tübingen
E. Gerstenberg, Berlin
M. Haertel, St. Gallen/Schweiz
H. Jend, Bremen
B. Lochner, Frankfurt
D. Rehnitz, Schwäbisch Hall

A. Rieber, Tübingen
H.-J. Triebel, Hamburg
P. Uhrmeister, Berlin
H.-D. Weiß, Lübeck
C. Zwicker, Berlin

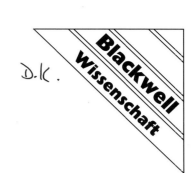

Blackwell Wissenschaft · Berlin 1992

Prof. Dr. med. Otto Henning Wegener
Dr. med. Doris Welger, Oberärztin
Regine Fassel, Leitende MTRA
Abteilung für Strahlendiagnostik und Nuklearmedizin
Allgemeines Krankenhaus Altona
Paul-Ehrlich-Straße 1
2000 Hamburg 50

Wissenschaftliche Redaktion
Dr. med. S. Weber, Berlin

Graphische Gestaltung
P. Hamann, Elmshorn

ISBN 3-89412-105-X

Die Deutsche Bibliothek – CIP-Einheitsaufnahme

Wegener, Otto H.:
Ganzkörpercomputertomographie / O. H. Wegener. Unter Mitarb. von R. Fassel und D. Welger.
Erg. durch Bildbeitr. von: C. Claussen ... [Wiss. Red. S. Weber]. –
2., völlig neubearb. Aufl. – Berlin : Blackwell-Wiss.-Verl., 1992
ISBN 3-89412-105-X

Die zitierte und weiterführende Literatur mit über 4000 Einträgen enthält der Band: **O. H. Wegener, Supplement Literaturverzeichnis Ganzkörpercomputertomographie, 2., völlig neubearbeitete Auflage,** der ebenfalls im Verlag Blackwell Wissenschaft erscheint.

Dieses Werk ist urheberrechtlich geschützt. Die dadurch begründeten Rechte, insbesondere die Übersetzung des Nachdrucks, des Vortrags, der Entnahme von Abbildungen und Tabellen, der Funksendung, der Mikroverfilmung oder der Vervielfältigung auf anderen Wegen und der Speicherung in Datenverarbeitungsanlagen, bleiben, auch bei nur auszugsweiser Verwertung, vorbehalten. Eine Vervielfältigung dieses Werkes oder von Teilen dieses Werkes ist auch im Einzelfall nur in den Grenzen der gesetzlichen Bestimmungen des Urheberrechtsgesetzes der Bundesrepublik Deutschland vom 9. September 1965 in der Fassung vom 24. Juni 1985 zulässig. Sie ist grundsätzlich vergütungspflichtig. Zuwiderhandlungen unterliegen den Strafbestimmungen des Urheberrechtsgesetzes.

© Blackwell Wissenschafts-Verlag GmbH Berlin 1992
Printed in Germany

Die Wiedergabe von Gebrauchsnamen, Handelsnamen, Warenbezeichnungen usw. in diesem Werk berechtigt auch ohne besondere Kennzeichnung nicht zu der Annahme, daß solche Namen im Sinne der Warenzeichen- und Markenschutz-Gesetzgebung als frei zu betrachten wären und daher von jedermann benutzt werden dürfen.

Produkthaftung: Für Angaben über Dosierungsanweisungen und Applikationsformen kann vom Verlag keine Gewähr übernommen werden. Derartige Angaben müssen vom jeweiligen Anwender im Einzelfall anhand anderer Literaturstellen auf ihre Richtigkeit überprüft werden.

Umschlaggestaltung: R. Hübler, 1000 Berlin
Herstellung: Goldener Schnitt · Rainer Kusche, 7573 Sinzheim
Repro: Kunstanstalt G. Dreher, 7000 Stuttgart 1
Satz: Satz- und Reprotechnik GmbH, 6944 Hemsbach
Druck: Druckhaus Beltz, 6944 Hemsbach
Buchbinderische Verarbeitung: Buchbinderei Spinner, 7583 Ottersweier

Vorwort

Die Computertomographie hat sich seit Erscheinen der 1. Auflage dieses Buches vor 11 Jahren fest als wichtiges radiologisches Verfahren etabliert. Die Indikationen haben sich erweitert und ein großes Detailwissen ist in zahlreichen Publikationen angehäuft worden. Exzellente Monographien sind zwischenzeitlich erschienen und dem Studium anempfohlen.

Dieses Buch als Einführung in Methode und Bildanalyse der Computertomographie stützt sich auf die bewährte Didaktik und zahlreiche Hinweise der weit verbreiteten Erstauflage. Das positive Echo zur graphischen Gestaltung führte zu einer computergestützten Graphik, deren Präzision und Abstraktion die morphologische Analyse erheblich erleichtern. Das Bildmaterial wurde modernisiert und dank hochsensibler Scanningtechnik optimiert. Ein sehr ausführliches Literaturverzeichnis eröffnet den Zugang zur umfangreichen Originalliteratur und erscheint als Supplementband.

Die meisten der abgebildeten Computertomogramme entstammen dem Untersuchungsgut des Allgemeinen Krankenhauses Altona und sind mit dem Somatom DRH (Siemens) angefertigt worden. Die freundliche Zuarbeit vieler Kollegen anderer Abteilungen des Hauses ermöglichte bereits die Darstellung eines breiten Untersuchungsgutes. Ganz wesentlich wurden die Kapitel Lunge und Leber durch Fallbeispiele bereichert, die von den Kollegen *Dr. H.-J. Triebel*, *Dr. P. Uhrmeister* und *Dr. C. Zwicker* zur Verfügung gestellt wurden. Durch die freundliche Unterstützung der Firma *Siemens* wurde der anatomische Abriß mit Bildern des Somatom Plus ausgestattet. Seltene und interessante Computertomogramme verdanke ich Herrn *Prof. Dr. E. Gerstenberg*, Herrn *Dr. D. Rehnitz*, Frau *Dr. A. Rieber* und Herrn *Prof. Dr. H.-D. Weiß*.

Dieses Buch wäre nicht ohne die Initiative und aktive Unterstützung von Frau *Dr. B. Behrends-Steins* von der Firma *Schering* und dem Verleger Herrn *Dr. A. Bedürftig* zustande gekommen. Für die stete Bereitschaft, mir jede Hilfe zukommen zu lassen, mich in meinen Vorstellungen zu bestärken und das Gesamtkonzept des Buches voll zu unterstützen, bin ich ihnen zu großem Dank verpflichtet.

Eine englische Übersetzung des Buches erscheint noch in diesem Jahr. Italienische und französische Ausgaben sind für den Sommer 1993 vorgesehen.

Ich würde mich freuen, wenn das Buch weiterhin den bisherigen Anklang finden würde. Verbesserungsvorschläge sind jederzeit willkommen.

Hamburg, im Juli 1992   O. H. Wegener

Danksagung

Viele haben zum Gelingen des Buches beigetragen.

Ich danke

Frau *R. Fassel* für das zeitraubende Sammeln, Suchen und Aufbereiten des Bildmaterials sowie für die Mitwirkung am Kapitel Untersuchungstechnik und -methodik,

Frau *Dr. D. Welger* für die kritische Durchsicht des Textes, vielerlei Anregungen und das endgültige Lektorat,

den MTRA's am CT, hier ganz besonders Frau *U. Leissring*, für die prompte Zuarbeit,

den Kolleginnen und Kollegen am CT für die neben der Routine anfallende Aufbereitung und Bereitstellung des Bildmaterials, hier ganz besonders Herrn *Dr. K. Hoettermann*, Frau *Dr. S. Michalik*, Herrn *Dr. A. Leppien*, Herrn *Dr. J. Schönwälder* und Herrn *Dr. R. Wenzel*,

den Kolleginnen und Kollegen des AK Altona für ihre Unterstützung, insbesondere beim Auffinden spezieller CT-Untersuchungen, hier ganz besonders Herrn *Dr. D. Braumann*, Herrn *Prof. Dr. J. Caselitz*, Herrn *Dr. E. Fliedner*, Herrn *Dr. K. Kult*, Herrn *Prof. Dr. K. Mainzer*, Herrn *Dr. H. Schwacher* und Herrn *Dr. D. Schwandt*,

Frau *K. Maatsch* und Herrn *T. Weber* vom Anlagenzentrum der Firma *Siemens* für die großzügige Ausstattung mit Bildmaterial (Somatom Plus),

Frau *J. Kleinwort-Saß* für die prompte und umsichtige Herstellung der Manuskripte,

Herrn *R. Kusche* für die enge und gute Kooperation beim Layout des Buches,

Herrn *P. Hamann* für das stets freundliche und verständnisvolle Zusammenwirken bei der graphischen Gestaltung,

den Mitarbeitern des Verlages für die Geduld, die freundliche Zusammenarbeit und Unterstützung bei sämtlichen Problemen, hier ganz besonders Herrn *L. Korff* und Frau *Dr. A. Jaensch*.

Hamburg, im Juli 1992   O. H. Wegener

Bildbeiträge von

Prof. Dr. Claus Claussen
  Direktor der Radiologischen Abteilung
  Universitätsklinik Tübingen
  Hoppe-Seyler-Straße 3

  7400 Tübingen 1

Prof. Dr. Ekkardt Gerstenberg
  Chefarzt der Strahlenabteilung
  Auguste-Viktoria-Krankenhaus
  Rubensstraße 125

  1000 Berlin 41

Prof. Dr. Michael Haertel
  Chefarzt des Instituts für Diagnostische
  Radiologie
  Kantonsspital

  9007 St. Gallen
  Schweiz

Prof. Dr. H. H. Jend
  Ltd. Arzt des Radiologischen Instituts
  Zentralkrankenhaus Bremen-Ost
  Züricher Straße 40

  2800 Bremen 44

Dr. Bernd Lochner
  Radiologische Gemeinschaftspraxis
  Mainzer Landstraße 191

  6000 Frankfurt 1

Dr. Detlev Rehnitz
  Chefarzt der Radiologischen Abteilung
  Diakonie Kreiskrankenhaus Schwäbisch Hall
  Diakoniestraße

  7170 Schwäbisch Hall

Dr. Andrea Rieber
  Abt. Radiologische Diagnostik
  (Direktor Prof. Dr. C. Claussen)
  Univ.-Klinik Tübingen
  Hoppe-Seyler-Straße 3

  7400 Tübingen 1

Dr. Hans-Jörg Triebel
  Abt. Strahlendiagnostik
  der Radiologischen Klinik
  (Direktor Prof. Dr. E. Buecheler)
  Univ.-Krankenhaus Eppendorf
  Martinistraße 52

  2000 Hamburg 20

Dr. Peter Uhrmeister
  Strahlenklinik und Poliklinik
  (Direktor Prof. Dr. R. Felix)
  Klinikum Rudolf Virchow
  Spandauer Damm 130

  1000 Berlin 19

Prof. Hans-Dieter Weiß
  Direktor des Instituts für Radiologie
  Med. Universität zu Lübeck
  Ratzeburger Allee 160

  2400 Lübeck

Dr. Christian Zwicker
  Strahlenklinik und Poliklinik
  (Direktor Prof. Dr. R. Felix)
  Klinikum Rudolf Virchow
  Spandauer Damm 130

  1000 Berlin 19

Inhaltsverzeichnis

Vorwort V
Danksagung VII

Kapitel 1
Technik der Computertomographie

Mathematische Grundlagen 3
Technische Realisierung 4
    Einzel-Detektor-Rotations-Translations-
    Scanner 4
    Mehr-Detektor-Rotations-Translations-
    Scanner 4
    Rotationsscanner mit beweglichem
    Detektorsystem 4
    Rotationssystem mit stationären
    Detektoren 4
Bilderstellung 5
    Abbildungselemente 5
Dichtewert 7
    Dichteskala nach Hounsfield 7
    Dichtemessung 7
Variable Bilddarstellung 8

Kapitel 2
Anatomie 11

Kapitel 3
Bildanalyse

Die strukturelle Bildanalyse 81
    Beachtung der
    Abbildungseigenschaften 81
    Beachtung der Fenstereinstellung . . . 81
Morphologische Bildanalyse 83
    Tubulär-noduläre Strukturen 83
    Beurteilung von Grenzflächen 83
    Expansive Prozesse 83
    Infiltrative Prozesse 84
Quantitative Bildanalyse 85
    Der einzelne Dichtewert 85
    Verfälschung der Dichtewerte 85
    Dichtewerte an Grenzflächen 87
    Pathomorphologisches Substrat
    der Dichtewerte 87
    Knochendichtebestimmung 91
Analyse der CT-Aufnahme nach
intravenösem KM-Bolus 93
    Intravasale Kontrastierung 93
    Parenchymatöse Kontrastierung . . . 93
    Differentialdiagnose des Enhancements 94

Kapitel 4
Kontrastmittel

Intravasale Applikation 99
Grundprinzip 99
Nierengängige Kontrastmittel 100
    Pharmakokinetik 100
    Intravenöse Bolusinjektionen
    (KM-Bolus) 102
    Intravenöse Infusion 105
    Intraarterielle Injektion 105
Gallengängige Kontrastmittel 106
    Pharmakokinetik 106
Intrakavitäre Kontrastierung 107
    Darmkontrastierung 107
    CT-Peritoneographie 110
    CT-Myelographie 110

Kapitel 5
Technik und Strategie der Untersuchung

Diagnostik 113
    Vorbereitung der Patienten 113
    Die technischen
    Untersuchungsparameter 113
    Kontrastmittelapplikation 114
    Wahl der technischen
    Untersuchungsparameter ohne und mit
    KM-Gabe 114
    Untersuchungstypen 115
Interventionen 116
    CT-gesteuerte Punktionen 116
    Abszeßdrainagen 117
    Untersuchungsschemata 118

Kapitel 6
Mediastinum

Anatomie und Abbildung 137
    Mediastinale Räume 137
    Mediastinale Gefäße 137
    Trachea 140
    Schilddrüse 141
    Ösophagus 141
    Faszien 141
    Lymphknoten 141
    Thymus 144
Lymphknotenvergrößerungen 145
    Maligne Lymphome 145
    Lymphknotenmetastasen 148
    Entzündlich reaktive granulomatöse
    Lymphknotenvergrößerungen 151
Primäre Tumoren
des vorderen Mediastinums 153
    Mesenchymale Tumoren 153
    Thymustumoren 154
    Teratoide Blastome 155
    Struma 157
    Parathyreoidale Tumoren 158
Primäre Tumoren
des mittleren Mediastinums 159
    Tumoren der Trachea 159
    Bronchogene Zysten 159
    Pleuroperikardiale (mesotheliale)
    Zysten 160
Primäre Tumoren
des hinteren Mediastinums 160
    Solide neurogene Tumoren 160
    Zystische Raumforderungen 161
Vaskuläre Prozesse 162
    Aorta 162
    Aneurysma der Aorta thoracica . . . 162
    Aneurysma dissecans 165
    Ektasie des Truncus brachiocephalicus 166
    Ektasie der Pulmonalarterien 167
    Vena azygos 167
Mediastinale Entzündungen 167
    Akute Mediastinitis 167
    Chronische Mediastinitis 168
Verletzungen des Mediastinums 169
    Pneumomediastinum
    (Mediastinalemphysem) 169
    Mediastinalhämatom 169

Kapitel 7
Herz

Anatomie und Abbildung 173
Funktionszustände des Herzens 174
    Volumenbelastung 174
    Druckbelastung 174
    Kardiomyopathie 175
    Koronare Herzerkrankungen 175
Vitien 176
Intrakavitäre Raumforderungen 176
Perikard 177
    Anatomie und Abbildung 177
    Anomalien des Perikards 178
    Perikardiale Flüssigkeitsansammlungen 178
    Chronisch-konstriktive Perikarditis . . 180
    Tumoren 180

Kapitel 8
Lunge

Anatomie und Abbildung 183
    Der Bronchialbaum 183
    Septen 183
    Bronchovaskuläre Strukturen –
    Lungenhilus 185
    Lungensegmente 186
    (Sekundärer) Lungenlobulus 186
    Lungenrundherde 186
    Lungendichte 187
Belüftungsstörungen der Lunge 188
    Dystelektasen 188
    Atelektasen 189
    Rundatelektase 192
Parenchymatöse Lungenveränderungen . 192
    Infiltrationen 192
    Emphysem 195
Bronchopulmonale Mißbildungen . . . 196
    Lungensequestrationen 196
    Bronchiektasien 197
Entzündungen der Lunge 199
    Pneumonien 199
    Lungenabzeß 200
Interstitielle Lungenerkrankungen . . . 203
    Idiopathische Lungenfibrose 203
    Sarkoidose 203
    Histiozytosis X
    (eosinophiles Granulom) 206
    Pulmonale Lymphangiomatose . . . 206
    Asbestose 207
    Silikose 207
    Lymphangiosis carcinomatosa 208
    Interstitielle Tumorinfiltration 210
Lungenembolie-Infarkt 210

Verletzungen der Lunge 211
Neoplasien der Lunge 212
    Benigne Tumoren 212
    Bronchialadenome 212
    Bronchialkarzinom 213
    Lungenmetastasen 220
    Solitärer Rundherd 221

Kapitel 9
Pleura

Anatomie und Abbildung 225
Pleuraergüsse 225
Empyem 227
Pleuraverdickung 229
Asbestosen 230
Neoplasien der Pleura 231
    Benigne Neoplasien 231
    Malignes Mesotheliom 232
Pleurametastasen 233

Kapitel 10
Thoraxwand

Anatomie und Abbildung 237
Tumoren 237
Entzündungen 241
Trauma 242

Kapitel 11
Leber

Anatomie und Abbildung 245
    Kontrastierung der Leberstrukturen . . 248
Zystische Lebererkrankungen 248
    Dysontogenetische Zysten 248
    Solitäre Leberzysten 249
Solide Tumoren der Leber 249
    Adenome und fokale noduläre
    Hyperplasie (FNH) 252
    Leberlipom 253
    Hämangiom 254
    Mesenchymale Hamartome 256
    Hepatozelluläres Karzinom (HCC) . . 256
    Cholangiokarzinom 258
    Fibrolamelläres hepatozelluläres
    Karzinom 258
    Sekundäre Lebertumoren
    (Lebermetastasen) 260
    Lymphommanifestation in der Leber . 264

Entzündlich-regressive Veränderungen
der Leber 265
    Fettleber 265
    Hepatitis 266
    Zirrhose 266
    Hämochromatose 267
    Abszesse 268
    Echinokokkose 270
Trauma 274
Vaskuläre Prozesse 274
    Portalvenenthrombose 274
    Budd-Chiari-Syndrom 274

Kapitel 12
Gallensystem

Anatomie und Abbildung 279
    Cholezystomegalie 279
Entzündliche Veränderungen
der Gallenblase 279
    Cholezystitis 279
    Cholelithiasis 281
Tumoren der Gallenblase 282
Biliäre Obstruktion 283
Entzündungen der Gallenwege 284
Tumoren der Gallenwege 286
Choledochuszyste 286
Caroli-Syndrom 287

Kapitel 13
Pankreas

Anatomie und Abbildung 291
Zystische Pankreaserkrankungen 294
    Dysontogenetische Zysten 294
    Retentions- und Pseudozysten . . . 294
Pankreastumoren 296
    Mikrozystisches Adenom 296
    Makrozystisches Adenom 296
    Pankreaskarzinom 297
    Zystadenokarzinom 301
    Inselzelltumoren 301
    Sekundäre Tumoren 303
Pankreatitis 303
    Akute Pankreatitis 303
    Chronische Pankreatitis 307
    Pankreasabszeß 310
Pankreastrauma 310
Lipomatose und Atrophie 311

Kapitel 14
Gastrointestinaltrakt

Anatomie und Abbildung 315
Ösophagus 316
    Tumoren 316
    Entzündliche Ösophagusveränderungen 319
    Ösophagusvarizen 319
Magen 321
Tumoren des Magens 321
    Magenkarzinom 321
    Magensarkome 324
    Benigne Magentumoren 325
Entzündungen des Magens 326
Dünn- und Dickdarm 326
Zysten 326
Solide Tumoren 327
    Benigne Tumoren 327
    Maligne Tumoren 327
    Maligne Lymphome, Myosarkome .. 327
    Dünndarmkarzinoide 327
    Kolorektales Karzinom 328
    Rezidiv nach Rektumamputation ... 329
Entzündungen 332
    Enteritis regionalis 332
    Colitis ulcerosa 334
    Appendizitis 335
    Divertikulitis 336
Funktionelle Darmerkrankungen 337
Mesenteriale Ischämie 338

Kapitel 15
Peritonealhöhle

Anatomie und Abbildung 341
    Supramesokolische Räume 341
    Inframesokolische Räume 341
    Mesenterium 342
Aszites 346
Peritonitis – intraperitoneale Abszesse .. 347
Blutungen in die Bauchhöhle 349
Cholaskos 350
Pseudomyxoma peritonei 350
Primäre und metastatische peritoneale
Neoplasie 351

Kapitel 16
Milz

Anatomie und Abbildung 357
Zystische Milzerkrankungen 359
Solide Milztumoren 359
    Maligne Lymphome 361
Entzündliche Milzerkrankungen 362
Trauma 363
    Milzhämatom 363
Vaskuläre Prozesse 364
    Milzinfarkt 364
    Milzvenenthrombose 365
Anomalien 365

Kapitel 17
Niere

Anatomie und Abbildung 369
Zystische Nierenerkrankungen 369
    Nierenzysten 369
    Polyzystische Nierenerkrankung
    des Kindes (Zystennieren) 371
    Polyzystische Nierenerkrankung
    des Erwachsenen (Zystennieren) ... 371
    Multizystische Nierendysplasie 372
    Multilokuläres zystisches Nephrom .. 373
Solide Tumoren 374
    Nierenzellkarzinom 374
    Nierenadenom 379
    Onkozytom 380
    Mesenchymale Tumoren 380
    Nierenbeckentumoren 381
    Lymphom der Niere 384
    Nierenmetastasen 385
    Wilms-Tumor 386
Entzündliche Nierenerkrankungen 387
    Akute Pyelonephritis –
    lokale bakterielle Nephritis 387
    Nierenabszeß 389
    Emphysematöse Pyelonephritis ... 390
    Xanthogranulomatöse Pyelonephritis . 390
    Chronische Pyelonephritis 391
    Nierentuberkulose 391
    Transplantationsniere 392
    Fibrolipomatose 393
Nierentrauma 393
    Nierenkontusion 394
    Gefäßstielverletzungen 394
    Nierenhämatom 394
Obstruktive Uropathie 395
    Hydronephrose 395
    Pyonephrose 396
    Urolithiasis 397
Vaskuläre Prozesse 398
    Arteriosklerose 398
    Nierenarterienstenose 398

Niereninfarkt 398
Nierenvenenthrombose 399
Varianten, Anomalien 399

Kapitel 18
Nebennieren

Anatomie und Abbildung 403
Hyperplasie und Tumoren
der Nebennierenrinde 404
    NNR-Hyperplasie 404
    Nebennierenrindenadenome 404
    Nebennierenrindenkarzinome 405
    Inzidentom 406
Nebennierenmarktumoren 407
    Myelolipome 407
    Phäochromozytom 407
    Malignes Phäochromozytom
    (Phäochromoblastom) 408
    Neuroblastom 408
Nebennierenmetastasen 409
NNR-Zysten 410
Hämorrhagie 410
Entzündungen 411
Hypoplasie-Atrophie 412

Kapitel 19
Harnblase

Anatomie und Abbildungen 415
Lageveränderungen 415
Fehlbildungen 416
Entzündungen der Harnblase 416
Tumoren der Harnblase 417
    Papillome, Karzinome 417
    Mesenchymale Tumoren 420

Kapitel 20
Prostata und Samenblasen

Anatomie und Abbildung 425
Zystische Veränderungen der Prostata . . 425
Prostataadenom –
benigne Prostatahyperplasie 426
Tumoren der Prostata 427
Entzündungen der Prostata 429
Samenblasen 430

Kapitel 21
Weibliche Geschlechtsorgane

Anatomie und Abbildung 433
Tumoren des Uterus 435
    Myom (uterines Leiomyom) 435
    Kollumkarzinom 437
    Korpuskarzinom 439
    Rezidive von Uterusmalignomen . . . 440
Ovarialtumoren 442
    Zysten 442
    Zystisch-solide und solide Tumoren
    des Ovars 444
Entzündliche Prozesse 447
    Entzündungen des Uterus 447
    Entzündungen der Adnexe 448
    Entzündungen des Parametriums . . . 449

Kapitel 22
Retroperitonealraum

Anatomie und Abbildung 453
    Retroperitoneale Gefäße 453
    Retrokruraler Raum 455
    Zwerchfell 455
    Retroperitoneale Faszienräume 455
    Subperitoneale Faszienräume 459
    Lymphknoten 459
Peri- und pararenale Prozesse 462
    Exsudativ-hämorrhagische Prozesse
    des Perirenalraumes 462
    Urinome (perirenale Pseudozysten) . . 463
    Perirenales Hämatom 463
    Solide perirenale Prozesse 464
Prozesse im vorderen pararenalen Raum . 465
Prozesse im hinteren pararenalen Raum . 465
Musculus iliopsoas 466
Prozesse im subperitonealen Raum . . . 467
Nicht an Faszienräume gebundene
Prozesse 467
    Primäre retroperitoneale Fibrose . . . 467
    Sekundäre retroperitoneale Fibrose . . 469
    Pelvine Fibrolipomatose 469
    Maligne Lymphome 470
    Lymphknotenmetastasen 473
    Benigne Lymphadenopathien 477
    Primäre retroperitoneale Tumoren . . . 478
Vaskuläre Prozesse 481
    Aneurysmen 481
    Trauma der Aorta 485
    Anomalien der unteren Hohlvene . . . 485
    Thrombose der V. cava inferior
    (einschließlich Beckenvenen) 486

Kapitel 23
Muskelgewebe

Atrophie 491
Progressive Muskeldystrophie 491
Entzündliche Muskelveränderungen . . . 492
    Pyogene Myositis (Muskelabszeß) . . . 492
    Sarkoidose 493
    Polymyositis 493
Muskelhämatom 493
Myositis ossificans 494

Kapitel 24
Weichteiltumoren 495

Kapitel 25
Knochentumoren

Chondrogene Tumoren 503
Osteogene Tumoren 504
Bindegewebige Tumoren 505
Myelogene Tumoren 505

Kapitel 26
Wirbelsäule

Anatomie und Abbildung 513
Degenerative Wirbelsäulenerkrankungen 518
    Bandscheibendegeneration 518
    Hernie und Prolaps der Bandscheibe . 519
    Die operierte Bandscheibe –
    Rezidivprolaps 524
    Spondylarthrose 526
    Spondylolyse – Spondylolisthesis vera . 527
Spinale Stenose 527
Wirbelsäulenverletzungen 530
    Impressionskeilbruch 533
    Inkompletter Berstungsbruch 533
    Kompletter Berstungsbruch 535
    Chance-Fraktur – Distraktionstrauma . 535
    Flexionsdistraktionstrauma 536
    Translationsverletzung 536
    Atlantookzipitale Dislokation 537
    Atlantoodontoidale Luxation 537
    Rotatorische atlantoaxiale Dislokation 537
    Frakturen des Atlas 539
    Densfrakturen 539
    Frakturen des Axisbogens 541
    Frakturen der zervikalen Bögen
    und Gelenkfortsätze der mittleren
    und unteren Halswirbelsäule (C3–C7) . 541
Vertebragene Tumoren und
tumorähnliche Läsionen 542
Intraspinale Raumforderungen 544
    Kongenitale Raumforderungen 544
    Erworbene Raumforderungen 544
Spondylitis – Spondylodiszitis 549

Kapitel 27
Knöchernes Becken

Anatomie und Abbildung 553
Knöcherne Beckenverletzungen 555
    Hintere Beckenringfrakturen 555
    Acetabulumfrakturen 556
Coxitis 559
Sakroiliitis 560

Kapitel 28
CT-Terminologie 563

Empfohlene Literatur 581

Sachverzeichnis 583

Kapitel 1
Technik der Computertomographie

Technik der Computertomographie

Die Tomographie wurde in den dreißiger Jahren in die Radiologie eingeführt. Sie zerlegt das Summationsbild einer Röntgenaufnahme durch Bewegung des Abtastsystems in räumlich hintereinandergereihte parallele Bildschichten. Dieses ausschließlich mechanische Konzept wurde durch neue Technologien erweitert. Bei der Computertomographie werden so viele Daten (Schwächungswerte) einer Körperregion aus verschiedenen Richtungen gesammelt, daß die räumliche Anordnung der absorbierenden Strukturen bestimmt werden kann. Das Computertomogramm, ein Raster von in Grautöne umgesetzten Schwächungswerten, vermittelt einen bildlichen Eindruck der abgetasteten Region. Die Gewebedichte kann reproduzierbar gemessen werden und liefert somit wichtige diagnostische Informationen.

Mathematische Grundlagen

Abbildung 1-1b. zeigt ein Objekt mit quadratischem Querschnitt, das in 8 x 8 quadratische Elemente mit jeweils unterschiedlichen Schwächungswerten aufgegliedert ist. Die Ermittlung der Schwächungswerte der Reihe I_0 und der Säulen I_x reichen allein nicht aus, um über ein Gleichungssystem die individuellen Absorptionswerte eindeutig zu bestimmen. Zur eindeutigen Charakterisierung dieser individuellen Schwächungswerte sind zusätzliche Messungen in unterschiedlichen räumlichen Ebenen notwendig (bis zu einer Gesamtzahl von n x n, hier 8 x 8 Projektionen). Für die technische Konzeption eines Computertomographen gilt daher: die Anzahl der Schwächungsmessungen aus unterschiedlichen Richtungen bestimmt Anzahl und Informationsgehalt der einzelnen Bildelemente und damit den Grad der räumlichen Auflösung.

Abb. 1-1a. Die Abtastung. Senkrecht zur Körperachse durchdringen gebündelte Röntgenstrahlen aus verschiedenen Richtungen eine Körperschicht. Die Schwächung wird durch ein Detektorsystem registriert.

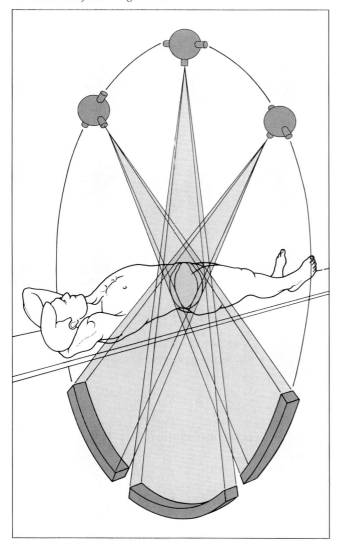

Abb. 1-1b. Mathematische Grundbedingung (s. Text).

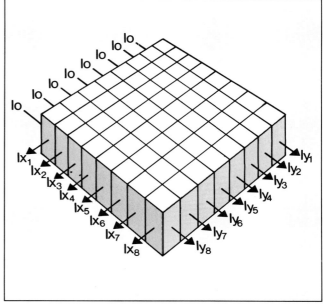

Technische Realisierung

Die Absorptionsmessungen erfolgen mit Detektoren, die gegenüber der Röntgenröhre und hinter dem Patienten angeordnet sind. Im wesentlichen werden vier unterschiedliche Abtastsysteme genutzt:

Einzel-Detektor-Rotations-Translations-Scanner[*]

Ein feiner, eingeblendeter Röntgenstrahl tastet den Körper in 180 Winkelschritten zu 1° ab und wird in der gegenüberliegenden einzelnen Detektorkammer registriert. Nach jeder Winkelbewegung erfolgt eine (lineare) Translationsbewegung über den Körper (Abb. 1-2a.). Die kürzeste Scanzeit beträgt mehrere Minuten.

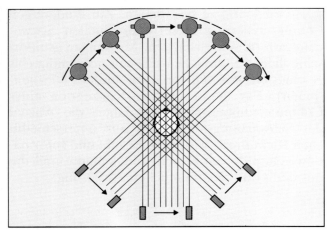

Abb. 1-2a. Einzel-Detektor-Rotations-Translations-Scanner.

Mehr-Detektor-Rotations-Translations-Scanner[**]

Ein Detektorsystem mit 5–50 Kammern befindet sich der Röntgenröhre gegenüber (Abb. 1-2b.). Ein Röntgenstrahlenbündel oder ein Fächerstrahl reduzieren die Anzahl der notwendigen Winkelschritte, die bei diesem System meist 10° betragen und mit dem Winkel des Fächerstrahls korrelieren. Die kürzeste Scanzeit liegt zwischen 6 und 20 Sekunden.

[*]   sog. 1. Generation
[**]   sog. 2. Generation
[***]   sog. 3. Generation
[****] sog. 4. Generation

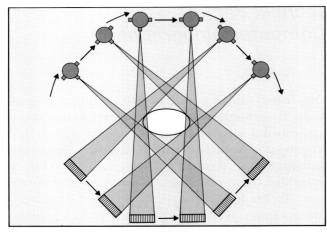

Abb. 1-2b. Mehr-Detektor-Rotations-Translations-Scanner.

Rotationsscanner mit beweglichem Detektorsystem[***]

Ein breiter Fächerstrahl erfaßt das Untersuchungsobjekt und wird zusammen mit einem aus 200 bis 1000 Einheiten bestehendem Detektorfeld um den Körper bewegt (Abb. 1-2c.). Die kürzeste Scanzeit beträgt 1–4 Sekunden.

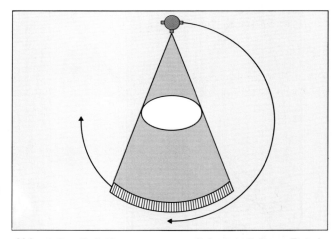

Abb. 1-2c. Rotationsscanner mit beweglichem Detektorsystem.

Rotationssystem mit stationären Detektoren[****]

Ein das gesamte Objekt erfassender Fächerstrahl bewegt sich innerhalb oder außerhalb eines feststehenden Detektorringes mit 300–4000 Detektoren um das Untersuchungsobjekt (Abb. 1-2d.). Die Scanzeit beträgt 3–8 Sekunden.

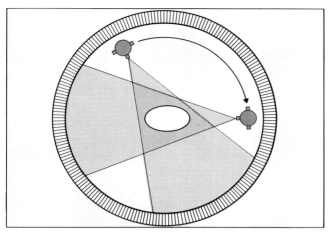

Abb. 1-2d. Rotationssystem mit stationären Detektoren.

steme mit alternierenden gegenläufigen Drehbewegungen zunehmend durch die kürzere Abtastzeiten erlaubenden, dauerrotierenden Detektorsysteme ersetzt.

Die in den einzelnen Projektionen registrierten Schwächungswerte werden einem Computer zugeleitet. Die Bildrekonstruktion erfolgt nun über einen komplizierten Rechenprozeß, indem die objektbezogene Anordnung einer begrenzten Anzahl von Schwächungswerten zunächst in Form einer Zahlenmatrix dargestellt wird. Die Umsetzung dieser Zahlenwerte in analoge Grautöne bringt ein Abbild der abgetasteten Querschnittsfläche hervor, auf dem die unterschiedlich absorbierenden Strukturen bildhaft erkannt werden können. Die Größe der Bildmatrix, d. h. die Anzahl der errechneten Bildpunkte, hängt von der Anzahl der Einzelmessungen ab und bestimmt die Bildauflösung.

Bilderstellung

Für die Ganzkörper-Computertomographie sind kurze Abtastzeiten wünschenswert, um Bewegungsartefakte durch Atmung, Peristaltik oder Herzpulsationen zu vermeiden. Aus diesem Grunde werden die (langsameren) Detektorsysteme

Abbildungselemente

Kleinste Einheit des Computertomogramms ist der einzelne, errechnete Bildpunkt, das *Bildelement* (pixel). Es charakterisiert je nach verwendeter Größe des Abtastfeldes und je nach Bildmatrix einen bestimmten Anteil der dargestellten Querschnittsfläche. Unter Berücksichtigung

Abb. 1-3. Volumen eines Volumenelements. Die Fläche des Bildelements und die Schichtdicke (d) bestimmen das Volumen eines Volumenelements; a, b = Kantenlänge eines Bildelements, D = Durchmesser des Scanfelds bzw. Meßfelds.

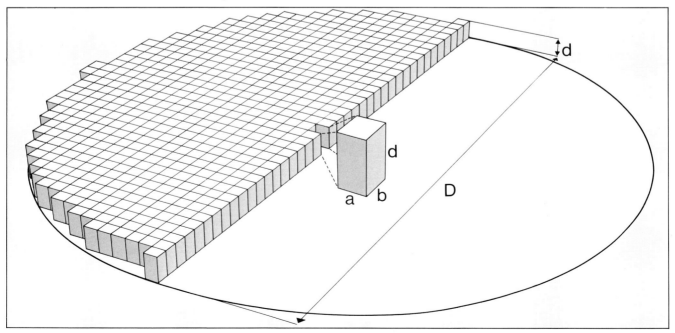

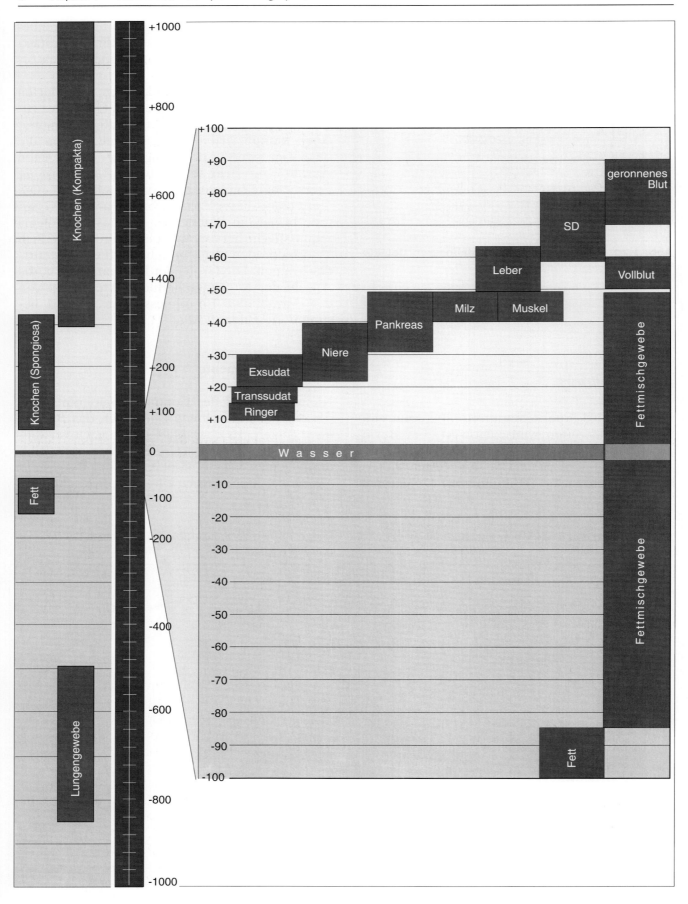

der verwendeten Schichtdicke repräsentiert das Bildelement zugleich ein Gewebeelement, dessen Volumen durch Schichtdicke, Matrixgröße und Scanfelddurchmesser determiniert ist (Abb. 1-3.). Ein Bildelement repräsentiert unter diesen Bedingungen also ein *Volumenelement* (voxel).

Tabelle 1-1. Die Radiodensität einzelner Gewebearten und Körperflüssigkeiten.

Gewebe	Richtwert (HE)	Streubreite (HE)
Knochen (Kompakta)	> 250	
Knochen (Spongiosa)	130 ± 100	
Schilddrüse	70 ± 10	
Leber	65 ± 5	45–75
Muskel	45 ± 5	35–50
Milz	45 ± 5	35–55
Lymphome	45 ± 10	40–60
Pankreas	40 ± 10	25–55
Niere	30 ± 10	20–40
Fettgewebe	-65 ± 10	-80–(-100)

Flüssigkeiten	Richtwert (HE)
Blut (geronnen)	80 ± 10
Blut (venöses Vollblut)	55 ± 5
Plasma	27 ± 2
Exsudat (> 30 g EW/l)	> 18 ± 2
Transsudat (< 30 g EW/l)	< 18 ± 2
Ringer-Lösung	12 ± 2

Abb. 1-4. Die Hounsfield-Skala. Sie ist nach unten mit -1.000 HE durch die Densität von Luft begrenzt. Sehr dichte Knochenstrukturen liegen über 1.000 HE. Im Bereich von -100 bis +100 HE liegen die sich überlappenden Radiodensitäten der meisten Gewebearten und Körperflüssigkeiten (vgl. Tabelle 1-1.)

Dichtewert

Jedes Volumenelement ist durch einen Zahlenwert charakterisiert, dem Dichtewert, und entspricht der durchschnittlichen Schwächung eingebrachter Röntgenstrahlung durch das in ihm enthaltene Gewebe. Dieser Dichtewert steht in direkter (linearer) Beziehung zum Schwächungskoeffizienten, einer von mehreren Faktoren abhängigen, die Absorption von Röntgenstrahlung kennzeichnenden Gewebekonstanten. Durch interne Kalibrierung der Geräte wird der Dichtewert des Wassers auf 0 und derjenige von Luft auf -1000 festgesetzt. In Relation zu dieser nach Hounsfield benannten Skala (Abb. 1-4.) werden die Schwächungswerte der übrigen Körpergewebe angegeben. Dichtewerte sind demzufolge dem Schwächungsgesetz unterliegende, willkürlich festgesetzte Relativwerte.

Dichteskala nach Hounsfield

Der Dichtewert wird in Hounsfield-Einheiten (HE) gemessen. Mit Luft (= -1000 HE) und Wasser (= 0 HE) sind die Fixpunkte der Dichteskala definiert, die dadurch unabhängig von der verwendeten Röhrenspannung sind. Die verschiedenen Gewebearten variieren je nach verwendeter effektiver Strahlenenergie in begrenztem Umfang in Relation zum Wasserwert, so daß die in der Literatur mitgeteilten Gewebedichten als Richtwerte anzusehen sind. Die Dichteeinheiten sind direkt dem linearen Schwächungskoeffizienten proportional.

Dichtemessung

Die Auswerteeinheiten der CT-Geräte gestatten eine quantitative Dichtemessung über frei wählbaren Arealen des Untersuchungsobjektes (regions of interest). Die errechnete Dichte entspricht dem arithmetischen Mittel der Dichtewerte der einzelnen Volumenelemente.

Bereits die Betrachtung des in Grauwerten dargestellten Computertomogrammes gestattet eine Aussage über die relative Gewebedichte (Radiodensität) zum umgebenden Gewebe. Es wird von *Isodensität* bei gleicher, *Hypodensität* bei herabgesetzter und *Hyperdensität* bei erhöhter Gewebedichte gegenüber dem Umfeld gesprochen. Bei parenchymatösen Organen wie Gehirn, Leber, Nieren und Pankreas wird normalerweise davon ausgegangen, daß der Vergleich der Radiodensität zum gesunden umgebenden Gewebe erfolgt. Gewebedichten im Wasserbereich werden auch als *wasseräquidens*, im Fettbereich als *fettäquidens* und im Muskelbereich als *muskeläquidens* bezeichnet.

Variable Bilddarstellung

Die bildliche Wiedergabe der Dichtewerte, die von −1000 bis über +1000 HE reichen, erfolgt üblicherweise in Grautönen. Das menschliche Auge kann jedoch nur 15–20 Graustufen unterscheiden. Würde die gesamte Dichteskala von ca. 2000 HE innerhalb eines Bildes in Grautönen dargestellt, könnte der Betrachter den diagnostisch wichtigen Weichteilbereich nur als eine

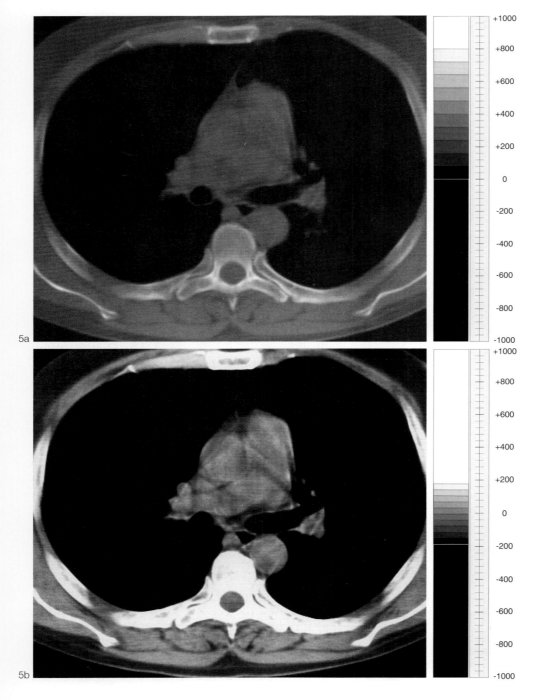

Abb. 1-5. Die Bildfensterung. Der große Dichtebereich eines Computertomogramms, das eine Bildmatrix von Dichtewerten darstellt, kann nur in mehreren Bildern (Fenstern) diagnostisch befriedigend dargestellt werden. Die beschränkte Anzahl von Grauwerten (siehe Graustufenkeil neben der Dichteskala) wird durch die Wahl der Fensterlage und -breite vom auswertenden Arzt einem bestimmten Lichtbereich des Computertomogramms zugeordnet. Strukturen, die oberhalb des gewählten Fensters liegen, werden weiß, solche die unterhalb des Fensters liegen, schwarz dargestellt und nicht abgebildet.

Abb. 1-5a. Knochenfenster. Die höhere Fensterlage und -breite läßt die Knochenstrukturen, die in einem höheren Dichtebereich liegen, detailliert erkennen.

Abb. 1-5b. Weichteilfenster. Mit dieser Fensterlage und -breite wird der übliche diagnostisch wichtige Weichteilbereich des Körpers abgebildet. Sowohl das Fett- als auch das Weichteilgewebe erscheinen noch ausreichend durch Grauwerte strukturiert.

einzige Graustufe erkennen, meßbare Dichteunterschiede wären nicht zu visualisieren, wichtige diagnostische Informationen gingen verloren.

Zur kontrastreicheren Darstellung auch feinerer Dichteunterschiede wurde das *Bildfenster* eingeführt. Hiermit kann die Grauskala über willkürlich einstellbaren Dichtebereichen (25–1000 HE) gespreizt werden (*Fensterbreite*). Dichtewerte oberhalb der Obergrenze des Fensters werden weiß, unterhalb der Untergrenze schwarz dargestellt. Die *Fensterlage* (Center) auf der Dichteskala bestimmt, welcher Dichtewert (und somit welche Organstrukturen) im mittleren Grauton dargestellt wird. Die Wahl des Fensters hängt von der jeweiligen diagnostischen Fragestellung ab. Schmale Fenster führen zu einer kontrastreichen Darstellung, bergen jedoch die Gefahr, daß Strukturen außerhalb der Fensterbreite unzureichend dargestellt und übersehen werden. Breite Fenster dagegen vermindern den Kontrast, da sie geringe Dichteunterschiede homogenisieren und somit auch maskieren.

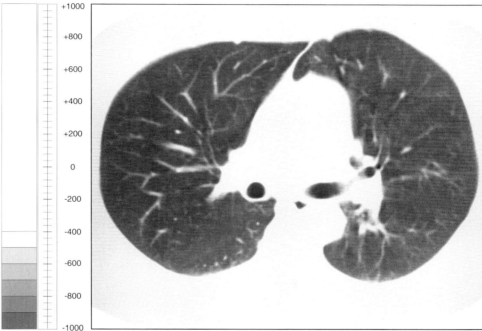

Abb. 1-5c. Lungenfenster. Die lufthaltige Lunge deckt einen weiten Dichtebereich ab, so daß zu ihrer Darstellung die Fensterlage im Negativbereich und die Fensterbreite weit gewählt werden muß.

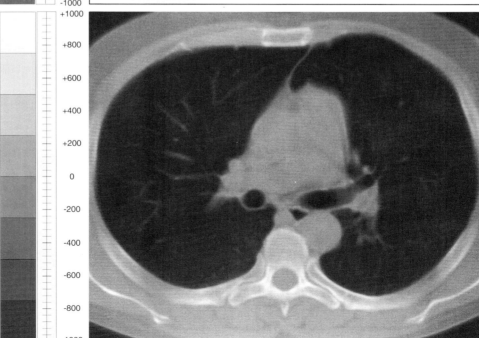

Abb. 1-5d. Spezialfenster (sog. Pleurafenster). Hier ist das Fenster mit 2.000 HE sehr weit gewählt, so daß alle Strukturen – allerdings mit geringem Kontrast – dargestellt werden. Übergangszonen an Pleura und Hilus sind dadurch besser zu analysieren.

Kapitel 2
Anatomie

Zeichenerklärung

A	Arterie	**S**	Skelett
A*	Ast einer Arterie	S1	Wirbel
		S2	Rippe
AV	Gefäße (Arterie und begleitende Vene)	S3	Schulterblatt
AV*	Aufzweigungen dieser Gefäße	S4	Becken
		S5	Oberschenkel
		S6	Kreuz-, Steißbein
V	Vene	S7	Oberarm
V*	Ast einer Vene	S8	Unterschenkel
M	Muskel	**SC**	Schädelskelett
M*	Sehne eines Muskels		
		N	Nerven
O	Organe		
		C*	Übriges
O1	Herz		
O2	Lunge		
O3	Leber		
O4	Pankreas, Milz		
O5	Urogenitaltrakt		
O6	Geschlechtsorgane		
O7	Gastrointestinaltrakt		
O8	Drüsen		
O9	Larynx		

Jede anatomische Struktur behält ihre Bezeichnung in den verschiedenen Schnitthöhen bei (bis auf **C** = ceterum)

Anatomie 13

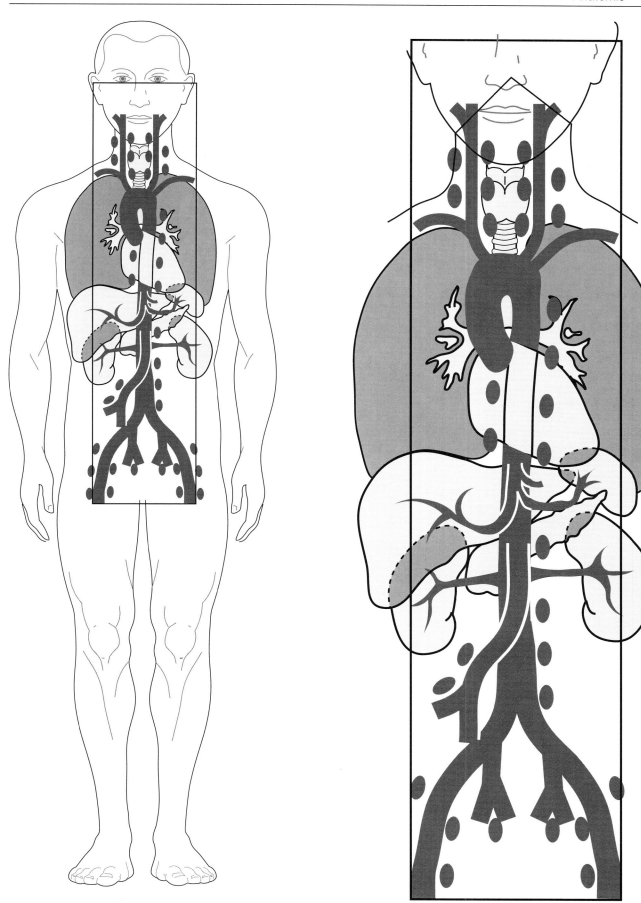

Kapitel 2 · Anatomie

1/2

A31	A. carotis interna
V5	V. jugularis interna
V31	V. retromandibularis
M4	M. splenius capitis
M84	Mm. linguae
M85	M. pterygoideus medialis
M86	M. pterygoideus lateralis
M87	M. temporalis
M88	M. masseter
M89	M. buccinator/ M. orbicularis oris
M95	M. tensor veli palatini
M96	M. levator veli palatini
M97	M. longus capitis
M98	M. palatum molle
O84	Glandula parotis
SC1	Mandibula
SC5	Os occipitale
SC13	Ramus mandibulae
SC20	Sinus maxillaris
SC23	Palatum durum
SC24	Lamina medialis processus pterygoidei
SC25	Lamina lateralis processus pterygoidei
SC26	Spina nasalis anterior
SC40	Cellulae mastoideae
SC41	Processus styloideus
SC42	Processus mastoideus
C*1	Torus tubarius

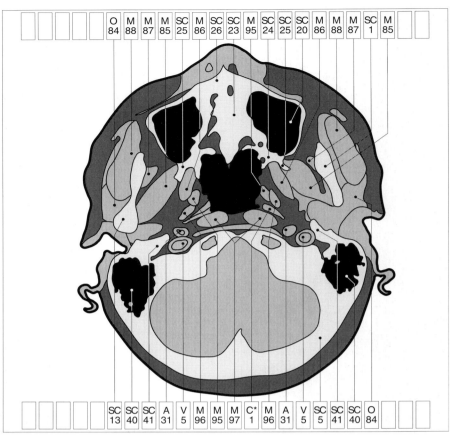

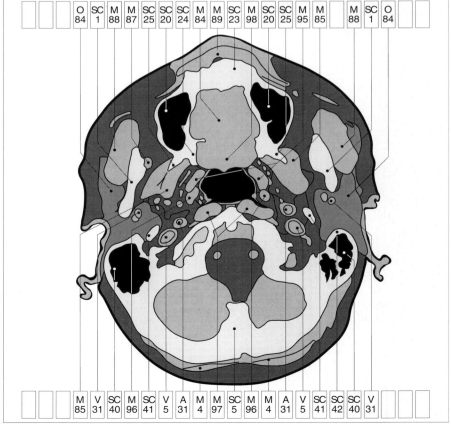

Anatomie 15

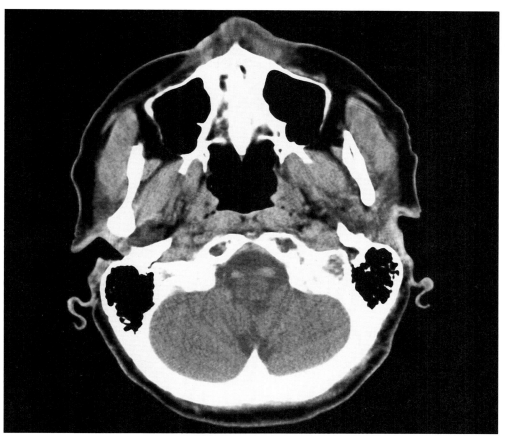
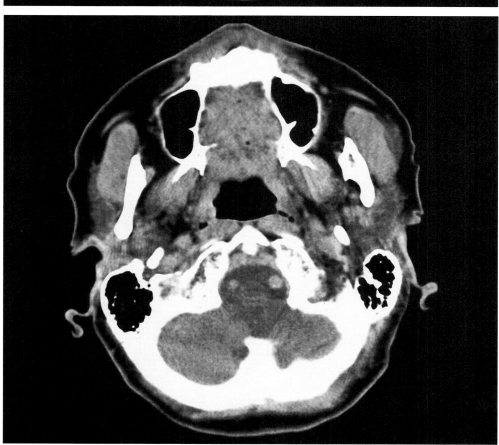
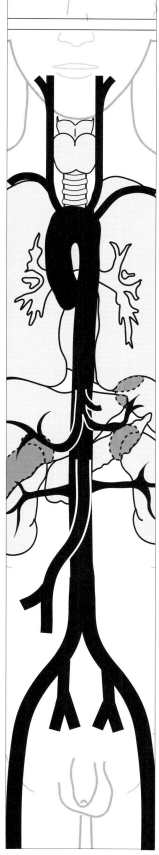

3/4

A8	A. vertebralis
A31	A. carotis interna
A*33	A. lingualis (rami)
V5	V. jugularis interna
V31	V. retromandibularis
M3	M. semispinalis capitis/M. longissimus colli
M4	M. splenius capitis
M5	M. levator scapulae
M17	M. sternocleidomastoideus
M84	Mm. linguae
M85	M. pterygoideus medialis
M88	M. masseter
M89	M. buccinator/ M. orbicularis oris
M91	M. digastricus
M92	M. mylohyoideus
M93	M. geniohyoideus
M97	M. longus capitis
M98	M. palatum molle
M*98	Uvula
M99	M. stylohyoideus
O84	Glandula parotis
S*1	Dens axis
S11	Corpus vertebrae
S14	Processus spinosus
S15	Processus transversus
SC1	Mandibula
SC5	Os occipitale
SC14	Corpus mandibulae
SC20	Sinus maxillaris
SC24	Lamina medialis processus pterygoidei
SC27	Processus alveolaris maxillae
SC41	Processus styloideus
SC42	Processus mastoideus
C*1	Tonsillenloge
C*2	Vestibulum oris

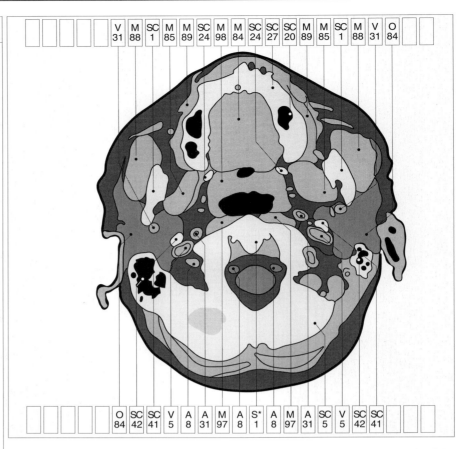

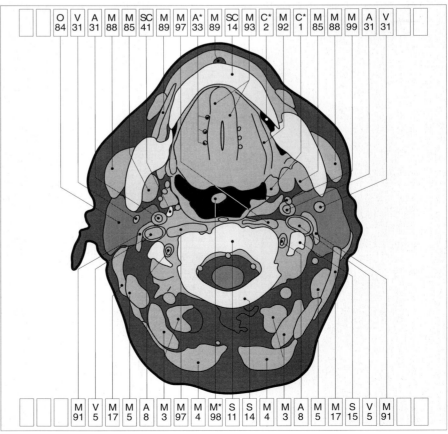

Anatomie

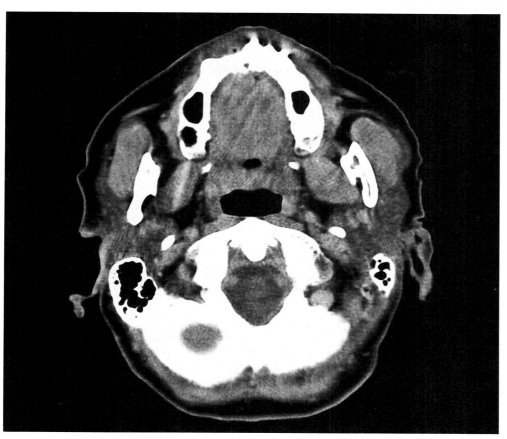
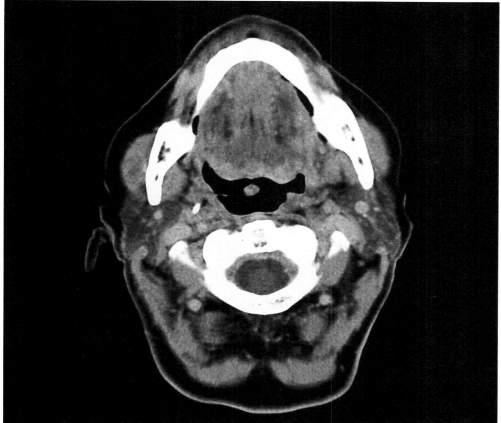
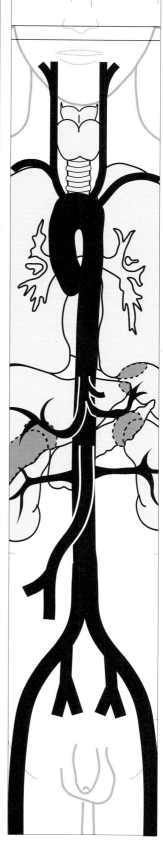

5/6

A8	A. vertebralis
A31	A. carotis interna
A33	A. lingualis
A*33	A. lingualis (ramus)
V5	V. jugularis interna
V31	V. retromandibularis
M3	M. semispinalis capitis/M. longissimus colli
M4	M. splenius capitis
M5	M. levator scapulae
M17	M. sternocleidomastoideus
M18	M. longus colli
M84	Mm. linguae
M90	M. constrictor pharyngis (superior)
M91	M. digastricus
M92	M. mylohyoideus
M93	M. geniohyoideus
M97	M. longus capitis
M99	M. stylohyoideus
O83	Glandula submandibularis
O84	Glandula parotis
S11	Corpus vertebrae
S14	Processus spinosus
SC14	Corpus mandibulae
C*1	Mesopharynx

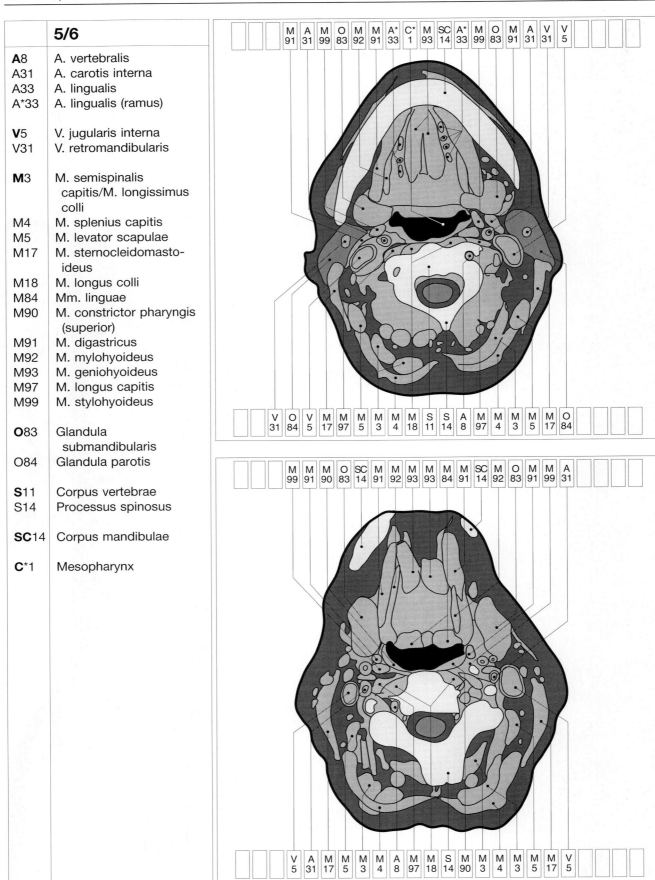

Anatomie 19

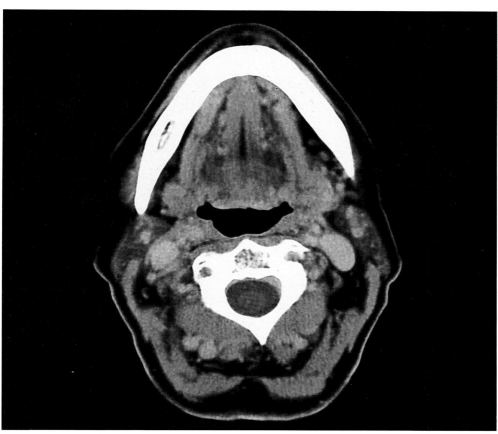

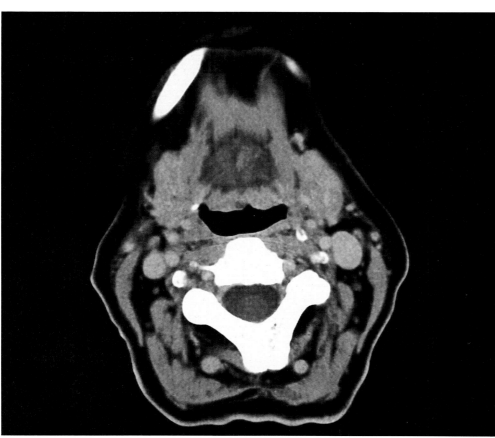

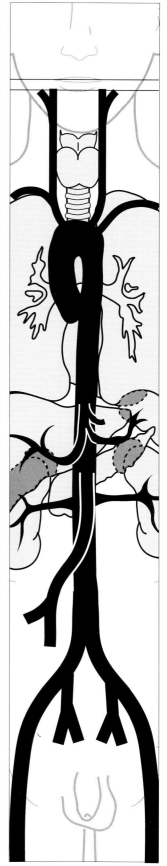

7/8

A5	A. carotis communis
A8	A. vertebralis
A31	A. carotis interna
A32	A. carotis externa
V5	V. jugularis interna
V8	V. jugularis externa
V23	V. cervicalis
M3	M. semispinalis capitis/ M. longissimus colli
M4	M. splenius capitis
M5	M. levator scapulae
M13	M. scalenus anterior
M14	M. scalenus medius
M17	M. sternocleidomastoideus
M18	M. longus colli
M82	M. sternothyreoideus
M90	M. constrictor pharyngis (superior)
M91	M. digastricus
M93	M. geniohyoideus
M97	M. longus capitis
M99	M. stylohyoideus
O83	Glandula submandibularis
O91	Epiglottis
S11	Corpus vertebrae
S14	Processus spinosus
SC6	Os hyoideum
SC61	Corpus os hyoidei
SC62	Cornu majus ossis hyoidei
SC63	Cornu minus ossis hyoidei
C*1	Hypopharynx

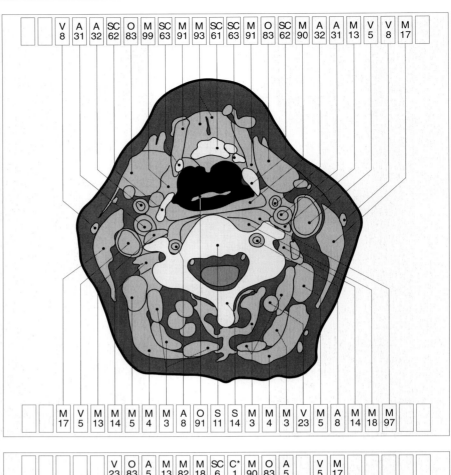

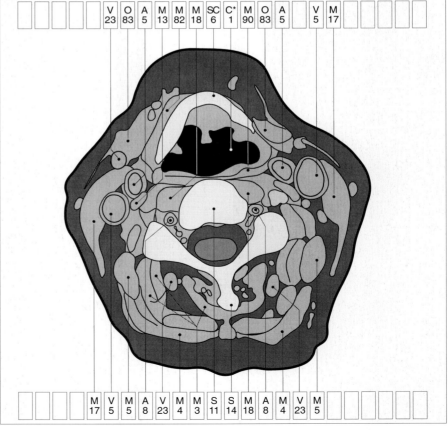

Anatomie 21

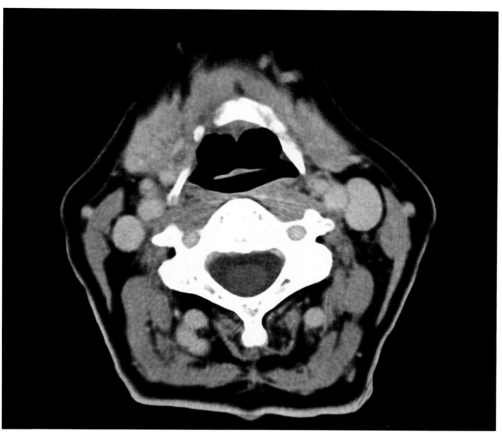
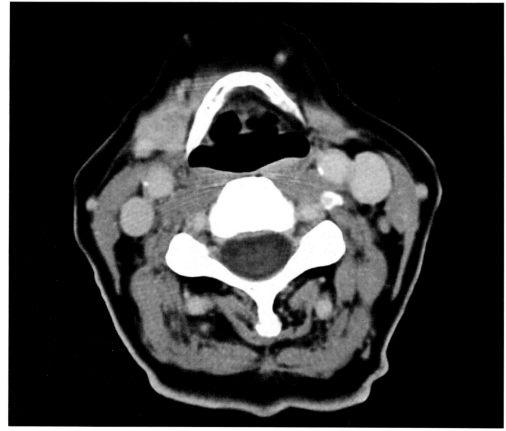
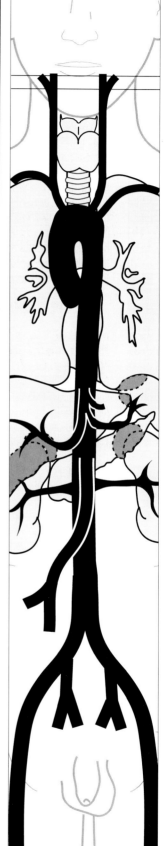

9/10

A5	A. carotis communis
A8	A. vertebralis
V5	V. jugularis interna
V8	V. jugularis externa
M1	M. trapezius
M3	M. semispinalis capitis/ M. longissimus colli
M4	M. splenius capitis
M5	M. levator scapulae
M13	M. scalenus anterior
M14	M. scalenus medius
M17	M. sternocleidomastoideus
M18	M. longus colli
M82	M. sternothyreoideus
M90	M. constrictor pharyngis (superior)
O9	Larynx
O92	Plica aryepiglottica
O96	Cartilago thyreoidea
O97	Cornu superius
S11	Corpus vertebrae
S14	Processus spinosus
S15	Processus transversus
S18	Canalis vertebralis
N11	N. plexus cervico-brachialis
C*1	Hypopharynx

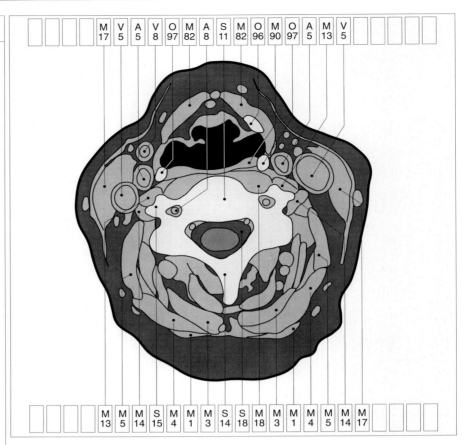

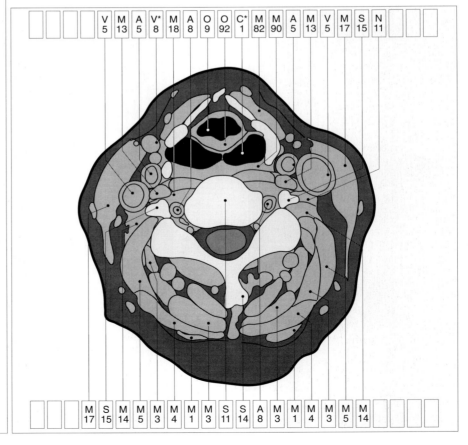

Anatomie

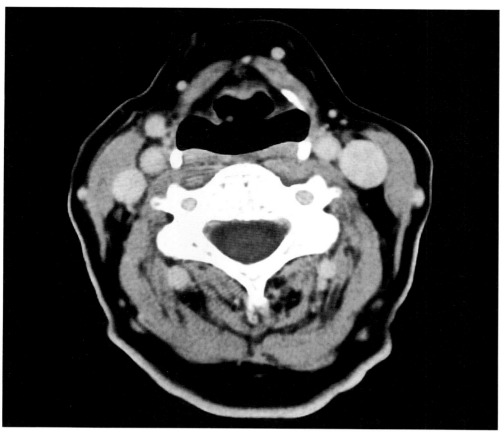
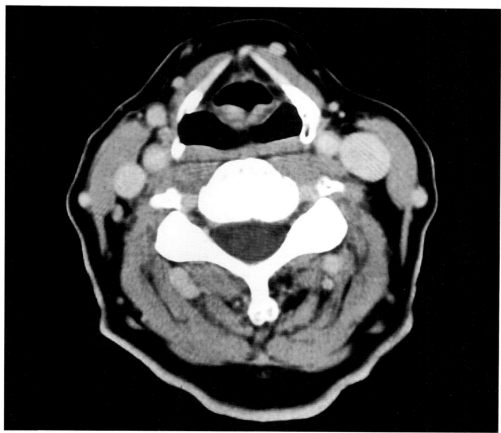
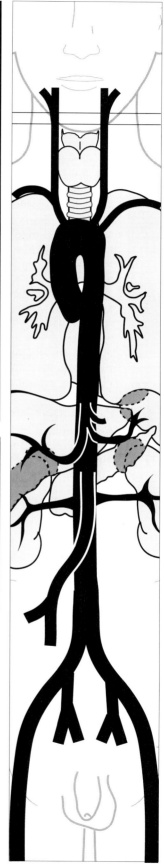

11/12

A5	A. carotis communis
A8	A. vertebralis
V5	V. jugularis interna
V8	V. jugularis externa
V23	V. cervicalis
M1	M. trapezius
M3	M. semispinalis capitis/ M. longissimus colli
M4	M. splenius capitis
M5	M. levator scapulae
M13	M. scalenus anterior
M14	M. scalenus medius
M17	M. sternocleidomastoideus
M18	M. longus colli
M82	M. sternothyreoideus
M90	M. constrictor pharyngis (superior)
O93	Cartilago arytaenoidea
O95	Plica vocalis
O96	Cartilago thyreoidea
S11	Corpus vertebrae
S14	Processus spinosus
N11	N. plexus cervico-brachialis
C*1	Sinus piriformis

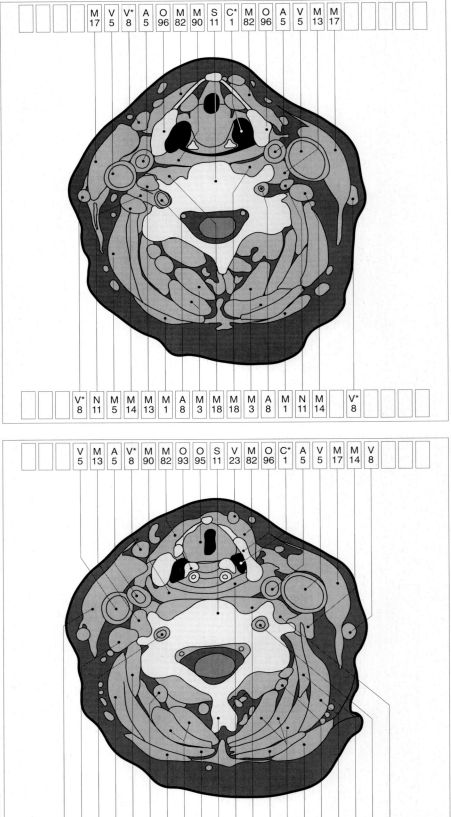

Anatomie 25

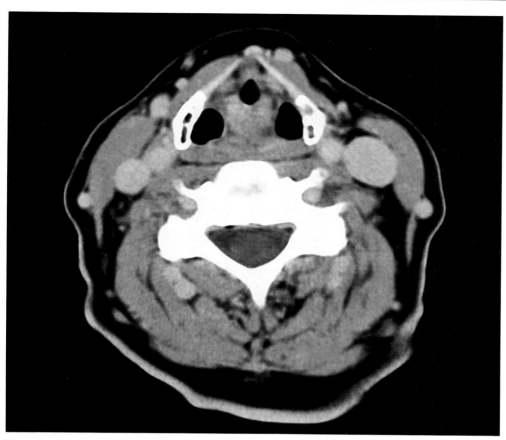

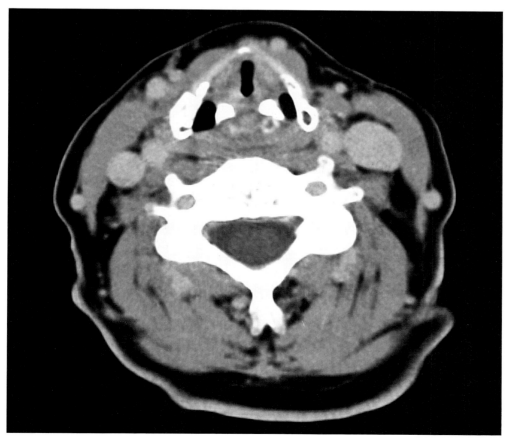

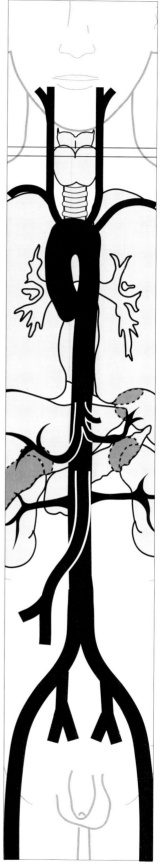

13/14

A5	A. carotis communis
A8	A. vertebralis
V5	V. jugularis interna
V8	V. jugularis externa
V23	V. cervicalis
M1	M. trapezius
M3	M. semispinalis capitis/ M. longissimus colli
M4	M. splenius capitis
M5	M. levator scapulae
M13	M. scalenus anterior
M14	M. scalenus medius
M15	M. scalenus posterior
M16	Mm. sternohyoideus, omohyoideus
M17	M. sternocleidomastoideus
M18	M. longus colli
M82	M. sternothyreoideus
M90	M. constrictor pharyngis (superior)
O21	Trachea
O81	Glandula thyreoidea
O98	Cartilago cricoidea
O99	Cornu inferius
S11	Corpus vertebrae
S14	Processus spinosus
S15	Processus transversus
N11	N. plexus cervico-brachialis

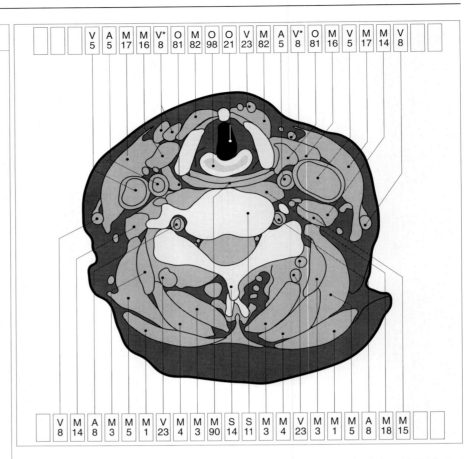

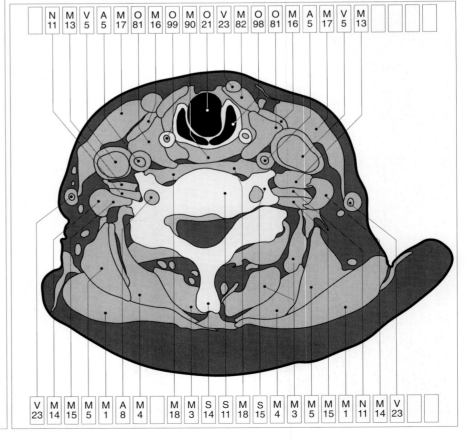

Anatomie 27

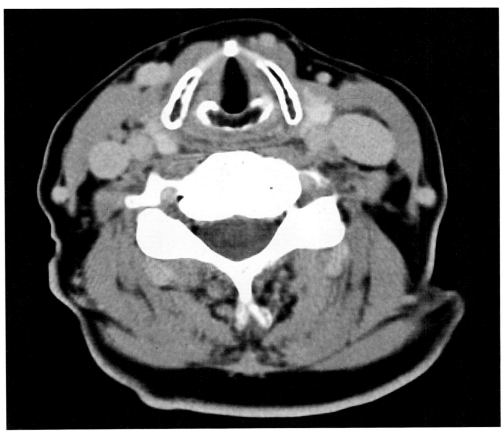

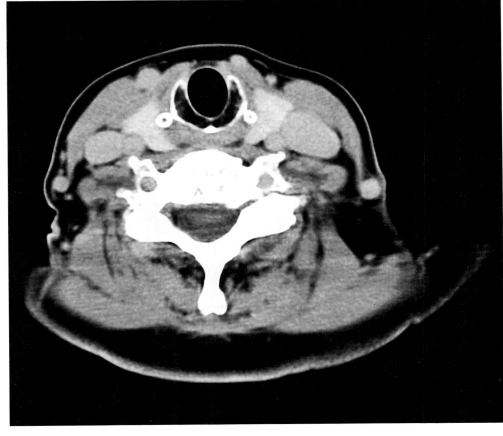

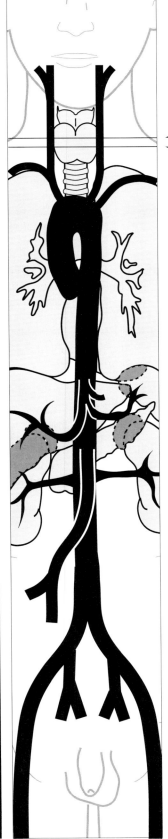

15/16

A4	Truncus brachiocephalicus
A5	A. carotis communis
A6	A. subclavia
A7	A. axillaris
V5	V. jugularis interna
V6	V. subclavia
V7	V. axillaris
M1	M. trapezius
M2	M. deltoideus
M4	M. splenius capitis
M5	M. levator scapulae
M7	M. supraspinatus
M8	M. infraspinatus
M9	M. teres major
M11	M. subscapularis
M12	M. latissimus dorsi
M19	M. pectoralis major
M20	M. pectoralis minor
M40	M. obturatorius internus
M55	M. serratus posterior superior
O2	Pulmo
O21	Trachea
O71	Oesophagus
O81	Glandula thyreoidea
S2	Costa (Corpus costae)
S11	Corpus vertebrae
S14	Processus spinosus
S15	Processus transversus
S21	Caput costae
S29	Clavicula
S31	Spina scapulae
S32	Acromion
S33	Processus coracoideus
S71	Caput humeri

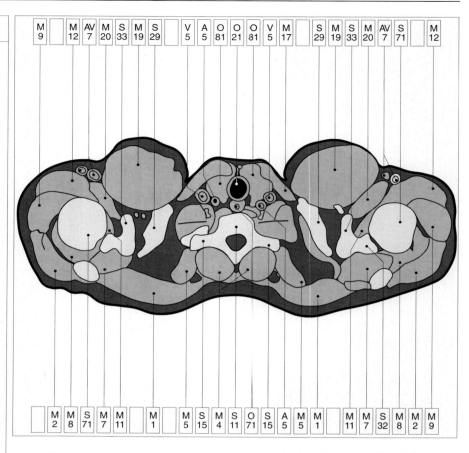

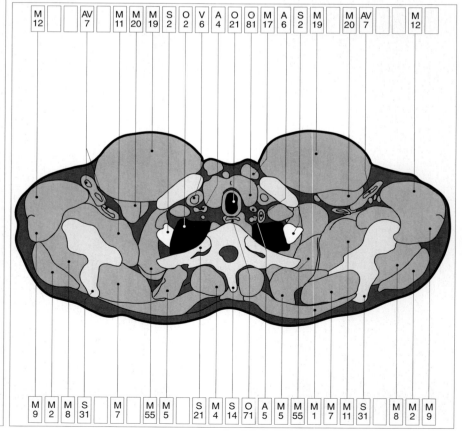

Anatomie

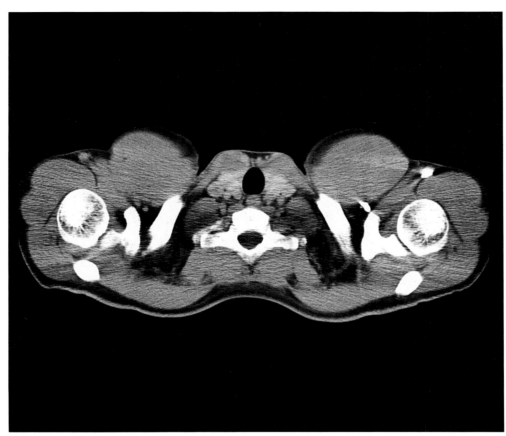
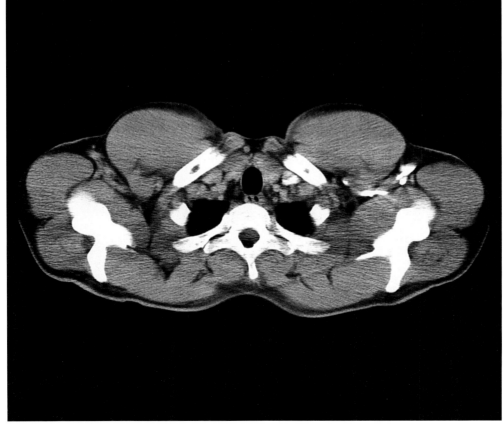
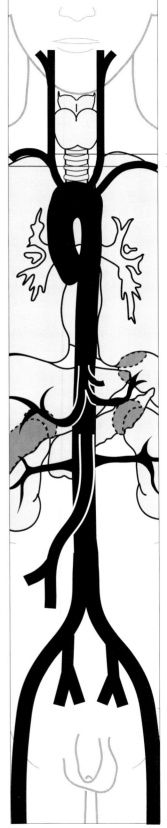

17/18

A4	Truncus brachiocephalicus
A5	A. carotis communis
A6	A. subclavia
A7	A. axillaris
V4	V. brachiocephalica (anonyma)
V6	V. subclavia
V7	V. axillaris
M1	M. trapezius
M6	M. rhomboideus (minor, major)
M7	M. supraspinatus
M8	M. infraspinatus
M9	M. teres major
M10	M. teres minor
M11	M. subscapularis
M12	M. latissimus dorsi
M19	M. pectoralis major
M20	M. pectoralis minor
M32	M. erector trunci
M37	M. glutaeus medius
O21	Trachea
O71	Oesophagus
S2	Costa (Corpus costae)
S3	Scapula
S11	Corpus vertebrae
S14	Processus spinosus
S25	Sternum
S28	Cartilago costalis
S29	Clavicula
S31	Spina scapulae

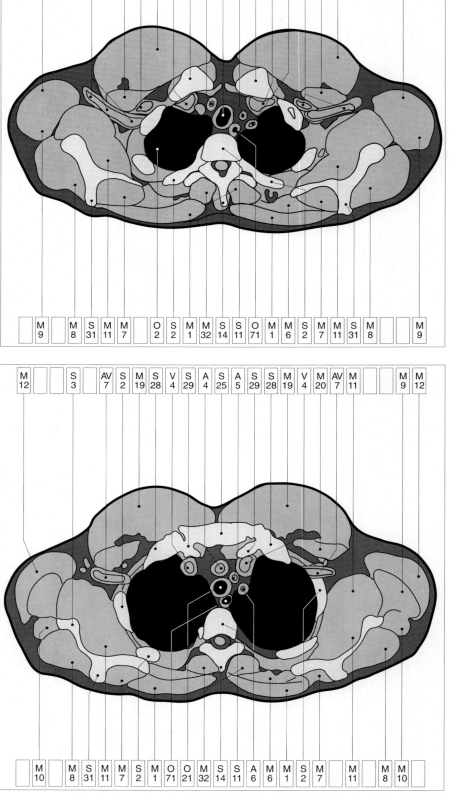

Anatomie 31

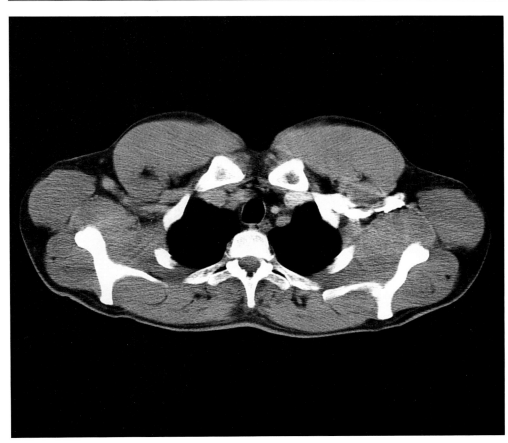

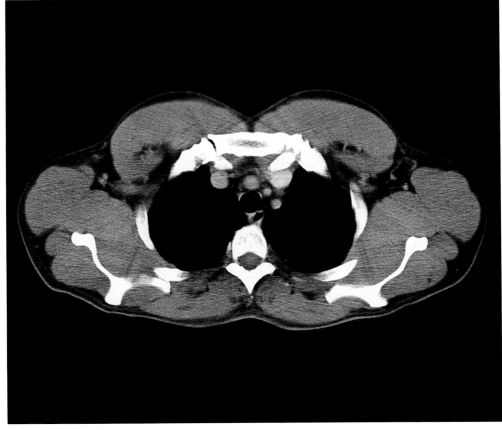

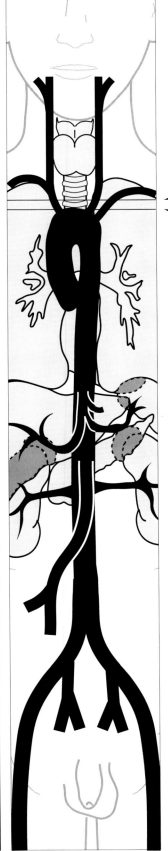

19/20

A1	Aorta thoracica
A3	A. pulmonalis
A4	Truncus brachiocephalicus
A5	A. carotis communis
A6	A. subclavia
A9	A. thoracica interna
V1	V. cava superior
V3	V. pulmonalis
V4	V. brachiocephalica (anonyma)
V9	V. thoracica interna
M1	M. trapezius
M3	M. semispinalis capitis/ M. longissimus colli
M6	M. rhomboideus (minor, major)
M8	M. infraspinatus
M9	M. teres major
M10	M. teres minor
M11	M. subscapularis
M12	M. latissimus dorsi
M19	M. pectoralis major
M20	M. pectoralis minor
M21	M. intercostalis (interior, intermedius, exterior)
M22	M. serratus anterior
M32	M. erector trunci
O21	Trachea
O71	Oesophagus
O73	Duodenum
S2	Costa (Corpus costae)
S3	Scapula
S11	Corpus vertebrae
S14	Processus spinosus
S15	Processus transversus
S21	Caput costae
S25	Sternum
S28	Cartilago costalis

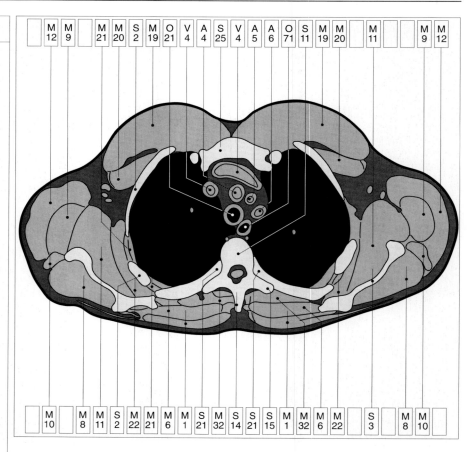

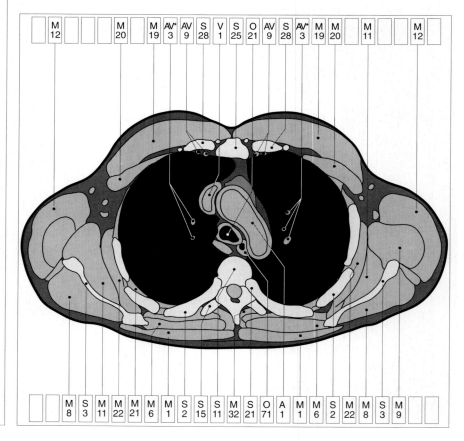

Anatomie

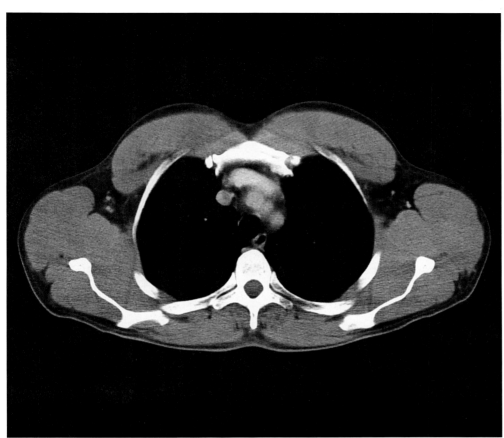

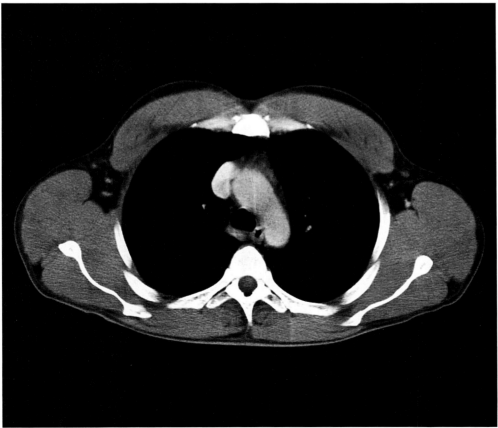

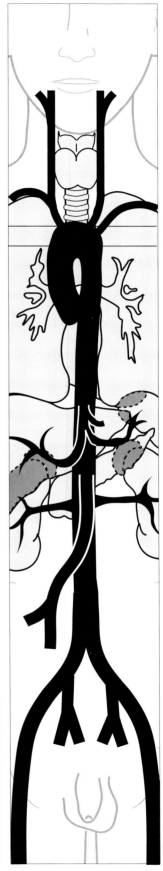

21/22

A1	Aorta thoracica
A2	Truncus pulmonalis
A3	A. pulmonalis
A*3	A. pulmonalis (Ast)
A9	A. thoracica interna
V1	V. cava superior
V3	V. pulmonalis
V*3	V. pulmonalis (Ast)
V9	V. thoracica interna
V10	V. azygos
M1	M. trapezius
M6	M. rhomboideus (minor, major)
M8	M. infraspinatus
M9	M. teres major
M11	M. subscapularis
M12	M. latissimus dorsi
M19	M. pectoralis major
M21	M. intercostalis (interior, intermedius, exterior)
M22	M. serratus anterior
M32	M. erector trunci
O22	Bronchus principalis
O23	Bronchus lobaris
O71	Oesophagus
S2	Costa (Corpus costae)
S3	Scapula
S11	Corpus vertebrae
S14	Processus spinosus
S*15	Articulatio costotransversalis
S25	Sternum
S28	Cartilago costalis

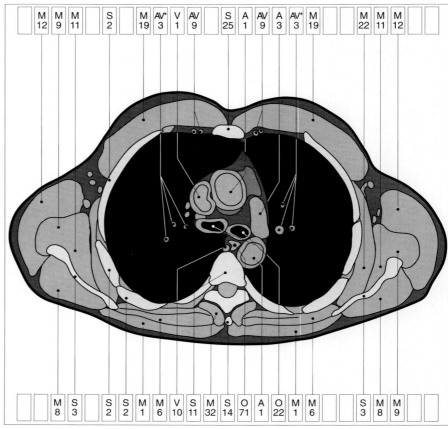

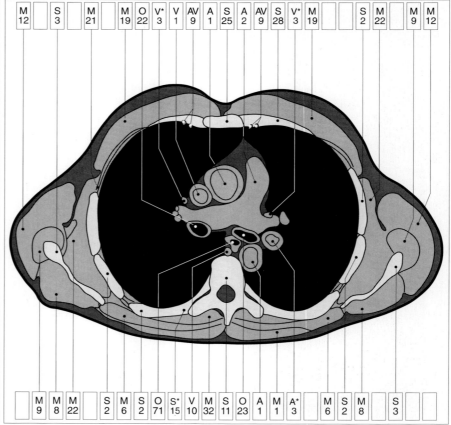

Anatomie

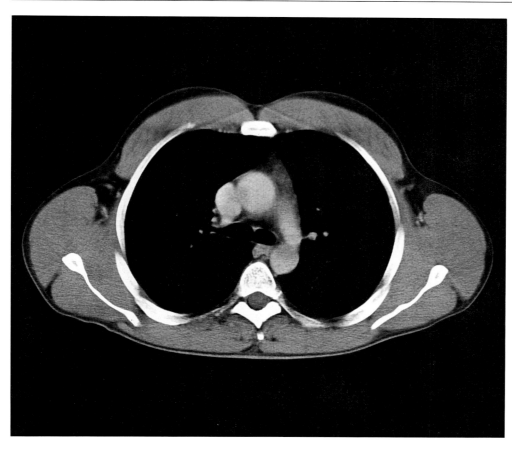

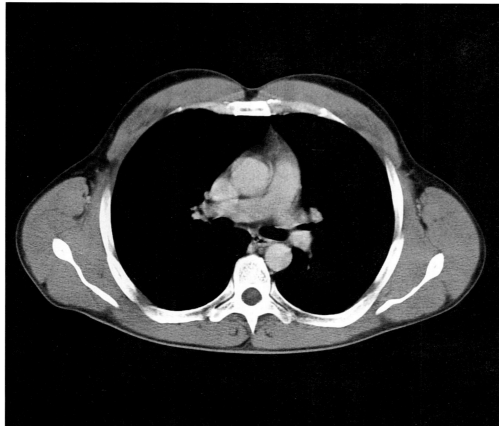

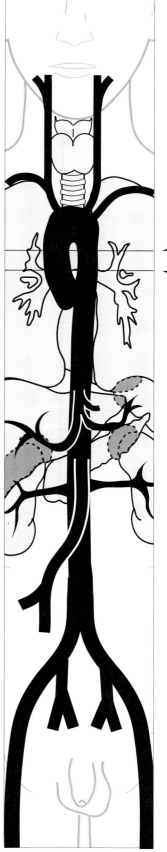

23/24

A1	Aorta thoracica
A3	A. pulmonalis
A9	A. thoracica interna
A*3	A. pulmonalis (Ast)
V1	V. cava superior
V3	V. pulmonalis
V9	V. thoracica interna
V10	V. azygos
M1	M. trapezius
M6	M. rhomboideus (minor, major)
M8	M. infraspinatus
M9	M. teres major
M12	M. latissimus dorsi
M19	M. pectoralis major
M21	M. intercostalis (interior, intermedius, exterior)
M22	M. serratus anterior
M32	M. erector trunci
O11	Ventriculus sinister
O12	Ventriculus dexter
O13	Atrium sinistrum
O14	Atrium dextrum
O23	Bronchus lobaris
O71	Oesophagus
S2	Costa (Corpus costae)
S3	Scapula
S11	Corpus vertebrae
S14	Processus spinosus
S15	Processus transversus
S21	Caput costae
S25	Sternum
S28	Cartilago costalis

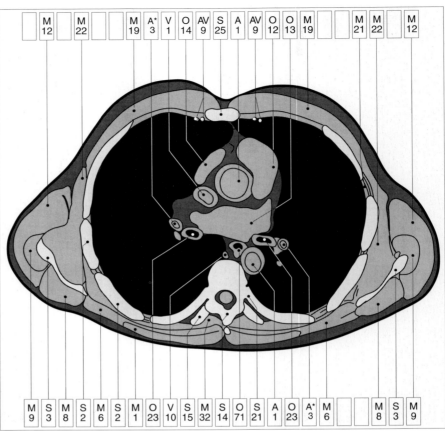

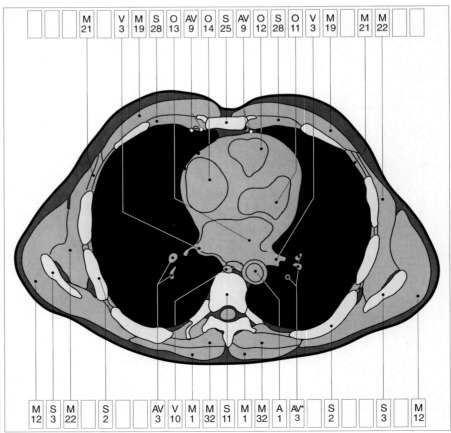

Anatomie 37

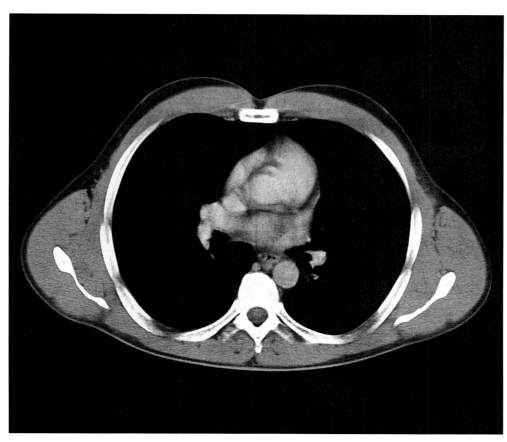

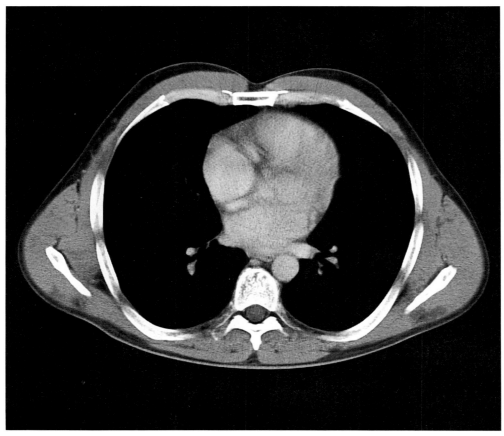

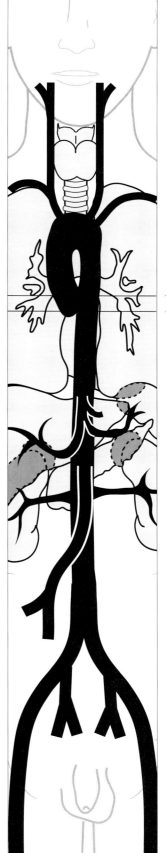

25/26

A1 Aorta thoracica
A3 A. pulmonalis
A9 A. thoracica interna

V3 V. pulmonalis
V9 V. thoracica interna
V10 V. azygos

M1 M. trapezius
M12 M. latissimus dorsi
M19 M. pectoralis major
M21 M. intercostalis (interior, intermedius, exterior)
M22 M. serratus anterior
M32 M. erector trunci

O11 Ventriculus sinister
O12 Ventriculus dexter
O13 Atrium sinistrum
O14 Atrium dextrum
O15 Septum interventriculare
O71 Oesophagus

S2 Costa (Corpus costae)
S3 Scapula
S11 Corpus vertebrae
S15 Processus transversus
S25 Sternum
S28 Cartilago costalis

N6 N. phrenicus

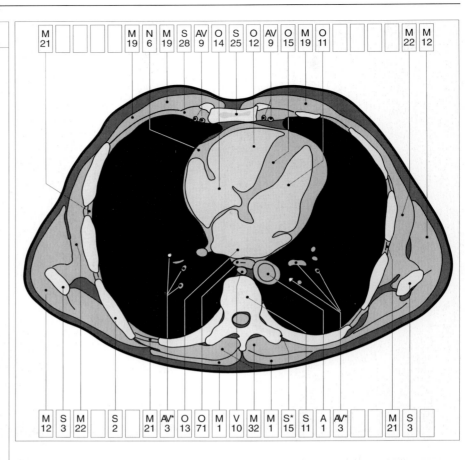

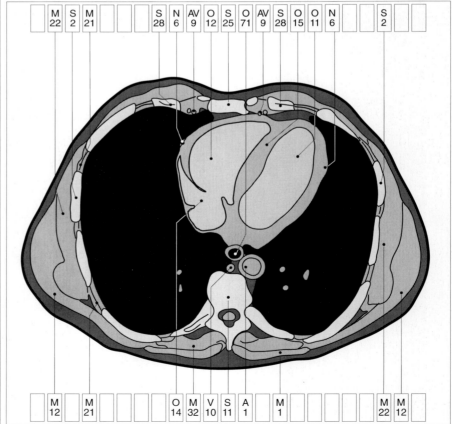

Anatomie 39

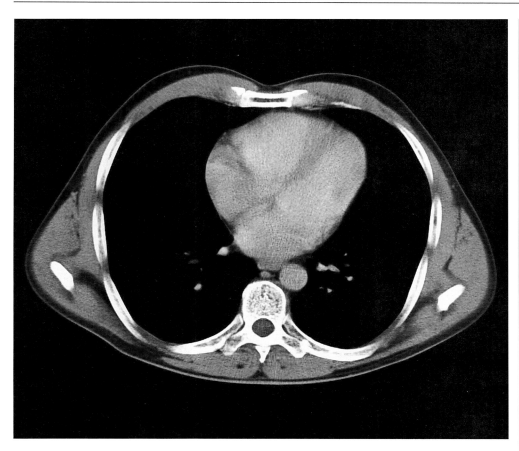
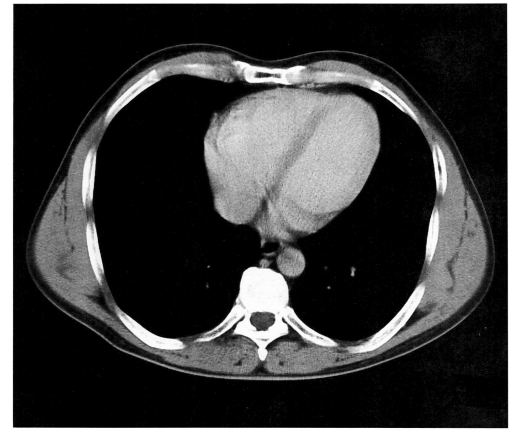
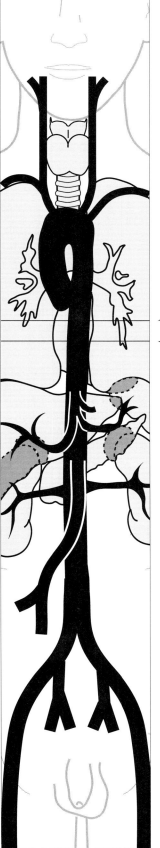

27/28

A1	Aorta thoracica
V1	V. cava inferior
V10	V. azygos
M1	M. trapezius
M12	M. latissimus dorsi
M21	M. intercostalis (interior, intermedius, exterior)
M22	M. serratus anterior
M32	M. erector trunci
M51	Diaphragma
O3	Hepar
O11	Ventriculus sinister
O12	Ventriculus dexter
O17	Sinus coronarius
O26	Sinus phrenicocostalis
O45	Lien
O71	Oesophagus
O*71	Hiatus oesophagus
O72	Gaster
S2	Costa (Corpus costae)
S11	Corpus vertebrae
S21	Caput costae
S25	Sternum
S28	Cartilago costalis

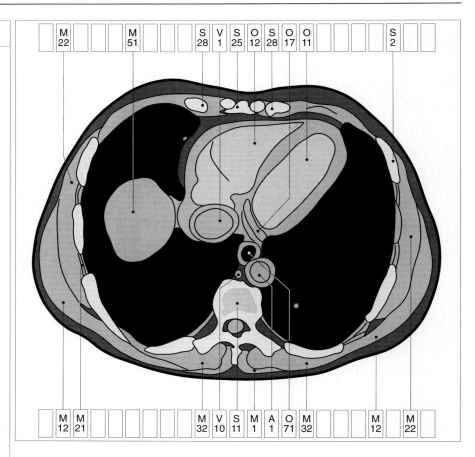

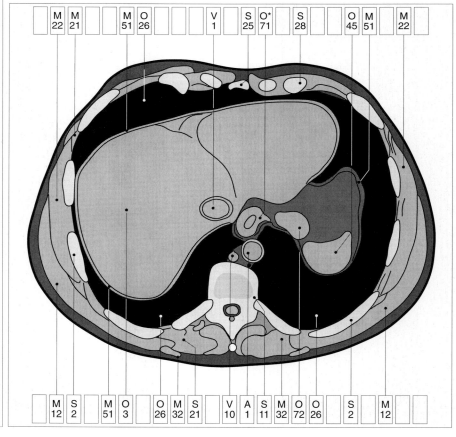

Anatomie 41

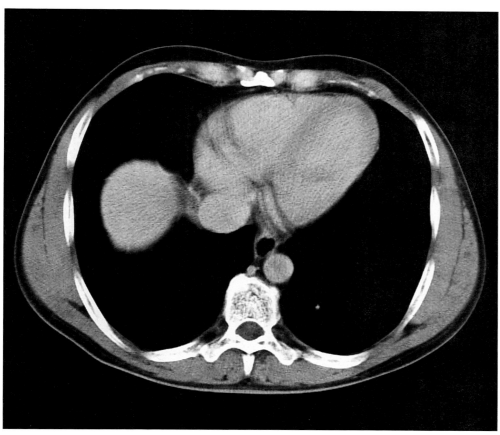

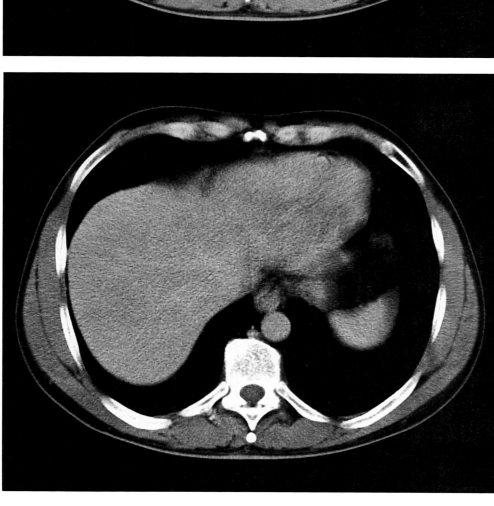

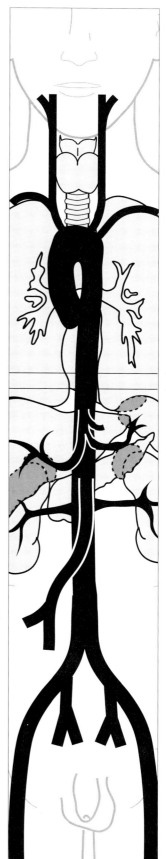

29/30

A1	Aorta abdominalis
A12	A. lienalis
A13	A. gastrica sinistra
V1	V. cava inferior
V10	V. azygos
V11	V. hemiazygos
V12	V. lienalis
V33	V. hepatica
M12	M. latissimus dorsi
M21	M. intercostalis (interior, intermedius, exterior)
M22	M. serratus anterior
M32	M. erector trunci
M51	Diaphragma
O3	Hepar
O26	Sinus phrenicocostalis
O45	Lien
O72	Gaster
S1	Vertebra
S2	Costa (Corpus costae)
S14	Processus spinosus
S15	Processus transversus

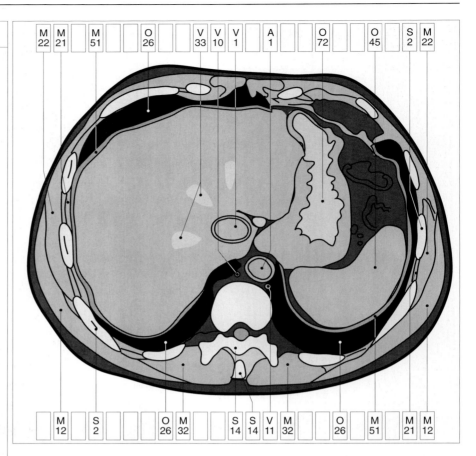

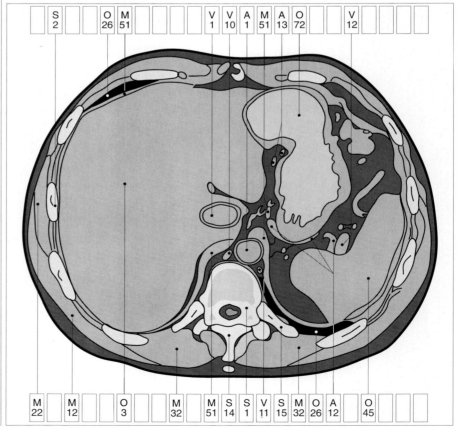

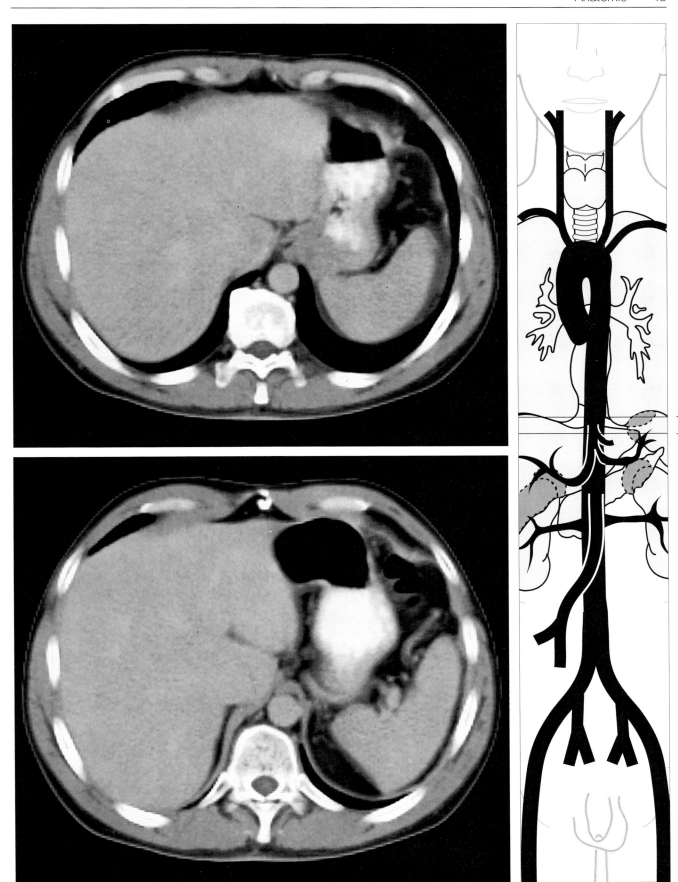

31/32

A1	Aorta abdominalis
A10	Truncus coeliacus
A11	A. hepatica
A12	A. lienalis
A13	A. gastrica sinistra
V1	V. cava inferior
V10	V. azygos
V11	V. hemiazygos
V13	V. portae
M12	M. latissimus dorsi
M21	M. intercostalis (interior, intermedius, exterior)
M24	M. rectus abdominis
M25	M. obliquus externus abdominis
M27	M. transversus abdominis
M32	M. erector trunci
M51	Diaphragma
O3	Hepar
O5	Organa uropoetica (ren)
O35	Ligamentum falciforme Ligamentum teres hepatis
O43	Corpus pancreatis
O45	Lien
O54	Calices renales
O55	Cortex, Medulla renalis
O72	Gaster
O74	Jejunum
O77	Flexura colica
O82	Glandula suprarenalis
S1	Vertebra
S2	Costa (Corpus costae)

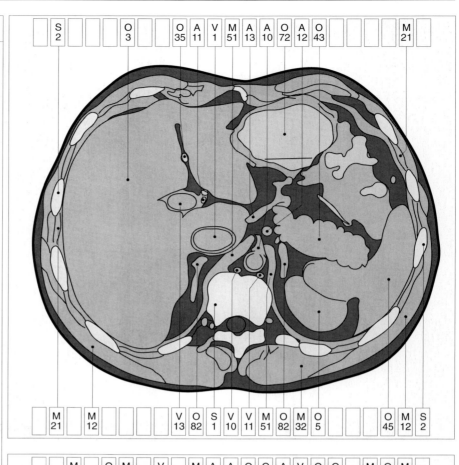

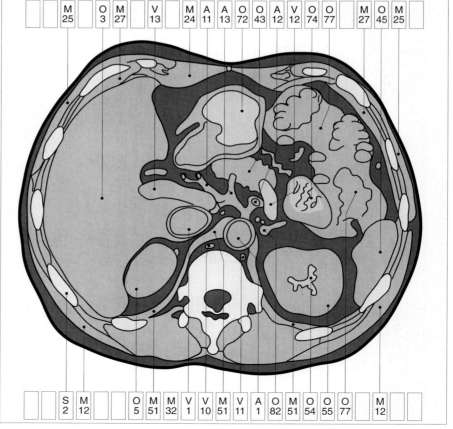

Anatomie 45

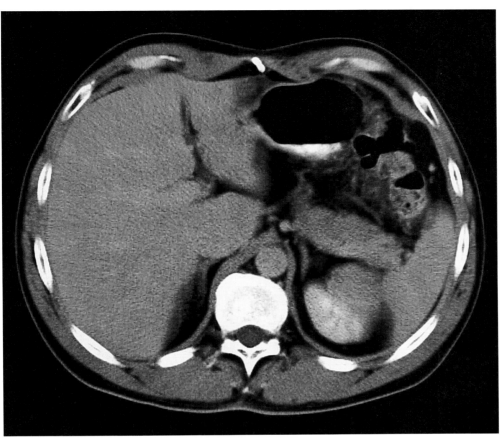
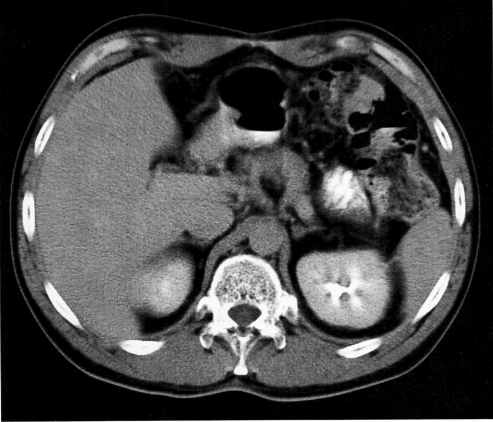
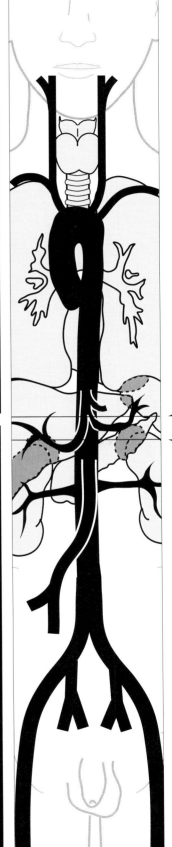

33/34

A1	Aorta abdominalis
A14	A. mesenteria superior
A15	A. renalis
V1	V. cava inferior
V12	V. lienalis
V14	V. mesenterica superior
V15	V. renalis
M12	M. latissimus dorsi
M21	M. intercostalis (interior, intermedius, exterior)
M24	M. rectus abdominis
M25	M. obliquus externus abdominis
M27	M. transversus abdominis
M29	M. psoas
M32	M. erector trunci
M51	Diaphragma
O31	Lobus dexter
O37	Vesica fellea
O41	Caput pancreatis
O42	Processus uncinatus
O43	Corpus pancreatis
O45	Lien
O52	Sinus renalis
O53	Pelvis renalis
O54	Calices renales
O55	Cortex, Medulla renalis
O73	Duodenum
O74	Jejunum
O76	Colon
S1	Vertebra
S2	Costa (Corpus costae)
S14	Processus spinosus
S27	Arcus costalis

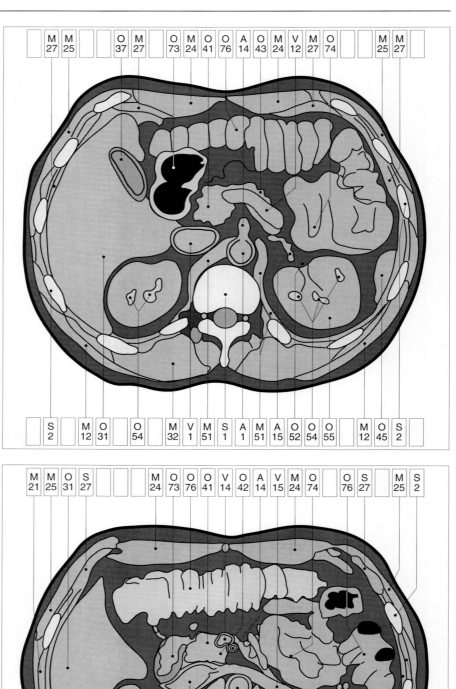

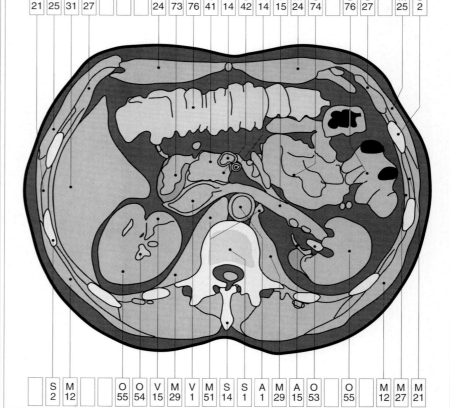

Anatomie 47

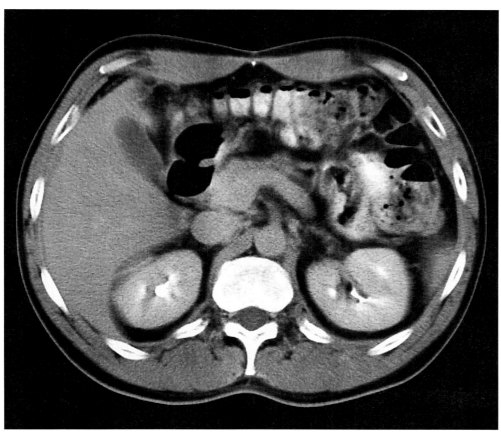
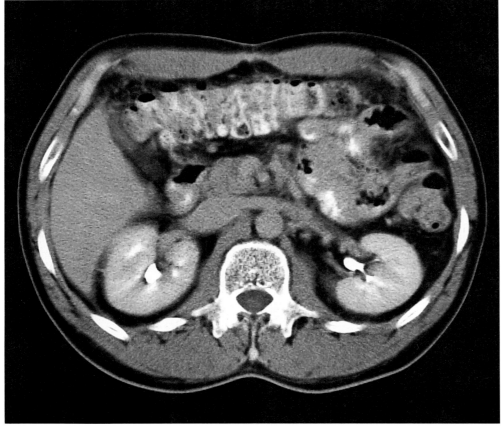
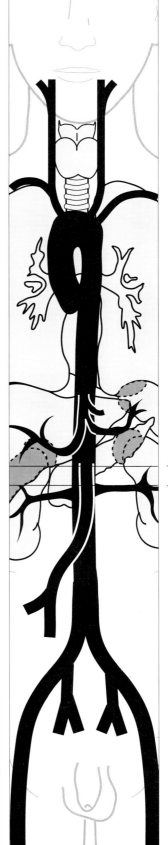

48 Kapitel 2 · Anatomie

35/36

A1	Aorta abdominalis
A14	A. mesenteria superior
A15	A. renalis
AV*14	Vasa mesenterica (rami)
V1	V. cava inferior
V14	V. mesenterica superior
V15	V. renalis
M12	M. latissimus dorsi
M24	M. rectus abdominis
M25	M. obliquus externus abdominis
M26	M. obliquus internus abdominis
M27	M. transversus abdominis
M28	M. quadratus lumborum
M29	M. psoas
M33	M. iliocostalis
M34	M. longissimus dorsi
M51	Diaphragma
O31	Lobus dexter
O42	Processus uncinatus
O53	Pelvis renalis
O54	Calices renales
O55	Cortex, Medulla renalis
O73	Duodenum
O74	Jejunum
O76	Colon
O77	Flexura colica
S1	Vertebra
S2	Costa (Corpus costae)
S14	Processus spinosus
S15	Processus transversus
S27	Arcus costalis

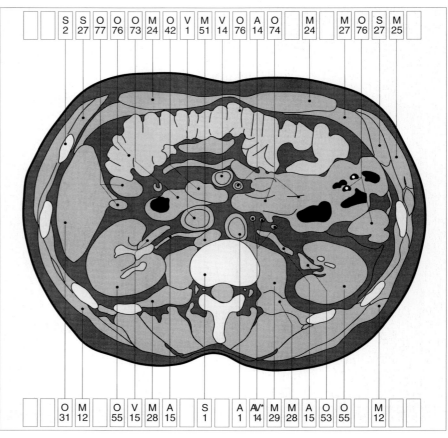

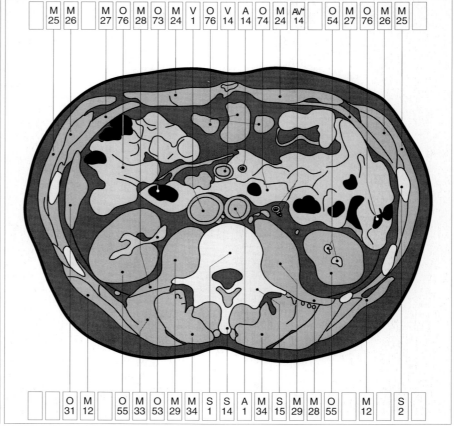

Anatomie 49

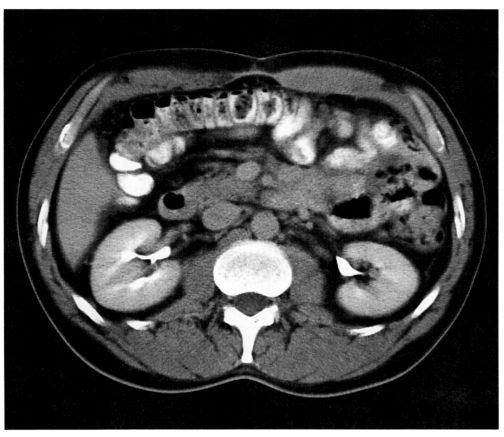

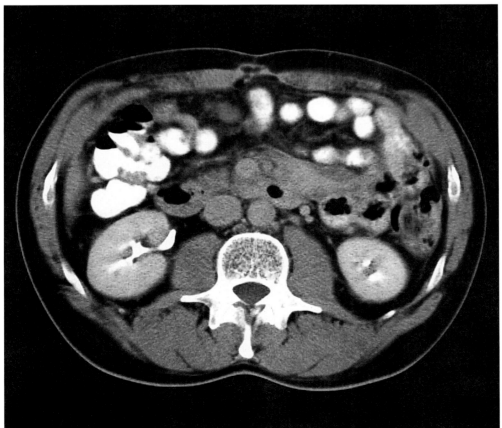

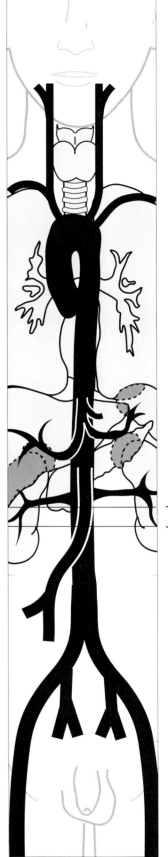

37/38

A1	Aorta abdominalis
A14	A. mesenteria superior
AV*14	Vasa mesenterica (rami)
V1	V. cava inferior
V14	V. mesenterica superior
M24	M. rectus abdominis
M25	M. obliquus externus abdominis
M26	M. obliquus internus abdominis
M27	M. transversus abdominis
M28	M. quadratus lumborum
M29	M. psoas
M33	M. iliocostalis
M34	M. longissimus dorsi
O54	Calices renales
O55	Cortex, Medulla renalis
O56	Ureter
O73	Duodenum
O74	Jejunum
O75	Ileum
O76	Colon
S1	Vertebra
S14	Processus spinosus
S15	Processus transversus

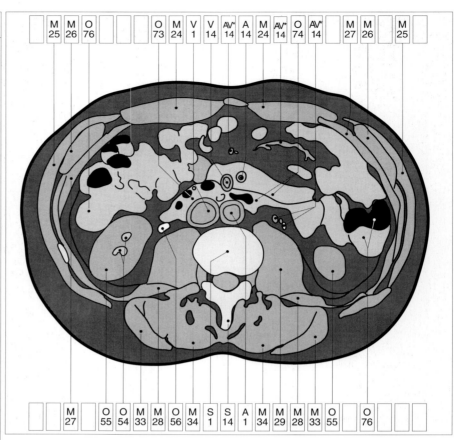

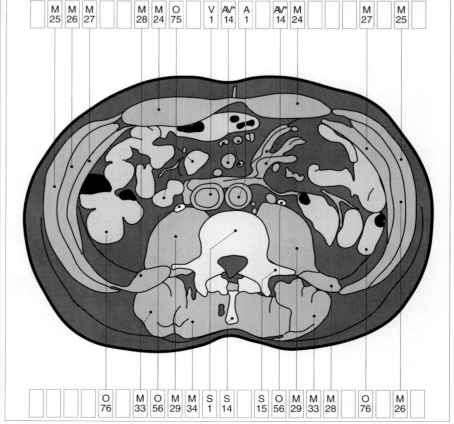

Anatomie 51

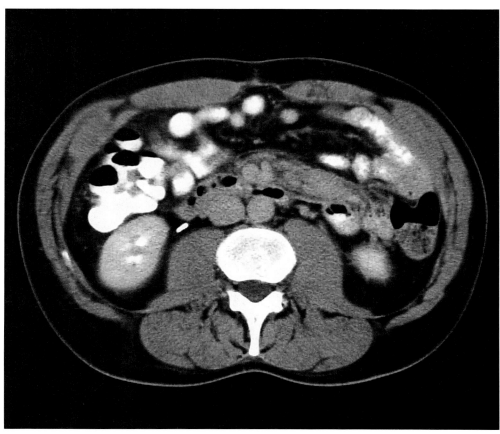

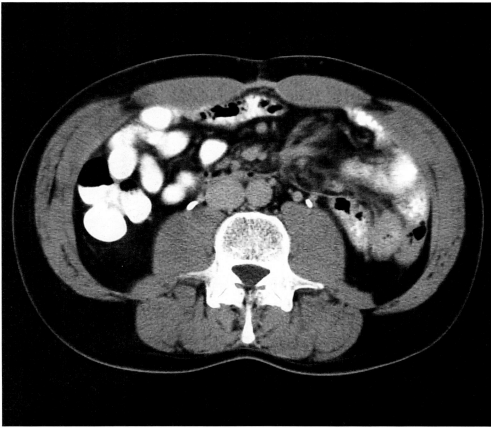

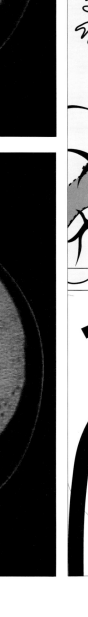

39/40

A1	Aorta abdominalis
AV*14	Vasa mesenterica (rami)
V1	V. cava inferior
M24	M. rectus abdominis
M25	M. obliquus externus abdominis
M26	M. obliquus internus abdominis
M27	M. transversus abdominis
M28	M. quadratus lumborum
M29	M. psoas
M33	M. iliocostalis
M34	M. longissimus dorsi
O56	Ureter
O74	Jejunum
O75	Ileum
O*75	Valvula iliocoecalis
O76	Colon
S1	Vertebra
S14	Processus spinosus
S15	Processus transversus

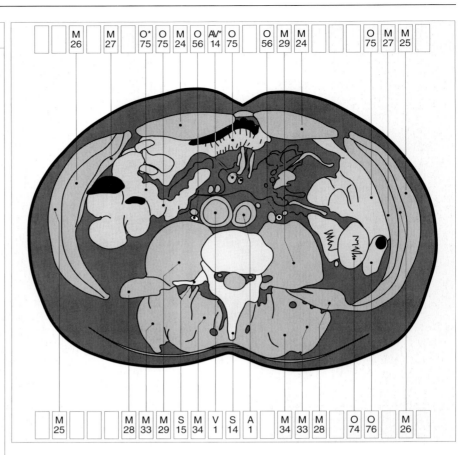

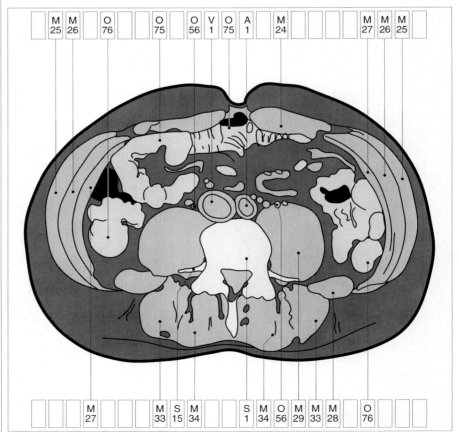

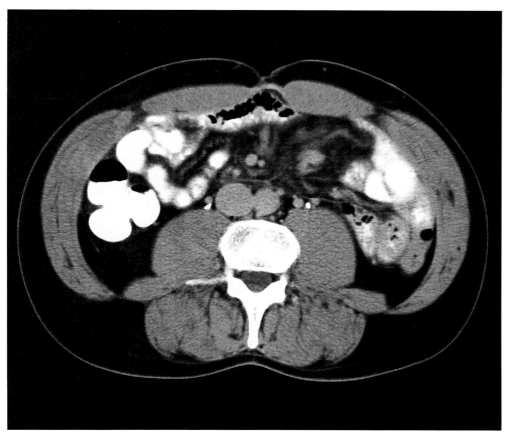
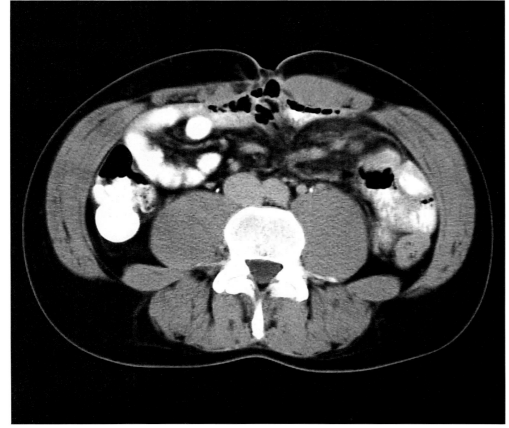
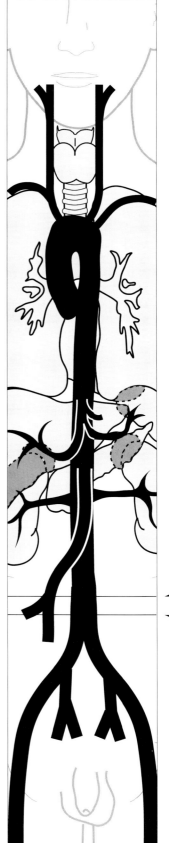

41/42

A18	A. iliaca communis
V1	V. cava inferior
V18	V. iliaca communis
M24	M. rectus abdominis
M25	M. obliquus externus abdominis
M26	M. obliquus internus abdominis
M27	M. transversus abdominis
M28	M. quadratus lumborum
M29	M. psoas
M30	M. iliacus
M33	M. iliocostalis
M34	M. longissimus dorsi
M35	M. multifidus
M36	M. glutaeus maximus
M37	M. glutaeus medius
O75	Ileum
O76	Colon
S1	Vertebra
S14	Processus spinosus
S41	Ala ossis ilium

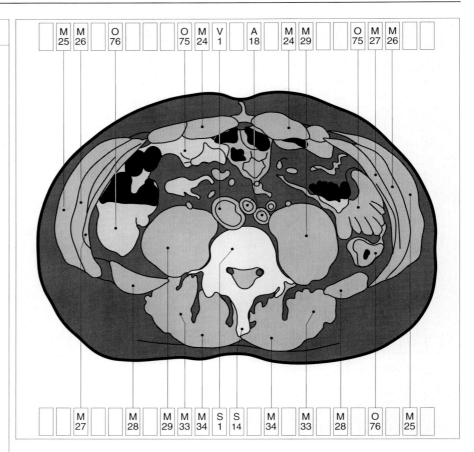

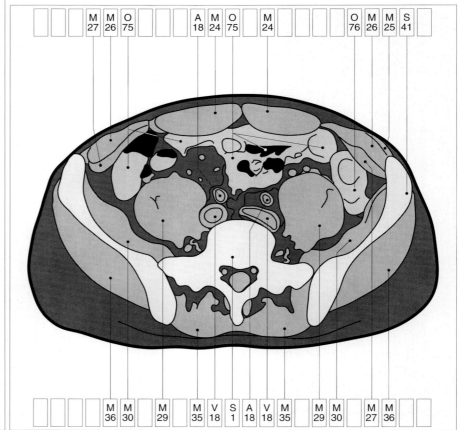

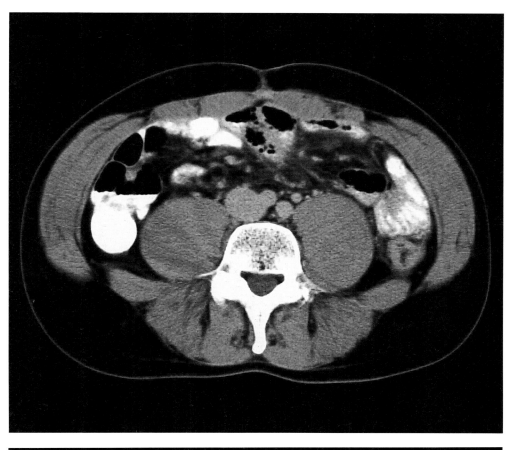
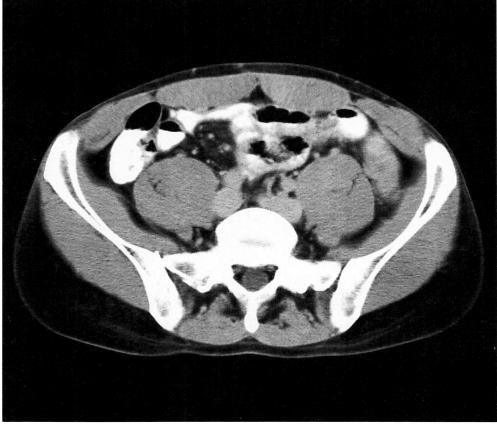
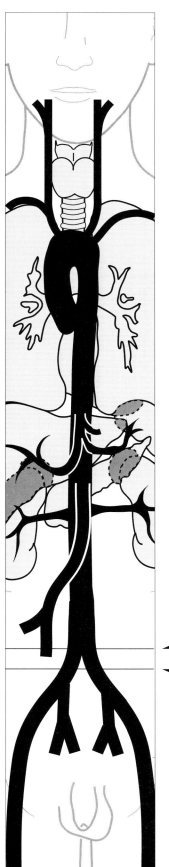

43/44

A19	A. iliaca interna
A*19	A. iliaca interna (ramus)
A20	A. iliaca externa
V18	V. iliaca communis
V19	V. iliaca interna
V20	V. iliaca externa
M24	M. rectus abdominis
M26	M. obliquus internus abdominis
M27	M. transversus abdominis
M29	M. psoas
M30	M. iliacus
M31	M. iliopsoas
M35	M. multifidus
M36	M. glutaeus maximus
M37	M. glutaeus medius
M38	M. glutaeus minimus
O56	Ureter
O75	Ileum
O76	Colon
S41	Ala ossis ilium
S61	Foramina sacralia pelvina
S62	Crista sacralis
S64	Promontorium
S65	Articulatio sacroiliaca

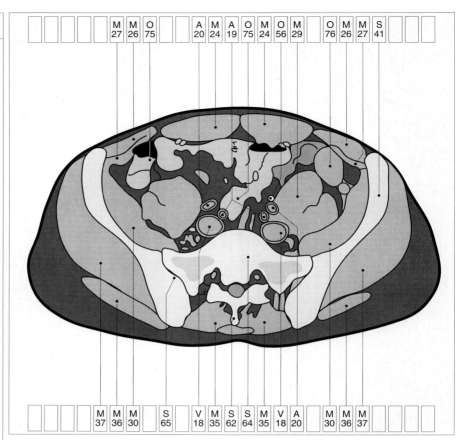

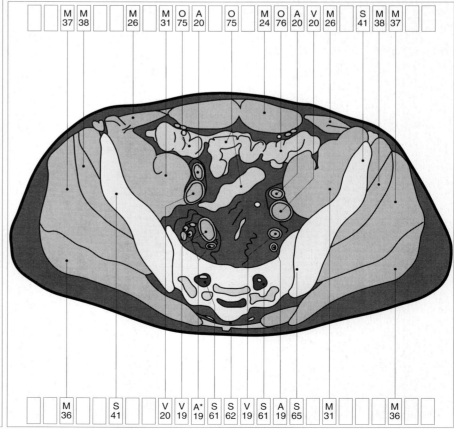

Anatomie

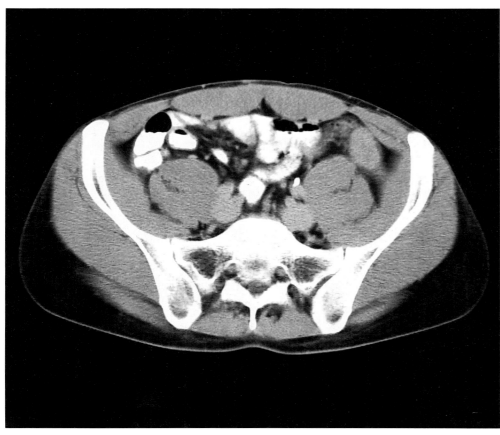

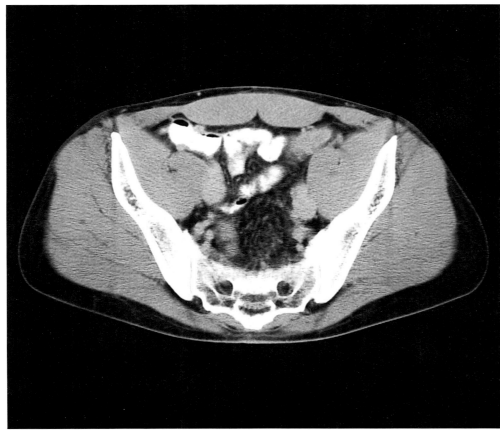

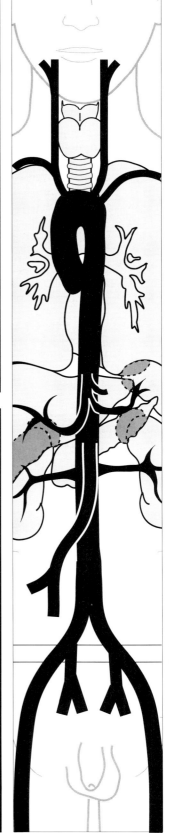

45/46

A19	A. iliaca interna
AV*19	Vasa iliaca interna (rami)
A20	A. iliaca externa
V19	V. iliaca interna
V20	V. iliaca externa
M24	M. rectus abdominis
M26	M. obliquus internus abdominis
M31	M. iliopsoas
M36	M. glutaeus maximus
M37	M. glutaeus medius
M38	M. glutaeus minimus
M39	M. piriformis
M40	M. obturatorius internus
O56	Ureter
O75	Ileum
O78	Colon sigmoideum
S6	Os sacrum, Os coccygis
S41	Ala ossis ilium
S42	Acetabulum
N1	N. ischiadicus

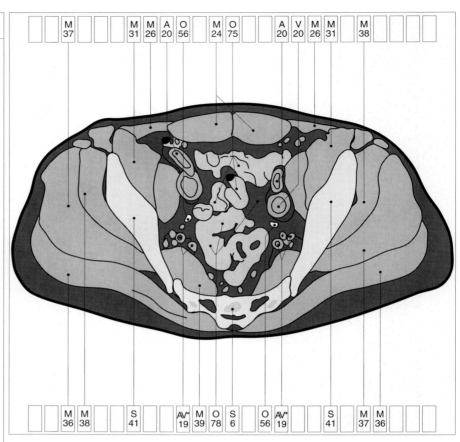

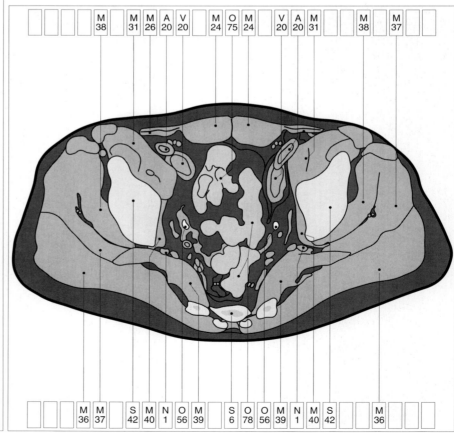

Anatomie 59

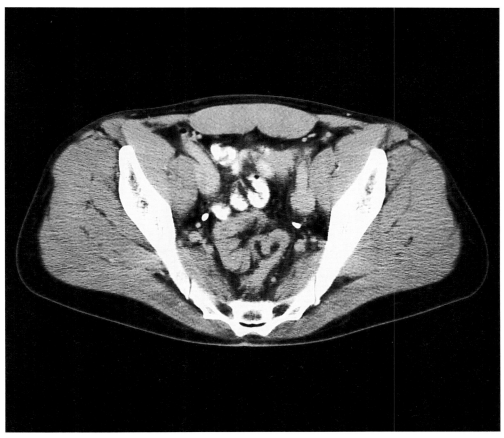
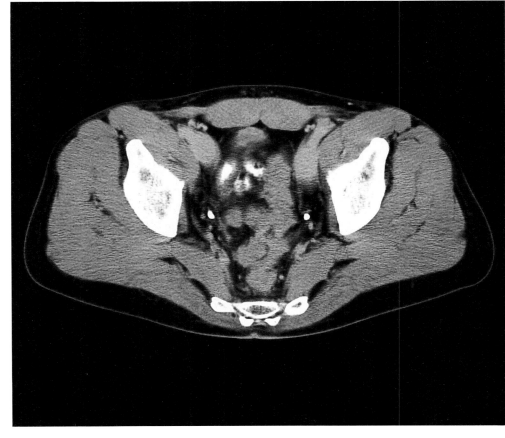
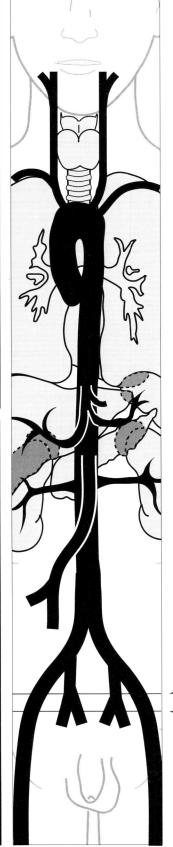

62 Kapitel 2 · Anatomie

	49/50
A21	A. femoralis
A22	A. pudenda
A23	A. penis dorsalis
A24	A. obturatoria
V21	V. femoralis
V22	V. pudenda
V24	V. obturatoria
M31	M. iliopsoas
M36	M. glutaeus maximus
M37	M. glutaeus medius
M40	M. obturatorius internus
M41	M. gemellus (superior, inferior)
M42	M. obturatorius externus
M43	M. pectineus
M46	M. sartorius
M47	M. rectus femoris
M48	M. tensor fasciae latae
M49	M. vastus lateralis
M50	M. levator ani
O61	Prostata
O63	Funiculus spermaticus (Ductus deferens + vasa)
O64	Penis
O65	Corpora cavernosa
O79	Rectum
S44	Corpus ossis ischii
S46	Symphysis pubica
S47	Ramus superior ossis pubis
S48	Ramus inferior ossis pubis
S51	Caput femoris
S53	Trochanter major
S54	Articulatio coxae
S55	Collum femoris
S66	Os coccygis
N3	N. obturatorius
N4	N. femoralis

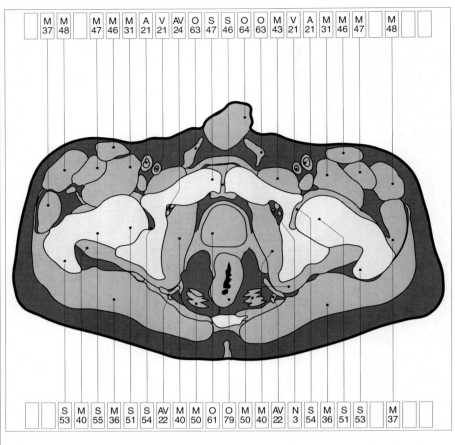

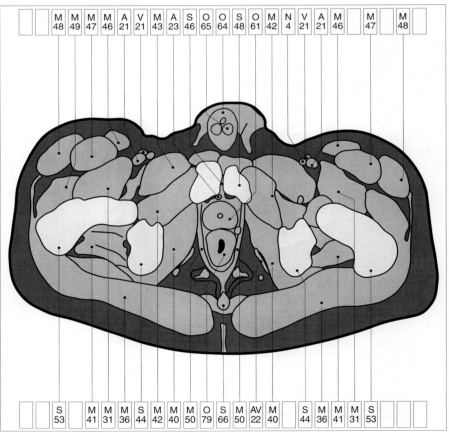

Anatomie 59

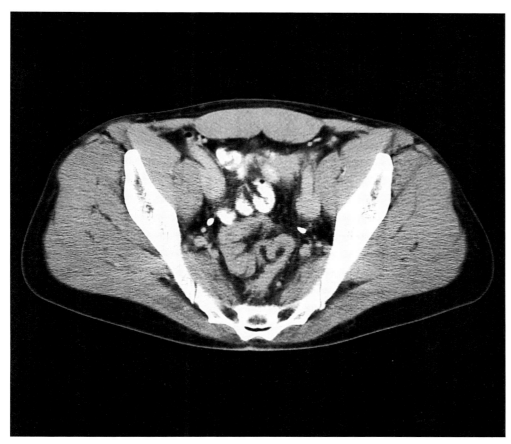

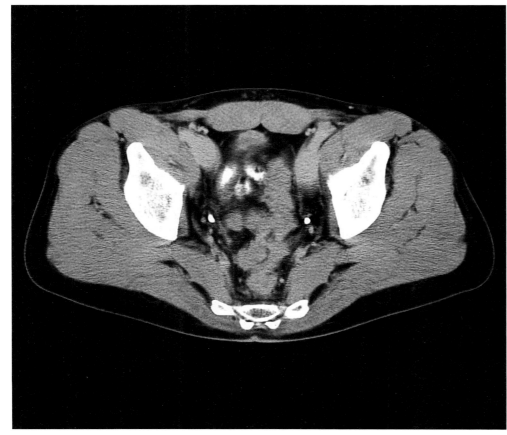

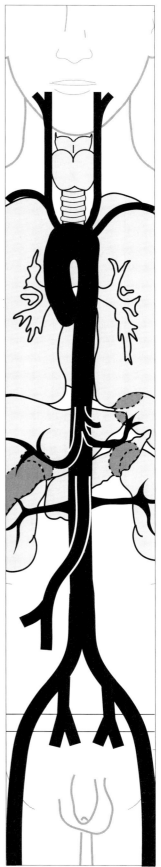

47/48

A20	A. iliaca externa
A21	A. femoralis
V20	V. iliaca externa
V21	V. femoralis
M24	M. rectus abdominis
M26	M. obliquus internus abdominis
M31	M. iliopsoas
M36	M. glutaeus maximus
M37	M. glutaeus medius
M38	M. glutaeus minimus
M39	M. piriformis
M40	M. obturatorius internus
M46	M. sartorius
M47	M. rectus femoris
M48	M. tensor fasciae latae
O56	Ureter
O57	Vesica urinaria
O62	Vesicula seminalis
O63	Funiculus spermaticus
O79	Rectum
S6	Os sacrum, Os coccygis
S42	Acetabulum
S51	Caput femoris
N1	N. ischiadicus

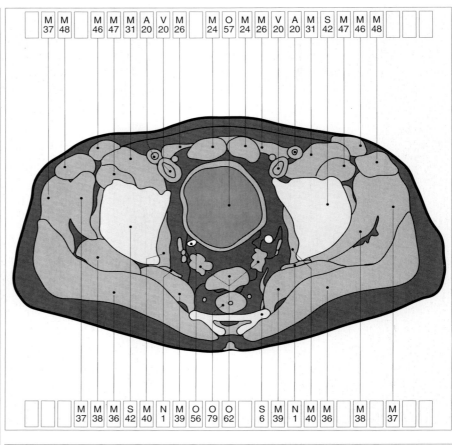

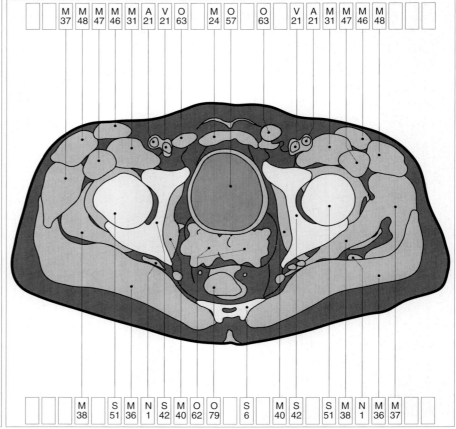

Anatomie 61

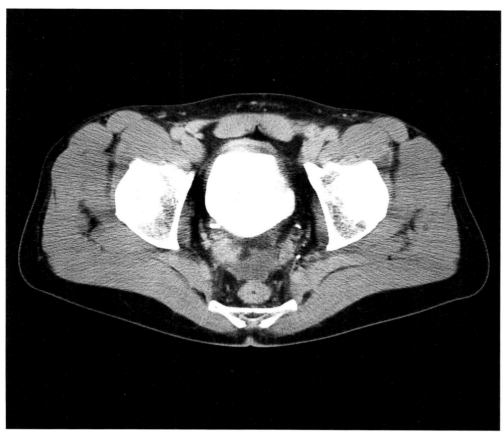

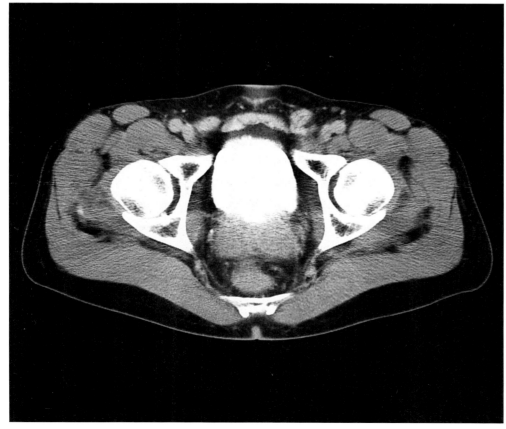

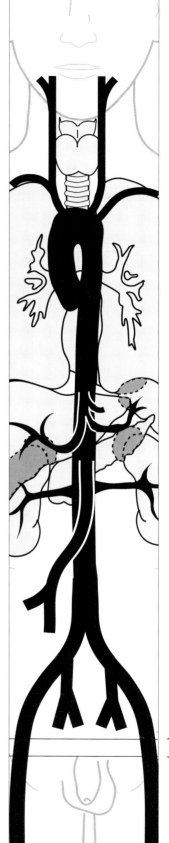

49/50

A21	A. femoralis
A22	A. pudenda
A23	A. penis dorsalis
A24	A. obturatoria
V21	V. femoralis
V22	V. pudenda
V24	V. obturatoria
M31	M. iliopsoas
M36	M. glutaeus maximus
M37	M. glutaeus medius
M40	M. obturatorius internus
M41	M. gemellus (superior, inferior)
M42	M. obturatorius externus
M43	M. pectineus
M46	M. sartorius
M47	M. rectus femoris
M48	M. tensor fasciae latae
M49	M. vastus lateralis
M50	M. levator ani
O61	Prostata
O63	Funiculus spermaticus (Ductus deferens + vasa)
O64	Penis
O65	Corpora cavernosa
O79	Rectum
S44	Corpus ossis ischii
S46	Symphysis pubica
S47	Ramus superior ossis pubis
S48	Ramus inferior ossis pubis
S51	Caput femoris
S53	Trochanter major
S54	Articulatio coxae
S55	Collum femoris
S66	Os coccygis
N3	N. obturatorius
N4	N. femoralis

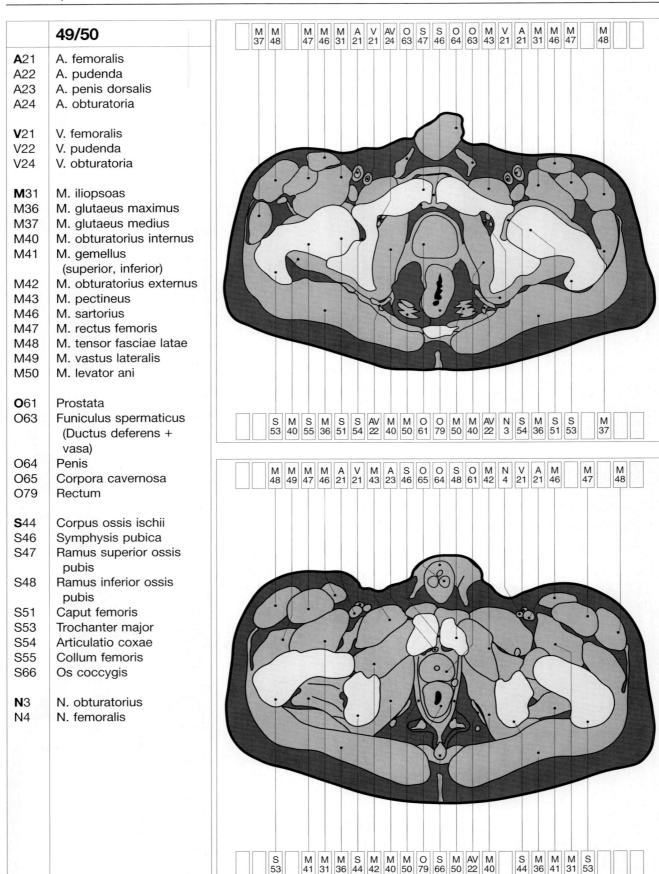

Anatomie 63

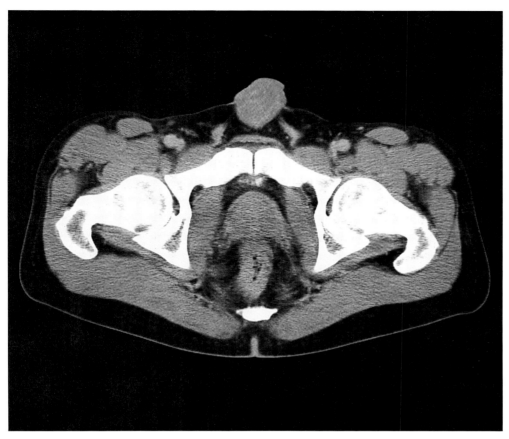

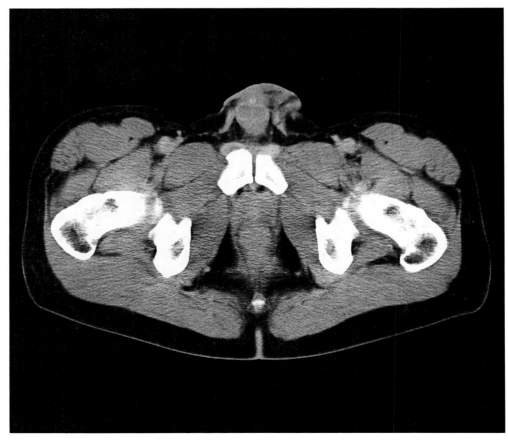

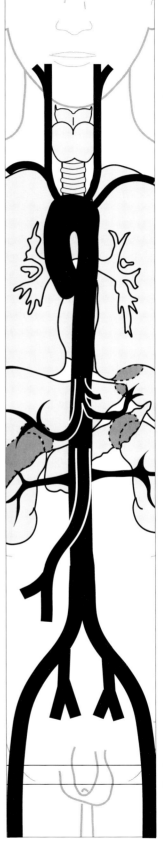

51/52

A22	A. pudenda
V22	V. pudenda
M31	M. iliopsoas
M36	M. glutaeus maximus
M40	M. obturatorius internus
M42	M. obturatorius externus
M43	M. pectineus
M44	M. adductor longus
M46	M. sartorius
M47	M. rectus femoris
M48	M. tensor fasciae latae
M49	M. vastus lateralis
M50	M. levator ani
M54	M. quadratus femoris
M56	M. adductor brevis
M57	M. adductor magnus
M58	M. ischiocavernosus
M59	M. bulbocavernosus
M60	M. sphincter ani externus
M61	M. transversus perinei superficialis
M*64	M. semitendinosus (tendo)
O61	Prostata
O64	Penis
O66	Testis
S5	Femur
S43	Tuber ossis ischii
S44	Corpus ossis ischii
S48	Ramus inferior ossis pubis
S56	Corpus femoris
N1	N. ischiadicus
N2	N. pudendus
N4	N. femoralis

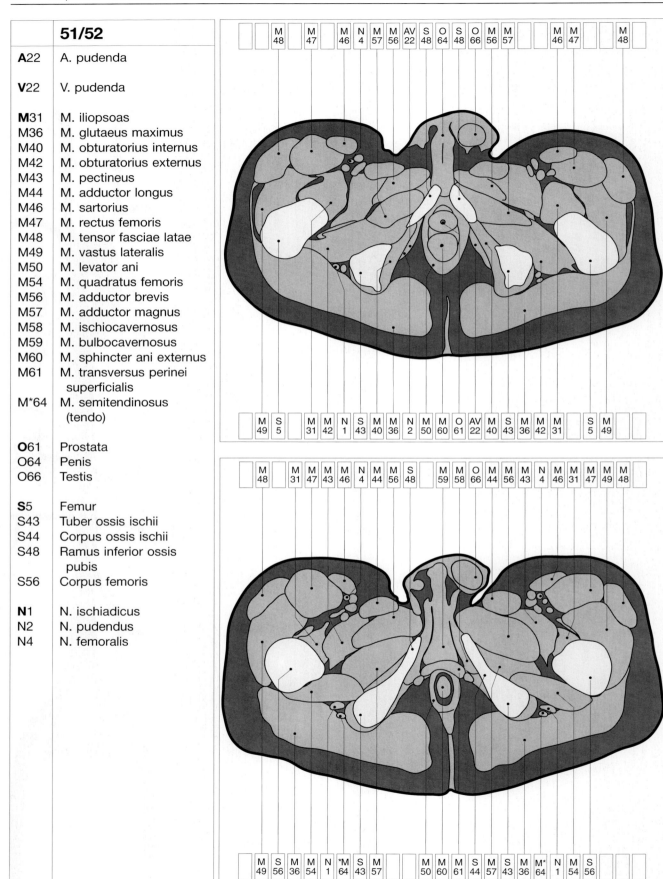

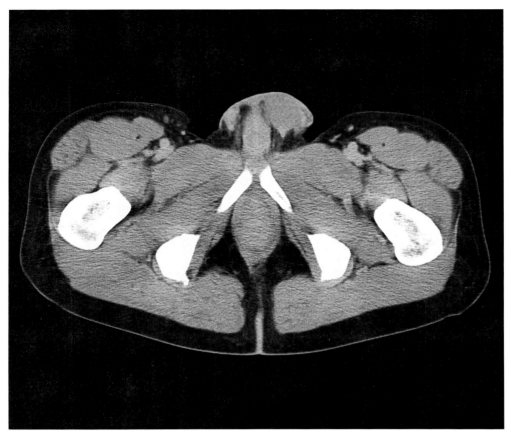
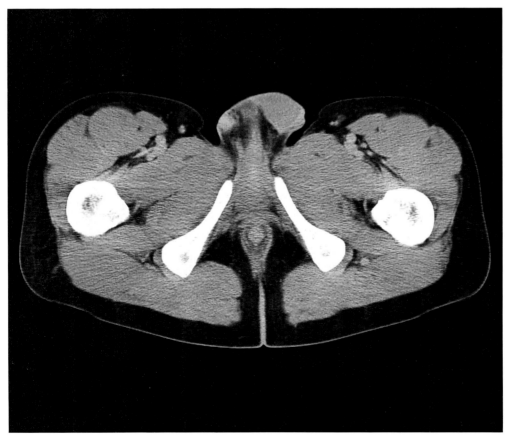
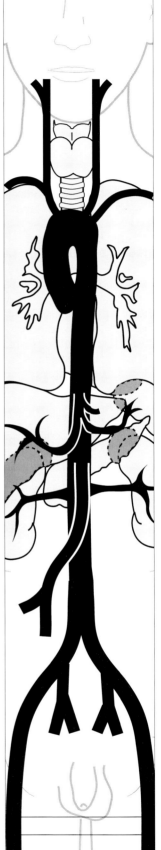

Kapitel 2 · Anatomie

53

M36	M. glutaeus maximus
M43	M. pectineus
M44	M. adductor longus
M45	M. gracilis
M46	M. sartorius
M47	M. rectus femoris
M48	M. tensor fasciae latae
M49	M. vastus lateralis
M54	M. quadratus femoris
M56	M. adductor brevis
M57	M. adductor magnus
M62	M. vastus intermedius
M*64	M. semitendinosus (tendo)
M*65	M. semimembranosus (tendo)
O67	Skrotum
S43	Tuber ossis ischii
S56	Corpus femoris
N1	N. ischiadicus
N4	N. femoralis

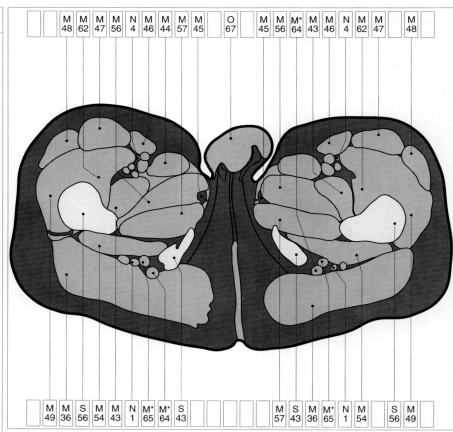

Anatomie 67

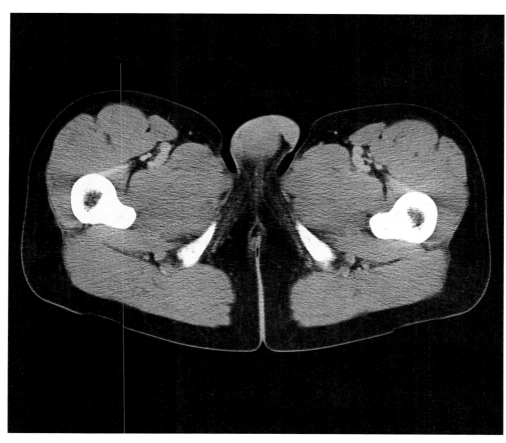
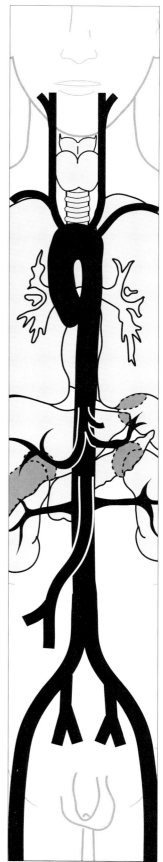

60/61

A21	A. femoralis
A25	A. profunda femoris
V21	V. femoralis
V25	V. profunda femoris
M36	M. glutaeus maximus
M44	M. adductor longus
M45	M. gracilis
M46	M. sartorius
M47	M. rectus femoris
M49	M. vastus lateralis
M56	M. adductor brevis
M57	M. adductor magnus
M62	M. vastus intermedius
M64	M. semitendineus
M*65	M. semimembranosus (tendo)
M*67	Caput commune Mm. biceps femoris (Caput longum) et semitendinosus
S56	Corpus femoris
N1	N. ischiadicus

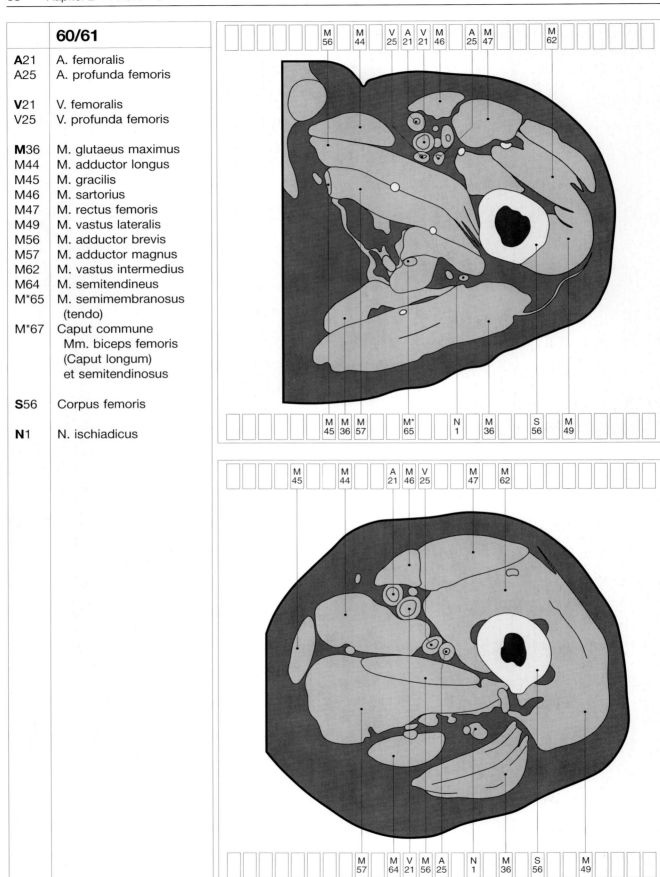

Anatomie 69

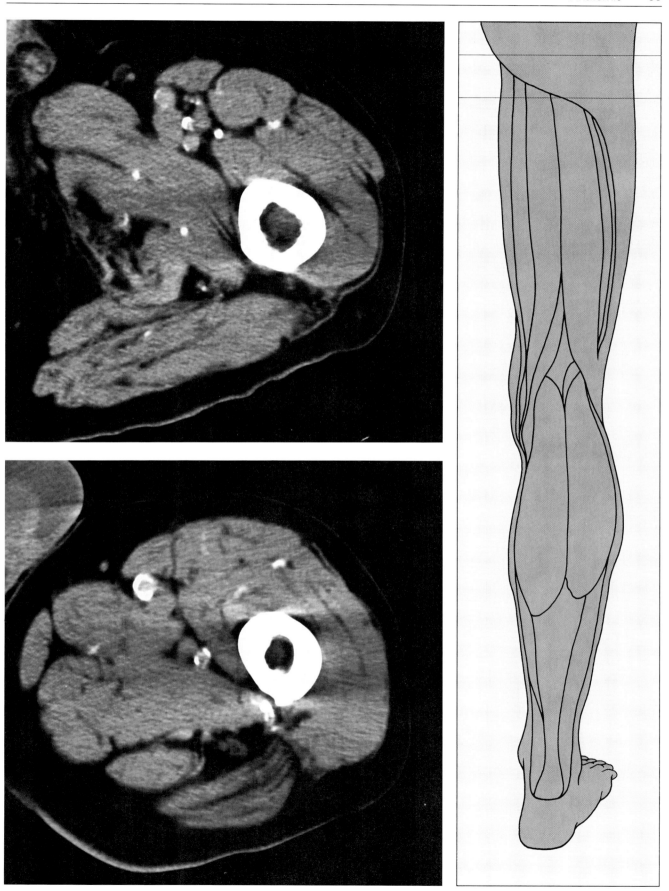

62/63

A21	A. femoralis
A25	A. profunda femoris
A*25	A. profunda femoris (ramus)
V21	V. femoralis
V25	V. profunda femoris
V34	V. saphena magna
M44	M. adductor longus
M45	M. gracilis
M46	M. sartorius
M47	M. rectus femoris
M49	M. vastus lateralis
M57	M. adductor magnus
M62	M. vastus intermedius
M63	M. vastus medialis
M64	M. semitendineus
M65	M. semimembranosus
M67	M. biceps femoris cap. longum
S56	Corpus femoris
N1	N. ischiadicus

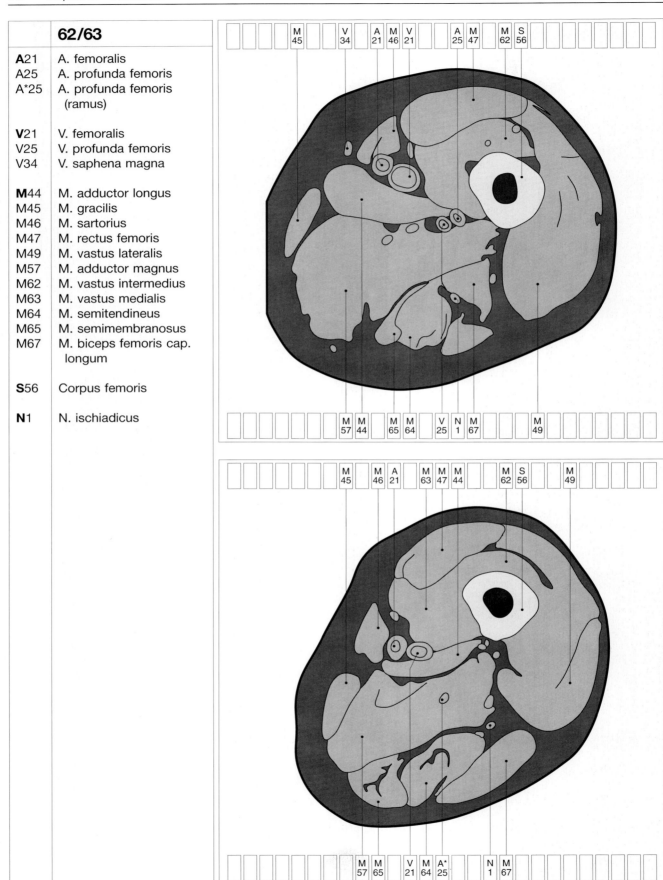

Anatomie 71

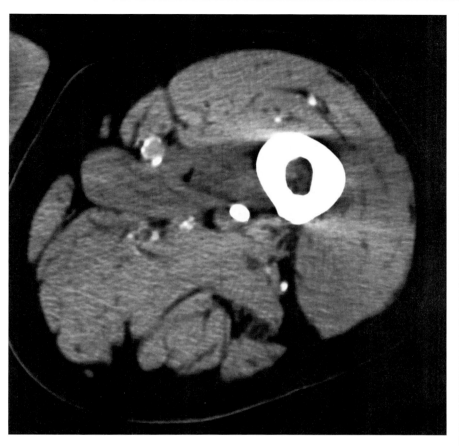

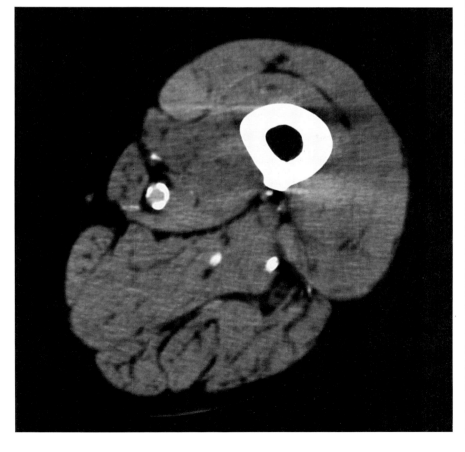

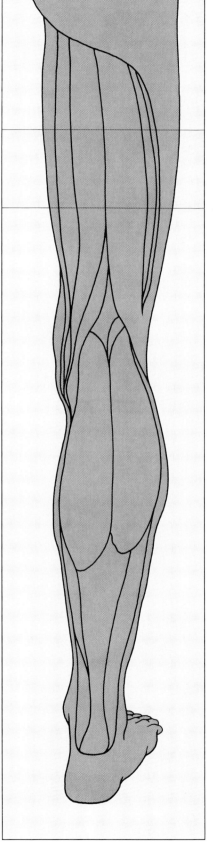

	64/65	
A26		A. poplitea
V26		V. poplitea
V34		V. saphena magna
M45		M. gracilis
M*45		M. gracilis (tendo)
M46		M. sartorius
M*47		M. rectus femoris (tendo)
M49		M. vastus lateralis
M63		M. vastus medialis
M64		M. semitendineus
M65		M. semimembranosus
M66		M. biceps femoris cap. breve
M67		M. biceps femoris cap. longum
M68		M. plantaris
M69		M. gastrocnemius cap. mediale
M70		M. gastrocnemius cap. laterale
S56		Corpus femoris
S57		Condylus femoris
S59		Patella

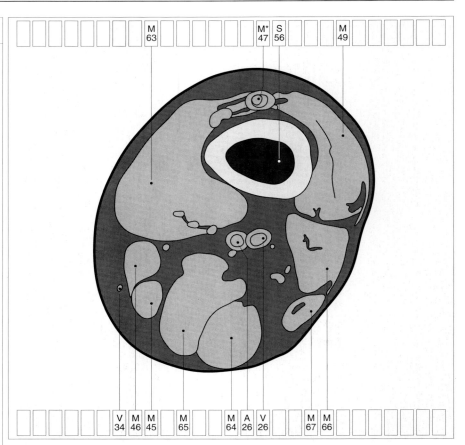

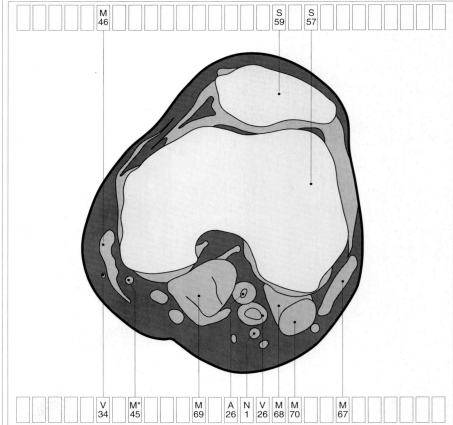

Anatomie 73

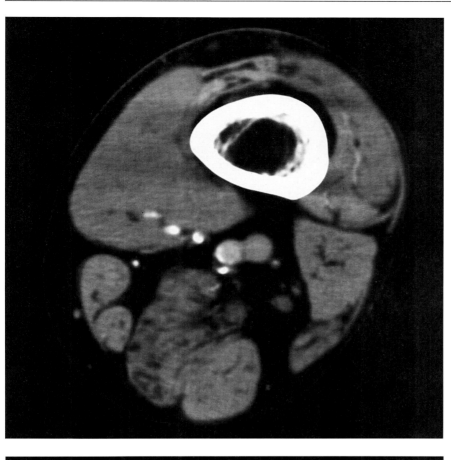
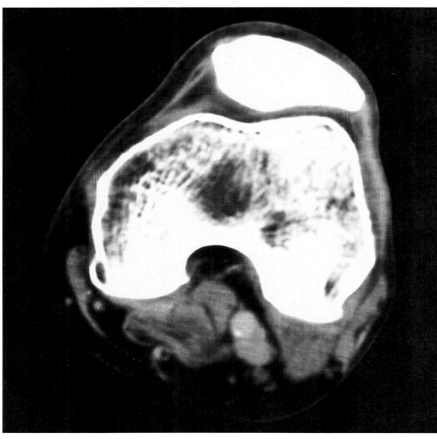
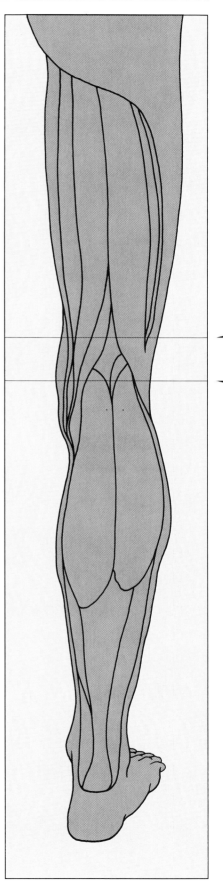

66/67

A26	A. poplitea
V26	V. poplitea
V34	V. saphena magna
M*46	M. sartorius (tendo)
M*67	M. biceps femoris cap. breve (tendo)
M68	M. plantaris
M69	M. gastrocnemius cap. mediale
M70	M. gastrocnemius cap. laterale
M71	M. popliteus
M72	M. soleus
M73	M. tibialis anterior
M*73	M. tibialis anterior (tendo)
M74	M. tibialis posterior
M75	M. extensor digitorum longus
M76	M. peroneus longus
M81	Ligamentum patellae
S81	Caput tibiae
S82	Corpus tibiae
S83	Fibula

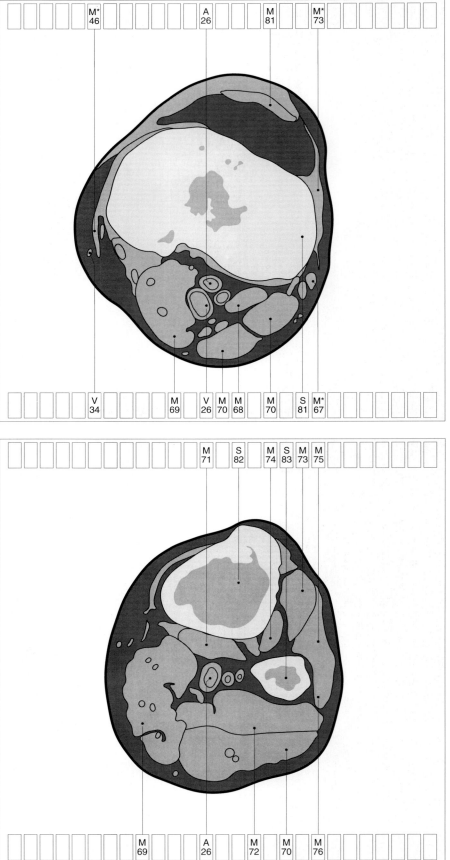

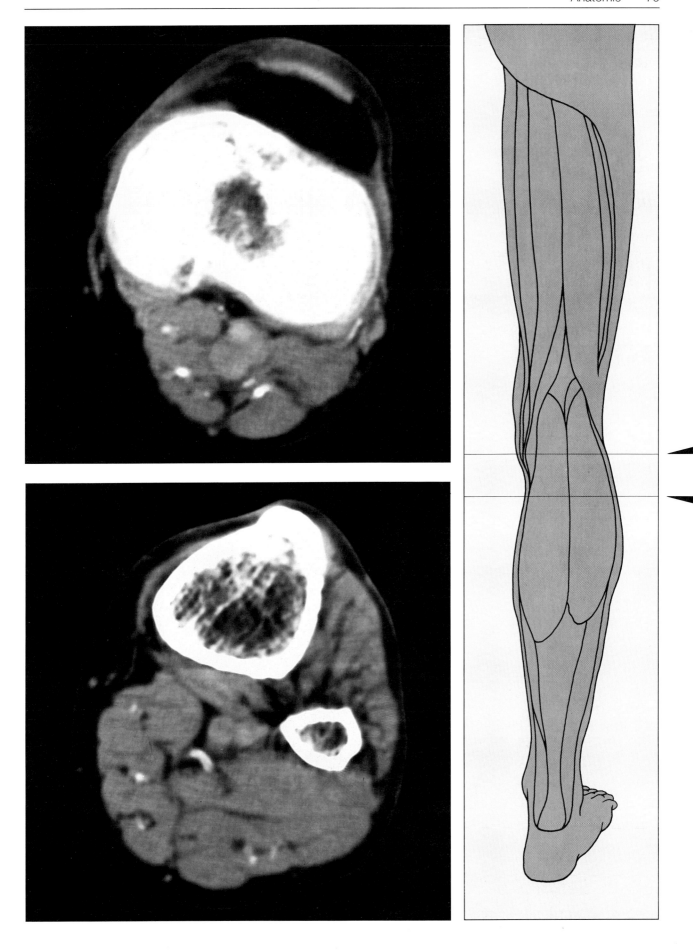

Anatomie 75

68/69

A27	A. tibialis posterior
A28	A. tibialis anterior
A29	A. fibularis
V27	V. tibialis posterior
V28	V. tibialis anterior
V29	V. fibularis
V34	V. saphena magna
M69	M. gastrocnemius cap. mediale
M70	M. gastrocnemius cap. laterale
M72	M. soleus
M73	M. tibialis anterior
M*73	M. tibialis anterior (tendo)
M74	M. tibialis posterior
M75	M. extensor digitorum longus
M76	M. peroneus longus
M77	M. flexor digitorum longus
M*77	M. flexor digitorum longus (tendo)
M78	M. extensor hallucis longus
M79	M. flexor hallucis longus
M80	Tendo calcaneus
S82	Corpus tibiae
S83	Fibula

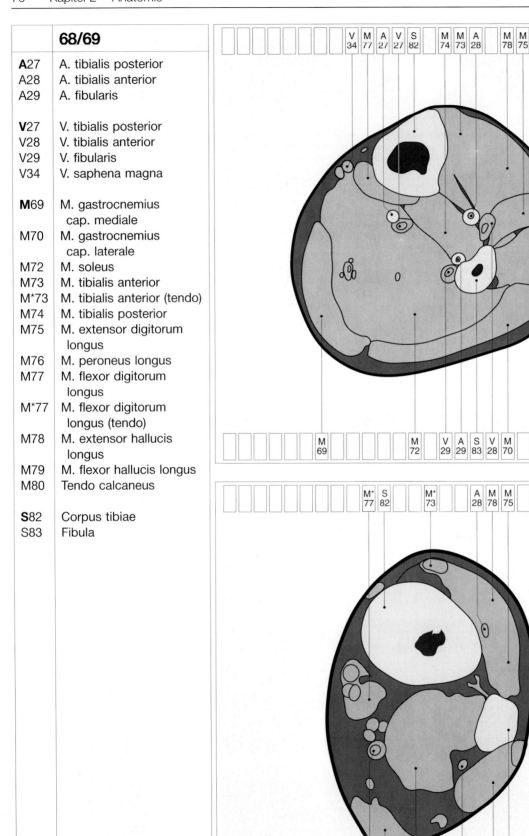

Anatomie 77

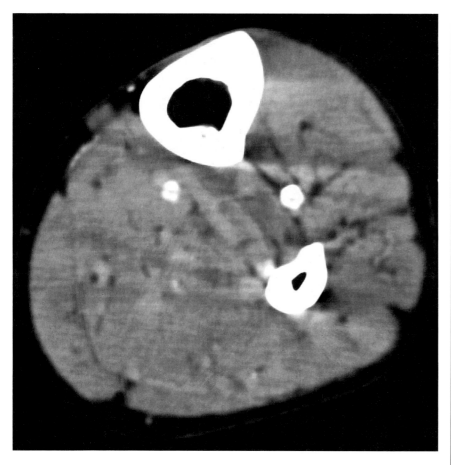
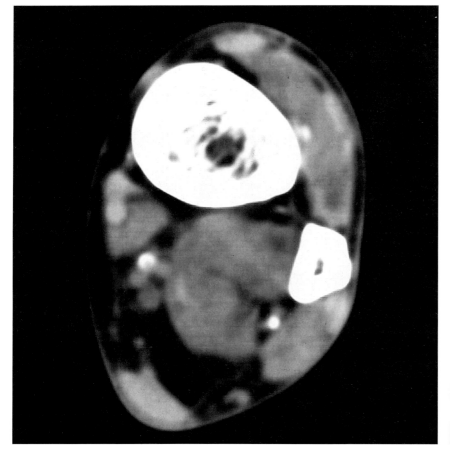
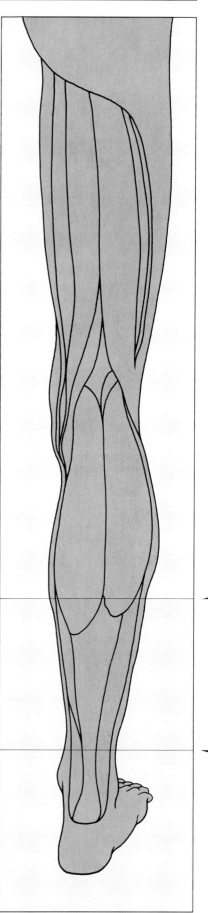

Kapitel 3
Bildanalyse

80 Kapitel 3 · Bildanalyse

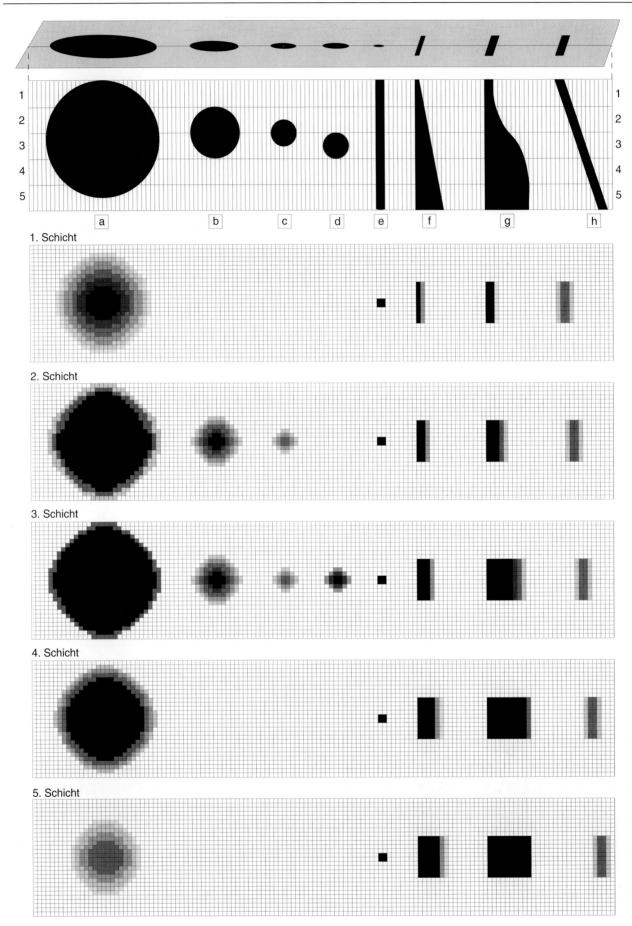

Bildanalyse

Die Bildinterpretation hat bei der *Strukturanalyse* bestimmte Abbildungseigenschaften der Computertomographie zu berücksichtigen. Die Bewertung der *Dichtewerte* und der *Kontrastmittelanreicherung* tritt hinzu und fließt in die endgültige Diagnose ein.

Die strukturelle Bildanalyse

Beachtung der Abbildungseigenschaften

Die Darstellung eines Körpervolumens unterschiedlicher Dichte in Schichten mit bestimmter Dicke und einer begrenzten Anzahl von Bildelementen, d. h. in multiplen einzelnen Volumenelementen, führt zu besonderen Abbildungseigenschaften, insbesondere dem *Teilvolumeneffekt*. Dieser ist um so augenfälliger, je gröber die Aufrasterung, d. h. je größer das einzelne Volumenelement ist. Bei üblichen Schichtdicken von 8–10 mm und Bildmatrizes mit 512 x 512 Bildpunkten hat das Volumenelement die Form eines Stifts (das Verhältnis von Basis zur Höhe beträgt etwa 1:8). Die Folge sind die *horizontale Maskierung* und das *vertikale Tangentialphänomen*.

Der Dichtewert ist ein Durchschnittswert für das im Volumenelement enthaltene Gewebe. Wenn unterschiedlich dichte Strukturen das Volumenelement – jeweils teilweise – ausfüllen, tragen sie zum Dichtewert in dem Maße bei, wie sie das Elementvolumen ausfüllen. Durch ein Volumenelement verlaufende Grenzflächen werden damit selbst nicht mehr abbildungsfähig, sondern indirekt durch das Volumenelement dargestellt, das einen Mischwert aus den die Grenzschicht bildenden Gewebedichten aufweist. Die orthogonale Struktur (Volumenelemente stehen senkrecht in der Schichtebene) der aufeinander gestapelten Volumenelemente hat zur Folge, daß sämtliche schräg oder gekrümmt verlaufenden Grenzflächen treppenförmig dargestellt werden. Die aus praktischen Gründen häufig genutzte Schichtdicke von 8 – 10 mm läßt horizontal in den Schichten verlaufende Spalträume nur dann erkennen, wenn letztere durch einen Dichtesprung den Dichtewert der betroffenen Volumeneinheiten eindeutig verändern. Häufig werden sie jedoch *maskiert*.

In der Regel ist durch die festgelegten Abtastparameter die horizontale Auflösung besser (fein aufgerasterte Bildmatrix, kleines Meßfeld) als die durch dicke Schichten herabgesetzte vertikale Auflösung und erklärt zugleich auch das *Tangentialphänomen*: senkrecht durch die Schichtebene verlaufende schmale Strukturen (Septen, Gefäße) füllen die axial ausgerichteten, länglichen Volumenelemente prozentual stärker aus und sind empfindlicher nachweisbar als schräg oder gar horizontal das Volumenelement durchsetzende Strukturen. Durch Herabsetzung der Schichtdicke und der dadurch bedingten Reduktion der quaderförmigen Volumenelemente zu kleinen Kuben wird dieser Effekt minimiert.

Beachtung der Fenstereinstellung

Teilvolumeneffekte führen an Grenzflächen zu Dichtewerten, die zwischen denen der benachbarten Strukturen liegen. Im Grauwertbild bewirken sie optisch den Eindruck eines Halbschattens. Bei geeigneter Fensterweite wird dadurch häufig die morphologische Struktur plastischer dargestellt und somit besser diagnostizierbar (z. B. Kugel im Pleurafenster). Sehr enge Fensterlagen beziehen diesen Halbschatten mit ein und vergrößern optisch die Struktur. Fensterlage und -weite sind daher der Fragestellung und der zu erwartenden Dichte(-unterschiede) der abzubildenden Struktur anzupassen.

Abb. 3-1. Abbildungseigenschaften unterschiedlicher Strukturen in der Computertomographie. Kugeln unterschiedlicher Größe und Position innerhalb eines Körpervolumens (a–d), eine senkrechte, durch die Schicht laufende tubuläre Struktur (e), eine keilförmige sich verbreiternde flächige Struktur (f), eine bauchige Struktur (g) und eine schräg durch die Schichten verlaufende flächige Struktur (h) werden in den betreffenden Schichten als unterschiedliche Verdichtungsfiguren dargestellt. Der wahre Dichtewert (schwarz) wird nur dort erzielt, wo das dichtere Medium das Volumenelement einer Schicht voll ausfüllt. Ist dieses nicht der Fall, so resultieren Mischwerte, die optisch als Halbschattenbildungen in den Schichtbildern erscheinen. Scharfe Konturen im Querschnitt können nur dort entstehen, wo das dichtere Medium senkrecht durch die Schicht verläuft und die Volumenelemente vollständig ausfüllt (e–g). Schräg verlaufende Grenzflächen (f–h) führen zu Halbschattenbildungen und Dichtemischwerten.

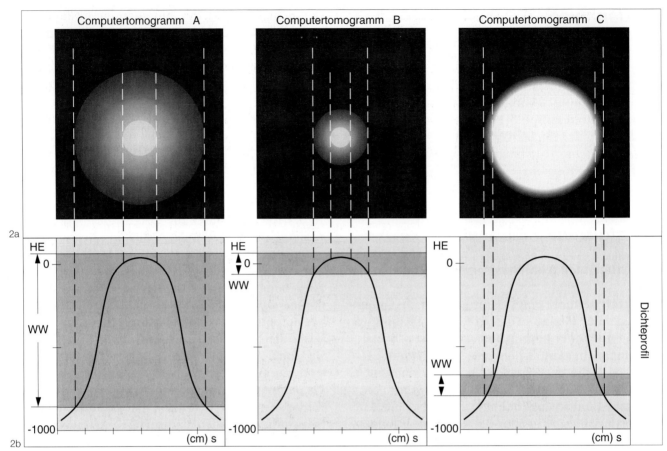

Abb. 3-2a, b. Objektgröße und Bildfenster. Lage und Weite des Bildfensters bestimmen nicht nur den Bildeindruck, sondern stellen das auszumessende Objekt unterschiedlich groß dar (a). Weite Fenstereinstellungen (A) zeigen die wahre Objektgröße kontrastarm, enge Fenstereinstellungen (B, C) zeigen lediglich die Objektgröße für einen begrenzten Dichtebereich (Kernschatten). Am Beispiel der Dichteprofilkurve eines Lungenrundherdes läßt sich der Einfluß der Fenstereinstellung ablesen (b).

Abb. 3-3. Bei einem Lungenprozeß sind entsprechende Fenstereinstellungen gewählt worden. Exakte Größenangaben über eine abgebildete Struktur sind nur bei weiter Fensterlage möglich (a).

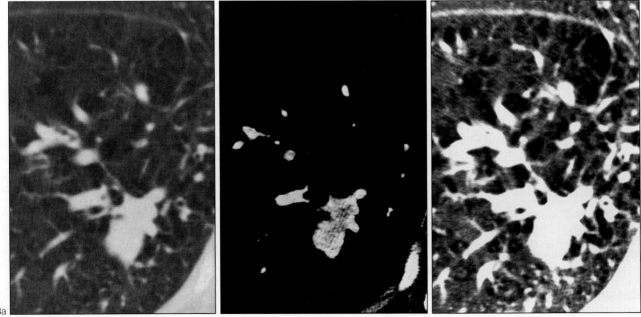

Morphologische Bildanalyse

Da Organe im Computertomogramm in Teilanschnitten dargestellt werden, ist ein morphologischer Zusammenhang nur durch das geistige Zusammensetzen der Einzelschichten herstellbar. Dabei ist besonders auf durch Teilvolumeneffekte hervorgerufene Maskierungen von Grenzschichten zu achten.

Tubulär-noduläre Strukturen

Die Zuordnung einer rundlichen Verdichtungsfigur im Computertomogramm ist von großer praktischer Bedeutung. Ob es sich um eine axial durch die Schicht laufende tubuläre Struktur (z. B. ein Gefäß) oder um eine kugelige (z. B. Lymphknoten) handelt, kann nur durch die exakte Betrachtung der Nachbarschichten entschieden werden. Die kraniokaudale Fortsetzung als gleichkalibrige, scharf berandete Rundfigur spricht für eine tubuläre, das Verschwinden für eine kugelige Struktur. Auch hier kann im Einzelfall ein weites Bildfenster durch Darstellung der Halbschatten an den Grenzflächen zur Differenzierung beitragen. Dies ist dann besonders hilfreich, wenn gekrümmt durch die Schicht verlaufende tubuläre Strukturen (Gefäß, Bronchus) Einengungen oder Erweiterungen vortäuschen.

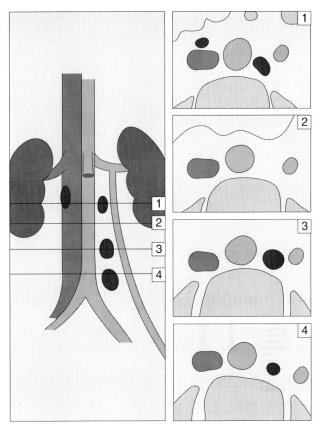

Abb. 3-4. Tubuläre und noduläre Strukturen können im CT-Schnitt dadurch unterschieden werden, indem man die Fortsetzung der Strukturen durch mehrere angrenzende Schichten analysiert.

Beurteilung von Grenzflächen

Von einer *Kapsel* oder Faszie umhüllte Organe zeigen eine glatte (Außen-)Kontur. Diese ist jedoch nur im tangentialen Anschnitt eindeutig zu beurteilen. Nierenpole, Leberkuppe oder Harnblasendach werden z. B. überwiegend unscharf abgebildet. Diese Unschärfe läßt sich durch die Wahl dünner Schichten teilweise überwinden. *Septen* und *Faszien* sind als feine bindegewebige Grenzflächen ausschließlich dort erkennbar, wo sie tangential angeschnitten sind, d. h. ihre Längsausrichtung betont ist (z. B. die Pleura costoparietal, nicht jedoch diaphragmal).

Expansive Prozesse

Expansive Prozesse dehnen sich raumfordernd innerhalb eines Organs oder einer Region aus, lassen Grenzstrukturen insgesamt jedoch intakt. So kann zwar eine Organkapsel vorgewölbt sein, das umgebende Fettgewebe bleibt bei glatter Organkontur jedoch unberührt. In ähnlicher Weise

Abb. 3-5a, b. Grenzflächen. Die Lungenstruktur erscheint bei 8 mm Dicke unscharf (a). Das Hauptseptum ist nur angedeutet erkennbar. Durch Reduktion der Schichtdicke auf 2 mm wird dieses sichtbar (b).

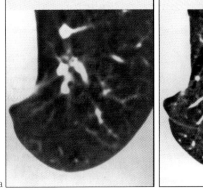 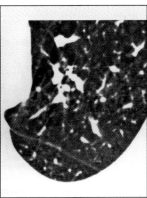

werden durch einen expansiven Prozeß umgebendes Parenchym, angrenzende Organe oder benachbarte Strukturen lediglich verdrängt. Ein typisches Beispiel hierfür ist das *Kapselzeichen*, das bei intraparenchymaler Blutung eines Organs das umgebende, verformbare Parenchym auswalzt, die straffe Kapsel aber trotz des hämatombedingten Drucks unversehrt bleibt, so daß eine linsenförmige Konfiguration der Blutansammlung resultiert. Um einen Prozeß als expansiv einordnen zu können, ist die Kenntnis der anatomischen Grenzen, Räume und Kompartimente notwendig.

Infiltrative Prozesse

Infiltrative Prozesse respektieren im Gegensatz zu expansiven die oben beschriebenen Organ- und Fasziengrenzen nicht. Die Maskierung des umgebenden Fettgewebes ist Ausdruck einer Organüberschreitung. Das Durchdringen faszialer Nachbarstrukturen kann bei Kenntnis der üblichen Ausbreitungswege der Infiltration in der betreffenden Region jedoch relativ einfach gedeutet werden.

Bei schräg oder horizontal durch die Schichtebene verlaufenden Grenzflächen, die im CT nur eingeschränkt beurteilbar sind, ist die Aussage über eine mögliche Infiltration nur unter Berücksichtigung des Teilvolumeneffekts zulässig. Eine unzureichende Fettinterposition zwischen den Organen erschwert die diagnostische Aussage, die dann erst bei eindeutigen Kontur- und Densitätsdefekten möglich wird.

Eine intravenöse Gabe von *Kontrastmittel* führt häufig deshalb weiter, weil zusätzliche Grenzstrukturen sichtbar gemacht werden können, deren Unversehrtheit oder Penetration bewertet werden können.

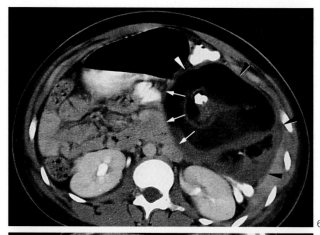
6a

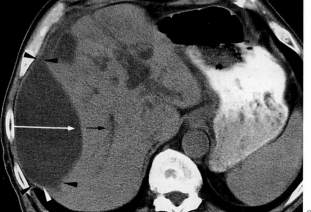
6b

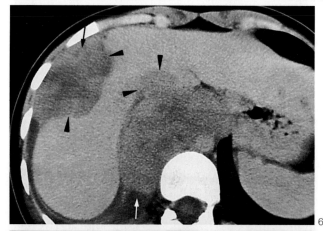
6c

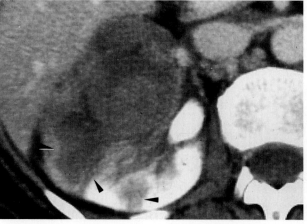
6d

Abb. 3-6a. Expansive Raumforderung. Die Dermoidzyste zeigt eine glatte Berandung mit Kapselbildung (▸) und drängt die umgebenden Organe ab (→).

Abb. 3-6b. Expansiver Prozeß. Bilom. Die Flüssigkeitsansammlung liegt subkapsulär (▸) und drängt das Leberparenchym medialwärts ab (→).

Abb. 3-6c. Infiltrativer Prozeß. Metastasierendes Osteosarkom (→). Die Metastasen durchsetzen die Lebergrenze und sind unscharf gegenüber dem Leberparenchym abgesetzt (▸).

Abb. 3-6d. Infiltrativer Prozeß. Renalzellkarzinom. Der Tumor durchsetzt das Nierenparenchym unregelmäßig mit unscharfer Begrenzung (▸).

Quantitative Bildanalyse (Dichtemessung)

Der einzelne Dichtewert

Der gemessene Dichtewert des einzelnen Volumenelements ist in Abhängigkeit von der angewandten Strahlendosis der Abtastung statistischen Schwankungen unterworfen, die im Computertomogramm eine Körnigkeit (Bildrauschen) hervorrufen. Diese statistischen Schwankungen werden zahlenmäßig in der Standardabweichung um einen Mittelwert ausgedrückt. Es müssen hinreichend große Areale (regions of interest) gewählt werden, um die Genauigkeit des Mittelwertes zu erhöhen. Auf umschriebene Punktmessungen sollte daher verzichtet werden.

Verfälschung der Dichtewerte

Von der in der Meßmethodik begründeten statistischen Ungenauigkeit müssen objektbedingte Verfälschungen der Dichtewerte unterschieden werden. Diese werden als *Artefakte* bezeichnet.

Bewegungsartefakte werden hauptsächlich durch Exkursionen des Zwerchfells und des Herzens verursacht. Sie entstehen dadurch, daß die bewegte Organkontur mehrfach tangential in unterschiedlicher Position vom Fächerstrahl getroffen wird und sich somit die Meßwerte der Organkontur nicht mehr ortsgenau rekonstruieren lassen. Da ganze Projektionen verfälscht werden, durchläuft die Bildstörung das gesamte Computertomogramm als streifenförmige Dichteverfälschung, die meist eine positive und eine negative Amplitude aufweist. Am Herzen können Dichteanhebungen Verkalkungen ähneln. Der Artefaktcharakter kann in der Regel daran erkannt werden, daß er in mehreren Fensterlagen durch

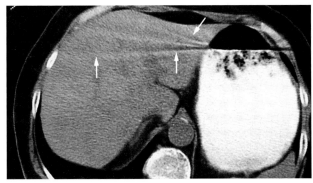

Abb. 3-7a. Bewegungsartefakt. Die Bewegung des Flüssigkeitsspiegels des Magens während der Abtastung führt zu streifigen Artefakten, die die Dichtewerte der Leber verfälschen.

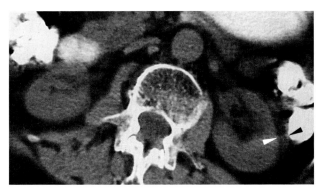

Abb. 3-7b. Bewegungsartefakt. Durch eine atmungsbedingte Längsverschiebung der Niere während der Abtastung entsteht eine Doppelkontur, die ein subkapsuläres Hämatom vortäuscht (▸).

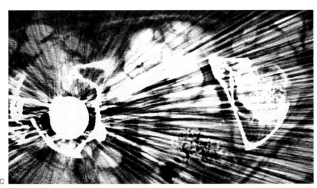

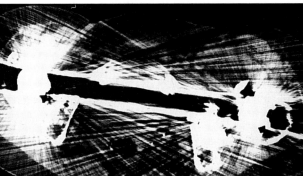

Abb. 3-7c. Hochkontrastartefakt. Die Totalendoprothese des rechten Hüftgelenks aus Metall führt zu strahlenförmigen Bildstörungen, die die Dichtewerte insgesamt verfälschen und nur noch schemenhaft morphologischen Strukturen erkennen lassen.

Abb. 3-7d. Hochkontrastartefakt. Bei zwei im Querschnittsbild befindlichen Hochkontraststrukturen führt der Meßwertausfall in bestimmten Projektionen zwischen den Kontraststrukturen zu einer bandförmigen Bildauslöschung.

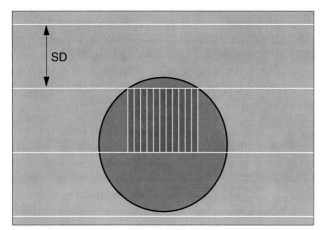

Abb. 3-8. Dichtewert und Objektdurchmesser. Nur bei einer Schichtdicke von weniger als der Hälfte des Objektdurchmessers ist die Gewähr gegeben, daß die Volumenelemente mindestens einer Schicht vom Objekt vollständig ausgefüllt werden und den Dichtewert zuverlässig angeben.

gängig sichtbar bleibt. Die bewegte Kontur läßt sich meist daran identifizieren, daß sie tangential (senkrecht zur Bewegungsrichtung) von dem Artefaktstreifen berührt wird.

Hochkontrastartefakte (Zahnkronen, Metallimplantate) führen zu starken Bildstörungen, bedingt durch den Meßwertausfall der durch das Hochkontrastobjekt verlaufenden Projektionen. Auch die noch im Bild erkennbaren Organstrukturen sind in der Regel dichtemäßig verfälscht.

Aufhärtungsartefakte finden sich in der Umgebung von dichteren Organstrukturen (bzw. Kontrastmittel). Sie entstehen durch eine ungleichmäßige Aufhärtung des Röntgenspektrums im Objekt. Die im Rekonstruktionsprogramm bereits enthaltenen Aufhärtungskorrekturen können nicht alle morphologischen Konstellationen berücksichtigen. Aufhärtungsartefakte verursachen meist nur geringe (schattenförmige oder flächige) Dichteverfälschungen, müssen jedoch

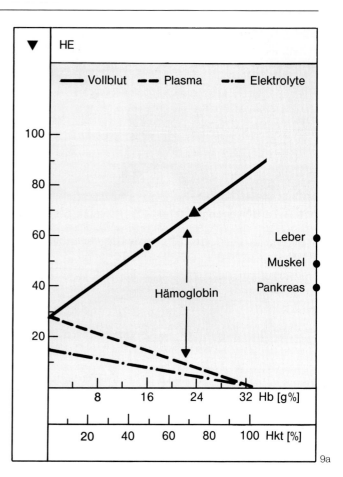

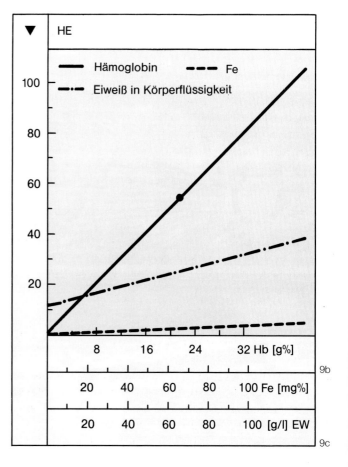

Abb. 3-9a. Die Radiodensität des Blutes und seiner Fraktionen in Abhängigkeit vom Hämatokrit. Der erhöhte Dichtewert eines frischen Hämatoms (▲) entspricht einer erhöhten Hämokonzentration, d.h. einem erhöhten Hämatokrit.

Abb. 3-9b. Die Radiodensität des Hämoglobins und des Serumeisens in Abhängigkeit von der Konzentration (g% bzw. mg%).

Abb. 3-9c. Die Radiodensität von Körperflüssigkeiten. Sie steigt in Abhängigkeit vom Eiweißgehalt linear an.

bei der Beurteilung geringer Dichteanhebungen berücksichtigt werden (z.B. Kontrastmittelaufnahme einer Läsion in Nachbarschaft zum kontrastierten Nierenbecken).

Dichtewerte an Grenzflächen

Da der Dichtewert einen durchschnittlichen Schwächungswert des im Volumenelement enthaltenen Gewebes darstellt, kann nur dann die Radiodensität einer Gewebeart sicher angegeben werden, wenn diese die gesamte Schichtdicke vollständig ausfüllt. An Strukturgrenzen ist eine Dichteausmessung daher mit Bedacht vorzunehmen und sicherzustellen, daß eine Gewebeart die gesamte Schichtdicke durchsetzt. Bei Strukturen mit einem Durchmesser kleiner als die Schichtdicke liegt grundsätzlich ein Teilvolumeneffekt vor, der eine exakte Dichteausmessung nicht mehr gestattet. Aus diesem Grunde sollten Dichtemessungen einer rundlichen Struktur mit einer Schichtdicke vorgenommen werden, die weniger als die Hälfte der betreffenden Läsion beträgt (z.B. Lungenrundherd).

Pathomorphologisches Substrat der Dichtewerte

Körpergewebe sind im lebenden Organismus nicht als statische Meßgröße zu betrachten. Sie reagieren auf Traumen, Infektionen, metabolische Veränderungen und neoplastische Infiltrationen in unterschiedlicher Weise. Diese Veränderungen sind zu einem Teil im Computertomogramm darstellbar.

• *Liquide Formationen*

Zysten, wassergefüllte, geschlossene Räume, werden häufiger nachgewiesen. Der Dichtewert des Zysteninhaltes liegt geringgradig über dem des Wassers. Abgesehen von Meßungenauigkeiten und Elektrolyten ist für Dichteanhebungen ein wechselnder Gehalt an Eiweiß verantwortlich, der Folge einer Entzündung oder Abbauprodukt von Hämoglobin sein kann. Dadurch steigt der Dichtewert nicht unerheblich an und kann Weichteilgewebe ähneln. Zysten als avaskuläre Räume nehmen am Enhancement nach Kontrastmittelgabe nicht teil und sind somit differentialdiagnostisch leicht abzugrenzen.

Exsudate unterscheiden sich vom *Transsudat* durch ihren Eiweißgehalt $\geq$ 30 g/l und können Dichtewerte von 20 – 30 HE erreichen.

• *Blut-Hämatom*

Der Dichtewert des Bluts wird überwiegend vom Eiweißgehalt der Blutkörperchen bestimmt und beträgt beim Gesunden mit normalem Hämatokrit und Hämoglobingehalt 55 $\pm$ 5 HE. Davon entfallen ca. 40 HE auf den Hämoglobinanteil und ca. 15 HE auf das Plasma. Die Dichtewerte des letzteren verteilen sich je zur Hälfte auf das Plasmaeiweiß und die Elektrolyte. So ist der Dichtewert des Bluts direkt vom Hämoglobingehalt bzw. vom Hämatokrit abhängig. Eisengehalt des Blutfarbstoffs wie auch Kalziumspiegel des Plasmas wirken sich auf den Dichtewert des Bluts

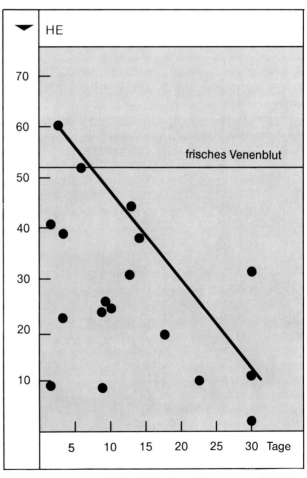

Abb. 3-10. Die Radiodensität eines Hämatoms. Sie hängt von dem Alter der Blutansammlung ab. Die durchgezogene Linie entspricht den Angaben von Bergström. Die unter der Kurve eingetragenen Meßwerte entsprechen eigenen Messungen von Hämatomen, deren Alter eruiert werden konnte, und denen von Gürtler.

kaum aus. Bis auf Leber und Schilddrüse übersteigt der Dichtewert des Bluts meist geringgradig die Parenchymdichte der Körperorgane. Mit absinkendem Hämoglobingehalt bzw. Hämatokrit können sich daher Gefäße bzw. Herzbinnenräume vom Organparenchym im Nativscan dichtemäßig absetzen.

Bei Gerinnung des Bluts findet eine Hämokonzentration durch das sich retrahierende Fibrin statt, die einem erhöhten Hämatokritwert entspricht. Das kompakte Hämatom ist im frischen Stadium daher hyperdens im Vergleich zum frischen Venenblut. Diese Hyperdensität ist etwa bis zu sieben Tage nach Eintritt der Blutung nachzuweisen. Die Auflösung des Fibrins und der Blutkörperchen sowie die anschließende Resorption der Eiweißkörper lassen den Dichtewert absinken. Bei größeren Hämatomen, die eine Kapsel aus Granulationsgewebe ausgebildet haben, kann die Radiodensität entsprechend dem Eiweißgehalt bis in den Wasserbereich absinken (posttraumatische Zyste).

Eine zeitliche Beziehung zwischen Radiodensität und Blutungsalter wie in der zerebralen Diagnostik ist im Ganzkörperbereich nur bedingt gegeben. Die Hyperdensität im frischen Stadium ist diagnostisch zu werten. Eine Hypodensität ist vieldeutig und muß gegen andere Flüssigkeitsansammlungen abgegrenzt werden.

• *Abszedierung*

Die Reaktion des Organismus auf eine Infektion ist die Entzündung, die mit einer lokalen Hyperämie, Exsudation und Leukozytenimmigration einhergeht. Dieser Vorgang ist solange reversibel, wie kein Untergang von Gewebe stattfindet. Gewebenekrosen, Exsudation und abgestorbene Leukozyten sind das pathologische Substrat des Eiters, der je nach Zusammensetzung eine unterschiedliche Konsistenz annehmen kann. Die Eiteransammlung wird vom 3. bis 5. Tag an durch einsprossendes Granulationsgewebe demarkiert, das schließlich die Abszeßmembran ausbildet. Bei erfolgreicher antibiotischer Therapie wird der sterile Eiter resorbiert oder es entsteht eine (eiweißreiche) Zyste. Bei Inzision oder spontaner Entleerung bildet das Granulationsgewebe eine Narbe aus.

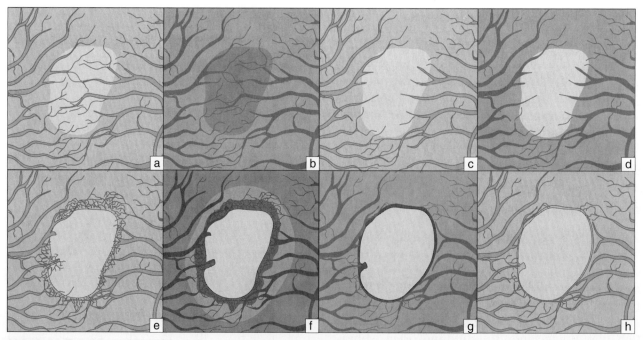

Abb. 3-11. Entstehung und Abheilung eines Abszesses. Die lokale Entzündung führt zu einer umschriebenen Hypodensität durch das begleitende Ödem (a). Nach KM-Gabe läßt sich gelegentlich eine diskrete flächige Hyperdensität nachweisen (b). Eine beginnende Einschmelzung führt auch nach KM-Gabe zu einer persistierenden Hypodensität (c), die sich bei weiterbestehender Erkrankung verstärkt (d). Das einsprossende Granulationsgewebe stellt sich nach KM-Gabe als ringförmiges Enhancement um die sich unscharf demarkierende Hypodensität dar (e). Eine Verdickung des Granulationsgewebes stellt die Abszeßmembran dar, die den Abszeß scharf demarkiert und meist als Ausdruck des Begleitödems von einem hypodensen Halo umgeben ist (f). Nach Abklingen der Entzündungserscheinungen wird das demarkierende Gewebe, das sich nach KM-Gabe noch kontrastiert, schmaler und scharf abgesetzt (g), bis schließlich eine zystenartige Wandung entsteht (h).

Diesen Vorgängen entsprechend findet man im Computertomogramm unterschiedliche Dichtewerte bei Abszedierungen. Mitunter kann im frischen Stadium der leukozytären Immigration eine geringe Hypodensität infolge des begleitenden Ödems nachgewiesen werden. Zu einer eindeutigen Dichteabsenkung kommt es bei einer Einschmelzung, der Eiterung. In diesem Stadium stabilisieren sich die Dichtewerte auf etwa 30 HE. In Abhängigkeit von der Therapie führt eine Entleerung des Eiters meist zur Ausbildung einer Narbe, die Dichtewerte im Bindegewebebereich aufweist oder zur Entwicklung einer eiweißreichen Zyste, deren Radiodensität sich dem Wasserbereich nähert.

Durch KM-Gabe können zusätzliche diagnostische Kriterien gewonnen werden. Das gut vaskularisierte Granulationsgewebe ist an einem kontrastierten, hyperdensen Ring um die hypodense Abszeßregion erkennbar. Bei eingeschmolzenen Zonen wird kein Enhancement mehr nachgewiesen.

• *Solide Gewebe*

Der Dichtewert des *Knochens* ist von seinem Mineralsalzgehalt abhängig. Bei den übrigen soliden Geweben wird die Dichte entscheidend vom Gehalt an Eiweiß, Wasser und Fett bestimmt. Das eiweißreiche Parenchym der Leber, des Muskels und der Milz bewirkt daher höhere Dichtewerte, als sie das stärker hydratisierte Nierenparenchym aufweist. *Fettgewebe*, meist in der Funktion des Füll- oder Gleitgewebes, weist eine Radiodensität von -80 bis -120 HE auf. Aus praktischen Gründen wird die Bezeichnung *Weichteilgewebe* für unterschiedliche Gewebearten mit einer deutlich höheren Radiodensität als Fett angewendet.

Der Dichtewert von *Mischgeweben* wird durch das Volumenverhältnis der verschiedenen Gewebekomponenten bestimmt. Bei lediglich zwei dichtemäßig bekannten Komponenten kann in einfacher (direkt proportionaler) Weise vom Dichtewert auf das vorliegende Volumenverhältnis geschlossen werden. Durch eine bestimmte Relation von Fett- und Bindegewebe läßt sich auch der wasseräquidense Dichtewert von 0 HE erzielen. Homogene wasseräquidense Strukturen können daher auch solidem Gewebe entsprechen.

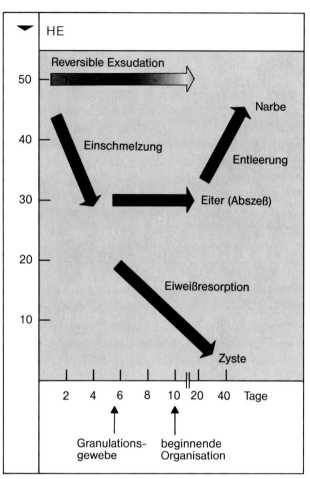

Abb. 3-12. Radiodensität einer Abszedierung unter Berücksichtigung der unterschiedlichen pathophysiologischen Abläufe.

Der Verfettungsgrad der Leber läßt sich in analoger Weise direkt durch den Dichtewert angeben (10% Verfettung entsprechen einer Dichteabsenkung von 14 HE). Eine Dichteabsenkung von Leber- und Muskelgewebe kann auch durch Wassereinlagerung (Ödem) hervorgerufen werden.

Lungen- und *Knochengewebe* zeichnen sich durch breit streuende Dichtebereiche aus. Sie erklären sich durch unterschiedliche Addition einer kontrastreichen Komponente (Luft, Kompakta) zum Weichteilgewebe.

• *Regressive Veränderungen*

Verkalkungen in nekrotischem Material oder denaturierten Proteinen sind ein bekanntes radiologisches Zeichen, das in der CT empfindlicher als mit der konventionellen Röntgenaufnahme nachgewiesen werden kann.

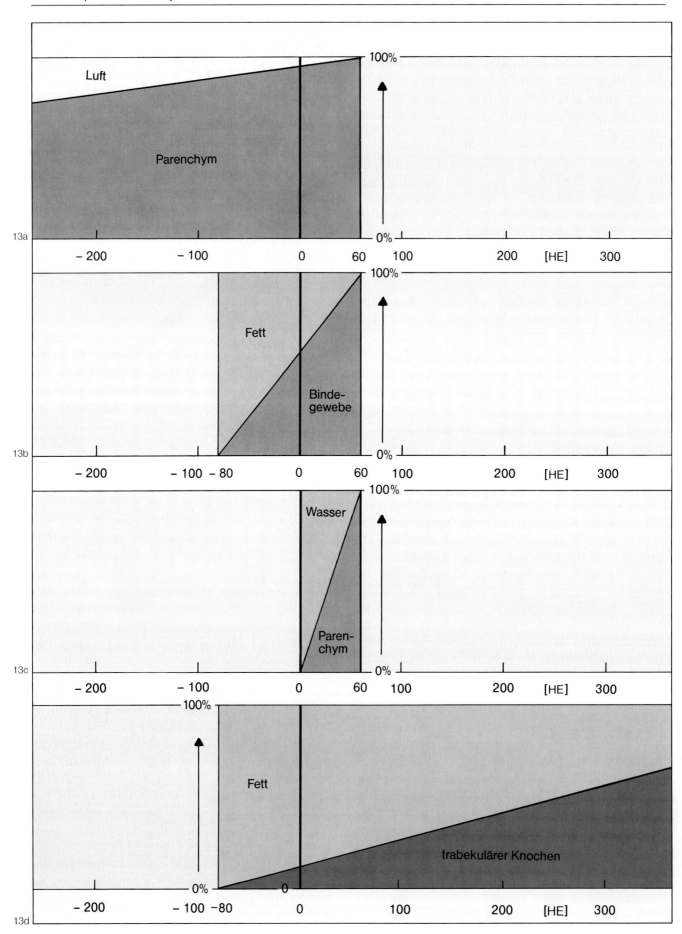

Eine *Amyloidose* führt häufig zu einer Organvergrößerung, ist durch interstitielle und intrazelluläre eiweißreiche Ablagerungen gekennzeichnet und kann zu einer mäßigen Absenkung der Parenchymdichte führen.

Eine *kolliquierende Nekrose* verursacht deutliche, unterschiedlich starke Dichteabsenkung bis in den Wasserbereich. Sie wird außer bei Entzündungen besonders bei schnellwachsenden Tumoren gefunden. Sie entsteht dort infolge Hypoxie oder Einblutung und kann sich relativ glatt demarkieren („zystische Degeneration"). In aseptischen Nekrosen (z. B. nach Embolisation einer Organarterie) wird des öfteren *Gas* nachgewiesen (Nekrosegas), das nicht bakteriellen Ursprungs ist. In der Regel gelten Gaseinschlüsse innerhalb zystischer Formationen als pathognomonisch für Abszedierungen (Gasbildung durch Anaerobier).

Knochendichtebestimmung

Die Stabilität des Knochens wird durch eine kollagenreiche, organische Matrix gwährleistet, in die das kalziumhaltige Mineralsalz Hydroxylapatit eingelagert ist. Der durch die Packungsdichte der Knochentrabekel vorhandene Mineralsalzgehalt ist somit ein Indikator für die mechanische Belastbarkeit eines Knochens. Zum Nachweis ossärer Mineralisationsstörungen wird meist die Dichte des auf Stoffwechseländerungen empfindlich reagierenden trabekulären Knochen des Markraums eines Wirbelkörpers gemessen.

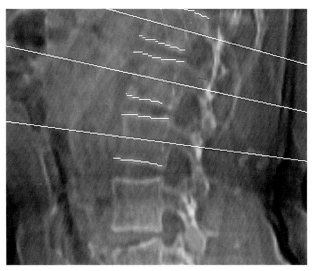

Abb. 3-14. Die Wirbelkörpermitte wird durch ein seitliches Topogramm exakt bestimmt. Ggf. ist die Winkelhalbierende zwischen den Wirbelkörperdeckplatten zu wählen.

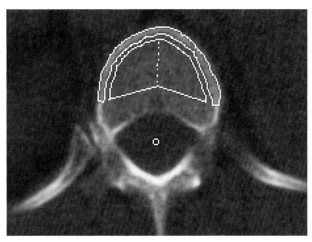

Abb. 3-15. Die Dichtemessung des trabekulären (spongiösen) und kortikalen Wirbelknochens erfolgt mittels elliptischer oder konturangepaßter Meßfelder (ROI).

Abb. 3-16. Durch Ausmessung eines Referenzphantoms, das unter dem Patienten positioniert wird, wird eine Eichkurve erstellt, die die CT-Dichtewerte in Knochenmineraldichte (mg/cm^3) überführt.

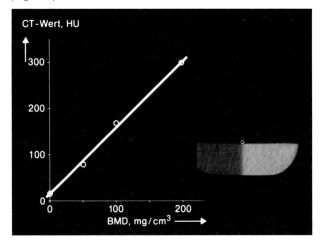

Abb. 3-13. Radiodensität von Mischgeweben. Bei der Annahme von zwei Komponenten eines Mischgewebes kann vom Dichtewert auf die prozentuale Zusammensetzung geschlossen werden. So kann bei Lungengewebe auf den Luftgehalt (a), bei verfettetem Parenchym auf den Fettgehalt (b), bei Wassereinlagerung auf das Ödem (c) und bei Knochengewebe auf mineralhaltige Knochensubstanzen (d) geschlossen werden, wenn die Dichtewerte beider Komponenten eindeutig bekannt sind.

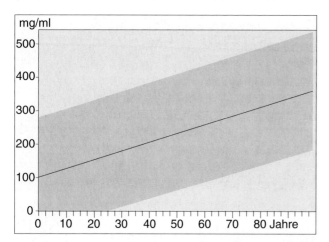

Abb. 3-17. Der Fettgehalt des trabekulären Knochens in Abhängigkeit vom Alter (nach 34).

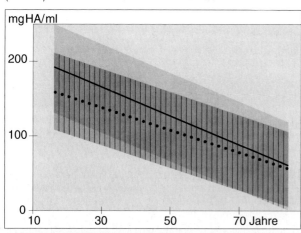

Abb. 3-18. Die Knochenmineraldichte bei Frauen in Abhängigkeit vom Alter für kortikalen (a) und trabekulären (b) Knochen (nach 2891).
(±2 SD). .... SEQCT ———— DEQCT

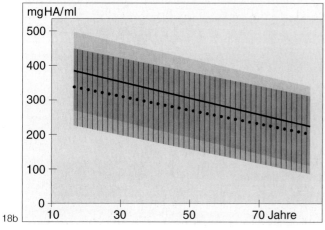

Zur Erlangung repräsentativer und korrelationsfähiger Referenzwerte müssen folgende Meßbedingungen genau beachtet werden:
- es ist eine reproduzierbare Schicht ohne Teilvolumeneffekte mit Deckplattenanteilen zu wählen,
- die 8-mm-Schicht sollte genau in der Mitte (bei Keilwirbeln auf der Winkelhalbierenden) zwischen den WK-Deckplatten liegen,
- das Auswertungsfeld (ROI) sollte standardisiert sein, entweder als elliptisches Areal oder in normiertem Abstand von den WK-Konturen (automatische Verfahren sind daher individuellen, vom Untersucher abhängigen Auswertungen vorzuziehen),
- der in Houndsfield-Einheiten gemessene Mittelwert der ROI sollte in Knochenmineraldichtewerte (mg $Ca_5(PO_4)_3OH/cm^3$) überführt werden, um den nicht unerheblichen Einfluß der verwendeten Röhrenspannung auf den Meßwert zu eliminieren. Zu diesem Zweck wird ein Wasser-Hydroxylapatit-Phantom (bzw. -Äquivalent) bei der Untersuchung mitgescannt und eine Kalibrierungs(Eich)gerade erstellt.

Die errechneten Knochenmineraldichtewerte stellen Äquivalentwerte dar, die den tatsächlichen Mineralgehalt meist aus folgendem Grund bis zu 30% unterschätzen: der Knochen besteht aus drei densitometrisch unterschiedlichen Gewebekomponenten, der kalziumhaltigen Knochenmatrix, dem blutbildenden Weichteilgewebe und dem substituierenden Fettgewebe. Letzteres nimmt mit dem Alter zu und verschiebt das der Kalibrierung zugrundeliegende Verhältnis der drei Komponenten zueinander. Dieser „Fettfehler" kann mit (altersabhängigen) Korrekturfaktoren deutlich reduziert werden.

Die mit der Standard-CT ($SEQCT$ = single energy quantitative CT) erzielte Meßgenauigkeit läßt sich mit der Zwei-Spektren-CT ($DEQCT$ = dual energy quantitative CT) deutlich verbessern: die entsprechende WK-Schicht wird mit unterschiedlicher Röhrenspannung doppelt abgetastet. Der quantitative Vergleich des Bildpaares läßt eine selektive rechnerische Erfassung des Kalziumgehaltes zu, da die Absorption des Kalziums in Gegensatz zu der des Weichteil- und Fettgewebes stark von den verwendeten Strahlenenergien abhängt.

Lit.: 3134, 2808, 34, 3333, 2889, 2890, 2781, 2888, 2683

Analyse der CT-Aufnahme nach intravenösem KM-Bolus

Eine Kontrastmittelgabe dient dem Nachweis, gelegentlich auch dem Ausschluß eines pathologischen Prozesses oder seiner weiteren Differenzierung. Sie wird meist in Ergänzung zur Nativserie durchgeführt.

Intravasale Kontrastierung

Die intravasale Kontrastierung stellt das Lumen der Gefäße durch die Dichteanhebung des Bluts dar, so daß die Durchgängigkeit, intraluminale Pathologien, Verschlüsse, Dissektionen oder Rupturen erkannt werden können. Bei vielen Untersuchungen (staging) ist eine ausreichende Kontrastierung des arteriellen und venösen Bettes zur Abgrenzung von Lymphknotenstationen gegen umgebende Gefäße notwendig. Hierzu ist der venöse Rückstrom (z. B. im Becken) abzuwarten.
Unterschichtungsphänomene durch laminare Strömung finden sich häufig vorübergehend in der V. cava inferior oberhalb der Nierenvenen und sind durch zeitversetzte Schichten in diesem Bereich von Thromben abzugrenzen, die sich in der Regel scharf und konstant vom kontrastierten Blut absetzen.

Parenchymatöse Kontrastierung

Nach einem KM-Bolus kann sich eine im Nativbild isodense Läsion in der parenchymatösen Kontrastierung bei abweichender *Vaskularisation* vom umgebenden Parenchym absetzen. Bei Hypervaskularisation erscheint sie (kurzzeitig) *hyperdens*, bei Hypovaskularisation *hypodens*. Nicht selten findet sich auch ein sehr unregelmäßiges Vaskularisationsmuster, so daß sich die Läsion dadurch dichtemäßig vom umgebenden Parenchym unterscheidet. Avaskuläre Läsionen können als solche erkannt werden, da sie nicht am Kontrastmittelenhancement teilnehmen.
Die Feindiagnostik hat auch die *Binnenstrukturen* der Organe einzubeziehen. Die Architektur parenchymatöser Organe ist im Nativscan durch größere Gefäße oder Fetteinschlüsse nur bedingt darstellbar und wird erst in den verschiedenen Phasen der Kontrastierung strukturell beurteilbar (z. B. Mark und Rinde der Niere).

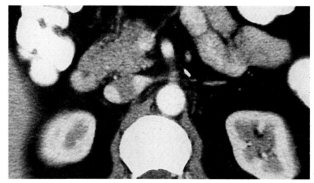
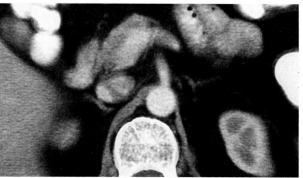

Abb. 3-19. Flow-Phänomen nach KM-Bolus. Nachweis eines Füllungsdefekts in der V. cava inferior, bedingt durch Einströmungsphänome aus den Nierenvenen. Dieser Füllungsdefekt verschwindet innerhalb einer Minute (b) und ist dadurch von einem Thrombus zu differenzieren.

Abb. 3-20. Binnenstrukturen. Eine uncharakteristische Verdickung des Nierenparenchyms (a →) läßt sich nach KM-Bolus genau analysieren. In diesem Bereich ist die normale Markrindenzeichnung der Niere verlorengegangen, so daß ein eindeutig pathologischer Prozeß vorliegt (kontralaterale Metastase eines Renalzellkarzinoms).

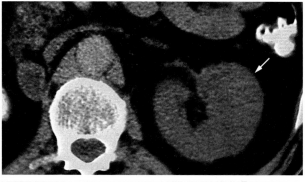
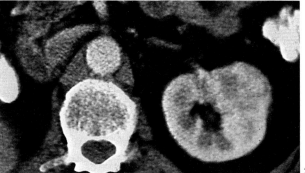

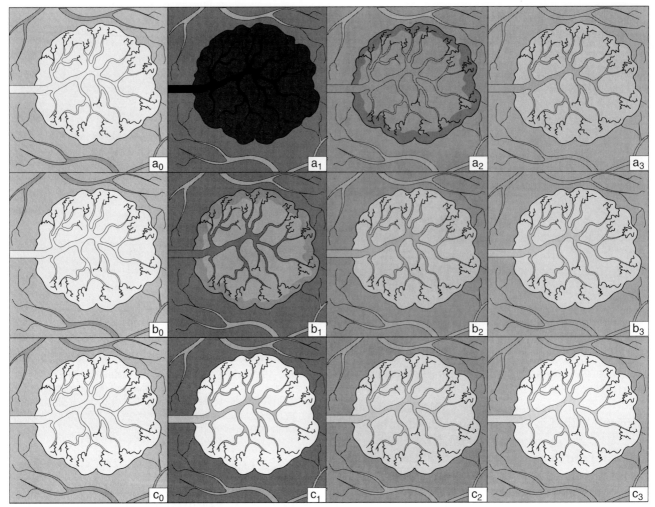

Abb. 3-21. Nachweis einer Läsion in Abhängigkeit von der Vaskularisation. Je nach Vaskularisationsgrad (im Vergleich zum Organgewebe) stellt sich die im Nativscan hypodense Läsion in den verschiedenen Phasen der Organkontrastierung unterschiedlich dar. Die hypervaskularisierte Läsion ist in der arteriellen Phase (a_1) am besten erkennbar, in der parenchymatösen Phase (30–120 s) häufig randständig betont (a_2) und in der Ausgleichsphase häufig schlechter erkennbar (a_3). Die hypovaskularisierte Läsion setzt sich in der arteriellen Phase am besten ab (c_1), da sich das umgebende Organgewebe dann am stärksten kontrastiert. Bei isovaskularisierten Läsionen ist häufig kein wesentlicher Informationsgewinn im Vergleich zum Nativscan (b_0) zu erzielen, obwohl nicht selten durch Neovaskularisation im Randgebiet eine bessere Demarkierung erzielt wird.

Parenchymatische Läsionen können durch Veränderung dieser Parenchymstrukturen erkannt werden, auch wenn nativ keine Raumforderung durch Konturverformung vermutet wurde. So kann z. B. der Verlust der Pulpatrabekulierung der Milz in der frühen Bolusphase als Hinweis auf eine diffuse Organinfiltration gewertet werden.

Umgekehrt spricht bei einer umschriebenen Dichteabsenkung in der Leber eine fehlende Abdrängung oder Torquierung von Gefäßen gegen eine Raumforderung und für eine fokale Leberverfettung.

Die Kenntnis der im Kontrastscan sichtbaren normalen Binnenstrukturen ist daher eine wichtige Voraussetzung zur Erhöhung der Nachweisempfindlichkeit pathologischer Prozesse. In ähnlicher Weise lassen sich bei Hohlorganen auch Wandstrukturen und auch (fasziale) Grenzschichten analysieren, deren gleichmäßiges, lamelläres Enhancement eine intakte Anatomie signalisiert.

Differentialdiagnose des Enhancements

Der Organismus reagiert auf Verletzung oder entzündliche Einschmelzung von Gewebe mit der

Bildung von *Granulationsgewebe*. Dieses ist durch Einsprossen von Kapillaren gefäßreich und hat vielfältige Eigenschaften: es fördert die leukozytäre Abwehr, resorbiert verhaltene Flüssigkeiten, dient als Füll- oder Demarkationsgewebe und geht schließlich in Narbengewebe (Fibrose) über.

Bei chronischen Prozessen, wie z. B. der Resorption eines Hämatoms, einer Pseudozyste oder Abszesses entsteht schließlich eine unterschiedlich dicke (nicht epithelisierte) Wand. Computertomographisch ist das Granulationsgewebe dank seines hohen Vaskularisationsgrades als feine saumartige Hyperdensität nach Bolusgabe erkennbar und läßt häufig einen geschichteten Wandaufbau erkennen. Es ist dem zu resorbierenden oder zu organisierenden Prozeß zugewandt.

Neoplastische Neubildungen erscheinen dagegen durch die Wuchsform des Tumors meist knotig, die Vaskularisation des Tumors kann sehr unterschiedlich ausgeprägt sein. Avaskuläre neoplastische Bereiche entsprechen vom CT-Aspekt meist Nekrosen oder Einblutungen und sind in der Regel nicht durch ein demarkierendes (sich kontrastierendes) Gewebe abgesetzt.

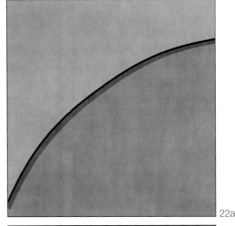
22a

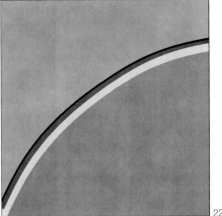
22b

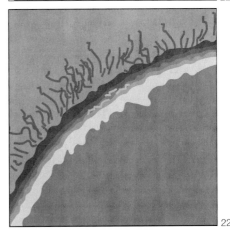
22c

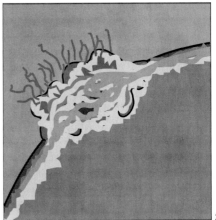
22d

Abb. 3-22. Kontrastierung von Grenzflächen. Die gesunde Darm- und Blasenwand zeigen nach KM-Gabe allenfalls ein sehr diskretes Enhancement (a). Entzündungsvorgänge führen zu einem saumartigen, zum Lumen des Hohlorgans ausgerichtetem Enhancement als Ausdruck der Entzündung der Mukosa bzw. Submukosa. Ein ähnlicher Befund liegt bei resorbierenden Grenzflächen des entzündeten Bindegewebsapparates (Faszien) vor (b). Chronische und subakut verlaufende Vorgänge führen häufig zu Verstärkungen und Verdickungen der Grenzstrukturen und/oder Unregelmäßigkeiten der Schleimhautoberfläche. Die Kontrastierung nach KM-Gabe läßt jedoch in der Regel eine angedeutete und gleichförmige Schichtung der Wandstrukturen erkennen (c). Im Gegensatz zu diesen häufig chronisch proliferierenden Vorgängen sind neoplastische Prozesse durch Verwerfung und Auflösung der Schichtstrukturen gekennzeichnet (d), die sich nach KM-Gabe besser nachweisen lassen.

Kapitel 4
Kontrastmittel

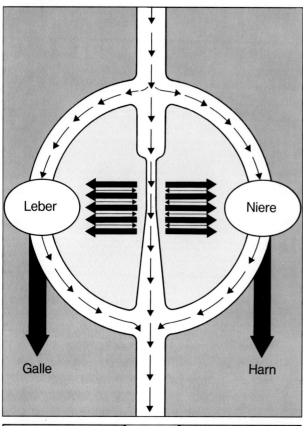

Abb. 4-1. Verteilungsräume intravasal applizierter Kontrastmittel.
a) Das in die Blutbahn injizierte Kontrastmittel verteilt sich im Extrazellulärraum. Gleichzeitig beginnt die Ausscheidung über die Niere (und eventuell Leber).

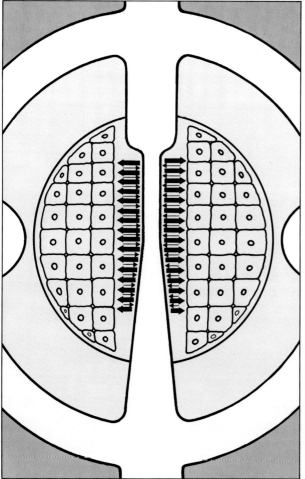

b) Die nicht an Eiweiß gebundene Komponente des Kontrastmittels diffundiert durch die Kapillaren in den interstitiellen Raum (große Pfeile) und tritt nicht in die Zellen über. Infolge der Ausscheidungsprozesse sinkt der Kontrastmittelspiegel im Blut ab. Unterschreitet er die Kontrastkonzentration des Interstitiums, erfolgt eine Rückverteilung des Kontrastmittels in die Blutbahn (kleine Pfeile).

Kontrastmittel

Bei computertomographischen Untersuchungen kommen hauptsächlich zwei Methoden der Kontrastmittelapplikation zur Anwendung: die intravasale und die intrakavitäre Verabreichung.

Intravasale Applikation

Grundprinzip

Die intravasale KM-Gabe führt zu einer zeitabhängigen KM-Verteilung in verschiedenen Geweberäumen. Die Kontrastierung ist einerseits dosisabhängig und wird andererseits von pharmakokinetischen Parametern bestimmt (z. B. Hämodynamik, Hydro-/Lipophilie, Osmolalität, Eiweißbindung etc.).
Die heute üblicherweise eingesetzten nichtionischen Röntgenkontrastmittel zeichnen sich durch eine gute Verträglichkeit bei hoher Nierengängigkeit und geringer Eiweißbindung (<1%) und einer dadurch bedingten, nahezu ausschließlichen Verteilung im Extrazellulärraum aus. Der ungebundene KM-Anteil diffundiert aus dem Gefäßlumen durch die Kapillarwand überwiegend in den interstitiellen Raum. Er wird dem Blut durch die glomeruläre Filtration in der Niere entzogen. Die osmotisch bedingte tubuläre Reabsorption von Wasser in der Niere bewirkt eine diagnostisch erwünschte KM-Konzentrationserhöhung in den Tubuli und Sammelröhrchen (Urographie). Eine höhere Eiweißbindung verhindert diese schnelle glomeruläre Filtration und bewirkt eine aktive Aufnahme in die Leberzelle, von wo das Kontrastmittel in die Gallengänge sezerniert wird (Cholegraphie). Infolge dieser Ausscheidungsprozesse sinkt der Plasmaspiegel des Kontrastmittels ab, worauf, bis zur vollständigen Elimination, eine Rückverteilung aus dem interstiellen in den intravasalen Raum erfolgt.

• *Gefäßdarstellung*

Die Computertomographie nutzt wie die Angiographie den nur allmählichen Übertritt des intravasal applizierten KM in das Interstitium zur positiven Kontrastierung der Gefäße aus. Bei intravenöser Verabreichung werden zunächst die Venen und nach der Herz-Lungen-Passage die Arterien dargestellt. In Analogie zur intravenösen digitalen Subtraktionsangiographie erreicht das Kontrastmittel nach einer bestimmten Vorlaufzeit das darzustellende Zielorgan.

• *Parenchymatöse Kontrastierung*

In der Anflutungsphase werden die zuführenden Arterien kurzzeitig dargestellt. Anschließend erreicht das KM über die Kapillaren das Parenchym eines Organs. Die nun folgende vorübergehende Kontrastierung des gesamten Kapillarbettes bei gleichzeitigem partiellem KM-Übertritt in den Extrazellulärraum wird parenchymatöse Kontrastierung genannt.

• *Nierendarstellung*

Nach Erreichen des Nierenparenchyms wird das KM über die glomuläre Filtration ausgeschieden. Die hierbei entstehende Kontrastierung von Mark und Rinde wird wie in der Urographie computertomographisch diagnostisch genutzt, allerdings bei hoher Dichteauflösung.

• *Gallengangsdarstellung*

Erreicht ein KM die Leber, so wird es in Abhängigkeit von seiner Eiweißbindung über die Leberzelle in die Gallengänge sezerniert. Bei hoher Eiweißbindung (>45%) führt dieser Vorgang zur Kontrastierung der Gallengänge und der Gallenblase. Im Gegensatz zur konventionellen Radiologie werden diese Cholegraphika genannten KM jedoch in der Computertomographie nur selten eingesetzt.

• *Blut-Hirn-Schranke*

Im Gehirn verbleibt das KM bei einer intakten Blut-Hirn-Schranke innerhalb des Gefäßlumens und führt dadurch zu einer kontrastreichen Darstellung der intrakraniellen Gefäße. Eine Kontrastierung des gesunden Hirnparenchyms erfolgt deshalb nicht. Bei pathologischen Prozessen wird die Blut-Liquor-Schranke partiell durchlässig, es folgt eine *lokale* parenchymatöse Kontrastierung, der Krankheitsherd reichert das KM *selektiv* an.

Die unterschiedlichen Eigenschaften der Kontrastmittel werden je nach Untersuchungsziel eingesetzt. Wünschenswert ist eine ausreichend lange Kontrastierung des Zielorgans oder eines pathologischen Prozesses während der Untersuchung. Da KM nur in einer begrenzten Dosierung verabreicht werden können, ist der Handlungsspielraum bei der Applikation eingeschränkt. Die Kenntnis der physiologischen und pharmakokinetischen Gesetzmäßigkeiten kann wesentlich zur Optimierung einer KM-unterstützten CT-Untersuchung beitragen.

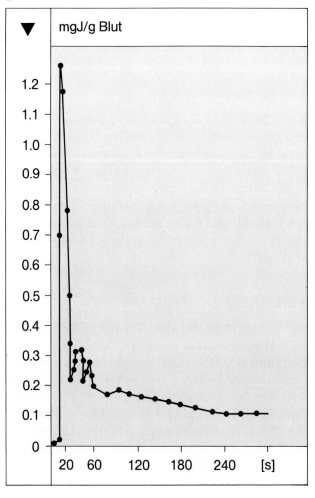

Abb. 4-2. Bolusinjektion. Jodkonzentration in der A. iliaca externa. Nach intravenöser Kurzinjektion von 5 ml nierengängigem KM innerhalb einer Sekunde wird nach 16 Sekunden das Konzentrationsmaximum erreicht. Zwei weitere Gipfel zeigen die erste und zweite Rezirkulation an.

Nierengängige Kontrastmittel

Pharmakokinetik

Die Kontrastierung (Enhancement) des Blutes nach intravenöser *Bolusinjektion* eines nierengängigen Kontrastmittels unterliegen zeitlichen Gesetzmäßigkeiten und werden am besten durch die Zeit-Dichte-Kurve über der Aorta abdominalis dokumentiert (Abb. 4-2.). Nach etwa 15 Sekunden erreicht die Dichte einen Maximalwert, der wiederum nach kurzer Zeit (ca. 20 s) auf etwa 1/7 des Maximums absinkt. Es folgen mehrere kleinere Konzentrationsanstiege als Ausdruck der Rezirkulation. Die Zeitspanne vom Beginn der KM-Injektion bis zum maximalen Kontrastanstieg im Gefäß wird als Gipfelzeit bezeichnet.

Die Injektionsgeschwindigkeit bestimmt in Abhängigkeit von der zu applizierenden Dosis die Injektionsdauer, hat aber nur geringen Einfluß auf die Gipfelzeit.

Die kontrastierte Blutsäule wird im rechten Vorhof durchmischt und durch die Herzschläge fraktioniert in den Lungenkreislauf abgegeben. Das weite Lungenkapillarbett führt zu unterschiedlich langen KM-Passagezeiten mit einer konsekutiven Verzögerung des KM-Transportes durch die Lunge. Durch die einzelnen Herzschläge zusätzlich zeitlich moduliert, gelangt das kontrastierte Blut dann in die Aorta. Diese hämodynamischen Faktoren führen zu einer typischen Zeit-Dichte-Kurve (Bolusgeometrie Abb. 4-3.) mit einer im Gegensatz zum primären, in der Zeit-Dichte-Kurve rechteckig konfigurierten Bolus deutlich verbreiterten Basis.

In ähnlicher Weise verhindern die kapazitiven Eigenschaften der Lungenvenen einerseits und das begrenzte Herz-Zeitvolumen andererseits eine proportionale Anhebung des aortalen Maximalkontrastes bei entsprechender Vergrößerung der Injektionsgeschwindigkeit. So ist eine wesentliche Steigerung der maximalen Kontrastierung der Aorta bei intravenösen Injektionsgeschwindigkeiten von mehr als 8 ml/s nicht mehr zu erreichen.

Dieser dynamischen, im wesentlichen intravasalen Phase der Bolusinjektion folgt eine Ausgleichsphase, in der sich kontrastiertes und nichtkontrastiertes Blut vermischen. Gleichzeitig setzen Umverteilungsprozesse des Kontrastmittels vom Intravasalraum in den Extrazellulärraum

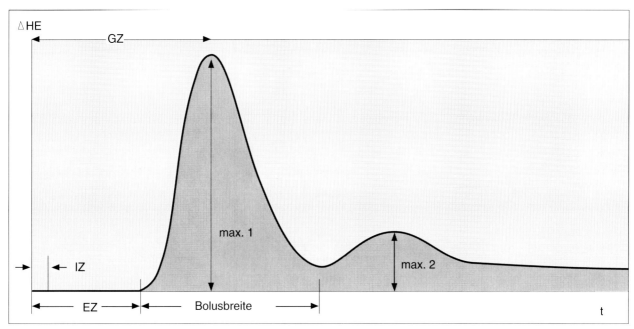

Abb. 4-3. Bolusgeometrie. Zeit-Dichte-Kurve über der Aorta nach Injektion von 50 – 70 ml Kontrastmittel (nach Claussen et al. 138, 139).

IZ = Injektionszeit, EZ = Erscheinungszeit, GZ = Gipfelzeit, max. 1 = maximale Kontrastierung (1. Gipfel), max. 2 = erster Rezirkulationsgipfel.

Abb. 4-4. Bolusinjektion. Relative Verteilung des Kontrastmittels (% Dosis) im Intravasalraum (V) und im leicht zugänglichen Extrazellulärraum (EC). Nach drei Minuten gleicht sich die Konzentration beider Kompartimente an. Es läßt sich eine vorwiegend intravasale (A) von der parenchymatösen Kontrastierung (B) unterscheiden (Analogcomputer-Simulation der Schering AG).

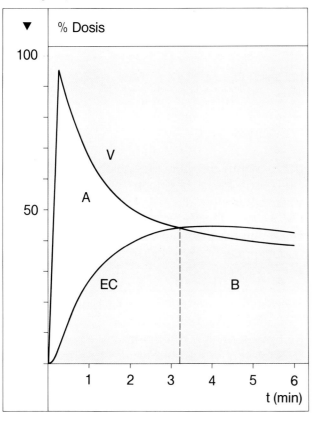

ein, so daß sich die Kontrastdichte des Aortenlumens langsam und stetig verringert.

Die angeführten pharmakodynamischen und pharmakokinetischen Gesetzmäßigkeiten bedingen das Kontrastierungsverhalten *parenchymatöser Organe*:

In der Anflutungsphase werden Organarterien und ihre Aufzweigungen als kontrastreiche Strukturen sichtbar.
Die sich anschließende parenchymatöse Kontrastierung färbt das Parenchym gleichförmig an, Stromastrukturen des Parenchyms können sichtbar werden.
Die Kontrastierung wird durch nachströmendes Blut wieder reduziert, so daß schließlich flau kontrastierte Venen sichtbar werden.
Während dieser Organpassage wird bereits Kontrastmittel durch die Kapillaren an das Interstitium abgegeben, eine Restkontrastierung persistiert. Wurde das Kontrastmittel in einem sehr kurzen und hoch dosierten Bolus verabreicht, so kann bei der Rezirkulation der bereits erheblich verbreiterten Kontrastmittelwelle ein stark abgeschwächter zweiter Kontrastierungsgipfel folgen. Schließlich bleibt eine allgemeine Dichteanhebung des Organs bestehen, die Dichtewerte von Blut und Interstitium (Parenchym) haben sich weitgehend angeglichen. Die persistierende in-

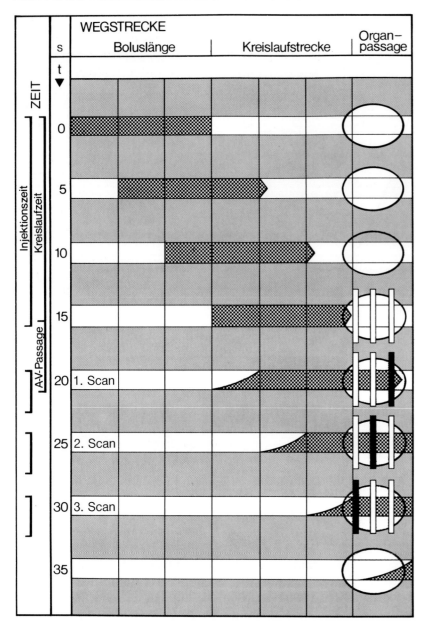

Abb. 4-5. Zeitliche Abfolge bei gezielter Bolusinjektion. Die Injektionszeit von 15 Sekunden ermöglicht eine Scanserie von drei Schichten (Interscanzeiten 5 Sekunden) während der maximalen Kontrastierung des Organs. Eine Verlängerung der Injektionszeit streckt die Zeitdauer der Kontrastierung des Zielorganes und ermöglicht eine größere Anzahl von Schichten in der Bolusphase (protrahierte Bolusinjektion).

travasale Kontrastierung ermöglicht eine Differenzierung von Gefäßstrukturen und Lymphknoten außerhalb der parenchymatösen Organe für einen Zeitraum von etwa 10 Minuten.

Lit.: 145, 1068, 139, 3126, 1181, 169, 176, 177

Intravenöse Bolusinjektionen (KM-Bolus)

Ausreichend hoch dosierte, intravenöse Bolusinjektionen führen zu einer für die CT erforderlichen hohen Organkontrastierung. Zur diagnostischen Nutzung dieser nur kurzfristigen Dichteanhebung sind verschiedene Kreislaufparameter zu berücksichtigen. Die eigentliche CT-Untersuchung sollte erst beginnen, nachdem die Kontrastmittelwelle das Zielorgan erreicht hat (Abb. 4-5.). Die Zeitspanne zwischen Injektionsbeginn und Scanbeginn wird *Vorlaufzeit* genannt, sie entspricht der Kreislaufzeit vom Injektionsort zum Zielorgan.

Die *Kreislaufzeit* ist definiert als Laufzeit eines in das Blut injizierten Indikators zwischen zwei Meßpunkten der Blutbahn. Für die Kreislaufstrecke von der Kubitalvene zu den zentralen Arterien (A. carotis, Aorta abdominalis) beträgt sie beim Gesunden in Abhängigkeit vom Herz-Zeit-Volumen in Ruhe zwischen 13–22 Sekun-

Tabelle 4-1. Kreislaufzeiten (t) [Sekunden]. Pulsschläge (n) nach Schad.

Arm – re. Ventrikel	4
Arm – li. Ventrikel	11
Arm – A. thoracica	12
Arm – A. abdominalis	13
Arm – Gehirn	13
Arm – Aa. iliacae	15
mit $t = n \dfrac{60}{f}$ [s]	
f = Herzfrequenz [min^{-1}]	

den. Aufgrund einer linearen Beziehung zwischen dem zentralen Blutvolumen und dem Schlagvolumen läßt sich nach Schad bei Kenntnis der Herzfrequenz die Kreislaufzeit in etwa abschätzen (Tabelle 4-1.).

Die *Injektionsdauer* determiniert die primäre Boluslänge, die jedoch durch die Herz-Lungen-Passage wie o. a. deutlich verlängert wird. Dieser zeitlich gedehnte und abgeflachte Bolus bestimmt die Dauer der Kontrastierung des Zielorgans und damit den Zeitraum, der für eine Scan-Serie zur Verfügung steht.

Die *Scan-Serien-Zeit* ist der Planungsrahmen für die Bolusserie und entspricht mindestens der Injektionsdauer. Die Anzahl der Schnitte sollte im voraus festgelegt werden. Grundsätzlich ist zu beachten, daß sich bei kreislaufinsuffizienten Patienten die Bolusform zusätzlich abflacht und damit ein verlängerter, in der Kontrastwirkung jedoch abgeschwächter Bolus zur Verfügung steht.

• *Protrahierte Bolusinjektion**

Die zunächst für einen einzelnen Scan konzipierte gezielte Bolusinjektion war für Computertomographen mit Abtastzeiten um 5–12 Sekunden und Interscanzeiten von 20–40 Sekunden konzipiert. Die heutige Scanner-Generation ermöglicht kurze Scanzeiten um 1–2 Sekunden mit Scan-Intervallen von 5–7 Sekunden (oder weniger). Aus diesem Grunde hat sich die protrahierte Bolusinjektion durchgesetzt. Hierbei wird das Kontrastmittel mit einer gleichmäßigen Injektionsgeschwindigkeit von ca. 2 (1–3) ml/s injiziert, so daß bei einer Gesamtdosis von 100–150 ml eine Scan-Serienzeit bis zu 2 Minuten zur Verfügung steht.

Die dabei erzielte intraarterielle Dichteanhebung beträgt je nach Injektionsgeschwindigkeit zwischen 120–180 HE. Die zeitlich begrenzte Dichteanhebung des Bolus kann um so besser genutzt werden, je mehr Schichten in diesem Zeitintervall aufgenommen werden können. Schnelle Abtastprogramme (z. B. Spiral-CT) ermöglichen daher die bestmögliche Ausschöpfung der Bolusgeometrie und reduzieren zusätzlich den KM-Verbrauch.

• *Kontrollierte Bolusinjektion*

Bei Computertomographen mit sofortiger Bildrekonstruktion besteht die Möglichkeit, daß der Arzt die intraarterielle Kontrastierung während der Injektion am Monitor kontrolliert. Für diagnostisch wichtige Details einer Körperregion kann so interaktiv die Injektionsgeschwindigkeit angepaßt werden, um eine optimale Kontrastierung zu erreichen. Auf die unterschiedlichen Kreislaufparameter kann somit direkt reagiert werden. Diese Untersuchungstechnik ermöglicht zudem, nicht gelungene Schnitte (z. B. durch Veratmung) sofort zu wiederholen.

• *Bolusinjektion bei sequentieller Computertomographie**

Soll das Kontrastierungsverhalten eines Organes oder einer Organläsion genauer studiert werden, so wird eine Scan-Serie der betreffenden Region ohne Tischvorschub durchgeführt. Es wird so früh mit den Aufnahmen begonnen, daß zumindest eine native Abbildung als Ausgangsbild (Referenz) in guter Qualität vorliegt. Dies bedeutet eine Verkürzung der Vorlaufzeit.
Die zeitliche Schichtfolge wird bei diesen Sequenzen so gewählt, daß arterielle Anflutung, parenchymatöse Kontrastierung, Auswaschen derselben und venöse Kontrastierung innerhalb einer

---

* *dynamic incremental scan, extended bolus injection*

* *dynamic sequential scan*

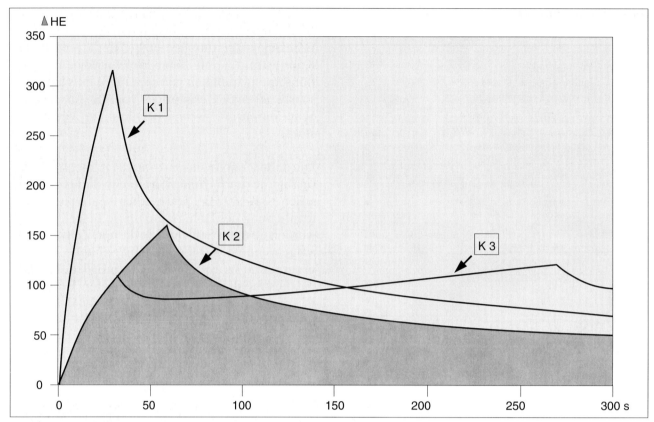

Abb. 4.6. Kontrastierung der Aorta nach unterschiedlichen Injektionsgeschwindigkeiten.
K 1: Forcierte Bolusinjektion 6 ml/s in 30 Sekunden (entspr. 900 mg Jod/kg KG).
K 2: Übliche protrahierte Bolusinjektion mit 2 ml/s in 60 Sekunden (entspr. 600 mg Jod/kg KG).
K 3: Bolusinjektion mit 2 ml/s innerhalb 30 s, anschl. Schnellinfusion von 30 ml/min für 4 Minuten (entspr. 900 mg Jod/kg KG).

Der Vergleich der Kurven zeigt, daß eine forcierte Bolusinjektion (K1) nur innerhalb der ersten Minute größere Vorteile für die Gefäß- und Organkontrastierung bringt, die Bolus-Infusionstechnik (K3) mit gleich hoher Jodmenge von 54 g Jod eine Kontrastierung bewirkt, die das Maximum der üblichen Bolusinjektion mit insgesamt 36 g Jod nicht erreicht.

Serie erfaßt werden. Die meisten Auswertekonsolen erlauben eine zusätzliche graphische Darstellung des Kontrastierungsverhaltens in Form einer Zeit-Dichte-Kurve. Zur besseren Reproduzierbarkeit dieser Werte wird eine automatische KM-Injektion mit einer flußgesteuerten Druckpumpe empfohlen.

Lit.: 136, 1025, 38, 43, 48, 107, 1459, 165, 1103, 156, 1543, 80

• *Durchführung*

Es ist darauf zu achten, daß der Patient den Anweisungen der MTA gut folgen kann. Besonders wichtig ist das Einhalten der Atemkommandos, die eventuell vor Untersuchungsbeginn mit dem Patienten mehrere Male zu üben sind, denn die schnelle Schichtabfolge erfordert unbedingt eine gute Zusammenarbeit von Patient und Untersucher.
Festlegung der Scanregion und der ungefähren Schichtanzahl.

Injektionsgeschwindigkeit:
zwischen 1 bis 8 ml/s.

Injektionsdauer: entspricht etwa der Scanserienzeit, die sich aus der Scananzahl und den Interscanzeiten zusammensetzt.

Kontrastmittelmenge: 1,5 bis 2 ml/kg Körpergewicht.

Intravenöse Infusion

Bei *Infusionen* fehlt die dynamische Komponente der Bolusinjektion. Es hängt primär von der Infusionsgeschwindigkeit ab, wann eine ausreichende Kontrastierung der Gefäße erzielt wird. Mit üblichen Infusionsgeschwindigkeiten von 25 ml/min wird erst nach 10 Minuten eine ausreichende Dichteanhebung um 75 HE erzielt. Während dieser langsamen Kontrastmittelapplikation wirken die Verteilung in den Extrazellulärraum und die renale Ausscheidung einer Erhöhung des Kontrastmittelspiegels im Blut entgegen. Da moderne CT-Geräte mit kürzeren Abtastzeiten und Scanintervallen arbeiten und somit die kurze Kontrastierungsphase einer Bolusinjektion besser ausschöpfen können, ist die alleinige KM-Infusion heute weitgehend verlassen worden.

Mit einer KM-Infusion ist lediglich eine parenchymatöse Kontrastierung der Organe zu erzielen, die Dichteanhebung des Blutes gegenüber dem Organparenchym wird in Abhängigkeit von der Infusionsgeschwindigkeit nur geringgradig gesteigert. Durch die Ausscheidungsfunktion der Niere kommt es allerdings zu einer stärkeren Anfärbung des Nierenparenchyms, so daß die Infusionstechnik hier zur Differenzierung pathologischer Prozesse ausreicht. Eine Feindiagnostik der Niere mit Beurteilung von Binnenstrukturen wie Mark und Rinde ist mit der Infusionstechnik jedoch normalerweise nicht möglich.
Oft ist es sinnvoll, einer initialen Bolusinjektion eine Infusion mit ca. 30 ml KM/min folgen zu lassen (vgl. Abb. 4-6.).

Lit.: 136, 144

Intraarterielle Injektion

CT-Untersuchungen mit intraarterieller KM-Applikation werden äußerst selten durchgeführt und sind nur sehr speziellen Fragestellungen vorbehalten. Die Indikation zur CT-Portographie wird etwas häufiger gestellt.

Lit.: 1157, 1216, 1147, 1146

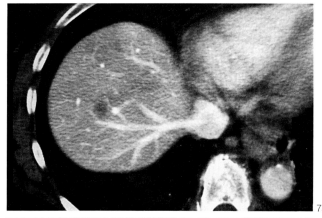
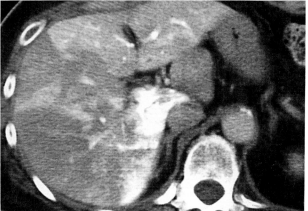

Abb. 4-7. CT-Portographie. a) Bei gleichmäßiger portovenöser Kontrastierung lassen sich sehr kleine, unter 1 cm messende Läsionen als hypodense Areale nachweisen.
b) Eine ungleichmäßige landkartenartige Kontrastierung der Leber erfolgt häufig bei Injektion in nur eines der beiden Gefäße (A. lienalis, A. mesenterica superior), bedingt durch laminäre Strömung in der V. portae.

• *CT-Portographie*

Die arterielle portovenöse Computertomographie (CTAP) ist gelegentlich bei der präoperativen Diagnostik von Lebertumoren indiziert. Dabei wird das KM selektiv in die A. mesenterica superior und A. lienalis injiziert, es resultiert ein homogenes und besonders kontrastreiches Enhancement des Lebergewebes über die Äste der Pfortader.

• *Durchführung*

Vor oder nach der Arteriographie der Leber wird ein Angiographiekatheter in die A. mesenterica sup. und die A. lienalis eingeführt. Das KM wird mit 0,7–1 ml/s gleichmäßig (maschinell) bei automatischem Tischvorschub injiziert. Für die Darstellung der gesamten Leber wird je nach verfügbaren Abtastzeiten eine Gesamtmenge von 100 bis 150 ml KM benötigt.

Lit.: 1216, 1144, 1146, 1145, 1157

Gallengängige Kontrastmittel

Pharmakokinetik

Gallengängige Kontrastmittel werden von den Leberzellen aufgenommen und durch aktive Transportmechanismen in die Gallenwege sezerniert. Die Kontrastierung über dem Lebergewebe beruht daher einerseits auf intrazellulärer KM-Anreicherung und intraluminalem cholangiolärem KM-Gehalt sowie andererseits auf dem KM-Spiegel in Blut und interstitiellem Raum. Das maximale Enhancement wird durch Infusion oder langsam intravenöse Injektion nach 30–60 Minuten erreicht, ist jedoch mit nur 10–15 HE nicht zufriedenstellend und kann weder durch Dosiserhöhung noch durch Kombination mit Urographika verbessert werden.

Biligraphika werden daher zur Zeit nur in besonderen Fällen zur Darstellung der galleableitenden Wege eingesetzt.

- *Durchführung*

30 ml Biliscopin® i. v. langsam (> 5 Minuten) injizieren (Joddosis 5,4 g) oder 100 ml infundieren (Joddosis 5,0 g).
Schnelle Bolusinjektionen sind wegen stärkerer Nebenwirkungen nicht durchführbar.

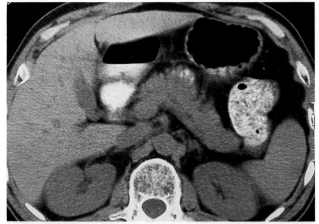
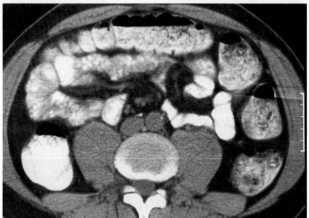
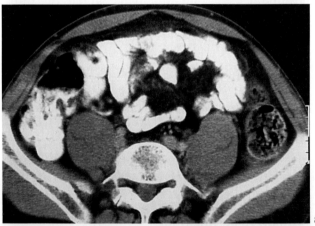
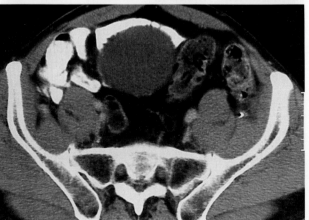

Abb. 4-8a-d. Darmkontrastierung nach oraler Gabe von verdünntem **Gastrografin®**. Sämtliche Dünndarmabschnitte stellen sich nach gleichmäßigem, protrahiertem Trinken eindeutig kontrastiert und detailreich dar. Auch der größte Teil des Kolonrahmens ist vom Kontrastmittel gefüllt.

Intrakavitäre Kontrastierung

Für die intrakavitäre Kontrastierung gelten einfache Gesetzmäßigkeiten. Harnblasenlumen, Liquorraum und Verdauungstrakt sind prinzipiell als geschlossene Räume zu betrachten, in denen das Kontrastmittel mit vorgegebenen Flüssigkeiten durchmischt wird. Ein Übertritt des KM durch Darm- oder Harnblasenwand findet in der Regel nicht statt. Daher bestimmen Dosis und Verteilungsvolumen den Kontrasteffekt.

Zur intrakavitären Kontrastierung werden zumeist *jodhaltige nierengängige Kontrastmittel* genutzt, für die Darmkontrastierung kommen aber auch verdünnte *Bariumsuspensionen* oder *Wasser* (als negatives KM) zum Einsatz.

Darmkontrastierung

Der überwiegende Teil des Verdauungstraktes ist im Nativscan in Form und Lage abzugrenzen. Da der Darminhalt jedoch häufig Weichteildichte aufweist, treten bei Nativaufnahmen oft erhebliche Schwierigkeiten bei der Bildinterpretation auf. So können z. B. das Duodenum einen vergrößerten Pankreaskopf oder Darmschlingen eine Raumforderung im Pankreasschwanzbereich oder Lymphome vortäuschen. Besonders die detaillierte Beurteilung der Beckenorgane bereitet oft diagnostische Probleme. Die orale Darmkontrastierung hat sich daher früh als Routinemethode durchgesetzt.

Für die Oberbauchdiagnostik, insbesondere für die Beurteilung der Pankreaslage, reicht die Füllung des oberen Gastrointestinaltraktes bis zum proximalen Ileum aus. Zur exakten Abgrenzung gegen Retroperitonealraum und Beckenorgane sollten auch Dünn- und Dickdarm mit Kontrastmittel gefüllt sein.

Die Dichteanhebung des Darmlumens ist auf ein bestimmtes Ausmaß zu begrenzen, um Artefakte zu vermeiden. Wünschenswert ist eine Kontrast-

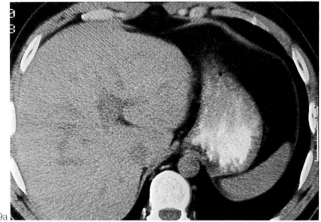
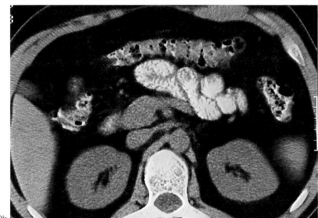
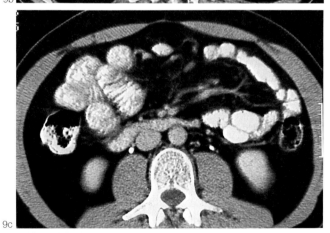
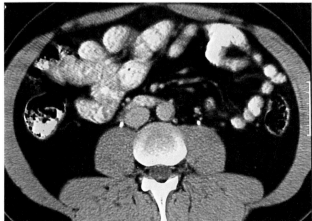

Abb. 4-9a-d. Orale Darmkontrastierung mit verdünnter **Bariumsuspension.** Sie zeigt im Vergleich zur Gastrografin-Kontrastierung keine eindeutigen qualitativen Unterschiede.

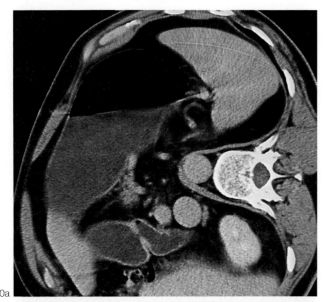

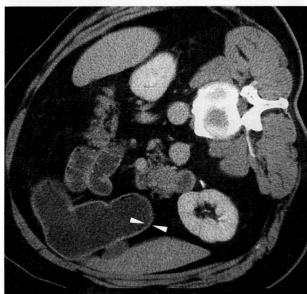

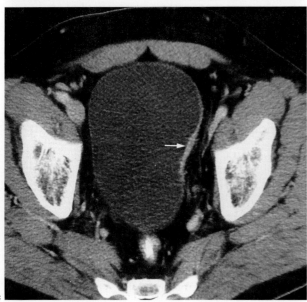

dichte zwischen 150–200 HE, um bei Teilvolumeneffekten noch eine eindeutige Identifikation des Darmes zu gewährleisten.

Bei unterschiedlicher Meßempfindlichkeit der Scanner für Jod ist eine generelle Rezeptur zur KM-Verdünnung nicht festzulegen. In der Praxis hat sich eine 2–4% Gastrografin-Lösung bewährt und kann entsprechend eigener Erfahrung variiert werden. Grundsätzlich sind Kontrastanhebungen über 200 HE zu vermeiden, da besonders an Luftspiegeln (z. B. Magen, Kolon) große Kontrastsprünge entstehen, die schon bei geringen Bewegungen zu erheblichen Bewegungsartefakten führen können.

Der tatsächlich erzielbare Kontrast im Darmlumen wird durch die Resorptionsphysiologie beeinflußt. Es ist darauf zu achten, daß das KM in kleinen Portionen bis zum Untersuchungsbeginn getrunken wird. Durch gleichmäßiges Weitertrinken wird zudem erreicht, daß der Kontrastmitteltransport durch das Darmrohr gleichförmig erfolgt. Eine Rechtsseitenlage des Patienten ist zur besseren Entleerung des Magens empfehlenswert. Da die Darmpassage großen zeitlichen Schwankungen unterliegt und somit der Zeitpunkt einer optimalen Kontrastierung bis zum Rektum nicht sicher vorausgesagt werden kann, empfiehlt sich insbesondere bei gynäkologischen Fragestellungen des kleinen Beckens häufig eine zusätzliche rektale KM-Applikation. Hierbei wird die gleiche Gastrografin-Konzentration gewählt wie bei oraler Zufuhr.

Bariumhaltige Suspensionen unterliegen den gleichen physiologischen Gesetzmäßigkeiten wie jodhaltige Trinklösungen. Es gelten die gleichen Kontraindikationen wie bei den üblichen Bariumuntersuchungen des Magendarmtraktes.

Für bestimmte Fragestellungen können manche Darmabschnitte (Magen, Rektum, Sigma, Ko-

Abb. 4-10a, b. Die Magenwand im CT nach Wasserfüllung des Magens und intravenöser KM-Gabe. Sie erscheint sowohl zum Lumen als auch zur Umgebung als scharfe, homogen kontrastierte Struktur.

Abb. 4-10c. Die Harnblasenwand im CT nach retrograder Füllung der Harnblase mit Kochsalzlösung und KM-Bolus. Bei praller Füllung stellt sie sich tangential als zarte Randkontur dar. Die Verdickung der Harnblasenwand ist sowohl zum Lumen als auch zur Umgebung gut erkennbar.

lon) zur Erzielung eines Negativkontrastes auch mit *Wasser* aufgefüllt werden. Die Darmwand setzt sich dann nach einem intravenösen KM-Bolus detailreich hyperdens ab.

Lit.: 1543, 134, 1485, 1486, 3520

- *Durchführung*

Partielle Darmkontrastierung des oberen Magen-Darm-Traktes

Ca. 500 ml einer verdünnten (3–5 Vol.-%) Gastrografinlösung werden portionsweise bis unmittelbar vor Untersuchungsbeginn getrunken. Zum besseren KM-Transport ist eine passagere Rechtsseitenlage empfehlenswert. Bei speziellen Fragestellungen im Bereich des Pankreaskopfes sollten auf dem CT-Tisch in Rechtsseitenlage noch ca. 100 ml KM-Lösung zusätzlich verabreicht werden.

Komplette Darmkontrastierung

Orale Gabe von bis zu 1.500 ml einer verdünnten (3–5 Vol.-%) Gastrografinlösung. Mindestens 60 Minuten vor der Untersuchung muß gleichmäßig, langsam und portionsweise bis zum Aufnahmebeginn getrunken werden.
Bei Anus praeter-Patienten sollte lediglich eine partielle Darmkontrastierung mit maximal 1.000 ml einer verdünnten Gastrografinlösung angestrebt werden.

Kolonkontrastierung

Rektal: Einlauf mit 500 ml einer verdünnten Gastrografinlösung unmittelbar vor der Untersuchung
Oral: 24 Stunden vor der Untersuchung werden 3 x 2 Becher verdünntes Gastrografin® mit Quellmittel sofort nach der Zubereitung getrunken. Herstellung: In einem Becher werden ca. 250 ml Wasser mit 1/2 Teelöffel Gastrografin® und 1 Eßlöffel Quellmittel gemischt.

Lit.: 1747, 1519

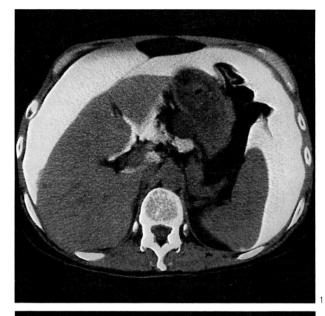
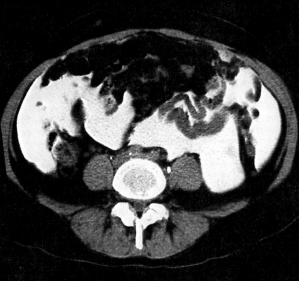
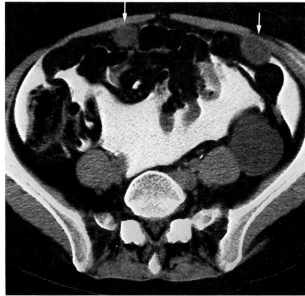

Abb. 4-11a-c. Peritoneographie. Der Peritonealraum ist durch die KM-Instillation hell kontrastiert. Die miteinander kommunizierenden Räume sind dadurch darstellbar. Abgekapselte Formationen, die vom Kontrastmittel und dem Chemotherapeutikum nicht erreicht werden, sind nicht kontrastiert (→).

CT-Peritoneographie

Die von Dunnick mitgeteilte Methode dient zur Abschätzung der intraperitonealen Flüssigkeitsverteilung, indem das KM der Dialyseflüssigkeit zugesetzt wird (bei Peritonealkarzinose eventueller Zusatz eines Chemotherapeutikums). Der diagnostische Wert der CT-Peritoneographie ist jedoch begrenzt, so daß das Untersuchungsverfahren nur sehr selten zum Einsatz kommt. Es werden etwa 40 ml eines 60 %igen nierengängigen Kontrastmittels pro Liter der zu instillierenden Flüssigkeit hinzugefügt.

Lit.: 178

CT-Myelographie

Die CT-Myelographie wird meist als sekundäre Untersuchung nach konventioneller Myelographie durchgeführt. Bei üblicher Dosierung eines Myelographikums (250 mg J/ml) mit ca. 10 ml erfolgt nach 1 Stunde, spätestens nach 6 Stunden eine Computertomographie des entsprechenden Wirbelsäulenabschnittes. Der hohe Kontrast in den früh postmyelographisch angesetzten Computertomographien kann durch eine weite Fensterlage meist ohne Artefakte kompensiert werden, wobei eine hohe Detailerkennbarkeit erzielt wird.

Lit.: 2740

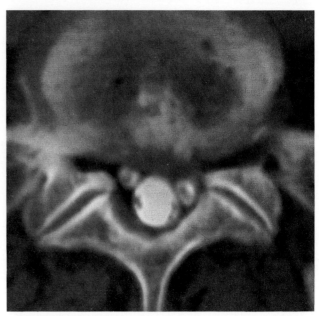

Abb. 4-12. CT-Myelographie. Nach Myelographie stellt sich der Durasack mit Inhalt kontrastiert dar. Auch die Wurzeltaschen werden angefärbt, so daß sich die darin verlaufende Nervenwurzel punktförmig hypodens absetzt.

Kapitel 5
Technik und Strategie der Untersuchung

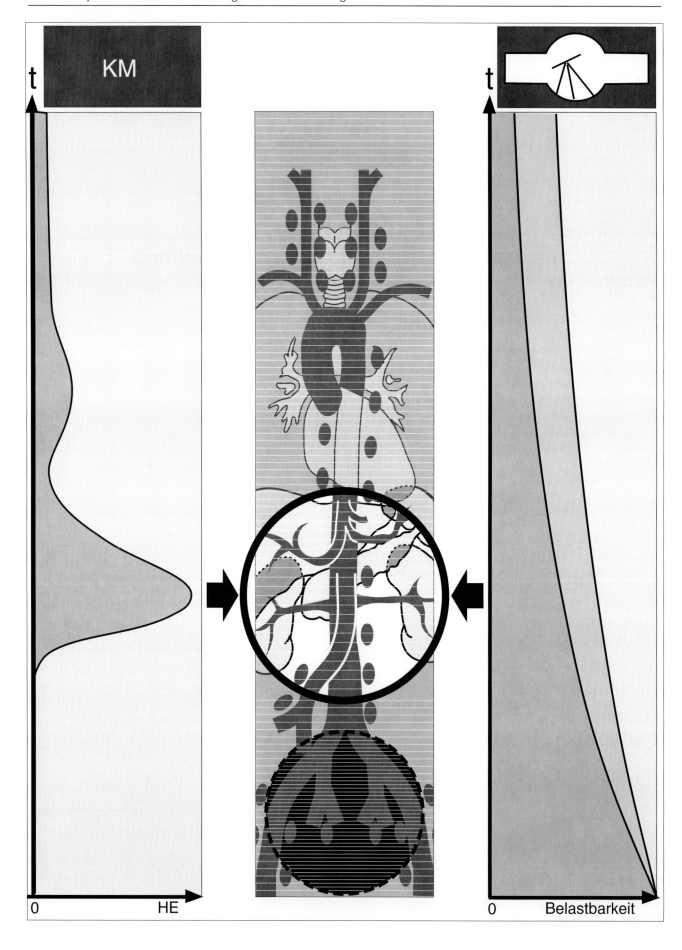

Technik und Strategie der Untersuchung

Diagnostik

Die Untersuchungsstrategie hat zum Ziel, eine bestimmte klinische Fragestellung möglichst exakt zu beantworten. Dazu müssen die technischen Möglichkeiten des Gerätes und die Pharmakokinetik des Kontrastmittels sinnvoll genutzt werden. Das zu suchende und zu erwartende pathologisch-morphologische Substrat ist aussagekräftig darzustellen. Die Pathomorphologie des Krankheitsprozesses, auch seiner zeitlichen Entwicklung, seiner Ausbreitungswege und -wahrscheinlichkeiten müssen bekannt sein, um sie zu erkennen und richtig zu interpretieren.

Die *Untersuchungsmethodik* ist Teil der Untersuchungsstrategie. Sie besteht aus der *Vorbereitung* des Patienten, Wahl der *Untersuchungsparameter* und der *Kontrastmittelapplikation*.

Vorbereitung der Patienten

Bei Untersuchung des Abdomens ist die *Darmkontrastierung* wesentliche Voraussetzung für eine exakte Diagnose. Nichtkontrastierte Darmschlingen können Raumforderungen wie Lymphknotenvergrößerungen vortäuschen. Zur Untersuchung im Becken ist insbesondere bei gynäkologischen Fragestellungen die Dickdarmkontrastierung unverzichtbar.

Die intravenöse Gabe von *Spasmolytika* (Buscopan, Glucagon) braucht bei den kürzeren Abtastzeiten der CT-Geräte zur Verminderung der Bewegungsartefakte durch die Darmperistaltik nicht mehr grundsätzlich verabreicht zu werden.

◀──────────────

Abb. 5-1. Kontrastmittelkinetik und die Belastbarkeit der Röntgenröhre bestimmen den zeitlichen Ablauf einer CT-Untersuchung.

Je nach Abtastzeit des Gerätes (über 2 Sekunden) können Spasmolytika weiterhin situationsbezogen zur Verbesserung der Bildqualität führen. Zur Distension von Hohlorganen, bei denen es um die Beurteilung von Wandprozessen geht, sind sie weiterhin anzuraten.

Die technischen Untersuchungsparameter

• *Schichtdicke*

Sie bestimmt die vertikale Auflösung und damit das Ausmaß des Teilvolumeneffektes der darzustellenden Organstrukturen. Schräg durch die Schicht verlaufende Grenzflächen, z. B. im Mundboden-Halsbereich, werden durch Reduktion der Schichtdicke schärfer. Horizontal verlaufende Organgrenzen, wie z. B. oberer Nierenpol zur Leberkapsel, können je nach Weite des Spaltraumes häufig nur durch dünne Schichten dargestellt werden. Die Frage nach der Organinfiltration ist nicht selten nur mit der Dünnschichttechnik zu beantworten. Die Wahl der Schichtdicke induziert zugleich auch die Anzahl der erforderlichen Schichten für eine bestimmte Körperregion und bestimmt damit auch die Untersuchungszeit. Durch einen größeren Schichtabstand (Tischvorschub) als die Schichtdicke läßt sich andererseits die Untersuchungszeit verkürzen. Dabei muß in Kauf genommen werden, daß in den nicht abgebildeten Bereichen pathologische Prozesse unentdeckt bleiben. Die Wahl von Schichtdicke und Schichtabstand hängt daher von der diagnostischen Erwartung ab, die die Untersuchungsstrategie bestimmt. Angrenzende Schichten sind grundsätzlich zu fordern, wenn eine sekundäre Bildrekonstruktion beabsichtigt ist. Die Verminderung der Schichtdicke führt zum anderen zum erhöhten Bildrauschen, wenn die Dosis pro Schicht nicht entsprechend erhöht wird. Es hängt von der Röhrenleistung ab, inwieweit durch die Dosiserhöhung verlängerte Pausenzeiten (Interscanzeiten) entstehen.

• *Gantry-Neigung*

Sie dient der gezielten Darstellung von morphologischen, zur Körperachse geneigten Grenzschichten. Dabei können Spalträume (z. B. Bandscheibenräume) ohne Teilvolumeneffekte abgebildet werden, andere Grenzflächen werden tangential erfaßt und somit scharf abbildungsfähig.

- *Abtastzeit*

Kurze Abtastzeiten reduzieren Bewegungsartefakte, die zu erheblichen Beeinträchtigungen der Bildstrukturen und Dichtewerten des Computertomogramms führen können. Sie vermindern zugleich auch die Dosis und erhöhen dadurch das Bildrauschen. Da Bewegungsartefakte meist gravierender sind als ein erhöhtes Bildrauschen (z. B. im Bereich der oberen Leberkuppe), wird die schlechtere Kontrastauflösung der kurzen Abtastzeit meist in Kauf genommen. Eine gute Führung der Patienten, ggf. Spasmolytika, sind weiterhin wichtig, um Bewegungsartefakte zu reduzieren. Abtastzeit und Pausenzeit (Interscanzeit) bestimmen die Zahl der Schichten für eine intravenöse bolusförmige Kontrastmittelgabe. Sie ist damit wesentliche Planungsbasis für die volle Ausschöpfung der Bolusphase.

- *Dosis*

Die Leistung der Röntgenröhre begrenzt die Zahl der Schichten, die pro Zeiteinheit mit einer bestimmten wählbaren Dosis hergestellt werden. Sie stellt somit den zeitlichen Rahmen dar, in dem die Schichtanzahl und räumliche bzw. Dichteauflösung aufeinander abgestimmt werden müssen. Denn die gewählte Dosis pro Schicht bestimmt in Abhängigkeit von der Schichtdicke und Bildmatrix die räumliche und dichtemäßige Auflösung.

Kontrastmittelapplikation

Die sequentielle Computertomographie (Serio-CT) setzt die Kenntnis des Ortes einer Läsion voraus und wird meist ergänzend (in einem zweiten Untersuchungsgang) durchgeführt. Sie stellt eine Sonderform der parenchymatösen Kontrastierung dar, indem sie den zeitlichen Ablauf der Kontrastierung in einer Schicht aufzeichnet.

Die parenchymatöse Kontrastierung setzt ebenfalls die Kenntnis des Zielorgans voraus, da nur eine begrenzte Anzahl von Schichten durch die zeitlich limitierte, bolusförmige Kontrastierung zur Verfügung steht. Das Zielvolumen wird durch eine vorausgegangene Serie im Nativscan festgelegt.

Die (sich anschließende) *persistierende, intravasale Kontrastierung* ist zeitlich weniger kritisch, da sie bei ausreichender Kontrastmittelgabe über einen längeren Zeitraum im ganzen Körper anhält. Neben der Aneurysmadiagnostik fällt ihr häufig die Aufgabe zu, Gefäße von Lymphknoten gleichen Durchmessers zu differenzieren.

Wahl der technischen Untersuchungsparameter ohne und mit KM-Gabe

Sie ist durch das klinische Problem vorgegeben. Sie liegt in der Beantwortung folgender Fragen:
- Welcher Körperbereich ist darzustellen (große Volumina erfordern meist größere Schichtabstände bzw. Schichtdicken)?
- Welches Organ oder welche Läsion ist besonders genau darzustellen (Fokussierung)?
- Welche Grenzflächen sind diagnostisch wichtig (Schichtdickenwahl, Gantry-Neigung)?
- Welche räumliche Auflösung ist zur Beantwortung der Fragestellung notwendig oder wünschenswert (Hochkontraststrukturen wie Knochen und Lunge können in dünnen Schichten und Bildmatrizen auch in kurzen Abtastzeiten gut dargestellt werden)?
- Welche Dichteauflösung ist für die zu erwartende Läsion notwendig (sie wird durch die Wahl dicker Schichten und gröberer Bildmatrizen und hoher Dosis pro Schicht erhöht)?
- Wo sind Bewegungsartefakte kritisch, denen durch kurze Scanzeiten zu begegnen ist?

Der Einsatz der Untersuchungsparameter ist relativ unabhängig, solange Scanzeiten und Scanintervalle im Rahmen der Gerätespezifikation frei wählbar sind. Dieser Freiheitsgrad wird erheblich mit der *bolusförmigen Gabe von Kontrastmitteln* eingeschränkt, bei der möglichst viele Organschichten in parenchymatöser Kontrastierung, d. h. in einem relativ kurzen Zeitintervall dargestellt werden müssen. Die Wahl der Untersuchungsparameter für die Kontrastmittelgabe wird dann durch einen engen zeitlichen Rahmen diktiert. Sie wird getroffen nach der Klärung der Fragen:
- Welche Organstrukturen sind für eine optimale parenchymatöse Kontrastierung diagnostisch besonders wichtig? (Hierbei ist die vorausgegangene Nativserie zur Planung heranzuziehen).

– Welche Körperbereiche sind lediglich mit der zeitlich weniger kritischen intravasalen Kontrastierung darzustellen? (Auch hier ist die Kenntnis des Nativscan zur Feststellung topographisch unübersichtlicher Regionen häufig sehr wichtig.)

Die Beantwortung dieser Fragen ergibt eine Liste wünschenswerter Untersuchungsparameter, die einander bedingen und zeitlich aufeinander abgestimmt werden müssen. Es haben sich verschiedene Untersuchungstypen in der Praxis herausgebildet.

Untersuchungstypen

• *Organorientierte Untersuchung*

Sie setzt eine klare, auf ein Organ bezogene klinische Fragestellung voraus (z. B. Wirbelfraktur, sternoklavikulare Dislokation). Meist liegen bereits andere Untersuchungen vor, die durch die Computertomographie ergänzt werden sollen. In Organen mit Hochkontraststrukturen (klassische Objekte der konventionellen Tomographie wie Lunge und Knochen) kann für einige Fragestellungen die Nativuntersuchung bereits ausreichen.

• *Organorientierte Untersuchung mit KM-Bolus*

In der Mehrzahl der Fälle, insbesondere im Weichteilbereich, wird eine intravenöse Kontrastmittelgabe notwendig, um den pathologischen Prozeß genauer zu klassifizieren. Die Auswahl der kritischen Schichten erfolgt in Kenntnis der vorangegangenen Nativserie. Dabei können die Untersuchungsparameter Schichtdicke, -abstand und Dosis variiert und angepaßt werden (Beispiel: Weichteiltumoren der Extremitäten, Nierenabszeß, Nebennierentumor).

• *Ausbreitungsdiagnostik*

Bei einem nicht auf ein Organ beschränkten pathologischen Prozeß erweitert sich die Untersuchung durch die Darstellung seiner Ausbreitung. Die Ausbreitungsdiagnostik stellt einen wichtigen Teil der Tumordiagnostik dar (staging). Dabei sind die typischen Metastasierungswege, bevorzugte Metastasierungsorgane und die Häufigkeit des metastatischen Befalls zu berücksichtigen, so daß bestimmte Körperbereiche nur kursorisch, andere detailliert dargestellt werden müssen. Entsprechend der Ausbreitungsform von entzündlichen Prozessen wird in der Regel eine kontinuierliche Abtastung notwendig. Die Nativserie kann der Selektion für die Bolusserie dienen. Bei bekanntem Tumorleiden (Lymphom, Hodentumor) kann sie bei guter Überschaubarkeit der Ausbreitungswege diagnostisch ausreichen.

• *Ausbreitungsdiagnostik als KM-Serie*

In der Mehrzahl der Fälle wird die Nativserie durch eine Kontrastmittelserie ergänzt: Kritische, schlecht überschaubare Regionen werden dadurch detailreicher und eindeutiger dargestellt, die Unterscheidung von Lymphknoten und Gefäßstrukturen durch die Gefäßkontrastierung ermöglicht oder eine Infiltration durch Anfärbung von Grenzflächen erkannt. Bei grundsätzlich unübersichtlichen Regionen, insbesondere von geringerer Ausdehnung (z. B. Hals), kann eine primäre KM-Serie mit protrahierter Bolusgabe die Nativserie überflüssig machen.

• *Umgebungsdiagnostik*

Die Umgebungsdiagnostik stellt eine erweiterte organorientierte bzw. eine verkürzte Ausbreitungsdiagnostik dar, bei der durch die Ausdehnung des Prozesses das Umfeld als Nativserie und/oder als KM-Serie mit einbezogen wird.

• *Orientierende Untersuchung (Screening)*

Als nicht gezielte Untersuchung einer Körperregion kann sie notwendig werden, wenn der Ultraschall durch Störfaktoren (Luft) oder durch fehlende Schallkopfankopplung (z. B. Wundverbände nach OP) oder starke Druckschmerzhaftigkeit nur unzureichend eingesetzt werden kann. Sie kann auch bei negativem Ultraschallbefund erforderlich werden, wenn allgemeine klinische Symptome einen (konsumierenden) Prozeß vermuten lassen. Bei auffälligem Ergebnis kann die orientierende Untersuchung in eine organorientierte Untersuchung bzw. Ausbreitungsdiagnostik überführt werden.

Interventionen

CT-gesteuerte Punktionen

Die detailreiche Darstellung von Organstrukturen im CT-Schnitt gestattet eine genaue Lokalisation einer Läsion und ihrer Umgebung. Der Punktionsweg kann daher im Transversalschnitt exakt geplant werden, so daß kritische Strukturen wie Gefäße, Nerven oder Darm geschont werden können.

Das Prozedere ist grundsätzlich gleich. Nach Lokalisation der zu punktierenden Struktur wird der Zugangsweg und der Einstichsort an der Hautoberfläche festgelegt, der durch eine Markierung (z.B. Plexiglasstab) im Computertomogramm verifiziert werden kann. Distanz- und Winkelmessungen im CT-Schnitt liefern genaue Angaben über Punktionstiefe und Angulation der Nadel. Unter Lokalanästhesie wird die Punktionsnadel, die möglichst skaliert sein sollte, auf den Herd vorgeschoben und die Lage der Nadelspitze computertomographisch kontrolliert. Ist die Läsion erreicht, werden die Gewebeproben entnommen.

Eine genaue Positionskontrolle ist nur bei schichtparalleler Führung der Punktion möglich. Um kraniokaudale, angulierte Punktionen

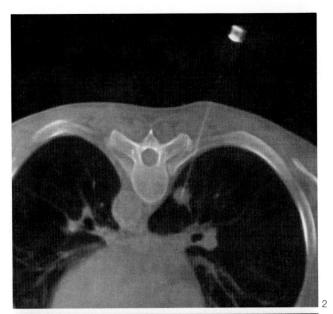

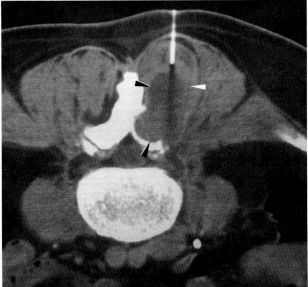

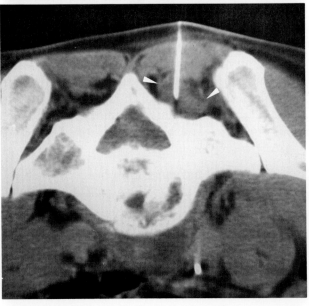

Abb. 5-2. CT-gesteuerte Lungenpunktion. In Bauchlage wird der Lungenrundherd lokalisiert, die Richtung und Länge des Punktionsweges festgelegt und sukzessiv die Punktionsnadel vorgeschoben. Feinkalibrige Schneidbiopsie-Nadeln und Tru-cut-Systeme können eingesetzt werden.

Abb. 5-3. CT-gesteuerte Punktionen der Wirbelsäule und des Paravertebralraumes. Auch hier prinzipiell gleiches Vorgehen:
1. Lokalisation der Läsion.
2. Ausmessung des Zugangsweges.
3. Vorführen der Punktionsnadel parallel in der gewählten Schichtebene.
a) Punktion eines Tumors des M. erector trunci.
b) Punktion eines paravertebralen (tuberkulösen) Abszesses zur bakteriologischen Abklärung.

durchzuführen, können auch kombinierte Techniken mit CT und Röntgendurchleuchtung eingesetzt werden.

Als *Kontraindikation* gilt eine Blutgerinnungsstörung (z.B. Antikoagulanzientherapie) mit Quickwerten unter 50%. Werden die üblichen Biopsienadeln zwischen 16 – 20 G eingesetzt, so sind Komplikationen wie Hämatome und Nervenverletzungen selten. Ein Pneumothorax nach Lungenpunktionen oder Verletzungen der Sinus phrenico costales entsteht in 10 – 15% der Fälle, so daß entsprechende Kautelen einzuhalten sind.

Abszeßdrainagen

Die Vorzüge der CT-gesteuerten Punktion können in gleicher Weise bei der Abszeßdrainage eingesetzt werden. Die heute verfügbaren Drainage-Sets erleichtern die Positionierung des Drainage-Katheters durch Seldinger-Technik.

Näheres siehe:
Grönemeyer, D. H. W., Seidel, R. M. M. (ed.)
Interventionelle Computertomographie 1989
Ueberreuter Wissenschaft, Wien Berlin

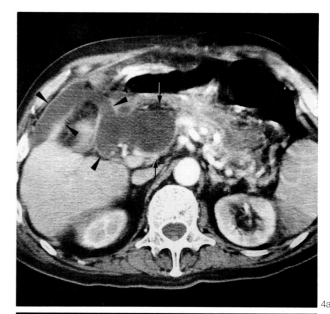
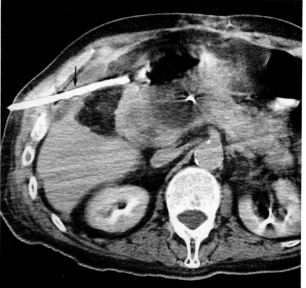
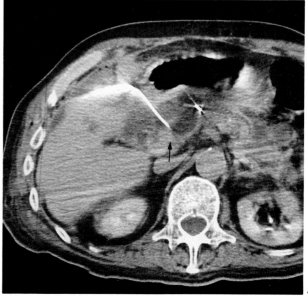

Abb. 5-4. CT-gesteuerte Abszeßdrainage. Nach Cholezystektomie liegt ein subhepatischer Abszeß (▸) vor, der auf das Pankreaslager (→) übergegriffen hat (a). Über einen Trokar (b→), der bis zum Abszeß vorgeführt wird, wird ein weitlumiger Pigtailkatheter bis in das Pankreaslager (c→) vorgeschoben. Nach täglichen Spülungen erholt sich der kachektische Patient schnell. Der Abszeß ist nach 14 Tagen nicht mehr nachweisbar.

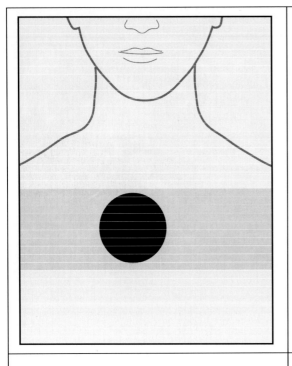
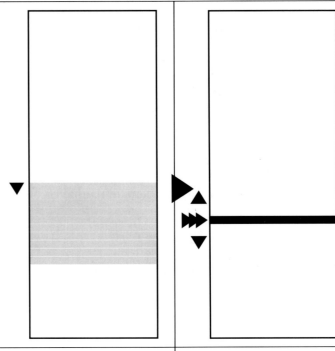

Solitärer Organprozeß

Vorbereitung:
Eine Vorbereitung ist nicht notwendig.

Topogramm:
Langes Topogramm a.-p.

Atemstillstand:
Aufnahmen in tiefer, ggf. flacher Inspiration.

Nativ-Serie

Schichtdicke: 8 mm
Schichtabstand: 8/16 mm

▼ **Scanstrecke:**
Orientierende Schichten in 16 mm Abstand bis zum Herdbeginn, dann angrenzende 8-mm-Schichten durch den Herd.

KM-Serie

Schichtdicke: 2/4 mm, je nach Größe des Herdes.

▶▶ **Scan:**
Gezielte Bolusinjektion als Serio-CT. Zeitintervalle in Abhängigkeit von der Fragestellung. Evtl. Spätaufnahmen auf die interessierende Region.
(*Kommentar:* Zur Erstellung von Zeit-Dichte-Diagrammen benötigt man eine Nativaufnahme mit den Parametern der KM-Serie.)

▼ **Scanstrecke:**
Nach dem Serio-CT Darstellung des gesamten Organes in 8-mm-Schichten.

Zeichenerklärung

▼ Scanstrecke obligat
   Beginn des Scans in Richtung des Pfeils
▽ Scanstrecke fakultativ
   Beginn des Scans in Richtung des Pfeils
▶▶ Sequentieller CT (SERIO-CT)
▶ Scanstrecke (bzw. Schichtebene) obligat
   in Abhängigkeit des Befundes im Nativscan

Orientierende Untersuchung

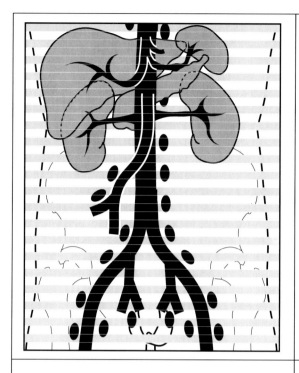  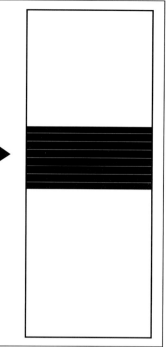

	Nativ-Serie	KM-Serie
	Schichtdicke: 8 mm **Schichtabstand:** 16 mm	**Schichtdicke:** 8 mm **Schichtabstand:** 8 mm
	▼ **Scanstrecke:** Im Abdomen vom Zwerchfell bis zur Symphyse.	▶ **Scanstrecke:** In Abhängigkeit vom Befund des Nativscans.

Orale KM-Gabe:
Wenn möglich bis zu 1000–1500 ml verdünnte Gastrografinlösung zur kompletten Darmkontrastierung.

Spasmolytica:
30 mg Buscopan® i.v. oder 1–2 mg Glucagon® i.v. bei Artefakten durch Darmperistaltik.

Atemstillstand:
Aufnahmen in tiefer Inspiration oder – wenn nicht anders möglich – in flacher Inspiration.

Topogramm:
Langes Topogramm a.-p.

Die orientierende CT-Untersuchung ist dann indiziert, wenn klinische Untersuchungen oder Sonographie nicht zum Ziele geführt haben. Der Nativscan ist nur so aussagekräftig, wie es die Untersuchbarkeit des Patienten, aber auch dessen Vorbereitung zuläßt. Aus dem Ergebnis leitet sich die Indikation und die zu untersuchende Körperregion für den KM-Bolus ab.

Zeichenerklärung

- ▼ Scanstrecke obligat
  Beginn des Scans in Richtung des Pfeils
- ▽ Scanstrecke fakultativ
  Beginn des Scans in Richtung des Pfeils
- ▶▶▶ Sequentieller CT (SERIO-CT)
- ▶ Scanstrecke (bzw. Schichtebene) obligat
  in Abhängigkeit des Befundes im Nativscan

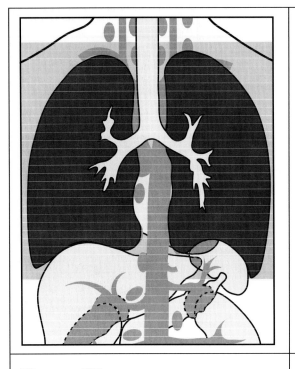
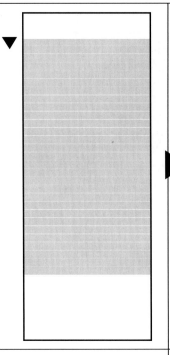
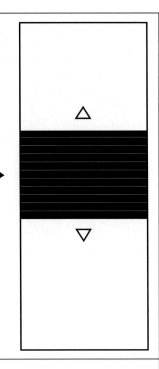

Thorax-CT	Nativ-Serie	KM-Serie
Vorbereitung: Eine Vorbereitung ist nicht notwendig. **Topogramm:** Langes Topogramm a.-p. (Schädelbasis bis Leber). **Atemstillstand:** Aufnahmen in tiefer Inspiration. **Dokumentation:** Weichteilfenster 35 ± 175 HE Lungenfenster -900 ± 400 HE (sog.) Pleurafenster -50 ±1000 HE	**Schichtdicke:** 8 mm **Schichtabstand:** 8 mm ▼ **Scanstrecke:** Vom Zwerchfellansatz bis 2 cm über dem Jugulum. Bei unübersichtlichem zentralen Bronchialbaum/Hilus **Schichtdicke:** 4 mm.	**Schichtdicke:** 8 mm **Schichtabstand:** 8 mm ▶ **Scanstrecke:** Meist kaudokraniale Abtastrichtung. Die Hilusregion sollte zur besseren Differenzierung ebenso in einer relativ frühen Bolusphase erfaßt werden wie ein umschriebener pathologischer Prozeß des Thorax.
Lungengerüsterkrankungen Fibrosen, Asbestose, Sarkoidose u.a.	Zusätzlich zur üblichen Abtastung **Hochauflösende CT (HRCT):** 5 – 10 dünne Schichten **Schichtdicke:** 1 mm in repräsentativen Lungenbezirken (z.B. 2 in den Oberfeldern, 5 in Hilushöhe, 3 in den Unterfeldern). Bildrekonstruktion mit kantenüberhöhendem Faltungskern und Zooming.	Nicht sinnvoll.

Zeichenerklärung

▼   Scanstrecke obligat
    Beginn des Scans in Richtung des Pfeils
▽   Scanstrecke fakultativ
    Beginn des Scans in Richtung des Pfeils
   Sequentieller CT (SERIO-CT)
▶   Scanstrecke (bzw. Schichtebene) obligat in Abhängigkeit des Befundes im Nativscan

Thorax-CT 121

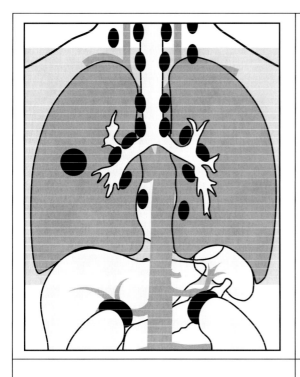  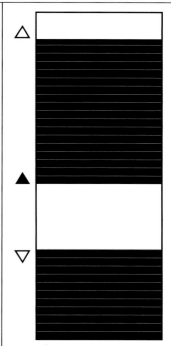

	Nativ-Serie	KM-Serie
Bronchial-Karzinom Beim peripheren Bronchial-Karzinom (BC) dient der Nativscan der Abschätzung der lokalen Ausbreitung, beim zentralen der Einschätzung der Gesamtsituation (Atelektase, Erguß, LK-Vergrößerungen). Der KM-Bolus führt zur weiteren Differenzierung, wobei grundsätzlich die mediastinalen Lymphabflußbahnen detailliert dargestellt werden müssen.	**Schichtdicke:** 8 mm **Schichtabstand:** 8 mm ▼ **Scanstrecke:** Vom Zwerchfellansatz bis 2 cm über dem Jugulum. Beim peripheren BC dünne Schichten zur besseren Beurteilung der Pleurainvasion. Bei zentralem BC zur genaueren Darstellung des Bronchialbaums/Hilus **Schichtdicke:** 4 mm.	**Schichtdicke:** 8 mm **Schichtabstand:** 8 mm **Scanstrecke:** ▲ Kaudokranial von unterhalb des Hilus bis zum Jugulum (wenn retrokardial unauffällig) ▽ Bei Bestätigung der Verdachtsdiagnose eines BC durch den CT Darstellung der Nebennieren (als typischen hämatogenen Metastasierungsort).
Ausbreitungsdiagnostik in der Halsregion (kombinierte CT von Thorax und Hals): Nach Umlagerung der hinter den Kopf verschränkten Arme an die Körperseiten Fortsetzung der Untersuchung.		**Schichtdicke:** 8 mm **Schichtabstand:** 8 mm △ **Scanstrecke:** Verlängerung von Jugulum bis zur Schädelbasis, nach zusätzlicher Gabe von ca. 100 ml KM.

Zeichenerklärung

▼ Scanstrecke obligat
  Beginn des Scans in Richtung des Pfeils
▽ Scanstrecke fakultativ
  Beginn des Scans in Richtung des Pfeils
▶▶▶ Sequentieller CT (SERIO-CT)
▶ Scanstrecke (bzw. Schichtebene) obligat
  in Abhängigkeit des Befundes im Nativscan

Aorta thoracica

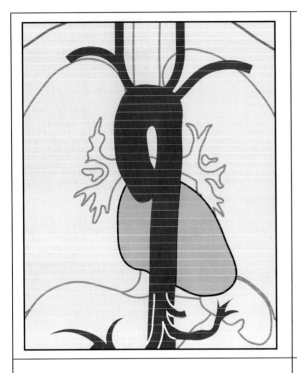

Vorbereitung:
Eine Vorbereitung ist nicht notwendig.

Atemstillstand:
Aufnahmen in tiefer Inspiration.

Zeichenerklärung

▼ Scanstrecke obligat
   Beginn des Scans in Richtung des Pfeils
▽ Scanstrecke fakultativ
   Beginn des Scans in Richtung des Pfeils
▶▶▶ Sequentieller CT (SERIO-CT)
▶ Scanstrecke (bzw. Schichtebene) obligat
   in Abhängigkeit des Befundes im Nativscan

Nativ-Serie

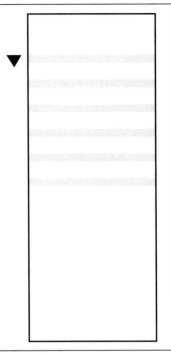

Schichtdicke: 8 mm
Schichtabstand: 8/16 mm

▼ **Scanstrecke:**
Von Aortenbogen bis -wurzel orientierende Schichten zum Nachweis von auf Hämorrhagien hinweisende Hyperdensitäten.

KM-Serie

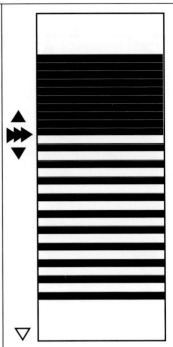

Schichtdicke: 8 mm
Schichtabstand: 0/8/16 mm

Scan:
▶▶▶ Zunächst über der Aortenwurzel und Aorta descendens mehrere Aufnahmen ohne Tischvorschub als Serio-CT zum Nachweis eines doppelten Lumens in der Frühphase.

▲ Darauf in kaudokranialer Richtung Darstellung der Aorta in angrenzenden Schichten bis einschließlich der Gefäßabgänge des Aortenbogens.

▼ Abschließend Abtastung der Aorta descendens unterhalb der Serio-CT-Schichtebene in kraniokaudaler Richtung im Abstand von 16 mm.

▽ Ggf. einschließlich der Aorta abdominalis, um die Ausdehnung nach kaudal zu bestimmen.

Aorta abdominalis 123

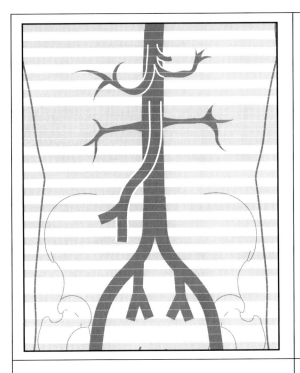

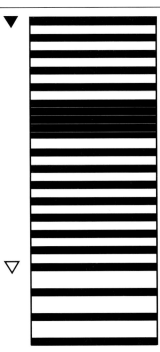

Aorta abdominalis

Vorbereitung:
Eine Vorbereitung ist nicht notwendig.

Spasmolytica:
30 mg Buscopan® i.v. oder 1–2 mg Glucagon® i.v. bei Artefakten durch Darmperistaltik.

Atemstillstand:
Aufnahmen in tiefer Inspiration.

Topogramm:
Langes Topogramm a.-p.

Zeichenerklärung

▼ Scanstrecke obligat
 Beginn des Scans in Richtung des Pfeils
▽ Scanstrecke fakultativ
 Beginn des Scans in Richtung des Pfeils
▶▶▶ Sequentieller CT (SERIO-CT)
▶ Scanstrecke (bzw. Schichtebene) obligat in Abhängigkeit des Befundes im Nativscan

Nativ-Serie

Schichtdicke: 8 mm
Schichtabstand: 8/16 mm

▼ **Scanstrecke:**
Beginnend in Lebermitte, Aufsuchen der Nierenarterienabgänge in angrenzenden Schichten, weiter kaudal orientierend im Schichtabstand von 16 mm bis zur Aortenbifurkation.

KM-Serie

Schichtdicke: 8 mm
Schichtabstand: 8/16 mm

▼ **Scanstrecke:**
KM-Bolus zur Kontrastierung des Aneurysmas, der Nierenarterienabgänge.

▽ Ggf. Erweiterung der Untersuchung zur Darstellung von Aneurysmen der Beckenarterien.

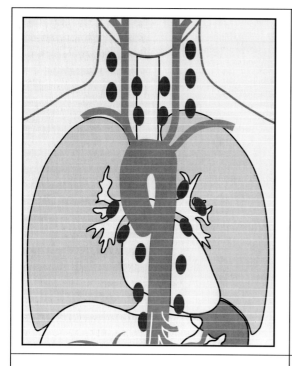

Lymphknotenstaging des Thorax (und Halses)

Vorbereitung:
Eine Vorbereitung ist nicht notwendig.

Topogramm:
Langes Topogramm a.-p. (Schädelbasis bis Leber).

Atemstillstand:
Aufnahmen in tiefer Inspiration.

Dokumentation:
Weichteilfenster 35 ± 175 HE
Lungenfenster –900 ± 400 HE
(sog.) Pleurafenster –50 ± 2000 HE

Zeichenerklärung

▼   Scanstrecke obligat
    Beginn des Scans in Richtung des Pfeils
▽   Scanstrecke fakultativ
    Beginn des Scans in Richtung des Pfeils
▶▶▶ Sequentieller CT (SERIO-CT)
▶   Scanstrecke (bzw. Schichtebene) obligat
    in Abhängigkeit des Befundes im Nativscan

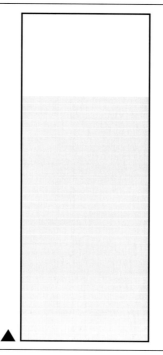

Nativ-Serie

Schichtdicke: 8 mm
Schichtabstand: 8 mm

▲ **Scanstrecke:**
Vom Zwerchfellansatz bis 2 cm über dem Jugulum.

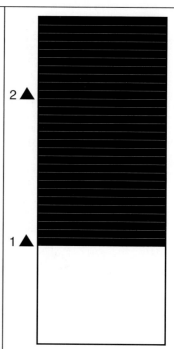

KM-Serie

Schichtdicke: 8 mm
Schichtabstand: 8 mm

Scanstrecke:
1▲ Meist kaudokraniale Abtastrichtung. Die Hilusregion sollte zur besseren Differenzierung ebenso in einer relativ frühen Bolusphase wie ein umschriebener pathologischer Prozeß des Thorax erfaßt werden.

2▲ Nach Umlagerung der hinter den Kopf verschränkten Arme an die Körperseiten Darstellung der Halsregion mit einem zusätzlichen protrahierten Bolus von 100 ml KM.

Lymphknotenstaging 125

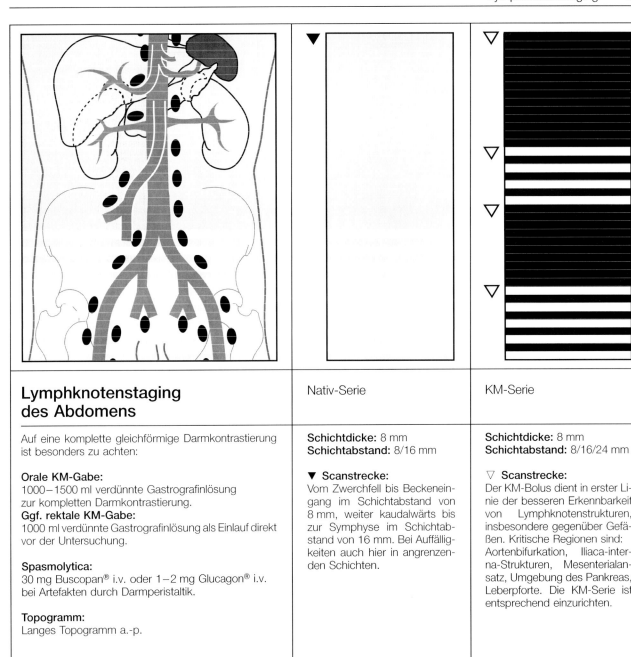

Lymphknotenstaging des Abdomens	Nativ-Serie	KM-Serie
Auf eine komplette gleichförmige Darmkontrastierung ist besonders zu achten: **Orale KM-Gabe:** 1000–1500 ml verdünnte Gastrografinlösung zur kompletten Darmkontrastierung. **Ggf. rektale KM-Gabe:** 1000 ml verdünnte Gastrografinlösung als Einlauf direkt vor der Untersuchung. **Spasmolytica:** 30 mg Buscopan® i.v. oder 1–2 mg Glucagon® i.v. bei Artefakten durch Darmperistaltik. **Topogramm:** Langes Topogramm a.-p.	**Schichtdicke:** 8 mm **Schichtabstand:** 8/16 mm ▼ **Scanstrecke:** Vom Zwerchfell bis Beckeneingang im Schichtabstand von 8 mm, weiter kaudalwärts bis zur Symphyse im Schichtabstand von 16 mm. Bei Auffälligkeiten auch hier in angrenzenden Schichten.	**Schichtdicke:** 8 mm **Schichtabstand:** 8/16/24 mm ▽ **Scanstrecke:** Der KM-Bolus dient in erster Linie der besseren Erkennbarkeit von Lymphknotenstrukturen, insbesondere gegenüber Gefäßen. Kritische Regionen sind: Aortenbifurkation, Iliaca-interna-Strukturen, Mesenterialansatz, Umgebung des Pankreas, Leberpforte. Die KM-Serie ist entsprechend einzurichten.
Maligne Lymphome	s. o.	Die Frühphase des KM-Bolus sollte die Milz erfassen, um eventuelle Parenchymläsionen empfindlich darzustellen.
Hodentumoren	**Schichtdicke:** 8 mm **Schichtabstand:** 8/16 mm ▼ **Scanstrecke:** Lückenlose Darstellung in angrenzenden Schichten vom Zwerchfell bis unter die Aortenbifurkation. Im Becken größere Schichtabstände.	s. o. ▽ **Scanstrecke:** Bei Hodentumoren sind besonders sorgfältig die Nierenstiele, die retropankreatische Region und die Aortenbifurkation abzusuchen. Ein intrapelviner LK-Befall ist in frühen Tumorstadien unwahrscheinlich.

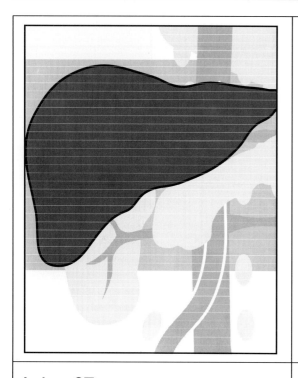
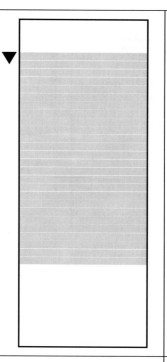
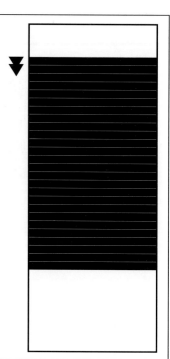

Leber-CT

Vorbereitung:
Eine Vorbereitung ist nicht notwendig. Bei Prozessen im linken Leberlappen empfiehlt sich zur Artefaktminderung die Gabe von einem Becher Wasser und der Scan in 30° RAO.

Patientenführung:
Um Bewegungsartefakte an der Leberkuppe zu vermeiden, sind die Atemkommandos genau mit dem Patienten abzustimmen.

Spasmolytica:
30 mg Buscopan® i.v. oder 1–2 mg Glucagon® i.v. bei Artefakten durch Darmperistaltik.

Auswertung:
Darstellung des Nativscans in enger Fensterlage 35 ± 75 HE.

Nativ-Serie

Schichtdicke: 8 mm
Schichtabstand: 8 mm

▼ **Scanstrecke:**
Kraniokaudal von Leberkuppe bis unter den rechten Leberlappen.

KM-Serie

Schichtdicke: 8 mm
Schichtabstand: 8 mm

▼ **Scanstrecke:**
Beginn der Bolusserie in auffälligen Leberbezirken des Nativscans. Möglichst schnelle Scanabfolge und Tischvorschub (z. B. Spiral-CT).

Zeichenerklärung

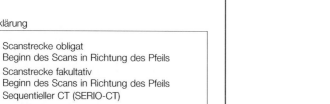

Leber-CT 127

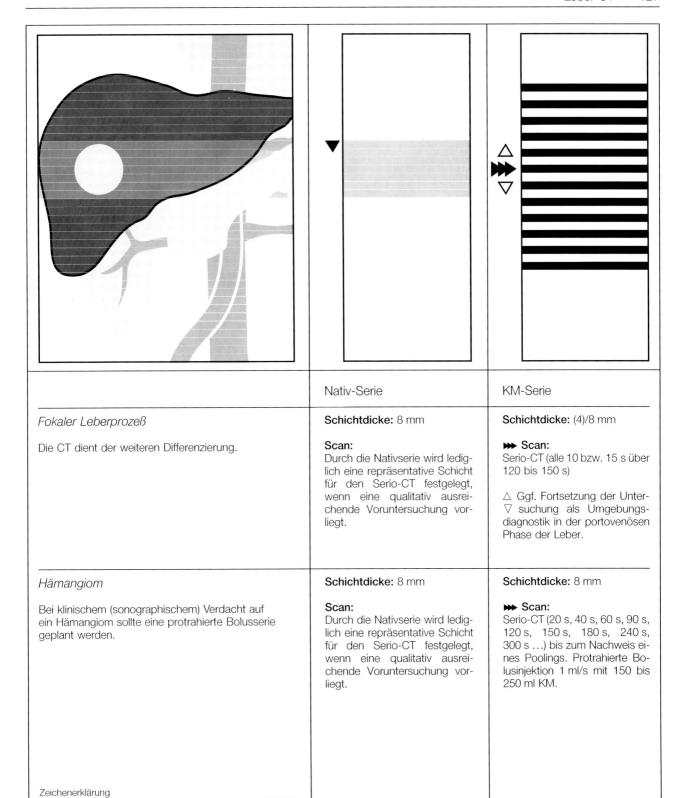

	Nativ-Serie	KM-Serie
Fokaler Leberprozeß Die CT dient der weiteren Differenzierung.	**Schichtdicke:** 8 mm **Scan:** Durch die Nativserie wird lediglich eine repräsentative Schicht für den Serio-CT festgelegt, wenn eine qualitativ ausreichende Voruntersuchung vorliegt.	**Schichtdicke:** (4)/8 mm ▶▶ **Scan:** Serio-CT (alle 10 bzw. 15 s über 120 bis 150 s) △ Ggf. Fortsetzung der Untersuchung als Umgebungsdiagnostik in der portovenösen Phase der Leber.
Hämangiom Bei klinischem (sonographischem) Verdacht auf ein Hämangiom sollte eine protrahierte Bolusserie geplant werden.	**Schichtdicke:** 8 mm **Scan:** Durch die Nativserie wird lediglich eine repräsentative Schicht für den Serio-CT festgelegt, wenn eine qualitativ ausreichende Voruntersuchung vorliegt.	**Schichtdicke:** 8 mm ▶▶ **Scan:** Serio-CT (20 s, 40 s, 60 s, 90 s, 120 s, 150 s, 180 s, 240 s, 300 s ...) bis zum Nachweis eines Poolings. Protrahierte Bolusinjektion 1 ml/s mit 150 bis 250 ml KM.

Zeichenerklärung

▼ Scanstrecke obligat
   Beginn des Scans in Richtung des Pfeils
▽ Scanstrecke fakultativ
   Beginn des Scans in Richtung des Pfeils
▶▶ Sequentieller CT (SERIO-CT)
▶ Scanstrecke (bzw. Schichtebene) obligat
   in Abhängigkeit des Befundes im Nativscan

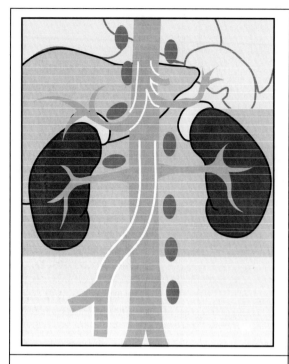 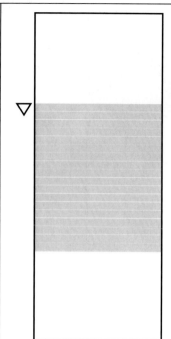 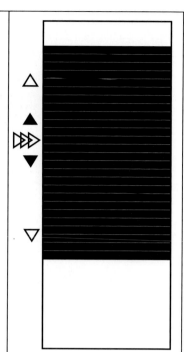

Nieren-CT

Orale KM-Gabe:
500 ml verdünnte Gastrografinlösung zur partiellen Darmkontrastierung, insbesondere bei Z.n. Nephrektomie.

Spasmolytica:
30 mg Buscopan® i.v. oder 1–2 mg Glucagon® i.v. bei Artefakten durch Darmperistaltik.

Atemstillstand:
Aufnahmen in tiefer Inspiration

Nativscan:
Zur Darstellung von kalkhaltigen Strukturen, Konkrementen und frischen Hämatomen erforderlich.

Nativ-Serie

Schichtdicke: 8 mm
Schichtabstand: 8 mm

▽ **Scanstrecke:**
In angrenzenden Schichten kraniokaudal durch beide Nieren, ggf. orientierende Umgebungsdiagnostik.

KM-Serie

Schichtdicke: 8 mm
Schichtabstand: 8 mm

Scanstrecke:
▷▷▷ Bei im Nativscan bereits erkennbaren lokalisierten Prozeß Beginn mit Serio-CT.

▼ Nach einer Minute Darstellung der übrigen Nierenanteile in angrenzenden Schichten.

△ Je nach Art des Prozesses
▽ Erweiterung der Untersuchung als Umgebungsdiagnostik (z.B. kraniokaudal zur Abklärung einer Leberfiliarisierung). Ggf. Spätaufnahmen vom Hohlraumsystem zur besseren Beurteilung einer intrapelvinen Raumforderung.

Nebennieren 129

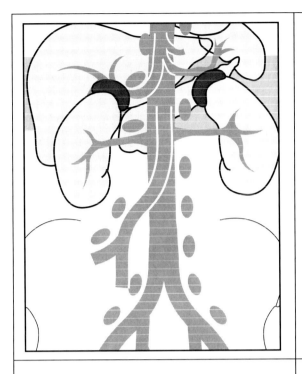  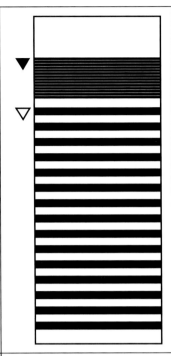

Nebennieren	Nativ-Serie	KM-Serie
Vorbereitung: Eine Vorbereitung ist nicht notwendig. **Spasmolytica:** 30 mg Buscopan® i.v. oder 1–2 mg Glucagon® i.v. bei Artefakten durch Darmperistaltik. **Atemstillstand:** Aufnahmen in tiefer Inspiration.	**Schichtdicke:** 8 mm **Schichtabstand:** 8 mm ▼ **Scanstrecke:** Vom Zwerchfellansatz kraniokaudal bis in Nierenmitte der linken Niere.	**Schichtdicke:** 4 mm **Schichtabstand:** 4 mm ▼ **Scanstrecke:** Gezielte Bolusinjektion auf die Nebennieren, anschließend in angrenzenden 8-mm-Schichten Darstellung der Nieren.
Phäochromozytom Bei klinischem Verdacht auf ein Phäochromozytom orale KM-Gabe: 500 ml verdünnte Gastrografinlösung zur partiellen Darmkontrastierung.		s.o. ▽ **Scanstrecke:** Bei negativem NN-Befund Darstellung der Paraaortalregion bis zur Aortenbifurkation, um einen extraadrenalen Sitz zu erfassen.

Zeichenerklärung

▼ Scanstrecke obligat
   Beginn des Scans in Richtung des Pfeils
▽ Scanstrecke fakultativ
   Beginn des Scans in Richtung des Pfeils
▸▸▸ Sequentieller CT (SERIO-CT)
▶ Scanstrecke (bzw. Schichtebene) obligat
   in Abhängigkeit des Befundes im Nativscan

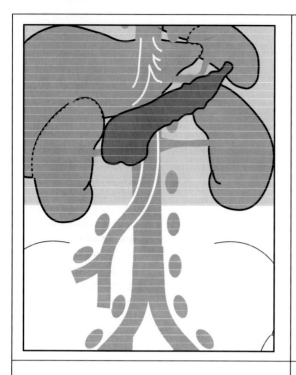

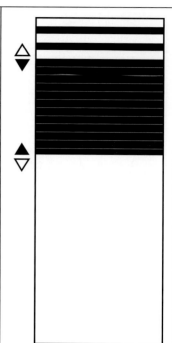

Pankreas-CT	Nativ-Serie	KM-Serie
Orale KM-Gabe: 500 ml verdünnte Gastrografinlösung zur partiellen Darmkontrastierung. Direkt vor der Untersuchung (auf dem CT-Tisch) einen Becher der Lösung in rechter Seitenlage trinken lassen. **Spasmolytica:** 30 mg Buscopan® i.v. oder 1–2 mg Glucagon® i.v. **Atemstillstand:** Aufnahmen in tiefer Inspiration. **Lagerung:** Bei unübersichtlichen Pankreaskopfprozessen kann die Rechtsseitenlage nützen. **Auswertung:** Bei umschriebenen Pankreaskopfprozessen Zoom verwenden.	**Schichtdicke:** 8 mm **Schichtabstand:** 8 mm ▼ **Scanstrecke:** Kraniokaudal vom Zwerchfellansatz bis unterhalb des rechten Nierenstiels. Bei schlechter Abgrenzbarkeit des Pankreaskopfes Rechtsseitenlage.	**Schichtdicke:** 8 mm **Schichtabstand:** 4/8 mm **Scanstrecke:** ▲ Je nach Ausdehnung des im Nativscan sichtbaren Prozesses Darstellung des betreffenden Pankreasabschnitts in der frühen Bolusphase. Bei umschriebenen Veränderungen ggf. in 4-mm-Schichtdicken. △ Zur Abklärung einer Lebermitbeteiligung Darstellung der Leber in der späten Bolusphase (einschließlich Leberpforte).
Pankreatitis Bei schweren Verlaufsformen kann auf eine orale KM-Gabe verzichtet werden.	**Schichtdicke:** 8 mm **Schichtabstand:** 16 mm **Scanstrecke:** Zur Abklärung der Ausdehnung orientierende Untersuchung.	**Schichtabstand:** 8 mm **Schichtabstand:** 8/16/24 mm **Scanstrecke:** ▼ Zunächst KM-Bolus im Pankreaslager und Darstellung des vitalen Pankreasgewebes in angrenzenden Schichten. ▽ Je nach Ausdehnung der Exsudationen größere Schichtabstände, wobei die Grenzen des Prozesses erfaßt werden sollten.

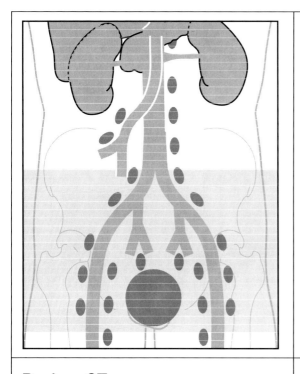 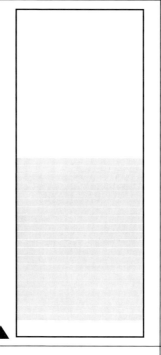 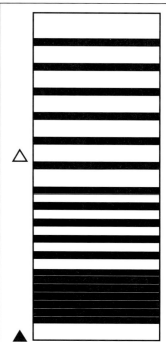

Becken-CT

Orale KM-Gabe:
1000–1500 ml verdünnte Gastrografinlösung zur kompletten Darmkontrastierung.

Rektale KM-Gabe:
(besonders bei gynäkologischen Fragestellungen): 1000 ml einer verdünnten Gastrografinlösung direkt vor der Untersuchung.

Atemstillstand:
Aufnahmen in flacher Inspiration.

Spasmolytica:
30 mg Buscopan® i.v. oder 1–2 mg Glucagon® i.v. bei Artefakten durch Darmperistaltik.

Harnblase:

Auf eine pralle Füllung der Harnblase ist zu achten. Bei liegendem Katheter retrograde Füllung mit physiologischer Kochsalzlösung, bis Druckgefühl vom Patienten angegeben wird.

Nativ-Serie

Schichtdicke: 8 mm
Schichtabstand: 8 mm

▲ **Scanstrecke:**
Kaudokranial von Symphyse bis zur Aortenbifurkation.

s.o.

KM-Serie

Schichtdicke: 8 mm
Schichtabstand: 8/16 mm

Scanstrecke:
▲ Zielorgan in angrenzenden Schichten, anschließend in 16 mm Abstand bis zur Aortenbifurkation. Bei schlecht kontrastierten Venen im kleinen Becken erneute Kontrastierung der kritischen Strukturen.

△ Bei ausgedehnten Malignomen des Beckens ist grundsätzlich der Retroperitonealraum bis zum oberen Nierenpol mitdarzustellen.

Schichtdicke: 4 mm
Schichtabstand: 4/8 mm

▲ **Scanstrecke:**
Gekrümmte, nicht tangential dargestellte Grenzflächen der Harnblase sollten in dünnen Schichten dargestellt werden.

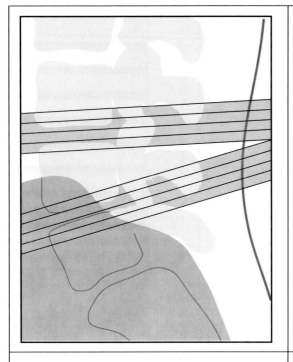 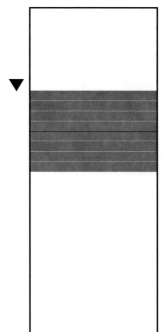 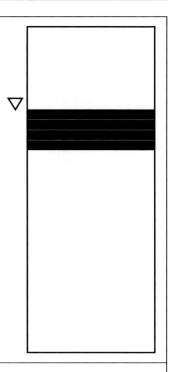

Spinale CT	Nativ-Serie	KM-Serie
Vorbereitung: Eine Vorbereitung des Patienten ist nicht notwendig. Zur richtigen Benennung der LWK und zur Abschätzung von Segmentanomalien sollten Übersichtsaufnahmen der LWS vorliegen. **Lagerung:** Der Patient liegt auf dem Rücken. Zum Ausgleich der LWS-Lordose und zur muskulären Entspannung werden die Unterschenkel durch Unterpolsterung hochgelagert. **Topogramm:** Langes laterales Topogramm. **Scanebene:** Grundsätzlich wird parallel zum Bandscheibenraum abgetastet. Ist im Topogramm bereits erkennbar, daß die Neigung des Bandscheibenraumes (z. B. LW5/SW1) 25° überschreitet, so ist das Gesäß des Patienten entsprechend hoch zu lagern. Die Zahl der zu untersuchenden Bandscheibenräume richtet sich nach der Klinik. Es sollte routinemäßig das dem klinisch auffälligen benachbarte Segment mituntersucht werden.	**LWS:** **Schichtdicke:** 4 mm **Schichtabstand:** 4 mm **HWS:** **Schichtdicke:** 2 (1) mm **Schichtabstand:** 2 mm ▼ **Scanstrecke:** Nach Kippung der Gantry parallel zum zu untersuchenden Bandscheibenraum angrenzende Schichten von Wirbelkörpermitte zu Wirbelkörpermitte. Ist die Bandscheibenkontur nur unsicher erkennbar, empfehlen sich ergänzende Schichten in 2 mm Dicke.	Bei Verdacht auf zervikalen Bandscheibenprolaps: **Schichtdicke:** 2 (1) mm **Schichtabstand:** 2 mm ▽ **Scanstrecke:** Bandscheibenparallel von Wk-Mitte zu Wk-Mitte. Ggf. Serio-CT. **KM-Gabe:** (100-150 ml) zum Nachweis einer venösen Stase
Rezidiv-Prolaps und Spondylodiszitis	s.o. Zum Nachweis feiner Knochenarrosionen hochauflösendes Rekonstruktionsfilter verwenden.	**Schichtabstand:** 4 (2) mm **Schichtabstand:** 4 (2) mm ▼ **Scanstrecke:** Bandscheibenparallel von Wk-Mitte zu Wk-Mitte. Ggf. Serio-CT. **KM-Gabe:** 150–200 ml KM. Meist ist erst nach 2 bis 3 Minuten das Maximum der Kontrastierung erreicht, so daß eine langsame Scanabfolge indiziert ist.

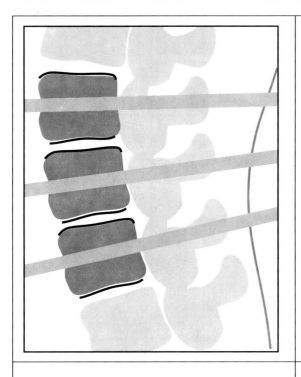 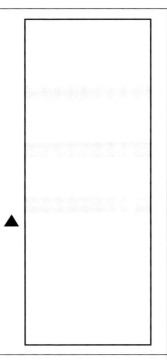 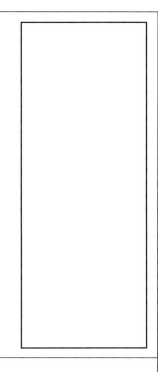

Osteo-CT	Nativ-Serie	KM-Serie
Vorbereitung: Eine Vorbereitung ist nicht notwendig. **Referenzphantom:** Unterhalb des Patienten in Höhe des Meßortes positionieren bzw. Auflagematte mit Referenzphantom auflegen. **Topogramm:** Seitlich von unterer BWS bis Becken. **Auswertung:** Mit standardisierten ROI oder automatisch mit Konturfindungsprogrammen (siehe Herstellerhinweise).	**Schichtdicke:** 8 mm ▲ **Scan:** Mittvertebrale Schichten durch BWK 12 bis LWK 3. Exakte Positionierung der Schichtebene in der Winkelhalbierenden zwischen den Deckplatten des Wirbelkörpers entsprechend dem Topogramm (ggf. automatisch durch Konturfindungsprogramme). Dual Energy Technik – falls vorhanden – ist zu bevorzugen.	Nicht erforderlich.

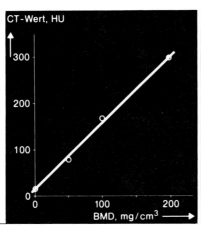 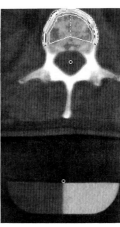

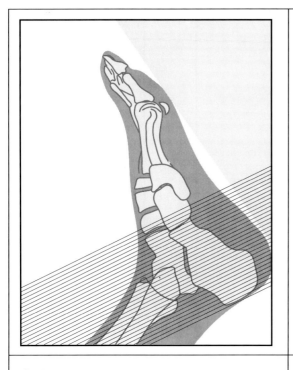

Calcaneus

Vorbereitung:
Eine Vorbereitung ist nicht notwendig.

Lagerung:
Der Patient wird mit den Füßen in Richtung Gantry gelagert. Die Füße sind bei 30° gebeugtem Knie auf der Patientenliege aufzustellen und werden mit Schaumstoffkeil und Pflaster fixiert. Es werden beide Füße zum Seitenvergleich untersucht.

Topogramm:
Kurzes laterales Topogramm.

Gantrykippung:
Senkrecht auf das Fersenbein bzw. Auflagefläche.

Lit.: 3176, 3124, 3123, 3897, 2824, 2858

Nativ-Serie

Schichtdicke: 4 mm
Schichtabstand: 4 mm

▲ **Scanstrecke:**
Angrenzende Schichten kraniokaudal, den gesamten Calcaneus und das Cuboid erfassend.

Rohdatensatz mitlaufen lassen, um in Hochauflösung (HR) und Normalauflösung zu rekonstruieren.
Zoom-Faktor 3.0 bis 3.5.

KM-Serie

Nicht erforderlich.

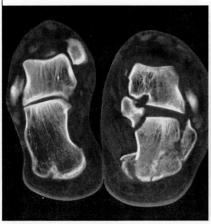
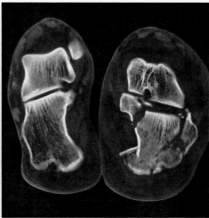
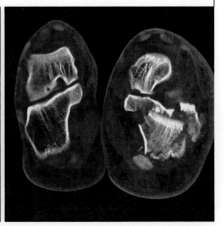

Kapitel 6
Mediastinum

Kapitel 6 · Mediastinum

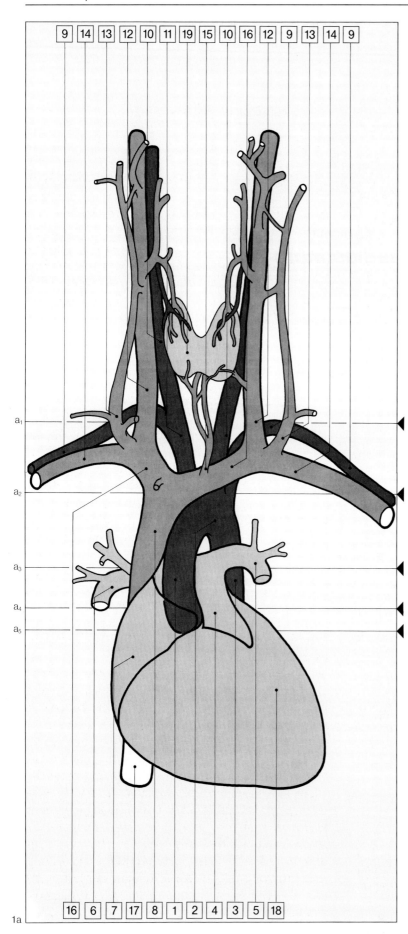

Abb. 6-1. Mediastinale Gefäße.

a) Situs.
b) Transversalschnitte (Schnitthöhe s. a).

Zeichenerklärung:

1 Aorta ascendens
2 Arcus aortae
3 Aorta descendens
4 Conus pulmonalis
5 A. pulmonalis sinistra
6 A. pulmonalis dextra
7 Auricula dextra
8 V. cava superior
9 A. subclavia
10 A. carotis communis
11 Truncus brachiocephalicus
12 V. jugularis interna
13 V. jugularis externa
14 V. subclavia
15 V. thyreoidea ima
16 V. brachiocephalica
17 V. cava inferior
18 Herz
19 Schilddrüse
20 V. azygos

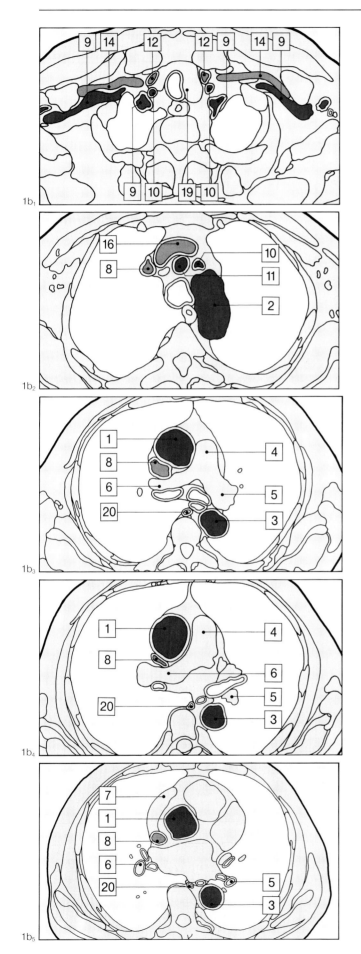

Mediastinum

Anatomie und Abbildung

Mediastinale Räume

Die räumliche Unterteilung des Mediastinums wird von einzelnen Autoren in unterschiedlicher Weise nach anatomischen, pathogenetischen oder diagnostischen Gesichtspunkten vorgenommen. Die Computertomographie vermag das Mediastinum morphologisch sehr differenziert darzustellen. Aus Gründen der Tumortopik wird eine Unterscheidung in *vorderes, mittleres* und *hinteres* Mediastinum gewählt.

Mediastinale Gefäße

Die großen Gefäße strukturieren das Mediastinum in eindeutiger Weise. Sie werden im CT optimal bei axialem Verlauf dargestellt. Diese Voraussetzung ist für die einzelnen Gefäßabschnitte in unterschiedlicher Weise gegeben. Grundsätzlich sollte die Bildanalyse bei der *Aorta* beginnen, die immer eindeutig zu erkennen ist. Ihre brachiozephalen Abzweigungen werden axial getroffen und können daher ebenfalls zweifelsfrei identifiziert werden. Die linke *A. subclavia*, die am weitesten dorsal entspringt, wölbt sich kleinbogig in typischer Weise in die linke Lungenspitze vor. Die linke *V. brachiocephalica* (anonyma) wird schräg vor und oberhalb des Aortenbogens dargestellt, ihr Kaliber und die Verlaufsrichtung variieren stark. Die rechte V. brachiocephalica modelliert kleinbogig die rechte Mediastinalkontur. Der Zusammenfluß dieser beiden Gefäße zur *V. cava superior* ist meist im Nativscan eindeutig zu erkennen. Die axial verlaufende V. cava superior kann sicher laterodorsal der Aorta ascendens bis zur Einmündungsstelle in den rechten Vorhof verfolgt werden. Dagegen gelingt die Identifikation der V. subclavia und der V. jugularis interna und externa im Aufzweigungsgebiet in Höhe der oberen *Thoraxapertur* nicht immer zweifelsfrei, so daß, insbesondere bei altersbedingter Ektasie oder Schleifenbildung, häufig eine intravasale Kontrastmittelgabe zur Differenzierung gegen Lymphknotenvergrößerungen notwendig ist. Die Vv. subclavia und axillaris liegen

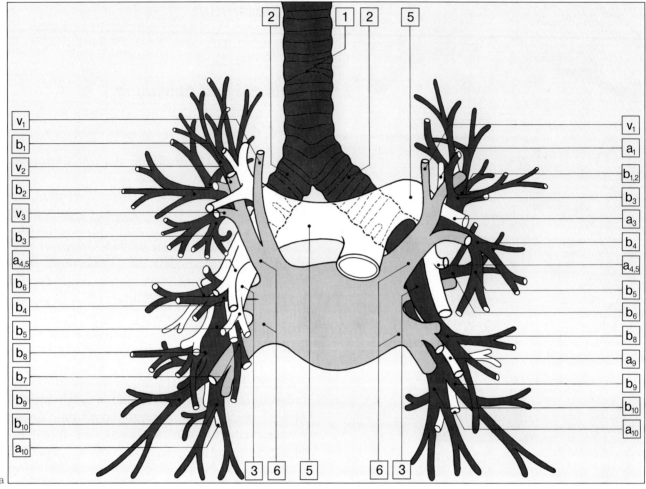

Abb. 6-2. Bronchovaskuläre Strukturen des Lungenhilus
a) Situs von ventral.
b) Transversalschnitte (von kranial (b_1) nach kaudal (b_5)).
c) Computertomogramme nach KM-Bolus von kranial (c_1) nach kaudal (c_5) in Doppelfenstertechnik.

Zeichenerklärung:
Bronchien:
1 Trachea
2 Hauptbronchus
3 Lappenbronchus
B_{ul} Unterlappenbronchus
B_{ol} Oberlappenbronchus
b_1–b_{10} Segmentbronchus 1–10

Arterien:
4 linker Vorhof
5 A. pulmonalis
A_l linke A. pulmonalis
A_r rechte A. pulmonalis
a_1–a_{10} Segmentarterien 1–10

Venen:
6 V. pulmonalis
7 V. cava superior
v_1–v_{10} Segmentvenen 1–10
V_{ol} Oberlappensammelvene
V_{ul} Unterlappensammelvene

vor der entsprechenden Arterie und lassen sich unter dem M. pectoralis minor in der Regel gut bis in die Achselhöhle verfolgen. Die begleitenden nervalen Strukturen des Plexus brachialis entziehen sich meist auch einer hochauflösenden Computertomographie.

Die Ausflußbahnen des rechten Ventrikels und des *Truncus pulmonalis* sind normalerweise durch ihre Einbettung in das subepikardiale Fettgewebe gut beurteilbar. Die rechte *A. pulmonalis* schwingt sich dorsal um A. ascendens und V. cava superior und hat hier einen mittleren Durchmesser von 12–15 mm (intraperikardial). Sie zieht ventral des Intermediärbronchus kaudalwärts, nachdem sie den Oberlappenast abgegeben hat.

Die linke A. pulmonalis, die nur kurzstreckig intraperikardial verläuft, überkreuzt den linken Hauptbronchus und liegt dann mit dem Unterlappenast hinter dem Bronchus nahe der Aorta descendens. Die Einmündungsstelle der *Unterlappenvenen* in den linken Vorhof stellt sich markant als koronal verlaufende Verdichtungsfigur am lateralen Herzrand dar. Die Oberlappenvenen ziehen vor den Arterien und Bronchien zum Herzen.

Die komplexe Struktur des *Lungenhilus* läßt sich am besten bei weiter Fensterbreite analysieren, da dann Halbschattenbildungen die Plastizität des Bildeindruckes erhöhen. Ausgangspunkt ist die Aufzweigungsstruktur des Bronchialbaumes,

Anatomie und Abbildung 139

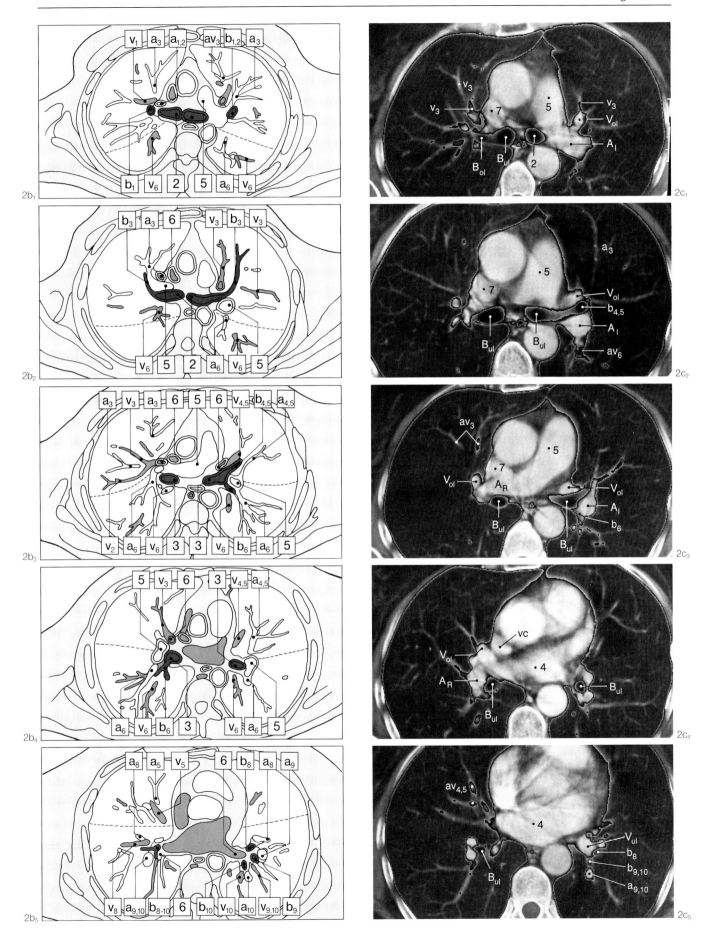

die Bronchien werden bis zur Peripherie von der zugehörigen Arterie begleitet. Die Lungenvenen verlaufen dagegen an den Lappen- und den Segmentgrenzen zum Hilus.

Die *V. azygos*, die rechts paravertebral und retrokardial aufsteigt, kann je nach Fettgehalt im hinteren Mediastinum ab 3 - 5 mm Durchmesser nachgewiesen werden. In Höhe des 4. und 6. Thorakalwirbels verläuft sie rechts lateral des Ösophagus und medial des rechten Oberlappenbronchus und der rechten Oberlappenarterie zum rechten Tracheobronchialwinkel. Im Transversalschnitt beschreibt sie dabei einen laterokonvexen Bogen. Oberhalb des Azygosbogens stülpt sich die Pleura hinter der Trachea verschieden tief medialwärts ein und bildet den *supraazygealen Recessus*. Unterhalb des Azygosbogens, in Höhe des Hilus und des Herzens, findet sich eine ähnliche pulmonale Vorwölbung, der *azygoösophageale Recessus*, der die Mittellinie in wechselndem Ausmaß erreicht und – besonders beim Lungenemphysem - hinter dem Ösophagus zur Gegenseite hinüberreichen kann. Bei jüngeren Patienten ist auch eine laterokonvexe Konfiguration durch den sich vorwölbenden Ösophagus möglich.

Die Drainage der rechten *V. mammaria interna* in die V. cava superior ist besonders bei Kollateralkreisläufen an der rechten Mediastinalkontur erkennbar. Die *V. hemiazygos* liegt nach Durchtritt durch das Zwerchfell hinter der Aorta descendens vor den Brustwirbelkörpern und ist, wie die V. hemiazygos accessoria, bei Gesunden nicht sichtbar. Differentialdiagnostisch ist die mit der V. hemiazygos accessoria kommunizierende linke obere *Interkostalvene* von Interesse, da sie sich dem Aortenbogen links lateral anlegen kann, bevor sie in die V. brachiocephalica einmündet und eine Intimaablösung der Aorta vortäuschen kann. Eine persistierende *linke V. cava superior* zieht links lateral des Aortenbogens vor dem linken Hilus in einen erweiterten Sinus coronarius hinter dem linken Ventrikel.

Das *aortopulmonale Fenster* ist eine Nische des Mediastinums, die zwischen Aortenbogen und Truncus pulmonalis gelegen ist. Seine Weite hängt von der Elongation der Aorta und dem Kaliber des Pulmonalgefäßes ab, so daß bei älteren Patienten häufig ein gut überschaubarer Raum, bei jüngeren ein computertomographisch kaum einsehbarer Spalt vorliegt.

Lit.: 588, 348, 195

Trachea

Die Pleura mediastinalis liegt rechts lateral und dorsal der Trachea direkt an. Der Weichteilmantel zwischen Tracheallumen und Lunge beträgt in der Regel 4 mm. Eine vermehrte Einlagerung von Fettgewebe und konstitutionellen Varianten, die zu einer Verbreiterung der Trachea führen können, sind im Computertomogramm gut erkennbar. Infraglottisch erscheint das Lumen rundlich und wird im weiteren Verlauf dorsal durch die Pars membranacea abgeflacht. Die weichteildichten Knorpelstrukturen können durch Kalkeinlagerungen betont werden.

Lit.: 212, 215, 393, 446

Abb. 6-3. Normale Schilddrüse.

a) Situs.
b) Computertomogramm.

Zeichenerklärung:
1 Schilddrüse
2 Trachea
3 Ösophagus
4 Halswirbel
5 M. sternocleidomastoideus
6 M. sternothyroideus
7 M. sternohyoideus
8 M. longus colli
9 M. scalenus anterior
10 M. scalenus medius et posterior
11 A. carotis communis
12 V. jugularis interna
13 V. jugularis anterior
14 A. vertebralis
15 V. vertebralis
16 Vv. thyroideae imae
17 Lymphonodi cervicales profundi
18 Glandula parathyroidea inferior
19 N. vagus
20 Plexus cervicalis

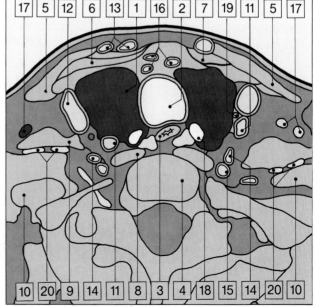

Schilddrüse

Die Schilddrüse umgibt ventral konvex-konkav Trachea und Schildknorpel. Sie läßt sich meist als glatte und homogene Weichteilfigur abgrenzen. Die im Kaliber variable V. jugularis interna setzt sich dichtemäßig häufig nicht eindeutig vom Schilddrüsengewebe ab, während sich die ihr mediodorsal benachbarte A. carotis besser demarkiert. Der Jodgehalt der normalen Schilddrüse bedingt ihre Gewebedichte von 70 ± 10 HE. Damit übertrifft sie die Radiodensität von Muskelgewebe. Die gute Vaskularisation bewirkt ein starkes Enhancement des Drüsengewebes nach KM-Bolus.

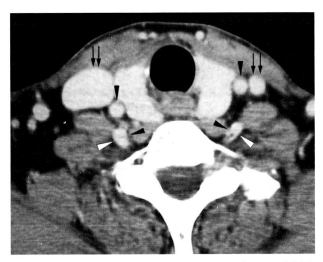

Abb. 6-3b. Schilddrüse. Sie stellt sich hyperdens nach KM-Gabe dar. Die V. jugularis ist häufig unterschiedlich stark angelegt (⇒). A. carotis communis (▸), A. vertebralis (► ◄).

Ösophagus

Der Ösophagus ist häufig durch seinen Luftgehalt gut zu identifizieren. Bei nicht ausreichender Fettummantelung kann die orale Gabe von verdünntem Gastrografin zur Markierung des Lumens notwendig werden. Im oberen Mediastinum ist der Ösophagus durch seine enge Nachbarschaft zur Dorsalwand der Trachea gekennzeichnet. In Höhe der Tracheabifurkation liegt er etwa in der Medianlinie, nimmt dann einen leicht links gerichteten Verlauf und überkreuzt ventral retrokardial die Aorta descendens. Eine Wanddicke bis zu 3 mm gilt als normal.

Nerven und der *Ductus thoracicus* sind im Computertomogramm nicht direkt erkennbar. Ihre Lage kann nur relativ zu den Nachbarorganen vermutet werden. Lediglich der N. phrenicus kann manchmal an der Außenkontur des Herzen punktförmig sichtbar werden.

Faszien

Die faszialen Grenzen im Mediastinum bestimmen ebenso wie im Retroperitonealraum die Ausbreitungswege hämorrhagisch exsudativer Prozesse. Ösophagus und Trachea sind von einer gemeinsamen schmalen Hülle aus lockerem Bindegewebe umgeben, die von der *periviszeralen Faszie* eingeschnitten wird. Dieser perivszerale Raum ist eine Fortsetzung des zervikalen Kompartments, das von der prätrachealen und bukkopharyngealen Faszie gebildet wird und Larynx, Trachea und Pharynx einschließt. Er setzt sich als Spaltraum entlang der Bronchien bis in die Lungenperipherie fort und kommuniziert mit dem subepikardialen Fettgewebe des Herzens. Die periaortale Adventitia ist mit der periviszeralen Faszie bindegewebig verbunden.

Die *prävertebrale Faszie* umgibt das paravertebrale Bindegewebe und zieht von der Schädelbasis bis zum Kreuzbein. Sie ist die erste Barriere für vertebrale und paravertebrale entzündliche Prozesse und erklärt deren kraniokaudale Ausbreitungstendenz.

Lymphknoten

Im vorderen Mediastinum lassen sich zwei Lymphknotengruppen unterscheiden: die *sternale* (anteriore parietale oder Mammaria-interna-Gruppe), die beidseits hinter dem Rippenknorpel gelegen ist, und die *prävaskuläre* (anteriore mediastinale) Gruppe, die einige Stationen retrosternal (perikardial) aufweist, meist jedoch neben den großen Gefäßen (V. cava superior, V. anonyma und Aorta ascendens) liegt. Im hinteren Mediastinum ist die *interkostale* Gruppe an den Rippenköpfen gelegen und kommuniziert mit der *posterioren mediastinalen* Gruppe, die entlang dem unteren Ösophagus und der Aorta descendens verläuft. Im mittleren Mediastinum treten die *parietalen* Lymphknoten, die an der unteren Zirkumferenz des Perikards und an den Ligamenta pulmonalia gelegen sind, gegenüber den *viszeralen* zahlenmäßig weit zurück. Letztere

Kapitel 6 · Mediastinum

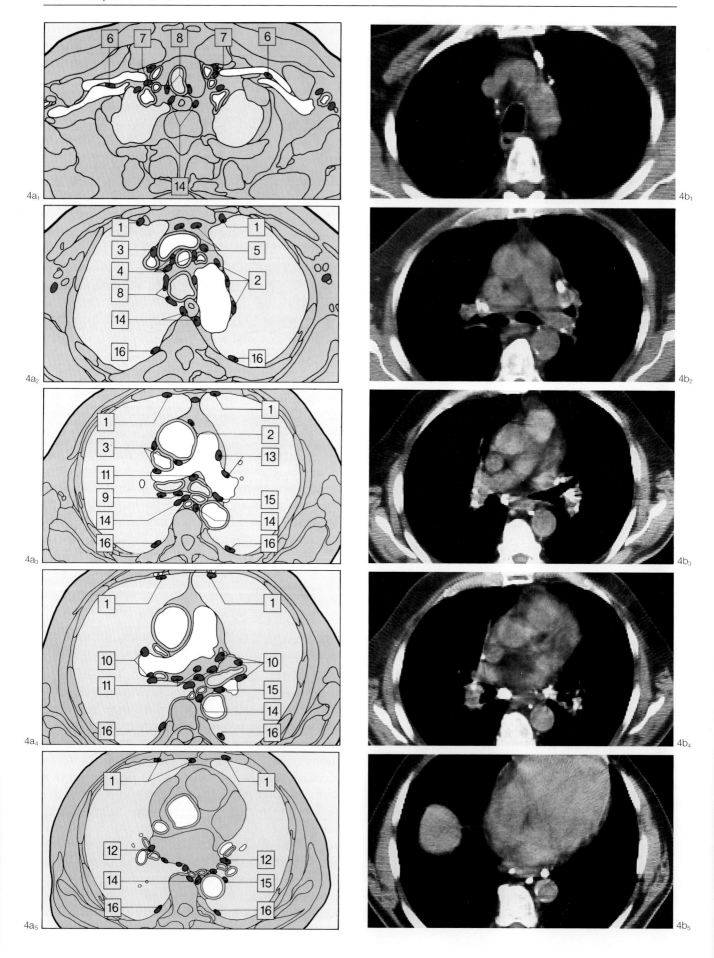

werden entsprechend ihrer Lage als tracheobronchiale, bifurkale (subkarinale) und bronchopulmonale Gruppen bezeichnet. Vor der Trachea findet man nur wenige paratracheale Lymphknoten, der überwiegende Teil liegt rechtsseitig. Sie drainieren die bifurkalen Stationen und über diese die bronchopulmonalen. Normal große mediastinale Lymphknoten messen 0,3 – 0,6 cm im Querdurchmesser. Infolge der erhöhten Drainagefunktion in der Umgebung der Tracheabifurkation (tracheobroncheale und bifurkale Lymphknotenstationen, insbesondere an der Einmündungsstelle der V. azygos) werden hier Lymphknotenvergrößerungen erst über 11 – 12 mm als pathologisch angesehen.

Analog der anatomischen Situation im Retroperitonealraum sind Lymphknoten ab ca. 0,5 cm Durchmesser bei günstigen Abbildungsbedingungen, d.h. ausreichendem interponiertem Fettgewebe, nachweisbar. Somit sind normal große, ca. 0,3 – 0,6 cm messende mediastinale Lymphknoten im CT eben noch erkennbar. Gut darstellbare axiale Grenzflächen bieten Trachea, Aorta ascendens und descendens, V. cava superior, Ösophagus und V. azygos. Geringe Größen-

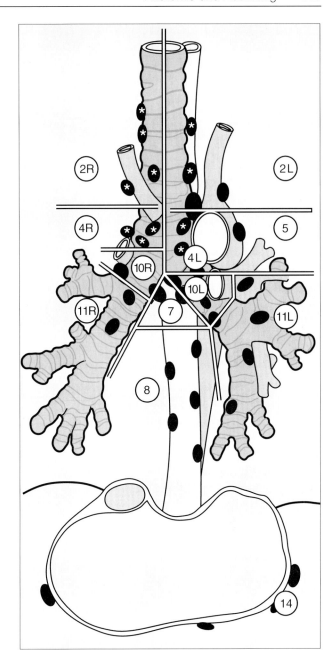

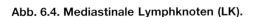

Abb. 6.4. Mediastinale Lymphknoten (LK).

a) Topographie im Transversalschnitt (vgl. 6-1b.).
b) Verkalkte Lymphknoten im Computertomogramm.

Zeichenerklärung:

Vorderes Mediastinum
1 sternale (mammaria) LK
2–7 prävaskuläre LK
2 präaortale LK
3 präkavale LK
4 Lnn. trunci brachiocephalici
5 Lnn. vv. anonymae
6 Lnn. vv. subclaviae
7 Lnn. vv. jugularis internae

Mittleres Mediastinum
8 paratracheale LK
9 tracheobronchiale LK
10 bronchopulmonale LK
11 bifurkale (subkarinale) LK
12 Lnn. vv. pulmonales
13 Lnn. ductus Botalli

Hinteres Mediastinum
14 paraösophageale LK
15 paraaortale LK
16 interkostale LK

Abb. 6-5. Klassifikation der mediastinalen Lymphknoten (nach Vorschlag der American Thoracic Society).
2R rechte obere paratracheale LK
2L linke obere paratracheale LK
4R rechte untere paratracheale LK
4L linke untere paratracheale LK
5 aortopulmonale LK
6 anteriore mediastinale LK (prävaskuläre LK)
7 subkardinale LK
8 paraösophageale LK
9 LK des rechten oder linken Ligamentum pulmonale
10R rechte tracheobronchiale LK
10L linke peribronchiale LK
11 intrapulmonale LK
14 obere diaphragmale LK

Die mit * gekennzeichneten LK sind der Mediastinoskopie zugänglich; die Stationen 5, 6 und 2L durch eine anteriore parasternale Thorakotomie.

zunahmen der hier gelegenen Lymphknotenstationen sind daher leicht nachweisbar. Wegen ihres schrägen bzw. horizontalen Verlaufes bieten Hauptbronchien, Conus pulmonalis und die zentralen pulmonalen Gefäße schlecht oder ungünstig abzubildende Grenzflächen. Das aortopulmonale Fenster ist daher computertomographisch erst bei größerem Abstand (> 1,5 cm) zum Truncus pulmonalis zu beurteilen. Der spitzwinklige azygoösophageale Recessus wird durch bifurkale (subkarinale) Lymphknotenvergrößerungen laterokonvex verformt. Die komplexe Gefäß- und Bronchialstruktur des Hilus läßt geringe Lymphknotenvergrößerungen zuverlässig nur nach intravenöser Kontrastmittelgabe erkennen.

Lit.: 268

Thymus

Der Thymus, Teil des lymphatischen Systems, hat bei der Geburt ein Gewicht von etwa 20 g und steigt in der Pubertät auf über 30 g an. Er ist ein paariges Organ, das vor den großen Gefäßen der Aortenwurzel gelegen ist; sein linker Flügel ist meist größer angelegt und reicht in das aortopulmonale Fenster hinein. Während er im Kleinkindesalter bis zum Jugulum hochreicht, bleibt er bei weiterem Wachstum des Mediastinums relativ zurück und behält seinen Sitz vor der Aortenwurzel im vorderen Umschlagsbereich des Mediastinums bei.

Ähnlich der Ausmessung der Nebennieren ist die Dicke des jeweiligen Thymuslappens ein besseres Maß als die Länge. Sie sollte bis zum 20. Lebensjahr 1,8 cm nicht überschreiten, später gilt 1,3 cm als die obere Normgrenze.

Die *Radiodensität* entspricht im Kindesalter und der Pubertät der des Muskelgewebes. Nach dem 20. Lebensjahr sinkt der Dichtewert allmählich ab und wird mit zunehmender Fettinvolution ab dem 50. Lebensjahr meist fettäquidens. In den unterschiedlichen Stadien der Fettinvolution kann eine gleichförmige oder ungleichmäßige Fettdurchsetzung stattfinden. Im Endstadium findet sich häufig noch eine zarte fibröse Organmatrix.

Die Form des Thymus ist variabel, die Lappen können verschmelzen oder eine sagittal ausge-

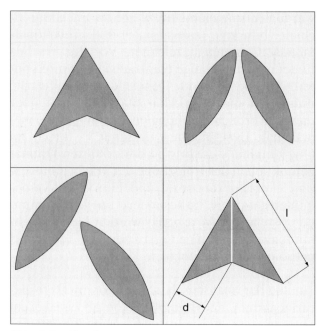

Abb. 6-6a. Konfiguration des Thymus. Die Lappen sind entweder pfeilförmig verschmolzen (62%) oder als zwei getrennte Lappen sichtbar (32%). Selten ist nur ein Lappen vorhanden (6%). Die Ausmessung des Thymus erfolgt in Länge (l) und Dicke (d) der Thymuslappen.

richtete, meist links paramedian gelegene Grenze erkennen lassen. Die Lappenkonturen sind in der Regel glatt und unterschiedlich laterokonvex geformt.

Lit.: 462, 202, 237, 409

Abb. 6-6b. Der Thymus eines 25jährigen. Das normal große Organ (→) zeigt bereits eine deutliche Fettinvolution. Die Lappengrenzen sind dadurch nur schwer ausmeßbar (Hauptbefund: Aortenaneurysma (▸)).

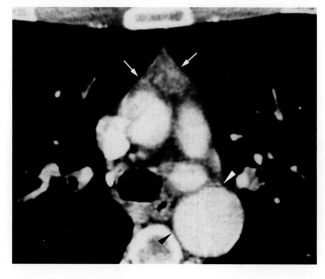

Lymphknotenvergrößerungen

Maligne Lymphome

Der *Morbus Hodgkin* (MH) stellt mit ca. 53 % der bioptisch gesicherten Fälle die größte Gruppe der malignen Lymphome dar. Die Altersverteilung verläuft bimodal mit einem ersten Gipfel im 3. und einem zweiten im 6. – 8. Dezennium. Typisch ist eine intrakanalikuläre Ausbreitungsform von einem Lymphknoten zum nächsten. In bis zu 15 % der mitgeteilten Fälle läßt sich eine extranodale Invasion in das Nachbargewebe nachweisen und in 5 – 10 % eine spätere hämatogene Aussaat.

Die *Non-Hodgkin-Lymphome* (NHL) sind eine histologisch heterogene Gruppe, die unterschiedlich klassifiziert wird. Eine multifokale Genese wird angenommen. Lukes betrachtet maligne Lymphome und Leukämien als verschiedene Erscheinungsformen derselben Erkrankung. Das lymphatische Lymphoblastom tritt zumeist im Kindesalter, die anderen NHL am häufigsten im 6. und 7. Dezennium auf. Im Vergleich zum Morbus Hodgkin läßt sich ein unterschiedliches Befallsmuster und ein höherer Anteil eines extranodalen Tumorwachstums bzw. eine unterschiedliche Dissemination bei Krankheitsbeginn feststellen.

Eine intrathorakale Ausbreitung bei der Erstdiagnostik wird in Zweidrittel der Fälle bei einem MH und in einem Drittel der Fälle bei einem NHL nachgewiesen. Das Mediastinum wird im Zuge der Ausbreitung der Erkrankung nicht selten übersprungen (mediastinal skip). Bei den leukämisch verlaufenden Formen finden sich in einem Viertel der Fälle mediastinale und hiläre Lymphome, vor allem bei der lymphozytären Verlaufsform. Für das Befallsmuster im Mediastinum ergeben sich keine prinzipiellen differentialdiagnostischen Unterschiede zwischen MH und NHL. Der häufigere primäre Befall der zervikalen Lymphknoten bei MH führt infolge der kontagiösen Ausbreitungsform zu einem bevorzugten Befall des vorderen oberen Mediastinums und der paratrachealen Lymphknotenkette, während die parakardialen und die Lymphknoten des unteren hinteren Mediastinums fast immer im Gegensatz zu NHL ausgespart werden. Isolierte hiläre Lymphome stellen eine Ausnahme dar.

• **CT**

Lymphome sind als noduläre oder unstrukturierte Weichteilzonen zu erkennen. Besonders empfindliche Zonen des Nachweises sind die paratrachealen, paravertebralen und retrokruralen wie auch die perikavalen, präaortalen und retrosternalen Lymphknotenketten. In der oberen

Abb. 6-7. Befallsmuster von malignen Lymphomen.

Morbus Hodgkin	Non-Hodgkin-Lymphome
Zentripetaler Befall: bevorzugt in Lymphknoten entlang der Körperachse	Zentrifugaler Befall und multizentrische, nicht-kontagiöse Ausbreitungsform
Epitrochleare, gastrointestinale, testikuläre Stationen sowie Waldeyer'scher Rachenring selten befallen	Häufig mit Befall der epitrochlearen, testikulären und gastrointestinalen Lymphknoten, einschl. Waldeyer'scher Rachenring
Mediastinale Manifestation in über 50% der Fälle	Mediastinaler Befall selten (20%)
Abdominale Lymphknotenbeteiligung selten in asymptomatischen, jedoch typisch in älteren Patienten mit Fieber oder Nachtschweiß	Abdominaler Lymphknotenbefall häufig
Gewöhnlich regionaler (lokalisierter) Befall mit kontagiöser Ausbreitungsform	Selten regional(-lokalisierter) Befall
Knochenmarkbeteiligung selten	Häufig Knochenmarkbeteiligung
Lebermanifestation selten, wenn nachgewiesen, nahezu obligater, gleichzeitiger Befall der Milz, selten ohne Fieber und Nachtschweiß	Leberbefall meist bei follikulärem, selten bei diffusem Lymphom

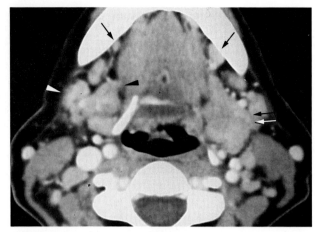

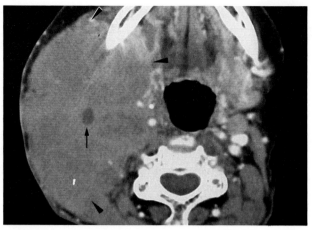

Abb. 6-8. Non-Hodgkin-Lymphom. Nachweis scharf abgesetzter, mäßiger Lymphknotenvergrößerung im Bereich des Mundbodens (→) und der Halsgefäßscheide (V. jugularis interna-Gruppe ⇉). Sie nehmen mäßiggradig KM auf, so daß sie gegenüber der Glandula submandibularis isodens erscheinen (▸).

Abb. 6-9. Non-Hodgkin-Lymphom. Diffus verteilte, scharf abgesetzte Lymphknoten im Bereich des Mundbodens, der Halsgefäßscheide und des M. sternocleidomastoideus.

Abb. 6-10. Non-Hodgkin-Lymphom. Die Lymphknoten hinter der V. jugularis interna (→) müssen gegenüber den Mm. scaleni (▸) abgegrenzt werden (Plexus brachiocervicalis ⇉).

Abb. 6-11. Non-Hodgkin-Lymphom. Ausgedehnte diffuse Raumforderung im Bereich des Kieferwinkels rechts, die sowohl den Mundboden als auch die dorsale Muskulatur infiltriert (▸). Nach KM-Gabe mäßiges Enhancement um 20 HE, wobei sich zystoide regressive Veränderungen demarkieren (→).

Abb. 6-12. Non-Hodgkin-Lymphom. Nachweis ausgedehnter axillärer Lymphome (→), weitgehend isodens mit der angrenzenden Muskulatur.

Abb. 6-13. Anaplastisches Plasmozytom. Nachweis eines Lymphknotenkonglomerates im rechten Herzzwerchfellwinkel (→).

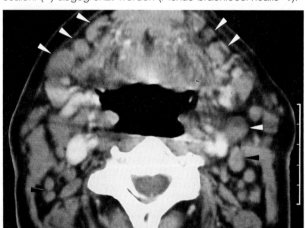

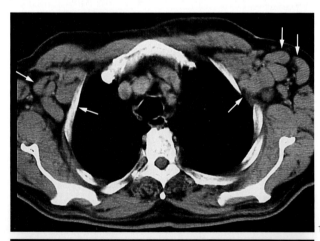

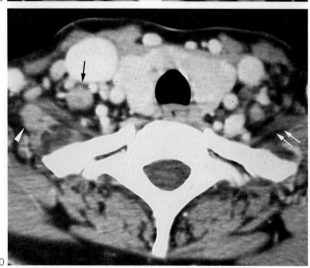

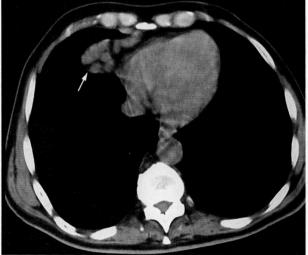

Lymphknotenvergrößerungen 147

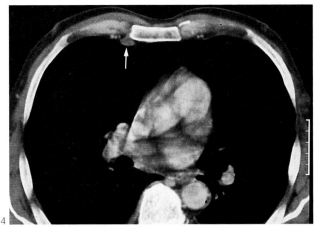

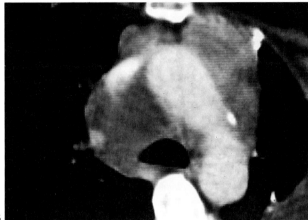

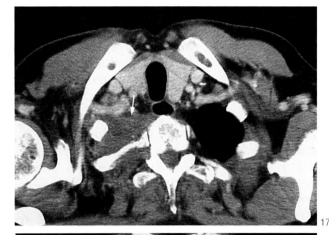

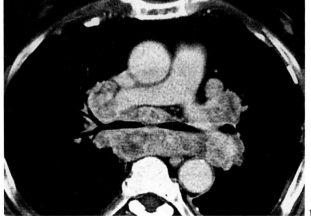

Abb. 6-14. Non-Hodgkin-Lymphom. Sehr diskrete Lymphknotenvergrößerungen im Bereich der Mammaria-interna-Gruppe (→).

Abb. 6-15. Non-Hodgkin-Lymphom. Diffuse Durchsetzung des oberen Mediastinums durch Weichteilmassen, die eine geringe Inhomogenität nach KM-Gabe aufweisen. Die V. cava superior ist mäßiggradig imprimiert.

Abb. 6-16. Non-Hodgkin-Lymphom. Ausgedehnte Raumforderung im oberen vorderen Mediastinum (▸) mit deutlichen regressiven Veränderungen, die sich als unscharfe hypodense Zone nach KM-Gabe demarkieren (→). Hier stellt sich die Differentialdiagnose gegenüber einem Teratom, wenn ein isolierter Befund vorliegt.

Abb. 6-17. Plasmozytom. In der Umgebung der 2. Rippe rechts befindet sich eine Weichteilformation, die der Lunge aufsitzt (→). Diese Raumforderung ist von einem Pancoast-Tumor nicht zu unterscheiden, zumal eine leichte Rippenarrosion vorliegt.

Abb. 6-18. Immunozytom. Nachweis von knotigen, z.T. konfluierenden Raumforderungen im gesamten mittleren Mediastinum einschließlich der Hili. Nach KM-Gabe deutliches, ungleichförmiges Enhancement.

Abb. 6-19. M. Hodgkin mit mäßigen, gut abgesetzten Lymphknotenvergrößerungen mediastinal und axillär (→).

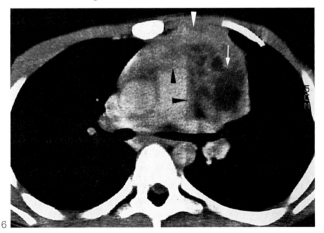

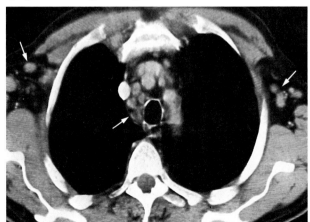

Thoraxapertur müssen ektatische (venöse) Gefäße und Anschnitte von Schilddrüsenlappen mittels KM-Gabe diagnostisch abgegrenzt werden. *Verkalkungen* von Lymphomen sind sehr selten und finden sich nur bei chronischen Verlaufsformen, meist als Bestrahlungsfolge. Verdrängungen von Trachea, Bronchien und Gefäßen sind bei ausgedehnten Prozessen nicht selten und können zu Lungenatelektasen führen.

Die *Densität* der Lymphome liegt im Bereich von Weichteilgewebe oder geringgradig darunter. Zystische oder nekrotische Areale sind als besondere pathologische Konstellationen anzusehen. Grundsätzlich sind Pleura, Retrosternalraum und Perikard nach nodulären Strukturen abzusuchen. Eine direkte Infiltration des Lymphoms in Lunge, Pleura oder Thoraxwand ist bei größeren Tumormassen nicht selten. Hinsichtlich der Bewertung von Tumorresten unter oder nach Therapie gelten die gleichen Kriterien wie bei infradiaphragmaler Manifestation (→ Retroperitoneum).

KM: Ein Enhancement nach KM-Bolus führt nur zu geringen Dichteanhebungen (bis zu 20 HE), zystische oder nekrotische Zonen können sich absetzen.

DD: Bei einer solitären weichteildichten Raumforderung ist das gesamte Spektrum der soliden mediastinalen Neoplasien in Erwägung zu ziehen.

Lit.: 306, 952

Lymphknotenmetastasen

Am häufigsten finden sich mediastinale Lymphknotenmetastasen von primär intrathorakalen Tumoren, dem Bronchial- und dem Ösophaguskarzinom. Die übrigen entstammen in abnehmender Wahrscheinlichkeit den Malignomen des Magens, des Pankreas, der Mamma-, der Niere, des Hodens, der Prostata, der Schilddrüse oder des Larynx. Extrathorakale Tumoren greifen häufig bei lymphogener Ausbreitung per continuitatem auf mediastinale Stationen über. Sarkome metastasieren im Vergleich zu den Karzinomen nur selten lymphogen in das Mediastinum.

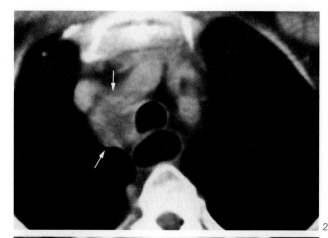

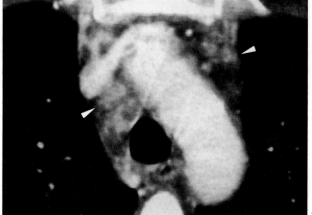

Abb. 6-20. Paratracheale Metastase eines Bronchialkarzinoms (→).

Abb. 6-21. Metastasen eines schleimbildenden Adenokarzinoms. Es findet sich ein retikuläres feinknotiges Ausbreitungsmuster (▸).

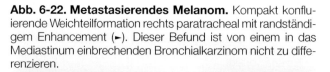

Abb. 6-22. Metastasierendes Melanom. Kompakt konfluierende Weichteilformation rechts paratracheal mit randständigem Enhancement (▸). Dieser Befund ist von einem in das Mediastinum einbrechenden Bronchialkarzinom nicht zu differenzieren.

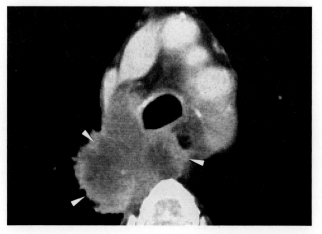

Lymphknotenvergrößerungen 149

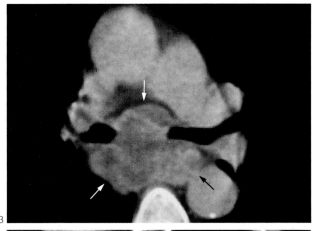

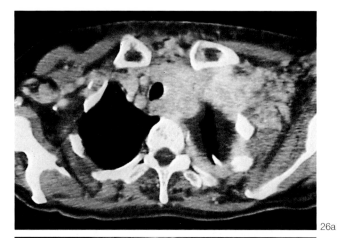

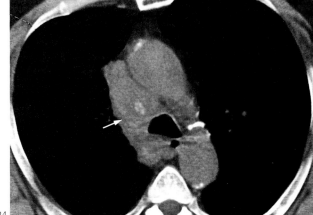

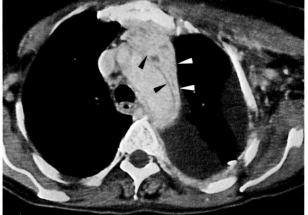

Abb. 6-23. Infrakarinale Metastase eines Bronchialkarzinoms. Nach KM-Gabe ist diese Raumforderung vom linken Vorhof sicher zu differenzieren.

Abb. 6-24. Metastasierendes kleinzelliges Bronchialkarzinom. Nachweis sehr feiner punktförmiger Verkalkungen innerhalb der kompakten konfluierenden LK-Metastasen.

Abb. 6-26. Metastasierendes Mammakarzinom. Die Ausbreitung erfolgt über die linke Axilla durch die obere Thoraxapertur über konfluierende Lymphknotenkonglomerate, die sich kaudalwärts vor dem Aortenbogen (►) als kompaktes Weichteilkonglomerat darstellen. Außergewöhnlich ist das erhebliche Enhancement, das eine starke Vaskularisation des Tumorgewebes anzeigt.

Abb. 6-25. Metastasierendes kleinzelliges Bronchialkarzinom. Konfluierende Metastasen des oberen Mediastinums. Neben diskreten Verkalkungen demarkieren sich nach KM-Gabe deutliche regressive Veränderungen. Erhebliche Kompression der V. cava superior (→). Nachweis eines Kollateralkreislaufes über die V. azygos (►) und die V. mammaria interna (►).

Abb. 6-27. Metastasierendes Phäochromoblastom. Nach KM-Bolus stellt sich eine stark vaskularisierte 3 cm messende Raumforderung (→) mit nekrotischem Zentrum dar, die somit dem Aspekt des Primärtumors gleicht.

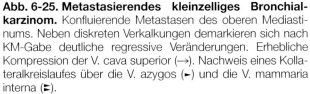

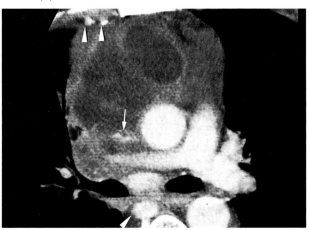

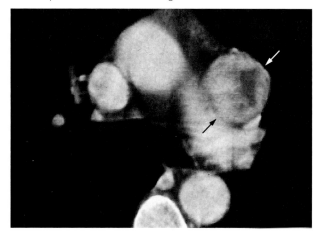

• CT

Nativ: Computertomographisch lassen sich metastatische Lymphknotenvergrößerungen wie bei malignen Lymphomen als Weichteilstrukturen nachweisen. Sie erreichen jedoch nicht deren Ausdehnung und verursachen Frühsymptome bereits bei geringerer Knotengröße durch Invasion der Nerven und Gefäße (Rekurrensparese). Entsprechend der Drainagezonen ist beim Bronchialkarzinom eine genaue Analyse des ipsilateralen Hilus, beim Mammakarzinom dagegen der retrosternalen Lymphknotengruppen erforderlich. Bei Tumoren des Gastrointestinaltraktes, der Nieren, Hoden oder Prostata ist auf die posterioren und beim Karzinom des Larynx und der Schilddrüse auf die Lymphknoten des oberen Mediastinums zu achten.

Generell sind Lymphknoten ab einem Querdurchmesser von 10 mm als pathologisch zu bewerten, obwohl auch kleinere Lymphknoten bereits Mikrometastasen enthalten und größere lediglich entzündlich-reaktiv verändert sein können. Die klinische Einschätzung wird erleichtert, wenn Tumorsitz und lymphatisches Drainagegebiet in die diagnostische Beurteilung mit einbezogen werden. Größere Lypmhknotenkonglomerate führen zu flächigen Maskierungen der Mediastinalstrukturen. Die überwiegende Zahl der parakardialen bzw. im kardiophrenischen Winkel gelegenen Lymphknotenvergrößerungen erweisen sich als maligne.

Verkalkungen finden sich selten, so z.B. bei metastasierenden schleimbildenden Tumoren (Ovarialkarzinom), beim bronchioloalveolärem Karzinom und nach Bestrahlungen.

KM: Ein KM-Bolus bewirkt in der Regel nur ein diskretes randbetontes Enhancement der Lymphknotenstrukturen. Hypervaskularisierte Metastasen eines Nieren-, Schilddrüsen- oder eines kleinzelligen Lungenkarzinoms mit konsekutiv verstärkter KM-Aufnahme sind selten. Zur besseren Differenzierung gegen Gefäße ist insbesondere im Bereich der oberen Thoraxapertur und der Hili normalerweise eine KM-Gabe notwendig.

Lit.: 940, 621, 217, 411, 271, 734, 688, 322, 693, 309

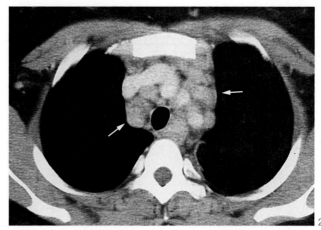

Abb. 6-28a. Sarkoidose. Im oberen Mediastinum Nachweis von scharf abgesetzten nodulären Strukturen, die die Gefäße nicht wesentlich komprimieren.

Abb. 6-28b,c. Kaudalwärts in Höhe der Carina tracheae zunehmende Konfluenz der Weichteilfiguren mit Abdrängung des V.-azygos-Bogens. Sowohl retrokardial als auch im Bereich der Hili Nachweis konfluierender kompakter Lymphknotenmassen.

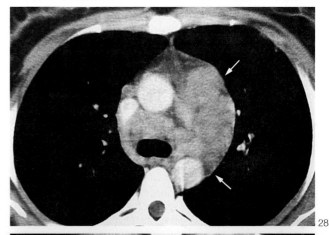

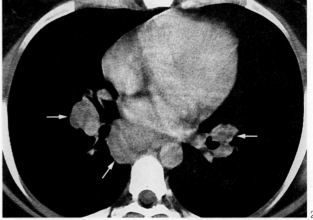

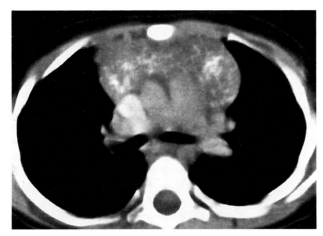

Abb. 6-29. Histiozytosis X. Weichteilformation retrosternal mit Abdrängung der großen Gefäße nach dorsal. Die Lymphknotenstrukturen konfluieren und zeigen wolkige amorphe Verkalkungen.

Abb. 6-30. Silikose. Kompakte Verkalkungen der Lymphknoten im Mediastinum, angedeutet eierschalenförmig. Im Bereich des rechten Hilus sind die Lymphknoten nicht verkalkt.

Abb. 6-31. Pneumocystis carinii Lymphadenopathie. Erhebliche, z. T. konfluierende Lymphknotenvergrößerungen mit schaligen Verkalkungen und hypodensem Zentrum.

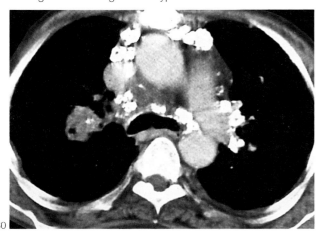

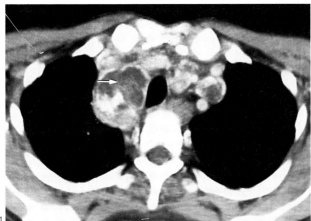

Entzündlich reaktive granulomatöse Lymphknotenvergrößerungen

Bei der *Sarkoidose* lassen sich im oberen Mediastinum paratracheal und präaortal meist vergrößerte, scharf abgesetzte und symmetrisch in den Hili angeordnete Lymphknoten nachweisen. Eine mediastinale Ausbreitung ohne hiläre Lymphknotenvergrößerungen ist untypisch. Fehlen pulmonale Veränderungen, so ist differentialdiagnostisch an das maligne Lymphom zu denken, zumal Lymphknoten auch bei der Sarkoidose zu flächigen Konglomeraten konfluieren können. *Verkalkungen* werden vereinzelt im Ausheilungsstadium nachgewiesen.

Die *Lymphknotentuberkulose* zeigt im floriden Stadium vergrößerte Lymphknoten (paratracheal, tracheobronchial) mit randständigem Enhancement und zentraler, nekrosebedingter Hypodensität. Auch diese meist asymmetrisch befallenen Lymphknoten können zu Konglomeraten konfluieren und raumfordernden Charakter annehmen. Im Ausheilungsstadium werden häufig *Verkalkungen* angetroffen.

Bei *Pneumokoniosen* finden sich neben leichten Lymphknotenvergrößerungen häufig (schalige) *Verkalkungen* hilär und mediastinal. Sie bereiten normalerweise wegen der typischen Lungenveränderungen keine diagnostischen Probleme.

Die *angiofollikuläre Hyperplasie* weist ein gefäßreiches Lymphgewebe auf, nach KM-Bolus werden stark kontrastierte und vergrößerte Lymphknoten dargestellt. Differentialdiagnostisch müssen sie gegen die seltenen hypervaskularisierten Metastasen des Schilddrüsen- und des Renalzellkarzinoms, dem Hämangiom, der intrathorakalen Struma sowie dem Nebenschilddrüsenadenom abgegrenzt werden.

Bei *unspezifischen reaktiven Hyperplasien* sind Lymphknoten in der Regel nur gering vergrößert und scharf berandet. Verkalkungen werden gehäuft bei Pneumocystis-carinii-Infektionen unter Pentamidin-Prophylaxe gesehen.

Entzündlich reaktive und granulomatöse Lymphknotenvergrößerungen bieten weder von der morphologischen Erscheinungsform noch vom Verteilungsmuster diagnostische Kriterien, die sie sicher von malignen Erkrankungen abgrenzen lassen. In vielen Fällen sind jedoch Anamnese, Klinik und Umgebungsdiagnostik von Lunge,

152 Kapitel 6 · Mediastinum

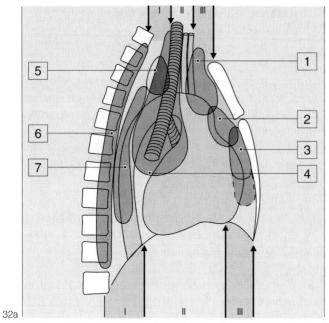

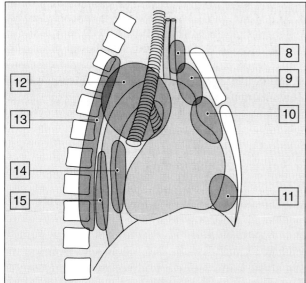

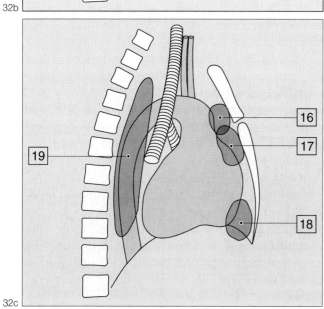

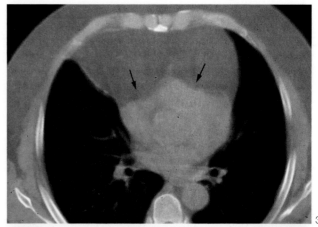

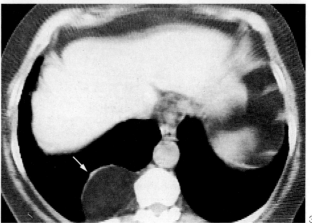

Abb. 6-33. Mediastinales Lipom. Die Raumforderung mit homogenen fettäquidensen Dichtewerten liegt vor dem Herzen und imprimiert durch expansives Wachstum die Herzkammern von ventral (→).

Abb. 6-34. Fetthaltige Raumforderung. Hernierung von retroperitonealem Fettgewebe durch das Zwerchfell rechts parakardial dorsal (→). „Zwerchfell-Lipom".

Abb. 6-32. Primäre Raumforderungen des Mediastinums.

Zeichenerklärung:

a) Solide Raumforderungen
1 retrosternale Struma
2 Thymom, SD-Adenom, Hämangiom (Lymphgranulom)
3 Teratom, Disgerminom (Fibrom)
4 primäre maligne Lymphome
5 retrotracheale Struma
6 neurogene Tumoren
7 Ösophagustumoren, Fibrosarkome

b) Zystische Raumforderungen
8 Schilddrüsenzysten
9 Thymuszysten
10 zystische Teratome
11 Mesotheliom (Lymphangiom)
12 bronchogene Zyste
13 Meningozelen
14 neuroenterale Zysten
15 Lymphangiom

c) Fetthaltige Raumforderungen
16 Thymuslipom
17 Dermoidzyste
18 Lipom
19 Liposarkom

Hals und Abdomen bereits richtungweisend, so daß sich eine Mediastinoskopie erübrigt.

Lit.: 913, 310, 194, 207, 234, 254, 260, 3793, 415, 354, 1630

Primäre Tumoren des vorderen Mediastinums

Mesenchymale Tumoren

Mesenchymale Tumoren sind in allen drei Räumen des Mediastinums anzutreffen, finden sich jedoch am häufigsten im vorderen Kompartment.

Lipome treten insgesamt selten auf und sind zumeist einseitig stärker ausgeprägt. Sie können den mediastinalen Raum kaudal- und kranialwärts verlassen und nehmen dann eine sanduhrförmige Form an, die aber auch bei der Herniation omentalen Fettgewebes in das untere hintere Mediastinum erscheinen kann. Aufgrund ihrer weichen Konsistenz führen Lipome nicht zur Verdrängung der Nachbarorgane und sind klinisch häufig ein Zufallsbefund. Eine *Lipomatose* kann auch iatrogen durch Kortikoidtherapie hervorgerufen werden.

Lipo-Fibro-Sarkome sind extrem selten. Sie liegen meist im hinteren Mediastinum und können die Nachbarorgane deutlich verdrängen.

Fibrome führen erst bei erheblicher Größe zu klinischen Beschwerden. Bei *Fibrosarkomen*, die eher im hinteren Mediastinum liegen, wird wie bei Fibromen gelegentlich ein begleitender Pleuraerguß nachgewiesen.

Hämangiome (kavernöses Hämangiom, Hämangioendotheliom, Hämangiosarkom) sind seltene Neoplasien und liegen zu ca. 65% im vorderen Mediastinum. Sie sind von einer Bindegewebskapsel umgeben, sehr formvariabel und können multipel auftreten. Sie weisen häufig Phlebolithen auf.

Lymphangiome (Hygrome) treten vorzugsweise im Kindesalter auf. Sie können bis in die Halsregion reichen und erhebliche Verdrängungserscheinungen hervorrufen. Man unterscheidet ka-

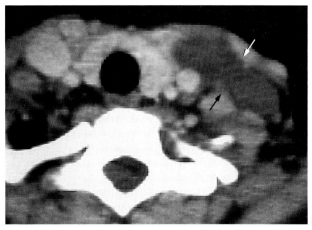

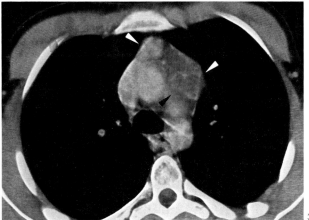

Abb. 6-35. Lymphangiom. Nachweis einer zystischen Formation in der oberen Thoraxapertur links (→) mit mäßiger Verdrängung der Nachbarorgane.

Abb. 6-36. Thymushyperplasie. Nach Chemotherapie wegen M. Hodgkin deutliche Vergrößerung des Thymus, die sich im weiteren Verlauf ohne Therapie zurückbildet.

Abb. 6-37. Zystisches Thymom. Nachweis einer 3 cm messenden, glatt berandeten wasseräquidensen Raumforderung (→), dem Conus pulmonalis links lateral anliegend mit ventraler Verkalkung (▸).

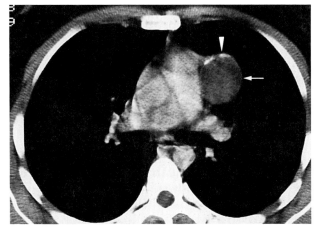

vernöse und zystische Formen. Im Erwachsenenalter sind sie meist glatte, mehrfach gekammerte weiche Raumforderungen, die im unteren vorderen Mediastinum liegen und keine Beschwerden verursachen, wenn nicht ein Chylothorax hinzutritt.

• **CT**

Lipome und *Lipomatosen* sind durch ihre gleichförmige Radiodensität im Fettbereich (-80 bis -120 HE) eindeutig gekennzeichnet. Eine fetthaltige Neoplasie im hinteren Mediastinum mit gegenüber normalem Fettgewebe deutlich erhöhten Dichtewerten muß den Verdacht auf Malignität (*Liposarkom*) aufkommen lassen, auch wenn Lymphknotenabsiedlungen oder Knochendestruktionen noch nicht erkennbar sind.

Fibrome sind von anderen, nichtzystischen Raumforderungen kaum zu unterscheiden und differentialdiagnostisch gegen häufiger vorkommende Thymome, Teratome oder parathyreoidale Tumoren abzugrenzen. Phlebolithen innerhalb der Raumforderungen können Hinweise auf ein *Hämangiom* sein. Eine gezielte und protrahierte Bolusinjektion läßt den starken Vaskularisationsgrad dieses Tumors erkennen. *Lymphangiome* und *Hygrome* weisen die Kriterien einer wassergefüllten Raumforderung auf und können durch ihre Lage von den Vorderdarmzysten differenziert werden.

Lit.: 259, 398, 383, 211, 1714, 427

Thymustumoren

Der häufigste Thymustumor ist das *Thymom*, das zwar in jedem Lebensalter, vorzugsweise jedoch im 4. Dezennium auftreten kann und meist nicht die Größe von Teratomen erreicht. Maligne bzw. entartete Thymome werden zu ca. 30% angetroffen. Sie sind durch eine hohe Invasivität in die Nachbargewebe gekennzeichnet. Gewöhnlich werden pleurale und perikardiale Absiedlungen nachgewiesen, hämatogene und lymphogene Metastasen dagegen nur ausnahmsweise. Thymome werden begleitend bei Thymushyperplasie (65%) und bei Myasthenia gravis (15%) gefunden. *Thymuslipome* und *-zysten* sind selten und stellen besondere Ausdifferenzierungen des Thymusgewebes dar.

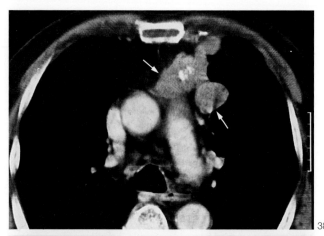
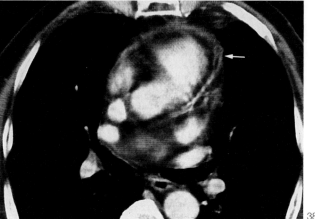

Abb. 6-38. Malignes Thymom. Weichteildichte knotige Raumforderung (a →) vor dem Conus pulmonalis links mit unregelmäßiger Begrenzung zur Pleura mediastinalis. Nachweis von zentralen Verkalkungen. 3 cm kaudal befindet sich eine Perikardverdichtung (b →) als Zeichen eines Perikardergusses, der auf eine Perikardinvasion hinweist.

Abb. 6-39. Malignes Thymom. Die knotigen Metastasen durchsetzen das vordere und hintere Mediastinum (▸) und infiltrieren die Leber. Der Erguß weist auf eine Pleurainvasion hin (→).

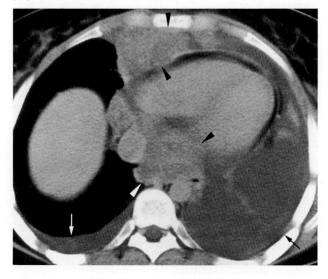

• CT

Nativ: Beim *Thymom* wird eine rundlich-ovale, glatt berandete oder gelappte Raumforderung nachgewiesen, die meist asymmetrisch am Übergang vom Herzen zu den großen Gefäßen oder direkt vor der Aorta ascendens liegt. Unabhängig von der Dignität werden nicht selten feinschollige randständige oder diffuse intratumorale Verkalkungen nachgewiesen. Die Dichtewerte liegen im soliden Bereich, bei zystischen Komponenten sind sie erniedrigt, erreichen aber selten Wasseräquidensität. Da die Tumorkapsel mit dem Perikard und der Pleura verwachsen sein kann, bedeutet ein Fehlen der demarkierenden Fettlamelle nicht zwangsläufig eine Tumorinvasion. Diese muß angenommen werden, wenn eine Unschärfe gegenüber dem umgebenden Fettgewebe vorliegt, solide Komponenten die Pleura- oder Perikardblätter verdicken und ein Erguß in den serösen Höhlen nachgewiesen wird. Das maligne Thymom kann auch in das hintere Mediastinum und durch das Zwerchfell in den Abdominalraum vorwachsen.

Ein *Thymuslipom* kann deutliche bindegewebige Anteile aufweisen, so daß die Dichtewerte gegenüber reinem Fettgewebe erhöht sind.

Reine *Thymuszysten* mit dünner Wandung sind sehr selten und nur über ihre mediastinale Lage als solche zu diagnostizieren.

KM: Ein KM-Bolus dient zur besseren Demarkierung von zystischen Gewebekomponenten und der Organgrenzen. Eine Gefäßinvasion ist erst nach ausreichender Kontrastmittelgabe durch einen Konturdefekt erkennbar.

DD: Eine *(physiologische) Thymusvergrößerung* tritt bevorzugt im Jugendalter auf und kann einen Hyperthyreoidismus begleiten. Sie dehnt sich bilateral im vorderen oberen Mediastinum aus, wobei die Form der Thymuslappen erhalten sein kann. Eine *Thymushyperplasie* (histologisch: lymphoide folliculäre Hyperplasie) kann, muß jedoch nicht, mit einer Organvergrößerung einhergehen. Sie wird gehäuft nach kombinierter Steroid-Chemo-Therapie gefunden (Rebound- Phänomen). Da sie nur vorübergehend auftritt, sind Verlaufskontrollen zur Differenzierung gegen ein Tumorrezidiv sinnvoll. Eine *Thymuspersistenz* mit meist kleinen, nodulären, z. T. fettdurchsetzten retrosternalen Strukturen führt nur selten zu größeren Raumforderungen. Gelegentlich ist der Thymus auch Ausgangsort anderer Neoplasien, z. B. eines M. Hodgkin. Größere Zysten innerhalb der Raumforderung gelten dabei als nicht ungewöhnlich.

Lit.: 201, 261, 766, 770, 771, 462, 478

Teratoide Blastome

Mit 11–17 % aller mediastinalen Raumforderungen sind teratoide Blastome etwa gleich häufig wie Thymome. Sie entstammen primitiven Keimzellen und sind aus unterschiedlichen Gewebearten zusammengesetzt. Teratome enthalten ekto-, meso- und endodermale Gewebeanteile, Dermo-

Abb. 6-40. Teratom. Ausgedehnte Raumforderung an typischer Stelle vor den Gefäßen, dem Herzen aufsitzend. Nach KM-Gabe demarkieren sich scharf berandete zystoide Formationen (→) mit randständigen Erhabenheiten (a ►). Auch ein Fettgewebseinschluß läßt sich nachweisen (b ⇒), der ein wichtiger Indikator für die Artdiagnose ist.

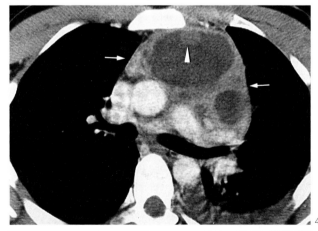
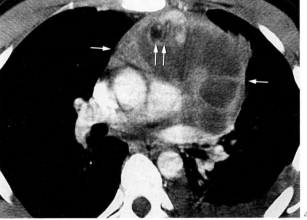

idzysten dagegen sind epidermalen Ursprungs. Es kommen zystische und solide Formen vor. Sehr viel seltener sind Seminome, Teratokarzinome oder Chorionepitheliome. Teratoide Blastome werden gehäuft bei Männern im 2. – 4. Dezennium angetroffen und sind zu 25% bösartig. Zystische Formen erweisen sich meist als gutartig, solide eher als maligne. In 50% der nachgewiesenen Tumoren finden sich Verkalkungsstrukturen.

• CT

Teratome und Dermoidzysten liegen meist im vorderen Mediastinum am Abgang der großen Gefäße des Herzens. Nur selten werden sie im hinteren Mediastinum aufgefunden. Gelappte Konturen und solide Gewebe sprechen eher für ein Malignom, während zystische und glatt berandete, rundliche Raumforderungen auf Benignität hinweisen. Sowohl Teratome als auch Dermoidzysten können (meist schalig) *verkalken*. Für Dermoidzysten sind kalkhaltige Anhangsgebilde der Haut (Knochen, Zähne) pathognomonisch. Mit zunehmender Größe nehmen auch Verdrängungserscheinungen zu (Kompression der Bronchien und der V. cava superior). Ein schnelles Größenwachstum spricht eher für Malignität, eine Volumenzunahme kann bei zystischen Raumforderungen aber auch nach Einblutungen erfolgen. Lokale Invasion und pulmonale oder regionale Metastasen sind dagegen eindeutige Malignitätskriterien.

Die *Radiodensität* hängt von der Gewebezusammensetzung des Tumors ab. Zystische Komponenten lassen sich meist bereits durch ihre wasseräquidensen Dichtewerte sichern. Bei Hämorrhagien mit einem tumorähnlichen Dichteanstieg ist eine KM-Gabe zur Aufdeckung der soliden, vaskularisierten Tumorkomponenten wie auch der eindeutigen Demarkierung avaskulärer Bereiche notwendig. Teratome können Fettgewebskomponenten mit negativen Dichtewerten enthalten, ohne jedoch die von reinem Fettgewebe (-100 HE) zu erreichen. Dermoidzysten enthalten häufig talghaltiges Material mit Dichtewerten ebenfalls im Negativbereich. Fetthaltige Teratome sind von Thymuslipomen computertomographisch nicht zu unterscheiden.

Seminome erscheinen meist als knollige Raumforderungen von homogener Gewebedichte. *Te-*

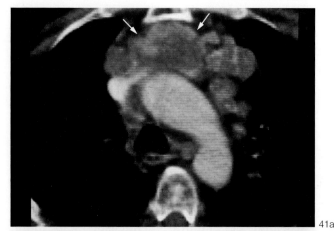
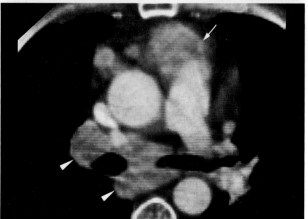

Abb. 6-41. Metastasierendes Teratom. Die im vorderen Mediastinum vor der Aorta gelegene kompakte Raumforderung zeigt nach KM-Gabe ein randständiges, im Zentrum jedoch geringgradig inhomogenes Enhancement (→). In der Umgebung der Raumforderung Nachweis kleinerer, ähnlich vaskularisierter, nodulärer Strukturen, die sich auch hinter die V. cava superior ausdehnen (▸).

rato- und *Chorionkarzinome* sind durch invasives Wachstum, frühzeitige Nekrose und Hämorrhagien gekennzeichnet, die sich nach KM-Gabe als hypodense Areale vom gut vaskularisierten Tumorgewebe absetzen. Bei klinischen Zeichen einer Feminisierung muß ein *Chorionkarzinom* in Betracht gezogen werden.

Die häufige Ansiedelung teratoider Blastome im Thymuslager oder im Thymus selbst bedingt die differentialdiagnostische Abgrenzung gegen Thymome, die jedoch häufig nur klinisch erfolgen kann.

Lit.: 251, 1734, 423, 469, 321

Primäre Tumoren 157

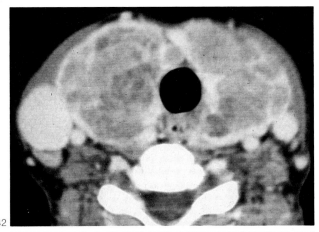

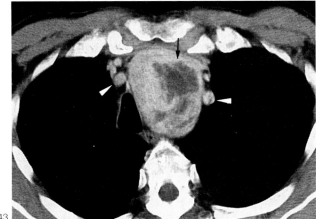

Abb. 6-42. Struma colloides. Das kolloidhaltige Schilddrüsengewebe wird nach KM-Gabe durch feine, sich deutlich anfärbende Septierungen strukturiert.

Abb. 6-43. Retrosternale Struma. In typischer Weise werden die brachiocephalen Gefäße korbartig durch die eintauchende Struma lateral abgedrängt (▻). Das normale, gut vaskularisierte Schilddrüsengewebe demarkiert regressive Veränderungen bzw. Einblutungen als hypodense Zonen (→).

Abb. 6-44. Intrathorakale Struma. Die intrathorakal gelegene Struma zeigt bereits im Nativscan mit 75 HE leicht erhöhte Dichtewerte im Vergleich zum benachbarten Aortenbogen. Die Kalkeinlagerungen sind Ausdruck regressiver Gewebeveränderungen (▻).

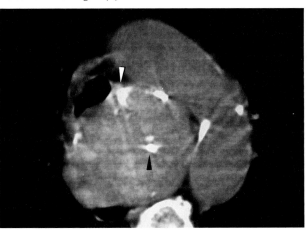

Struma

Hyperplasie (Jodmangel, Hyperthyreoidismus) und Entzündungen (Riedel, Hashimoto) führen zu einer allgemeinen Vergrößerung der Schilddrüse, der Struma.

75 – 80 % der endothorakalen Strumen entspringen von den unteren Polen der Schilddrüsenlappen oder dem Isthmus und erstrecken sich retrosternal vor die Trachea. Die übrigen Strumen entstammen den dorsalen Schilddrüsenanteilen und dehnen sich hinter der Trachea oder dem Ösophagus einschließlich der brachiozephalen Gefäße in das hintere, meist rechtsseitige Mediastinum aus. Die dystopen Knoten sind von einer festen Kapsel umgeben und erhalten ihre Blutversorgung über einen Verbindungsstrang mit der Schilddrüse.

Eine *dystope* mediastinale Struma ist selten und manifestiert sich früh durch Verdrängungserscheinungen. Radionuklideinlagerungen im Bereich der Raumforderung und ein leeres Schilddrüsenlager im Halsgebiet sichern die Diagnose.

● **CT**

Nativ: Je nach Sitz verdrängt und komprimiert die thyreoidale Raumforderung die Trachea. Die brachiozephalen Gefäße werden seitwärts verlagert. Die Venen können durch Kompression der V. cava superior erweitert erscheinen. Regressive Veränderungen sind üblich, so daß häufig schalige Verkalkungen nachweisbar sind. Zystische Veränderungen sind etwas seltener anzutreffen, dennoch aber nicht ungewöhnlich. Da eine Radionuklideinlagerung in dystopem intrathorakalem Schilddrüsengewebe nur relativ selten erfolgt, muß computertomographisch besonders die morphologische Beziehung zwischen Schilddrüse und Raumforderung geklärt werden. Läßt sich ein entsprechender Verbindungsstrang nachweisen, ist die Diagnose einer Struma endothoracica bzw. cervicothoracalis sehr wahrscheinlich. Eine gering erhöhte Gewebedichte (70 HE) im Nativscan ist ein weiterer Hinweis auf Schilddrüsengewebe und wird auf einen erhöhten Jodgehalt zurückgeführt. Eine Entartung zur Struma maligna kann beim Nachweis eines infiltrativen Wachstums in die Umgebung oder bei regionalen Lymphknotenvergrößerungen vermutet werden.

KM: Das gut vaskularisierte SD-Gewebe zeigt nach einem KM-Bolus ein deutliches Enhancement und demarkiert somit regressiv veränderte, hypodense Gewebeanteile ebenso wie Adenome oder Karzinome, während Zysten nicht anreichern. Auch die präoperativ wichtige Abklärung der Organbeziehung zu intrathorakalen Nachbarstrukturen (Gefäße, Trachea, Ösophagus) wird durch die KM-Gabe erleichtert.

DD: Die Abgrenzung maligner Prozesse von Adenomen und Entzündungen ist ohne den Nachweis sekundärer Malignitätskriterien nicht möglich.

Lit.: 422

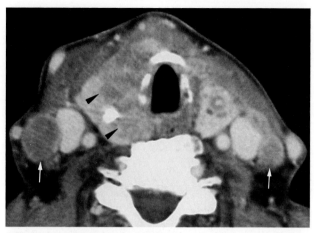

Abb. 6-45. Schilddrüsenkarzinom. Von dem sich gut kontrastierenden Schilddrüsengewebe demarkiert sich, insbesondere im rechten Schilddrüsenlappen, hypodens die Tumorinfiltration (▶). Zudem Nachweis von regionalen Lymphknotenvergrößerungen (→), die eine ähnliche Gewebestruktur nach Kontrastmittel aufweisen wie der Primärtumor.

Parathyreoidale Tumoren

Zu 90% liegen die Epithelkörperchen hinter der Schilddrüse. Sie sind bei Ektopien überwiegend im vorderen oberen Mediastinum, insbesondere im Thymuslager, selten im hinteren oberen Mediastinum im tracheo-ösophagealen Winkel anzutreffen. Eine Überfunktion wird zu 90% von Adenomen und zu 10% durch Hyperplasien hervorgerufen. Die Mehrzahl der Adenome ist hormonaktiv. Ihre Größe variiert von 0,5 – 3 cm, kann jedoch auch einen Durchmesser von 10 cm überschreiten.

- **CT**

Nativ: Die meist muskeläquidensen umschriebenen Raumforderungen sind hinter und an den unteren Polen der Schilddrüse wegen ihres geringen Durchmessers häufig nur in Dünnschichttechnik (< 5 mm) zu erfassen. Bei der Suche nach ektopen Adenomen sind Dünnschnittschichten bis zur Karina zu legen. Dabei ist besonders auf das Thymuslager und den tracheo-ösophagealen Winkel zu achten. Verkalkungen und Zysten werden nur selten gefunden.

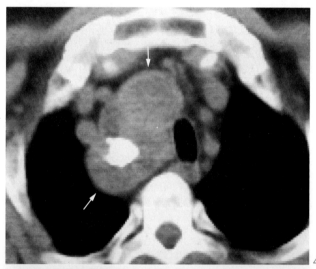

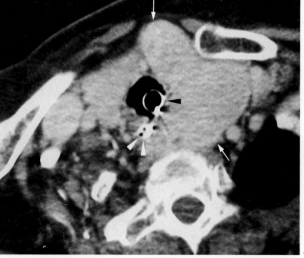

Abb. 6-46. Episternale Struma mit regressiven Veränderungen. Im Nativscan unterschiedlich dichtes Drüsengewebe und Verkalkungen.

Abb. 6-47. Episternale Struma mit retrotrachealem Wachstum (→). Nach KM-Gabe gleichförmiges, deutliches Enhancement, so daß regressive Veränderungen nicht anzunehmen sind (Trachealtubus ▶, Ösophagussonde ▶).

Primäre Tumoren

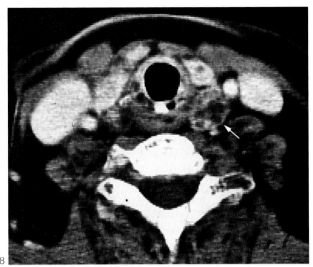

KM: Die Mehrzahl der Adenome nimmt KM homogen auf, so daß sie sich gegen mediastinale Lymphknotenstrukturen abgrenzen lassen. Hypodensitäten sprechen für Einblutungen oder Nekrosen.

Lit.: 252

Primäre Tumoren des mittleren Mediastinums

Tumoren der Trachea

Trachealmyelome und *-karzinome* sind selten. Die Ausbreitung des Karzinoms erfolgt in den paratrachealen Raum mit Invasion der regionalen Lymphknoten. Einengung und Verlagerung der Trachea sind abhängig von der Tumorausdehnung, die gut mit der CT erfaßt werden kann. Eine Differenzierung von einem metastasierenden Bronchialkarzinom ist nur im frühen Stadium möglich.

Lit.: 424, 406

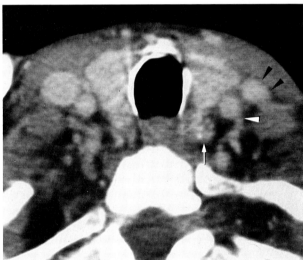

Bronchogene Zysten

Bronchogene Zysten finden sich hauptsächlich in Nachbarschaft des Tracheobronchialwinkels, nur selten im hinteren Mediastinum. Insbesondere im Kindesalter können auch kleinere Zysten tracheobronchiale Obstruktionserscheinungen hervorrufen. Meist werden aber größere Raumforderungen ohne stärkere klinische Symptomatik zufällig aufgedeckt. Sie enhalten ein sehr unterschiedliches Sekret von seröser bis stark visköser Konsistenz.

Abb. 6-48. Adenom der Nebenschilddrüse. Am oberen Pol des linken Schilddrüsenlappens läßt sich eine 1,2 cm messende, leicht gelappte Raumforderung nachweisen, die ein peripheres Enhancement aufweist mit hypodensen, relativ scharf demarkierten Arealen, die Einblutungen oder Nekrosebezirken entsprechen (→).

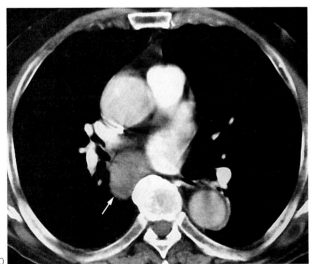

Abb. 6-49. Adenom der Nebenschilddrüse. Nachweis einer kleinen, 0,8 cm messenden Raumforderung (→) hinter dem linken Schilddrüsenlappen, die geringgradig KM aufnimmt. A. carotis communis (►), V. jugularis interna (▻).

Abb. 6-50. Bronchogene Zyste. An typischer Stelle, direkt unter der Karina, findet sich prävertebral eine leicht gelappte hypodense Raumforderung mit Dichtewerten von 55 HE, die nach KM-Gabe konstant bleiben, so daß der avaskuläre Charakter der Raumforderung gesichert werden kann.

• CT

Etwa die Hälfte der Zysten zeigen wasserähnliche Dichtewerte. Höhere Dichtewerte können durch einen veränderten Eiweiß- oder Kalziumgehalt hervorgerufen werden, hier muß ein KM-Bolus die Avaskularität und die Zystennatur der Raumforderung sichern.

Lit.: 839, 350, 249, 320

Pleuroperikardiale (mesotheliale) Zysten

Sie liegen meist im rechten vorderen Perikard-Zwerchfellwinkel, aber auch linksseitig im Hilusbereich und im vorderen Mediastinum. Pleuroperikardiale Zysten weisen meist eine Größe zwischen 3 – 8 cm, selten über 13 cm auf.

• CT

Die Raumforderung stellt sich als dünnwandige zystoide Struktur von variabler Form mit Dichtewerten von -5 bis 25 HE dar.

Lit.: 548, 746

Primäre Tumoren des hinteren Mediastinums

Etwa 30% der Tumoren des hinteren Mediastinums sind maligne.

Solide neurogene Tumoren

Symphathikoblastome sind Tumoren des frühen Kindesalters, Neurofibrome und Neurinome dagegen befallen vorwiegend den jugendlichen Erwachsenen. Phäochromozytome und Paragangliome zeigen eine sehr geringe Inzidenz. Mit Ausnahme des Paraglioms sind die übrigen

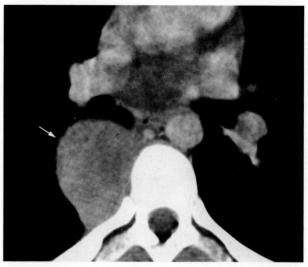

Abb. 6-51. Neurinom. Glatt berandete, weichteildichte paravertebrale Raumforderung ohne Hinweis auf Knochenarrosionen und intraspinale Ausdehnung. Nach KM-Gabe geringes Enhancement um 30 HE.

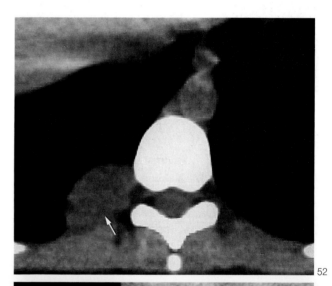

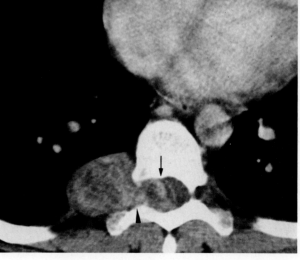

Abb. 6-52. Neurinom. Glatt berandete, rundliche, zum Muskelgewebe leicht hypodense, dem Rippenkopf benachbarte Raumforderung (→). Eine Erweiterung des Foramen intervertebrale bzw. eine intraspinale Ausdehnung ist nicht erkennbar.

Abb. 6-53. Neurinom. Der Tumor dehnt sich sanduhrförmig durch ein erweitertes Foramen (▸) in den Spinalkanal aus (→) und zeigt ein inhomogenes Enhancement nach KM-Gabe.

Primäre Tumoren 161

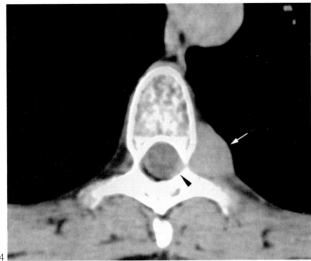

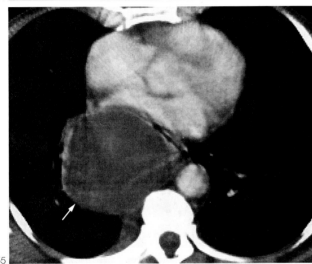

Abb. 6-54. Isoliertes Non-Hodgkin-Lymphom (→) mit geringer KM-Aufnahme und diskreter periduraler Ausbreitung (▸).

Abb. 6-55. Neurogene Zyste. Retrokardiale hypodense Raumforderung mit Dichtewerten von 19 HE.

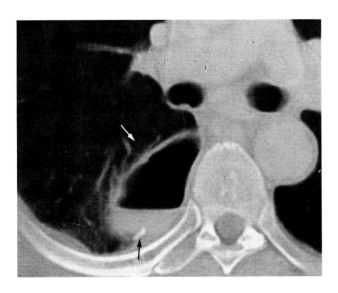

neurogenen Tumoren ausschließlich im hinteren Mediastinum anzutreffen. Die seltenen Verkalkungen begleiten vor allem Neuroblastome und Ganglioneurinome.

- **CT**

Die typische paravertebrale Lokalisation in der Nähe des Rippenköpfchens ist in den meisten Fällen gut nachweisbar. Die Raumforderungen sind zumeist weichteildicht und scharf berandet, ihre Dichtewerte sind durch Kolliquation und erhöhten Lipidgehalt nicht selten erniedrigt. Nach einer Erweiterung des benachbarten Neuroforamens – als Zeichen des neurogenen Tumorursprungs (Sanduhrgeschwülste) – sollte gezielt in Dünnschichttechnik gefahndet werden. Aufweitungen des knöchernen Wirbelkanals legen einen weiter abzuklärenden intraspinalen Ursprung nahe. Die für Malignität sprechenden unregelmäßigen Knochendestruktionen sind von glatten Usuren der Wirbelkörper und Rippen abzugrenzen, die sowohl bei bösartigen als auch bei gutartigen Raumforderungen vorkommen. Verkalkungen finden sich nur gelegentlich, vorwiegend jedoch beim Ganglioneuroblastom.

Das Auftreten von hypertonen Krisen sollte bei bestehender mediastinaler Raumforderung an das sehr seltene *mediastinale Phäochromozytom* denken lassen.

Lit.: 213

Zystische Raumforderungen

Zystische Raumforderungen des hinteren Mediastinums sind sehr selten. Differentialdiagnostisch sind sie nur durch sekundäre Zeichen voneinander zu unterscheiden.

Meningozelen sind über eine uni- oder bilaterale Ausstülpung der Leptomeninx durch die Neuroforamina entstanden. Sie enthalten Liquor und können multipel vorkommen. Eine Aufweitung der Neuroforamina ist üblich, selten finden sich andere knöcherne Usuren.

Abb. 6-56. Magenhochzug nach operiertem Ösophaguskarzinom. Der operativ in das Mediastinum verlagerte Magen stellt sich im CT als zystische Formation mit Spiegelbildung direkt paravertebral dar.

Neuroenterale Zysten bestehen histologisch aus pleuralen und enteralen Elementen und sind meist mit kongenitalen Defekten der thorakalen Wirbelsäule (Dysrhaphismus, Halbwirbelbildungen) vergesellschaftet. Die glatten oder gelappten Raumforderungen enthalten ein wäßriges Sekret, das bei Anschluß an den Gastrointestinaltrakt zusätzlich Luft aufweisen kann. Die nur histologisch voneinander zu trennenden gastroenteralen und ösophagealen Zysten unterscheiden sich von bronchogenen Zysten durch eine eher paravertebrale Lage; diese wird aber auch von der Ductus-thoracicus-Zyste eingenommen.

• **CT**

Normalerweise kann lediglich die zystische Natur der Raumforderung bestimmt werden. Deformitäten der Wirbelsäule und Rippen geben zusätzliche diagnostische Hinweise. Pankreatogene Pseudozysten müssen differentialdiagnostisch erwogen werden, stellen jedoch durch den infradiaphragmalen Befund und eine entsprechende Anamnese in der Regel kein diagnostisches Problem dar.

Lit.: 236, 266, 421

Vaskuläre Prozesse

Aorta

Zahlreiche angeborene Mißbildungen des Aortenbogens können als Raumforderungen auf der Thoraxübersichtsaufnahme imponieren: z.B. *rechter Aortenbogen, doppelter Aortenbogen* und *Koarktation*. Diese Anomalien sind computertomographisch gut erfaßbar.

Ein doppelter Aortenbogen mit *vaskulärer Ringbildung* um die Trachea ist seltener als eine *aberrierende linke A. subclavia* bei rechtsseitigem Aortenbogen. Diese ruft klinische Beschwerden durch ihren Verlauf unter dem Ösophagus hervor. Aortenbogenanomalien sind bei älteren Patienten gegen Elongationen und Kinking abzugrenzen; hierzu können auch sagittale Bildrekonstruktionen hilfreich sein.

Lit.: 270, 267, 231

Aneurysma der Aorta thoracica

Ätiologisch steht die Arteriosklerose bei den thorakalen Aneurysmen im Vordergrund. Je nach Lokalisation werden sie in drei Gruppen eingeteilt:

Typ I: von der Aortenklappe bis zum Abgang des Truncus brachiocephalicus,
Typ II: vom Abgang des Truncus brachiocephalicus bis vor den Abgang der A. subclavia sinistra,
Typ III: unmittelbar vor Abgang der A. subclavia sinistra bis knapp oberhalb des Zwerchfells.

Pathologisch-anatomisch werden ebenfalls drei Formen des Aortenaneurysmas unterschieden: das echte Aneurysma, das zu 70 - 80 % anzutreffen ist, das dissezierende Aneurysma mit einer Inzidenz von ca. 25 % und das nur selten auftretende Aneurysma spurium (periarterielles Hämatom).

Den arteriosklerotischen Formen folgen der Häufigkeit nach in großem Abstand die traumatischen, die nach stumpfen Thoraxtraumen entstehen. Sie liegen zu 60 % am Ansatz des Lig. arteriosum nahe der A. subclavia und je zu 20 % am Ansatz der Aorta ascendens und in Zwerchfellhöhe. Mykotische Formen bei Endokarditis sind ebenso selten wie Aneurysmen bei idiopathischer Medianekrose. Die häufigste und schwerste Komplikation ist die Ruptur, die mit Herzbeuteltamponade, mediastinalem Hämatom und Pleuraeinbruch einhergehen kann. Rupturen entstehen meist im Aortenbogen und in der Aorta descendens und sind eher spindelförmig als sackförmig ausgebildet.

• **CT**

Nativ: Grundsätzlich ist ein Aneurysma anzunehmen, wenn der aortale Außendurchmesser mehr als 4 cm beträgt. Bei grenzwertigen Befunden ist eine Zunahme des Durchmessers nach distal zu bewerten, da physiologischerweise das Verhältnis der A.-p.- Durchmesser von A. ascendens und A. descendens etwa 1,5 beträgt. Neben der Dilatation finden sich intraluminale Thrombusauflagerungen, die bereits im Nativscan besonders bei Intimaverkalkungen als hypodense Zonen erkennbar sein können. Verkalkungen der erwei-

Vaskuläre Prozesse 163

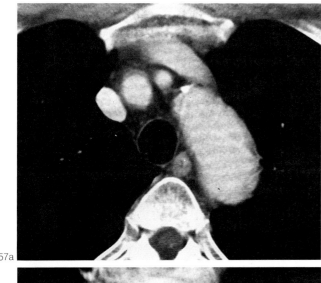

Abb. 6-57. Aortenaneurysma. Der Aortenbogen stellt sich im Querschnitt dorsal bereits weiter dar (a). Im Deszendensbereich Erweiterung des Außendurchmessers auf 5 cm. Es finden sich geringe zirkuläre thrombotische Wandauflagerungen (b).

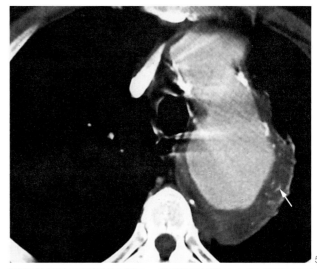

Abb. 6-59. Großes thorakales Aortenaneurysma. Bereits im Aortenbogen deutliche Erweiterung des Außen- und Innenlumens mit breiten thrombotischen Auflagerungen, z.T. mit schaligen intrathrombotischen Verkalkungen (a →). Im Deszendensbereich setzen sich diese Wandprozesse fort (Verkalkung der Adventitia (b →)).

Abb. 6-58. Posttraumatisches Aortenaneurysma. An der unteren Zirkumferenz des Aortenbogens – typischerweise hinter dem Abgang der A. subclavia – gelegene kugelige Erweiterung des Aortenlumens mit breiter schaliger Verkalkung.

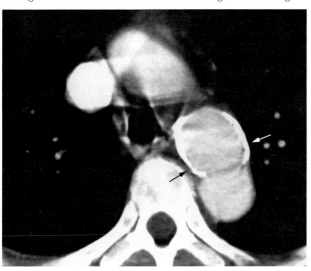

terten Aortenwand oder der thrombotischen Auflagerungen werden häufig gefunden. Grenzflächen des Aortenbogens oder eines Kinkings können durch Teilvolumeneffekte maskiert werden und erfordern eine gezielte Darstellung in Dünnschichttechnik.

KM: Nach einem KM-Bolus ist die Ausmessung des Lumens bei axialem Verlauf immer möglich. Bei schräg durch die Schicht verlaufendem Aortenrohr stellt sich das Lumen ovalär dar, eine exakte Vermessung ist dann nur durch longitudinale Rekonstruktionen möglich.
Komplikationen einer Ruptur können Mediastinalhämatom (→), Perikard- oder Pleuraeinbruch sein. Eine traumatische Genese des Aneurysmas kann bei typischer Lage im distalen Aortenbogen vermutet werden.

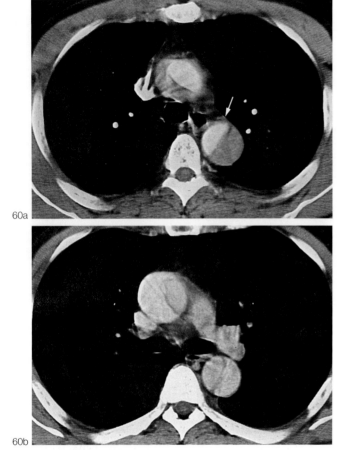

Abb. 6-60. Dissezierendes Aortenaneurysma im Aszendens- und Deszendensbereich. In der Frühphase wird das wahre Lumen (→) kontrastiert und demonstriert dadurch eindeutig die Dissektionsmembran. 20 s später ist ein Ausgleich des Kontrasts erfolgt.

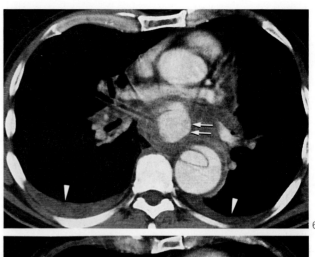

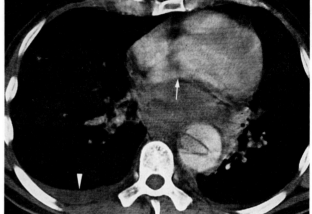

Abb. 6-62. Rupturiertes dissezierendes Aortenaneurysma direkt unterhalb des Aortenbogens. Direkt vor der Aorta descendens findet sich ein mehrere Zentimeter messendes Kontrastdepot (⇒), das dem Aneurysma spurium entspricht. Das gesamte hintere Mediastinum bis zum linken Vorhof ist durch kompakte Blutmassen aufgetrieben und imprimiert die Herzsilhouette (→). Es finden sich zudem pleurale Begleitergüsse (►).

Abb. 6-61. Aortendissektion. Mit höheren Abtastgeschwindigkeiten lassen sich Bewegungsartefakte reduzieren. Es entstehen jedoch häufiger Doppelkonturen (► ◄), die die Beurteilung und Darstellung der Dissektionsmembran erschweren können. Wahres Lumen (⇒), falsches Lumen (→).

Abb. 6-63. Dissezierendes Aortenaneurysma. Die Verkalkung im Bereich der Dissektionsmembran (→) entspricht einer Intimaverkalkung und ist daher bereits im Nativscan erkennbar.

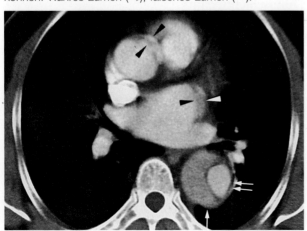

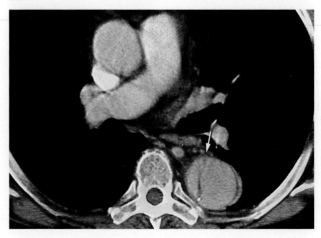

Vaskuläre Prozesse 165

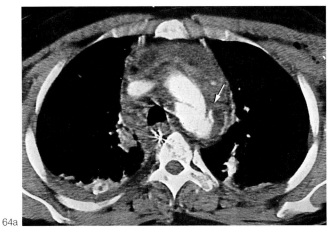

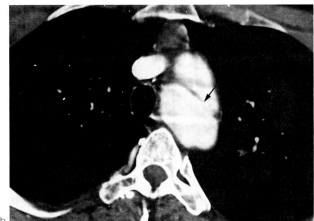

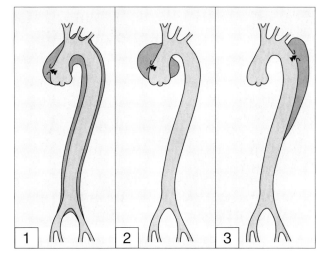

Abb. 6-66. Klassifikation des Aortenaneurysmas nach de Bakey. 1 = Typ I, 2 = Typ II, 3 = Typ III.

Abb. 6-64. Traumatisches Aortenaneurysma. Nach stumpfem Bauchtrauma erhebliche Verbreiterung des oberen Mediastinums, in dem der Aortenbogen relativ schmalkalibrig erkennbar ist mit Nachweis einer Dissektionsmembran (a→). Eine kompakt austretende Kontrastmittelmenge ist jedoch nicht nachweisbar. Sechs Monate später Nachweis eines sackförmigen, unterhalb des Aortenbogens gelegenen Aneurysmas (b→). Die exakte Lagebeziehung des Aneurysmas zum Abgang der A. subclavia links wurde durch eine Arteriographie bestimmt.

Abb. 6-65. Aortendissektion im Aortenbogen (Typ III). Die Dissektionsmembran erscheint durch den tangentialen Anschnitt breit (→).

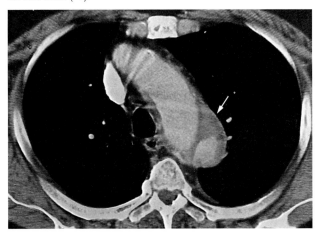

Aneurysma dissecans

Auch das Aneurysma dissecans wird hauptsächlich durch Arteriosklerose hervorgerufen. Nur selten entsteht es bei Marfan-, Ehlers-Danlos-Syndrom oder durch zystische Medianekrose. Es bildet sich durch Einriß der Intima aus. Das entstehende intramurale Hämatom kann sich sowohl nach proximal als auch nach distal ausdehnen. Zu ca. 80 % erfolgt der Einriß in der Aorta ascendens (Typ I und II). Die Dissektion bleibt zu ca. 10 % auf diesen Gefäßabschnitt beschränkt (Typ II), erstreckt sich jedoch meist weiter distalwärts (Typ I). Nur zu ca. 20 % beginnt das Aneurysma in der oberen Aorta descendens (Typ III). Die abdominale Ausdehnung ist in unterschiedlicher Weise ausgeprägt. Ein zweiter Einriß in der Peripherie (Re-entry) kann falsches und echtes Lumen verbinden und klinische Symptome reduzieren, geht allerdings häufig mit der Minderdurchblutung einer Niere einher. Eine Thrombosierung des intramuralen Hämatoms ist selten.

Nach der Stanford-Klassifikation wird die Aortendissektion in einen *Typ A*, bei dem die Aorta ascendens betroffen ist und der sofortigen Operation bedarf, und einen *Typ B*, der auf die Aorta descendens (ohne zwingende OP-Indikation) beschränkt ist, unterteilt. Drohende Komplikationen sind die Ruptur mit Hämatoperikard, Aortenklappeninsuffizienz mit akutem Herzversagen sowie die Ruptur mit Mediastinalhämatom oder Hämatothorax.

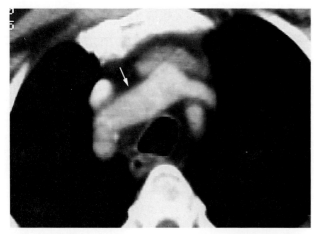

Abb. 6-67. Ektasie des Truncus brachiocephalicus. Deutlich erweiterter Truncus brachiocephalicus (→), der gemeinsam mit der A. carotis communis links aus dem Aortenbogen entspringt.

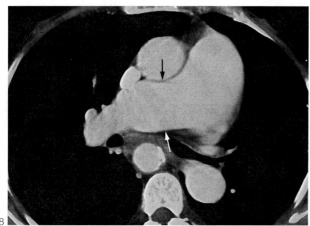

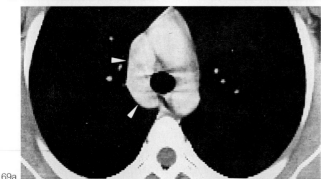

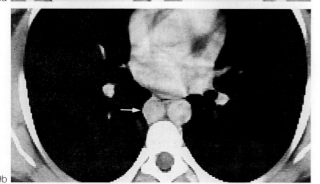

• CT

Nativ: Orientierende Schichten sollten zum Nachweis feiner Verkalkungen der (abgelösten) Dissektionsmembran, des frischen intraluminalen (hyperdensen) Hämatoms oder eventueller Komplikationen (Hämoperikard, Mediastinalhämatom) angefertigt werden.

KM: Das klassische Zeichen einer aortalen Dissektion, die Darstellung zweier kontrastgefüllter Lumina, ist nur nach ausreichender Kontrastmittelgabe sichtbar. Die Darstellung der Dissektionsmembran kann in einzelnen Abschnitten durch schnelle Bewegungen und herzaktionsbedingte Artefakte erschwert sein. Beweisend ist eine sehr schnelle sequentielle Computertomographie in Höhe der Aorta ascendens mit dem Nachweis einer verzögerten Auffüllung des falschen Lumens.

Auch bei fehlendem Nachweis einer Aszendens-Dissektion schließt ein hyperdenser Perikarderguß eine solche nicht aus, da sich die Dissektionsmembran (vorübergehend) angelegt haben kann. Am Ansatz der Aortenwurzel kann ein vergrößerter Recessus des Perikards eine Intimaablösung vortäuschen, ist jedoch nach KM-Gabe durch fehlendes Enhancement zu differenzieren.

Lit.: 298, 491, 286, 3303, 278, 715, 660, 546, 290, 410, 357, 588, 198, 238, 255, 660, 276, 442, 790, 289, 326, 307, 301, 447, 761, 303

Ektasie des Truncus brachiocephalicus

Bei älteren Patienten mit Arteriosklerose und Hypertonie findet sich häufig eine rechtsseitige Verbreiterung des oberen Mediastinums. Ursache ist oft eine Stauchung des Truncus brachiocephalicus, seltener ein Aneurysma desselben.

Abb. 6-68. Ektasie der Pulmonalarterien. Erhebliche Erweiterung der Pulmonalarterien (→). Der Durchmesser der rechten Pulmonalarterie hinter der Aorta ascendens beträgt 43 mm.

Abb. 6-69. V.-azygos-Kontinuitätssyndrom. Bei fehlendem intrahepatischen Cavasegment erfolgt die venöse Drainage des Bauchraums über die V. azygos (→), die hinter dem Herzen einen ähnlich großen Durchmesser aufweist wie die Aorta descendens. Sie ist als tubuläre Struktur bis in den Azygosbogen (►) zu verfolgen.

Die Unterscheidung läßt sich im Zweifelsfall computertomographisch herbeiführen.

Ektasie der Pulmonalarterien

Eine Erweiterung des Durchmessers der Pulmonalarterien über 29 mm hinaus weist auf eine pulmonale Hypertension hin. Füllungsdefekte sind Zeichen einer zentralen Lungenembolie.

Vena azygos

Die Erweiterung der V. azygos, auf der Thoraxübersichtsaufnahme bereits erkennbar, ist zumeist Ausdruck eines erhöhten zentralen Venendruckes vor dem rechten Vorhof. Bei Verlegung der oberen und unteren Hohlvene, Verschluß der V. portae oder bei fehlender Anlage der V. cava inferior wird die V. azygos Teil eines ausgiebigen Kollateralkreislaufes mit entsprechender Kalibererweiterung *(V.-azygos-Kontinuitätssyndrom)*.

- CT

Als Ursache für venöse Kollateralkreisläufe lassen sich meist nach KM-Bolus nachweisen: Verlegung der oberen Hohlvene durch Tumor oder Thrombose oder fehlendes intrahepatisches Kavasegment. Die Vena azygos weist entsprechend ihrer Kollateralfunktion ein vergrößertes Lumen auf.

Lit.: 233

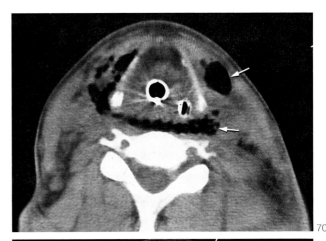
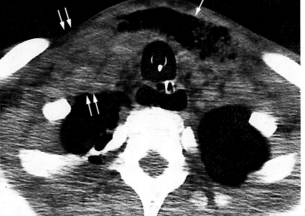

Abb. 6-70. Akute Mediastinitis durch Senkungsabszeß. Im Halsbereich finden sich in der Umgebung des Larynx Gaseinschlüsse (a →), die den entzündlichen Prozeß signalisieren. Die Maskierung der Muskulatur setzt sich auch kaudalwärts fort. In Höhe der oberen Thoraxapertur setzen sich die Gaseinschlüsse in das vordere Mediastinum fort (b →). Auch hier sind die Strukturen von Muskeln und Gefäßen durch eine phlegmonöse Durchsetzung des Fettgewebes maskiert (b ⇒).

Mediastinale Entzündungen

Akute Mediastinitis

Die akute Mediastinitis entsteht am häufigsten als Folgezustand eines äußeren Traumas oder als Perforation mediastinaler Organe (Ösophagus,

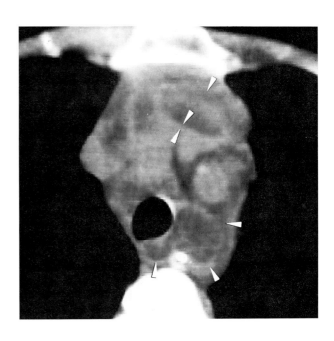

Abb. 6-71. Akute Mediastinitis nach phlegmonöser Ausbreitung eines Parotisabszesses. Nachweis zahlreicher hypodenser, ringförmiger Verdichtungszonen (►) paratracheal und im vorderen Mediastinum mit Dichtewerten um 15 HE. Nach KM-Infusion Verstärkung der Ringfiguren (► ◄) als Zeichen der Abszedierung.

Trachea), seltener durch sich in die Faszienräume kaudalwärts ausbreitende eitrige Prozesse des Rachens und Halses. Entzündungen der Pleura und der Lunge greifen erst relativ spät direkt auf das Mediastinum über. Die Exsudation kann die mediastinalen Spalträume phlegmonös durchsetzen oder (seltener) sich zu Abszessen formieren, die in die Hohlorgane (Ösophagus, Bronchus, Pleurahöhle) einbrechen können.

• **CT**

Nativ: Mediastinalphlegmonen stellen sich im CT als Dichteanhebung des mediastinalen Fettgewebes dar. Bei mageren Patienten ist auf den Abstand zwischen den Gefäßen zu achten, der sich mit zunehmender Exsudation vergrößert. Lufteinschlüsse können Zeichen einer Perforation oder von gasbildenden Bakterien sein. Lokale Flüssigkeitsansammlungen bzw. zystoide Formationen müssen im Zusammenhang mit einer ernsten Klinik als Abszedierung gedeutet werden. Ein Pleuraerguß unterschiedlichen Ausmaßes begleitet die Mediastinitis bereits im frühen Stadium.

KM: Eine Kontrastmittelgabe erleichtert die Abgrenzung der maskierten mediastinalen Strukturen und kann Abszedierungen umgebenden (hypervaskularisierten) Granulationsgewebes nachweisen.

Lit.: 224, 368

Chronische Mediastinitis

Die Ätiologie der chronischen Mediastinitis ist heterogen und zum Teil ungeklärt. Meist ist sie infektiösen Ursprungs (Tuberkulose, Mykosen, Histoplasmose, Aktinomykose, Syphilis) und wird nach histologischen Gesichtspunkten auch unter dem Begriff der *granulomatösen Mediastinitis* zusammengefaßt. Bei der tuberkulösen Mediastinitis treten Lymphknotenschwellungen auf, die insbesondere im Kindesalter sehr ausgeprägt sein und Kompressionserscheinungen hervorrufen können. Die Lymphome können einschmelzen und in die Luftwege einbrechen. In der Regel wird aber ein subakuter klinischer Verlauf beobachtet. Beim Erwachsenen sind die Lymphknotenvergrößerungen nur mäßiggradig ausgeprägt.

Eine *idiopathische fibröse Mediastinitis* kann bei gleichzeitigem Nachweis einer retroperitonealen Fibrose, einer Riedel-Struma oder eines orbitalen Pseudotumors angenommen werden. Bei der chronischen Mediastinitis ist nahezu ausnahmslos das obere Mediastinum betroffen, besonders der paratracheale, karinale und hiläre Bereich. Verkalkungen finden sich relativ selten.

Pathologisch-anatomisch erweist sich die sklerosierende Fibrose, die auch Endstadium mediastinaler Hämatome sein kann, als eine derbe Bindegewebeplatte, die Gefäße, Trachea und Ösophagus ummauert. Ein konsekutives V.-cava-Verschluß-Syndrom wurde bei ca. 10 % der chronischen Mediastinitiden beschrieben, wird aber deutlich häufiger bei neoplastischen Prozessen des Mediastinums angetroffen.

• **CT**

Nativ: Bei der chronischen Mediastinitis werden Lymphknotenvergrößerungen nachgewiesen, die von denen anderer Ätiologie nicht unterschieden werden können. Einschmelzungen mit hypodensen, nicht kontrastierbaren Arealen finden sich zwar auch bei ausgedehnten Metastasen, sind jedoch bei jüngeren Patienten in erster Linie als spezifisch bedingt zu deuten. Die Verteilung der betroffenen Lymphknotenstationen ist in die diagnostischen Erwägungen einzubeziehen. Die sklerosierende Mediastinitis stellt sich als weichteildichte Zone dar, die Gefäße, Trachea und Ösophagus umgibt und in unterschiedlichem Maße einengt. Sie maskiert die mediastinalen Fettschichten.

KM: Das Enhancement von Lymphknotenstrukturen ist Ausdruck der Florididät des entzündlichen Prozesses. Beim V.-cava-Verschluß-Syndrom kann das Ausmaß der Thrombose und das des Kollateralkreislaufes über das Azygossystem nach Kontrastmittelgabe computertomographisch abgeschätzt werden.

Lit.: 199, 209, 218, 461

Verletzungen des Mediastinums

Pneumomediastinum (Mediastinalemphysem)

Luft gelangt über verschiedene Wege ins Mediastinum. Beim spontanen Mediastinalemphysem tritt sie nach Alveolenruptur entlang der peribronchialen Spalträume über die Lungenwurzel in das Mediastinum ein. Verletzungen des *Ösophagus* und des *Tracheobronchialbaumes* lassen die Luft direkt in das umgebende mediastinale Bindegewebe übertreten. Retro- und intraperitoneale Luftansammlungen sowie ein Pneumothorax können über verschiedene Ausbreitungswege zum Pneumomediastinum führen.

• CT

Luft wird im Computertomogramm überlagerungsfrei und sehr empfindlich infolge stark herabgesetzter (negativer) Dichte-(Misch-)werte nachgewiesen. Bei entzündlichen Prozessen ist eine Gasproduktion durch Bakterien differentialdiagnostisch zu erwägen.

Lit.: 250

Mediastinalhämatom

Blutungen in das Mediastinum sind meist durch stumpfe oder perforierende Traumen, seltener durch spontane Ruptur eines bestehenden Aneurysmas bedingt.

Ein stumpfes Thoraxtrauma kann zur Verletzung der retrosternalen, brachiozephalen Venen und damit zum Hämatom im vorderen Mediastinum führen. Besonders bei Verkehrsunfällen werden zunehmend Rupturen der thorakalen Aorta beobachtet, die bis zu 95 % der Fälle im Isthmusbereich erfolgen, weil das Ligamentum arteriosum nach Abgang der A. subclavia in die Adventitia der Aorta einstrahlt. Durch die Herzmasse und die Krafteinwirkung des Schleudertraumas wird der Aortenbogen torquiert und es kommt zum Einriß an der Insertionsstelle des Ligaments, der zu einem periaortalen Hämatom

Abb. 6-73. Mediastinal- und Weichteilemphysem nach Bypass-Operation. Lufteinschlüsse (→) in der Brustwand und im mediastinalen Fettgewebe, das postoperativ leicht verdichtet ist.

Abb. 6-74. Mediastinalhämatom. Nach stumpfem Bauchtrauma ist das gesamte Mediastinum verbreitert (→), die Blutdurchtränkung des Mediastinums führt zur Dichteanhebung des mediastinalen Fettgewebes.

Abb. 6-72. Pneumomediastinum. Nach Pneumothorax und Bülaudrainage findet sich eine erhebliche Luftansammlung im gesamten Mediastinum, das transparenter erscheint als die benachbarte Lunge (▸).

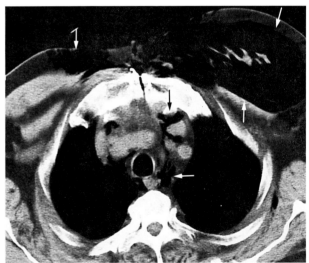
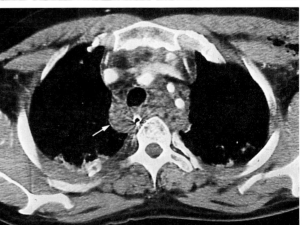
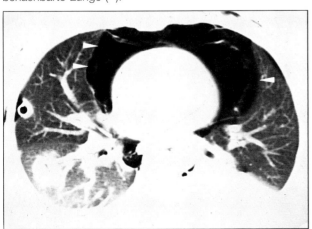

(Aneurysma spurium) führen kann. Der Einriß kann sich in den Aortenbogen proximalwärts fortsetzen und zur Aortendissektion mit konsekutiver Minderversorgung der brachiozephalen Arterien führen. Eine Spätkomplikation stellt das chronische Aneurysma dar, das durch einen unvollständigen Wandeinriß entsteht und erst Monate nach dem Unfallereignis erkennbar wird.

• **CT**

Nativ: Hämatome erscheinen im Computertomogramm als Raumforderungen, die die Mediastinalstrukturen (Trachea, Ösophagus, Gefäße) in wechselndem Ausmaß verdrängen. Bei diffusen mediastinalen Hämatomen werden die Fettgewebeschichten maskiert. Die Radiodensität hängt vom Alter des Hämatoms ab.

KM: Ein KM-Bolus mit detaillierter Analyse des Aortenbogens und des Ansatzgebietes des Ligamentum arteriosum sollte auch bei fehlendem Nachweis eines Mediastinalhämatoms gegeben werden, um eine Aortendissektion auszuschließen. In Zweifelsfällen sind die Abgänge der brachiozephalen Arterien zusätzlich mit einer mehrdimensionalen Angiographie darzustellen.

Ein KM-Bolus läßt auch ein scharf berandetes umschriebenes Hämatom durch das fehlende Enhancement von gut vaskularisierten Neoplasien abgrenzen.

Lit.: 635, 366

Kapitel 7
Herz

172　Kapitel 7 · Herz

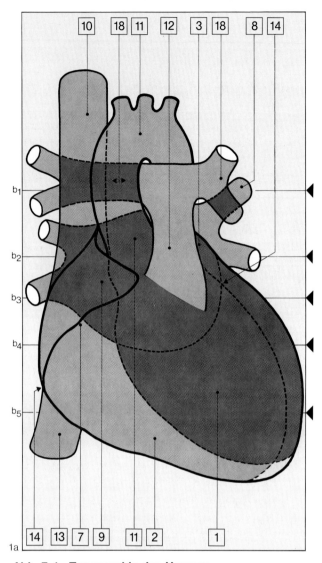
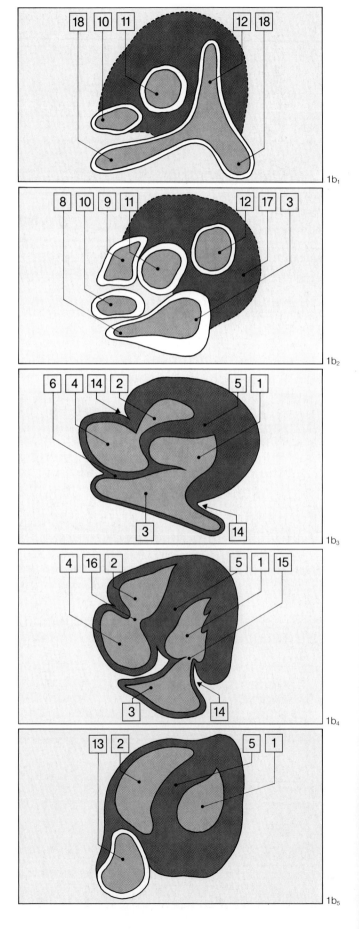

Abb. 7-1. Topographie des Herzens.

a) Ansicht von vorn (Schema).
b) Binnenräume und Ausflußbahn im Transversalschnitt (Schnitthöhe s. a).
c) Analoge Schnittebenen im Computertomogramm.

Zeichenerklärung:
 1 linker Ventrikel
 2 rechter Ventrikel
 3 linker Vorhof
 4 rechter Vorhof
 5 Septum interventriculare
 6 Septum interatriale
 7 Sulcus coronarius
 8 V. pulmonalis
 9 rechtes Herzohr
10 V. cava superior
11 Aorta ascendens
12 Conus pulmonalis
13 V. cava inferior
14 Atrioventrikularebene
15 Mitralklappe
16 Trikuspidalklappe
17 Sinus transversus pericardii
18 A. pulmonalis

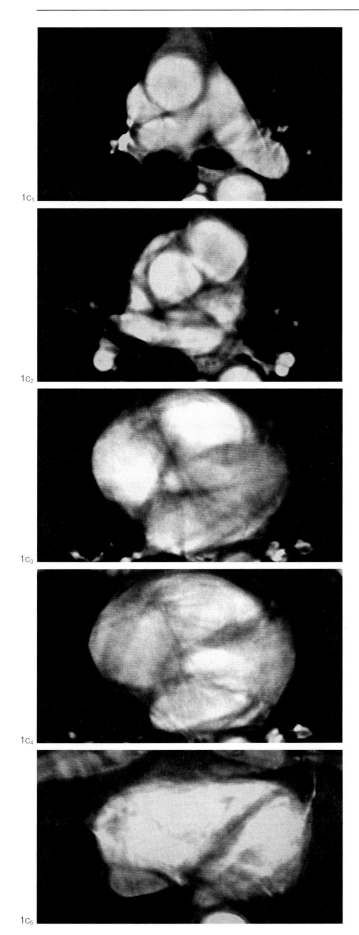

Herz

Anatomie und Abbildung

Die Herzlängsachse ist schräg zur horizontalen CT-Schichtebene ausgerichtet. Nach ausreichender *KM-Gabe* können die einzelnen Herzkammern im Computertomogramm je nach Schnitthöhe in wechselnder Größe und Lagebeziehung zueinander dargestellt werden. In den kaudalen Herzabschnitten wird der rechte *Ventrikel* in der größten Ausdehnung erfaßt. Der konisch gewölbte linke Ventrikel wird weiter kranial im größten Durchmesser abgebildet. Die kräftige linke Ventrikelwand und das Septum interventriculare werden computertomographisch gut dargestellt, wobei häufig die Papillarmuskeln abgrenzbar sind. Bei der geringen Wandstärke ist das Myokard des rechten Ventrikels nur angedeutet zu erkennen. Die *Vorhöfe* einschl. des rechten Herzohrs können eindeutig identifiziert werden. Der linke Vorhof mißt beim Gesunden im a.-p. Durchmesser maximal 4 – 5 cm. Verkalkte aortennahe Abschnitte der *Koronararterien* können bereits im Nativscan nachgewiesen werden. Bei dynamischer Computertomographie lassen sie sich jedoch auch durch intravasale Kontrastierung darstellen. Ebenso sind *Klappenverkalkungen* der Computertomographie gut zugänglich.

Diese Abbildungsbedingungen sind bei üblichen Scanzeiten von 4 – 8 Sekunden gegeben, wobei die bewegten Organstrukturen als Ergebnis eines zeitlichen Mittlungsprozesses dargestellt werden. Eine herzphasengesteuerte Abtastung (EKG-Triggerung) verbessert die Abbildungsschärfe, so daß die reellen Wandstärken des Myokards in den einzelnen Herzphasen besser ausgemessen werden können. Endsystolisches und enddiastolisches Volumen sowie die Bestimmung der Ejektionsfraktion werden damit auch der Computertomographie zugänglich. In jüngster Zeit wird die Abbildung der bewegten Herzstrukturen durch superschnelle Cine-CT mit Abtastzeiten um 50 ms verbessert.

Zur Zeit wird die CT in der Kardiologie zur Bestimmung folgender Parameter eingesetzt:
1. Größe und Form der Herzkammern,
2. relative Lage der Kammern und abgehenden großen Gefäße zueinander,

3. Nachweis intrakavitärer Raumforderungen,
4. Durchgängigkeit aortokoronarer Bypässe.

Lit.: 538, 537, 542, 543, 336, 3738, 490, 500

Funktionszustände des Herzens

Volumenbelastung

Eine Volumenbelastung des linken Ventrikels ist durch Pendelvolumina nach Klappeninsuffizienz oder Shunts gegeben. Sie ist zunächst als enddiastolische Ventrikelvergrößerung erkennbar, die bei Kontraktionsinsuffizienz zusätzlich auch systolisch nachweisbar wird. Eine rechtsseitige Volumenbelastung liegt meist bei Links-Rechts-Shunt vor und kann zu einer erheblichen Kammervergrößerung führen.

- **CT**

Computertomographisch wird je nach Ausmaß eine deutliche Vergrößerung der Ventrikel nachgewiesen, wobei das Septum interventriculare bei Linksherzbelastung nach rechts und bei Rechtsherzbelastung nach links rotiert. Die Ventrikelspitze ist meist abgerundet, eine Verdickung der Kammerwände liegt in der Regel nicht vor.

Druckbelastung

Eine Druckbelastung des linken Ventrikels liegt bei Hypertonie oder Vitien vor und führt zur konzentrischen Hypertrophie. Eine Sonderform ist die IHSS (idiopathische hypertrophische subvalvuläre Aortenstenose), bei der eine asymmetrische Septumhypertrophie gefunden wird. Eine Rechtsherzbelastung ist durch eine Druckerhöhung im kleinen Kreislauf (Cor pulmonale, Mitralstenose) oder durch eine Aortenklappenstenose gegeben.

- **CT**

Computertomographisch findet sich bei Hypertrophie der linken Kammer eine deutliche Verdickung der Ventrikelwand, wobei die Trabekel stärker hervortreten. Das Septum interventriculare kann mäßig nach rechts rotiert und konisch konfiguriert sein. Bei IHSS findet sich ein breiter

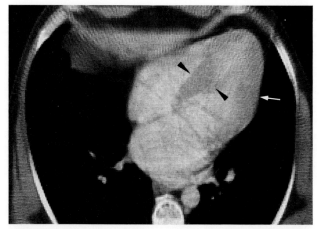

Abb. 7-2. Druckbelastung. Bei idiopathischer hypertropher, subvalvulärer Aortenstenose findet sich eine umschriebene Verdickung des Septum interventriculare (►◄). Die Hypertrophie der übrigen Wandabschnitte des linken Ventrikels zeigen sich in einer mäßigen Wandverdickung (→).

Abb. 7-3. Kardiomyopathie (dilatative Form). Erhebliche Vergrößerung des linken Ventrikels mit Abrundung der Herzspitze und Vorwölbung des Septum interventriculare nach rechts (→).

Abb. 7-4. Koronarsklerose. Die Verkalkungen der Herzkranzgefäße sind trotz der Herzaktionen im CT empfindlich zu erfassen (►).

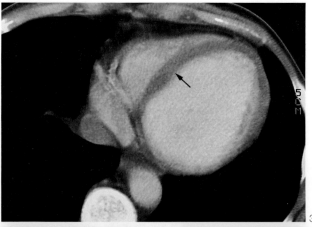

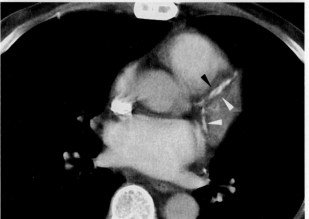

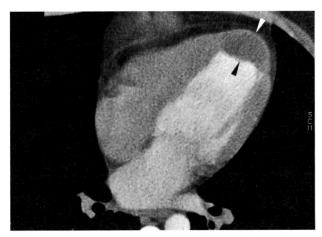

Abb. 7-5. Herzwandaneurysma. Im Bereich der erweiterten Herzspitze findet sich eine hypodense, scharf berandete Formation, die den thrombotischen Auflagerungen entspricht (▶ ◀).

Muskelwulst im mittleren Abschnitt des Septum interventriculare. Eine Muskelhypertrophie des rechten Ventrikels ist wegen des Teilvolumeneffekts und der Herzbewegung häufig nicht sicher nachzuweisen. Eine stärkere pulmonale Hypertension kann an der Erweiterung des Truncus pulmonalis erkannt werden.

Lit.: 539

Kardiomyopathie

Stoffwechselbedingte und regressive Veränderungen führen meist zur Erweiterung der Kammern und zur Verdickung des Myokards. In beiden Fällen ist die Kontraktilität beeinträchtigt, die im stationären Computertomogramm nicht beurteilt werden kann. Die Dilatation der betroffenen Kammern und die Wandverdickung sind jedoch ausreichend erfaßbar.

Lit.: 539

Koronare Herzerkrankungen

Ein frischer Myokardinfarkt läßt sich in der EKG-getriggerten Computertomographie durch eine umschriebene Kontrastmittelaufnahme vom normalen Myokard abgrenzen. Eine herzphasengesteuerte Abbildung ist auch zum Nachweis der physiologischen systolischen Wandverdickung und der paradoxen diastolischen Ausdünnung notwendig. Diese sehr zeitaufwendige Methode hat sich bei der konventionellen CT bisher nicht durchsetzen können, zumal nur ein Teil der Grenzflächen des linken Ventrikels ausreichend darstellbar sind. Auch hier haben sich neue Per-

Abb. 7-6. Aortokoronarer Bypass. Nach KM-Gabe kontrastiert sich die implantierte Vene (a ▶ ◀) und zeigt damit die Durchgängigkeit an. Durch hoch dosierte Kontrastierung, EKG-Triggerung und eine sehr schnelle sukzessive Abtastung lassen sich die Venenbypässe (b,c →) in unterschiedlichen Projektionen als Aufsichtsbilder sehr plastisch darstellen. Es werden dabei die Herzbinnenräume und Intravasalräume, nicht jedoch das Myokard dargestellt. Bypass-Anastomose an der Aorta (⇒).

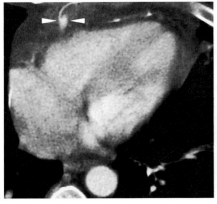
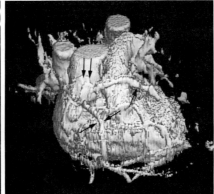
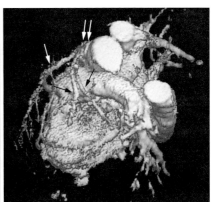

spektiven durch die superschnelle Cine-CT ergeben. Die Folgen des Infarktes sind computertomographisch auch bei langsameren Abtastzeiten häufig sichtbar: die Narbe durch eine umschriebene Einziehung, das Aneurysma durch eine Vorwölbung, häufig mit begleitenden wandständigen Thromben.

Auch die Durchgängigkeit eines *aortokoronaren Bypasses* kann computertomographisch überprüft werden. Das Lumen des Transplantates kontrastiert sich nach Bolusinjektion punktförmig und zeigt damit den Durchfluß an, deren zeitliche Parameter und somit Stenosen allerdings nicht abgeschätzt werden können. Höhergradige Stenosen können mit dieser Methode einen Verschluß vortäuschen. Bei Mehrfach-Bypässen kann aufgrund der komplexen Morphologie die Zuordnung eines Verschlusses unmöglich werden. Die dynamische CT wird daher zur Zeit vorzugsweise für postoperative Kontrollen asymptomatischer Patienten empfohlen.
Die sehr seltenen Aneurysmen der Koronararterien sind bei größerer Ausdehnung mit der CT nachweisbar.

Lit.: 537, 539, 541, 569, 510, 553, 525, 484, 339, 3199, 341, 387, 505, 559

Vitien

Durch die Analyse von Herzkammern und Gefäßen können eine Reihe kongenitaler und erworbener Vitien aufgedeckt werden. Eine Mitralstenose zeigt beispielsweise einen kleinen linken Ventrikel, eine Vergrößerung des linken Vorhofes, der den rechtsseitigen von dorsal deutlich imprimiert, gegebenenfalls Klappenverkalkungen oder eine konzentrische Hypertrophie des rechten Ventrikels. Auch wenn meist auf eine kardiale Druckmessung oder eine Kardiographie nicht verzichtet werden kann, eignet sich die Computertomographie bei zweifelhafter Echokardiographie zur Verlaufskontrolle der Vitien unter Therapie.

Intrakavitäre Raumforderungen

Der häufigste Tumor ist das *Myxom*, das nahezu ausschließlich in den Vorhöfen liegt (75 % in der Fossa ovalis des linken Atriums). Es wird vorzugsweise zwischen dem 3. und 6. Dezennium angetroffen. Zystische Komponenten innerhalb des Tumors wurden beschrieben. *Rhabdomyome* können in allen Herzabschnitten einzeln oder multipel entstehen. Sie wölben sich in das Herzlumen vor, sind selten gestielt und werden bevorzugt im Kindesalter angetroffen (tuberöse Sklerose).

Zur Gruppe der primären *malignen Tumoren* gehören Sarkome der unterschiedlichsten Gewebearten. Sie treten weitaus seltener auf als sekundäre Neubildungen (Metastasen der Lunge, Melanome, maligne Lymphome).

• **CT**

Computertomographisch stellt sich der Tumor als intraluminaler Füllungsdefekt dar, dessen Dichtewerte eine Differentialdiagnose gegenüber einem wandständigen Thrombus nicht zulassen.

Lit.: 492, 501, 527

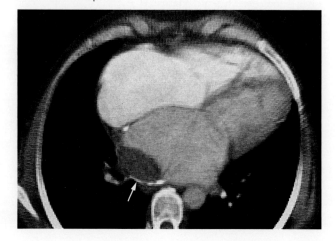

Abb. 7-7. Vorhofthrombus bei Mitralklappenstenose. Bei deutlich erweitertem linken Vorhof findet sich rechts dorsolateral neben einer Wandverkalkung ein Füllungsdefekt, der dem Thrombus entspricht.

Perikard

Anatomie und Abbildung

Das subepikardiale Fettgewebe läßt im Computertomogramm einen hypodensen Spalt zwischen Epikard und Myokard entstehen. Da die kompliziert gestaltete Oberfläche des Myokards durch das subepikardiale Fettgewebe abgerundet wird, ist das Füllgewebe verschieden stark ausgebildet. Es ist im Bereich der venösen Einfluß- und der arteriellen Ausflußbahn besonders reichlich vor-

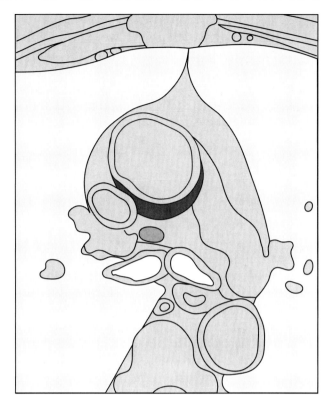

Abb. 7-8. Topographie des Perikards im links paravertebralen Sagittalschnitt. Das unterschiedlich ausgeprägte subepikardiale Fettgewebe rundet die Herzkontur ab. An einigen Stellen ist das parietale Blatt des Perikards mit der Pleura verwachsen (Membrana pleuropericardica), in anderen Bereichen entstehen zusätzliche, mit Fettgewebe gefüllte Räume.

Zeichenerklärung:
1 parietales Blatt des Perikards
2 viszerales Blatt des Perikards (Epikard)
3 subepikardiales Fettgewebe
4 Corpora adiposa
5 Membrana pleuropericardica
6 linker Ventrikel
7 pulmonale Ausflußbahn
8 A. pulmonalis sinistra
9 V. pulmonalis sinistra
10 Aorta
11 Pleura

Abb. 7-9. Retroaortale Perikardtasche. Sie stellt sich physiologischerweise als sichelförmige, angedeutet hypodense Formation dorsal der Aortenwurzel dar und unterscheidet sich durch diese Konfiguration von einem vergrößerten Lymphknoten.

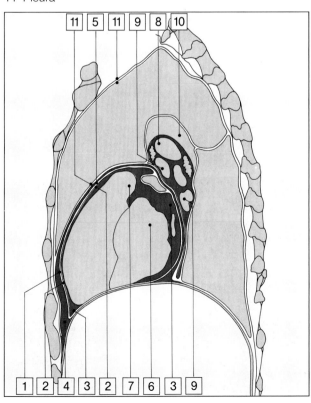

handen, parakardial und herzspitzennah aber unterschiedlich stark ausgeprägt. Perikard und Pleura mediastinalis bilden nur zum Teil ein gemeinsames Blatt (Membrana pleuropericardica), so daß zusätzliche, mit mediastinalem Fettgewebe ausgefüllte Spalträume (z. B. Corpus adiposum epiphrenal, präkardial) entstehen können. Etwa 25 ml Flüssigkeit befinden sich physiologischerweise im spaltförmigen Perikardraum, der an den Umschlagsfalten kleine Recessus aufweist.

Im Computertomogramm ist das hypodense, subepikardiale Fettgewebe im Bereich der maximalen Zirkumferenz des Herzens als Spaltraum tangential einsehbar und am besten beurteilbar. Bei adipösen Patienten lassen sich beide Blätter des Perikards als strichförmige Verdichtung im Bereich der Herzspitze abgrenzen. Die geringere Ausbildung des subepikardialen Fettgewebes und die stärkeren Herzaktionen stellen es nur ausnahmsweise dorsolateral über dem linken Ventrikel dar. Die physiologische Perikardflüssigkeit läßt sich am häufigsten in dem retroaortalen perikardialen Recessus nachweisen, selten in der präaortalen (aortopulmonalen) Taschenbildung. Eine zipflige Hypodensität über dem rechten Herzohr und im Bereich der Herzspitze sind weitere Prädilektionsstellen für geringe physiologische Flüssigkeitsansammlungen des Perikards.

Lit.: 486

Anomalien des Perikards

Eine partielle oder vollständige Aplasie des Perikards wird computertomographisch durch den fehlenden Nachweis der Perikardkontur erbracht. Die Nichtanlage des linken Hemiperikards ist die häufigste Anomalie, die neben der Nichtabgrenzbarkeit des linken Perikards durch eine verstärkte Vorwölbung des linken Hauptstammes der Pulmonalarterie in die Lunge und einer Indentation von Lungengewebe zwischen Aorta ascendens und A. pulmonalis erkannt werden kann. Eine kongenitale Perikardzyste und ein Perikarddivertikel lassen sich als umschriebene wasseräquidense Formationen am Perikard nachweisen und müssen differentialdiagnostisch gegen zystische Teratome abgegrenzt werden.

Lit.: 487

Perikardiale Flüssigkeitsansammlungen

Klinisch ist die akute, unspezifische Perikarditis wichtig, bei der eine virale Ätiologie diskutiert wird. Die anderen Formen sind in der Regel Begleitentzündungen: Die bakterielle Perikarditis tritt bevorzugt bei pulmonalen Entzündungen auf, die nichtinfektiöse Form bei Herzinfarkt und Herzoperationen, rheumatoider Arthritis, Urämie, Neoplasie und Kollagenosen. Akute Flüssigkeitsansammlungen können ab 250 ml zur Herztamponade führen, wobei nicht nur das perforierende Trauma und die Aortendissektion mit Hämoperikard, sondern bakterielle, tumoröse und rheumatische Perikarditiden die Ursache sein können. Die Perikarditis verläuft mit serösen, fibrinoserösen, fibrinösen, fibrinopurulenten oder purulenten Exsudaten, die den verschiedenen Ätiologien nur bedingt zugeordnet werden können.

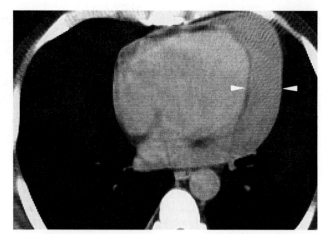

Abb. 7-10. Akute unspezifische Perikarditis. Der Erguß (▶ ◀) mit Dichtewerten von 22 HE ist vorwiegend linksseitig ausgeprägt und zeigt somit eine Abkapselungstendenz.

Abb. 7-11. Perikarderguß nach Strahlenbehandlung. Beidseits das Herz umgebender ausgedehnter Erguß, der auch hoch bis an die pulmonale Ausflußbahn (a) hinaufreicht mit Dichtewerten um 25 HE und zarter Perikardwand.

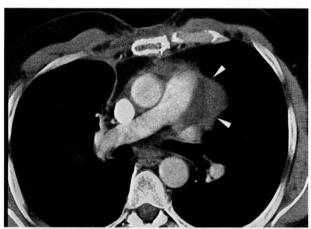

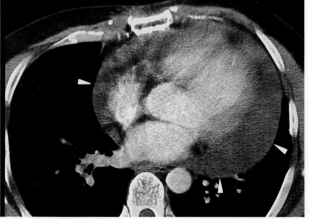

Tabelle 7-1. Ursachen des Perikardergusses.

- Akute idiopathische, unspezifische Perikarditis
- Infektiöse Perikarditis
  (viral, pyogen, tuberkulös, mykotisch, parasitär, syphilitisch etc.)
- Akuter Myokardinfarkt
  Dressler-Syndrom
  Postthorakotomie-Syndrom
  Trauma, stumpfes oder perforierendes
  Aortenaneurysma
  (mit Einbruch in das Perikard)
- Kollagenosen
- Tumoren, primäre oder metastatische
  (einschließlich Lymphomen und Leukämie)
- Bestrahlung
- Urämie
- Medikamente
  (z. B. Prokainamid, Hydralazin)

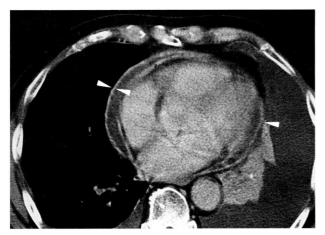

Abb. 7-12. Pericarditis tuberculosa. Die Floridität des Prozesses ist an der deutlichen KM-Aufnahme des parietalen (▶ ◀) und viszeralen Perikardblattes erkennbar. Nachweis von begleitenden Pleuraergüssen.

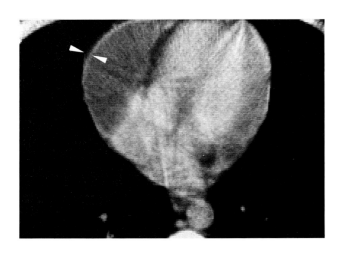

Meist ist der Perikarderguß sonographisch nachweisbar. Das Bedeutung der CT-Diagnostik liegt im Nachweis dorsal gelegenener (abgekapselter) Exsudate und der Abschätzung komplexer diagnostischer Situationen, die das Perikard und seine direkte Umgebung betreffen.

• CT

Nativ: Eine Flüssigkeitsansammlung läßt sich an der Kontur des Herzens als zirkuläre, im Vergleich zum Myokard hypodense Zone nachweisen, die dem unterschiedlich stark ausgeprägten subepikardialen Fettgewebe anliegt. Sie kann an den einzelnen Herzabschnitten entsprechend den Perikardtaschen unterschiedlich breit ausgebildet sein. Frische Ergüsse sind in Rückenlage meist dorsal stärker ausgeprägt. Häufig läßt sich das durch Fibrinbeläge verdickte Epi- und Perikard von der zwischen ihnen gelegenen hypodensen Flüssigkeitszone abgrenzen. Wenn sich die Verdickung der Perikardblätter nach längerfristigen Verlaufskontrollen nicht zurückbildet, kann eine bindegewebige Umwandlung vorliegen. Die Abkapselung des Perikardergusses führt zu asymmetrischen Flüssigkeitsansammlungen, die bei Umlagerung des Patienten nicht auslaufen.

Die *Radiodensität* liegt geringgradig über der des Wassers und kann je nach Eiweißgehalt (Fibrin) und Blutbeimengungen auf 10 – 40 HE, beim frischen Hämoperikard auf 50 HE oder höher ansteigen.

KM: Die Abgrenzung des Perikards gegen das Myokard wird bei eiweißreichem Exsudat und Blut im Herzbeutel schwierig – wenn nicht eine ausreichende subepikardiale Fettlamelle vorliegt. Hier führt ein KM-Bolus durch eine myokardiale Anfärbung zur Demarkierung. Er kontrastiert außerdem ein entzündlich verändertes oder resorptives Perikard, so daß sich Flüssigkeitsansammlungen besser absetzen. Bei benachbarten Tumoren (des Mediastinums, der Pleura, der Lunge), deren Ausdehnung computertomo-

Abb. 7-13. Pericarditis tuberculosa. Abgekapselter rechtsseitiger Perikarderguß mit leichter Verdickung des parietalen Blattes (▶ ◀), das jedoch kein eindeutiges Enhancement aufweist (Hinweis auf eine bereits eingetretene Fibrosierung).

graphisch gut abschätzbar ist, kann eine Infiltration in das parietale Blatt und eine eventuelle (hypodense) Perikardexsudation meist besser nach intravenöser Kontrastmittelgabe nachgewiesen werden.

Lit.: 511, 534, 529, 532

Chronisch-konstriktive Perikarditis

Grundsätzlich können alle purulenten (spezifischen und unspezifischen) und serofibrinösen Verlaufsformen sowie das Hämoperikard in eine chronisch-konstriktive Perikarditis übergehen. Eine virale Genese ist inzwischen häufiger als eine tuberkulöse, dennoch bleibt die Ätiologie meist ungeklärt. Auch tumorbedingte Perikarditiden können in das klinische Bild der konstriktiven Perikarditis einmünden. Etwa die Hälfte der Verkalkungen werden bereits auf den Röntgenübersichtsaufnahmen nachgewiesen. Klinisch kann die Differenzierung einer restriktiven Kardiomyopathie von einer konstriktiven Perikarditis Schwierigkeiten bereiten, so daß der Nachweis einer Perikardfibrose diagnostisch wertvoll ist. Doch geht nicht jede Perikardverdickung nach Bestrahlung, Trauma oder Urämie auch klinisch in eine konstriktive Perikarditis über.

- **CT**

Nativ: Im CT findet sich meist eine 0,5 – 2 cm messende, umschriebene oder zirkuläre, in der Breite inkonstante Perikardverdickung. Die Differenzierung gegen eine akute Perikarditis mit geringen Flüssigkeitsmengen kann problematisch sein, da die Dichtewerte des Exsudates infolge Fibrin- und Blutbeimengungen die Dichte von Bindegewebe erreichen kann. Bei vorliegenden Verkalkungen, die auch beide Perikardblätter erfassen können, ist eine bindegewebige Organisation wahrscheinlich.

Diese morphologischen Veränderungen bedeuten nicht zwangsläufig eine kardiale Restriktion. Zeichen einer hämodynamischen Relevanz sind eine erhebliche Erweiterung der V. cava inferior und superior, Hepatomegalie oder Aszites. Die Angulierung des Septum interventriculare mit umschriebener Myokardeinziehung gilt als diagnostisch wegweisend.

KM: Ein KM-Bolus gibt durch Kontrastierung des Perikards Hinweise auf die Florididät der Perikaditis und demarkiert myokardiale Strukturen.

Lit.: 503, 562

Tumoren

Primäre Geschwülste – das Mesotheliom und Fibrosarkom – stellen ausgesprochene Raritäten dar. Tumoren des Perikards sind nahezu ausnahmslos sekundär und gehen in der Regel vom Mediastinum, der Pleura und der Lunge aus.

- **CT**

Der Computertomographie fällt die Rolle zu, bei sekundären Tumoren eine perikardiale Beteiligung nachzuweisen. Die das Perikard umgebenden Tumoren demarkieren sich häufig erst nach gezielter Bolusinjektion eindeutig vom Myokard. Dabei stellen sich zugleich die verformten Herzräume und ein möglicher Perikarderguß dar.

Kapitel 8
Lunge

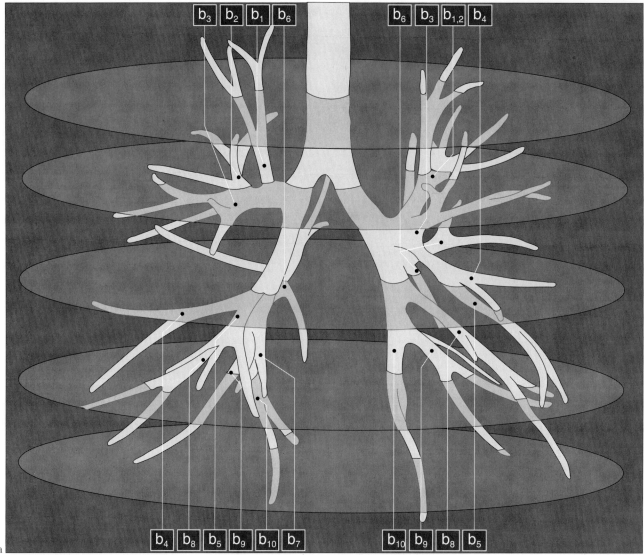

Abb. 8-1. Der Bronchialbaum. a) Räumliche Zuordnung bronchialer Strukturen. **b, c)** Der zentrale Bronchialbaum in Transversalschnitten von kranial (b_1) nach kaudal (b_5) im Lungenfenster. Im weiten Pleurafenster (c_1, c_2) werden die Bronchialstrukturen durch Halbschattenbildungen plastischer dargestellt.

Zeichenerklärung:
B_L linker Hauptbronchus
B_R rechter Hauptbronchus
B_{ol} Oberlappenbronchus
B_{ul} Unterlappenbronchus
b_1–b_{10} Segmentbronchus 1–10

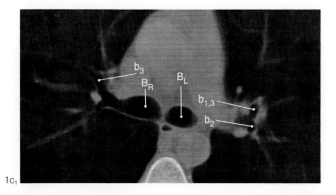

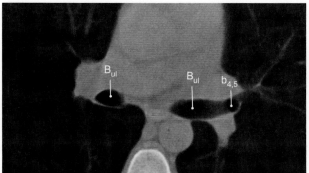

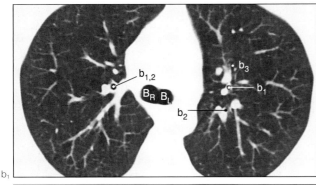
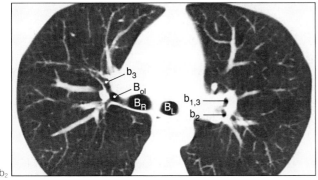
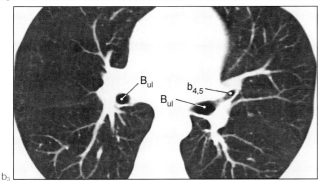
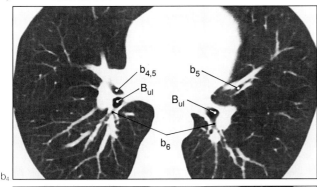
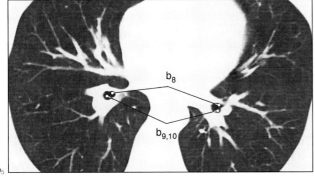

Lunge

Anatomie und Abbildung

Die Überlegenheit der Computertomographie gegenüber Röntgenübersichtsaufnahmen und konventioneller Tomographie beruhen auf der überlagerungsfreien und jetzt hoch auflösenden Darstellung der Lungenstrukturen. Durch geeignete Fensterlagen können Übergänge von Lungen zu Weichteilgewebe oder Knochen detailliert beurteilt werden. Komplexe Lungenprozesse mit flächigen Verschattungen sind häufig nur mittels CT eindeutig zu beurteilen.

Der Bronchialbaum

Die CT-Analyse der Lunge beginnt mit dem Bronchialbaum. Bei üblichen Schichtdicken von 8 – 10 mm ist die Anatomie der Bronchialstrukturen am besten zu beurteilen, da horizontal verlaufende Äste länger in einer Schicht zu verfolgen sind und schräg verlaufende Bronchien durch Halbschattenbildungen bei Teilvolumeneffekten plastischer erscheinen. So gelingt bei kontinuierlicher Schichtabfolge die Darstellung sämtlicher Abgänge der Haupt- und Segmentbronchien einschließlich ihrer Karinen. Dünne Schichten lassen Bronchien zweiter und dritter Ordnung in der Peripherie erkennen und erleichtern bei unübersichtlichen und verzogenen Abgängen die Beurteilung auch des zentralen Bronchialbaumes.

Lit.: 765

Septen

Lungensepten sind aneinander grenzende viszerale Pleurablätter, die die einzelnen Lungenlappen umhüllen. Bei axialer Schichtführung werden die Hauptsepten schräg, das Nebenseptum dagegen parallel angeschnitten. Sie sind daher bei 10 mm Schichtdicke nur indirekt an der Lungenstruktur erkennbar, die septumnah, (subpleural) feinstrukturierter und transparenter erscheint. Über und unterhalb des Nebenseptums entstehen so optisch nahezu strukturfreie Lungenschichten.

184 Kapitel 8 · Lunge

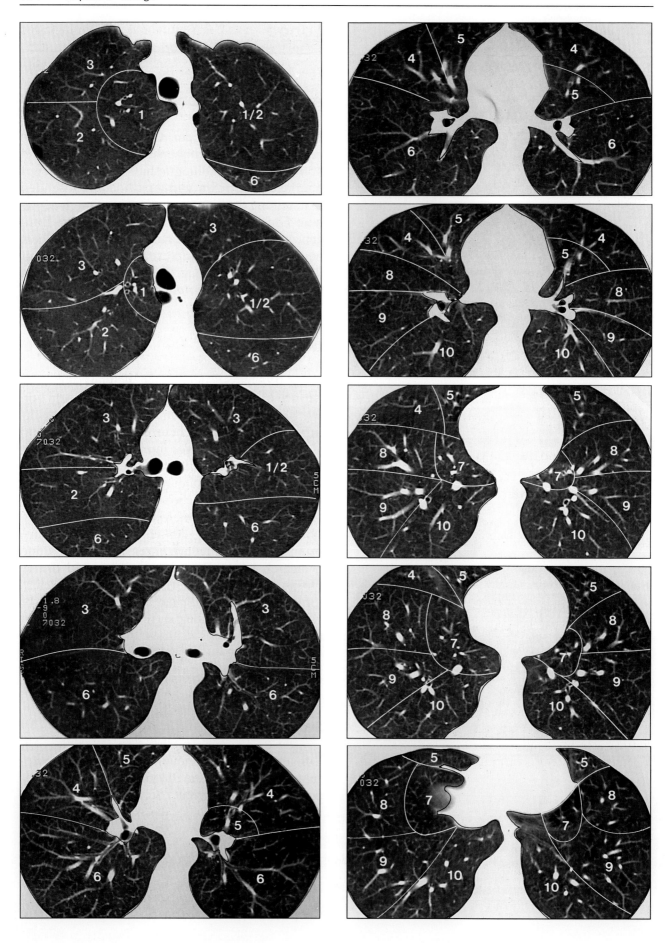

In Dünnschichttechnik sind die Hauptsepten direkt als diskrete Linien sichtbar.

Eine kleine zwickelförmige Pleuraausziehung im Bereich der Thoraxwand und des Mediastinums zur Lunge sind häufig ein weiterer Hinweis auf die Lage des Hauptseptums. Die Ligamenta pulmonalia stellen Pleuraduplikaturen unterhalb des Lungenhilus dar, die verschieden tief bis an das Zwerchfell hinunterreichen und damit die Unterlappen mediastinal in unterschiedlicher Weise anheften.

Lit.: 629, 674, 678, 656, 785

Bronchovaskuläre Strukturen – Lungenhilus

Nach Identifikation der Bronchien und in Kenntnis des zentralen Verlaufes der Pulmonalarterien wird die Deutung komplexer Hilusstrukturen dadurch erleichtert, daß jeder Bronchus durch eine gleichnamige Arterie begleitet wird. Hieraus resultiert in Höhe der Segmentabgänge eine doldenartige Verdichtungsfigur, insbesondere im Unterlappenbereich, die von den scharf berandeten Bronchiallumina unterbrochen wird. Während die Lungenvenen des Unterlappens relativ horizontal in den Vorhof einmünden und somit im Gegensatz zu den Pulmonalarterien länglich erscheinen, verlaufen die Oberlappenhauptvenen dagegen steil kaudalwärts vor den Hauptbronchien und lassen sich somit eindeutig identifizieren.

Der rechte Oberlappenbronchus entspringt direkt unterhalb der Karinaebene aus dem rechten Hauptbronchus, der linke Oberlappenbronchus mit dem Lingulasegmentbronchus dagegen etwas tiefer. Deswegen erscheinen in den Oberfeldern die linksseitigen bronchovaskulären Strukturen weniger gebündelt als auf der Gegenseite. Die Unterlappenvenen sind als horizontal verlaufende kräftige Stränge einfach aufzufinden. Ihre venösen Zuflüsse markieren die Segmentgrenzen. Der Verlauf der pulmonalen Hauptarterien rechts ventrolateral der Bronchien und links dorsolateral der Bronchien ist bereits im Nativscan in typischer Weise beurteilbar, so daß eine Differenzierung gegen Lymphknotenvergrößerungen meist keine Probleme bereitet.

Im Zweifelsfall ist jedoch zur eindeutigen Identifikation von Lymphknoten eine zusätzliche intravenöse KM-Gabe erforderlich.

◄

Abb. 8-2. Lungensegmente im Computertomogramm. Die Lappengrenzen in Ober- und Unterlappen sind durch die genaue Lokalisation des Hauptseptums sicher zu lokalisieren. Die Segmentgrenzen sind nur anhand der Gefäßverläufe und zentraler bronchialer Strukturen ungefähr anzugeben. Dabei ist zu beachten, daß die Lungenvenen intersegmental bzw. interlobär verlaufen.

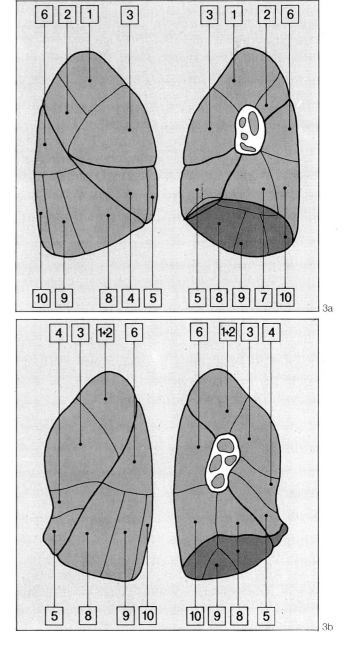

Abb. 8-3. Segmentgrenzen auf der Lungenoberfläche der rechten (a) und der linken (b) Lunge.

Lungensegmente

Lediglich die Hauptsepten und das Nebenseptum sind als Lappengrenzen relativ sicher zu identifizieren. Segmentgrenzen sind bei gleichmäßig belüfteter Lunge normalerweise nicht erkennbar. Der zentrale Verlauf der Bronchien sowie die intersegmentale Anordnung der drainierenden Venen kennzeichnen die Ausdehnung der den Lungenhilus keilförmig erreichenden Segmente, die untereinander deutliche Unterschiede in Form und Größe aufweisen.

(Sekundärer) Lungenlobulus

Ein sekundärer Lobulus – im folgenden nur Lobulus genannt – setzt sich aus 30 bis 50 primären Lobuli zusammen, die die kleinste funktionelle Einheit der Lunge distal der Bronchioli respiratorii darstellen. Seine Architektur entspricht der eines Lungensegmentes: Er ist von Bindegewebssepten eingehüllt, in denen Venen und Lymphgefäße verlaufen und wird zentral durch einen kleinen Bronchus mit begleitender Arterie versorgt. Seine Größe variiert zwischen 1 und 2,5 cm, während die Azini als Subelemente ca. 7 – 8 mm groß sind. Im CT lassen sich die Lobuli am besten in der Lungenperipherie als polygonale, meist fünfeckige, breitbasig der Pleura visceralis aufsitzende Strukturen erkennen. Normale septale Grenzen sind jedoch beim Gesunden im HRCT nur andeutungsweise oder gar nicht erkennbar. Der Loboluskern mit Arterie und Bronchiolus wird bei axialem Verlauf als Punktfigur etwa 1 cm von der Pleuragrenze entfernt dargestellt. Bei nicht axialem Verlauf erscheint die Läppchenarterie als feine Aufzweigungsfigur, die im Gegensatz zu den Septen die Pleuragrenze nicht erreicht.

Lungenrundherde

Die Nachweisempfindlichkeit von Rundherden hängt von ihrer Lokalisation ab. Quer getroffene Gefäße können einen Rundherd vortäuschen. Subpleural lassen sich bei genauer Betrachtung Rundherde ab 1 – 2 mm Größe nachweisen. Hiluswärts wird die Differenzierung sehr kleiner Rundstrukturen in Nachbarschaft zu größeren Gefäßen schwierig, so daß nur bei Dünnschichttechnik und exakter Bildanalyse Rundherde von 3 – 4 mm aufgedeckt werden.

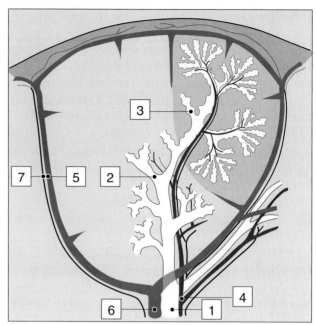

Abb. 8-4. Der sekundäre Lungenlobulus. Zentral tritt der Bronchiolus lobularis (1) in den Lobulus ein und zweigt sich über die Bronchioli terminales (2) in die Ductus alveolares (3) auf. Die A. lobularis (4) folgt den Aufzweigungen des Bronchiolus. Der Lobulus wird peripher-venös drainiert, wobei die Venen im Interlobulärseptum (5) verlaufen und sich dann zur V. interlobularis (6) vereinigen. Die Lymphdrainage erfolgt sowohl interlobulär (7) als auch zentral entlang der Arterien.

Abb. 8-5. Der sekundäre Lobulus im Computertomogramm. Im Querschnittsbild werden etwa 1 cm von der Pleuragrenze die Interlobulärarterien als punktförmige Strukturen dargestellt, teilweise mit angedeuteter Verzweigungsfigur. Der Bronchiolus lobularis ist in der gesunden Lunge ebensowenig sichtbar wie die Interlobulärsepten. Die Architektur des Lobulus im Querschnittsbild ist polygonal.

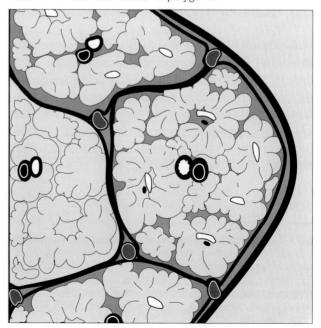

Randkonturen größerer Rundherde bedürfen einer genauen Analyse, da feinste Ausläufer zu den benachbarten interlobären und lobulären Strukturen ebenso bewertet werden müssen wie Verkalkungen und Lufteinschlüsse. Die Analyse kleinerer Rundherde in Dünnschichttechnik wird jedoch durch die schlecht reproduzierbare Inspirationslage zwischen den einzelnen Abtastungen zusätzlich erschwert. Schnelle Abtastungen innerhalb einer Inspirationsphase (Spiral-CT) sind diagnostisch hilfreich.

Die *Dichtewerte* sind wegen des großen Dichteunterschiedes zur umgebenden Lunge mit Vorsicht zu interpretieren, um bei der Messung durch entsprechende Wahl der Schichtdicken Teilvolumeneffekte auszuschließen. Auszumessende Rundherde sollten daher mindestens einen Durchmesser der zweifachen Schichtdicke aufweisen. Zudem ist die Meßgenauigkeit der einzelnen Geräte für diese Problemstellung unterschiedlich und sollte durch Modellversuche überprüft werden. Schollige, insbesondere diffuse Verkalkungen werden im Computertomogramm empfindlich nachgewiesen.

Lit.: 673, 3576, 3281, 936, 129

Lungendichte

Die Lungendichte hängt u.a. stark vom Inspirationsgrad ab. Bei maximaler Inspiration findet sich nur ein geringer ventrodorsaler Dichtegradient (etwa 20 HE/10 cm Lungenstrecke), der durch eine unterschiedliche Perfusion bedingt ist. Bei zunehmender Exspiration verstärkt sich der Gradient als Folge einer unterschiedlichen regionalen Ventilation. Diese Dichtezunahme in den abhängigen Lungenpartien ist symmetrisch und kann bei sonst unauffälliger Lungenstruktur gut von Infiltrationen unterschieden werden.

Lit.: 872, 927, 636

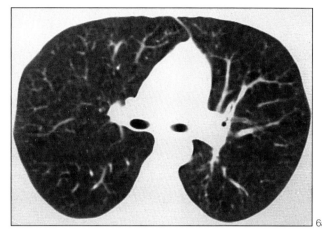
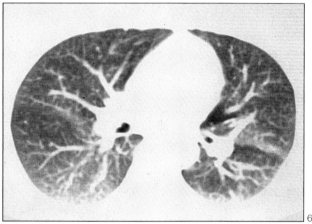

Abb. 8-6. Die Lungendichte wird wesentlich vom Inspirationsgrad bestimmt. Bei maximaler Inspiration (a) sind auch die abhängigen dorsalen Lungenpartien regelrecht transparent. Es findet sich physiologischerweise ein geringer ventrodorsal ansteigender Dichtegradient von etwa 30 HE. Bei Exspiration (b) nehmen die Dichtewerte in den abhängigen Lungenpartien jedoch erheblich zu und können dorsale Infiltrationen vortäuschen.

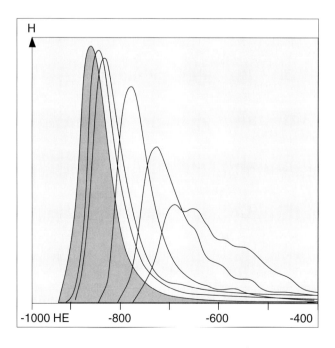

Abb. 8-7. Lungenhistogramm. Werden die Dichtewerte der Lungenflächen der Häufigkeit nach aufgetragen, so ergibt sich eine typische Lungendichtekurve mit Maximum bei -850 HE. Bei sukzessiver Exspiration verbreitert sich das Histogramm und wandert der Gipfel der Verteilungskurve zu höheren Dichtewerten als Zeichen des abnehmenden Luftgehalts und der ungleichmäßigen regionalen Belüftung.

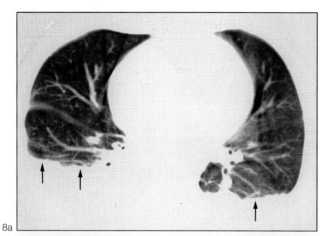
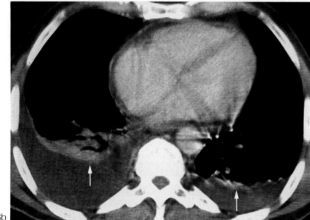
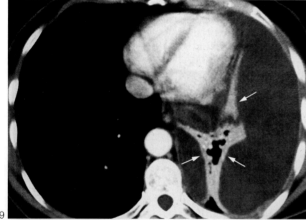
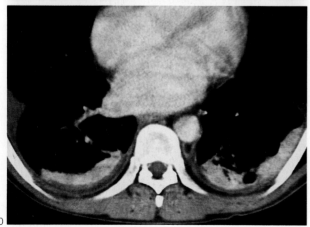

Belüftungsstörungen der Lunge

Dystelektasen

Minderbelüftungen des gesunden Alveolarraumes entstehen bei eingeschränkter Atemmechanik eines Lungenbezirkes oder durch eine Einengung der zuführenden Luftwege. Am häufigsten finden sie sich bei bettlägerigen Patienten mit verminderter Zwerchfellbeweglichkeit. Ein partieller Kollaps von Lungengewebe mit regionaler Minderperfusion entsteht bei Pneumothorax, Kompression des Lungengewebes (z. B. durch pleurale Ergußbildung) oder Narbenzug von schrumpfendem Lungengewebe. Die Einengung eines Bronchialastes führt zu einer (sub-)segmentalen Minderbelüftung.

• CT

Die radiologischen Zeichen der Minderbelüftung in der konventionellen Thoraxdiagnostik lassen sich auch bei CT-Untersuchungen nachweisen: Verkleinerung der betroffenen Thoraxhälfte bzw. Mediastinalverlagerung, Verziehung der Septen oder bronchovaskulärer Strukturen, kompensatorische Mehrbelüftung angrenzender Lungenareale oder Zwerchfellhochstand. Eine Minderbelüftung ist an einer Dichteanhebung und eine Mehrbelüftung an einer Dichteabsenkung des Lungengewebes (im Seitenvergleich) früh erkennbar. Streifenförmige, zu den Bewegungsgrenzen parallel verlaufende minderbelüftete Zonen (Plattenatelektasen) sind im CT ebenso empfindlich nachzuweisen wie häufig begleitende alveoläre Infiltrate.

Atelektasen

Eine länger bestehende Minderbelüftung kann zur Atelektase führen, der Alveolarraum wird luftleer.

Abb. 8-8. Dystelektasen. Bei Pleuraergüssen finden sich in unterschiedlichem Ausmaß Dys- oder Atelektasen. Das komprimierte Lungengewebe stellt sich weichteildicht mit Lufteinschlüssen dar. Die angrenzende Gefäßarchitektur der Lunge ist verzogen (a→). Atelektatisches, nicht entzündetes Lungengewebe kontrastiert sich deutlich und homogen (b→).

Abb. 8-9. Dystelektasen. Sie zeigen ein starkes homogenes Enhancement.

Abb. 8-10. Kompressionsatelektase. Der gesamte linke Unterlappen ist durch adhärente Pleuraergüsse komprimiert. Die zentralen Lungenbezirke sind noch lufthaltig.

- **CT**

Bei fehlender Belüftung eines Lungensegmentes oder -lappens durch Verschluß des zuführenden Bronchus werden die Segment- bzw. Lappengrenzen scharf berandet sichtbar. Je nach Ausmaß des Volumenverlustes kommt es zu einer mediastinalen Verschiebung und einem Höhertreten des Zwerchfells. Der luftleere Lungenbereich stellt sich als weichteildichte Figur dar, die nach Kontrastmittelgabe aufgrund der komprimierten Gefäße ein deutliches Enhancement aufweist. Dieses kann allerdings bei Ausfüllung des Bronchialsystems durch poststenotische Flüssigkeitsverhaltungen (Exsudationen) fehlen. Dann findet sich entsprechend der verbliebenen Gefäßversorgung eine Marmorierung bzw. Felderung des kollabierten Lungengewebes.

Die einzelnen Obturationsatelektasen stellen sich im CT unterschiedlich dar.

Bei Atelektase des *linken Oberlappens* wandert die dem Hauptseptum zugewandte Grenze ventralwärts und liegt der vorderen Mediastinalkontur links keilförmig an, die Spitze zeigt zum Hilus, die linke Pulmonalarterie wird nach vorn und oben verzogen. Eine deutliche Mediastinalverziehung nach links, eine Überblähung des linken Unterlappens und eine Herniierung der rechten Lunge über die vordere Mediastinalkontur zählen zum Vollbild der Oberlappenatelektase.

Die Atelektase des *rechten Oberlappens* erscheint im Querschnittsbild dreieckig, die vordere Kontur entspricht dem angehobenen Nebenseptum, die hintere häufig konkave oder konvexe Struktur dem Hauptseptum. Der Hauptbronchus wandert stärker kranialwärts, so daß eine deutliche Anhebung des rechten Hilus erfolgt.

Die Atelektase des *Mittellappens* erscheint ebenfalls dreieckig oder trapezoid und verläuft ventrokaudal zur vorderen Thoraxwand.

Unterlappenatelektasen zeigen auf beiden Seiten ein ähnliches Bild. Sie legen sich dem dorsalen paravertebralen Mediastinum flächig an, das

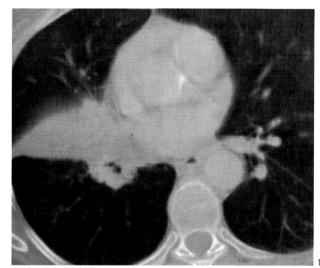

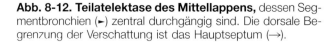

Abb. 8-11. Mittellappenatelektase. Sie stellt sich in typischer Flügelform dar (b→). Die Segmentbronchien sind durch einen Tumor verschlossen, der sich nur unsicher von der mäßig kontrastierten Atelektase absetzt (b►).

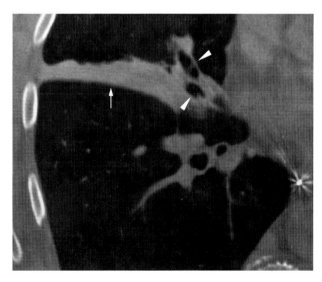

Abb. 8-12. Teilatelektase des Mittellappens, dessen Segmentbronchien (►) zentral durchgängig sind. Die dorsale Begrenzung der Verschattung ist das Hauptseptum (→).

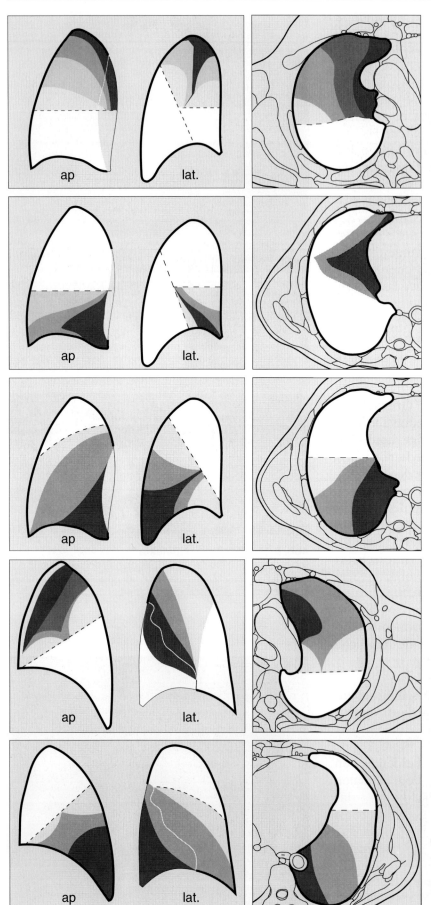

Abb. 8-13a. Atelektase des rechten Oberlappens. Bei abnehmender Belüftung wandert die Grenze des Hauptseptums nach ventral und medial, bis schließlich ein schmaler Begleitschatten dem Mediastinum anliegt.

Abb. 8-13b. Mittellappenatelektase. Bei abnehmender Belüftung wandert das anteriore Oberlappensegment vor die Mittellappengrenze, so daß das Nebenseptum randbildend wirkt. Das Hauptseptum wandert nach ventromedial. Im Transversalschnitt imponiert eine dreiecksförmige, dem Mediastinum aufsitzende Verschattungsfigur, die je nach Belüftungsgrad eine unterschiedliche Größe aufweist.

Abb. 8-13c. Atelektase des rechten Unterlappens. Bei abnehmender Belüftung wandert das Hauptseptum nach dorsomedial und liegt schließlich als Weichteilschatten paravertebral, wobei der untere Hiluspol rechts nach dorsal verzogen wird.

Abb. 8-13d. Atelektase des linken Oberlappens. Bei beginnender Belüftungsstörung drängt das überblähte apikale Unterlappensegment den medialen Anteil des Hauptseptums nach ventral, so daß zunächst eine v-förmige dorsale Begrenzung besteht. Der Oberlappen legt sich schließlich entweder als latero-konvexe oder auch latero-konkave Figur dem Mediastinum an.

Abb. 8-13e. Atelektase des linken Unterlappens. Wie auf der Gegenseite legt sich der Unterlappen im hinteren Mediastinum und der Aorta an und verzieht die Hilusgefäße nach dorsal.

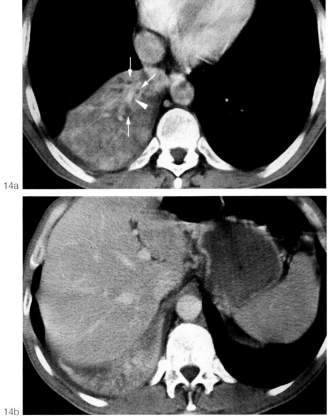
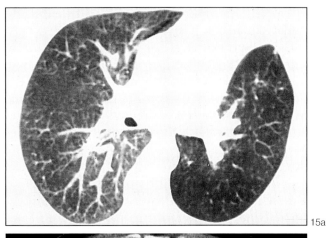
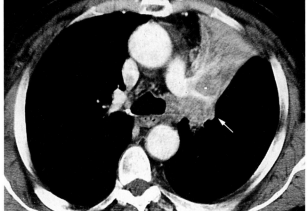

Abb. 8-14. Atelektase des rechten Unterlappens. Nach KM-Bolus sind innerhalb der Atelektase sekretgefüllte Bronchien hypodens (a→) und die kontrastierten Gefäße (a►) bis in die Peripherie im Zwerchfellwinkel (b) erkennbar.

Abb. 8-15. Atelektase des Oberlappens bei zentralem Bronchialkarzinom. Der Tumor (→) läßt sich nach Bolusgabe nicht von der Atelektase eindeutig abgrenzen, wohl aber die in die Atelektase einstrahlenden größeren Gefäße. Im Lungenfenster (a) zeigt sich die deutliche mediastinale Verziehung nach links und die Überblähung des linken Unterlappens durch Herabsetzung der Dichtewerte.

Abb. 8-16. Rundatelektase. Im Lungenfenster (a) findet sich ein Rundschatten, der einer Pleuraverdickung (Verschwartung nach Pleuritis tuberculosa) aufsitzt. Das bronchovaskuläre Bündel zieht schweifförmig in den Rundschatten. Im Weichteilfenster (b) zeigt die Rundfigur ein ausgeprägtes homogenes Enhancement.

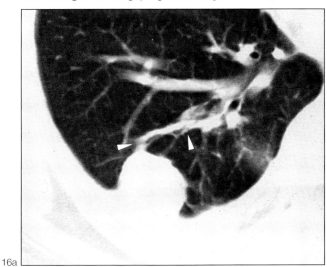
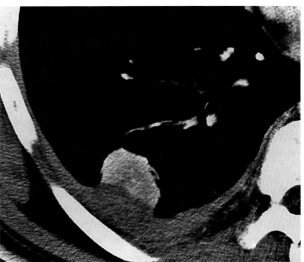

Hauptseptum rotiert nach medial und kaudal und bildet die äußere Grenze der Atelektase.

Bei der Obturationsatelektase kann der zentrale Verschluß des zuführenden Lappen- oder Segmentbronchus meist nachgewiesen werden. Bei der *Kompressionsatelektase* dagegen erfolgt die Minderbelüftung von peripher, so daß die zentralen Bronchialstrukturen der atelektatischen Region meist noch belüftet erscheinen. Die Ursache der Lungenkompression – meist ein Erguß – läßt sich ebenfalls computertomographisch eruieren. Da die Adhäsionskräfte der Pleurablätter aufgehoben sind, verkleinern sich die luftleeren Lungenlappen gleichförmig hiluswärts, wobei die Unterlappen zum Teil durch die Ligamenta pulmonalia basal fixiert sind.

Rundatelektasen

Kompressionsatelektasen nach Ergüssen können auch (z.B. bei Narbenbildungen) persistieren, wenn der Erguß sich zurückbildet und die Lunge sich entfaltet. Hierbei wird mitunter die begleitende Pleura visceralis spiralig in die Lunge eingestülpt, dann ziehen im CT bronchovaskuläre Strukturen kometenschweifartig in die weichteildichte, der Pleura aufsitzende Atelektase.

Parenchymatöse Lungenveränderungen

Infiltrationen

Auch hier sind die Kriterien der konventionellen Thoraxübersichtsaufnahme auf die CT-Diagnostik übertragbar. Infiltrationen stellen sich als flächige Dichteanhebungen dar. Der empfindliche Nachweis von Luftbronchogrammen innerhalb fleckiger Verschattungen sichert die Diagnose alveolärer Infiltrate (airspace pattern). Die überlagerungsfreie Darstellung des Subpleuralraumes mit Nachweis von Strukturveränderungen des Lungengerüstes deuten auf einen interstitiellen Prozeß. Diese Veränderungen sind bereits mit normalen Schichtdicken nachzuweisen. Dünnere Schichten verfeinern die Aussage und die Differentialdiagnose auf Lobulusebene. Die *broncho-alveoläre Infiltration* betrifft primär den Luftraum, d.h. den Bronchiolus mit seinen Aufzweigungen und die sich anschließenden Al-

veolen. Dementsprechend können Infiltrationen den Alveolarraum verdichten oder die Wand des Bronchiolus verdicken und sie erst dadurch sichtbar machen. Je nach Art des die Entzündung induzierenden Prozesses werden Gruppen von Azini, ganze Lobuli oder größere zusammenhängende Lufträume durch das Exsudat ausgefüllt.

Abb. 8-17. Broncho-alveoläre Infiltration. Im CT erscheinen sie als landkartenartige Verschattungen und bei diffuser Durchsetzung des Luftraumes als milchglasähnliche Transparenzminderungen.

Abb. 8-18. Broncho-alveoläre Infiltration. Sie entspricht pathologisch-anatomisch einer ungleichmäßigen oder diffusen Durchsetzung der Azini mit Exsudat.

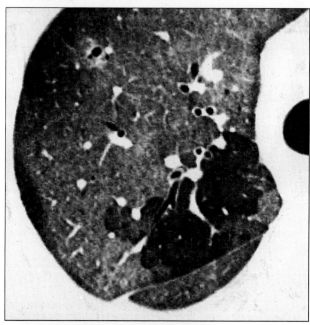

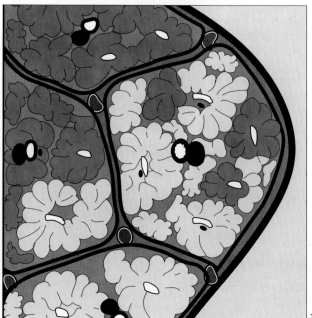

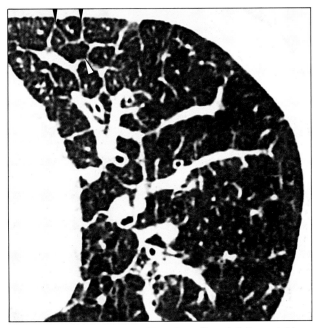

Abb. 8-19. Interstitielle Infiltration. Sie erfaßt je nach Ursache vorwiegend das intralobuläre Lungengerüst oder die interlobulären Septen. Diese Strukturen werden dadurch im CT sichtbar (▸), bei Tumorinfiltrationen häufig mit feinknotiger Komponente.

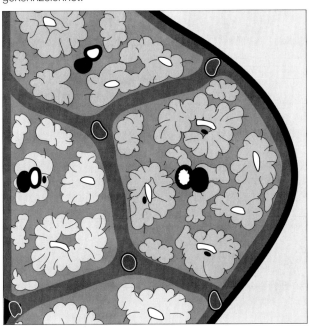

Abb. 8-20. Interstitielles Ödem. Hämodynamische, entzündliche und neoplastische Infiltrationen durchsetzen das Lungengerüst unterschiedlich stark in akuten bis chronischen Abläufen. Die interstitielle Reaktion führt daher im CT zu vielfältigen Strukturmustern. Das interstitielle Ödem ist durch seine gleichförmige (und reversible) Verdickung sämtlicher Septen gekennzeichnet.

Eine CT-Dünnschicht zeigt daher unterschiedliche Verdichtungsmuster:
– unscharf begrenzte *rundliche* Verdichtungen (bis zu 1 cm Durchmesser), die isoliert oder konfluierend im Lobulus erkennbar sind,
– flaue, *flächige* (milchglasähnliche) oder wolkige Verdichtungen, die die ganze Lunge oder einzelne Lobuli einnehmen können,
– *Luftbronchogramme*, die mit zunehmender Verschattung deutlicher werden,
– *landkartenartige* Verteilungsmuster, vereinzelt (Sub-)Segmentgrenzen respektierend, jedoch ungleichförmig den Luftraum von Lungenkern und -peripherie durchsetzend.

Eine von den Gefäßen ausgehende *perivaskuläre* (meist entzündlich bedingte) *Infiltration* betrifft primär den interstitiellen Raum, der dadurch verbreitert wird und den Luftraum zunächst komplementär ausspart. Je nach Ausmaß der Infiltration werden die interstitiellen Strukturen, insbesondere die intralobulären Septen, verdickt, so daß ein wabiges Verdichtungsmuster sichtbar wird.
Die *lymphatische* Ausbreitung entwickelt sich entlang der interstitiell gelegenen Lymphgefäße, die hauptsächlich in die Interlobulärsepten drainieren, jedoch auch peribronchial vorliegen. Bei (tumorbedingter) Infiltration wird das Interstitium daher verbreitert und somit computertomographisch darstellbar. Der belüftete Alveolarraum setzt sich bei fehlenden Entzündungszeichen relativ scharf gegen verplumpte interstitielle Strukturen ab. Das Interlobulärseptum ist in diesen Prozeß miteinbezogen. Umschriebene Tumoransammlungen und Granulome lassen sich durch kleinknotige Auftreibungen erkennen. Ihr Verteilungsmuster kann sowohl peripher (auch intraseptal) als auch zentrilobulär (peribronchial) betont sein.
Ein *interstitielles Ödem* wird durch hämodynamische Prozesse oder durch Obstruktion der Lymphwege hervorgerufen. Es stellt sich als gleichförmige Verdickung der septalen Strukturen dar, z.T. auch mit schleierartiger Transparenzminderung des Alveolarraumes. Die auf Übersichtsaufnahmen erkennbaren Kerley-B-Linien sind eine Summation der verdickten und geschichteten Interlobulärsepten.
Die von Thoraxübersichtsaufnahmen bekannten nodulären, nodulo-retikulären oder retikulären Verdichtungsmuster lassen sich durch die in Dünnschichttechnik besser darstellbaren Infiltrationswege erklären. So kann eine noduläre Struk-

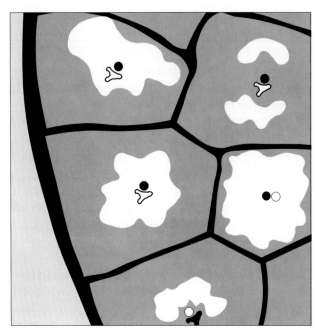

Abb. 8-21. Zentrilobuläres Emphysem. Die Emphysembildung beginnt im Lobuluskern und verteilt sich ungleichförmig über die Lunge.

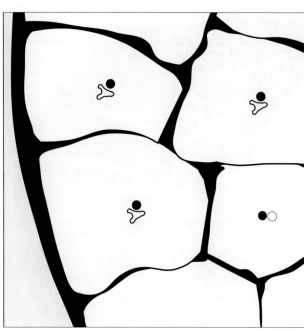

Abb. 8-22. Panlobuläres Emphysem. Pathologisch-anatomisch werden die gesamten Lobuli von der Emphysembildung erfaßt, die Septen verformen sich durch die Überblähung.

Abb. 8-23. Panlobuläres Emphysem. Segmentale Verteilung der Emphysembildung.

Abb. 8-24. Zentrilobuläres Emphysem. Entsprechend dem pathologisch-anatomischen Befallsmuster durchsetzen die Emphysembezirke als hypodense Areale die Lunge unregelmäßig.

Abb. 8-25. Panlobuläres Emphysem. Strukturveränderung der gesamten Lunge mit grobretikulärer Zeichnung zwischen den überblähten Lufträumen.

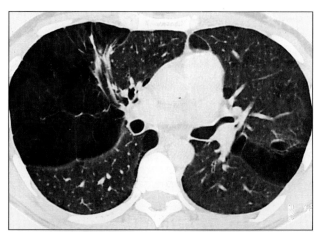

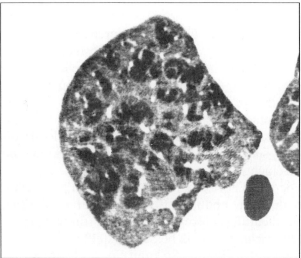

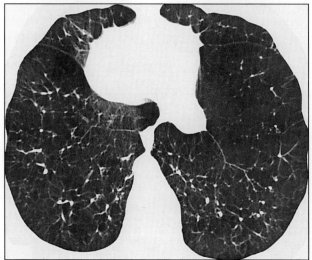

tur durch eine umschriebene zentrilobuläre (peribronchiale, perivaskuläre) Infiltration des Alveolärraumes entstehen oder durch Ausfüllung einzelner Subsegmente (Azini). Das rein retikuläre Muster ist auch auf Lobulusebene dem Interstitium (interlobuläres Septum, intralobuläre Bindegewebsstruktur) zuzuordnen und wird durch die verbesserte Darstellung dieser Strukuren früher erkennbar.

Emphysem

Das Emphysem ist eine Erweiterung der peripheren Lufträume distal der Bronchioli terminales, die mit einem irreversiblen Substanzverlust des Lungengerüstes einhergeht. Es wird pathologisch-anatomisch das panlobuläre, das zentrilobuläre, das periseptale und narbig bedingte Emphysem unterschieden. Kleinere Blasen und Bullae sind häufig mit dem Emphysem vergesellschaftet, sind jedoch auch in normalem Lungengewebe anzutreffen.

Das *zentrilobuläre* Emphysem befällt vorwiegend die Lungenoberlappen und beginnt im Zentrum eines Lungenlobulus. Die Veränderungen durchsetzen die normale Lunge ungleichmäßig, von sehr umschriebenen bis größeren konfluierenden Herden, die zur Verziehung des Gefäßsystems führen können.

Das *panlobuläre* Emphysem bevorzugt die Lungenunterlappen und führt zu einer gleichförmigen Rarifizierung des Lungenlobulus.

Beim *periseptalen* Emphysem sind die Lufträume der Lobuli an den Septen und der Pleura betroffen, die sich in 0,5 – 2 cm große Bullae umwandeln und häufig perlschnurartig entlang der Septen zu verfolgen sind.

Beim *Narbenemphysem* finden sich entsprechende Lufträume entlang der Narbenzüge, besonders bei zirrhotischen Formen der Tuberkulose und Silikose.

• **CT**

Neben den klassischen Zeichen eines Emphysems, das mit einer Überblähung der Peripherie, einem weiten Retrosternalraum mit Ausdünnung der mediastinalen Umschlagsfalten zwischen den

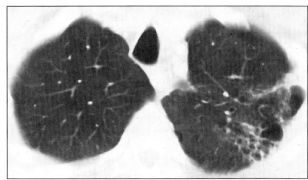

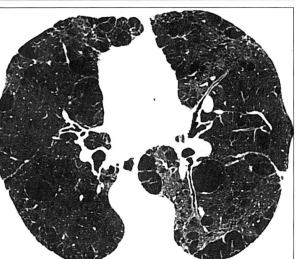

Abb. 8-26. Bullöses Emphysem im Bereich der linken Lungenspitze. Subpleurale bzw. periseptale Emphysemblasen können empfindlich nachgewiesen und ggf. als Ursache eines Pneumothorax eruiert werden.

Abb. 8-27. Bullöses Emphysem, das die Lunge gleichmäßig durchsetzt. In Hochauflösung sind die Strukturveränderungen detailreich erkennbar.

Abb. 8-28. Destruktives Emphysem mit erheblichen bullösen Strukturveränderungen.

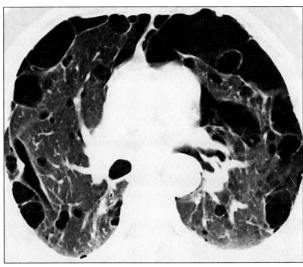

Lungen, Erweiterung der zentralen Pulmonalgefäße als Ausdruck der arteriellen pulmonalen Hypertension und einer peribronchialen Zeichnungsvermehrung in unterschiedlichem Ausmaße einhergeht, lassen sich die destruktiven Umbauvorgänge des Lungenparenchyms im Bereich der Lobuli computertomographisch früh in Dünnschichttechnik erfassen. Das zentrilobuläre Emphysem ist an der Einstreuung unterschiedlich großer, vermehrt transparenter Lungenareale erkennbar (besonders in den Oberlappen). Flächige Transparenzerhöhungen sprechen für ein panlobuläres Emphysem, das beim Alpha$_1$-Antitrypsinmangel symmetrisch in den Unterlappen ausgeprägt ist. Subpleurale Blasenbildungen eines bullösen Emphysems sind computertomographisch empfindlich nachweisbar, ebenso die Transparenzerhöhungen im Sinne eines umschriebenen Narbenemphysems in der Umgebung der Narben und Strangbildungen. Die auf der Übersichtsaufnahme sichtbare peribronchiale Zeichnungsvermehrung läßt sich computertomographisch besser den einzelnen Substrukturen zuordnen und erscheint meist prominenter. Bei entzündlichen pulmonalen Infiltrationen zeigt sich beim Emphysem wie bei der Thoraxübersichtsaufnahme aufgrund der Gerüstveränderungen eine vermehrt retikuläre, z. T. wabig durchsetzte flächige Verschattung.

Lit.: 2447

Bronchopulmonale Mißbildungen

Lungensequestrationen

Das während der Lungenentwicklung gebildete Gewebe hat meist keinen Anschluß an das Bronchialsystem und liegt überwiegend linksbasal epiphrenal, seltener subdiaphragmal. *Intralobäre* Formen werden zu 75 % von der Aorta thoracica, sonst von der Aorta abdominalis versorgt und durch Lungenvenen drainiert. Sie treten im Erwachsenenalter klinisch durch rezidivierende Infektionen, Hämoptysen, sekundären Anschluß

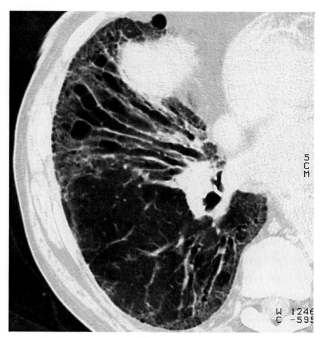

Abb. 8-29. Variköse Bronchiektasen. Die erheblich erweiterten, z. T. gebündelten Bronchien ziehen mit unregelmäßigem Kaliber in die Lungenperipherie, die durch fibrotische Umbauten verändert ist und durch Traktion die Bronchiektasenbildung unterhält.

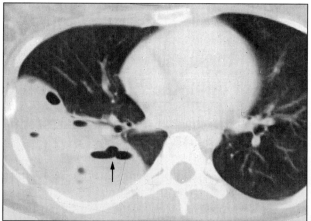

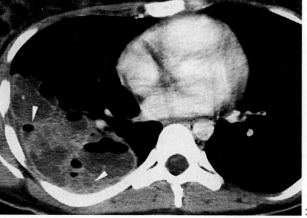

Abb. 8-30. Lungensequestration. Segmentale Verschattung im rechten Unterfeld mit kleinen Spiegelbildungen (a →) innerhalb einzelner wabiger Räume. Diese veränderte Lungenstruktur wird nach KM-Gabe sichtbar (b ▸). Eine aortale arterielle Versorgung des Sequesters kann im CT nicht eindeutig gesichert werden.

Bronchopulmonale Mißbildungen 197

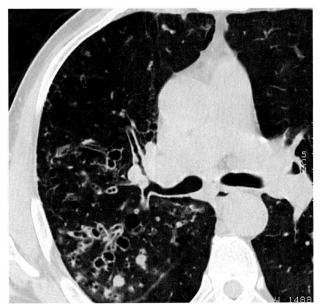

Abb. 8-31. Sackförmige (zystische) Bronchiektasien. Relativ kugelige dickwandige Erweiterung der Bronchien in der Lungenperipherie, die z. T. mit Sekret gefüllt sind und als Rundschatten imponieren.

Abb. 8-32. Sackförmige Bronchiektasien. Häufig sind in der Umgebung der Bronchiektasien chronisch-entzündliche Lungenveränderungen nachweisbar, hier mit fibrotischen Lungenveränderungen (b →) mit begleitender subpleuraler Empyhsembildung.

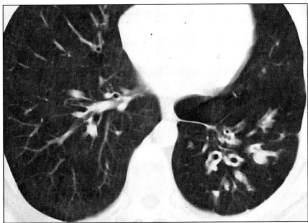

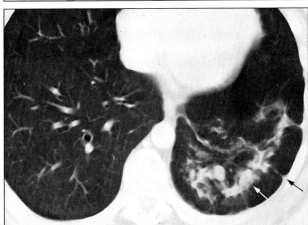

an das Bronchialsystem und zystische Umwandlungen in Erscheinung. *Extralobäre* Formen besitzen einen eigenen pleuralen Überzug, münden in systemische Venen ein und werden klinisch selten auffällig.

• **CT**

Nativ: Sequestrationen imponieren als subsegmentale, epiphrenal gelegene Weichteilzonen, insbesondere links basal-paravertebral, häufig lediglich als atypisch konfigurierte Atelektasen. Sie können aber auch als zystisch oder wabig umgewandelte basale Lungenbezirke mit oder ohne Spiegelbildung nachweisbar sein. Verkalkungen kommen vor. Begleitende Infiltrationen verschleiern nicht selten die morphologische Ursache und erschweren die Diagnose im Nativbild.

KM: Durch Bolusgabe gelingt zumeist, insbesondere bei atelektatischen Formen, der Nachweis der systemischen arteriellen Versorgung, so daß eine Artdiagnose gestellt werden kann.

Lit.: 805, 847, 472, 916, 717

Bronchiektasien

Bronchiektasien werden bevorzugt in den basalen Lungensegmenten angetroffen. Sie führen zu rezidivierenden Bronchopneumonien, die häufig das Grundleiden aggravieren.

Bronchiektasien, irreversible Erweiterungen der mittleren und kleinen Bronchien, bilden morphologisch-anatomisch drei unterschiedliche Erscheinungsformen:
– *zylindrische* Bronchiektasien ziehen röhrenförmig ohne Kaliberreduktion in die Lungenperipherie,
– *variköse* Bronchiektasien sind unregelmäßig erweitert und weisen dadurch eine wellige Außenkontur auf,
– bei *sackförmigen* Bronchiektasien enden die mittleren Bronchien in zystischen Hohlräumen (subpleural).

• **CT**

Eine bis in den Pleuralraum nachweisbare Verdickung oder Erweiterung der Bronchien ist das führende diagnostische Zeichen, das besonders empfindlich bei axialem Verlauf der Bronchial-

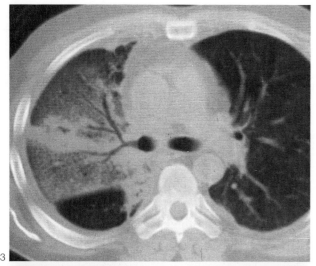
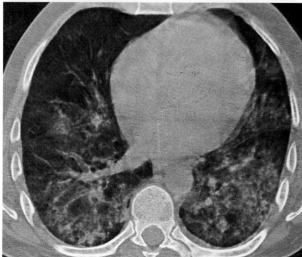
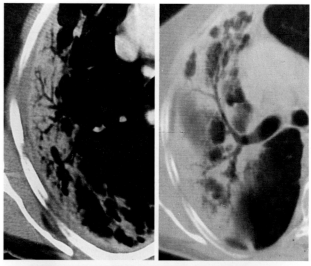
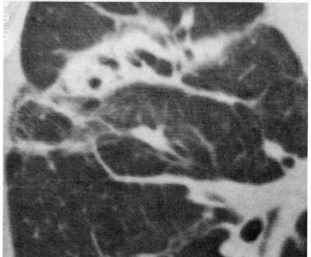

Abb. 8-33. Bronchopneumonische Infiltration. Typisches segmental orientiertes Infiltrationsmuster mit nachweisbaren Luftbronchogrammen.

Abb. 8-34. Pneumonie. Die durch Pilz-Superinfektion chronisch verlaufende Pneumonie zeigt sowohl ein alveoläres als auch ein interstitielles Verdichtungsmuster mit retikulären, sich an den Bronchialstrukturen orientierenden Verdichtungen.

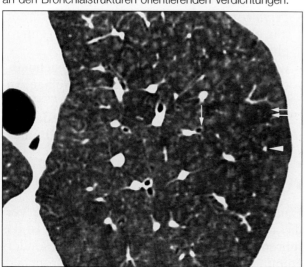

Abb. 8-35. Karnifizierende Pneumonie. Im Bereich des rechten geschrumpften Hemithorax findet sich eine vorwiegend subpleurale dichte Verschattung der verkleinerten Lunge, in der Bronchogrammstrukturen zu verfolgen sind. Die nicht infiltrierten Lungenareale sind überbläht.

Abb. 8-36. Postpneumonische Fibrose. Chronisch verlaufende Pneumonien führen zu Strangbildungen, Verziehungen des Lungengerüstes bis hin zu Bronchiektasien.

Abb. 8-37. Exogen allergische Alveolitis. Feinste, unscharf begrenzte, diskrete, flockige Transparenzminderungen durchsetzt die gesamte Lunge gleichförmig, wobei eine Verdickung der Septen nicht erkennbar ist. A. lobularis (▸). Durch allgemeine Transparenzminderung der Lunge setzen sich die Lumina auch kleinerer Bronchien deutlich hypodens ab (→). Von der Infiltration ausgesparter Lobulus (⇒).

strukturen nachgewiesen wird. Bei der häufig erkennbaren segmentalen Betonung sind die deformierten Bronchien dann aneinandergedrängt und verziehen die Lungenarchitektur. Von umschriebenen alveolären Überblähungen sind Bronchien morphologisch durch ihre Dickwandigkeit und die begleitende Arterie zu differenzieren. Sackförmige Erweiterungen können mit Schleim aufgefüllt sein und zeigen häufig kleinere Spiegelbildungen. Zum Nachweis zylindrischer Formen, die im CT weniger deutlich erkennbar sind, ist die Dünnschichttechnik zu empfehlen. Bei horizontal verlaufenden Bronchien läßt sich die unterschiedliche Konfiguration der varikösen und zylindrischen Form im CT eindeutig darstellen.

Lit.: 827, 812, 686, 755, 820

Entzündungen der Lunge

Pneumonien

Nach Ausbreitungsweg und Infiltrationsmodus werden drei wesentliche Pneumonieformen unterschieden.

Bei der meist durch Pneumokokken verursachten und seltenen *Lobärpneumonie* wird der betroffene Lungenlappen gleichförmig und flächenhaft infiltriert.

Bei der *Bronchopneumonie* (Lobulärpneumonie) werden die Lufträume der sekundären Lobuli multilokulär infiltriert, so daß belüftete und nicht belüftete Areale nebeneinander liegen.

Die *interstitielle Pneumonie*, meist durch Viren, Mykoplasmen oder Rickettsien hervorgerufen, breitet sich interstitiell und über die Interlobulärsepten aus. Peribronchiale Alveolen weisen in unterschiedlichem Maße Exsudationen auf.

• **CT**

Bei der *Lobärpneumonie* ist der Alveolarraum mehrerer Lungensegmente oder eines komplet-

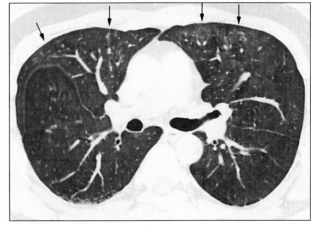

Abb. 8-38. Pneumocystis-carinii-Pneumonie. In den ventralen Lungenpartien finden sich sehr feine retikuläre und schleierartige Transparenzminderungen (→), die sowohl einer interstitiellen als auch alveolären Infiltration (Alveolitis) entsprechen.

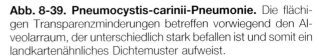

Abb. 8-39. Pneumocystis-carinii-Pneumonie. Die flächigen Transparenzminderungen betreffen vorwiegend den Alveolarraum, der unterschiedlich stark befallen ist und somit ein landkartenähnliches Dichtemuster aufweist.

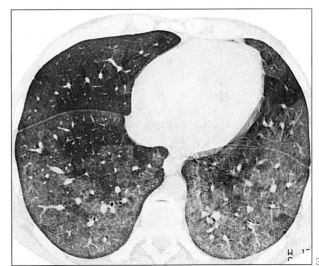

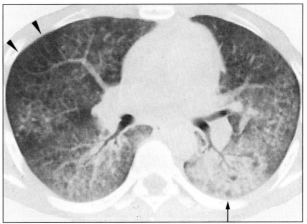

Abb. 8-40. Pneumocystis-carinii-Pneumonie. Alveoläres Infiltrationsmuster mit dichten Infiltraten, insbesondere links dorsal mit positiven Bronchogrammstrukturen (→). In den ventralen Anteilen ist eine geringe interstitielle Komponente erkennbar (►).

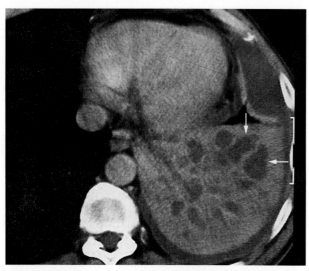

Abb. 8-41. Poststenotische abszedierende Pneumonie. Im linken Unterlappen setzen sich nach KM-Gabe die Abszedierungen als hypodense Areale mit randständigem Enhancement vom gut durchbluteten Lungengewebe ab.

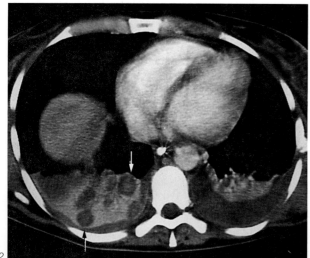

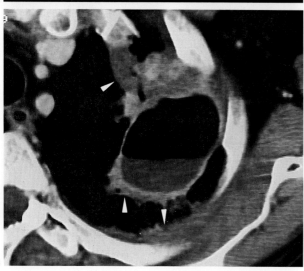

ten Lungenlappens homogen verschattet, normalerweise sind hiluswärts auch Luftbronchogramme erkennbar.

Für die *Bronchopneumonie* dagegen sind inhomogen über die Lunge verteilte, z. T. segmentorientierte Verschattungen typisch.

Charakteristische Zeichen der *interstitiellen Pneumonie* sind die Verdickung der Lobär- und Interlobulärsepten mit feinfleckigen hilofugal betonten Transparenzminderungen als Ausdruck einer perivaskulären und lymphatischen Infiltration. Häufiger finden sich auch Mischbilder mit bei chronischem Verlauf zunehmend interstitiellem (retikulären) Charakter der bronchopneumonischen Infiltrate.

Lungenabszeß

Abszesse entwickeln sich überwiegend postpneumonisch (Staphylokokken, Klebsiellen) durch Demarkierung nekrotisierender Lungenareale. Aber auch Lungeninfarkte, septische Lungenembolien, Aspirationen und Bronchiektasien sind pathogenetisch für pulmonale Abszeßbildungen verantwortlich.

Im weiteren Krankheitsverlauf bildet der Abszeß eine meist glatte Membran aus, die bei Anschluß an das Bronchialsystem als Hohlraum (Kaverne) mit einem Flüssigkeitsspiegel erkennbar wird. Eine schwere Komplikation ist ein Einbruch in die Pleurahöhle mit Ausbildung eines Empyems. Nach Abklingen der Entzündungszeichen kollabiert und retrahiert sich der Hohlraum und bildet eine Narbe. Im Kindesalter kann sich ein Abszeß über eine Ventilstenose zur Pneumatozele entwickeln.

Abb. 8-42. Abszedierende Pneumonie. Nach KM-Gabe demarkieren sich innerhalb der dystelektatischen Lungenareale rechts rundliche Hypodensitäten, die den Einschmelzungsherden entsprechen.

Abb. 8-43. Lungenabszeß. Große dünnwandige Abszeßhöhle mit Spiegelbildung, die den Anschluß an das Bronchialsystem signalisiert. Die Abszeßwand ist dünn, zeigt jedoch ein deutliches Enhancement als Ausdruck der verstärkten, entzündlich bedingten Vaskularisation. Lungeninfitration (►).

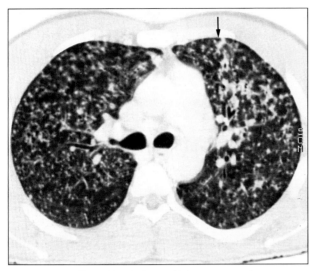

Abb. 8-44. Miliartuberkulose. Feinste, etwa 1 mm messende Rundherde durchsetzen die gesamte Lunge und zeigen im linken Oberlappen eine geringe Konfluenz (→).

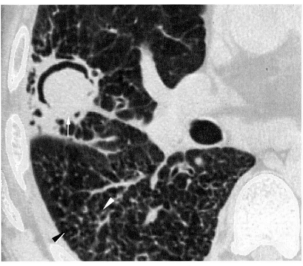

Abb. 8-45. Aspergillom. Typische Aspekte eines Aspergillom-Myzels innerhalb einer Lungenkaverne (→). Im Unterlappen ist eine fein strukturierte Lungenfibrose erkennbar (▸).

- **CT**

Nativ: Im Stadium der Demarkierung sind Spiegelbildungen und sich nicht an alveoläre Grenzen haltende Lufteinschlüsse erste Indikatoren einer pulmonalen Abszedierung.

KM: Abszedierungen lassen sich innerhalb eines dichten pneumonischen Infiltrates meist erst sicher durch einen KM-Bolus nachweisen, da sie sich dann vom hyperperfundierten Lungengewebe als hypodense Areale mit hyperdenser Ringstruktur (Abszeßmembran) demarkieren. Eine eventuelle Einbeziehung der Pleurahöhle oder des Bronchialsystems kann sicher nachgewiesen und quantitativ abgeschätzt werden. Lungeneinschmelzungen bei nekrotisierender Pneumonitis bzw. eine Lungengangrän zeigen meist kein randständiges Enhancement.

DD: Der Nachweis der relativ glatten KM-anreichernden Abszeßmembran ist differentialdiagnostisch zumeist ausreichend zur Abgrenzung gegen einschmelzende Tumoren.

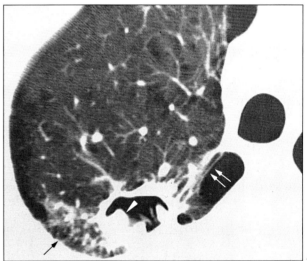

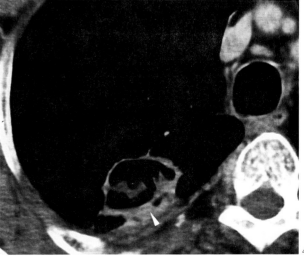

Abb. 8-46. Tuberkulöse Kaverne. Im posterioren Oberlappensegment rechts Nachweis einer Ringfigur mit zapfenartigen Verdickungen der Kavernenwand (a ▸). In der Umgebung sind eine geringe pulmonale Infiltration (→) und Strangbildungen im Bereich des rechten Oberfeldes (⇒) erkennbar. Nach KM-Gabe deutliches Enhancement der Kavernenwand (b ▸).

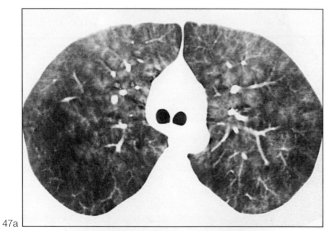
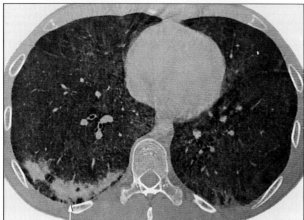

Abb. 8-47. Desquamative Alveolitis (DIP) in den Oberfeldern bei bereits bestehender Fibrose in den abhängigen Partien. Hier finden sich kompaktere Infiltrate mit Fibrosierungen (→).

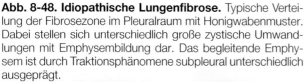

Abb. 8-48. Idiopathische Lungenfibrose. Typische Verteilung der Fibrosezone im Pleuralraum mit Honigwabenmuster. Dabei stellen sich unterschiedlich große zystische Umwandlungen mit Emphysembildung dar. Das begleitende Emphysem ist durch Traktionsphänomene subpleural unterschiedlich ausgeprägt.

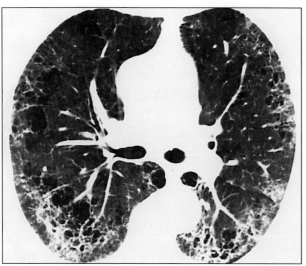

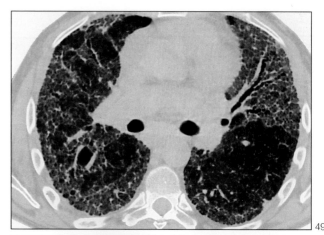
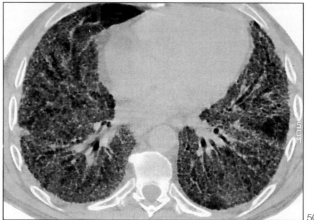

Abb. 8-49. Idiopathische Lungenfibrose mit generalisiertem Befallsmuster.

Abb. 8-50. Idiopathische Lungenfibrose mit sehr fein-retikulärer generalisierter Ausprägung, wobei begleitende chronisch-entzündliche Vorgänge die Lungendichte insgesamt erhöhen.

Abb. 8-51. Idiopathische Lungenfibrose. Generalisiertes Befallsmuster. Die Polygonalität der Interlobulärsepten tritt durch die Fibrose deutlicher hervor. In diesem Falle erscheint der überblähte Alveolarraum transparent ohne Entzündungszeichen.

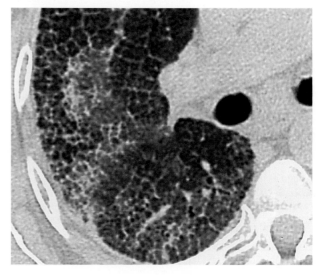

Interstitielle Lungenerkrankungen

Interstitielle Lungenerkrankungen sind weder neoplastischen Ursprungs noch durch Infektion hervorgerufen und betreffen die Septen des Alveolarraumes. Sie verlaufen chronisch und münden in eine Fibrose unterschiedlichen Ausmaßes ein.

Idiopathische Lungenfibrose

Sie beginnt häufig bei Frauen mittleren Alters schleichend als interstitiell proliferierende pneumoide Erkrankung (UIP, usual interstitional pneumonia) oder akut als desquamative Alveolitis (DIP). Die interstitielle Infiltration führt zu einer Verbreiterung der Alveolarsepten. Bei stärkerer entzündlicher Reaktion der Alveolarzellen tritt das Bild einer Alveolitis hinzu.

- CT

Die Beteiligung des Alveolarraumes bei akuter Alveolitis stellt sich als dichte, meist symmetrische, die Lobuli ungleichmäßig konfluierende Luftraumverschattung dar. Der interstitielle Prozeß mit Verbreiterung der septalen Strukturen wird mit zunehmender Belüftung des Alveolarraumes besser sichtbar. Die beginnende Fibrose läßt sich an der Vermehrung nichtseptaler, arkadenförmiger subpleuraler Linien, Verdickung und Verziehung der Lobulussepten und Überblähung des angrenzenden Alveolarraumes nachweisen. Der subpleurale Raum zeigt typischerweise stärkere Emphysembezirke mit zystischen Lufträumen von 2 – 4 (- 20) mm Durchmesser. Die Umwandlung ergreift mit fortschreitender Erkrankung in gleicher Weise auch die zentralen Lungenareale und mündet im Endstadium in einem unterschiedlich stark ausgeprägten Honigwabenmuster des Lungengerüstes.

Lit.: 1880, 604, 814

DD: Ein morphologisch sehr ähnliches Bild findet sich bei der *rheumatoiden Arthritis, Sklerodermie* und anderen *Kollagenosen*.

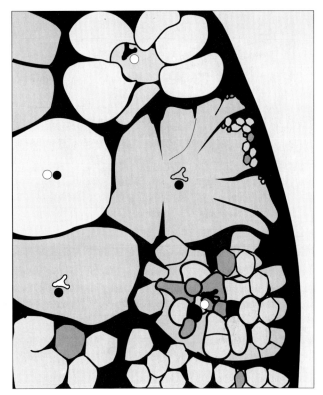

Abb. 8-52. Lungenfibrose. Die Strukturmuster sind vielfältig und den einzelnen Krankheitsbildern nur bedingt zuzuordnen. Der Schweregrad und Verlauf der Erkrankung, bedingt durch Parenchymverlust und Emphysembildung, ist im CT gut abschätzbar.

Sarkoidose

Die Sarkoidose ist durch die Bildung von Epitheloidzellgranulomen gekennzeichnet. Diese durchsetzen zunächst, meist symmetrisch, die Lymphknoten der Lungenhili und befallen das Lungeninterstitium entlang der peribronchialen, perivasalen, intraseptalen und subpleuralen Lymphbahnen. Die sehr kleinen Granulome können konfluieren und auf der Übersichtsaufnahme zu unterschiedlich großen Fleckschatten mit kleinnodulärem Verdichtungsmuster im Thoraxbild führen. Pleuraergüsse kommen vor. Die Progredienz der interstitiellen Veränderungen führt zu einer Lungenfibrose unterschiedlichen Ausmaßes.

- CT

Ein fein noduläres Verdichtungsmuster der Lungen bei gleichzeitigem Nachweis von hilären (und mediastinalen) Lymphknotenvergrößerungen ist typisch für die Sarkoidose. Dabei sind bevorzugt die Lungenmittelfelder und der Subpleuralraum

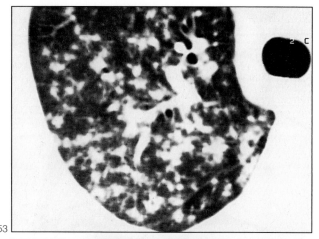

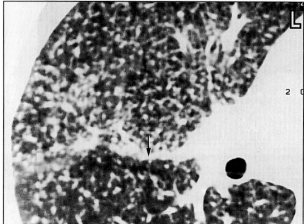

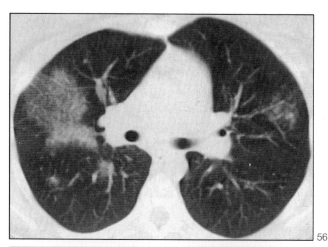

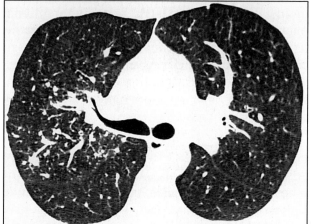

Abb. 8-53. Disseminierte Sarkoidose. Die einzelnen Granulome sind sowohl im Subpleuralraum als auch in der Umgebung des bronchovaskulären Bündels angesiedelt.

Abb. 8-54. Feinnoduläre disseminierte Sarkoidose. Bevorzugter Besatz des Subpleuralraumes, so daß das Hauptseptum demarkiert wird (→). In den ventralen Lungenpartien findet sich bereits eine leichte retikulo-noduläre Zeichnung.

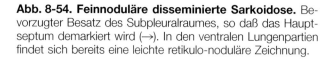

Abb. 8-55. Feinnoduläre Sarkoidose. In der Peripherie ist eine leichte Konfluenz der Granulome erkennbar. Deutliche bronchovaskuläre Ausbreitungsform. Diese Strukturen erscheinen prominent und mantelförmig verdickt.

Abb. 8-56. Sarkoidose. Bei Lymphadenopathie Nachweis von herdförmigen dichten Infiltraten, die neben dem Interstitium auch den Alveolarraum erfassen.

Abb. 8-57. Sarkoidose. Nachweis einer vorwiegend bronchovaskulären Ausbreitung rechts mit Beziehung zum rechten Hilus. Zusätzlich sind vereinzelte zentrale und subpleurale Granulome intrapulmonal erkennbar.

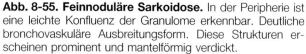

Abb. 8-58. Sarkoidose. Fein nodulärer disseminierter Befall. Auffallend ist die Aussparung des Subpleuralraumes mit leichten Verdickungen der Interlobulärsepten als erster Hinweis auf eine einsetzende interstitielle Fibrose.

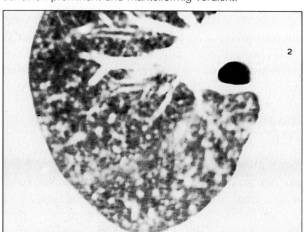

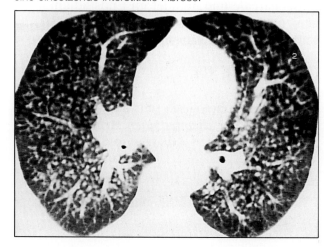

Interstitielle Lungenerkrankungen

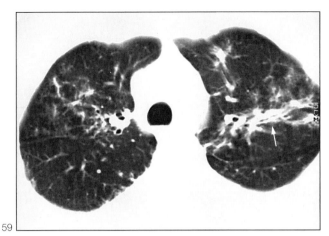

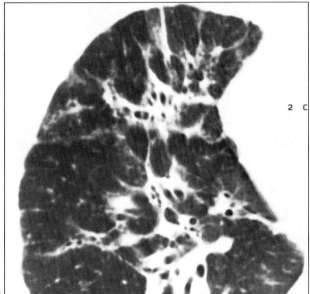

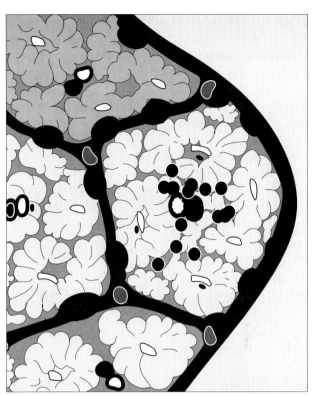

Abb. 8-61. Die Sarkoidose breitet sich im Lungeninterstitium unterschiedlich akzentuiert perivasal, peribronchial oder intraseptal aus.

Abb. 8-59. Sarkoidose Stadium III. Deutliche, vorwiegend peribronchiale Verdichtungen des Lungengerüstes mit Verziehung des Bronchialsystems mit Bronchiektasiebildung. Die Strangbildungen ziehen bis in die Lungenperipherie mit Überblähung der angrenzenden Lufträume.

Abb. 8-60. Sarkoidose Stadium III. Starke fibrotische Strangbildungen des bronchovaskulären Bündels, bandförmig bis an die Pleura reichend. Erhebliche Distorsion des gesamten Lungengerüstes mit fokaler Emphysembildung und Bronchiektasien.

befallen. Diese Veränderungen betreffen vorwiegend das Interstitium, so daß die Interlobulärsepten und die zentrilobulären, perivaskulären Bezirke im HRCT je nach Verteilungsmuster kleinknotig strukturiert erscheinen. Konfluierende Noduli können zu dichteren Konglomeraten führen, die auf der Übersichtsaufnahme als Rundschatten imponieren. Gelegentlich verdichten sie sich zu lockeren, umschriebenen Infiltraten mit erkennbarem Luftbronchogramm. Eine peribronchial betonte Ausbreitung ist häufig mit verschiedenen Infiltrationsmustern kombiniert und stellt sich als Verbreiterung des in die Lungenperipherie ziehenden bronchovaskulären Bündels mit Betonung der Bronchusstruktur und Distorsion des umgebenden Lungengewebes dar.

Im CT läßt sich auch die seltene alveolo-azinäre Verlaufsform darstellen, die durch feinste fleckige intralobuläre Verschattungen ohne sichtbare septale Beteiligung charakterisiert ist.

Eine beginnende *Fibrose* stellt sich dagegen als Verdickung der Septen des Lobulus mit umschriebenen Überblähungen der angrenzenden Lufträume dar. Es resultiert eine zunehmend retikuläre Struktur, eventuell mit Honigwabenmuster. Stärker ausgeprägte Fibrosezonen können auch auf einzelne Lappenregionen beschränkt sein. Zirrhotische Umbauvorgänge bestimmen das Ausmaß der Bronchiektasie und des Narbenemphysems.

Lit.: 913, 604, 616, 816, 780, 695

Histiozytosis X (eosinophiles Granulom)

Diese Erkrankung ungeklärter Ätiologie beginnt exsudativ-alveolär mit uncharakteristischen pulmonalen Beschwerden. Zu ca. 25% wird ein Pneumothorax nachgewiesen. Im peribronchialen, paravasalen und interlobulären Interstitium entstehen Granulome aus eosinophilen Granulozyten, die schwerpunktmäßig die Mittel- und Oberfelder befallen. Die Erkrankung beginnt mit einer exsudativen alveolären Phase und mündet selten in eine grobretikuläre Fibrose ein. Hiläre Lymphknotenvergrößerungen kommen vor.

• CT

Im Proliferationsstadium finden sich fein noduläre Verdichtungen in sämtlichen Lungenarealen. Typisch sind kleinere zystische dickwandige Räume, die sich auch peripher nachweisen lassen und z. T. mit den nodulären Strukturen konfluieren. Gelegentlich werden auch größere dünnwandige Zysten nachgewiesen. Ein retikuläres Muster zeigt den Übergang in die Fibrose an, die erhebliche Ausmaße mit Honigwabenstruktur und Narbenemphysem annehmen kann.

Lit.: 617

Pulmonale Lymphangiomatose

Die pulmonale Lymphangiomatose betrifft nahezu ausschließlich jüngere Frauen und ist durch die Proliferation der glatten Muskulatur in den Alveolarsepten, Gefäßwänden und Lymphbahnen gekennzeichnet. In der Lunge entstehen durch Einengung der kleinen Bronchiolen Emphysemblasen und Zysten, die zum Pneumothorax führen können. Auch die Muskulatur im Bereich der mediastinalen und retroperitonealen Lymphknoten kann proliferieren und zu Lymphknotenvergrößerungen und chylösen Ergüssen führen.

• CT

Die wenige Millimeter bis Zentimeter messenden zystischen Veränderungen durchsetzen das Lungenparenchym gleichmäßig ohne Bevorzugung der Lungenperipherie. Die Zystenwandungen sind glatt und akzentuiert, eine retikuläre Komponente im Sinne einer Fibrosierung fehlt in der Regel.

Lit.: 752, 862, 912, 690, 1923, 818

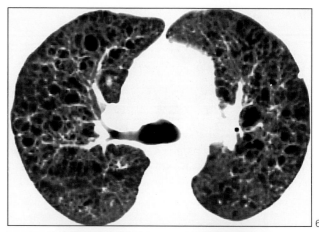
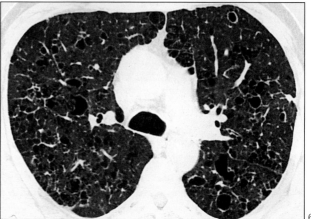

Abb. 8-62. Histizytosis X. Das gesamte Lungengerüst ist retikulär verdichtet und von zystischen Räumen unterschiedlicher Größe durchsetzt.

Abb. 8-63. Histizytosis X. Unregelmäßig geformte, z. T. konfluierende Zysten mit deutlich erkennbarer Wand sind innerhalb eines nur diskret retikulär verdichteten Lungengewebes eingestreut.

Abb. 8-64. Lymphangiomyomatose. Zahlreiche unterschiedlich große, dünnwandige Zysten durchsetzen die gesamte Lunge.

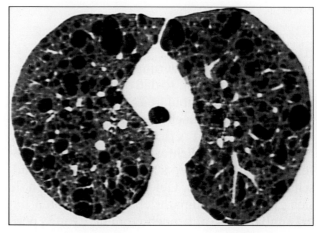

Asbestose

Durch Inhalation gelangen die Asbestfasern in den Alveolarraum und werden dort phagozytiert. Das Interstitium reagiert nach langjähriger Exposition mit einer peribronchiolären Fibrose, die sich in die Alveolarsepten ausdehnt und dann die Interlobulärsepten erreicht. Diese Veränderungen sind in den basalen Lungenabschnitten stärker ausgeprägt als apikal und werden meist von pleuralen Veränderungen begleitet. Knotig imponierende Granulome werden nicht gefunden.

• CT

Die Fibrose beginnt peripher und zeigt unterschiedliche Strukturmuster. Intralobulär finden sich feine retikuläre Linien und ca. 1 – 2 cm lange, zur Pleura ausgerichtete, dickere Septen. Zusätzlich lassen sich besonders in den abhängigen Lungenpartien (kurvilineare) Verdichtungslinien nachweisen, die im Abstand von weniger als 1 cm zur Pleura parallel verlaufen. Zum Ausschluß von Belüftungsstörungen sind diese Areale in Bauchlage bei maximaler Inspiration auf Konstanz zu überprüfen. Im fortgeschrittenen Stadium werden breite fibrotische Bänder, Honigwabenstrukturen und konfluierende Fibrosezonen mit Narbenemphysem und Bronchiektasien nachgewiesen. Letztere sowie die häufiger anzutreffenden Rundatelektasen oder Plaques in den Hauptsepten zeigen jedoch meist linsen- bzw. keilförmige Konfigurationen und lassen sich gegen das eher rundliche oder sternförmige Bronchialkarzinom abgrenzen, das bei der Asbestose gehäuft auftritt.

Lit.: 779, 915, 853, 584

Silikose

Inhalierter Quarzstaub wird von alveolären Makrophagen aufgenommen und führt im Interstitium durch Fibroblastenreaktionen zu Knötchen aus Kollagenfasern. Diese proliferativen Vor-

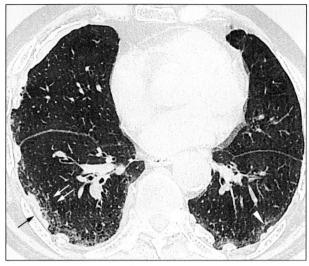

Abb. 8-65. Asbestose. Über den scharf berandeten Pleuraplaques (→) findet sich eine fein-retikuläre Zeichnungsvermehrung (⇒), linksseitig mit angedeuteter kurvilinearer Verdichtungslinie parallel zur Pleuragrenze (▸).

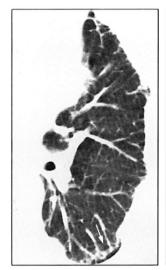 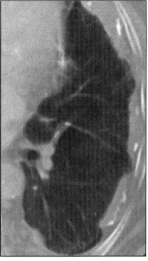

Abb. 8-66. Asbestose. Neben den 1 cm langen, senkrecht zur Pleura laufenden septalen Verdickungen läßt sich eine Verziehung und Streckung der Gefäße nachweisen. Die Pleura ist durch die Plaquebildung relativ kantig begrenzt (kurvilinearer Begleitschatten →).

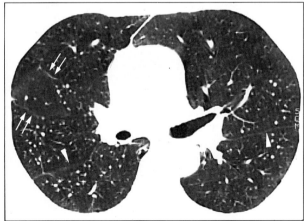

Abb. 8-67. Silikose. Feine punktförmige Verdichtungen sind in nahezu sämtlichen Lungenarealen anzutreffen. Die Interlobärsepten sind verdickt (▸), das Nebenseptum rechts ist tangential angeschnitten und erscheint daher als ovaläre Ringfigur (⇒). Der Subpleuralraum zeigt eine sehr feine septale Verdickung, die auf eine geringe fibrotische Komponente hinweist.

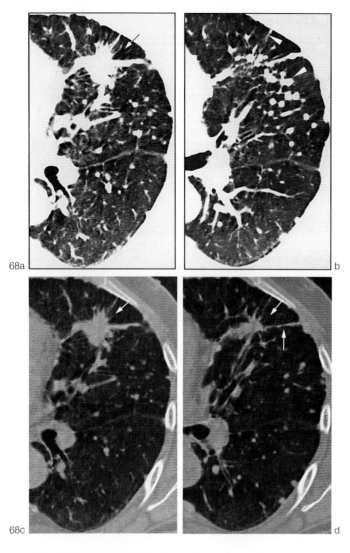

Abb. 8-68. Silikose. Neben feinknotigen, gut abgesetzten Strukturen mit Retraktionstendenz (b ►) finden sich Strangbildungen und eine Verziehung des Lungengerüstes. Etwa 1 cm kaudal zeigt sich eine sternförmige Verdichtungsfigur mit Pleurabeziehung und feinen radiären Ausläufern (a →, c →). Sie setzt sich flächenförmig kaudalwärts fort (d →), so daß diese dem peripheren Bronchialkarzinom ähnliche Sternfigur einer silikotischen Fibrosezone entspricht.

gänge erfassen zunächst die feineren septalen Strukturen und erzeugen ein nodulo-retikuläres Muster im Röntgenbild. Diese intrapulmonalen Knötchen verkalken im Lauf der Zeit zu ca. 20%. Im Endstadium entstehen breite konfluierende Schwielen (Ballungen). Die drainierenden hilären Lymphknoten vergrößern sich reaktiv und zeigen typisch eierschalenförmige Verkalkungen.

• **CT**

Der Nachweis pulmonaler Veränderungen bei Silikose ist mit der HRCT deutlich früher möglich als mit konventionellen Thoraxübersichtsaufnahmen. Ein retikuläres Muster bei Verdickung der intra- und interlobulären Septen ist Zeichen einer verstärkten Fibrose, die Lungenkern und -peripherie gleichermaßen erfaßt und in ein Honigwabenmuster übergehen kann. Die meist nur wenige Millimeter messenden nodulären, scharf abgesetzten Verdichtungen bevorzugen die Lungenoberfelder und sind gleichförmig über das Lungenparenchym verteilt. Eventuelle Verkalkungen werden in Dünnschichttechnik besser nachgewiesen. Punktförmige, der Pleura direkt aufsitzende Verdichtungsstrukturen entsprechen einer Fibrose der feinsten Bronchiolen mit Beteiligung des angrenzenden Alveolarraumes. Das Ausmaß der Schwielenbildung und des begleitenden Narbenemphysems inklusive einer Kavernisierung der Fibrosezonen kann im CT detailliert erfaßt werden.

Lit.: 583, 865

Lymphangiosis carcinomatosa

Eine Lymphangiosis carcinomatosa findet sich gehäuft bei Mamma-, Magen-, Pankreas- und Prostatakarzinomen. Die Tumorausbreitung erfolgt in den Lymphangien über die Lungenwurzel bzw. über die Pleura visceralis in das pulmonale Interstitium. Die auf der Übersichtsaufnahme er-

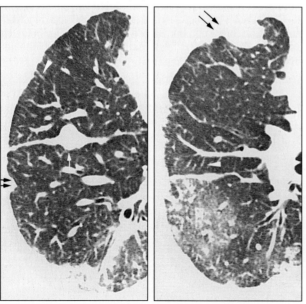

Abb. 8-69. Lymphangiosis carcinomatosa. Nachweis von Septumverdickungen mit kolbiger Auftreibung (→), neben feinsten palisadenartigen bzw. arkadenförmigen subpleuralen Linien (►) und Rundherden (⇒).

Interstitielle Lungenerkrankungen 209

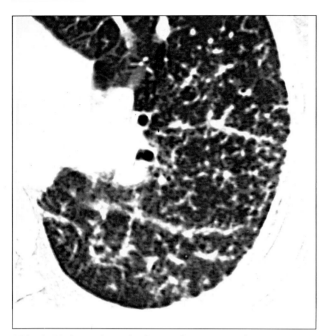

Abb. 8-70. Lymphangiosis carcinomatosa. Insgesamt verstärktes retikulonoduläres Muster, bei dem die septalen Strukturen perlschnurartig verdickt sind. Feinster nodulärer Besatz auch der Pleura visceralis.

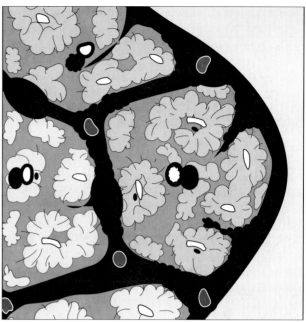

Abb. 8-72. Ausbreitungsmuster der Lymphangiosis carcinomatosa. Die Ausbreitung entlang der Lymphangien führt zu umschriebenen Auftreibungen der Interlobulärsepten, die damit perlschnurartig erscheinen. Zusätzlich werden intralobuläre Septen verdickt, die als arkadenförmige Strukturen an der Pleuragrenze dargestellt werden.

Abb. 8-71. Lymphangiosis carcinomatosa. Verdickungen der Interlobärsepten, insbesondere frontal, so daß die Polygonalstruktur der Lobuli (►) gut sichtbar wird. Zudem Nachweis von nodulären Strukturen im Lobuluskern.

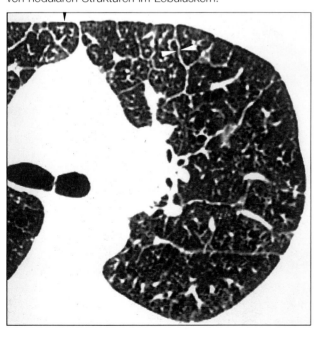

kennbaren Netz- und Streifenschatten einschließlich der Kerley-B-Linien sind differentialdiagnostisch häufig schwierig gegen Stauungen oder Infiltrate abzugrenzen.

● **CT**

Durch Ausfüllung der Lymphangien mit Tumorzellen erfolgt ein Lymphstau und eine allgemeine Verbreiterung der betroffenen Interlobulärsepten, die gestreckt verlaufen, so daß die polygonale Architektur der Lobuli auch hilusnah betont wird. Eine umschriebene Proliferation kleinerer Tumornester führt zu knotigen Verdickungen der Interlobulär- und partiell auch der Alveolarsepten. Eine peribronchovaskuläre Auftreibung des Lobuluskerns wird ebenfalls häufig angetroffen. Subpleurale Lobuli sind teilweise keilförmig verschattet, wobei ihre Septen arkadenförmig der Pleura aufsitzen können. In fortgeschrittenen Krankheitsstadien wird der knotige Charakter der Tumorausdehnung zunehmend evident. Die Lungenoberlappen werden von dem infiltrativen Prozeß erst spät erfaßt. Entsprechend der Ausbreitungswege der Lymphangiosis carcinomatosa ist entweder die Lungenperipherie oder der bronchovaskuläre (axiale) Ausbreitungsweg stärker betroffen. Nur selten werden Bronchiektasien innerhalb der infiltrierten Lungenareale gefunden.

Lit.: 416, 604

Interstitielle Tumorinfiltration

Eine Tumorinfiltration kann auch außerhalb der Lymphgefäße in das Interstitium der Lunge erfolgen, insbesondere bei intrapulmonalen Tumorherden über die Pleura visceralis oder die Lungenwurzel. In diesen Fällen wächst das Tumorgewebe entlang der Bindegewebsflächen und führt zu einer unterschiedlich breiten Vergröberung der septalen Strukturen, die verdickt und zum Teil trianguär erscheinen.

Lungenembolie-Infarkt

Ein thrombembolischer Verschluß der Pulmonalarterien führt erst dann zum Lungeninfarkt, wenn durch eine konsekutive Linksherzinsuffizienz eine Ischämie hervorgerufen wird. Perfusionsabhängig fallen zunächst periphere (sub-)segmentale Lungenbezirke aus, die eine Keilbzw. Kegelform mit Basis zur Pleura aufweisen. Der infarzierte Lungenbezirk kann sich zusätzlich infizieren (Infarktpneumonie), abszedieren oder Anschluß an das Bronchialsystem gewinnen (Infarktkaverne).

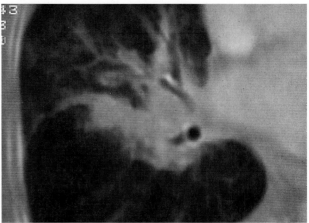
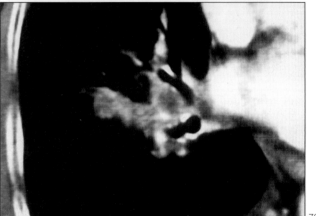

Abb. 8-73. Interstitielle Tumorinfiltration. Der im Hilus gelegene Tumor breitet sich vorwiegend entlang des bronchovaskulären Bündels aus.

• **CT**

Nativ: Der Perfusionsausfall selbst ist computertomographisch meist nicht erkennbar. Lediglich bei massiven Embolien kann eine kompensatorische Hyperperfusion der nicht betroffenen Lungenanteile durch leicht fleckige Transparenzminderungen imponieren. Eine der Pleurabasis breit aufsitzende Weichteilstruktur, die sich konvex gegen die Lunge vorwölbt, mit keilförmiger, zum Hilus ausgerichteter abgestumpfter Spitze und hiloradiären Strängen weist auf einen hämorrhagischen Infarkt bzw. eine Infarktpneumonie hin.

Abb. 8-74. Zentrale Lungenembolie. Nachweis eines Füllungsdefekts im Bereich der deutlich erweiterten A. pulmonalis rechts, die einem großen zentralen Thrombus entspricht (→).

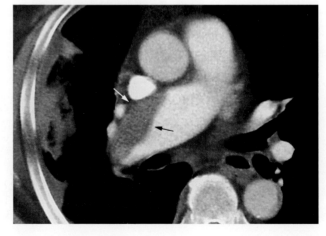

KM: Zentrale Embolien lassen sich – bei gezielter Suche – nach bolusförmiger KM-Gabe durch Füllungsdefekte innerhalb der zentralen Pulmonalarterie nachweisen. Bei peripheren keilförmigen, der Pleura aufsitzenden Verschattungen ist eine Verstärkung der zentralen Hypodensität und ein randständiges Enhancement ein Zeichen für ein Infarktgeschehen.

DD: Eine periphere Keilfigur ist kein spezifisches Zeichen, da es auch bei Hämorrhagien, Pneumonien, fokalen Ödemen oder Tumoren gefunden wird. Ein in die Verdichtungszone der keilförmigen Verdichtungsstruktur ziehendes Gefäß (vascular sign), das auch bei septischen (Infarkt-) Embolien gefunden wird, macht eine Infarktgenese jedoch wahrscheinlich.

Lit.: 868, 750, 1374, 597

Verletzungen der Lunge

Äußere Gewalteinwirkungen können zu umschriebenen kleineren Parenchymverletzungen der Lunge mit Einblutungen in den Alveolarraum (Lungenkontusion) führen. Bewirkt das Trauma einen größeren Einriß des Lungengewebes, so entsteht durch Retraktion des elastischen Lungengewebes ein Hohlraum. Diese traumatische Lungenzyste kann sich mit Blut füllen und zu einem umschriebenen Lungenhämatom werden, das nach Resorption als Verschattung sichtbar wird (Kugelblutung). Aspirationen und kleinere Kontusionsherde resorbieren sich innerhalb von Tagen, das Lungenhämatom dagegen wird größenabhängig nur langsam innerhalb von Wochen resorbiert.

Durch Einriß der Pleura visceralis entsteht ein traumatischer Pneumothorax.

Grundsätzlich ist bei größeren segmentalen Verschattungen mit Volumenverminderung der ent-

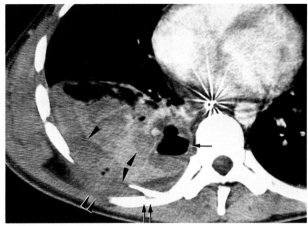
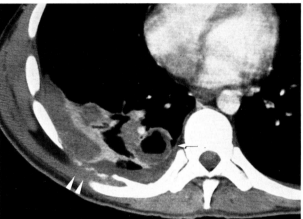
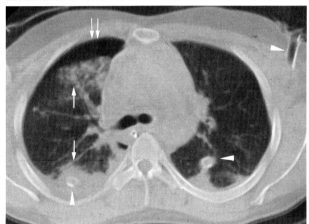
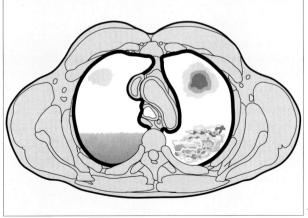

Abb. 8-75. Ausgedehnte Lungenkontusion. Die verletzten Bezirke (a ►) setzen sich nach KM-Bolus hypodens vom vitalen, atelektatischen Lungengewebe ab. Sie waren im Nativscan hyperdens infolge von Einblutungen. Nach 12 Tagen (b) haben sich die Kontusionsareale verkleinert. Sie demarkieren sich stärker hypodens vom atelektatischen Lungengewebe. Die Lufthöhle innerhalb eines hypodensen Areals persistiert und entspricht einer traumatischen Lungenzyste (→). Rippenfraktur (a ⇒) mit epipleuralem Hämatom (a, b ►).

Abb. 8-76. Lungenkontusion mit Pneumothorax. Nach Einlage der Drainageschläuche (►) besteht ein Restpneumothorax (⇒). Die Infiltrationsbezirke (→) entsprechen Kontusionsherden.

Abb. 8-77. Lungenkontusionen zeigen je nach Schweregrad unterschiedliche Infiltrationsmuster, die von lockeren bis zu kompakten Verschattungen reichen und von Blutaspirationen überlagert sein können.

sprechenden Thoraxhälfte auf eine mögliche Bronchusverletzung zu achten.

• **CT**

Nativ: Computertomographisch finden sich beim traumatisierten Patienten häufig in den abhängigen Partien lockere Infiltrationen des Alveolarraumes, die primär auf eine Aspiration hinweisen. Kompakte luftfreie Lungenareale deuten eher auf eine Kontusion.

KM: Vitales Lungengewebe läßt sich nach einem intravenösen KM-Bolus durch seine Anreicherung von einem Hämatom bzw. Pleuraerguß abgrenzen.

Neoplasien der Lunge

Benigne Tumoren

Das *Lipom* ist durch seine Gewebsdichte eindeutig zu identifizieren. *Chondrome* sind durch Verkalkungen, *Osteome* durch unterschiedlich stark ausgeprägte knöcherne Anteile gekennzeichnet. *Hamartome* können durch ihre spindelförmigen oder popcornartigen zentralen Verkalkungen meist bereits auf der Übersichtsaufnahme diagnostiziert werden.

Die meisten benignen Tumoren zeigen jedoch im CT keine zuverlässigen Kriterien, anhand derer ihre Dignität und Spezifität beurteilt werden kann. Bei endobronchialem Sitz verursachen sie Husten, Hämoptysen und poststenotische Pneumonien, bei peripherer intraparenchymaler Lage rufen sie jedoch meist keine Symptome hervor.

• **CT**

Atelektasen und, bei zentralem Sitz, die Lumeneinengung des Bronchialsystems können im CT erkannt werden. Bei peripherem Sitz lassen sich benigne Tumoren als scharf berandete, teilweise gelappte, selten über 4 cm messende Verschattungen nachweisen, deren Dichte bis auf die des Lipoms keinen sicheren Rückschluß auf die Art der Neoplasie zuläßt. Charakteristische popcornartige Verkalkungen deuten auf ein Hamartom, knöcherne Strukturen auf ein Osteom hin.

Lit.: 899

Bronchialadenome

Bronchialadenome gelten als semimaligne, da sie überwiegend in die regionalen und nur selten in extrathorakale Lymphknoten metastasieren. Dies gilt besonders für das *Zylindrom*. Die größere Gruppe bilden die *Karzinoide*. Bronchialadenome gehen zu mehr als 80% vom zentralen Bronchialsystem aus und können dieses so einengen, daß poststenotische Pneumonien und Atelektasen entstehen.

Nach CT-Determination von Lage, Größe und Ausbreitung des Tumors wird die Histologie zumeist bronchoskopisch gesichert.

Abb. 8-78. Hamartom. Glatt berandeter Rundherd mit zentraler Verkalkung, die durch aortal-bedingte Bewegungsartefakte strukturell nicht näher analysiert werden können. Eine konventionelle Tomographie zeigt jedoch typische hantelförmige Verkalkungen.

Abb. 8-79. Bronchusadenom. Der sehr kleine intraluminale Tumor füllt den rechten Unterlappenbronchus zum großen Teil aus (→). Ein Überschreiten der dorsalen Bronchuswand ist nicht erkennbar.

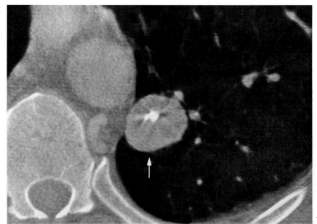

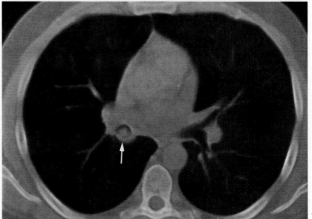

- **CT**

Nativ: Die meist zentral gelegenen Tumoren werden als intraluminale Weichteilstrukturen aufgedeckt, insbesondere bei begleitenden poststenotischen Pneumonien oder Atelektasen. Sie sitzen meist der Bronchialwand breitbasig auf, können diese aber auch überschreiten und zu größeren zentralen Raumforderungen führen, die dann von malignen Tumoren nicht zu unterscheiden sind. Auch glatt berandete oder lobulierte periphere Raumforderungen können erhebliche Durchmesser einnehmen. Ihre mittleren Dichtewerte liegen zwischen 80–180 HE, häufig werden auch stippchenförmige Verkalkungen nachgewiesen.

KM: Der hohe Vaskularisationsgrad des Karzinoids bedingt ein deutliches Enhancement nach KM-Gabe.

Lit.: 735, 782, 826

Tabelle 8-1. Erkennbarkeit der Tumorstadien des Bronchialkarzinoms im CT.

Tumorkategorie		Erkennbarkeit
T1	Tumor < 3 cm	◕
T2	Tumor > 3 cm	◕
T2	Tumor > 3 cm (ohne Atelektase)	●
T2	Tumor > 3 cm (mit Atelektase)	◐
T2	Befall des Hauptbronchus 2 cm oder weiter distal	◕
T2	Tumor infiltriert viszerale Pleura	◐
T3	Tumor infiltriert mediastinale Pleura	◕
T3	Tumor infiltriert Brustwand	◕
T3	Tumor infiltriert Zwerchfell, mediastinale Pleura und parietales Perikard	◐
	Infiltration des Hauptbronchus weniger als 2 cm der Karina	◕
	Totalatelektase der gesamten Lunge	●
T4	Mediastinalinfiltration	◕
	Infiltration des Herzens und großer Gefäße	◕
T4	Infiltration der Trachea	◕
T4	Infiltration des Ösophagus	◐
T4	Infiltration des Wirbelkörpers	●
T4	Infiltration der Karina	◕
T4	Malignität des Pleuraergusses	○

∅ = nicht; ○ = selten; ◐ = unsicher; ◕ = meistens; ● = sicher

Bronchialkarzinom

In den Industrieländern ist das Bronchialkarzinom eines der häufigsten Malignome mit Todesfolge. Noch ist die Inzidenz bei Männern höher, doch steigt sie bei Frauen, u. a. wegen geänderter Rauchergewohnheiten, zunehmend an. Histologisch führt das Plattenepithelkarzinom zahlenmäßig vor dem kleinzelligen Karzinom, dem Adenokarzinom und dem großzelligen Karzinom. Innerhalb der Gruppe der Adenokarzinome läßt sich das bronchioläre Adenokarzinom abgrenzen, das sowohl als solitärer Herd als auch multizentrisch oder als pneumonische Verlaufsform angetroffen wird. Das kleinzellige Karzinom wird primär einer Chemotherapie zugeführt, bei den nichtkleinzelligen Formen wird die operative Resektion mit kurativem Ansatz angestrebt. Deswegen hat das Staging für alle nichtkleinzelligen

Abb. 8-80. Der typische Aspekt des **Bronchialkarzinoms** ist der periphere Rundherd mit radiären Tumorausläufern (Corona radiata). Er muß abgegrenzt werden gegen narbige Lungenprozesse, insbesondere wenn ein fokales Emphysem vorliegt.

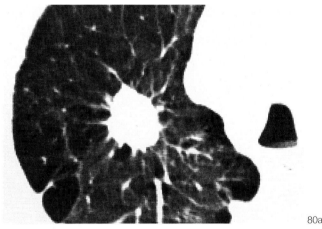

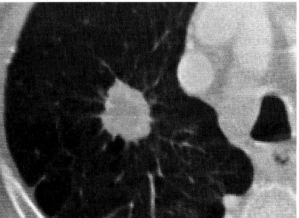

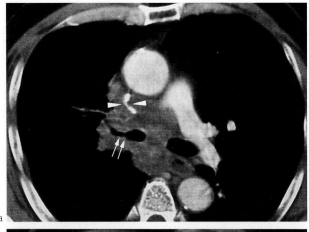
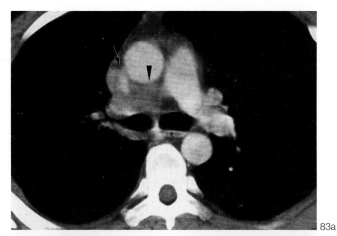

Abb. 8-81. Zentrales Bronchialkarzinom. Kleinzelliges Bronchialkarzinom mit Ummauerung des Unterlappenbronchus (a, b ⇉) und der A. pulmonalis rechts (→). In kranialen Schnitten (a) invadiert der Tumor das Mediastinum, umfaßt die V. cava superior (▸), wobei einzelne Lymphknotenmetastasen nicht vom Tumor abzugrenzen sind.

Abb. 8-83. Zentrales Bronchialkarzinom unter Bestrahlung. Wegen unvollständiger Rückbildung des kleinzelligen Tumors (a ▸) unter Chemotherapie erfolgte eine zusätzliche Bestrahlung. Das Karzinom ummauerte die V. cava sup. (a→). Nach Beendigung der Bestrahlung mit 50 Gy hat sich die Weichteilmasse reduziert (b ▸). Restliches Tumorgewebe ist jedoch von einer Fibrose nicht sicher abzugrenzen. Paramediastinale Lungenfibrose (b→).

Abb. 8-82. Zentrales Bronchialkarzinom. Der kleinzellige Tumor invadiert das Mediastinum zapfenförmig (▸) und ummauert die A. pulmonalis (→).

Abb. 8-84. Paramediastinale Lungenfibrose nach Bestrahlung. Nach Strahlenpneumonitis findet sich bei Verkleinerung des rechten Hemithorax eine dem Bestrahlungsfeld entsprechende, deutlich Kontrastmittel aufnehmende Lungenverdichtung mit Luftbronchogrammen.

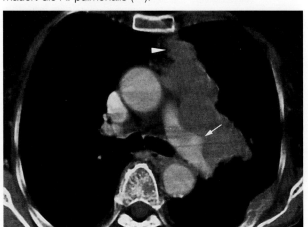
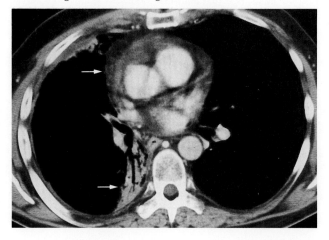

Neoplasien der Lunge

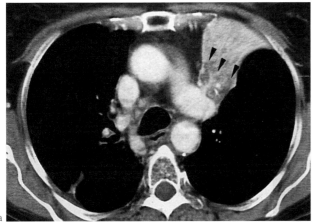
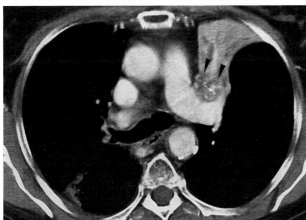
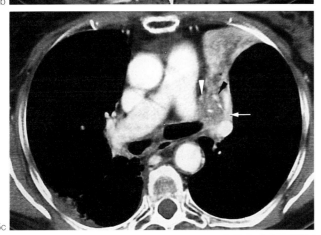
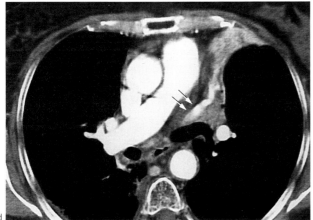

Bronchialkarzinome exakt (nach TNM) zu erfolgen, um die Operationsindikation festzulegen.

Für die kleinzelligen Karzinome reicht die Einteilung in „limited disease" (Beschränkung des Tumors auf eine Thoraxhälfte einschl. der Lymphknoten und ohne Pleuraerguß) und „extensive disease" (Ausbreitung über diese Regionen hinaus). Insgesamt stellt der Lymphknotenstatus für die langfristige Prognose des Patienten einen besseren Indikator dar als die primäre Tumorgröße.

Neben der Ausbreitungsdiagnostik bei gesichertem Bronchialkarzinom ist die CT häufig entscheidend an Nachweis und Differenzierung von entzündlichen und neoplastischen Prozessen bzw. Rundherden beteiligt und hat die konventionelle Hilus-Tomographie ersetzt.

Lit.: 920, 811

• **CT**

Aufgrund der klinischen Symptomatologie wird das zentrale und das periphere Bronchialkarzinom unterschieden.

Das *zentrale Bronchialkarzinom* ist durch den Sitz im zentralen Bronchialbaum einschließlich der Abgänge in die Lungensegmente definiert. Das führende Zeichen ist eine *weichteildichte Raumforderung mit Bronchusalteration*.

Eine *Bronchusstenose* führt zur Minderbelüftung mit segmental orientierten Dystelektasen und zu poststenotischen Infiltrationen. Poststenotische Überblähungen von Lungensegmenten werden nur selten gefunden. Insbesondere bei der Primärtumorsuche ist sorgfältig auf zirkuläre Bronchialwandverdickungen ohne wesentliche Lumeneinengung zu achten.

Der schließlich eintretende *Bronchusverschluß* führt zur *Atelektase*, die in typischer Lage und

Abb. 8-85. Zentrales Bronchialkarzinom. Der Tumor verschließt den linken Oberlappen- und Lingulabronchus 3 cm distal der Karina. Er läßt sich von der Oberlappenatelektase durch eine kugelige Konfiguration (▸) und eine diskrete Hypodensität gegenüber der deutlich kontrastierten Atelektase abgrenzen, deren versorgende Arterie (→) und drainierende Vene (⇒) erkennbar sind.

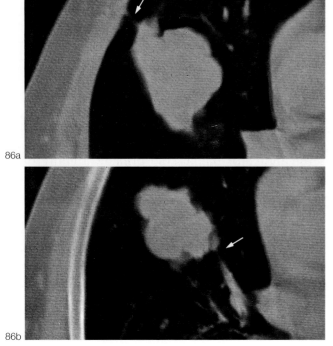

Abb. 8-86. Peripheres Bronchialkarzinom. Der Tumor stellt sich durch eine gelappte Konfiguration dar. Es besteht eine Pleurabeziehung (a →) und eine Hilusbeziehung (b →) mit entsprechender Verziehung der Pulmonalgefäße.

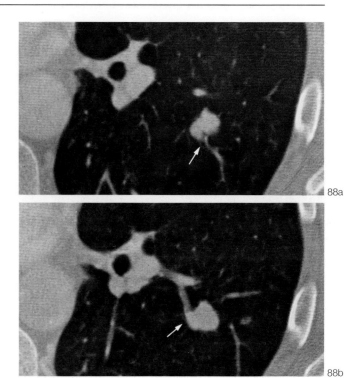

Abb. 8-88. Peripheres Bronchialkarzinom. Leicht gelappter, relativ zentral gelegener Tumor. Die Pulmonalgefäße sind an den Tumor herangezogen (→).

Abb. 8-87. Peripheres Bronchialkarzinom. Peripherer, der Pleura aufsitzender Rundherd mit feinen Ausläufern und Verkalkungen.

Abb. 8-89. Peripheres Bronchialkarzinom. Das im apikalen Unterlappensegment gelegene periphere Bronchialkarzinom ist durch feine Ausläufer gekennzeichnet. Es besteht eine Pleurabeziehung und leichte Verdickung der pleuralen Strukturen (►), zudem deutliche Traktion der Gefäß- und Bronchialstrukturen in Richtung Tumor.

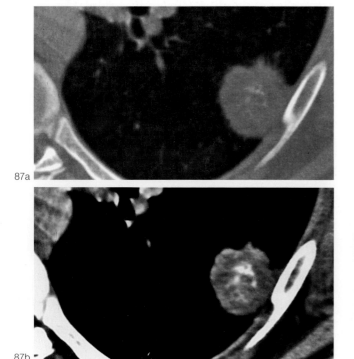

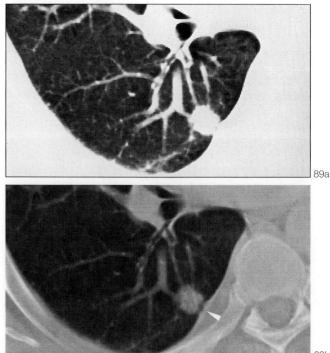

Neoplasien der Lunge

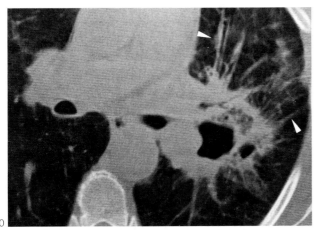

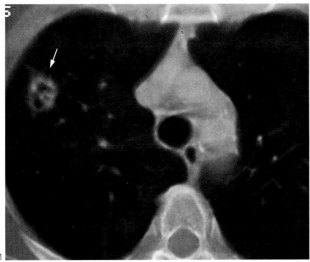

Abb. 8-90. Bronchialkarzinom. Große Einschmelzungshöhle mit unregelmäßiger, dicker Wandung. Zusätzlich Nachweis von zahlreichen, in die Peripherie ziehenden Tumorausläufern (▸).

Abb. 8-91. Peripheres Bronchialkarzinom (einschmelzendes Plattenepithelkarzinom). Der relativ kleine, 2 cm messende Tumor ist bereits eingeschmolzen und zeigt feine Ausläufer zur Pleura (→).

Abb. 8-92. Einschmelzendes Bronchialkarzinom. Die Höhlenwandung ist breit und unregelmäßig stark ausgebildet (→).

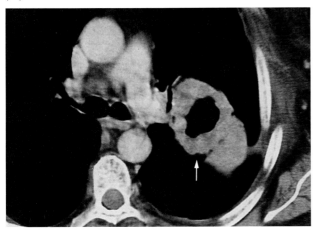

Abgrenzung als weichteildichte Formation nachweisbar ist. Ein Tumorkernschatten kann im Nativscan je nach Ausdehnung an einer rundlichen, keilförmig auf den Hilus konvergierenden Vorwölbung der zentralen Atelektasegrenzen erkannt werden.

Ist der Tumor von Lunge oder Pleura umgeben, so ist der Tumordurchmesser und somit das *Tumorstadium* (T1 – T4) in der Regel eindeutig festzulegen, bei endobronchialer Ausdehnung muß der Abstand zur Karina genau beachtet werden. Die Dicke der hinteren Wand der Hauptbronchien ist durch die angrenzende Lunge ausreichend zu beurteilen.

Eine *Tumorinvasion* in Mediastinum, Herz, große Gefäße, Trachea, Ösophagus oder Wirbelkörper kann nur bei Unterbrechung der betroffenen Organkontur angenommen werden. Eine mediastinale Invasion ist nur über eine Obliteration mediastinalen Fettgewebes durch Tumorzapfen sicher nachgewiesen. Der Nachweis eines Pleura- oder Perikardergusses ist nur ein unsicheres Zeichen einer Pleurainfiltration. Eine intakte Mediastinalkontur an der Tumorgrenze schließt eine beginnende Infiltration nicht aus.

Eine Resektabilität ist meist noch möglich, wenn der Flächenkontakt des Tumors im CT 3 cm im Durchmesser nicht überschreitet. Zur präoperativen Größenbestimmung dieser Kontaktfläche ist deshalb zumindest an nicht tangential darstellbaren (gekrümmt oder horizontal verlaufenden) Grenzflächen unbedingt die Dünnschichttechnik einzusetzen.

KM: Ein frischer Lungenkollaps ist als deutlich homogene Mehranreicherung nach KM-Gabe darstellbar, so daß sich mitunter der Tumor hypodens gegen das kollabierte Parenchym abgrenzen läßt. Bei bestehender Infiltration mit konsekutivem Sekretstau kann diese Kontrastanhebung jedoch fehlen, ein inhomogenes Dichtemuster entstehen und der Tumorkernschatten nicht mehr abgrenzbar werden.

Ein Tumoreinbruch in die großen Gefäße läßt sich nach einem KM-Bolus eindeutig nachweisen, wenn ein Füllungsdefekt des Gefäßlumens vorliegt.

Lit.: 796, 651, 274

Ein *peripheres Bronchialkarzinom* stellt sich meist als rundlicher Verdichtungsbezirk innerhalb des Lungengewebes dar. Als scharf berandeter, weichteildichter Rundherd läßt sich das Karzinom per se computertomographisch nicht von einer benignen solitären Neoplasie unterscheiden, wenn nicht Sekundärzeichen wie Abgrenzbarkeit, Pleurabeziehung oder mediastinale Absiedlungen auf Malignität hinweisen.

Zu 85 – 95% ist der Herd jedoch unscharf begrenzt. Als typisches Zeichen gilt die *Corona radiata*, deren feine 2–8 mm lange Ausläufer von der Peripherie des Rundherdes in die Lunge kranzförmig einstrahlen. Diese interstitiellen Strukturverdichtungen der Lunge sind im CT insbesondere in Dünnschichttechnik erheblich empfindlicher nachweisbar als mit konventioneller Schichttechnik. Pleuranah können diese interstitiellen Ausläufer durch Reaktion des Interstitiums (desmoplastische Reaktion) verdickt sein, so daß sie als strangförmige *Pleurafinger* bzw. *Pleurazipfel* zur Pleura visceralis ziehen. Eine einseitige exzentrische Einkerbung der Außenkontur (*Rigler*sches Nabelzeichen) entspricht dem Eintrittsort der Gefäße und wird vorwiegend bei Malignomen angetroffen. Auch kleinere Gefäße in der direkten Nachbarschaft können an den Rundherd herangezogen werden und gelten als weiteres Malignitätskriterium. Ein infiltratives Wachstum findet sich häufiger bei Adeno- und Plattenepithelkarzinomen als bei klein- und großzelligen Formen.

Lit.: 755, 661, 892

Malignome zeigen meist eine *Radiodensität* im Weichteilbereich, die aber auch bei benignen Formen anzutreffen ist. Dichtewerte über 165 – 200 HE sind Zeichen feinster Verkalkungen und signalisieren Benignität, schließen eine Malignität aber ebenfalls nicht aus, denn intrafokale umschriebenene punktförmige oder amorphe Verkalkungen lassen sich auch bei Malignomen in Dünnschichttechnik zu ca. 6% nachweisen. Sie liegen peripher-exzentrisch und nehmen weniger als 10% der Tumorquerschnittsfläche ein. Dagegen werden zentrale geschichtete und hantelförmige Verkalkungen nahezu ausschließlich bei benignen Prozessen (Tuberkulome, Hamartome) angetroffen.

Lit.: 891, 858, 589, 2968, 661, 747

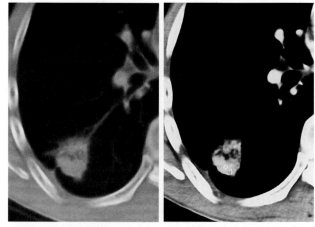

Abb. 8-93. Bronchioalveoläres Karzinom. Peripherer Rundherd mit feinen streifigen Ausläufern und feinen Lufteinschlüssen, die kleinen Luftbronchogrammen entsprechen.

Abb. 8-94. Bronchioläres Adenokarzinom. Multizentrische Ausbreitungsform mit zahlreichen Rundherden, z.T. kompakt konfluierend mit kleinen Einschmelzungshöhlen (→).

Abb. 8-95. Bronchioläres Adenokarzinom. Pneumonische Verlaufsform. Relativ flächige subsegmentale Verschattung mit angedeuteten Bronchogrammstrukturen.

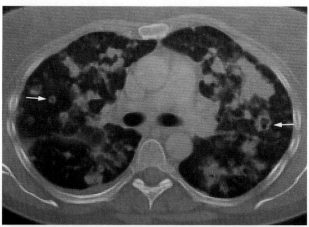

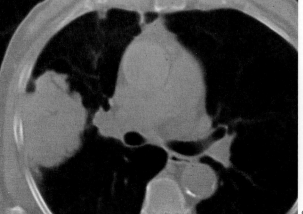

Neoplasien der Lunge

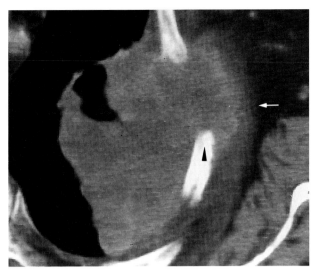

Abb. 8-96. Thoraxwandinfiltration eines peripheren Bronchialkarzinoms. Der große Tumor liegt der Pleura visceralis breitflächig an, hat den Interkostalraum kolbig durchwandert und die Thoraxmuskulatur infiltriert (→). Auch die Kortikalis der angrenzenden Rippenpartien ist arrodiert (▸).

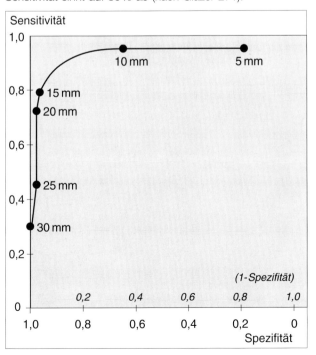

Abb. 8-97. Nachweisempfindlichkeit von Lymphknotenmetastasen in Abhängigkeit vom Querdurchmesser der Lymphknoten bei nicht kleinzelligem Bronchialkarzinom. Werden LK-Querdurchmesser von 10 mm als pathologisch angesehen, so erzielt man eine Spezifität von 70% bei einer Sensitivität von 95%. Bei Zugrundelegung von 15 mm LK-Querdurchmesser wird die Spezifität auf 95% erhöht, die Sensitivität sinkt auf 80% ab (nach Glazer 271).

Einschmelzungen werden überwiegend bei Plattenepithelkarzinomen nachgewiesen. Die unregelmäßig begrenzte Einschmelzungshöhle liegt meist exzentrisch und weist deshalb eine ungleichmäßige Wanddicke auf. Da ein entzündlich veränderter Drainagebronchus oder begleitende Entzündungsreaktionen meist fehlen, sind diese Tumorkavernen gewöhnlich von Abszessen oder tuberkulösen Kavernen zu unterscheiden. Spiegelbildungen sind meist entzündungsbedingt, können jedoch auch bei infizierten Tumorkavernen vorkommen. Grundsätzlich müssen Einschmelzungen von *Lufteinschlüssen* (Pseudokavitation) unterschieden werden, die im erhaltenen Bronchoalveolarraum liegen und besonders innerhalb des solitären bronchiolo-alveolären Karzinoms vorkommen und zu heterogenen Dichtewerten führen.

Deutlich seltener als der solitäre pulmonale Rundherd stellt sich das Bronchialkarzinom als *pulmonale Infiltration* dar. Sehr umschriebene Infiltrationen können einem *bronchiolo-alveolären Karzinom* entsprechen, bei dem häufig Luftbronchogramme im Zentrum erkennbar sind und Retraktionsphänomene, radiäre Ausläufer und Pleurazipfel eine unregelmäßige Sternfigur erzeugen. Es können jedoch auch größere, flächige (lobäre) Infiltrationen des Alveolarzellkarzinoms vorliegen, bei denen der zentrale Bronchialbaum belüftet und die Peripherie kompakt verschattet ist. Das den Luftraum ausfüllende, matrixerhaltende Karzinom weist im Vergleich zur üblichen Atelektase mit ca. 30 HE deutlich erniedrigte Dichtewerte auf. Nach *KM-Gabe* kontrastieren die Lungengefäße daher deutlich gegen das homogen hypodense Parenchym (Angiogramm-Zeichen). Die starke Schleimproduktion des Tumors führt zur Vorwölbung des betroffenen Lungensegmentes.

Nur bei eindeutiger Überschreitung der Gewebegrenzen kann eine *Thoraxwandinfiltration* diagnostiziert werden. Die Maskierung des epipleuralen Fettgewebes gilt als sehr empfindlicher Indikator einer karzinomatösen Infiltration. Auf eine möglichst tangentiale Darstellung der Grenzfläche ist dabei Wert zu legen. Eine Tumorkontaktfläche mit der Pleura von mehr als 3 cm Durchmesser und ein stumpfer Winkel der Infiltration zur Pleuragrenze erhöht die Wahrscheinlichkeit der Pleuraüberschreitung. Der „Ausbrecherkrebs" führt in der oberen Thoraxapertur durch Nerveninfiltration zum Pancoast-Syndrom.

KM: Eine KM-Gabe führt nur zu einem geringen unspezifischen Enhancement des peripheren Tumors, das allerdings differentialdiagnostisch verwertbar ist. Beim bronchiolo-alveolären Karzinom kontrastieren die Lungengefäße nach KM-Gabe deutlich gegen das homogen hypodense infiltrierte Parenchym (Angiogramm-Zeichen).

DD: Varixknoten, A-V-Mißbildungen oder Granulome kontrastieren stärker als das periphere Bronchialkarzinom.

• *Lymphogene Ausbreitung*

Computertomographisch sind Lymphknotenvergrößerungen nahezu vollständig zu erfassen, allerdings kann zwischen metastatisch und entzündlich reaktiv vergrößerten Lymphknoten aufgrund der Dichtewerte und Abgrenzung allein nicht unterschieden werden. Mit der Vergrößerung eines Lymphknotens nimmt die Wahrscheinlichkeit des metastatischen Befalls zu. Zahlreiche Autoren betrachten Lymphknoten mit Querdurchmessern von mehr als 10 mm bereits als tumorös infiltriert. Dabei ist zu bewerten, daß die tumordrainierenden Lymphknoten bevorzugt betroffen werden, allerdings auch im Falle begleitender ausgedehnter poststenotischer Pneumonien. Bei kleinzelligen Bronchialkarzinomen werden nicht selten Lymphstationen übersprungen und eine Tendenz zur Konfluenz der sehr ausgedehnten Metastasen, die unter Therapie zudem verkalken können, besteht.
In vielen Fällen wird die CT zum Nachweis und der exakten Lokalisation der Lymphknotenvergrößerungen vor Mediastinoskopie und Operationen eingesetzt. Zur umfassenden und exakten Diagnostik sind zumindest in kritischen Regionen (z.B. aortopulmonales Fenster) Dünnschichttechnik und ein KM-Bolus einzusetzen. Bei gut überschaubaren Mediastinalstrukturen und fehlendem Nachweis von Lymphknotenstrukturen kann auf eine Mediastinoskopie verzichtet werden.

Lit.: 309, 693, 217, 688, 271

Abb. 8-99. Die CT weist **Lungenmetastasen** im Sinus phrenicocostalis empfindlich nach.

• *Fernmetastasierung*

Bronchialkarzinome metastasieren bevorzugt in die Nebennieren, so daß diese grundsätzlich in das Staging einzubeziehen sind. Weiter sind Metastasen häufig in Leber, Skelett und Hirnparenchym zu finden.

Lungenmetastasen

Lungenmetastasen werden auf Thoraxübersichtsaufnahmen ab ca. 6 mm Größe nachgewiesen.

Abb. 8-98. Multiple Lungenmetastasen eines Chondrosarkoms. Die Lunge wird diffus von scharf abgesetzten rundlichen Vedichtungen durchsetzt. In der Lungenperipherie sind auch sehr kleine, 1–2 mm messende Rundherde identifizierbar.

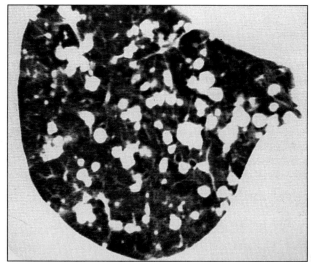

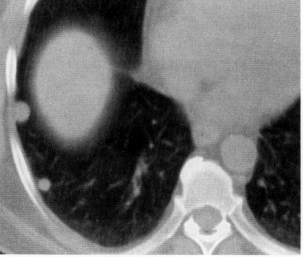

Die CT deckt sie jedoch deutlich empfindlicher auf, auch im Vergleich zur konventionellen Tomographie, so daß sie sich zum Ausschluß okkulter Rundherde, insbesondere vor eingreifenden Therapien, durchgesetzt hat.

• CT

Multiple, weichteildichte Rundherde entsprechen bei bekanntem Tumorleiden meist Lungenmetastasen. Sie können subpleural ab einer Größe von 2 mm, im Lungenkern ab 4 mm Durchmesser nachgewiesen werden. Der einzelne Rundherd ist in 8 mm Schichten meist scharf berandet und die umgebende Lungenstruktur nur wenig verändert. In Dünnschichttechnik werden jedoch nicht selten radiäre Ausläufer mit feinsten nodulären Verdickungen der angrenzenden Septen darstellbar, die in ein lymphangiotisches Muster übergehen können (Mammakarzinom, Kolonkarzinom).

In etwa 5 % der Lungenmetastasen werden Einschmelzungen nachgewiesen. Verkalkungen, die regelhaft bei Metastasen des Osteo- und Chondrosarkoms vorkommen, finden sich sehr selten bei schleimbildenden Karzinomen (Kolonkarzinom, Mammakarzinom).

DD: Verkalkte Rundherde, die mit narbig verändertem umgebenden Lungengewebe verkalkt sind, sind typisch für chronisch-entzündliche granulomatöse Prozesse, insbesondere für eine ältere Tuberkulose.

Lit.: 661, 867

Solitärer Rundherd

Bei einem einzelnen weichteildichten Rundherd stellt sich die Differentialdiagnose zwischen dem Bronchialkarzinom, benignen Neoplasien der Lunge und Granulomen. Häufig kann jedoch der zusätzliche Nachweis von ähnlichen Rundherden

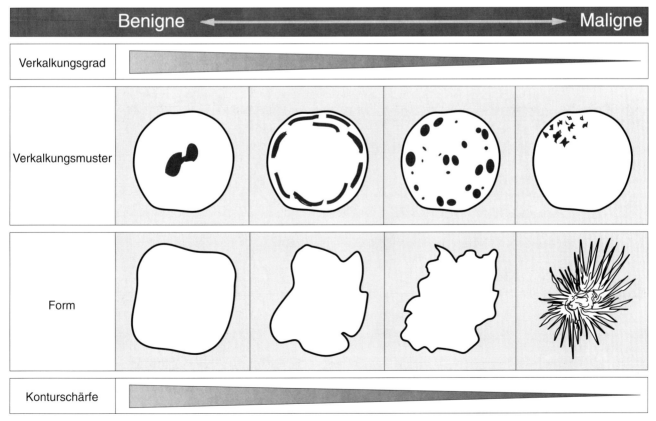

Abb. 8-100. Die Dignität eines solitären Rundherdes hängt vom Verkalkungsgrad, dem Verkalkungsmuster, der Form und der Konturschärfe des Rundherdes ab.

bei einem auf der Thoraxübersichtsaufnahme bereits aufgedeckten Einzelherd die Diagnose der Metastasierung stützen. Der gleichzeitig erhöhte CT-Nachweis von nicht verkalkten Granulomen, die sich von Metastasen nicht unterscheiden lassen, führt jedoch zu einer erhöhten Falsch-Positiv-Rate hinsichtlich der Metastasierung, was beim therapeutischen Vorgehen berücksichtigt werden muß. Der Nachweis zusätzlicher weichteildichter Rundherde reduziert jedoch die Wahrscheinlichkeit des Vorliegens eines peripheren Bronchialkarzinoms.

Die qualitative Beurteilung des einzelnen Rundherdes hat zu berücksichtigen:
1. Die *Konturschärfe*, die bei benignen Tumoren auch in HRCT allseits glatt erscheint,
2. die *Form*, die lobuliert, gezähnelt und sternförmig sein kann. Je unregelmäßiger, um so höher ist der Verdacht auf Malignität,
3. *Kalknachweis*, der in Dünnschichttechnik erhöht wird. Je höher der Verkalkungsgrad, desto größer ist die Wahrscheinlichkeit der Benignität. Die Querschnittsfläche der dargestellten Malignome ist meist weniger als 10% mit Kalk besetzt,
4. Beurteilung der *Kalkstrukturen*. Zentrale, insbesondere popkornartige oder hantelförmige und peripher schalige Verkalkungen sprechen ebenso für Benignität wie feinschollige, stippchenförmige, die gleichmäßig im Rundherd verteilt sind. Dagegen sind exzentrische, vorwiegend periphere feine Verkalkungen, besonders in größer als 3 cm messenden Rundherden malignomverdächtig.

Lit.: 892, 2968, 661, 937

Kapitel 9
Pleura

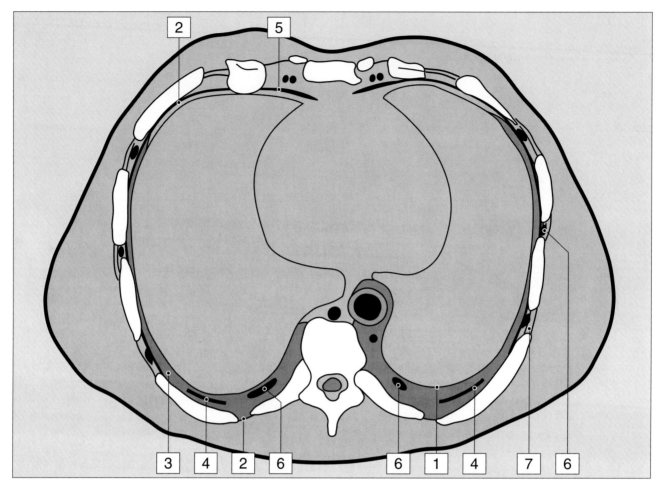

Abb. 9-1. Die extrapleuralen Gewebeschichten. Im Transversalschnitt werden schräg verlaufende Muskeln und Gefäße im extrapleuralen Fettgewebe strichförmig nachgewiesen. Sie wölben die Pleura im Gegensatz zu Pleuraplaques nicht vor. Die Fascia endothoracica bildet mit der innersten Lage der Interkostalmuskulatur eine gemeinsame Gewebeschicht.

Zeichenerklärung:

1 Pleura parietalis
2 Fascia endothoracica
3 extrapleurales Fettgewebe
4 M. subcostalis
5 M. transversus thoracis
6 Interkostalvene
7 Interkostalmuskulatur

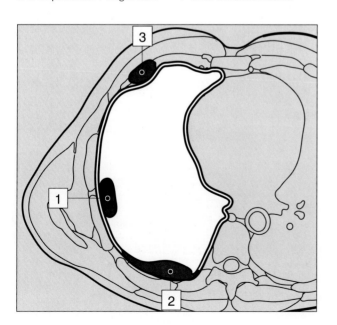

Abb. 9-2. Differenzierung von Pleuraprozessen. Die Beachtung der Pleuragrenze und die Winkelbildung der Konfiguration zur Lunge (spitz- oder stumpfwinklig) gestatten die Zuordnung der Raumforderung zur Lunge (1), Pleura (2) oder Thoraxwand (3).

Pleura

Anatomie und Abbildung

Das viszerale Blatt der Pleura überzieht sämtliche Lungenlappen und bildet durch Duplikaturen die Lungensepten (Fissuren), die die Lunge im Computertomogramm in typischer Weise strukturieren. Zusammen mit dem die Pleurahöhle auskleidendem parietalen Blatt entsteht eine feine weichteildichte Grenzfläche, die kostoparietal und mediastinal beim Gesunden abschnittsweise diskret erkennbar ist. Ihre Darstellung wird in Dünnschichttechnik und durch weite Fensterlage verbessert. Weiter nach außen folgt zwischen kostoparietaler Pleura und Fascia endothoracica ein zarter Fettsaum (extra- bzw. subpleurales Fett), der bei adipösen Patienten einige Millimeter breit werden kann und dann sichtbar wird. Die Interkostalvenen und die innerste Schicht der Sub- bzw. Interkostalmuskulatur liegen der Faszie direkt von außen an. Diese meist schräg durch die CT-Schicht verlaufenden Weichteilstrukturen, die nach außen in unterschiedlichem Maß durch interkostales Fettgewebe abgesetzt werden, dürfen nicht mit Pleuraverdickungen verwechselt werden. Die transversale Thoraxmuskulatur bildet retrosternal eine ähnlich prominente Grenzfläche. Pleurakuppen, die Pleura diaphragmatica und das Nebenseptum sind beim Gesunden nicht abbildungsfähig. Bei Verbreiterung der Pleurablätter bzw. (abgekapselten) Flüssigkeitsansammlungen werden auch horizontal und halb axial verlaufende Grenzflächen darstellbar.

Lit.: 720

Pleuraergüsse

Flüssigkeitsansammlungen in der Pleurahöhle sind ein vieldeutiges Zeichen, dem ein weites Spektrum unterschiedlicher Krankheiten zugrunde liegen kann. Der Häufigkeit nach rangieren Transsudate im Rahmen der Herzinsuffizienz an erster Stelle, es folgen seröse oder purulente Ergüsse bei Pneumonien, die in ein Empyem übergehen können, wie auch serosanguilente Ergüsse bei Tumorerkrankungen und Embolien.

Tabelle 9-1. Ursachen des Pleuraergusses (nach Fraser-Paré 3453).

● häufig ⊖ gelegentlich ○ selten	Transsudat	Exsudat				andere Thoraxerkrankung	extrathorakale Erkrankung
		serös	purulent	serofibrinös	serosanguilent		
Ursache							
infektiös							
bakteriell							
Klebsiella – Enterobacter – Serratia-genera			●			●	
Pseudomonas, Salmonella			●			●	
E. coli, Actinobacter			●			●	
Hämophilus, M. mallei			●			●	
Anaerobier, Cl. perfringens		●				●	
Str. pneumoniae, Fr. tularensis		●	●			●	
Staphylococcus aureus		⊖	●		⊖	●	
Streptococcus pyogenes		●	●			●	
M. tuberculosis		●	●			⊖	
Pankreatitis, subphr. Abszeß		●					●
mykotisch							
Actinomyces, Nocardia			●			●	
Blastomyces, Cryptococcus		●				●	
Histoplasma, Aspergillus		●				●	
viral (inkl. Mykoplasmen)		●				⊖	
parasitär							
Entamoeba hystolytica			○	●		●	
Echinococcus granulosus					●	●	
immunologisch							
syst. Lupus erythematodes		●				⊖	
rheumatoide Erkrankung		●				⊖	
Wegener-Granulomatose		●				●	
neoplastisch							
Bronchialkarzinom		●		⊖		●	
Alveolarzellkarzinom		●		●		●	
malignes Lymphom				●	⊖		●
Metastasen		●		●	⊖		●
Mesotheliom				●	●		
multiples Myelom				●		●	
thromboembolisch						●	⊖
kardiovaskulär							
Herzinsuffizienz	●					●	
konstriktive Perikarditis	●						
venöser Verschluß (V. cava sup., V. azygos)	●					●	
traumatisch							
stumpfes Thoraxtrauma				●	●		
nach abdominaler Chirurgie		●					●
andere Ursachen (selten)							
Asbestose		●			○	⊖	
Sarkoidose		●				●	
nephr. Syndrom, Zirrhose	●					●	
Myxödem, Hydronephrose		●				●	
familiäre Polyserositis				●		●	
urämische Pleuritis		●		○		●	

226 Kapitel 9 · Pleura

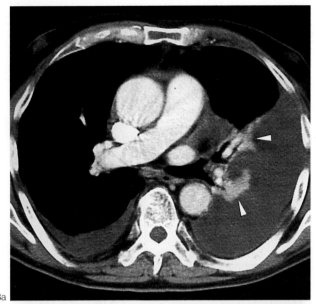

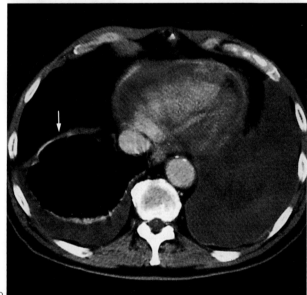

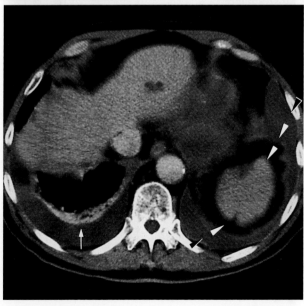

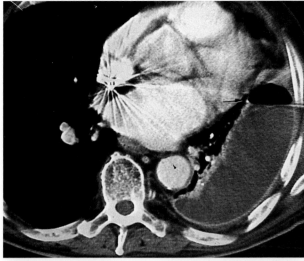

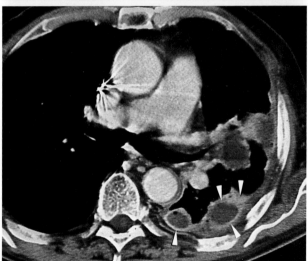

Abb. 9-4. Gekammertes Pleuraempyem. Basal erstreckt sich die Empyemhöhle zusammenhängend von ventral nach dorsal (a). In den kranialen Abschnitten finden sich Abkapselungen. Deutliche Volumenverminderung der gesamten linken Lunge mit Kompressionsatelektase. Dystelektasen bzw. begleitende Lungeninfiltration in den oberen Abschnitten (b ►). Die Luft in der Empyemhöhle ist durch Punktion bedingt (a→).

Abb. 9-3. Pleuraerguß. Auf der rechten Seite typische sichelförmige Konfiguration eines auslaufenden Pleuraergusses mit Dichtewerten im Wasserbereich. Linksseitig höher ansteigende Ergußzone mit Lungenkompression (Kompressionsatelektase), so daß Lingula und Unterlappen (a►) als kleine Weichteilzonen erkennbar sind. Links basal (b) wird der gesamte Pleuraraum vom Erguß ausgefüllt, rechts strahlt ein Teil des Ergusses in das Hauptseptum ein (b →). Im Zwerchfellsinus umgibt der Erguß die Zwerchfellkuppe, so daß in der Schichtebene die Milz mit umgebendem Fettgewebe als Kokardenfigur imponiert (c ►). Lungendystelektase (c →).

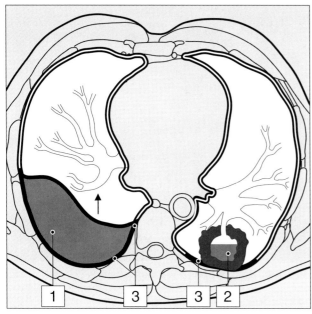

Abb. 9-5a. Zur Differenzierung eines Empyems (1) von einem sekundär auf die Pleura übergreifenden pulmonalen Abszeß (2) ist zum einen die Konfiguration (meist konkav-konvex beim Empyem) und zum anderen die primäre Lokalisation der Erkrankung wichtig. Expansive pleurale Prozesse verdrängen den Bronchialbaum (→). Verdicktes, z.T. adhäerentes Pleurablatt (3).

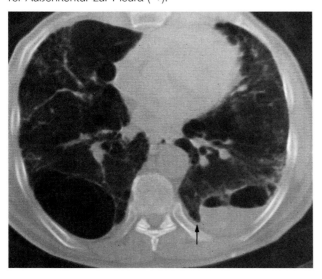

Abb. 9-5b. Infizierte Emphysembulla. Sie unterscheidet sich vom Empyem durch die primär intrapulmonale Lage der Flüssigkeitsansammlung, erkennbar an dem spitzen Winkel ihrer Außenkontur zur Pleura (→).

• **CT**

Eine floride Pleuritis sicca ist in der Regel nicht sichtbar. Erst freie Flüssigkeit, die sich in Rükkenlage dorsal ansammelt und ab 15 – 50 ml erkennbar ist, ermöglicht die radiologische Diagnose eines Pleuraprozesses.
Fibrinöse Auflagerungen sind als Verdickungen des viszeralen und parietalen Pleurablattes erkennbar, können sich abkapseln und schließlich organisieren. Ein Enhancement der Pleura nach KM-Gabe weist auf einen entzündlich-granulierenden Prozeß hin (Empyem).

Die *Radiodensität* eines Ergusses ist nur bei stärkeren Blutbeimengen eindeutig erhöht, so daß die Diagnose eines Hämatothorax gestellt werden kann. Leichte Dichteanhebungen auf 30 HE sind vieldeutig und weisen auf einen erhöhten Eiweißgehalt hin, der bei serofibrinösen, serosanguilenten und purulenten Ergüssen vorkommt. Der geringe Lipidgehalt des chylösen Ergusses reicht für eine eindeutige Dichteabsenkung nicht aus. Bewegungs- und Aufhärtungsartefakte verfälschen häufig die Dichtewerte, können jedoch meist anhand schattenartiger Randstrukturen erkannt werden.

Empyem

Ein Pleuraempyem entsteht durch Fortleitung eines entzündlichen Lungeninfektes oder durch Superinfektion eines Lungeninfarktes, seltener durch Übergreifen eines entzündlichen Thoraxwandprozesses. Im exsudativen Stadium findet sich ein deutlich erhöhter Leukozytengehalt im Exsudat. Im anschließenden fibrinopurulenten Stadium werden die Pleurablätter durch Fibrinauflagerungen verdickt. Granulationsgewebe sproßt ein, so daß schließlich eine Abszeßhöhle entsteht. Im Stadium der Organisation, das etwa zwei bis drei Wochen nach erfolgreicher Therapie einsetzt, fibrosiert das Granulationsgewebe und bildet Fisteln zum Bronchialsystem aus, meist unter Obliteration der Empyemhöhle (Pleuraverschwartung). Ein Empyem wird meist von einer bronchopneumonischen Infiltration begleitet, deswegen wird die CT zunehmend zur Klärung der auf der konventionellen Thoraxübersicht komplexen Situation herangezogen.

Lit.: 448, 620

• CT

Nativ: Das Empyem hat, ähnlich wie ein Pleuraerguß, zunächst eine konkav-konvexe sichelförmige Konfiguration. Im weiteren Verlauf der Erkrankung, zumeist verkleben die Pleurablätter, wird mit Zunahme des Exsudates eine bikonvex bis rundliche, die Lunge zunehmend verdrängende Konfiguration eingenommen. Die zunächst zarten entzündlich veränderten Pleurablätter nehmen bei Fortschreiten der Erkrankung an Dicke zu, selten sind sie jedoch stärker als 5 mm. Das extrapleurale Fettgewebe zeigt besonders bei chronischen Verläufen eine leichte Volumenzunahme und eine geringe gleichförmige Dichteanhebung, die Pleura parietalis behält unverändert ihre glatte Außenkontur.

Die *Radiodensität* der Empyemflüssigkeit liegt mit etwa 30 HE im Abszeßbereich, ist jedoch Schwankungen unterworfen und somit nur wenig aussagekräftig. Bläschenförmige *Lufteinschlüsse* weisen auf ein viskösesSekret hin und finden sich eher bei gasbildenden Bakterien; Spiegelbildungen deuten auf eine bronchopleurale Fistelbildung.

Ein Einbruch eines Lungenabszesses in den Pleuraraum ist bei einer primär intrapulmonalen Lage wahrscheinlich. Seltener finden sich Empyeme nach Infektionen der Thoraxwand oder ein Durchbruch des Empyems durch die Thoraxwand.

KM: Die Pleurablätter zeigen nach Kontrastmittelgabe ein gleichmäßiges, sich zur Höhle hin verstärkendes Enhancement. Die Abgrenzung des Empyems gegen benachbartes, meist bronchopneumonisch verändertes Lungengewebe ist über die Kontrastierung der Pleura visceralis und des Lungengewebes möglich, somit kann auch ein Übergreifen des Empyems auf die Lunge nachgewiesen werden.

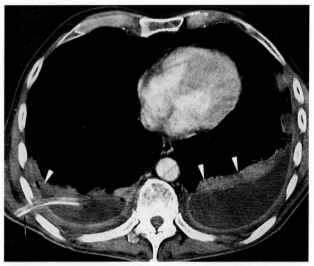

Abb. 9-6. Beidseitiges Pleuraempyem (rechts mit Bülaudrainage→). Die Pleurablätter zeigen eine deutliche Verdikkung und ein der Pleurahöhle zugewandtes randständiges Enhancement als Ausdruck der Entzündungsreaktion. Lungendystelektasen (▸).

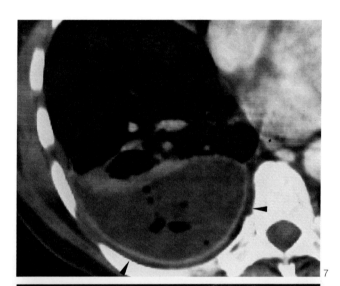

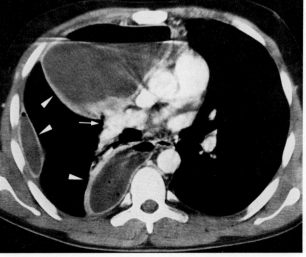

Abb. 9-7. Pleuraempyem. Typische Konfiguration mit verdickten, sich kontrastierenden Pleurablättern. Die Gaseinschlüsse sprechen für eine Infektion, die Dichteanhebung des extrapleuralen Fettgewebes (▸) für einen länger bestehenden Prozeß.

Abb. 9-8. Pleuraempyem. Mehrfach gekammerte Flüssigkeitsansammlungen (▸) mit begleitender Lungendystelektase (→).

Pleuraverdickung 229

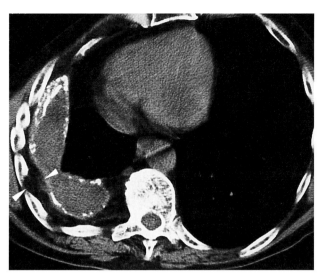

Abb. 9-9. Breite Pleuraverschwartung nach Tuberkulose. Sowohl das viszerale als auch das parietale Blatt sind verkalkt, der zwischen ihnen liegende Pleuraraum zeigt Dichtewerte von 50–65 HE und ist daher wahrscheinlich fibrosiert. Reaktive epipleurale Fettwucherung (▸ ◂).

Pleuradrainagen, auf Thoraxübersichtsaufnahmen häufig nur schwierig darstellbar, lassen sich in der CT meist sicher lokalisieren und die Ursachen der Fehlfunktion bestimmen.

Pleuraverdickung

Pleurale Verdickungen sind zumeist Folge einer abgelaufenen, mit einer fibrösen Verdickung ausheilenden Entzündung und häufig basal im Bereich der Sinus phrenicocostalis angesiedelt. Auch Pleurakuppenschwielen sind eher unspezifischer als tuberkulöser Genese. Breite zirkuläre Verschwartungen (Fibrothorax) werden in der Regel durch bindegewebige Organisation eines Hämato- oder Pyothorax (Empyem) hervorgerufen. Im späteren Verlauf bilden sich häufig schollige oder flächige Verkalkungen auf den fibrosierten Pleurablättern. Ein Sonderfall stellt der Zustand nach *Pneumektomie* dar, bei dem sich die leere Pleurahöhle zunächst mit fibrinösem Exsudat auffüllt und später randständig organisiert. Nach meist nur inkompletter Resorption der Flüssigkeit rotiert das Mediastinum in Richtung der flüssigkeitsgefüllten Pleurahöhle.

Abb. 9-11. Nach **Pneumektomie** Nachweis einer Pleuraverdickung (▸) und knotiger Strukturen im Herzzwerchfellwinkel (→), die ein Rezidiv signalisieren.

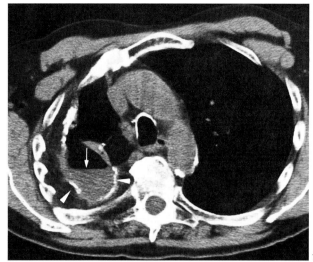

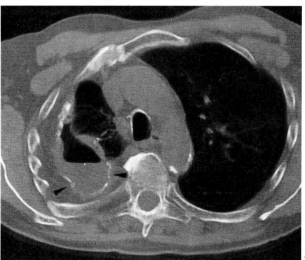

Abb. 9-10. Empyem (a→) innerhalb einer tuberkulösen Pleuraverschwartung (▸). Eine pulmonale Infektion griff auf die breite, tuberkulös bedingte und verkalkte Pleuraschwarte über. Auch nach Fibrosierung und Verkalkung bleibt der Inhalt der verschwarteten Pleurahöhle häufig über Jahre flüssig und ist bei entsprechender Eintrittspforte leicht zu infizieren.

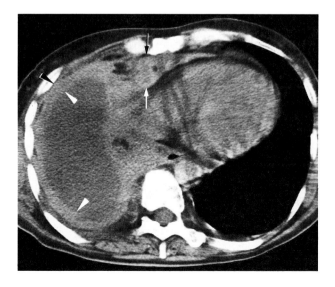

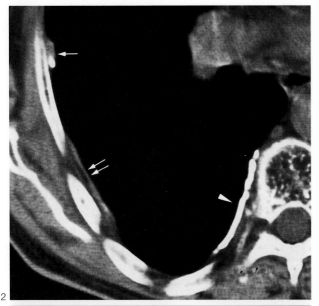

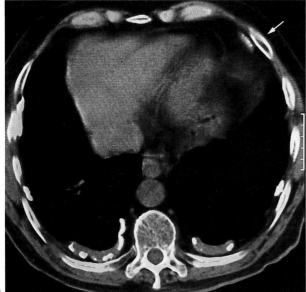

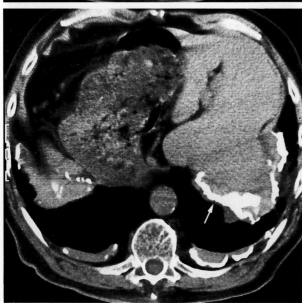

● **CT**

Computertomographisch läßt sich entlang des Pleuraraumes eine zirkuläre, meist glatt berandete Weichteilzone nachweisen, die teilweise schalig verkalkt und kein wesentliches Enhancement aufweist.

Eine Pneumektomiehöhle läßt sich als verkleinerter sichelförmiger Pleuraraum mit mantelförmiger weichteildichter Auskleidung nachweisen, in dessen Zentrum sich in unterschiedlichem Ausmaß eine hypodense, der Restflüssigkeit entsprechende Zone darstellen läßt.

Asbestosen

Nach Asbeststaubexposition sind Pleuraveränderungen meist erst nach einer Latenzphase von zwei Jahrzehnten nachweisbar. Sie bestehen in einer lokalisierten, parietalen Pleuraverdickung (Plaque) aus fibrotisch-hyalinem, überwiegend verkalktem Gewebe. Verklebungen mit dem viszeralen Pleurablatt sind selten. Die Plaques finden sich kostoparietal (6.–9. Rippe), paraspinal, mediastinal und diaphragmal und nur ausnahmsweise in den Interlobärsepten oder den Zwerchfellwinkeln. Lungengerüstveränderungen, das wesentliche Korrelat der Asbestose, werden zu ca. 10% ohne begleitende Pleuraveränderungen nachgewiesen. Beide Blätter betreffende diffuse Pleuraverdickungen werden bei der Asbestose ebenso selten gesehen wie seröse Pleuraergüsse.

● **CT**

Die relativ scharf berandeten Pleuraerhebungen mit ihren häufigen lamellären oder punktförmigen Verkalkungen sind am empfindlichsten im Lungenfenster nachweisbar. Oft liegen verkalkte und nicht verkalkte Plaques gleichzeitig vor. Sie

Abb. 9-12. Asbestose. Die Pleuraplaques erscheinen in der Regel dicht und scharfkantig. Sie sind vollständig (▸), partiell (→) oder überhaupt nicht verkalkt.

Abb. 9-13. Asbestose. Nachweis von scharf berandeten kantigen Pleuraverdickungen, die z. T. plaqueartig, z. T. schalig der Pleura parietalis aufgelagert sind. Sie weisen schollige Verkalkungen in unterschiedlichem Ausmaß auf. Typischerweise liegen die Verkalkungsfiguren meist hinter den Rippen (a →) und auf der Pleura diaphragmatica (b →).

können eine Breite von mehr als 10 mm einnehmen und sind, falls begleitende Weichteilkomponenten vorliegen, als mesotheliomsuspekt anzusehen. Ergüsse werden selten im Rahmen asbestbedingter Pleuraveränderungen nachgewiesen. Sie können aber zu diffusen, wenig charakteristischen Pleuraverdickungen führen. Retikuläre Veränderungen des Lungenparenchyms sind in der HRCT meist nachweisbar.

Neoplasien der Pleura

Benigne Neoplasien

Das *lokale Mesotheliom* ist der häufigste benigne Tumor der Pleura und wird meist nach dem 4. Dezennium angetroffen. Es ist zu 30 - 50% gestielt, entsteht aus dem viszeralen Blatt der Pleura und weist eine glatte Oberfläche auf. Es liegt häufiger in der unteren Thoraxhälfte, manchmal auch im Interlobärraum. Häufiger wird auch eine begleitende hypertrophe Osteoarthropathie nachgewiesen. Tumorverkalkungen sind sehr selten.

Bei der pleuralen *Hyaloserositis* werden multiple knotenförmige, hyaline Pleuraverdickungen des parietalen Blattes (Zuckerguß) gefunden. Relativ häufig werden charakteristische schalig-rundliche Verkalkungen nachgewiesen. Neben den seltenen, meist 3 - 4 cm großen, rundlich bis oval konfigurierten und sich mitunter spontan zurückbildenden *Fibrinkörpern* und den *multiplen Fibromen* werden häufiger *Lipome* dargestellt. Diese entstammen dem subpleuralen parietalen Fettgewebe und können zu Rippenusuren führen.

• CT

Nativ: Die gute Darstellbarkeit der Pleura ermöglicht normalerweise den Nachweis des pleuralen Ursprungs einer Raumforderung. Beim *Lipom* gelingt die Artdiagnose in einfacher Weise

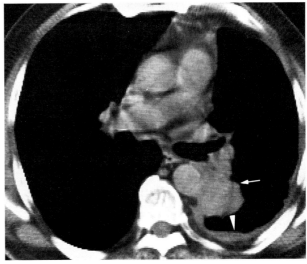

Abb. 9-14. Mesotheliom. Eine polyzyklisch begrenzte Weichteilfigur liegt der Aorta direkt an (→). Nachweis einer flächigen Pleuraverdickung dorsal (►).

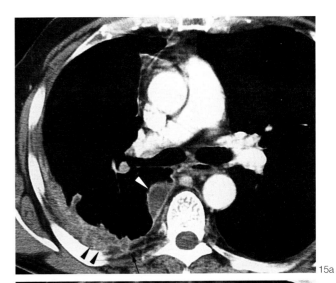

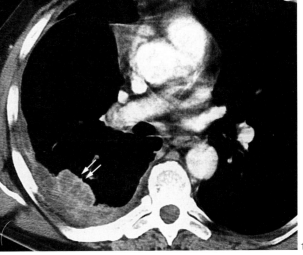

Abb. 9-15. Mesotheliom. Nach KM-Gabe demarkiert sich das vaskularisierte Tumorgewebe (⇒), das sich innerhalb des Pleuraraums prävertebral fortsetzt, mit kleineren Flüssigkeitseinschlüssen (►). Ein Tumorknoten überschreitet die Pleuragrenze (→), ein anderer erreicht die Rippe. Hier ist eine beginnende Arrosion nicht auszuschließen (►).

durch die Dichteanalyse. Fibrinkörper und Fibrome treten meist multipel auf, während das *benigne Mesotheliom* solitär vorkommt. Dieses kann durch seinen intrapleuralen Sitz nur vermutet werden.

KM: Das benigne Mesotheliom wird aufgrund seiner relativ starken Vaskularisierung nach KM-Gabe homogen kontrastiert.

Lit.: 407

Malignes Mesotheliom

Das diffuse Mesotheliom ist ein maligner Tumor von hoher Invasivität. Männer erkranken fünfmal häufiger als Frauen. Eine Asbestexposition ist häufig nachzuweisen. Je nach Stadium findet sich pathologisch-anatomisch eine teils knollige, teils flächenhafte Neubildung, die den gesamten Pleuraraum durchsetzt, die Lunge ganz oder teilweise umschließt und in den Interlobärspalt eindringen kann. Daneben werden flache, meist multiple Tumoren beschrieben, die häufig von einem oft sanguilenten Erguß begleitet werden. Im Verlauf der rasch progredienten und infausten Erkrankung werden Thoraxwand und Perikard durchwandert und destruiert. Die histologische Differenzierung des Mesothelioms vom Fibrothorax oder von metastasierenden adenoiden Karzinomen bereitet nicht selten diagnostische Schwierigkeiten.

• CT

Nativ: Der bevorzugt einseitige Befall des Tumors mit seinen zirkulären, lamellären oder knolligen, meist über 1 cm großen Verdickungen ermöglicht zumeist die Differenzierung von einem Fibrothorax, der eine eher gleichförmige, geringer ausgeprägte Pleuraverdickung aufweist. Das Mesotheliom führt in der Regel zu einem deutlichen Volumenverlust der betroffenen Seite, wächst in die Pleuraspalten vor und dehnt sich im Endstadium häufig auf den kontralateralen Pleuraraum aus. Lokalisierte lineare Verkalkungen, insbesondere auch der Gegenseite, weisen auf asbestbedingte Pleuraveränderungen hin, sie können jedoch auch innerhalb des Tumors nachgewiesen werden. Eine Infiltration subpleuraler Lungenanteile ist wegen der ergußbedingten Lungenkompression und der häufig begleitenden

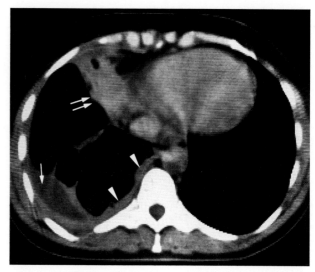

Abb. 9-16. Mesotheliom. Die Pleurablätter sind rechts dorsolateral verdickt und umgeben eine abgekapselte Ergußmenge (→). Die Pleuraverdickung setzt sich plaqueförmig paravertebral fort (▸). Nachweis einer breiten Weichteilzone rechts ventral (⇒) und von strangförmigen Ausläufern in die Lunge. Diese Weichteilstrukturen entsprechen Tumorgewebe und zeigen ein mäßiges Enhancement, wodurch sich der Erguß deutlich absetzt.

Lungenfibrose selten. Ein fortgeschrittenes Stadium ist durch den Nachweis einer Thoraxwandinvasion mit Rippendestruktionen, durch mediastinale, retrosternale und/oder diaphragmale Lymphknotenvergrößerungen und das Überschreiten des betroffenen Hemithorax gekennzeichnet.

Abb. 9-17. Mesotheliom. Verkleinerung des linken Hemithorax. Knollige Verdickung der Pleura visceralis und an der vorderen pleuralen Umschlagsfalte (→) mit deutlichem Enhancement nach KM-Bolus. Kein Nachweis von ossären Destruktionen. Tumorös verdickte Pleura visceralis (▸).

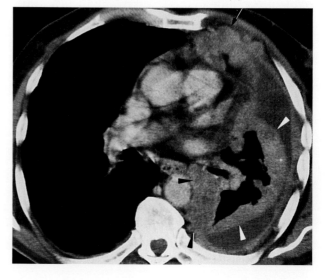

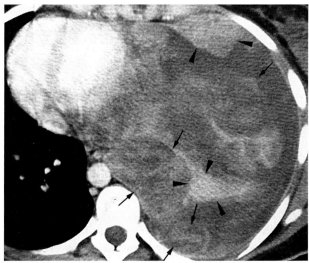

Abb. 9-18. Metastasierendes Synovaliom. Bei den hämorrhagischen, z.T. nekrotischen Metastasen von Pleura und Lunge finden sich im CT breite vaskularisierte Weichteilformationen im Pleuraraum und hypodense Formationen (→) innerhalb der kollabierten Lunge (▸). Die Dichtewerte des Ergusses sind infolge der Hämorrhagie erhöht.

KM: Nach *KM-Gabe* reichert das Tumorgewebe deutlich, teilweise inhomogen an, umschlossene Ergüsse werden dadurch demarkiert. Eine Invasion der Thoraxwand, des Diaphragmas oder des Perikards wird eher unterschätzt, so daß ein KM-Bolus zur besseren Differenzierung der Grenzflächen empfehlenswert ist.

Lit.: 769, 612, 732, 327, 776

Pleurametastasen

40 – 50% der Pleurametastasen entstammen Bronchialkarzinomen. Der Häufigkeit nach folgen Mammakarzinom, maligne Lymphome, Ovarialkarzinome und Tumoren des Gastrointestinaltraktes. Häufig findet sich ein begleitender Pleuraerguß, der sich mit zunehmender Progredienz der Erkrankung regelmäßig einstellt. Das (häufig hämorrhagische) Pleuraexsudat weist ei-

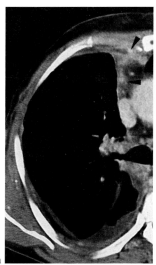
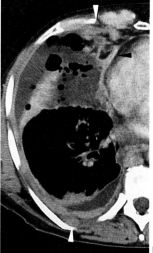

Abb. 9-19. Pleurakarzinose bei metastasierendem Mammakarzinom. Nach KM-Gabe deutliche, sich kontrastierende Verdickung der Pleura parietalis, z.T. mit knotigem Charakter (a, b ▸). Feinknotige Strukturen durchsetzen auch die Pleura mediastinalis und führen hier zu kleinen Knotenbildungen (c ▸), die einen wichtigen Indikator für eine Pleurakarzinose darstellen.

Abb. 9-20. Pleurakarzinose bei schleimbildendem Karzinom. Breite Pleuraverdickung mit knolligen Strukturen (→) und auffallend glatter Innenkontur (▸), die sich nach KM-Gabe anfärbt.

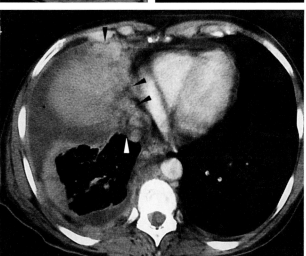
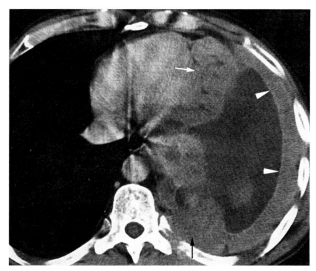

nen hohen Proteingehalt auf. Ein Lymphombefall der Pleura erfolgt meist erst in den späten Stadien der Systemerkrankung.

• **CT**

Nativ: Pleurametastasen bzw. eine Pleurakarzinose kann erst dann nachgewiesen werden, wenn solide Komponenten die Pleurablätter besetzen. Sie lassen sich zumeist durch KM-Gabe von einem Begleiterguß abgrenzen. Finden sich multiple noduläre Komponenten, so ist eine maligne Genese sehr wahrscheinlich. Glatte mäßiggradige Pleuraverdickungen mit begleitendem Pleuraerguß sind vieldeutig, eine Zunahme der Verdickung über 1 cm hinaus ist stark tumorverdächtig. Das extrapleurale Fettgewebe kann insbesondere im Pleuroperikardwinkel durch eine begleitende Lymphangiosis, Karzinomatose oder durch kleinere Lymphknoten verdichtet sein, einem weiteren Malignitätskriterium. Der zusätzliche Nachweis von Knochendestruktionen oder einer Lymphangiosis carcinomatosa ist quasi beweisend für einen malignen Pleuraprozeß.

Bei malignen Lymphomen kann der (chylöse) Pleuraerguß die Diagnose erschweren. Häufig finden sich dann jedoch noch erhebliche Weichteilmassen mit intra- und extrapleuralem Wachstum.

KM: Ein KM-Bolus demarkiert die soliden Komponenten und die Pleurablätter vom Erguß und trägt dadurch zur Differentialdiagnose bei, insbesondere bei inhomogener KM-Aufnahme der pathologischen Weichteilmassen.

Kapitel 10
Thoraxwand

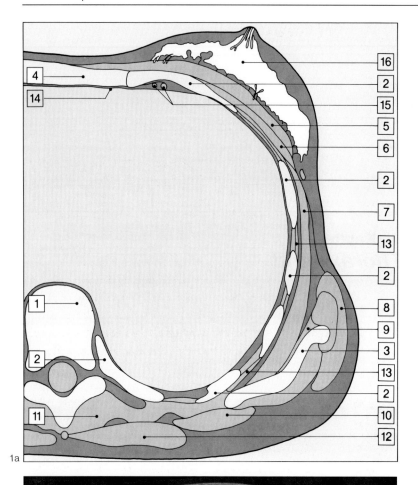
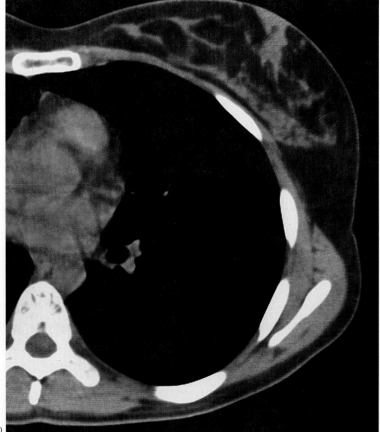

Abb. 10-1. Topographie der Brustwand.
a) Transversalschnitt.
b) Computertomogramm.

Zeichenerklärung:

1 3. Brustwirbel
2 Rippe, Sternum
3 Scapula
4 Sternum
5 M. pectoralis major
6 M. pectoralis minor
7 M. serratus anterior superior
8 M. teres major
9 M. subscapularis
10 M. rhomboideus major
11 M. erector trunci
12 M. trapezius
13 Mm. intercostales
14 Membrana endothoracica
15 A. V. thoracica interna
16 Mamma

Thoraxwand

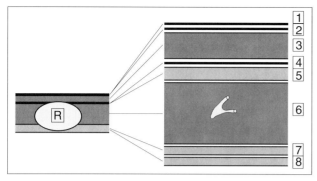

Abb. 10-2. Gewebeschichten der Thoraxwand (nach Im, 720). 1 = viszerale Pleura; 2 = parietale Pleura; 3 = extrapleurales Fettgewebe; 4 = Fascia endothoracica; 5 = innerste Interkostalmuskulatur (M. intercostalis intimus); 6 = interkostales Fettgewebe und Gefäße; 7, 8 = innere und äußere Interkostalmuskulatur (M. intercostalis internus und externus).

Abb. 10-3a, b. Zustand nach Thorakoplastik. Nach Rippenresektion findet sich eine deutliche Asymmetrie des knöchernen Thorax mit breiter pleuraler Verkalkung (▸). Der untere Skapulawinkel (b →) herniiert mit den umgebenden Weichteilen bei Anhebung des Arms tief in den Thoraxraum.

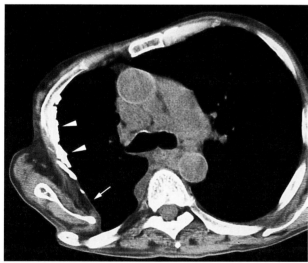

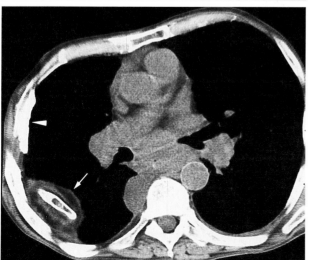

Anatomie und Abbildung

Die Thoraxwand ist wegen ihrer zylindrischen Form ein gutes Abbildungsobjekt für die Computertomographie. Die von der Pleura costoparietalis überzogene Innenfläche, die vordere und hintere Grenzfläche des Sternums sowie die Sternoklavikulargelenke können diagnostisch eindeutig abgebildet und detailliert beurteilt werden. Dagegen stellen sich die schräg angeschnittenen Rippen mit ihrer strichförmig imponierenden Kortikalis sowie dem geöffnet erscheinenden Markraum unübersichtlich dar. Die Rippenköpfe können durch Anschnittsphänomene einen destruierten Eindruck erwecken.

Bei ausreichender Fettinterposition läßt sich die thorakale Muskulatur detailliert beurteilen. Einzelne Muskelstränge können differenziert und somit infiltrative Prozesse ausreichend beurteilt werden. Im oberen Abschnitt der Thoraxwand werden die Weichteile des Schultergürtels übersichtlich dargestellt, auch in Regionen, die konventionellen Abbildungsverfahren bisher verschlossen blieben (subskapulärer Raum, Axilla).

Tumoren

Primäre Neoplasien der Thoraxwand sind selten und überwiegend ossären Ursprungs. Mit ca. 40% sind chondrogene Tumoren wie *(Osteo-)Chondrome, Chondro-(Myxoid-)Sarkome oder Enchondrome* am häufigsten. Osteogene *Osteoblastome, Endostome* oder *osteogene Sarkome* werden dagegen selten gefunden.

Der Häufigkeit nach folgen maligne Neubildungen des hämatopoetischen und retikuloendothelialen Systems wie das *Myelom, Morbus Hodgkin,* das *Ewing-Sarkom* oder *Retikulumzellsarkom*. Deren seltenere benignen Manifestationen sind in absteigender Häufigkeit *fibröse Dysplasien, Morbus Paget, Hämangiome, eosinophile Granulome* oder *aneurysmatische Knochenzysten*.

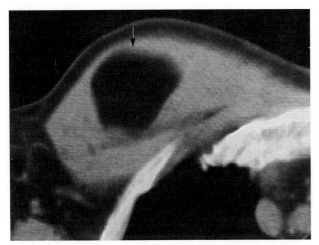
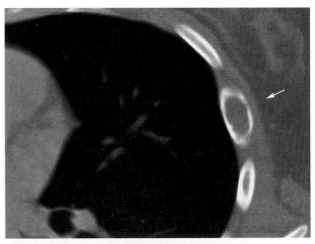

Abb. 10-4. Lipom im Musculus pectoralis major mit homogenen Dichtewerten im Fettbereich.

Abb. 10-5. Aneurysmatische Knochenzyste der Rippe. Die Rippenkontur ist wabig aufgetrieben. Nach KM-Gabe kontrastiert sich das Weichteilgewebe deutlich und setzt dadurch zahlreiche, unterschiedlich große zystoide Kammerungen ab, die Einblutungen entsprechen.

Abb. 10-6. Enchondrom der Rippe. Leichte Auftreibung der Rippe. Typische chondrogene Verkalkungen sind hier nicht sichtbar.

Abb. 10-7. Plasmozytom der Klavikula. Auftreibung des Klavikulaendes mit noch durchgängiger Kortikalis ohne Nachweis von Weichteilkomponenten.

Abb. 10-8. Eosinophiles Granulom der Rippe. Nachweis einer Osteolyse mit Weichteilkomponente subpleural. Nach KM-Gabe homogene Gewebestruktur des Tumors.

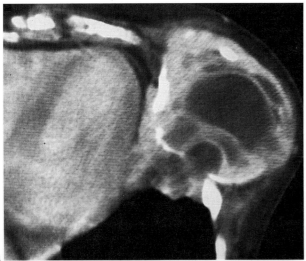
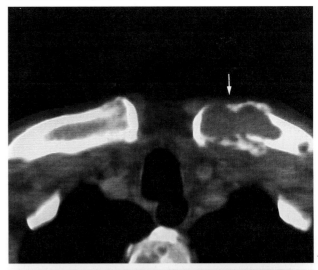
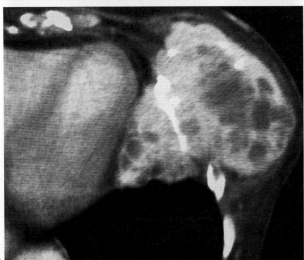
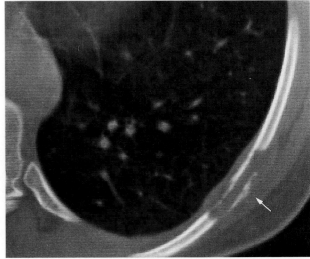

Primäre Geschwülste des Weichteilgewebes wie *Lipome, Liposarkome* oder *Fibrosarkome* werden noch seltener diagnostiziert.

Die häufiger nachgewiesenen *sekundären intraossären Neoplasien* entstammen Primärtumoren der Mamma, Lunge, Prostata, Niere, Schilddrüse oder des Magens. Sie sind vorzugsweise in den Rippen und im Sternum lokalisiert.

Eine Infiltration in die Thoraxwand erfolgt nicht selten relativ früh durch periphere Lungentumoren und maligne Mesotheliome, relativ spät dagegen bei mediastinalen Malignomen und bei Mammakarzinomen.

- **CT**

Nativ: Da der überwiegende Anteil der primären und sekundären Neoplasien vom Gewebe des Knorpels, des Knochens und des Markraumes ausgeht, ergeben sich für die Thoraxwand ähnliche CT-Indikationen wie in anderen Skelettbereichen. Knochendeformierungen und -destruktionen lassen sich eindeutig in hochauflösender CT-Technik beurteilen, wenn Zweifel auf Röntgenzielaufnahmen bestehen. Knorpeldestruktion und (extraossäre) Weichteilkomponenten sind im CT zuverlässig zu bestimmen und geben artdiagnostische Hinweise. Auch der Nachweis einer fehlenden Weichteilkomponente, wie beim Tietze-Syndrom, kann diagnostisch wertvoll sein.

Eine Tumorinfiltration stellt sich im CT durch Maskierung der vom Fettgewebe getrennten Muskellagen dar. Schwieriger sind beginnende Infiltrationen von Lungen- und Pleuratumoren zu erkennen, da das extrapleurale Fettgewebe auch durch Hämorrhagien und begleitende Fibrosen maskiert werden kann. Die Diagnostik eines Rezidivs nach Mammakarzinomen ist durch Narbengewebe, Fibrosierung nach Strahlentherapie und fehlende Fettinterposition erschwert.

Der sicherste Indikator für sämtliche malignen Infiltrationsprozesse ist die Knochendestruktion.

KM: Nach intravenöser KM-Gabe werden häufig die einzelnen Faszienstrukturen deutlicher sichtbar, so daß Auftreibungen und Verformungen der Weichteilstrukturen besser differenziert werden können. Eine Invasion der Brustwand durch

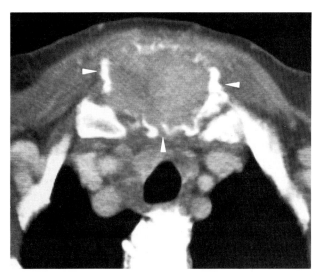

Abb. 10-9. Metastasierendes Schilddrüsenkarzinom. Nach Bolusgabe auch hier deutliche Kontrastierung des Tumorgewebes mit Auftreibung des Sternums (▸).

Abb. 10-10. Metastasierendes Phäochromozytom mit Rippendestruktionen. Das hypervaskularisierte Tumorgewebe nimmt deutlich Kontrastmittel auf (b).

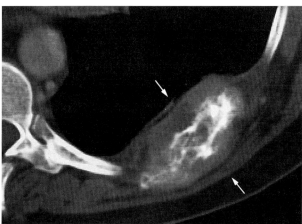

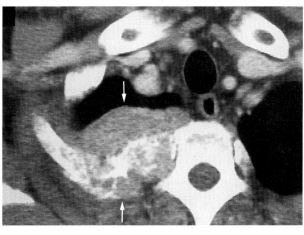

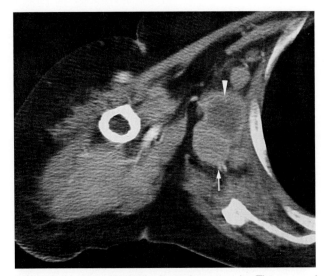
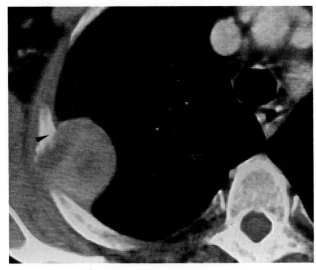

Abb. 10-11. Non-Hodgkin-Lymphom an der Thoraxwand (→) mit regressiven Veränderungen (▸).

Abb. 10-12. Metastasierendes Mammakarzinom. Infiltration der Axilla durch KM-anreicherndes Tumorgewebe (→), das auch regressive hypodense Areale aufweist (▸).

Abb. 10-13. Brustwandmetastase bei Rezidiv eines Mammakarzinoms (→). Feine Tumorausläufer verbinden das Rezidiv mit einem vergrößerten Lymphknoten (▸) und der verdickten Pleura (⇒).

Abb. 10-14. Metastase eines Renalzellkarzinoms. Nach Bolusgabe deutliche Kontrastierung des hypervaskularisierten Gewebes. Nachweis von Knochenarrosionen (▸).

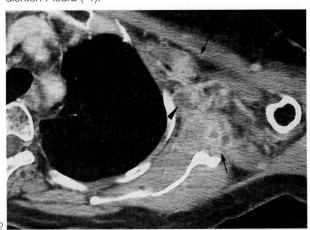

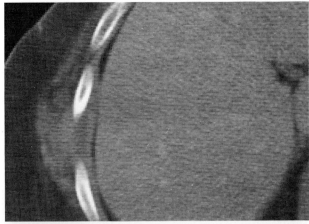

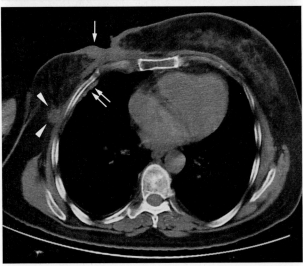

intrathorakale Tumoren kann bei ausgedehnten Prozessen relativ genau nach KM-Gabe nachgewiesen werden, weil das Tumorgewebe besser demarkiert wird. Der empfindlichere Nachweis von geringen parasternalen Lymphknotenvergrößerungen kann wegweisend für die Rezidivdiagnostik sein.

Lit.: 949, 2773, 950, 668

Entzündungen

Entzündungen entstehen selten in der Brustwand selbst. Häufig verursachen Entzündungen von Lunge oder Pleura, meist bei *Tuberkulose* oder *Pilzinfektionen*, eine Beteiligung der Thoraxwand im Sinne einer Osteomyelitis, Phlegmone oder Abszedierung. Aber auch eine primäre (hämatogene) *Osteomyelitis* der Rippen oder des Sternums kann (selten) auf das umgebende Weichteilgewebe übergreifen.

Entzündlich verändertes Weichteilgewebe stellt sich computertomographisch häufig vieldeutig dar und ist jeweils gegen neoplastische Thoraxwandprozesse abzugrenzen. Bei äußerlich fehlenden Entzündungszeichen müssen auch bei intaktem Skelett grundsätzlich maligne Infiltrationen erwogen werden.

• **CT**

Nativ: (Osteomyelitische) Strukturveränderungen der Rippen sind in Dünnschichttechnik und knöcherner Hochauflösung nachzuweisen. Die

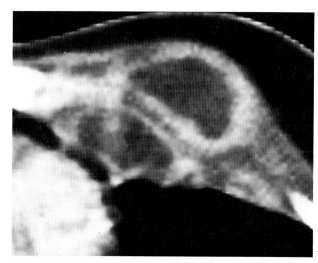
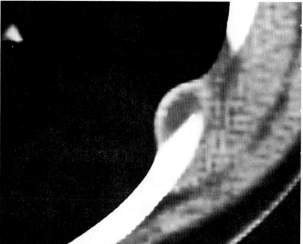

Abb. 10-16. Tuberkulöse Abszesse der Brustwand. Es finden sich innerhalb der Wadauftreibung hypodense Areale mit Dichtewerten um 25 HE, die vom breiten randständigen, KM deutlich anreichernden Granulationsgewebe scharf demarkiert werden (a). Ein weiterer Herd liegt epipleural (b).

Abb. 10-15. Weichteilmetastase eines Uteruskorpuskarzinoms (nach langem postoperativen Intervall). Der aufgetriebene Interkostalraum zeigt eine glatte Begrenzung zur Fascia endothoracica und drängt den M. serratus anterior mäßiggradig ab. Der Interkostalraum zeigt nach KM-Gabe eine streifenförmige Struktur. In Anbetracht der fehlenden ossären Destruktionen bei positivem knochenszintigraphischem Befund wurde zunächst an einen entzündlichen Prozeß gedacht.

Abb. 10-17. Brustwandphlegmone nach Thoraxoperation. Die Muskulatur ist auch nach KM-Bolus unregelmäßg hypodens (→) und maskiert, das Fettgewebe strähnig verdichtet (▻ Lufteinschlüsse).

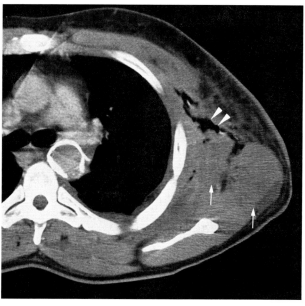

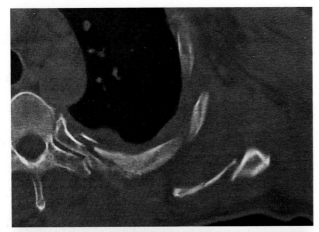

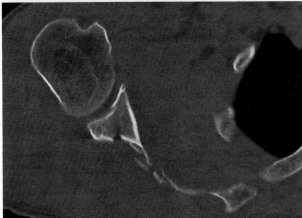

Abb. 10-18. Nach Thoraxtrauma sind Frakturen, insbesondere der Skapula einschließlich der Gelenkpfanne, Abscherungen im Bereich des Humeruskopfes, komplexe paravertebrale Frakturen sowie Frakturen des Sternums computertomographisch empfindlich aufzudecken.

Abb. 10-19. Nach massivem Thoraxtrauma sind neben Frakturen (→) die Blutdurchtränkung der Weichteile durch die Maskierung der Fettschichten (▸), Lufteinschlüsse (▶) und Einblutungen in das Muskelgewebe durch erhöhte Dichtewerte im Nativscan abzuschätzen.

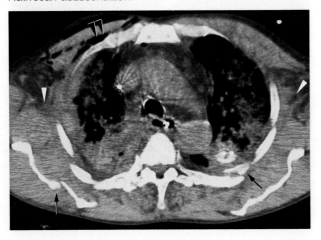

spongiösen Sklerosierungen sind von den meist reaktionslosen malignen Destruktionen zu unterscheiden. Entzündliche Weichteilinfiltrationen manifestieren sich in einer Maskierung der durch Fettgewebe getrennten Muskelschichten und einer regionalen Auftreibung der Thoraxwand.

Bei der Aktinomykose sind die Weichteilprozesse weniger lokalisiert und ausgedehnter.

KM: Nach Kontrastmittelgabe reichert das entzündliche Gewebe an, randbetonte hyperdense Demarkierungen im Sinne einer Abszedierung können nachgewiesen werden.

Lit.: 3226

Trauma

Bei von außen einwirkenden Verletzungen des Brustkorbs ist zunächst die Thoraxwand betroffen. Rippenfrakturen, lokales Hämatom und Weichteilemphysem lassen sich röntgenologisch weitgehend abklären.

Bei einem komplizierten thorakalen Trauma ist die Computertomographie die schonendste und umfassendste diagnostische Methode, da Verletzungen von Wirbelsäule, Mediastinum, Lunge und Pleura mit nur einer Untersuchung erfaßt werden können.

• CT

Hämatome stellen sich im CT als homogene, weichteildichte, evtl. geringgradig hyperdense Zonen dar. Sie maskieren die Muskelstrukturen und führen zur Auftreibung der Thoraxwand. *Frakturen* der Rippen und des Sternums sind nur bei vorliegender Dislokation eindeutig zu identifizieren. Eine *sternoklavikuläre Dislokation* wird ebenfalls (ggf. mit Funktionsaufnahmen) zuverlässig diagnostiziert.

Außerdem können Verletzungen der Wirbelsäule, des Mediastinums, der Lunge und der Pleura mit derselben Untersuchung erfaßt werden.

Kapitel 11
Leber

Kapitel 11 · Leber

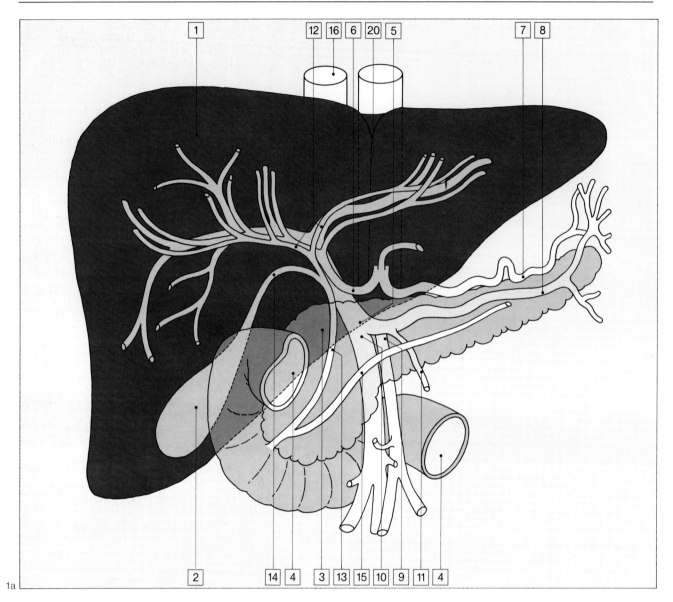

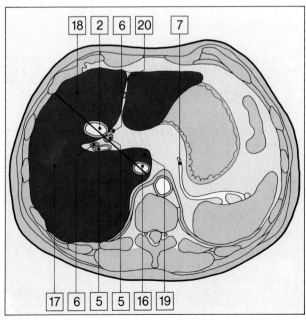

Abb. 11-1a. Topographie der Leberpforte.

Abb. 11-1b. Grenze zwischen rechtem und linkem Leberlappen. Sie ist durch eine imaginäre Linie von der V. cava inferior zur Gallenblase gegeben.

Zeichenerklärung:

1 Leber
2 Galle
3 Pankreas
4 Duodenum
5 V. portae
6 A. hepatica
7 A. lienalis
8 V. lienalis
9 A. mesenterica superior
10 V. mesenterica superior
11 V. mesenterica inferior
12 Ductus hepaticus
13 Ductus choledochus
14 Ductus cysticus
15 Ductus pancreaticus
16 V. cava inferior
17 Lobus dexter
18 Lobus quadratus
19 Lobus caudatus
20 Ligamentum falciforme (Fissura longitudinalis)

Leber

Anatomie und Abbildung

Die Leber nimmt den größten Teil des oberen Abdomens ein und wiegt beim Erwachsenen 1350–1500 g. Im CT bildet sie eine durch die variable Ausbildung des linken Leberlappens flächige weichteildichte Zone mit sehr unterschiedlichen Formen. Sie wird durch auf die *Leberpforte* konvergierende *Fissuren* bereits im Nativscan gegliedert. In der rechts paramedian verlaufenden Fissura longitudinalis läßt sich durch unterschiedliche Fettummantelung das *Ligamentum teres hepatis* häufig als punktförmige Weichteilstruktur identifizieren. Es wird bei Austritt vor die Leber durch eine peritoneale Umschlagsfalte zum *Ligamentum falciforme*. Die eigentliche Grenze zwischen rechtem und linkem Leberlappen ist häufig nicht direkt einsehbar, sie kann als unvollständige Einziehung an der Leberunterkante nachgewiesen werden. Als topographische Orientierung kann eine Hilfslinie zwischen V. cava inferior und dem Gallenblasenbett angenommen werden. Die an der Untergrenze der Leber erkennbare Fortsetzung des Ligamentum teres hepatis als Ligamentum venosum, zugleich die äußere Grenze zwischen Lobus quadratus und caudatus, erscheint im Querschnittsbild als frontal verlau-

Abb. 11-2. Kontrastierung der Leberstrukturen nach KM-Bolus. Nach der Aorta (1) werden die Äste der A. hepatica (2) und nach 40–60 Sekunden die Portalvenen (3) kontrastiert. Das Enhancement des Lebergewebes entspricht der Flächenkurve (modif. nach 3357).

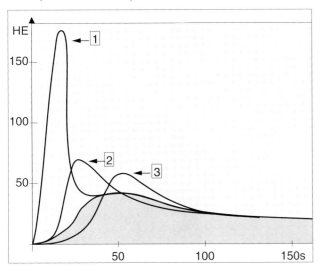

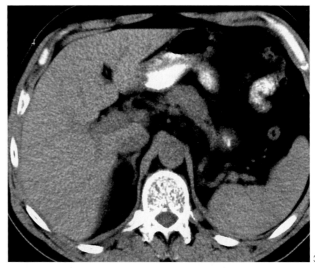

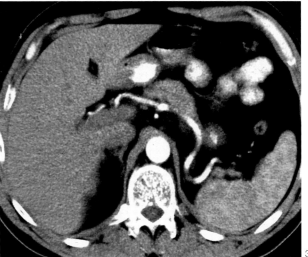

Abb. 11-3a-c. Portalstrukturen sind im Nativscan hypodens (a). Nach passagerer Kontrastierung der Leberarterien (b) erfolgt diejenige der Portalvenen (c).

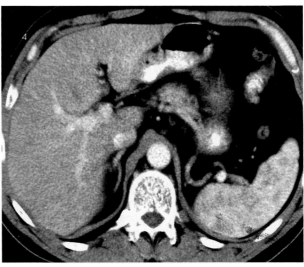

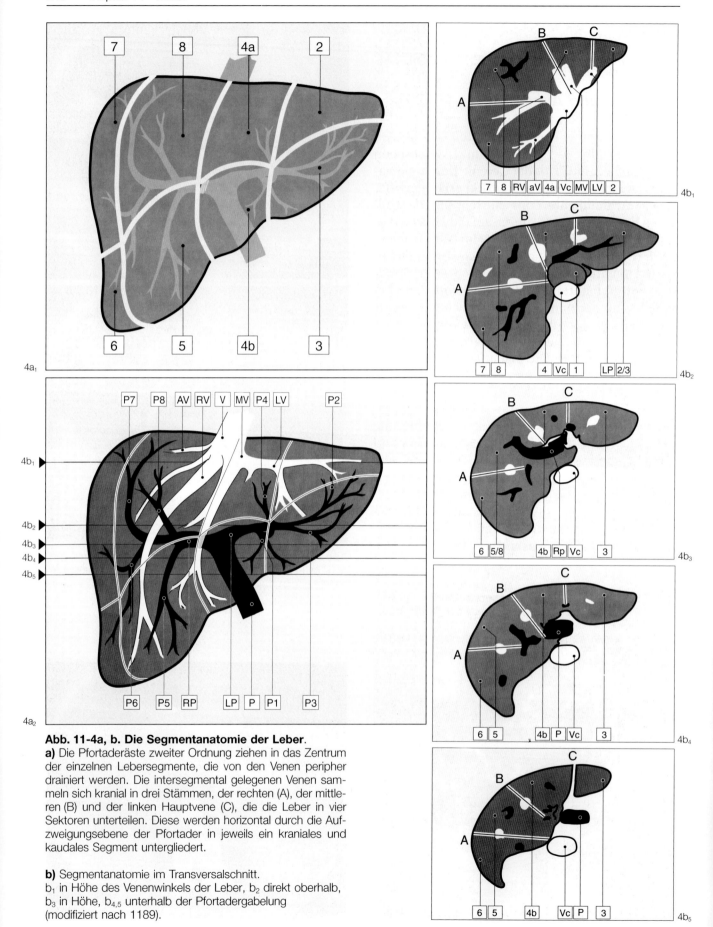

Abb. 11-4a, b. Die Segmentanatomie der Leber.
a) Die Pfortaderäste zweiter Ordnung ziehen in das Zentrum der einzelnen Lebersegmente, die von den Venen peripher drainiert werden. Die intersegmental gelegenen Venen sammeln sich kranial in drei Stämmen, der rechten (A), der mittleren (B) und der linken Hauptvene (C), die die Leber in vier Sektoren unterteilen. Diese werden horizontal durch die Aufzweigungsebene der Pfortader in jeweils ein kraniales und kaudales Segment untergliedert.

b) Segmentanatomie im Transversalschnitt.
b_1 in Höhe des Venenwinkels der Leber, b_2 direkt oberhalb, b_3 in Höhe, $b_{4,5}$ unterhalb der Pfortadergabelung (modifiziert nach 1189).

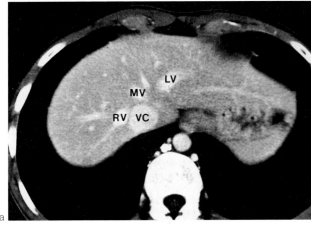
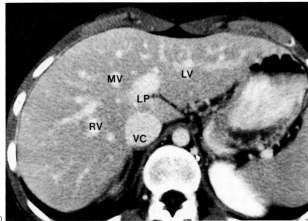
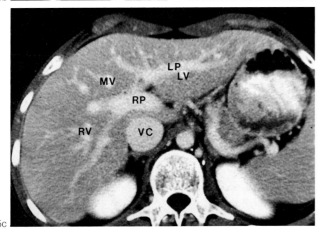
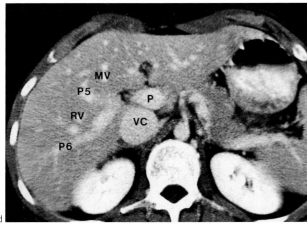

fende Fissur und stellt die markanteste Ausrichtung in der Leberpforte dar.

Der linke *Leberlappen* reicht gewöhnlich links bis zur Medioklavikularlinie, ohne den vorderen Pol der Milz zu erreichen. Der rechte Leberlappen füllt das gesamte rechte Subphrenium aus. Kaudalwärts gibt er durch eine laterokonvexe Ausbuchtung Raum für die Nierenloge. Die Gallenblase liegt unterhalb der Leberpforte der medialen Kontur des rechten Leberlappens an und kann bis an die Bauchwand heranreichen.

Größere *Blutgefäße* sind im normal dichten, nativen Lebergewebe als hypodense Strukturen in typischer Anordnung erkennbar. Bei gering herabgesetzter Parenchymdichte (z. B. Fetteinlagerung) können sie im CT verschwinden, bei stärkerem Verfettungsgrad hyperdens erscheinen. Eine zuverlässige Darstellung auch kleinerer Gefäßäste gelingt durch einen KM-Bolus. Die unterschiedlich geformte Leberpforte wird zum großen Teil durch das Gefäßband der *V. portae* ausgefüllt, das links lateral von der *A. hepatica* und rechts lateral von den *Gallengängen* begleitet wird. Diese Lagebeziehung, die Trias, wird auch bei der weiteren Aufzweigung in der Leberperipherie beibehalten. Die Versorgungsgebiete der Äste dritter Ordnung entsprechen den 8 *Lebersegmenten*, die durch Kenntnis der Venentopographie im CT lokalisiert werden können. Ähnlich zur Lunge werden die einzelnen Segmente durch intersegmental verlaufende Venen drainiert. Gewöhnlich drainieren drei Hauptstämme der Lebervenen unterhalb des Zwerchfells sternförmig in die V. cava inferior, so daß eine linke, mittlere und rechte Leberhauptvene meist in einer Schicht identifiziert werden können. Sie unterteilen die Leberfläche in vier Sektoren. Die *linke Leberhauptvene* verläuft z. T. in der Fissura longitudi-

Abb. 11-5. Lebersegmente im Computertomogramm.

Zeichenerklärung:
(11-4 und 11-5)

P = Pfortader
LP = linker Hauptast der Pfortader
RP = rechter Hauptast der Pfortader
P 1-8 = 1.–8. Segmentast der Pfortader
V = Lebervene(n)
RV = rechte Leberhauptvene (=Sektorgrenze A)
MV = mittlere Leberhauptvene (=Sektorgrenze B)
LV = linke Leberhauptvene (=Sektorgrenze C)
AV = akzessorische Lebervene
VC = Vena cava inferior

nalis und grenzt somit den Lobus quadratus (Segment 4) von den linkslateralen Segmenten 2 und 3 ab. Die *mittlere Leberhauptvene* stellt die Grenze zwischen linkem und rechtem Leberlappen dar und markiert eine senkrecht verlaufende, kaudalwärts im Gallenblasenlager endende Ebene. Die *rechte Leberhauptvene* unterteilt den rechten Leberlappen einerseits in die anterioren Segmente 5 und 8 und in die dorsal gelegenen posterioren Segmente 6 und 7. Die Segmente 7 und 8 bilden die Leberkuppe. Der Lobus caudatus entspricht dem 1. Lebersegment und drainiert durch kleinere Venen direkt in die *V. cava inferior*, die hier axial durch das Lebergewebe verläuft und als scharf berandete hypodense oväläre Fläche identifiziert werden kann.

Die *Radiodensität* des normalen Lebergewebes ist mit 65 ± 5 HE höher als die sämtlicher anderer Oberbauchorgane und des Muskelgewebes. Blut- und gallehaltige Strukturen grenzen sich daher als hypodense Zonen ab.

Nachbarstrukturen sind in der Regel sicher zu identifizieren. Bei Verwendung größerer Schichtdicken sind schmale horizontale und gewölbte Spalträume an der Leberunter- und -oberfläche, insbesondere auch im Leberpfortenbereich, schlechter einzusehen und unscharf abgegrenzt. In solchen Fällen ist eine vorsichtige Interpretation geboten und in Zweifelsfällen die Dünnschichttechnik anzuwenden. Der nicht erweiterte subphrenische Raum ist lediglich an der lateralen Zirkumferenz der Leber beurteilbar.

Kontrastierung der Leberstrukturen

Nach einem KM-Bolus von 50–70 ml erfolgt nach 12–17 s bei maximaler Kontrastierung der Aorta eine kurzzeitige isolierte Darstellung der Leberarterien. Über die Mesenterialgefäße werden nach weiteren 15–20 s die V. portae und nach etwa 40–60 s die größeren Lebervenen kontrastiert. Bei protrahierter Bolusgabe entstehen durch die gleichzeitige Kontrastierung von Leberarterien und Portalvene Mischbilder der arteriellen und portovenösen Phase. Das Leberparenchym erreicht nach 40–60 s die stärkste Dichteanhebung, die in etwa 5 min auf etwa 50 % abfällt.
Nach selektiver KM-Injektion in die Leberarterien wird eine hohe, bis in die Peripherie erkennbare Kontrastierung dieser Gefäße erzielt. Mit einer selektiven Injektion in die A. mesenterica superior bzw. lienalis kann je nach Dosis die Dichteanhebung des Leberparenchyms erheblich gesteigert werden (*CT-Portographie, arterielle portovenöse Computertomographie (CTAP)*. Allerdings können (laminäre) Strömungsphänomene in der Pfortader zu einer ungleichförmigen Kontrastierung des Parenchyms führen, so daß die gleichzeitige Injektion in die A. mesenterica superior und lienalis sinnvoll werden kann. Im *Spätscan* erhöht sich bei hohen Kontrastmitteldosen (über 60 g Jod) die Dichte des Leberparenchyms aufgrund geringer Leberzellsekretion diagnostisch gerade noch ausreichend um 20–25 HE.

Lit.: 1216, 1199

Zystische Lebererkrankungen

Dysontogenetische Zysten

Dysontogenetische Zysten sind Teil einer Hamartose, die häufig mit multiplen Pankreas- und Nierenzysten kombiniert ist. Die Leber ist von zahlreichen, unterschiedlich großen (epithelisierten) Zysten durchsetzt, die eine klare Flüssigkeit enthalten. Selten finden sich Komplikationen wie Superinfektion oder Einblutung.

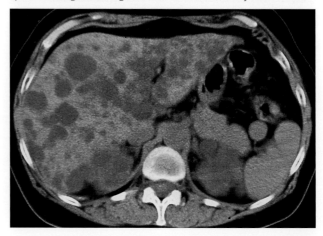

Abb. 11-6. Zystenleber. Nachweis zahlreicher, unterschiedlich großer, scharf berandeter, wasseräquidenser Hypodensitäten im Bereich der gesamten Leber. Für eine Hamarthose spricht das gleichzeitige Auftreten von Nierenzysten.

- **CT**

Nativ: Computertomographisch werden zartwandige, rosetten- oder büschelhaft angeordnete, glatt- und dünnwandige hypodense Zonen nachgewiesen, deren Dichtewerte im Wasserbereich liegen. Teilvolumeneffekte können den Dichtewert verfälschen.

KM: Kein Enhancement der hypodensen Zonen und angrenzenden Leberbezirke nach KM-Gabe.

Solitäre Leberzysten

Solitäre Leberzysten treten meist bei Frauen im 4. bis 5. Dezennium auf. Die Zysten können einen Durchmesser bis zu 20 cm erreichen. Sie weisen ein Epithel, eine feste fibröse Kapsel und eine gefäßreiche Gewebeschicht zum Leberparenchym hin auf. Der Zysteninhalt ist serös. Fehlbildung und Retention gelten als Ursache für die Entstehung dieser Zysten.

- **CT**

Computertomographisch finden sich die üblichen Kriterien einer benignen Zyste.

DD: Differentialdiagnose der Leberzysten: *Choledochuszyste, Ansammlung von Galle bei Leckagen, Abszesse, nekrotische Metastasen, Echinokokkuszyste.*

Solide Tumoren der Leber

Der CT-Nachweis von Lebertumoren wird von der Dichtedifferenz zwischen Tumor- und Lebergewebe bestimmt. Verminderung der Eiweißkonzentration, erhöhter Wassergehalt, mukoide oder fettige Degeneration sowie Nekrosen führen im Nativscan zur Dichteabsenkung gegen das eiweißreiche Lebergewebe, auch bei vermehrter Tumorvaskularisation. Nach intravenöser KM-Gabe kommt es zu einer Dichteanhebung, die bei der ersten arteriovenösen Passage den intravasalen Raum repräsentiert. Die besondere Gefäßversorgung der Leber führt jedoch zu zeitlich versetzten Kontrastierungen. 12–15 s p.i. erfolgt die arterielle Anflutung über die A. hepatica, der

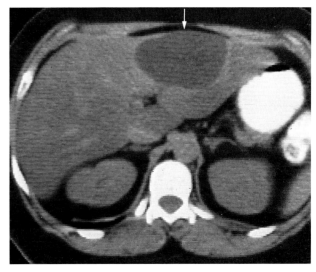

Abb. 11-7. Solitäre Leberzyste mit harmonischer, jedoch akzentuierter Wandung.

Tabelle 11-1. Vaskularisationsgrad von Lebertumoren (angiographische Kriterien).

Primäre Lebertumoren		Metastatische Lebertumoren
Hepatozelluläres Karzinom (des Erwachsenen)	hypervaskularisiert	Renalzellkarzinom
Fokale noduläre Hyperplasie		Karzinoid
Adenom		Inselzelltumoren
Hämangiom		Karzinom der Schilddrüse
Hämangioendotheliom		Übergangszellkarzinom
Hämangioendothelsarkom		Papilläres Karzinom (Pankreas)
		Leiomyosarkom (Kolon)
		Karzinom der Nebenniere
		Adenokarzinom der Brust
		Seminom (Karzinom des Kolon)
Adenokarzinom der Gallenwege	hypovaskularisiert	Adenokarzinom des Pankreas der Gallenblase
Hepatozelluläres Karzinom (des Kindes)		Karzinom des Kolon des Ösophagus der Lunge
		Malignes Melanom
		Wilms-Tumor

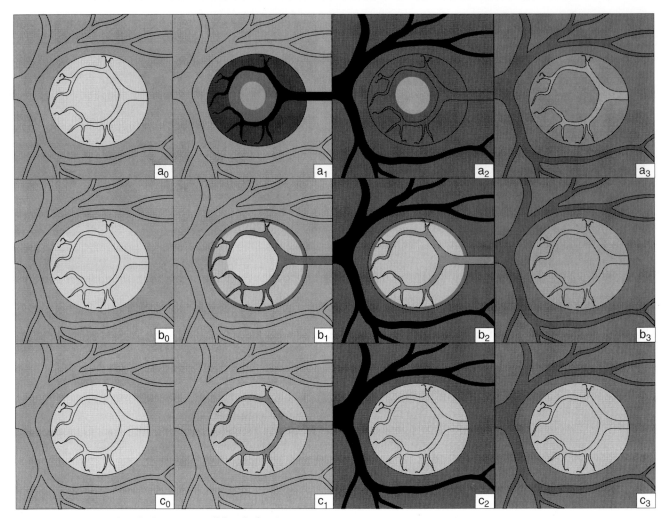

Abb. 11-8. Kontrastverhalten von soliden Lebertumoren.
Der von den Ästen der Leberartrie versorgte Tumor wird in der arteriellen Phase positiv kontrastiert. In der portovenösen Phase beschränkt sich die Kontrastierung auf das umgebende Leberparenchym. Die Sichtbarkeit eines Tumors hängt vom Zeitintervall nach der Injektion und von seinem Vaskularisationsgrad ab.

a) *Hypervaskularisierte Tumoren:*
a_1: Nativscan
a_2: In der arteriellen Phase wird das Leberparenchym gering, der hypervaskularisierte Tumor dagegen verstärkt kontrastiert und ist somit am besten erkennbar.
a_3: In der portovenösen Phase führt die verstärkte Parenchymfärbung der Leber zur partiellen Maskierung des Tumors, der häufig nur noch im Zentrum (verkleinert) als hypodense Struktur nachweisbar bleibt.
a_4: In der portovenösen Phase wird der Tumor häufig isodens, wenn nicht avaskuläre Nekrosebezirke dem Kontrastausgleich entgegenwirken.

b) *Isovaskularisierte Tumoren:*
b_1: Nativscan
b_2: In der arteriellen Phase zeigen isovaskularisierte Tumoren meist nur ein geringes peripheres Enhancement, das sich geringgradig vom leicht kontrastierten Leberparenchym absetzt.
b_3: In der portovenösen Phase wird der größte Kontrast zum Tumor erzielt.
b_4: In der Spätphase nimmt der Kontrast durch verminderte Parenchymanfärbung der Leber und eine weitere geringe Kontrastmittelaufnahme des Tumors ab.

c) *Hypovaskularisierte Tumoren:*
c_1: Nativscan
c_2: In der arteriellen Phase ist keine nennenswerte Anfärbung des Tumors erkennbar.
c_3: In der portovenösen Phase besteht ein maximaler Kontrast von Tumor zu Leberparenchym.
c_4: Kontrastreduktion in direkter Abhängigkeit von der portovenösen Parenchymanfärbung.

sich 40–60s p.i. die portale Kontrastierung über die V. portae anschließt. Der Leber wird ca. 25 % des Blutvolumens über die Leberarterie und ca. 75 % über die Pfortader zugeführt. Entsprechend verläuft die Kontrastierung über diese beiden Gefäßsysteme. Diagnostisch bedeutsam ist, daß Tumoren nahezu ausnahmslos von Ästen der A. hepatica versorgt werden. Die Angiographie klassifiziert nach ihrem Vaskularisationsgrad im Vergleich zu den nicht veränderten Ästen der A. hepatica in hyper-, iso- und hypovaskuläre Tumoren.

Hypervaskularisierte Bezirke zeigen in der arteriellen Phase ein maximales Enhancement, ehe sich meist in der portovenösen Phase durch die relativ starke Kontrastierung das umgebende Lebergewebe angleicht (zeitlich gegensinnige Kontrastierung, Abb. 11-8a_1-a_3). In seltenen Fällen bleibt das positive Enhancement bei ausgiebiger Vaskularisation und größeren Bluträumen (pooling) noch während der portovenösen Kontrastierung bestehen.

Isovaskularisierte Bezirke werden von der portovenösen Kontrastierung bestimmt und reichern in der arteriellen Phase nicht an (portovenöse Kontrastierung (Abb. 11-8b_1-b_3).

Hypovaskularisierte Bezirke führen bereits in der arteriellen Phase zur Hypodensität, die durch die Kontrastierung des umgebenden Lebergewebes in der portovenösen Phase verstärkt wird (gleichsinnige, maximale Kontrastierung, Abb. 11-8c_1-c_3).

Mit schnellen Abtastsequenzen werden die arterielle und portovenöse Phase bei kurzen Injektionszeiten auf einigen Scans getrennt erfaßt. Somit können, in Analogie zur selektiven Angiographie, hypervaskularisierte Bezirke meist in der arteriellen Phase als hyperdense Leberläsionen abgebildet werden. Zeitlich getrennte Anflutungswellen überlagern sich bei längeren Injektionszeiten. Das Enhancement wird dann von dem stärkeren portovenösen Blutstrom bestimmt. Hypo- und isovaskularisierte Bezirke setzen sich hierbei deutlicher vom kontrastierten Leberparenchym ab, während das zusätzliche arterielle Enhancement hypervaskularisierter Läsionen den Kontrast zur Umgebung abschwächt bzw. aufhebt. Eine gezielte Bolusinjektion zur isolierten Darstellung der kurzen arteriellen Phase eignet sich somit besonders für hypervaskularisierte Leberprozesse.

Der sicherste Nachweis von Lebertumoren und die beste Darstellung der Tumorgrenzen werden zur Zeit mit der *CT-Portographie* (arterielle portovenöse Computertomographie, CTAP) erzielt. Sie wird in Ergänzung zur präoperativen Leberarteriographie durchgeführt. Eine optimale Darstellung gelingt bei gleichförmiger Leberkontrastierung, die durch simultane Injektion in die A. mesenterica superior und A. lienalis sichergestellt werden kann. Perifokale, minderkontrastierte, scharf berandete Leberparenchymbezirke sind auf eine Pfortaderkompression zurückzuführen und dürfen nicht als Infiltrationen angesehen werden. Die *intraarterielle Computertomographie* mit Injektion in die A. hepatica erweist sich bei der schwierigen Differentialdiagnostik in den peripheren Gefäßbezirken als problematisch. Sie wird deshalb zur Zeit kaum eingesetzt.

Dagegen wird dem *Spätscan (delayed scan)* nach 6 Stunden eine vergleichbare Genauigkeit wie dem KM-Bolus zugesprochen. Allerdings müssen ca. 60 g Jod (= 200 ml 30 % KM) appliziert werden, um eine Dichteanhebung des gesunden Leberparenchyms von 20–25 HE zu erzielen. Kleine Leberläsionen sowie Hämangiome können zu differentialdiagnostischen Schwierigkeiten führen.

Die CT kann nicht nur Tumoren aufdecken, sondern sie auch klassifizieren und einordnen. Bei malignen Tumoren gelingen bei Beachtung der Segmentanatomie auch Aussagen über die Resektabilität. Allerdings wird die Tumorausdehnung an den virtuellen Segmentgrenzen eher unterschätzt.

Lit.: 1037, 1110, 1216, 1176, 1031, 1843, 1199, 1182

Adenome und fokale noduläre Hyperplasie (FNH)

Adenome der Leber sind selten und leiten sich von der Leberzelle (Hepatoadenom) oder von den Gallengängen (*Gallengangsadenom*) ab. Die sehr raren Gallengangsadenome sind differentialdiagnostisch interessant, weil sie zystische Komponenten aufweisen können (*Zystadenome* der Leber).

Das *Hepatoadenom* kommt vorzugsweise bei jungen Frauen, seltener bei Kindern und Männern vor und besteht aus solidem Gewebe. Bei Frauen, die länger als fünf Jahre Mestranol-haltige Kontrazeptiva eingenommen haben, finden sich gehäuft einzelne oder auch multiple Adenome, die zu Nekrosen, Infarzierungen und spontanen Einblutungen neigen. Die normalerweise hypervaskularisierten Tumoren weisen dann avaskuläre Bereiche auf. Wegen Blutungsgefahr und einer möglichen malignen Entartung wird die Resektion empfohlen.

Die *fokale noduläre Hyperplasie* (*FNH*) kommt ähnlich wie das Hepatoadenom einzeln oder multipel vor. Sie tritt ebenfalls vorwiegend bei Frauen im 3. bis 6. Dezennium auf. Die Raumforderungen können einen Durchmesser bis zu 8 cm aufweisen und unterscheiden sich histologisch von den Adenomen durch die Existenz von Gallengängen. Eine maligne Entartung ist bisher nicht beschrieben worden.

Die *adenomatöse Hyperplasie* entsteht auf dem Boden der postnekrotischen Zirrhose oder Leberdystrophie. Sie unterscheidet sich vom Hepatoadenom durch die Gefäßversorgung, die von

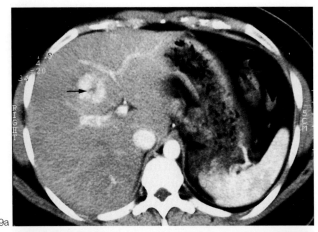

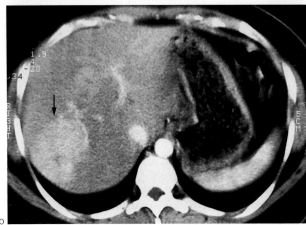

Abb. 11-9 a, b. Fokale noduläre Hyperplasie. Nach KM-Bolus werden die im Nativscan diskret hypodensen, scharf berandeten Areale kurzzeitig stark kontrastiert (→). Eine der beiden Läsionen zeigt die typische zentrale Narbe (a →).

Abb. 11-10. Fokale noduläre Hyperplasie. Der gestielte Tumor (a →) am unteren Leberrand (a ▸) zeigt bereits im Nativscan (a) eine zentrale Hypodensität, die sich nach KM-Bolus deutlicher demarkiert. In der frühen arteriellen Phase (b) sind die peripher zuführenden Gefäße (b, c ▸) und eine plurizentrische, büschelförmige Kontrastierung (b →) erkennbar. Im Vergleich zum Lebergewebe färbt sich die Raumforderung in der frühen arteriellen Phase am stärksten an und wird nach etwa 70–100 s isodens.

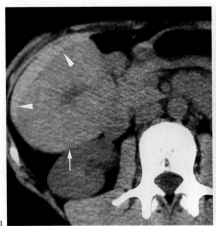
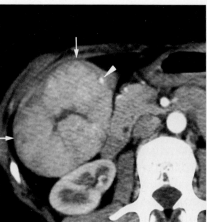
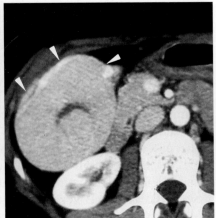

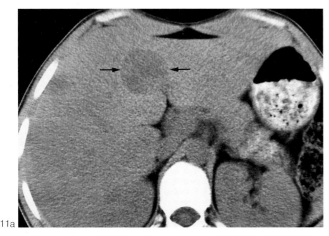

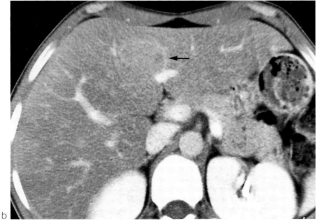

Abb. 11-11 a, b. Hepatoadenom. Die im Nativscan (a) erkennbare scharf berandete Hypodensität zeigt nach KM-Bolus eine diskrete harmonische Kontrastierung, wobei umgebende Gefäße aufgrund des expansiven Wachstums zirkulär abgedrängt werden (a →).

der Peripherie zum Zentrum zieht. Das Ausmaß der meist knotig imponierenden Hyperplasie richtet sich nach dem Gewebeverlust durch die Nekrose.

DD: Da beim Hepatoadenom Gallengänge fehlen und nur selten Kupffersche Sternzellen gefunden werden, kann die *Differentialdiagnose* gegen die FNH mittels Schwefelkolloid- und Gallengangs-Funktionsszintigraphie eingeengt werden.

• **CT**

FNH

Nativ: Im Nativscan ist die FNH selten isodens und setzt sich hypodens relativ scharf gegen die Umgebung ab. Gestielte Formen kommen vor.

KM: Bei der FNH findet sich typischerweise eine kräftige, kurzzeitige, homogene Kontrastierung des Tumors, die innerhalb einer Minute deutlich abfällt. Im Zentrum ist in etwa der Hälfte der Fälle eine sternförmige Hypodensität, die dem Gefäßstiel des Adenoms entspricht, erkennbar. Mit der dynamischen CT gelingt bisweilen die Darstellung einer zentrifugalen Kontrastierung.

Hepatoadenom

Nativ: Das *Hepatoadenom* unterscheidet sich von der FNH häufig durch den Nachweis von Nekrosearealen oder frischen Einblutungen, die als hyperdense Areale erkennbar sind.

KM: Das vitale Adenomgewebe ist meist hypervaskularisiert und somit nach Bolusgabe vorübergehend hyperdens.

DD: In Einzelfällen kann eine ergänzende Szintigraphie zur weiteren Differenzierung der Adenome notwendig sein.

Lit.: 1129, 1215

Leberlipom

Von den sehr seltenen benignen, mesodermalen Tumoren wurde bisher nur das Leberlipom beschrieben. Es ist durch seine Dichtewerte im Fettbereich und durch eine glatte Berandung zu diagnostizieren.

Abb. 11-12. Leberlipom. Raumforderung im Bereich des hinteren Leberlappens (→) mit Dichtwerten im Fettbereich. Begleitet durch eine scharf berandete, wasseräquidense Hypodensität (Zyste ▶).

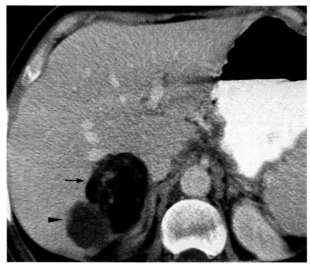

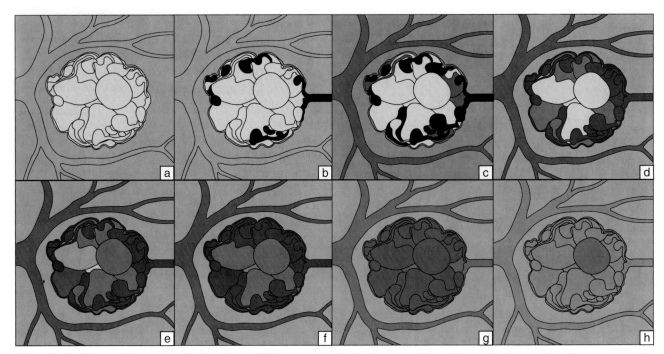

Abb. 11-13. Kontrastierungsverhalten eines Hämangioms. Im Nativscan ist das Hämangiom in der Regel hypodens und scharf gegen das Lebergewebe abgesetzt. In der arteriellen Anflutungsphase wird die Peripherie des Hämangioms mit scharf kontrastierten erweiterten Bluträumen partiell kontrastiert (b). Auch während der portovenösen Phaes (c) erfolgt eine weitere Auffüllung des Hämangioms von der Peripherie bei allerdings geringerer Kontrastierung. Die zentralen Bluträume werden je nach Größe und Anatomie allmählich aufgefüllt, so daß eine hyperdense Zone entsteht, die gegen die sich abschwächende Kontrastierung des Lebergewebes schärfer abgesetzt wird (g). Im weiteren Verlauf wird der kontrastierte Blutpool durch weniger kontrastiertes Blut ausgewaschen und gleicht sich dem Leberparenchym dichtemäßig an (Isodensität).
In einzelnen Phasen kann ein Hämangiom durch seine ringförmige Kontrastierung einem malignen Tumor gleichen. Die Frühphase, die gute Abgrenzbarkeit einzelner Bluträume und die scharfe Begrenzung gegen das Leberparenchym sowie die Gesamtkinetik lassen in der Regel eine eindeutige Diagnose zu. Isodensität wird auch bei hypervaskularisierten Tumoren gefunden.

Hämangiom

Das *Hämangiom* ist der häufigste benigne Lebertumor, dessen Größe von wenigen Millimetern bis zu erheblichen Raumforderungen reicht. Im Alter kann es (selten) zystisch degenerieren. Meist liegen Kavernome vor, die zu Thrombosierung und Hyalinisierung neigen und bisweilen verkalken. Bei multiplem Vorkommen wird oft eine Differenzierung gegenüber Lebermetastasen notwendig, insbesondere wenn sonographisch eine typische Hämangiomstruktur fehlt oder eine Malignomanamnese vorliegt.
Hämangioendotheliome treten zumeist im Kindesalter auf. Oft sind sie mit einem Befall anderer Organe vergesellschaftet. Amorphe Verkalkungen, weite nutritive Arterien mit a.v.-Shunts und multizentrische Anordnung kennzeichnen diesen Tumor.

• CT

Nativ: Im Nativbild findet sich in der Regel eine scharf berandete *Hypodensität* mit gleichförmiger Gewebsdichte. Inhomogenitäten innerhalb der Läsion sind schärfer abgesetzt und erscheinen strukturiert. Nur selten nachweisbare umschriebene Hyperdensitäten bis hin zu kalkäquivalenten Dichtewerten sprechen für regressive Veränderungen.

KM: Entscheidend für die Diagnose eines Hämangioms ist eine ausreichende (bolusförmige) Kontrastmittelgabe. Dabei füllen sich zunächst die Randpartien der Läsion rundlich und z. T. girlandenförmig hyperdens auf. Sie sind scharf gegen die Leber abgesetzt. Schließlich resultiert durch konzentrisches Zusammenfließen der Randzone (Iris-Phänomen) nach 3 (bis 30) Minu-

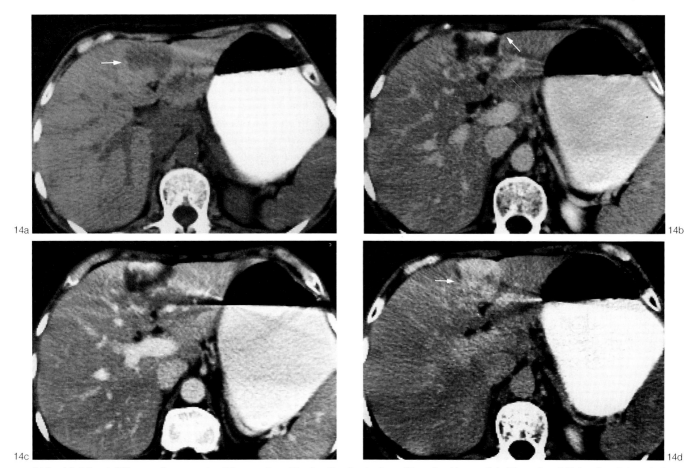

Abb. 11-14a-d. Hämangiom an der Fissura longitudinalis der Leber. Die scharf berandete Hypodensität (a→) weist nach 2 Minuten eine randständige Hyperdensität auf, die sich langsam ausbreitet (c: 4 Minuten p.i.) und erst nach 15 Minuten die Läsion vollständig ausfüllt (d →).

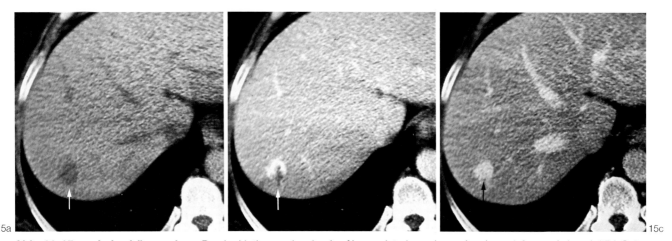

Abb. 11-15a-c. Leberhämangiom. Das im Nativscan (a→) scharf berandete hypodense Areal von 1,2 cm wird nach KM-Gabe stark kontrastiert mit Nachweis eines kleinen Füllungsdefektes (b→), der sich in der Spätphase mit KM auffüllt, so daß eine homogene Hyperdensität resultiert (c→).

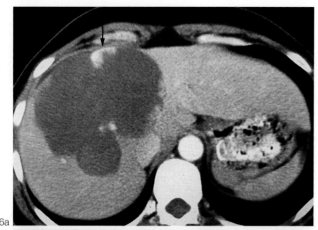

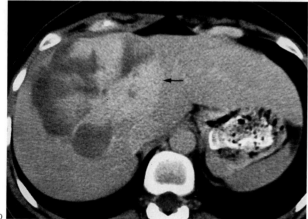

Abb. 11-16a, b. Riesiges Leberkavernom. Die gelappte hypodense, scharf berandete Raumforderung füllt sich nach KM-Gabe durch lakunäre Hyperdensitäten (a) allmählich auf, die nach 20 Minuten konfluieren und den größeren Teil der gekammerten Raumforderung ausfüllen (b).

ten eine isodense Zone. Dieses Kontrastverhalten wird mit bolusförmiger KM-Gabe erzielt, bei der eine länger anhaltende *Hyperdensität* nur in einem Teil der Fälle gelingt. Mit zusätzlicher protrahierter KM-Zufuhr kann im Einzelfall dieses für das Pooling typische Bild erzielt werden. Regressive Veränderungen werden von der Kontrastierung ausgespart und bleiben – meist zentral – als hypodense Inseln erkennbar.

Dieses kinetische Verhalten ist durch eine Akkumulation des Kontrastmittels in den kavernösen Räumen und durch dessen langsame Durchmischung mit dem in ihnen enthaltenen Blutpool zu erklären. Große Hämangiome benötigen daher entsprechend ihrer Bluträume und Struktur eine verlängerte (bis zu 15 Minuten dauernde) Kontrastmittelzufuhr, um homogen hyperdens gegenüber dem Lebergewebe zu werden. Kleine Hämangiome werden deshalb meist schneller hyperdens als größere.

Isodensität tritt bei Hämangiomen daher infolge unzureichender Kontrastmittelzufuhr oder in der Auswaschphase ein und ergibt differentialdiagnostische Probleme gegenüber anderen soliden Raumforderungen. Die Diagnose eines Hämangioms ist dann eindeutig, wenn eine nicht-passagere und weitgehend homogene Hyperdensität nachweisbar ist, die der Dichte des (portovenösen) Blutpooles entspricht.

Lit.: 1029

Mesenchymale Hamartome

Mesenchymale Hamartome sind Fehlbildungen des hepatischen Bindegewebes mit myxomatösen und zystischen Arealen. Sie neigen im Kindesalter durch Ausbildung zystischer avaskulärer Räume zu schnellem Wachstum.

Hepatozelluläres Karzinom (HCC)

Das hepatozelluläre Karzinom wird bei ca. 1% des obduzierten Krankengutes gefunden. Da es zumeist auf dem Boden einer Zirrhose entsteht, wurde mit deren Zunahme auch ein Ansteigen dieses Lebermalignoms beobachtet. Das HCC manifestiert sich überwiegend vom 5. bis 7. Dezennium und tritt bei Männern dreimal häufiger auf. In den Vereinigten Staaten findet sich die Zirrhose beim hepatozellulären Karzinom deutlich seltener, in Japan ist die Inzidenz wesentlich häufiger.

Das Leberzellkarzinom läßt sich in drei Kategorien einteilen:
1. Die multizentrische Form; eine intrahepatische Metastasierung durch Veneneinbrüche wird diskutiert.
2. Solitäre große Raumforderung (20–40% der Fälle).
3. Diffuser Befall der Leber (relativ selten).

Große Tumorformationen können von einer Kapsel umgeben sein und/oder nekrotisch zerfallen. Eine fettige Degeneration von Tumorbezirken wurde beschrieben, Verkalkungen werden gelegentlich nachgewiesen.

Solide Tumoren der Leber 257

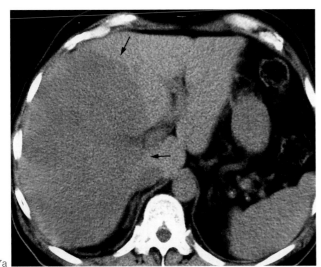

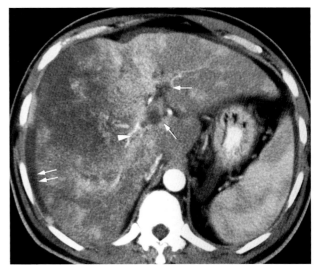

Abb. 11-18. Hepatozelluläres Karzinom. Erhebliche Raumforderung im Bereich des gesamten rechten Leberlappens, der aufgetrieben erscheint. In der frühen portovenösen Kontrastierung zeigen sich unregelmäßige Gefäßformationen (▸) innerhalb der tumorösen Hypodensität, die Hinweise auf eine arteriovenöse Shuntbildung darstellen. Die Thrombose der Portalvenen ist durch scharf berandete Hypodensitäten (→) erkennbar. Nachweis eines perihepatischen Aszites (⇒).

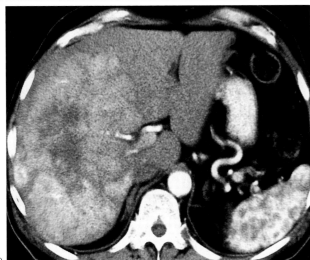

Abb. 11-17a-c. Hepatozelluläres Karzinom. Die im Nativscan nachweisbare hypodense, scharf berandete große Raumforderung im Bereich des rechten Leberlappens (a→) zeigt in der arteriellen Phase eine flächige, z.T. läppchenstrukturierte Hyperdensität (b), die in der portovenösen Kontrastierung randständig wird und die Kapselstrukturen (c→) hervortreten läßt. Die regressiven Veränderungen treten in der späten Phase als hypodense Areale hervor.

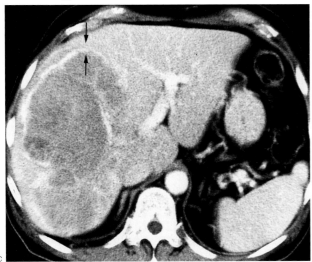

Die Ausbreitung des Tumors erfolgt zunächst regional lymphogen über die Leberpforte und das Ligamentum hepatoduodenale in das Pankreaslager und die Mesenterialwurzel. Größere Tumoren greifen direkt auf Nachbarorgane wie Zwerchfell, Bauchwand und Pankreas über. Die hämatogene Metastasierung erfolgt hauptsächlich in Lunge, Knochen und Milz.

• **CT**

Nativ: Liegt keine Leberzirrhose vor, so findet sich meist eine größere, gering hypo- oder isodense Raumforderung, die einen Leberlappen mit deutlicher Konturverformung auftreibt und sich meist scharf gegen das übrige Lebergewebe abgrenzen läßt. Bei Vorliegen einer Leberzirrhose mit entsprechender Verformung der Leberkontur setzt sich das Tumorgewebe im Nativscan häufig nur diskret oder gar nicht von der Umgebung ab. Nekrosebezirke und fettige Degeneration können zu stärkerer Hypodensität führen.

KM: Nach KM-Bolus findet sich nach ca. 1 Minute entweder ein allgemeines oder ringförmiges Enhancement mit kapselartiger Grenze. Teilweise stellt sich die Raumforderung hypodens gegen die kontrastierte Leber dar. Mitunter demarkieren sich auch satellitenartige Knoten am

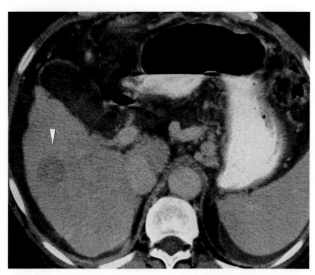

Abb. 11-19. Leberzellkarzinom bei Leberzirrhose. Innerhalb der knotig umgewandelten Leber Nachweis einer 3 cm messenden Hypodensität.

Rande der Läsion. Bei etwa einem Drittel der Erkrankten erfolgt ein Tumoreinbruch in die Portalvenen und führt zur Thrombose. Diese ist als hypodense, z. T. ringförmig kontrastierte, sich an den Portalvenen orientierende Struktur zu erkennen und führt zu einer segmentalen – portovenös bedingten – Minderkontrastierung des Leberparenchyms. Durch Eröffnung von arterioportalen Shunts können nicht vom Tumor betroffene (keil-

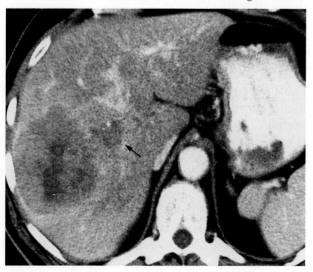

Abb. 11-20. Hepatozelluläres Karzinom. Die Leber zeigt durch Verformung auch des linken Leberlappens Hinweise für eine Zirrhose. Die Raumforderung im Bereich des rechten Leberlappens ist im Nativscan unregelmäßig hypodens und demarkiert sich auch nach Bolusgabe gegen die Leber unscharf. Nachweis eines satellitenförmigen Tumorwachstums (→). Die leberpfortennahe Gefäßarchitektur erscheint unregelmäßig als Hinweis auf den zirrhotischen Umbau des Lebergewebes.

förmige) Leberareale nach Kontrastmittelgabe auch stärker kontrastieren. Bei bestehender Leberzirrhose führt jedoch auch eine bolusförmige Kontrastmittelgabe nicht immer zu einer eindeutigen Demarkierung des HCC.

DD: Bei multizentrischer Ausbreitung ist differentialdiagnostisch an Lebermetastasen oder Regeneratknoten zu denken. Regionale portovenöse Thrombosen und insbesondere der Nachweis regionaler Lymphknotenvergrößerungen weisen auf das hepatozelluläre Karzinom als Primärtumor hin.

Lit.: 1251, 1894, 1083

Cholangiokarzinom

Das Cholangiokarzinom ist sehr viel seltener als das Leberzellkarzinom und befällt Frauen doppelt so häufig wie Männer, vorzugsweise im 5. bis 7. Dezennium. Meist liegt ein gefäßarmes Adenokarzinom mit stark ausgeprägter fibröser Komponente vor. Eine Prädominanz liegt bei Patienten mit Gallensteinen, biliärem Karzinom oder einer sklerosierenden Cholangitis. Meist wird das Cholangiokarzinom in der Hepatikusgabel gefunden und kann dort zur Verlegung der Gallenwege führen (Klatskin-Tumor, vgl. Gallenwege).

• **CT**

Nativ: Bei zentralem Sitz in der Hepatikusgabel ist die Erweiterung der Gallengänge das diagnostisch führende Zeichen. Der meist kleine Tumor ist häufig nur gezielt bei enger Schichtführung im Leberpfortenbereich als mäßig hypodense Struktur faßbar.

KM: Bei peripherem Sitz demarkiert sich der Tumor nach KM-Gabe meist deutlicher als hypodense Zone. Bei Gallengangsstrikturen sind bisweilen umschrieben erweiterte Gallengänge innerhalb des Tumors nachweisbar.

Fibrolamelläres hepatozelluläres Karzinom

Dieser seltene, maligne Tumor betrifft junge Patienten ohne Leberzirrhose im 2. und 3. Dezennium. Er besteht aus eosinophilen Hepatozyten, ist von kollagenen Strukturen durchsetzt und

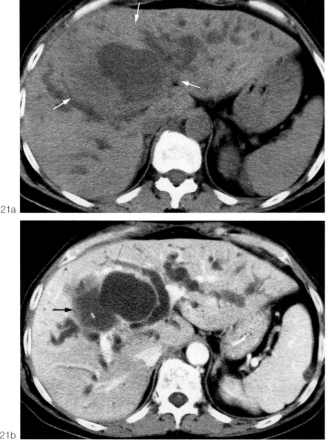

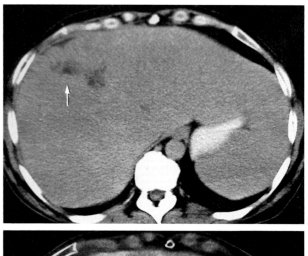

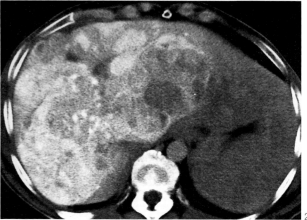

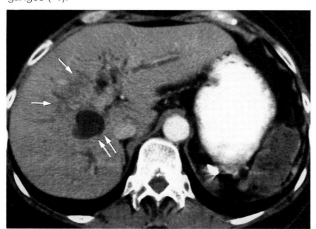

Abb. 11-21a, b. Cholangiokarzinom. Im Nativscan Nachweis einer flächen Raumforderung zwischen den Leberlappen, die zentral durch eine scharf berandete Hypodensität unterbrochen ist, die einer zystischen Erweiterung des Gallengangssystems entspricht. Sämtliche intrahepatischen Gallengänge sind erweitert und torquiert. Nach KM-Gabe demarkiert sich der Tumor unscharf und läßt im Zentrum eine stärkere Hypodensität entstehen (→).

Abb. 11-22. Cholangiokarzinom. Die durch ERCP nachgewiesene sklerosierende Cholangitis stellt sich in Form leicht erweiterter Gallengangsstrukturen dar. Nach KM-Gabe läßt sich in den zentralen Leberarealen eine diskrete Hypodensität nachweisen (→). Sie entspricht einem zentral gelegenen Cholangiokarzinom. Zystische Erweiterung eines zentralen Gallenganges (⇒).

Abb. 11-23a, b. Fibrolamelläres hepatozelluläres Karzinom. Ausgedehnter, beide Leberlappen inifiltrierender Tumor, der bereits im Nativscan hypodense regressive Areale aufweist (a →). Er setzt sich nach KM-Bolus stark hyperdens gegen das Lebergewebe ab und weist eine sehr inhomogene Parenchymstruktur auf (b).

weist zu ca. 30 % Verkalkungen auf. Er kann häufig mit guter Prognose reseziert werden.

• **CT**

Nativ: Die Raumforderung ist meist hypodens und scharf vom Lebergewebe abgesetzt. Amorphe Verkalkungen liegen zentral.

KM: Unterschiedlich starkes Enhancement, bei dem sich zentral strangförmige Strukturen entweder hyperdens oder auch hypodens demarkieren können, so daß der Aspekt einer FNH mit zentraler Narbenbildung erreicht werden kann.

Lit.: 1234

Sekundäre Lebertumoren (Lebermetastasen)

Tumoren des Gastrointestinaltraktes (hier vorwiegend das Kolonkarzinom), Mamma-, Bronchial- und Nierenkarzinom sowie Uterustumoren metastasieren bevorzugt in die Leber. Bei einer Tumorerkrankung sprechen multiple Leberläsionen für Metastasen. Sie können sehr umschrieben ausgeprägt sein, jedoch auch die Leber (z. B. beim Mammakarzinom) gleichförmig kleinknotig durchsetzen. Pathologisch-anatomisch ähnelt das Metastasengewebe dem Primärtumor (z. B. muzinös durchsetzte Metastasen beim Kolon- und Magenkarzinom). Meist entspricht die Vaskularisation der des Primärtumors, so daß bei der Metastasensuche ein vom Primärtumor bekanntes Gefäßmuster auch der Leberläsionen erwartet werden kann.

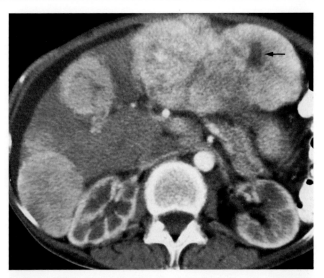

Abb. 11-25. Lebermetastasen eines Karzinoids. In der frühen arteriellen Phase scharf berandete, hypervaskularisierte Raumforderung im Bereich beider Leberlappen. Es sind nur geringe zentrale regressive Veränderungen (→) als umschriebene Hypodensitäten erkennbar.

Abb. 11-24. Metastase eines Kolonkarzinoms. Die in der frühen portovenösen Phase deutlich demarkierte Hypodensität mit randständiger Hyperdensität (→) reichert in der späten portovenösen Phase zentral an, so daß eine scheinbare Verkleinerung der Tumorgröße resultiert.

Abb. 11-26. Metastasen eines malignen Schwannoms. Nachweis von scharf beranderten Hypodensitäten unterhalb des Zwerchfells. Nach KM-Gabe zeigt sich eine kokardenförmige Hyperdensität mit nur geringem Enhancement im Zentrum. Die größere der beiden Läsionen zeigt regressive Veränderungen, die an der Kontrastierung nicht teilnehmen (→) (vgl. Hämangiome).

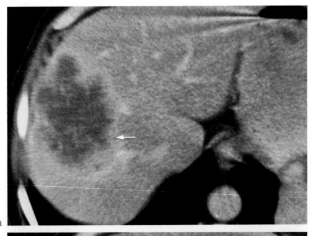
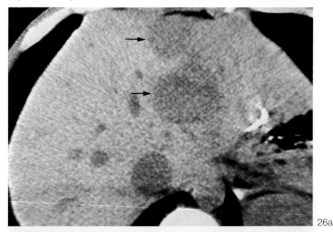
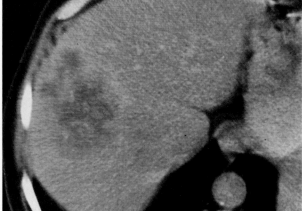
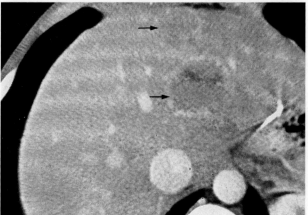

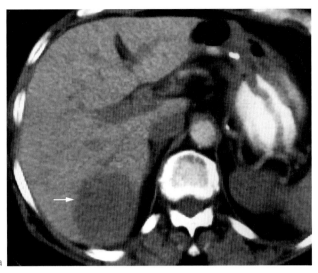
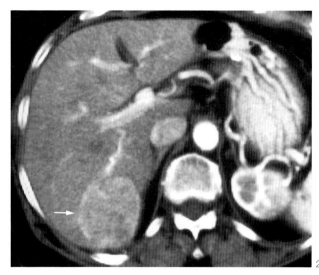

Abb. 11-27a, b. Metastase eines Gastrinoms. Die scharf berandete homogene Hypodensität im dorsalen rechten Leberlappen zeigt in der früh-arteriellen Phase eine homogene Hyperdensität als Ausdruck der Hypervaskularisation (vgl. fokale noduläre Hyperplasie).

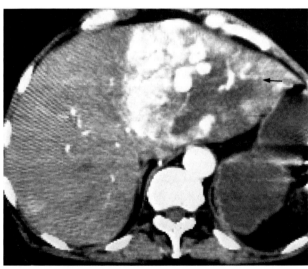

Abb. 11-28. Metastasen eines Hypernephroms. In der arteriellen Phase Zeichen der verstärkten Hypervaskularisation und weiten arteriellen Gefäßen innerhalb der Raumforderung des linken Leberlappens (a →). In der frühen portovenösen Phase Nachweis einer passageren Hyperdensität im Bereich des rechten Leberlappens (b →), die in der späten portovenösen Phase nicht mehr erkennbar ist (c). Aufgrund der erheblichen Hypervaskularisation und intratumoralen Shunts persistiert die Hyperdensität auch in der portovenösen Phase und spart Nekrosebezirke als hypodense Zonen aus (c →).

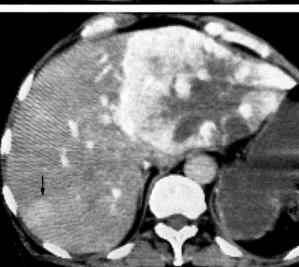
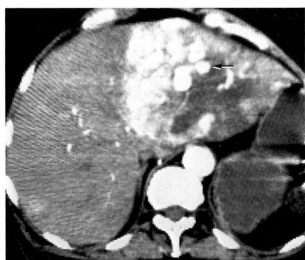

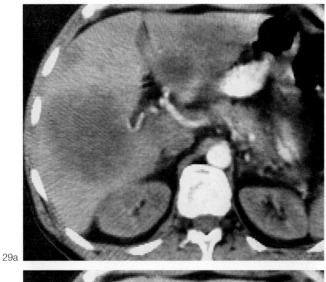

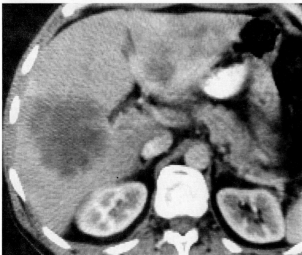

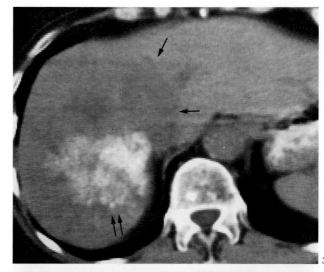

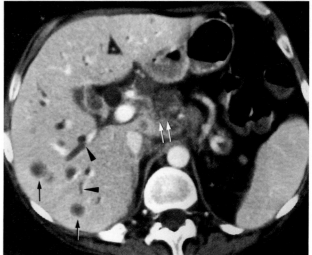

Abb. 11-29a, b. Metastasen eines Kolonkarzinoms. In der früh-arteriellen Phase (a) sind die Metastasen als hypodense Zonen erkennbar, die sich zwar nach 30 Sekunden besser demarkieren, jedoch kleiner erscheinen (b). In der späten portovenösen Phase treten die Septierungen und Grenzzonen des Tumors durch randständiges Enhancement stärker hervor.

Abb. 11-31. Verkalkte Lebermetastasierung eines Kolonkarzinoms. Die flächige Hypodensität (→) zeigt im Zentrum amorphe Verkalkungen als Ausdruck nekrobiotischer Umbauvorgänge (⇒).

Abb. 11-32. Metastasen eines Tonsillenkarzinoms (→). Multiple Hypodensitäten im Bereich der Leber mit kokardenförmiger Konfiguration in der frühen portovenösen Phase. Die gleichzeitig bestehende Stauung der Gallenwege stellt sich durch scharf berandete hypodense Strangstrukturen (▸) dar, bedingt durch Lymphknotenmetastasen im Bereich der Leberpforte (⇒).

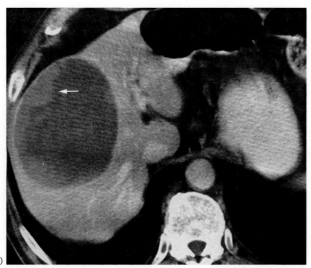

Abb. 11-30. Regressive Veränderungen der Metastasen. Nekrosen können den Dichtewert homogen herabsetzen, so daß ein zystischer Aspekt resultiert. In diesem Fall (Bronchialkarzinom) kontrastiert sich randständig vitales Tumorgewebe (→).

• CT

Nativ: Im Nativscan lassen sich bei enger Fensterlage die meist multiplen Veränderungen als rundliche, manchmal konfluierende, häufig unscharf begrenzte Bezirke unterschiedlicher Hypodensität abgrenzen. Metastasen schleimbildender Karzinome neigen zu Verkalkungen, die bei langsam wachsenden Tumoren zu großflächigen Verkalkungszonen führen können.

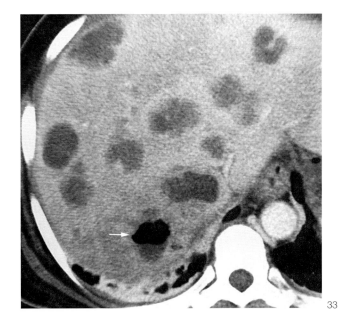

Abb. 11-33. Infizierte Metastasen eines Kolonkarzinoms. Die Hypodensitäten in den vorderen Anteilen des rechten Leberlappens stellen sich in der frühen portovenösen Phase in typischer Weise mit randständigem Enhancement und zentraler Hypodensität dar. In den dorsalen Leberlappen finden sich zusätzliche Lufteinschlüsse, bedingt durch Superinfektion der Metastasen durch Anaerobier (→).

Abb. 11-34. Metastasen eines kleinzelligen Bronchialkarzinoms. Diffuse Durchsetzung des Leberparenchyms mit Metastasen, die nach KM-Gabe eine kokardenförmige Struktur aufweisen.

Abb. 11-35a, b. Metastasennachweis nach CT-Portographie und auf Spätaufnahmen.
a) Nach CT-Portographie (arterielle portovenöse Computertomographie) demarkiert sich die Metastase eines Kolonkarzinoms als stark hypodenses Areal (→) innerhalb des gleichförmig kontrastierten Leberparenchyms. Die kantige Konfiguration wird durch tumorbedingte portovenöse Perfusionsstörungen hervorgerufen, die auch ausgeprägter sein können.
b) Auf Spätaufnahmen (delayed scan) sechs Stunden nach intravenöser KM-Gabe stellen sich Metastasen (→) als scharf berandete, diskrete Hypodensitäten gegenüber dem leicht kontrastiertem Leberparenchym dar.

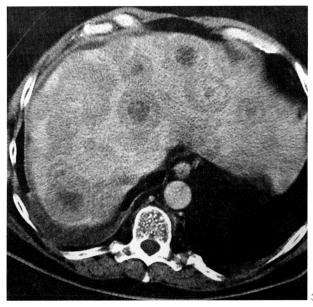

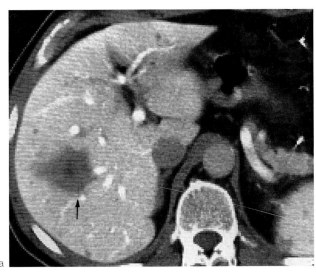

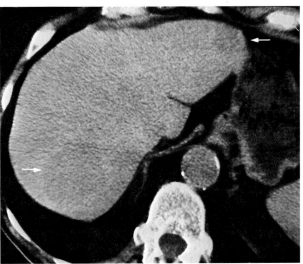

KM: Wegen möglicher Isodensität ist bei der Metastasensuche grundsätzlich eine *bolusförmige Kontrastmittelgabe* notwendig. Es wird mit der Darstellung derjenigen Leberbezirke begonnen, die im Nativscan auffällig erscheinen. Die Mehrzahl der Metastasen zeigt eine besser durchblutete Peripherie, so daß nach Kontrastmittelgabe das hypodense Zentrum stärker hervortritt. Die Läsion kann dadurch größenmäßig unterschätzt werden. Adenokarzinommetastasen nehmen in ihrem fibrosereichen Zentrum verzögert KM auf, so daß nach ca. 10 Minuten eine geringe zentrale Hyperdensität mit hypodensem Rand entsteht. Nekrosebezirke zeigen bei einschmelzenden Metastasen kein Enhancement, so daß ringförmige (abszeßähnliche) Bilder entstehen können. *Hypervaskularisierte* Metastasen (z. B. beim Nierenzellkarzinom, Gastrinom) erscheinen in der frühen (arteriellen) Bolusphase vorübergehend hyperdens und werden nach 1–2 Minuten isodens.

In Zweifelsfällen kann an die Bolusserie ein Spätscan (delayed scan) nach 4 bis 6 Stunden angeschlossen werden, der allerdings eine hohe Kontrastmitteldosis erfordert.

Bei Leberverfettung können primär hypodense Metastasen durch die Dichteabsenkung des Umfeldes isodens werden, so daß nur eine KM-Gabe ihren Nachweis ermöglicht.

Lymphommanifestation in der Leber

Primär maligne Lymphome sind sehr selten, während ein sekundärer Lymphombefall in den Spätstadien der Erkrankung zu 50-80% gefunden wird. Etwa ein Drittel der Lymphompatienten zeigt eine Hepatomegalie, histologisch läßt sich aber nur zu ca. 60% ein Leberbefall bei ihnen nachweisen. Von einer Lebervergrößerung allein kann daher nicht auf eine diffuse Organmanifestation geschlossen werden.

• **CT**

Nativ: Ähnlich den Karzinommetastasen ist ein feinknotiger diffuser Befall im Rahmen der Grunderkrankung computertomographisch schwer faßbar. Auch umschriebene größere Leberherde sind häufig isodens, können aber bereits im Nativscan als hypodense Areale sehr unterschiedlicher Ausprägung mit oder ohne Organverformung sichtbar sein.

KM: Nach KM-Bolus demarkieren sich die Tumorbezirke häufig als rundliche, scharf berandete Hypodensitäten, deren Gefäßarchitektur nicht selten erhalten bleibt. Auch sich flächig anfärbende, hyperdense Bezirke werden gefunden. Non-Hodgkin-Lymphome sind häufiger hypervaskularisiert. Sie können knotig vorwachsen und somit hepatozellulären Karzinomen ähneln.

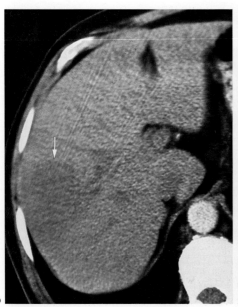
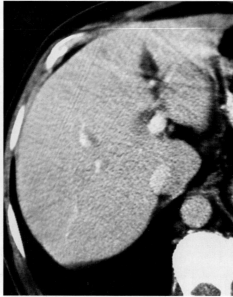

Abb. 11-36a, b. Lebermanifestation eines M. Hodgkin. Im Nativscan stellt sich der infiltrative Bezirk diskret hypodens dar (a→), der nach KM-Gabe isodens wird.

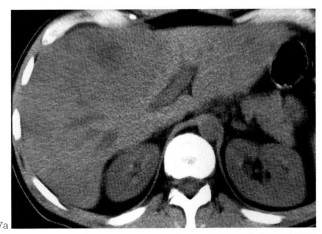

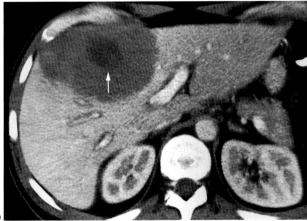

Abb. 11-37a, b. Manifestation eines Non-Hodgkin-Lymphoms im Bereich der Leber. Im Nativscan unterschiedlich dichte, diskrete Hypodensitäten, die nach KM-Gabe deutlich demarkiert werden mit zentral persistierender Hypodensität als Ausdruck nekrobiotischer Umbauvorgänge (b →).

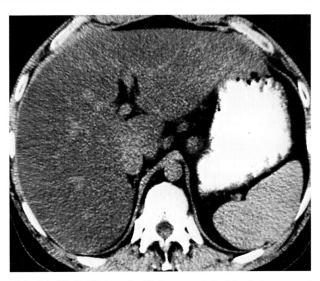

Abb. 11-38. Fettleber. Im Nativscan stellt sich die insgesamt harmonisch vergrößerte Leber hypodens dar, wobei die Portalstrukturen hyperdens hervortreten (Kontrastumkehr). Die Dichte des Leberparenchyms ist auch im Vergleich zur Milz deutlich herabgesetzt.

• **CT**

Nativ: Im CT findet sich zumeist eine *diffuse* Dichteminderung des Lebergewebes. Eine Leberverfettung kann im Nativscan angenommen werden, wenn ihre Dichtewerte die der Milz unterschreiten. Die Messung der Leberparenchymdichte läßt eine ausreichende Abschätzung des Verfettungsgrades zu. Gefäße sind im Nativscan

Abb. 11-39. Fokale Leberverfettung. Hypodensität im Bereich des vergrößerten Lobus caudatus (⇒). Zusätzliche zirkuläre Hypodensität im rechten Leberlappen (→). Die rundliche Formation ist durch Beachtung der Kontrastmittelkinetik von anderen fokalen Leberveränderungen zu differenzieren).

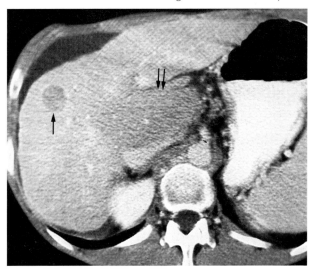

DD: Metastasen, Leberzellkarzinom, fokale Steatosis (selten problematisch bei bekanntem Grundleiden).

Entzündlich-regressive Veränderungen der Leber

Fettleber

Fetteinlagerungen in die Leberzelle erfolgen u. a. bei allgemeiner Fettsucht, M. Cushing, Diabetes mellitus, Überernährung, Fehlernährung, chronischen Infekten und nach Chemotherapie. Meist sind sie mit einer Größenzunahme des Organs verbunden.

häufig dichter als das Parenchym (Kontrastumkehr). An der Fetteinlagerung nehmen Neoplasien (Metastasen, FNH, Hämangiome u. a.) nicht teil, so daß diese als hyperdense Bezirke im Nativscan hervortreten. Andererseits können Metastasen durch die Leberverfettung im Nativscan auch maskiert werden.

Die *fokale Leberverfettung* (Steatosis areata) zeigt unterschiedliche Ausprägungen mit umschriebenen oder flächigen Arealen. Diese Bezirke können infolge der Fetteinlagerung einen gering raumfordernden Charakter aufweisen, behalten zumeist jedoch ihre Gefäßarchitektur bei.

KM: Nach KM-Gabe bleibt der Dichtesprung zwischen normalem und verfettetem Gewebe konstant.

DD: Dichteabsenkungen des Lebergewebes finden sich auch bei der Amyloidose und Glykogenspeicherkrankheiten.

Hepatitis

Sowohl eitrige als auch nichteitrige Hepatitiden stellen primär keine CT-Indikation dar. Segmentäre Entzündungen nach Bestrahlung sind als scharf berandete, dem Bestrahlungsfeld entsprechende, hypodense, sich nach KM-Gabe verstärkt anfärbende Zonen erkennbar. Verkalkungen nach granulomatösen Entzündungen (Tuberkulose, Brucellose und Sarkoidose) können im CT empfindlicher aufgedeckt werden als mit der Abdomenübersichtsaufnahme. Die eitrige bakterielle Hepatitis wird erst bei einer eventuellen Abszedierung für die CT-Diagnostik relevant.

Lit.: 3852

Zirrhose

Bei etwa 8% aller Sektionen findet sich eine Leberzirrhose. Am häufigsten ist die septale Form (57%), gefolgt von der cholangitischen (biliären) (20%) und der postnekrotischen (postdystrophischen) Form. Die septale Zirrhose entwickelt sich aus der Fettleber, die sich durch zunehmenden Einbau von Bindegewebe verkleinert. Dagegen ist die Leber bei biliärer Zirrhose vergrößert. Je nach Gewebeverlust finden sich beim postnekrotischen Typ unterschiedlich große knollige Regeneratknoten. Die Erhöhung des intrahepatischen Widerstandes bestimmt das Ausmaß der portalen Hypertension mit Splenomegalie, Kollateralkreislauf und Aszites.

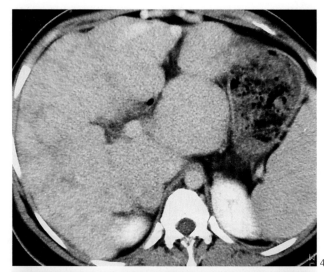
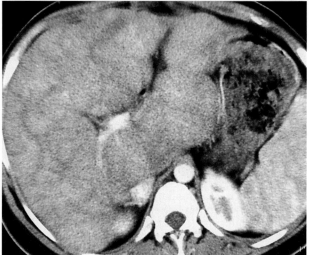

Abb. 11-40. Leberzirrhose. Typische Umbauvorgänge einer (postnekrotischen) Leberzirrhose mit zahlreichen Regeneratknoten, Vergrößerung des Lobus caudatus und Verformung der Leberpforte. Nach KM-Gabe stellt sich die knotige Struktur der Leber deutlicher dar, wobei die Regeneratknoten sich von dem umgebenden Narbengewebe besser abheben als im Nativscan.

• **CT**

Nativ: Im CT lassen sich zwar Form und Größe der Leber beurteilen, nicht jedoch das Ausmaß des geweblichen Umbaus, da sich die Regeneratknoten dichtemäßig selten vom zirrhotisch veränderten Lebergewebe absetzen. Die Leberpforte

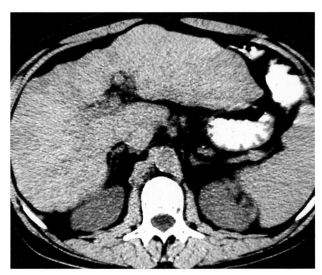

Abb. 11-41. Typische Verformung bei Leberzirrhose mit erheblicher Vergrößerung auch des Lobus quadratus und relativer Verkleinerung des rechten Leberlappens.

erscheint eingeengt bei der typischen Vergrößerung des lateralen Segmentes des linken Leberlappens und des Lobus caudatus bei gleichzeitiger Schrumpfung der übrigen Lebersegmente. Diese Veränderung der Relation der Lebersegmente läßt sich durch einen Quotienten quantitativ beschreiben. Die Verformung der Leberlappen kann zu erheblichen Verlagerungen der Umgebungsorgane und des Gallenblasenlagers führen. Portalstrukturen sind infolge der Torquierung der

Gefäße durch den Gewebsumbau weniger deutlich zu identifizieren. Der CT-Aspekt wird bekräftigt durch den Nachweis von Aszites, einer Milzvergrößerung, von prominenten Lienalgefäßen und Kollateralen (wiedereröffnete V. umbilicalis). Ösophagusvarizen sind in der Regel nur in ausgeprägten Fällen erkennbar. Bei Hepatomegalie sollte gezielt nach einem Malignom gesucht werden.

KM: Weitere, nicht eindeutige Hinweise auf eine Zirrhose sind eine allgemeine ungleichmäßige und verminderte Parenchymanfärbung nach Bolusgabe. Lediglich bei Ausheilung der (sub)akuten Hepatitis setzen sich entzündlich veränderte Gewebebezirke kontrastiert von Regeneratknoten ab.

Lit.: 1238, 1054, 1236, 1322, 1109, 1088

Hämochromatose

Die idiopathische Hämochromatose ist durch eine vermehrte, pathogenetisch ungeklärte, intestinale Resorption von Eisen gekennzeichnet, das in parenchymatösen Organen (Leber, Pankreas, Myokard) abgelagert wird. Die Leberzelle enthält in 100 g Gewebe 1–10 mg Eisen, d.h. das 5- bis 50fache des Normalwerts. Die parenchymatö-

Abb. 11-42. Caudatus/rechter Leberlappen-Quotient (nach 1236). Das Verhältnis der Strecken A (Lobus caud**A**tus) zu X (Lobus de**X**ter) beträgt bei Gesunden 0,37 ± 0,16, bei Zirrhose 0,88 ± 0,20. Hilfslinien: 1 direkt lateral des Pfortaderhauptstammes, 2 tangential an der medialen Caudatusgrenze, 3 senkrecht zu beiden Parallelen in der Mitte zwischen Pfortader und Vena cava (weiß).

Abb. 11-43. Hämochromatose. Deutliche Dichteanhebung des Leberparenchyms > 90 HE, so daß die Portalstrukturen stark hypodens hervortreten. Die Vergrößerung des Lobus caudatus und die leichte Verformung der Gefäßarchitektur sind Hinweis auf einen zirrhotischen Umbau.

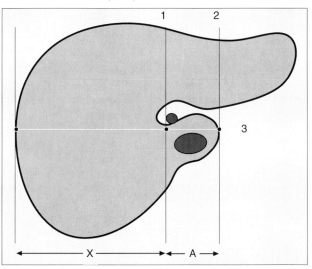

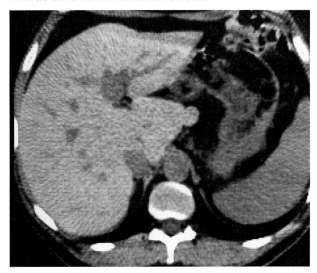

sen Organe reagieren auf die Ablagerung mit einem zirrhotischen Umbau. Bei der sekundären *Hämosiderose* wird die vermehrte Eisenresorption durch chronische Anämie (Thalassämie), kongenitalen Transferrinmangel und (selten) durch eine (alkoholbedingte) Zirrhose hervorgerufen. Bei Einschränkungen der Organfunktion wird von einer sekundären Hämochromatose gesprochen, die deutlich weniger Eisen einlagert als die primäre Form.

• CT

Nativ: Im CT bewirkt der erhöhte Eisengehalt eine deutliche Dichteanhebung des Lebergewebes. Sie beträgt mit 100–140 HE häufig das Doppelte des Normalen. Die portalen Strukturen treten dichtemäßig deutlich hervor, nicht selten auch Zeichen der portalen Hypertension und der Zirrhose.

DD: Differentialdiagnostisch müssen bei Dichteanhebungen des Lebergewebes andere Speichererkrankungen in Betracht gezogen werden: *Goldspeicherung* innerhalb des RES nach Behandlung einer rheumatoiden Arthritis, *Glykogenspeichererkrankungen*, bei *Hämodialyse* oder chronischer *Arsenvergiftung*.

Lit.: 999

Abszesse

Ein pyogener Abszeß kann unterschiedliche Ursachen haben: aszendierende Infektion bei Abflußbehinderung in den Gallenwegen, hämatogene Streuung bei systemischem, septischem Infekt (Endokarditis, Pneumonie) oder eitrige Entzündungen im Drainagegebiet der V. portae (Appendizitis, Divertikulitis, Kolitis, M. Crohn).

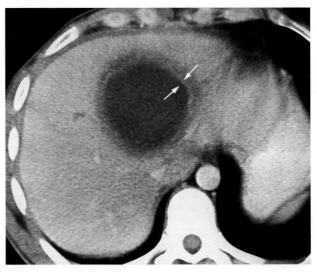

Abb. 11-44. Pyogener Leberabszeß. Die Hypodensität ist nach KM-Gabe durch ein scharf berandetes, marginales Enhancement (Abszeßmembran →) abgesetzt und demarkiert sich gegen das Lebergewebe durch einen hypodensen breiten Saum, der dem Granulationsgewebe entspricht. Die Dichtewerte des Abszeßinhaltes liegen bei 25 HE.

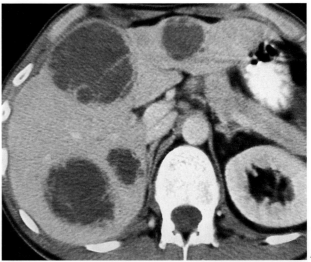

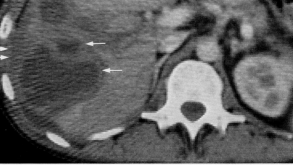

Abb. 11-45. Multiple Leberabszesse. Die Hypodensitäten demarkieren sich gegen das Leberparenchym scharf. Es sind noch septale hyperdense Strukturen innerhalb der Formationen erkennbar, die Abszeßmembranen entsprechen. Im Vergleich zur Abbildung 11-43 ist das Granulationsgewebe gegenüber der Leber weniger stark ausgeprägt.

Abb. 11-46. Leberabszeß mit perihepatischer Ausdehnung. Die einzelnen Abszeßkammern stellen sich als hypodense unregelmäßig geformte Zonen mit zartem marginalen Enhancement (→) dar. Das umgebende Granulationsgewebe umgibt diese Formationen und die Leber (⇒).

Entzündlich-regressive Veränderungen der Leber 269

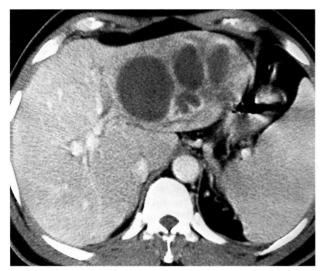

Abb. 11-47. Amöbenabszeß. Mehrfach gekammerte Abszedierung subphrenisch mit geringem marginalen Enhancement. Das Granulationsgewebe ist unschärfer gegenüber dem Lebergewebe des linken aufgetriebenen Leberlappens abgesetzt. Kammerungen sind bei Amöbenabszessen jedoch selten.

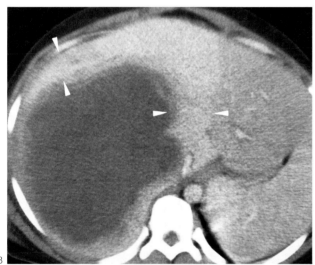

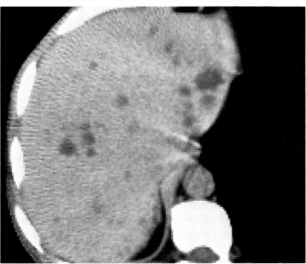

Eine übergreifende bakterielle Entzündung aus der unmittelbaren Umgebung der Leber (z. B. Gallenblase) und eine direkte Infektion bei Verletzungen werden selten gefunden. Zu etwa 50 % bleibt die Ätiologie ungeklärt (*kryptogener* Abszeß). Der häufigste Erreger ist E. coli, oft sind auch Anaerobier beteiligt. Pyogene Abszedierungen bilden sich uni- und multilokulär aus. Sie werden zumeist bei älteren Patienten mit Diabetes mellitus, Herzinsuffizienz oder Leberzirrhose angetroffen.

Amöbenabszesse kommen überwiegend in Süd- und Mittelamerika, Vorderasien und Teilen Afrikas vor. Der Erreger gelangt über den Pfortaderkreislauf in die Leber. Dort ruft er Nekrosen aus konsistentem, sich schließlich verflüssigendem Material hervor (anchovy sauce). Das Krankheitsbild kann durch eine Thrombophlebitis einzelner Äste der Lebergefäße kompliziert werden. Zu etwa 20 % erfolgt eine Superinfektion durch pyogene Erreger.

Fungale Mikroabszesse werden hauptsächlich bei immundefizienten Patienten durch Candida albicans, Aspergillus und Cryptococcus hervorgerufen. Die zahlreichen kleinen Entzündungsherde sind gleichmäßig über die Leber verteilt, die Milz kann ebenso durchsetzt sein.

• **CT**

Die Ausbildung zum Abszeß beginnt mit einer frischen *entzündlichen Infiltration*, die im Nativscan eine diskret hypodense Zone hervorruft und nach KM-Gabe eine geringe flächige Anfärbung aufweisen kann. Mit Beginn der entzündlichen Nekrose nimmt die Hypodensität zu und setzt sich zunehmend gegen die Umgebung ab. Perifokal ist als Ausdruck der entzündlichen Reaktion ein ringförmiges, unscharf begrenztes Enhancement erkennbar.

Abb. 11-48. Amöbenabszeß. Den größten Teil des rechten Leberlappens ausfüllende hypodense Raumforderung mit Dichtewerten um 29 HE. Nach KM-Gabe Nachweis einer breiten hyperdensen Randzone (►◄), die einem stark ausgeprägten Granulationsgewebe entspricht.

Abb. 11-49. Fungale Mikroabszesse. Nachweis zahlreicher, scharf berandeter Hypodensitäten, die das Lebergewebe durchsetzen. Ein hypodenser Saum bzw. Granulationsgewebe ist auch nach KM-Gabe nicht eindeutig erkennbar.

Die endgültige *Demarkierung* zum Abszeß erfolgt durch Ausbildung einer Abszeßmembran, die sich einerseits hypodens gegen das Lebergewebe, andererseits scharf als hyperdenser Saum gegen die Abszeßhöhle absetzt. Je nach Entzündungsstadium findet sich eine entzündliche Mitreaktion des umgebenden Lebergewebes.

Die Abszeßhöhle selbst nimmt am Enhancement nicht teil. Die Dichtewerte hängen vom Abszeßalter ab. Frische Abszedierungen sind nur mäßiggradig hypodens. Mit zunehmender Kolliquation der Nekrosen und infolge resorptiver Vorgänge sinken die Dichtewerte ab. *Gaseinschlüsse* als Zeichen anäroben Bakterienwachstums gelten als pathognomonisch für einen Abszeß.

Daraus ergibt sich:

Nativ: In der Frühphase geringe Hypodensität, die sich im weiteren Verlauf verstärkt und schließlich Wasserwerte erreichen kann. Die Abgrenzung zur Leber wird zunehmend schärfer und kann den Aspekt einer Zyste erreichen, falls keine Resorption erfolgt.

KM: In der Frühphase flächiges diskretes Enhancement, dann zunehmende Hypodensität im Zentrum der Läsion und Ausbildung eines nach innen scharf berandeten hyperdensen Ringes mit nach außen unscharfem hypodensem Saum (Abszeßmembran, double target sign). Nach Abklingen der Entzündung Glättung der nur noch wenig KM-aufnehmenden Wand (postinflammatorische Zyste).

DD: Beim *pyogenen* Abszeß uni- oder multilokuläre Formation, relativ dünne Abszeßmembranen, gelegentlich Gaseinschlüsse, Dichtewerte um 20–30 HE.

Der *Amöbenabszeß* ist meist unilokulär, die Dichte liegt um 0–20 HE, breite Abszeßmembran bzw. Granulationsgewebe, peripherer, häufig subphrenischer Sitz.

Fungale Mikroabszesse sind meist klein, disseminiert, nur angedeutete Abszeßmembranen, Dichtewerte unter 30 HE.

Nekrotisierende Metastasen können den Eindruck von Abszessen erwecken, zumal auch sie septisch superinfiziert werden können. In solchen Fällen ist das klinische Bild häufig ausschlaggebend für die Differentialdiagnose. Cholangitische Abszedierungen orientieren sich am Gallengangssystem.

Echinokokkose

Die Echinokokkose wird durch die Larven von Echinococcus alveolaris (multilocularis) und Echinococcus granulosus (cysticus unilocularis) hervorgerufen. Sie erzeugen morphologisch ein unterschiedliches Bild und befallen vorzugsweise die Leber. Der Häufigkeit nach folgen Lunge, Gehirn, Milz und andere parenchymatöse Organe.

● *Echinococcus granulosus*
(cysticus unilocularis)

Die Infektion erfolgt endemisch im Mittelmeerraum, der Sowjetunion und Australien. Echinococcus granulosus bildet größere Zysten aus, die histologisch eine typische Dreischichtung erkennen lassen (Germinalschicht, Endozyste aus Hyalin und Ektozyste, die als Ausdruck der Floridität gefäßreich ist und Granulationsgewebe ausbildet).
Tochterzysten bilden sich sowohl in der Zyste selbst als auch als Nachbarzysten durch Ausstülpung der Germinalschicht aus. Schalige und polyzyklische Verkalkungen sind Folge von Wandverkalkungen, selten auch von amorphen Kalkeinlagerungen durch Eindickung des Zysteninhaltes.

● **CT**

Nativ: Im CT zeigt die gekammerte Zyste eine typische Struktur. Die Tochterzysten sind meist kugelig oder ellipsoid konfiguriert und durch unterschiedlich dicke Septen abgegrenzt. Die mitunter dichter als das umgebende Leberparenchym erscheinende Zystenwand setzt sich scharf gegen dieses ab. Charakteristische partielle oder totale Wandverkalkungen können auch fehlen, dann ist die Differenzierung gegen eine Zyste anderer Genese schwierig. Die Dichtewerte liegen im Wasserbereich oder etwas darüber (10–45 HE).

Entzündlich-regressive Veränderungen der Leber

KM: Nach Kontrastmittelgabe läßt sich gelegentlich als Zeichen der Florididät ein ringförmiges Enhancement im Bereich der äußeren Zystenwand nachweisen.

- *Echinococcus alveolaris*

Die Infektion mit Echinococcus alveolaris (endemisch in Mittel- und Südeuropa, Südamerika, Australien und Südostasien) erfolgt im Kindesalter und lokalisiert sich vorzugsweise im rechten Leberlappen. Das infizierte Lebergewebe nekrotisiert größtenteils und imponiert makroskopisch als schwammiges, von kleinen Zysten durchsetztes Gewebe. Es ist oft durch eine xanthomatöse, perifokale Entzündung gelb gefärbt.

- **CT**

Nativ: Im CT erscheint die Erkrankung als unscharf begrenzte, ungleichmäßig hypodense Zone (20–40 HE) und weist meist kleine noduläre bis ausgedehnte perifokale amorphe Verkalkungen auf. Innerhalb dieser Areale lassen sich zu 40% stärker hypodense Nekrosebezirke (0–10 HE) abgrenzen. Gallengangserweiterungen finden sich zu etwa 50%.

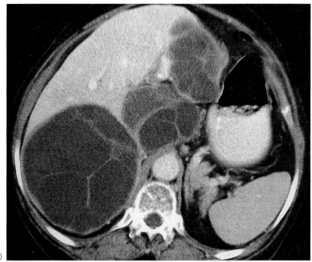

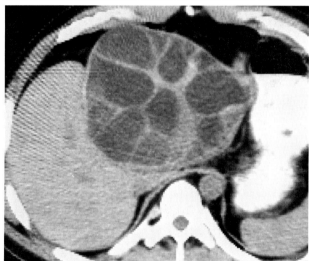

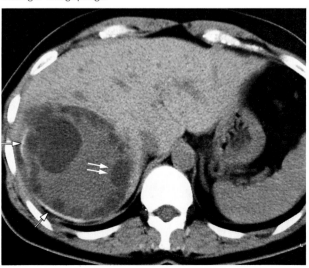

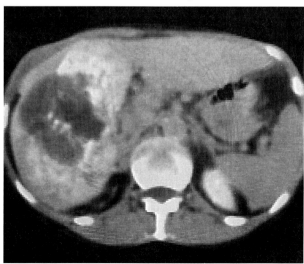

Abb. 11-50. Echinococcus granulosus. Nachweis mehrerer zystischer Formationen im Bereich der Leber, wobei eine scharfe Kapsel gegenüber dem Lebergewebe nachweisbar ist. Typische strangförmige Septierungen sind erkennbar.

Abb. 11-51. Echinokokkuszyste, die den linken Leberlappen vollständig erfaßt hat. Die Septierungen sind stärker und flächiger ausgeprägt.

Abb. 11-52. Echinokokkuszyste. Hier Nachweis von Wandverkalkungen (→). Die Tochterzysten lassen sich hier als kleine rundliche, unterhalb der Kapsel gelegene Hypodensitäten kranzförmig nachweisen (⇒).

Abb. 11-53. Echinococcus alveolaris. Im rechten Leberlappen Nachweis flächiger Verkalkungsfiguren, die sich scharf gegenüber dem Leberparenchym absetzen. Im Zentrum der Verkalkung finden sich unregelmäßige landkartenartige Hypodensitäten, die Nekrosebezirken entsprechen.

KM: Die begleitende Entzündung führt des öfteren zu einem perifokalen Enhancement, das sich gegen die kaum KM-aufnehmende Raumforderung deutlich absetzt.

DD: Bei fehlenden Verkalkungen oder Nekrosen ist eine Abgrenzung gegen einen malignen Tumor kaum möglich. Der klinische Befund, besonders die Serologie, bestimmt das weitere Vorgehen.

Lit.: 1000

Trauma

Ein – stumpfes – Bauchtrauma nach Verkehrsunfällen ist die häufigste Ursache für eine Leberverletzung. Parenchymrupturen können durch eine begleitende oder später erfolgende Kapselruptur zu lebensbedrohlichen Blutungen in die Bauchhöhle führen. Penetrierende Schuß-, Stich- oder Spießverletzungen oder ärztliche Eingriffe können Leberkapsel und Bauchwand durchtrennen und somit die Peritonealhöhle eröffnen.

Bei weniger stark ausgeprägten stumpfen Gewalteinwirkungen bleibt die Organkapsel meist erhalten. Kleinere Parenchymeinrisse der Leberperipherie führen zu umschriebenen *Hämatomen*, die sich häufig subkapsulär ausbilden. Bei einem stärkeren Bauchtrauma mit lokalisierter Gewalteinwirkung kann eine *zentrale Parenchymruptur* erfolgen, die Organkapsel bleibt aber meist erhalten. Lebereinrisse sind vorzugsweise in den kranialen Segmenten des rechten Leberlappens anzutreffen und können mit einer Verletzung der V. cava inferior und der zentralen Lebervenen einhergehen. Die im CT gut erfaßbare Aerobilie und die klinisch nachweisbare Hämobilie zeigen die Eröffnung auch größerer Gallengänge an. Sowohl bei penetrierenden als auch bei sehr schweren stumpfen Bauchtraumen sind *Organzerreißung* bzw. *Fragmentation* mit Kapseleinriß und Blutung in die Bauchhöhle möglich. Die in der Regel durch penetrierende Traumen verursachten Verletzungen des Leberhilus können ebenfalls zu erheblichen Blutungen führen. Chronische Verläufe mit Gallenleckagen und Sickerblutungen finden sich eher bei iatrogenen Eingriffen.

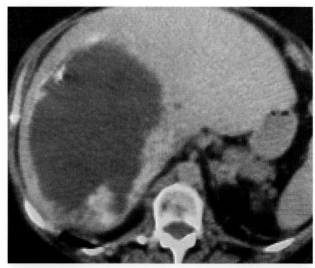
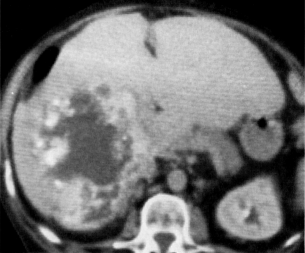

Abb. 11-54. Im rechten Leberlappen umgeben Verkalkungsfiguren eine zentrale Hypodensität. Diese erweitert sich zu einer größeren zystischen Formation unterhalb des Zwerchfells mit Verkalkungen im Bereich der umgebenden Kapsel.

• CT

Nativ: Das frische Hämatom kann im CT dichtemäßig bei normaler Densität der Leber nicht immer abgegrenzt werden. Häufig sind Hämatome bereits im Nativbild hypodens. Ausgedehnte Hämatome (z. B. bei zentralen Parenchymrupturen) sind inhomogen hyperdens und z. T. linear angeordnet. Subkapsuläre Hämatome weisen eine typische linsenförmige Konfiguration auf. Größere Hämatome können in posttrauma-

Trauma 273

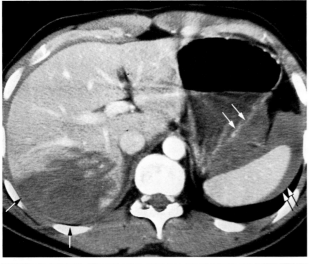

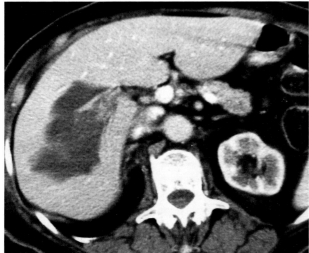

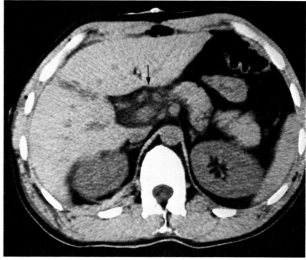

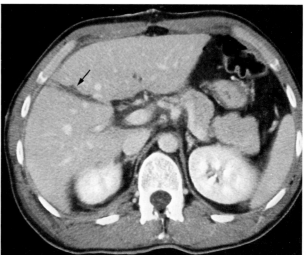

Abb. 11-55. Stumpfes Lebertrauma nach Verkehrsunfall. Nach Bolusgabe demarkiert sich das im Nativscan geringgradig hyperdense Hämatom als unregelmäßig berandete hypodense Zone (→) gegenüber dem vitalen, z.T. eingerissenen kontrastierten Leberparenchym. Nachweis von Flüssigkeit (Blut) im Bauchraum (⇒).

Abb. 11-56. Rupturierte solitäre Leberzyste. Die unregelmäßig konturierte Hypodensität mit angehobenen Dichtewerten um 35 HE demarkiert sich nach KM-Gabe als avaskulärer Raum.

Abb. 11-57a, b. Lebertrauma nach Stichverletzung. Im Nativscan ist eine ringförmige Hypodensität zwischen den Leberlappen erkennbar, die sich nach KM-Gabe (b →) schärfer demarkiert. Im Nativscan kommt die Blutansammlung durch Maskierung der Leberpfortenstrukturen (a →) zur Darstellung.

tische Zysten übergehen. Die Peritonealhöhle ist auf (hyperdense) Flüssigkeit abzusuchen. *Gaseinschlüsse* in den Gallengängen sind Hinweise auf eine Gallengangsläsion. Gallenpseudozysten (Biliome) sind häufig subkapsulär oder perihepatisch ausgebildet und finden sich in der postoperativen Phase als dünnwandige Flüssigkeitsansammlungen mit Dichtewerten um 10 HE.

KM: Grundsätzlich ist eine KM-Gabe erforderlich, um das Leberparenchym gegen die Blutansammlung zu kontrastieren. Bei zentralen Einreißungen ist auf eine gleichmäßige Parenchymanfärbung, auf bis an die großen Gefäße heranreichende Einrisse und auf eine intakte Konfluenz der Lebervenen zu achten.

Vaskuläre Prozesse

Portalvenenthrombose

Im Erwachsenenalter führen hämatologische Erkrankungen und Infektionen mitunter zum thrombotischen Verschluß der Pfortader, der auch durch direkte Tumorkompression und -invasion hervorgerufen werden kann.

• **CT**

Nativ: Eine Nativuntersuchung ist meist nicht weiterführend.

KM: Die Portalvenenthrombose läßt sich nur durch einen gezielten KM-Bolus, ggf. in Dünn-

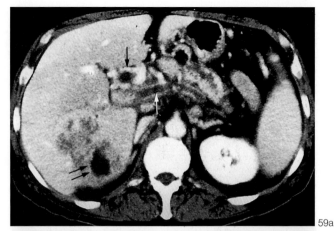

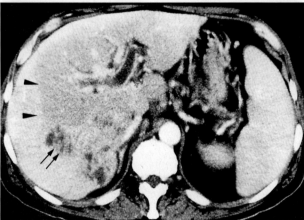

Abb. 11-59a, b. Frische Pfortaderthrombose bei metastasierendem Pankreaskarzinom. Milzvene und Pfortader zeigen nach KM-Gabe eine strangförmige Hypodensität innerhalb der Lumina, umgeben von einem zarten hyperdensen Begleitsaum (→). Die Perfusion der Leber ist in der portovenösen Phase ungleichmäßig (▶). Metastasen des Pankreaskarzinoms (⇒).

Abb. 11-58a, b. Kavernöse Transformation nach frühkindlicher Portalvenenthrombose. In der Bolusphase kommt ein ungleichmäßiges landkartenförmiges Enhancement der Leber infolge der veränderten arteriellen Perfusion zur Darstellung (a). In der portovenösen Spätphase stellen sich die Kollateralen der Portalvenen als verbreiterte flächige Hyperdensität der Leberpforte mit fingerförmigen Ausläufern dar. Innerhalb derselben sind diskret die hypodensen Gallengangsstrukturen nachweisbar (b →).

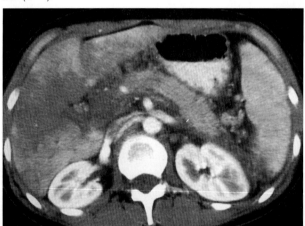

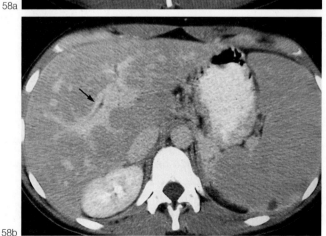

schichttechnik, eindeutig nachweisen. Die V. portae und ihre Äste zeigen, je nach Alter der Thrombose, keine Kontrastmittelanfärbung oder erscheinen zentral hypodens. Bei dem meist langsam einsetzenden Verschluß der Pfortader sind bei Ausbildung von periportalen Kollateralen (kavernöse Transformation) diese als hyperdense Stränge im CT erkennbar.

Lit.: 1139

Budd-Chiari-Syndrom

Unterschiedliche Erkrankungen mit Verlegung oder erschwerten Abflußbedingungen der Leber-

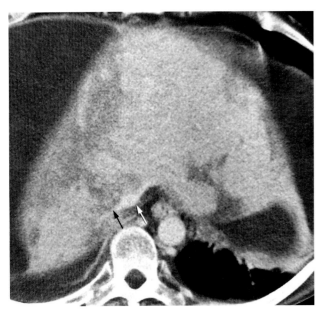

Abb. 11-60. Budd-Chiari-Syndrom. Durch Tumorverschluß der Lebervenen stellt sich das Parenchym in Höhe des Lebervenenwinkels nach KM-Gabe ungleichmäßig hypodens dar, wobei die V. cava inferior durch die Tumorformation schlitzförmig imprimiert wird (→). Nachweis von erheblichem Aszites.

venen bei gleichzeitig bestehender erhöhter Koagulabilität können zur Thrombose der Lebervenen führen: angeborene membranöse Stenosen der V. cava inferior, das Fehlen des transhepatischen Segmentes der V. cava inferior, Verlegung des suprahepatischen Segmentes der V. cava inferior, Rechtsherzversagen, Pericarditis constrictiva, allergische Vaskulitis, Polyzytämie, Leukämie sowie Tumoren an der Einmündungsstelle der Lebervenen.

• **CT**

Nativ: Eine Lebervergrößerung mit Begleitaszites ist im Nativscan erkennbar.

KM: Nach KM-Bolus zeigt die fehlende Anfärbung der Lebervenen den Verschluß an. In der späten portovenösen Phase tritt eine fleckige, peripheriebetonte Parenchymanfärbung der Leber hinzu.

DD: Differentialdiagnostisch ist die fleckige Veränderung der Leber gegen die Rechtsherzinsuffizienz abzugrenzen, bei der sich die Lebervenen jedoch weitlumig nachweisen lassen.

Lit.: 1063, 1143

Kapitel 12
Gallensystem

278　Kapitel 12 · Gallensystem

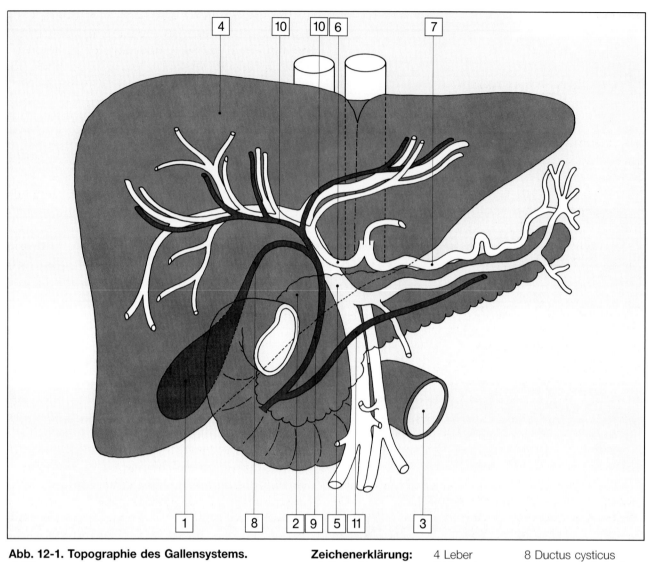

Abb. 12-1. Topographie des Gallensystems.
a) Situs von vorn.
b) in Transversalschnitten, Schnitthöhe s. a).

Zeichenerklärung:
1 Gallenblase
2 Pankreas
3 Duodenum
4 Leber
5 V. portae
6 A. hepatica
7 A. lienalis
8 Ductus cysticus
9 Ductus choledochus
10 Ductus hepaticus
11 Ductus pancreaticus

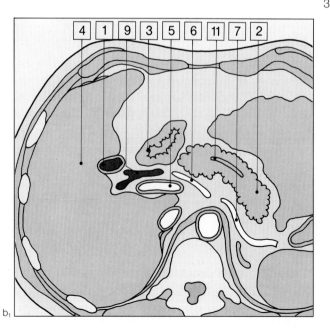

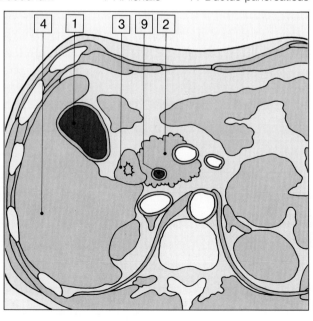

Gallensystem

Anatomie und Abbildung

Die *Gallenblase* weist eine funktionsabhängig variable Form und Lage auf. Im CT ist sie an der medialen Kontur des rechten Leberlappens kaudal der Leberpforte lokalisiert. Die Dichtewerte des Lumens liegen geringgradig über 0 (= Wasser) und erreichen je nach Eindickung der Galle Werte bis zu 25 HE. Zumeist fehlt umgebendes Fettgewebe, so daß die Wandung der normalen Gallenblase nur selten sichtbar wird. Die Gallenblase bietet dann einen zystischen CT-Aspekt.

Der *Ductus choledochus* überkreuzt im Ligamentum hepatoduodenale das Duodenum und verläuft danach nahezu senkrecht durch den Pankreaskopf kaudalwärts. Die Neigung dieses Gangabschnittes bestimmt seine Darstellbarkeit. Bei nahezu axialem Verlauf und Kontrastierung des Pankreasgewebes ist der D. choledochus ab einer Weite von 3 mm sichtbar. Abweichungen vom axialen Verlauf um ca. 30° von der Senkrechten (in der Schnittebene) setzen bei geringem Durchmesser des tubulären Lumens die Sichtbarkeit infolge des Teilvolumeneffektes herab. Ab 8 mm Weite ist der D. choledochus verlaufsunabhängig präpapillär mit dünnen Schichten und parenchymatöser Kontrastierung des Pankreasgewebes regelmäßig abgrenzbar.

Die intrahepatischen (hypodensen) Gallengänge liegen ventral der Portalvenenäste und lassen sich nach intravenöser Gabe eines nierengängigen Kontrastmittels vor den kontrastierten Gefäßen als zarte hypodense Strukturen in Dünnschichttechnik (3 – 5 mm Schichtdicke) ab 2 mm nachweisen. Diese Gangweite findet sich gelegentlich auch bei Gesunden in der Leberperipherie.

Lit.: 1122

Cholezystomegalie

Die Größe der Gallenblase ist funktionsabhängig und erlaubt kaum diagnostische Rückschlüsse. Nach längerem Fasten, bei Diabetes mellitus oder Akromegalie wird häufig eine auf Reizmahlzeiten ausreichend reagierende, vergrößerte Gallenblase gefunden. Bei negativem Cholezystogramm erhält die Vergrößerung der Gallenblase eine andere Wertigkeit, da ein Verschluß des Ductus cysticus angenommen werden muß. Werden dann keine Gallensteine nachgewiesen, stehen der Hydrops und die akute Cholezystitis im Vordergrund der Differentialdiagnostik.

• **CT**

Beträgt der horizontale Durchmesser mehr als 5 cm, wird computertomographisch eine vergrößerte Gallenblase angenommen. Allerdings sollte bei der Diagnose eines Hydrops auch die longitudinale Ausdehnung berücksichtigt werden. Die Gallenblasenwand ist bei funktionellen Vergrößerungen zumeist nicht verdickt.

Entzündliche Veränderungen der Gallenblase

Cholezystitis

Die häufigste Ursache für eine Cholezystitis bei Gallenstau ist eine Cholelithiasis. Sie ist durch eine erhebliche, bis zu 10 mm messende Wandverdickung gekennzeichnet, auch das Lumen ist meist vergrößert. Dauert die akute Entzündung längere Zeit an, kann durch verstärkte leukozytäre Exsudation ein die Nachbarorgane mit einbeziehendes *Empyem* entstehen. Bei der sehr seltenen, durch anaerobe Bakterien *bedingten, empyhsematösen* Cholezystitis findet sich Gas nicht nur im Lumen, sondern auch diskret in der Wandung selbst. Die *chronische* Cholezystitis tritt fast immer zusammen mit Gallensteinen auf und führt zu einer bindegewebig durchsetzten, meist mit der Umgebung verbackenen Wand. Wandverkalkungen und Kalkmilchgalle werden bei der chronischen Entzündung gehäuft gefunden. Das Endstadium stellt die Schrumpfgallenblase dar.

• **CT**

Nativ: Das führende Zeichen der akuten Cholezystitis ist die Wandverdickung, die meist 3 – 5 mm beträgt, jedoch auch 10 mm übertreffen kann. Eine Vergrößerung des Lumens, Gasansammlungen und hypodense Flüssigkeit in der direkten Umgebung sind häufige begleitende Befunde.

Chronisch entzündliche Wandprozesse führen neben der Verkleinerung der Gallenblase auch zu perizystischer Streifenzeichnung im Fettgewebe. Kleine Kalkeinlagerungen und schalige Inkrustationen, die in eine Porzellangallenblase übergehen können, sind früh erkennbar und müssen gegen Konkremente abgegrenzt werden. Eine sehr kleine Schrumpfgallenblase kann sich dem Nachweis entziehen. Die emphysematische Cholezystitis ist an intramuralen Gaseinschlüssen erkennbar.

Die *Radiodensität* der Galle ist meist über 25 HE erhöht und kann bis zu 80 HE reichen.

KM: Ein KM-Bolus bewirkt meist eine deutliche Kontrastierung der verdickten Gallenblasenwand. Normalerweise ist dann eine gut kontrastierte innere Schicht von einer hypodensen, dem serösen Ödem entsprechenden äußeren Schicht zu trennen.

Beim Empyem wird ein stärkeres Enhancement, eine sich verbreiternde und unregelmäßige, partiell geschichtete Wand nachgewiesen.

Perforation und pericholezystitische Abszedierung treten in der Umgebung der Gallenblase als hypodense abgekapselte Zonen mit randständigem Enhancement in Erscheinung. Chronisch indurative Wandprozesse zeigen in der nichtakuten Phase nur eine geringe Kontrastierung, eventuell auch einen hypodensen Saum (Halo).

DD: Eine *Verdickung der Gallenblasenwand* ohne akute Entzündungszeichen kann auch mitunter bei Hepatitis, Pankreatitis, Hypoproteinämie und Adenomyomatose nachgewiesen werden.

Lit.: 1349, 1305, 1293, 1313, 1281, 1315, 1286

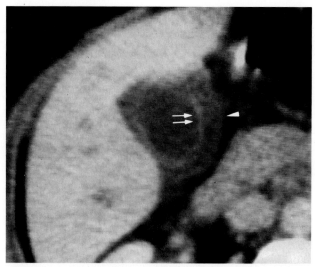

Abb. 12-2. Cholezystitis. Nachweis eines 1–2 cm messenden hypodensen Saumes (►) um die sich nach KM-Gabe kontrastierende Innenwandung der Gallenblase (⇒).

Abb. 12-3. Empyem der Gallenblase mit Bauchdeckenabszeß. Verdickte, nach KM-Gabe unregelmäßig geschichtete Gallenblasenwand (► ◄) und Enhancement der aufgetriebenen Bauchwandmuskulatur (→).

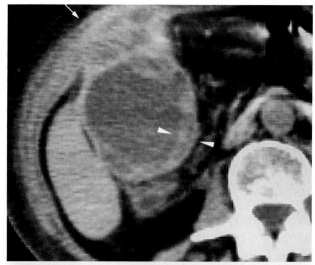

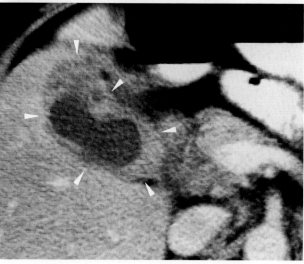

Abb. 12-4. Chronische Cholezystitis. Die Gallenblasenwand erscheint nach KM-Gabe unregelmäßig verdickt. Die Grenze zum Lebergewebe ist unscharf. Ein auf dem Boden der chronischen Cholezystitis entstandenes Gallenblasenkarzinom mußte vermutet werden. Intraoperativ fand sich jedoch lediglich ein chronisch, narbig verändertes Gallenblasenlager.

Entzündliche Veränderungen der Gallenblase 281

Cholelithiasis

Gallenblasensteine bestehen vorwiegend aus Cholesterin oder Bilirubin (Pigmentsteine). Sie verkalken meist amorph, Cholesterinsteine dagegen lagern Kalk schalig oder zentral ein. Der Gallenblasensteinnachweis ist die Domäne der Sonographie. Für die CT wird eine globale Trefferquote von 80 – 90% angegeben.

• CT

Die radiologisch typischen Verkalkungsmuster der Steine können bei größeren Konkrementen auch per CT dargestellt werden. Da die vom Eindickungsgrad abhängige Radiodensität der Galle von 0 HE bis zu maximal 80 HE schwankt, ist auch der Kontrast zu den Gallensteinen inkonstant. Nicht selten tritt Isodensität auf. Cholesterinsteine weisen eine Radiodensität von etwa -60 bis 140 HE auf, die je nach Kalkbeimengungen auch deutlich höher liegen kann. Vakuumphänome setzen die Radiodensität bis auf -370 HE herab. Kalziumfreie Gallensteine können daher teilweise infolge ihrer negativen Dichtewerte auch innerhalb nichtkontrastierter Galle nachgewiesen werden.

Intraduktale Gallensteine werden empfindlicher in Dünnschichttechnik nachgewiesen.

DD: Bei erhöhter Radiodensität der Galle (> 50 HE): Kalkmilchgalle, Sludge, nach Angiographie, Hämobilie (65 – 90 HE).

Lit.: 1282, 1320, 1079, 1264, 1725, 3850, 1150, 3263, 1288, 1308, 232, 1265, 1271, 1297

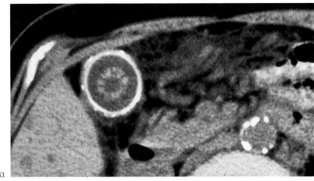
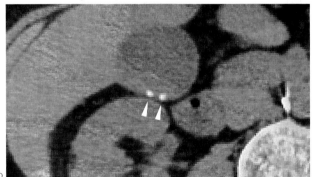
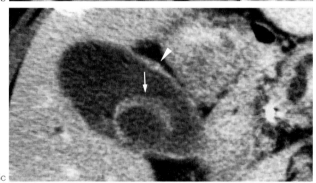
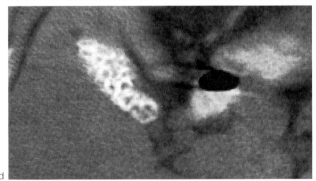
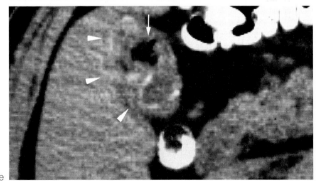

Abb. 12-5. Cholezystolithiasis. a) Mehrfach zirkulär verkalktes solitäres Gallenblasenkonkrement. **b)** Nachweis zweier punktförmiger, verkalkter Konkremente (▸). **c)** Größeres schalig verkalktes Konkrement (→), im Zentrum mit galleäquidensen Dichtewerten. **d)** Multiple Konkremente. **e)** Konkremente mit Vakuumphänomenen (→). Gallenblasenwandverdickung bei chronischer Cholezystitis (c, e▸).

Tumoren der Gallenblase

Nach den Gallensteinen stellen die meist multiplen, 3 – 5 mm, bis maximal 10 mm großen *Cholesterinpapillome* den häufigsten Füllungsdefekt im Cholezystogramm dar (Cholesterose). Die *Adenomyomatose* ist eine segmentale oder generelle Hyperplasie der Gallenblasenwand. Echte *Papillome* und *Adenome* (können bis zu 4 cm messen) sind im Vergleich zu den *Cholesterinpapillomen* selten. Das *Gallenblasenkarzinom*, zu 95 % ein Adenokarzinom, entwickelt sich häufig auf dem Boden einer chronischen Zystitis, so daß zu ca. 75 % zusätzlich Gallensteine nachgewiesen werden. Häufig sind Frauen oberhalb des 6. Dezenniums betroffen. Der Tumor breitet sich meist schon vor Auftreten klinischer Symptome im Gallenblasenlager aus und infiltriert das Ligamentum hepatoduodenale, die Leber und die regionalen Lymphknoten. Die Prognose ist daher insgesamt infaust. *Sarkome* der unterschiedlichen Gewebsarten sind extrem selten. Metastatische Absiedlungen der Gallenblase entstammen meist einem Melanom.

• CT

Nativ: Die *Adenomyomatose* stellt sich als harmonische, generelle oder segmentale Gallenblasenwandverdickung dar, kann jedoch selten auch zu weichteildichten intraluminalen Verdichtungen führen. Die Außenkontur der Gallenblasenwand bleibt jedoch glatt. *Polypen* der Cholesterose und *Papillome* sind wegen ihres geringen Durchmessers ohne Cholegraphika nur bei nicht kontrahierter Gallenblase und einem Durchmesser von > 5 mm nachweisbar.

Beim *Karzinom* wird häufig eine mehr oder minder inhomogene Weichteilstruktur im Gallenblasenlager nachgewiesen, die nur unscharf gegen das umgebende Leberparenchym abzugrenzen ist. Eine (unregelmäßig) verdickte Gallenblasenwand und intraluminale Raumforderungen sind weitere Erscheinungsformen des Gallenblasenkarzinoms. Die relativ häufigen erweiterten intrahepatischen Gallengänge weisen auf eine Obstruktion der Gallenwege durch Lymphome oder eine Tumorinvasion in der Leberpforte hin.

Die eventuelle Infiltration in Richtung Pankreas und Duodenum ist nur nach ausreichender oraler Darmkontrastierung abschätzbar. Portale und

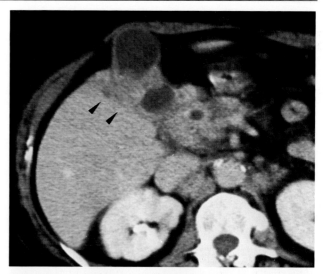

Abb. 12-6. Gallenblasenkarzinom. Intravesikale weichteildichte Raumforderung, die zu einer Taillierung der Gallenblase führt. Die Abgrenzung zur Leber ist unscharf (▸) und somit ist ein infiltratives Wachstum in die Leber zu vermuten.

Abb. 12-7. Gallenblasenkarzinom. Das Gallenblasenlumen ist unregelmäßig konfiguriert. Die verdickte Wand setzt sich leberwärts als unscharfe hypodense Fläche in das Lebergewebe fort als Zeichen eines infiltrativen Wachstums.

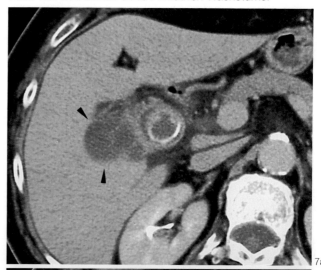

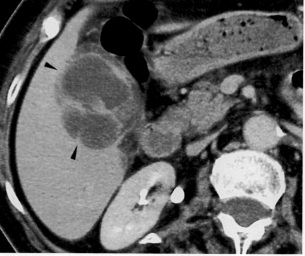

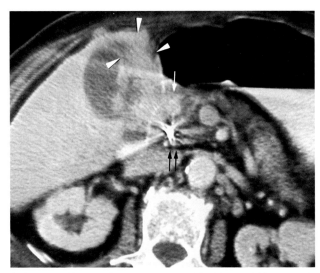

Abb. 12-8. Gallenblasenkarzinom. Der Tumor (▻) hat auf die Leberpforte übergegriffen (→), so daß eine Gallengangsprothese gelegt werden mußte.

Abb. 12-9. Gallenblasenkarzinom. Die Gallenblase weist eine verdickte und unscharf begrenzte Wand auf (b →). Der Tumor hat auf die Leber übergegriffen. Er setzt sich nach KM-Gabe randständig leicht hyperdens vom Lebergewebe ab (a ▻).

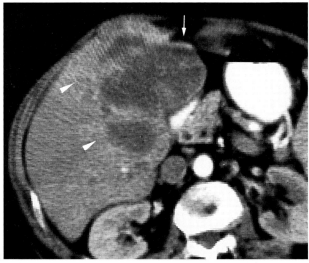

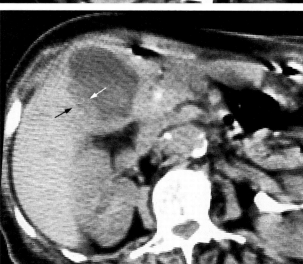

hepatoduodenale Lymphknotenvergrößerungen können nur bei genügender Fettinterposition und wegen der komplexen anatomischen Lage ab 1 cm Größe nachgewiesen werden. Bei ausgedehnter Infiltration in die Leber kann der Ausgangsort der Neoplasie computertomographisch nicht mehr bestimmt werden (infiltrierendes Gallenblasenkarzinom oder in die Leberpforte wachsendes Lebermalignom). Bei Tumorinfiltration der der Leber abgewandten Gallenblasenwand entsteht früh eine (lokale) Peritonealkarzinose.

KM: Ein KM-Bolus ist zur besseren Differenzierung von Leberpfortenstrukturen, Gallenblasenkonturen und intrahepatischer Absiedlungen notwendig. Das Tumorgewebe selbst zeigt ein sehr unterschiedliches Enhancement.

DD: Bei verdickter GB-Wand oder verändertem GB-Bett ist die Palette der Differentialdiagnosen recht umfangreich: Gallenblasenkarzinom, chronische Cholezystitis, Kolonkarzinom der rechten Flexur, seltener auch Adenomyomatose, xanthogranulomatöse Cholezystitis.

Lit.: 1335, 1296, 1300, 1290, 1334, 1346, 1341, 1281, 1350

Biliäre Obstruktion

Eine Abflußbehinderung im Bereich der galleableitenden Wege wird selten durch Fehlbildungen wie Gallengangssepten oder Choledochuszysten hervorgerufen. Gewöhnlich verlegen Konkremente, Strikturen, Stenosen und primäre oder sekundäre Tumoren im Bereich der Leberpforte und des Pankreas den Abfluß. Führendes Zeichen der bildgebenden Diagnostik ist die Gallengangserweiterung, die allerdings auch bei eindeutiger Klinik fehlen kann, so daß eine morphologisch detaillierte Beurteilung durch die ERCP oder eine Gallenfunktionsszintigraphie zur weiteren Klärung herangezogen werden muß.

• **CT**

Die Erweiterung der Gallengänge stellt sich bei stärkerer Ausprägung bereits im Nativscan eindeutig dar. Geringe Aufweitungen lassen sich jedoch intrahepatisch nur nach ausreichender *Kontrastmittelgabe* nachweisen, bei der auch die peripheren Gallengänge als punktförmige hypodense Strukturen nachweisbar werden. Im Gegensatz zu lokalen Thrombosierungen der V. portae sind gestaute Gallengänge leicht torquiert und scharf gegen das Leberparenchym abgrenzbar. Die Lagebeziehung der begleitenden kontrastierten Äste der Pfortader ermöglichen auch eine Analyse in der unübersichtlichen Region der Leberpforte, so daß kleinere weichteildichte Raumforderungen ab einer Größe von ca. 10 mm nachweisbar sind.

Eine Lumenweite von 7 – 8 mm gilt für den Choledochus als grenzwertig, ab 9 mm als pathologisch, sowohl vor als auch nach Cholezystektomie. Können in der Leberperipherie nach Kontrastmittelgabe Gallengänge identifiziert werden, ist dieses als intrahepatische Gallengangserweiterung zu werten.

Bei jeder (generellen und segmentalen) Gallengangserweiterung ist nach obstruierenden (intra- und extrahepatischen) Gallensteinen zu fahnden. Sie sind, wie in der Gallenblase, nur durch ihre Verkalkungen eindeutig identifizierbar. Aufgrund des axialen Verlaufs des D. choledochus durch die CT-Schicht werden Konkremente sehr empfindlich im präpapillären Choledochusabschnitt nachgewiesen, häufig in einer kokardenförmigen Konfiguration. Beim Mirizzi-Syndrom sind Leberpforte und Gallenblasenhals ggf. in Seitenlage und Dünnschichttechnik genau darzustellen, um den Gallenstein und seine Lagebeziehung zum D. hepatocholedochus zu erfassen.

Lit.: 1325, 1268, 1333, 1079, 577

Entzündungen der Gallenwege

Eine Abflußbehinderung durch Steine, Strikturen, Askariden oder Tumoren begünstigt eine pyogene Infektion der Gallenwege. Periduktale Abszedierungen, insbesondere im Lebergebiet sind eine ernste Komplikation der Cholangitis. Bei Chronifizierung bzw. häufigen Rezidiven können sich Strikturen der peripheren Gallengänge ausbilden und zur sekundären sklerosierenden Cholangitis führen. Eine stenosierende Papillitis wird als Begleiterscheinung entzündlicher Nachbarprozesse angesehen und führt zur

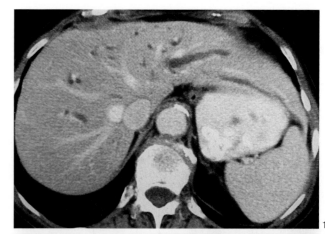
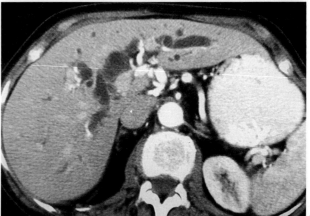
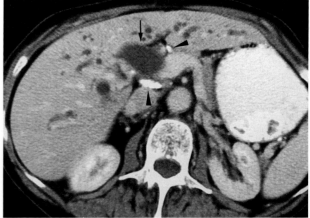

Abb. 12-10. Biliäre Obstruktion. Durch einen stenosierenden Pankreaskopfprozeß sind die Gallenwege intrahepatisch erheblich erweitert, sie scheinen torquiert. Die Lagebeziehung zu den Portalästen wird grundsätzlich beibehalten. A. hepatica (▸), D. hepatocholedochus (→).

Erweiterung des D. choledochus. Eine *primär sklerosierende Cholangitis* findet sich gehäuft bei Colitis ulzerosa, retroperitonealer Fibrose und Riedelscher Struma. Im weiteren Verlauf mündet sie in eine Zirrhose mit portaler Hypertension ein.

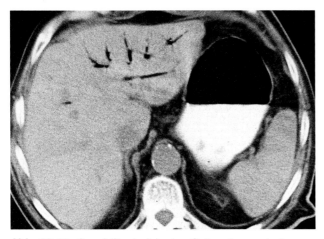

Abb. 12-11. Aerobilie. Luft in den Gallengängen, insbesondere nach Papillotomie, läßt sich sehr empfindlich nachweisen.

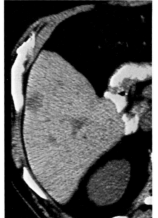 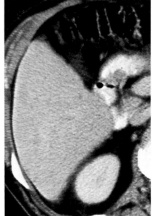

Abb. 12-13. Pericholangitis. Nachweis von sehr feinen punktförmigen Hypodensitäten innerhalb des rechten Leberlappens (a), die sich nach KM-Gabe maskieren (b). Das typische klinische Bild einer Cholangitis bildete sich unter antibiotischer Therapie zurück, ebenso die computertomographischen Hypodensitäten.

Abb. 12-12. Pericholangitische Abszedierung. In der frühen Bolusphase sind die sich an den Gallengangstrukturen orientierenden Hypodensitäten (→) durch eine perifokale Kontrastanhebung (a ►) abgesetzt, die in der portovenösen Phase weniger deutlich erkennbar ist (b). Bei orthograd getroffenen Gallengängen resultiert eine angedeutete Kokardenstruktur.

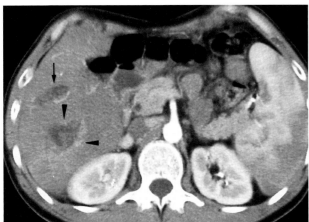

- **CT**

Extrahepatisch: Eine akute Entzündung des *Choledochus* läßt sich empfindlich im intrapankreatischen Abschnitt nachweisen. Die nach *KM-Gabe* deutlich anreichernde Wandverdickung ist in Dünnschichttechnik meist eindeutig nachweisbar.

Intrahepatisch können akute pericholangitische Entzündungen dargestellt werden, wenn sie in eine Abszedierung übergehen. Bei rezidivierenden Cholangitiden werden häufig erweiterte Gallengänge erster und zweiter Ordnung gefunden, die ein fleckiges Parenchymmuster des angrenzenden Lebergewebes hervorrufen. Meist können auf der Übersichtsaufnahme nicht dargestellte intrahepatische Gallensteine sowie eine Aerobilie aufgedeckt werden. Die Folgezustände sind segmentale Atrophie von Leberbezirken oder eine fokale Leberverfettung. Eine *sklerosierende Cholangitis* ist durch segmentale Erweiterungen gekennzeichnet, die sich als wurm- oder spindelförmige Hypodensitäten diffus oder segmental im Leberparenchym nachweisen lassen; häufig fehlen Umgebungsreaktionen, das Enhancement der Gangwände fällt je nach Floridität unterschiedlich aus.

KM: Relativ selten gelingt nach *intravenöser Kontrastmittelgabe* der Nachweis entzündlicher Gallengangsveränderungen durch Kontrastierung der duktalen Wände oder einer flächigen, mitunter auch segmentalen Leberparenchymanfärbung (Umgebungsreaktion).

DD: Bei exzentrischen Wandverdickungen und abrupter Kaliberreduktion ist auch bei fehlender Weichteilkomponente ein Tumor zu erwägen.

Lit.: 1274, 1331, 1328, 1262

Tumoren der Gallenwege

Gallengangstumoren sind zwei- bis dreimal seltener als Gallenblasen- und achtmal seltener als Pankreaskarzinome. Benigne Neoplasien sind Raritäten. Es handelt sich meist um Adenokarzinome mit zirrhös infiltrierenden, zirkulär stenosierenden (exophytischen) oder polypösen Wuchsformen. Der Häufigkeit nach sind der distale Choledochus, die Ampulla Vateri, der proximale Ductus hepaticus nahe der Hepatikusgabel, der Ductus cysticus und schließlich die Ducti hepatici primär betroffen. Zu ca. 30% findet sich intraoperativ bereits eine regionale Metastasierung.

• **CT**

Nativ: Je nach Sitz des Tumors findet sich eine allgemeine, lobäre oder segmentale Stauung der intrahepatischen und extrahepatischen Gallengänge, wobei auch eine lobäre Leberatrophie vorliegen kann. Die Raumforderungen selbst sind bei gezielter Untersuchungstechnik ab 1 cm nachweisbar. Die infiltrativen Formen erscheinen meist iso- bis hyperdens, die expansiven hypodens. Als regionale Lymphknoten sind Stationen der Leberpforte, des Omentum minus und des Lig. hepatoduodenale betroffen.

KM: Kleinere polypoide Tumoren zeigen kein eindeutiges Enhancement, wobei eine ringförmige Hyperdensität auf den umgebenden entzündeten Gallengang zurückgeführt wird. Bei größeren Prozessen findet sich in der Spätphase eine tumorzentrale Kontrastierung.

DD: Die Differenzierung gegen metastatische Lymphome der Leberpforte, maligne Lymphome sowie Pankreaskopfkarzinom ist bei ausgedehnten Prozessen meist nicht möglich.

Lit.: 1276, 1233, 1284, 1273, 1323

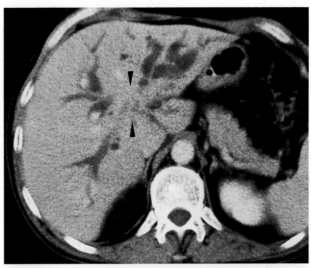
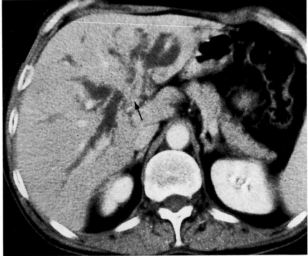

Abb. 12-14. Klatskin-Tumor. In Höhe der Hepatikusgabel Nachweis einer umschriebenen Raumforderung (→), die sich im linken Leberlappen diffus kranialwärts fortsetzt (►) und zur Abschnürung und segmental betonten Erweiterung der Gallenwege führt. Sie setzt sich dichtemäßig nicht vom kontrastierten Lebergewebe ab.

Choledochuszyste

Die Choledochuszyste stellt, wie das Choledochusdivertikel und die Choledochozele, bei der eine umschriebene Gallengangserweiterung gefunden wird, eine Fehlbildung dar. Sie liegt meist supraduodenal, die Zystenwand ist durch bindegewebige Umwandlung verdickt. Die Raumforderung wird infolge von Kompressions- und Verdrängungserscheinungen bereits im Kindes- und Jugendalter entdeckt.

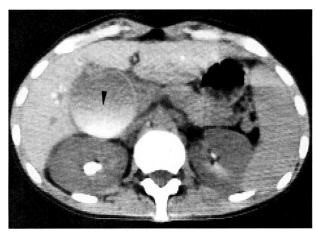

Abb. 12-15. Choledochuszyste. Zystische dickwandige Raumforderung im Bereich der Leberpforte, die sich nach Gabe eines Cholegraphikums kontrastiert. Nachweis eines Unterschichtungs- und Sedimentationsphänomens (▸).

Abb. 12-16. Caroli-Syndrom. Allgemeine, bis in die Leberperipherie (→) erkennbare Erweiterung der Gallengänge bei einem jugendlichen Patienten, der keine Zeichen einer biliären Obstruktion aufwies. Leberpfortennah zeigen die Gallengänge geringe sackförmige Erweiterungen (▸). Eine typische Komplikation ist der pericholangitische Abszeß (▶).

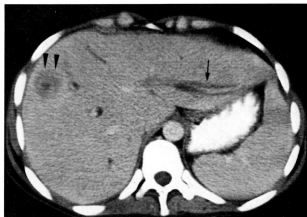

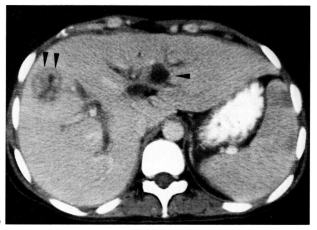

- **CT**

Computertomographisch finden sich die Kriterien einer Zyste, die eine dicke Wandung aufweist und nach intravenöser Cholegraphie kontrastiert wird. Choledochuszysten können bis zu 10 cm groß werden.

Lit.: 1285

Caroli-Syndrom

Das Caroli-Syndrom ist eine kongenitale Fehlbildung, die in der Regel zusammen mit zystischen Nierenveränderungen (Markschwammniere) vorkommt. Es handelt sich um eine kommunizierende kavernöse Ektasie der Gallengänge. Die sackartige Aufweitung führt häufig zu intrahepatischen Gallensteinen oder Cholangitis. Bei einer anderen Verlaufsform, die mit Zirrhose und portaler Hypertension einhergeht, findet man eine Proliferation der dilatierten terminalen Gallengänge. Dagegen wird eine Erweiterung der zentralen Gallenwege, eine Cholelithiasis und eine Cholangitis nicht gesehen. Die klinische Symptomatik tritt im Kindes- oder Jugendalter auf.

- **CT**

Die sackförmigen Aufweitungen der Gallengänge lassen sich – als meist segmental begrenzte – scharf abgesetzte polyzyklische oder spindelige hypodense Areale nachweisen. Häufig findet sich eine Bündelung dieser Strukturen. Die normalkalibrigen Pfortaderäste werden manschettenartig von den hypodensen Gangerweiterungen umgeben. Dieses typische Merkmal läßt sich nach KM-Bolus durch die Gefäßkontrastierung nachweisen. Steine sind nur dann sichtbar, wenn sie verkalkt sind. Im Zweifelsfall kann die Gabe eines Cholegraphikums die Zugehörigkeit zum Gallengangssystem durch Kontrastierung der hypodensen Zonen klären. Eine Zirrhose mit portaler Hypertension sollte im Kindes- und Jugendalter an ein Caroli-Syndrom denken lassen, wenn zugleich zystische Nierenveränderungen nachgewiesen werden.

Lit.: 1017, 1016, 1321, 1010

Kapitel 13
Pankreas

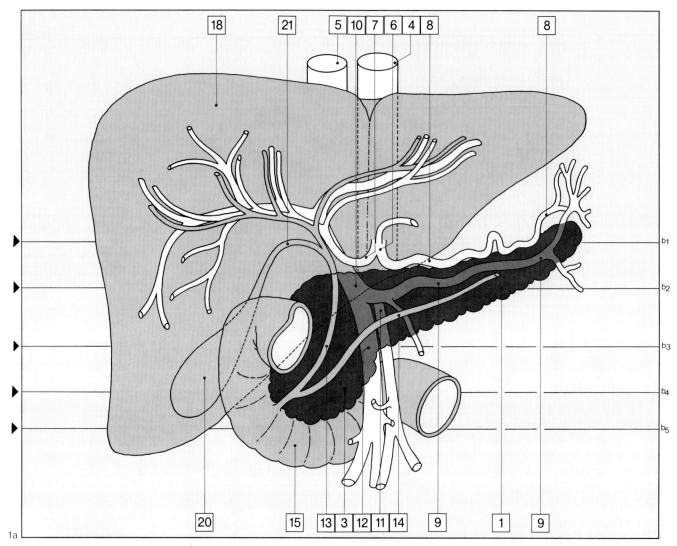

Zeichenerklärung:
1 Pankreasschwanz
2 Pankreaskorpus
3 Pankreaskopf (Proc. uncinatus)
4 Aorta abdominalis
5 V. cava inferior
6 Truncus coeliacus
7 A. hepatica
8 A. lienalis
9 V. lienalis
10 V. portae
11 A. mesenterica superior
12 V. mesenterica superior
13 Ductus choledochus
14 Ductus pancreaticus
15 Duodenum
16 Magen
17 Milz
18 Leber
19 Dünndarm, Dickdarm
20 Gallenblase
21 Ductus cysticus (hepaticus)
22 Niere
23 A. renalis
24 V. renalis
25 Nebenniere

Abb. 13-1. Topographie des Pankreas.
a) Situs von vorn.
b) in Transversalschnitten, Schnitthöhe s. a).

c) **Pankreasparenchym nach KM-Gabe.**
Homogenes Enhancement nach Bolusinjektion.

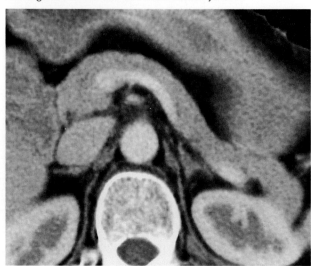

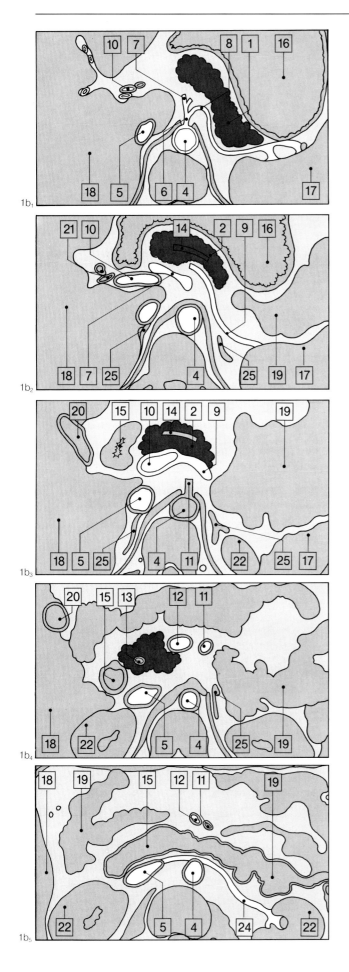

Pankreas

Anatomie und Abbildung

Das Pankreas wiegt beim Erwachsenen 60 – 100 g und weist eine Länge von 12 – 15 cm auf. Es zieht schräg kraniokaudal vom Milzhilus über die Aorta abdominalis und V. cava inferior zur rechten Seite und wird daher durch die horizontale Schnittführung der Computertomographie nur abschnittsweise dargestellt.

Die *Organgrenze* wird durch umgebendes Fettgewebe demarkiert. Sie erscheint bei jugendlichen Patienten glatt, mit zunehmendem Alter und bei stärkerer Adipositas durch interlobuläre Fetteinlagerung lobuliert. Bei mageren Patienten und Kindern fehlt das demarkierende Fettgewebe, so daß wegen der erschwerten Abgrenzung zumeist eine intravenöse KM-Applikation erforderlich wird. Die Binnenstruktur des Pankreasgewebes hängt ebenfalls von der Konstitution und vom Lebensalter ab. Adipöse und ältere Patienten zeigen im Vergleich zu Jugendlichen eine gleichförmig inhomogene Parenchymtextur. Die *Form* ist variabel. Meist findet sich eine kontinuierliche Abnahme des Durchmessers vom Kopf bis zur Schwanzregion. Geringe Kaliberschwankungen gelten als normal und können durch einen unterschiedlichen Anschnitt eines geschwungen verlaufenden Organs vorgetäuscht werden. Eine deutliche physiologische Verschmälerung des Pankreas findet sich vor der A. und V. mesenterica superior und wird als Kollum bezeichnet. Der untere Ausläufer des Kopfes entspricht dem *Processus uncinatus*, der im unteren Knie der Duodenalschlinge eingebettet ist. Im Querschnitt erscheint er schnabelförmig, wobei der mediale Ausläufer hinter der V. mesenterica superior liegt und von dieser modelliert wird. Die Grenze zur letzteren ist ohne eindeutige demarkierende Fettschicht, so daß im Nativscan – je nach Parenchymdichte – die Venengrenze maskiert ist. Dagegen läßt sich die dorsale Pankreaskopfkontur von der V. cava inferior in der Regel durch eine feine Fettlamelle abgrenzen.

Der *Pankreashauptgang* (D. Wirsungianus) verläuft zentral in der Korpusschwanzachse des Organs. Im Pankreaskopf weist er zusammen mit dem Nebengang (D. Santorini) eine Reihe von Varianten auf und vereinigt sich meist präpylorisch mit dem Ductus choledochus. Der Durchmesser beträgt zwischen 1 und 3 mm. Der Pankreasgang wird in analoger Weise wie das Organ abschnittsweise dargestellt und ist im Nativscan in Dünnschichttechnik (3 – 5 mm) gerade oder kaum erkennbar. Nach intravenöser bolusförmiger Kontrastmittelgabe läßt er sich bei gezielter Suche in der Regel identifizieren. Gangerweiterungen über 5 mm sind häufig bereits im Nativscan in Dünnschichttechnik als linienförmige Hypodensität darstellbar. Die Fettlamelle zwischen der V. lienalis und der Parenchymgrenze verläuft häufig ebenfalls parallel und kann somit einen erweiterten Gang vortäuschen (Pseudogang). In Kenntnis der Gefäßanatomie ist dieser Interpretationsfehler vermeidbar.

Die Analyse der *Nachbarstrukturen* des Pankreas ist eine wesentliche Voraussetzung für die richtige Bildinterpretation. Die A. mesenterica superior dient als wichtige – auch bei mageren Patienten zuverlässig erkennbare – Landmarke für die Lokalisation des Corpus pancreatis, das vor den Gefäßen verläuft. Die V. lienalis zieht an der hinteren Organgrenze meist gestreckt zum Milzhilus, kann jedoch auch vom Pankreasgewebe ummantelt sein. Ihre Verdrängung nach dorsal spricht für einen intrapankreatischen, nach ventral für einen retropankreatischen (adrenalen, renalen, paraaortalen) Prozeß. Die A. lienalis verläuft dagegen meist stark geschlängelt an der oberen Zirkumferenz des Pankreas und wird nur abschnittsweise dargestellt. Sowohl die V. mesenterica superior als auch die V. portae sind nicht durch einen umgebenden Fettsaum vom Pankreasparenchym abgesetzt und somit im Nativscan je nach Parenchymstruktur unterschiedlich gut zu identifizieren. Sie treten bei einer stärkeren Fetteinlagerung (Lipomatosis pancreatis) jedoch deutlich hervor. Nach KM-Bolus lassen sich Wandveränderungen der Gefäße, Kaliberschwankungen und auch ihre Äste (A. duodenojejunalis) nachweisen. Die linke Nierenvene verläuft an der oberen Zirkumferenz der Pars inferior duodeni und mündet hinter dem Pankreaskopf in die V. cava inferior ein. Das Duodenum selbst, das die laterale und kaudale Kontur des Pankreaskopfes umgibt, bedarf einer vollständi-

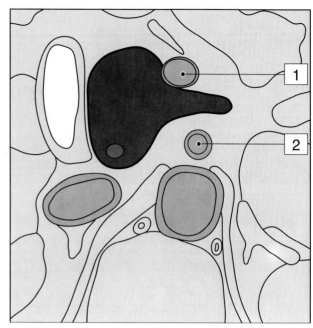

Abb. 13-2. Processus uncinatus. Die Konfiguration ist schnabelförmig, die dorsale Kontur ventrokonvex konfiguriert. Die A. mesenterica superior (2) ist von Fettgewebe umgeben, das bei der V. mesenterica superior (1) fehlt.

Abb. 13-3. Physiologische Pankreasverfettung. Mit zunehmendem Alter erfolgt eine interlobäre Fetteinlagerung, die zu einer verstärkten Lobulierung und Inhomogenität des Pankreasgewebes führt.

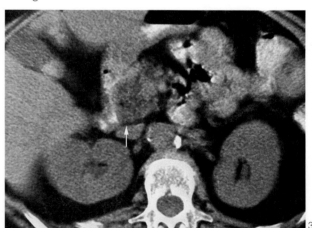

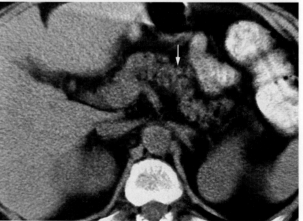

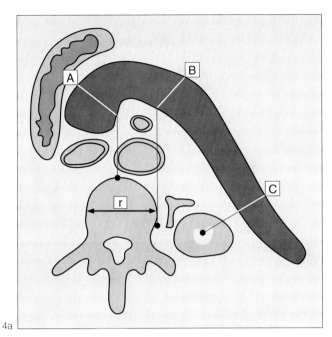

Abb. 13-4. Pankreasmaße. Grundsätzlich nimmt der Querdurchmesser des Pankreas vom Kopf bis zum Schwanz innerhalb eines Individuums ab. Individuelle Unterschiede lassen sich durch die Relation der Pankreasquerdurchmesser zum Wirbelquerdurchmesser (r) zum Teil ausgleichen. Zudem besteht eine deutliche Altersabhängigkeit (zusammengestellt nach Angaben von Heuck et al. 1403).

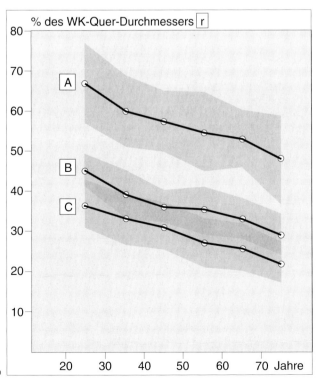

gen oralen Kontrastierung. Nur dann läßt sich die kaudale Zirkumferenz des Processus uncinatus von der Pars inferior duodeni trennen, die hinter der Arteria und Vena mesenterica superior verläuft. Der Pankreasschwanz ist ohne orale KM-Gabe, insbesondere bei mageren Patienten, nicht eindeutig von proximalen Jejunum-Konvoluten abzugrenzen, so daß Raumforderungen vorgetäuscht werden können.

Ein *intravenöser KM-Bolus* führt in der arteriellen Phase zu einem homogenen Enhancement des Pankreasparenchyms, dessen Binnenstrukturen insgesamt als homogenes bzw. granuläres Muster erscheinen. Durch Aussparung des Pankreasganges und durch Kontrastierung der eingebetteten bzw. umgebenden größeren Gefäße wird die Beurteilung des Pankreas insgesamt verbessert. Das wünschenswerte maximale Enhancement kann nur durch schnelle Abtastsequenzen (z. B. Spiral-CT) für die Darstellung des gesamten Organs genutzt werden.

Die *Organgröße* wird senkrecht zur Organachse ausgemessen. Als Richtwert gilt ein a.-p. Durchmesser des Pankreaskopfes von 2,5 und des Pankreasschwanzes von 1,5 cm. Es besteht eine eindeutige Altersabhängigkeit der Organgröße. Individuelle Schwankungen lassen sich durch die Einbeziehung des Wirbelkörperquerdurchmessers (Wirbelkörperpankreasrelation) reduzieren. Das Pankreas ist retroperitoneal gut verschieblich, so daß eine Rechtsseitenlage zu einer veränderten Organkonfiguration und -größe führt. Meist kann eine Streckung von Pankreaskorpus und -schwanz erzielt werden, die zu einer guten Überschaubarkeit des Organs führt. Die relative Verschieblichkeit der Organgrenzen zu den Nachbarorganen kann zudem als diagnostisches Kriterium genutzt werden.

Das *Pankreas divisum*, das in etwa 5 – 10 % der Bevölkerung vorkommt, und durch eine fehlende Fusion der vorderen und hinteren Pankreasanlage entsteht, führt in der Regel computertomographisch nur zu einer Verplumpung des Pankreaskopfes. Teilweise läßt sich eine feine, meist koronal verlaufende Einziehung bzw. Grenzlinie nachweisen. Außerdem können unterschiedlich regressive Veränderungen beider Pankreasanlagen zu einer gegenseitigen Abgrenzung führen.

Lit.: 1448, 1420, 1367, 1465, 1481, 1449, 1463, 1403

Zystische Pankreaserkrankungen

Dysontogenetische Zysten

Dysontogenetische Zysten sind eine Hamartose, die häufig gleichzeitig mit multiplen Zysten der Leber und Nieren, gelegentlich auch mit Kleinhirnangiomen und Enzephalozelen einhergeht.

• CT

Computertomographisch werden mehrere unterschiedlich große, zartwandige wassergefüllte Räume nachgewiesen, die den üblichen CT-Kriterien benigner Zysten entsprechen.

Retentions- und Pseudozysten

Im Verlauf entzündlicher Pankreaserkrankungen, am häufigsten bei chronischer Pankreatitis, finden sich zu 20 – 25 % Retentions- und/oder Pseudozysten.

Retentionszysten entstehen bei Stenose oder durch Verschluß des Ductus pancreaticus und liegen daher zunächst intrapankreatisch.

Pseudozysten bilden sich nach einer Nekrose des Pankreasparenchyms aus, die sich zunächst durch Granulationsgewebe demarkiert. Bei längerem Bestehen formiert sich durch Fibrosierung eine derbe Wand, die mit der Umgebung verbacken ist. Der Zysteninhalt kann eine flüssige oder gallertartige Konsistenz einnehmen und nach Blutbeimengungen braun gefärbt sein. Zystische Formationen entstehen z. T. durch eine direkte Exsudation durch das Peritoneum in die Bursa

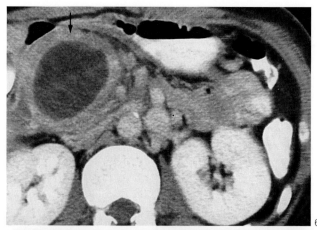

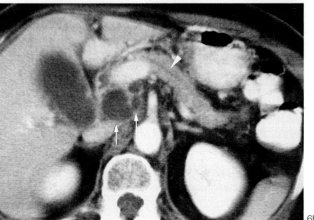

Abb. 13-6. Pseudozysten.
a) Große, scharf berandete Pseudozyste (→) im Bereich des Pankreaskopfes mit leichtem Enhancement der Innenwand. Homogene Dichtewerte leicht über dem Wasserwert.
b) Kleinere Pankreaspseudozysten (→), ebenfalls mit Dichtewerten im Wasserbereich. Die Zystenwand zeigt ein deutliches Enhancement. Pankreasgang (▸)
c) Pankreaspseudozysten mit starker Wandverkalkung (▸) und leicht erhöhten homogenen Dichtewerten.
d) Große Pankreaspseudozyste im Recessus superior (→) der Bursa omentalis. Die Wand setzt sich durch ein diskretes Enhancement scharf gegenüber dem homogenen wasseräquidensen Inhalt ab.
e) Atypische Lage einer Pankreaspseudozyste in der Leberpforte (→), die dadurch aufgeweitet wird. Die Zystenform wird durch den präformierten Raum bestimmt.
f) Einblutung in eine Pankreaspseudozyste. Durch Gefäßarrosion entsteht eine hämatomähnliche Blutansammlung, die durch die erhöhten Dichtewerte erkennbar ist.

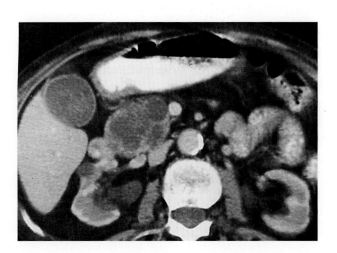

Abb. 13-5. Dysontogenetische Zysten. Im Bereich des Pankreaskopfes finden sich maulbeerartig angeordnete hypodense Zonen mit zarter Wandung (Dichte geringgradig über dem Wasserwert).

Zystische Pankreaserkrankungen 295

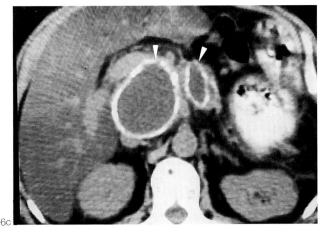
6c

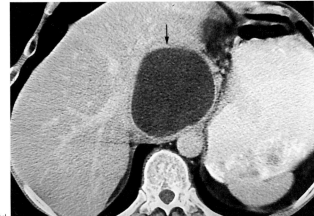
6d

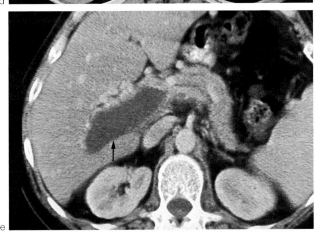
6e

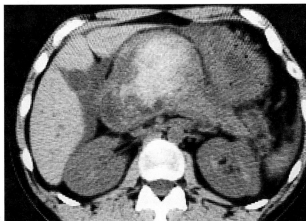
6f

omentalis. Diese Flüssigkeitsansammlungen sind keine Pseudozysten im engeren Sinne, da sie einen präformierten (abgekapselten) Raum ausfüllen.

Pseudozysten sind häufiger im Kopf- als im Schwanzgebiet anzutreffen und beziehen bei Größenzunahme die Bursa omentalis ein. Seltener ist eine Ausbreitung in die Leberpforte, den perirenalen Raum oder das Mediastinum beschrieben. Bei der akuten Pankreatitis können sich im Gebiet der Exsudation (Nekrosestraßen) Pseudozysten formieren. Dabei wird manchmal ein intramuraler Sitz in einer Darmwand beobachtet. Die Superinfektion einer Pseudozyste führt zum Abszeß und eine intrazystische Gefäßarrosion zum arteriellen Pseudoaneurysma.

• **CT**

In der CT findet sich ein zystenähnliches Bild mit einer hypodensen, relativ glatt berandeten Raumforderung. Die Wand ist jedoch meist (maximal bis zu einigen Zentimetern) verdickt. Die *Densität* des Zysteninhaltes liegt im Wasserbereich. Bei frischen Nekrosen und bei Einblutungen liegen die Dichtewerte deutlich höher, so daß die Einschmelzungszone kaum vom Parenchym abzugrenzen ist. In solchen Fällen ist eine bolusförmige KM-Gabe hilfreich, um eine eindeutige Demarkierung der Nekrosezone, die kein Kontrastmittel aufnimmt, vom durchbluteten Pankreasgewebe bzw. Granulationsgewebe zu erzielen. *Partielle oder ringförmige Verkalkungen* der Pseudozystenwand sind keine Seltenheiten. Fleckige Hyperdensitäten innerhalb der Pseudozyste sind Hinweise auf Einblutungen.

Die *traumatische* Pseudozyste entwickelt sich aus einem intrapankreatischen Hämatom, das häufig von einer Pankreatitis begleitet wird. Im frischen Stadium imponiert sie als leicht hyperdense bzw. isodense Raumforderung, deren Dichtewerte in den ersten Wochen nach der Entstehung absinken.

DD: Bei der vielgestaltigen Morphologie der Pseudozysten sind sämtliche zystischen Raumforderungen anderer Provenienz innerhalb und in der Umgebung des Pankreas zu erwägen.

Lit.: 1359, 1382, 1446, 3625, 1438, 1359, 358, 1416, 1391, 1640, 1959

Pankreastumoren

Mikrozystisches Adenom

Die früher als seröses Zystadenom benannte gutartige Neubildung betrifft vorzugsweise Männer und Frauen im Alter von über 60 Jahren. Der Tumor hat bei seiner Aufdeckung meist eine Größe von ca. 5 cm, kann jedoch deutlich größer werden. Er besteht aus sehr kleinen Zysten, deren Septen hypervaskularisiert sind. Makroskopisch kann ein solider Aspekt resultieren. Eine maligne Entartung ist nicht beschrieben.

- **CT**

Nativ: Je nach geweblicher Zusammensetzung läßt sich ein Konglomerat von kleineren Zysten nachweisen, das ein honigwabenähnliches Muster aufweist oder einen mehr soliden Eindruck erweckt, wenn die Zysten unter der Auflösungsgrenze liegen. Häufig werden Verkalkungen bei zentraler Vernarbung in radiärer Anordnung gefunden.

KM: Nach bolusförmiger KM-Gabe findet sich ein deutliches Enhancement, insbesondere der Septierungen.

DD: Inselzelltumoren

Lit.: 1414, 1409

Makrozystisches Adenom

Der früher als muzinöses Zystadenom benannte benigne Tumor kommt im Vergleich zum mikrozystischen Adenom hauptsächlich bei Frauen im Alter von 40 bis 60 Jahren vor. Er ist fast ausschließlich im Pankreasschwanz oder -körper lokalisiert und wird meist als große Raumforderung aufgedeckt. Im Gegensatz zum mikrozystischen Adenom ist eine maligne Entartung möglich, so daß eine chirurgische Entfernung angestrebt werden muß.

- **CT**

Nativ: Es findet sich eine größere multilokuläre Zyste oder ein Konglomerat von Zysten, die deutlich größer als 2 cm sind. Ihre Septen erscheinen in der Regel dicker als beim mikrozystischen Adenom und können verkalken. Fehlen diese

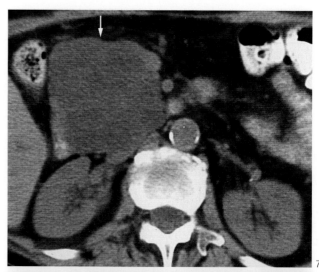

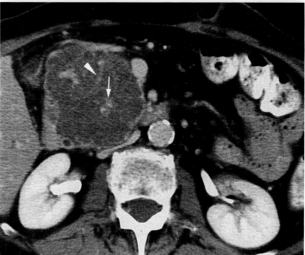

Abb. 13-7. Mikrozystisches Adenom. Die erhebliche, 6 x 7 cm messende Raumforderung ist im Nativscan zunächst hypodens und zeigt nach KM-Gabe deutliche septale Strukturen (b ▶) mit gefäßreichen Zentren (b→).

Abb. 13-8. Mikrozystisches Adenom. Typische Konfiguration mit multiplen Zysten, hier mit zentralen Verkalkungen.

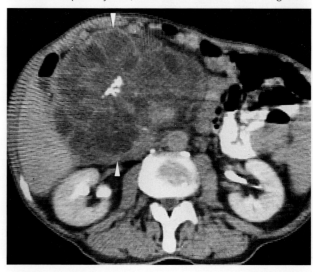

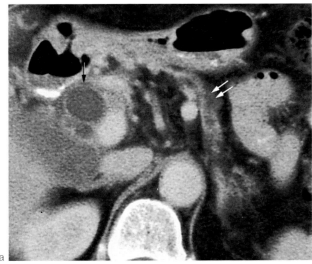

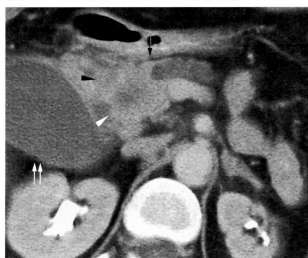

Abb. 13-9. Pankreaskopfkarzinom. Der leicht aufgetriebene Pankreaskopf (b,c ►) zeigt kranialwärts eine zunehmende Unschärfe und ummauert die V. mesenterica sup. (c →). Abrupter Gangabbruch des Ductus pancreaticus (b →) mit Atrophie des nachfolgenden Pankreasorgans (a ⇒). Erhebliche Erweiterung des supraduodenalen Choledochus (a →) und Vergrößerung der Gallenblase (b ⇒). Eindeutige regionale Lymphknotenvergrößerungen sind nicht sichtbar.

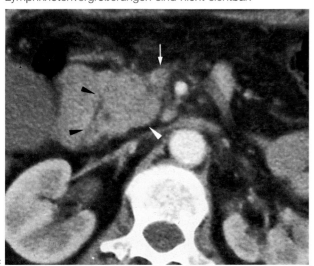

Septen, so kann der Aspekt einer Pseudozyste entstehen.

KM: Das Zystadenom ist nach KM-Gabe insbesondere durch die Darstellung der hypervaskularisierten Septen charakterisiert.

Lit.: 1414, 1409, 1374

Pankreaskarzinom

Die Inzidenz des Pankreaskarzinoms nimmt zu und beläuft sich zur Zeit auf etwa 5% aller Karzinome beim Menschen. Der überwiegende Anteil der Pankreaskarzinome liegt mit 60% im Pankreaskopf, so daß die klinische Symptomatik durch Gallengangsobstruktionen bestimmt wird. Die zu 20% im Korpus-Schwanz-Gebiet lokalisierten Formen werden meist zu spät aufgedeckt. 20% der Pankreaskarzinome zeigen ein das gesamte Organ ergreifendes Wachstum. Histologisch handelt es sich vorzugsweise um ein unterschiedlich differenziertes, hypovaskularisiertes Adenokarzinom mit adenoiden und zirrhotischen Wuchsformen, selten um ein anaplastisches Karzinom. Die regionale Ausbreitung erfolgt früh über die perineuralen und peripankreatischen Lymphwege in die periaortalen, gastralen und portalen, später in die mediastinalen Lymphknotenstationen. Die hämatogene Aussaat erfaßt zunächst Leber und Lunge, später Knochen und Nebennieren. Ein direkter Einbruch in Nachbarorgane (Magen, Kolon, Milz und Niere) findet sich in fortgeschrittenen Stadien.

Um ein Pankreaskarzinom im resektionsfähigen Stadium zu erfassen, ist neben einer exakten klinischen Aufbereitung und einer aussagekräftigen Sonographie für die CT eine detaillierte Untersuchungstechnik und eine subtile Auswertung zu fordern. Bei geringem Zweifel muß die zusätzliche Durchführung einer ERCP erfolgen.

• **CT**

Eine lokalisierte *Raumforderung* ist das führende, jedoch kein frühes Zeichen eines Pankreaskarzinoms. Dabei sind die mitgeteilten Normalmaße des Pankreas nur eine grobe Richtschnur. Es muß der Gesamtaspekt des Organs beachtet werden. Ein Kalibersprung und eine unharmonische Organkonfiguration im Nativscan sind unsichere Zeichen, sollten jedoch eine bolusförmige KM-Gabe nach sich ziehen. Sollten nach *intravenöser Kontrastierung* des Organs dessen Grenzen nicht eindeutig erkennbar sein, so ist die Untersuchung durch Seitenlagerung und ggf. durch eine zusätzliche orale KM-Gabe zu ergänzen. Insbesondere ist auch einer rundlichen Auftreibung des Processus uncinatus nachzugehen.

Die *Radiodensität* des Tumorgewebes gleicht im Nativscan meist gesundem Pankreasparenchym. Bei interlobärer Verfettung, insbesondere einer allgemeinen Lipomatosis pancreatis, kann jedoch eine Raumforderung auch ohne Konturverformung durch eine relative Hyperdensität erkannt werden. Ein *KM-Bolus* führt in der Frühphase meist zu einer Hpodensität des Tumorgewebes gegen das kontrastierte Pankreasparenchym. Eine zusätzliche Konturverformung verstärkt den Verdacht auf ein Karzinom. Da bei 10% der Karzinomerkrankungen eine Begleitpankreatitis (evtl. mit Pseudozysten) vorliegt, sind Strukturinhomogenitäten bis hin zur Pseudozystenbildung kritisch zu bewerten, wenn nur ein Teil des Organs betroffen ist.

Eine intrapankreatische Infiltration ist häufig nur indirekt erkennbar durch Aufweitung des *Ductus pancreaticus* bzw. des *Ductus choledochus*. Ein abrupter Kalibersprung eines oder gar beider Gangsysteme ist dringend malignomverdächtig. Dabei sprechen glatte Gangwandungen, die auch perlschnurartig erscheinen können, eher für einen Tumor. Unregelmäßige, verzogene Gangkonturen sind kritisch zu bewerten, wenn weitere Zeichen einer chronischen Pankreatitis fehlen. Nach intravenöser *KM-Gabe* werden Erweiterungen der Gallenwege innerhalb der Leber deutlicher sichtbar und die Konturen des Ductus pancreaticus besser beurteilbar.

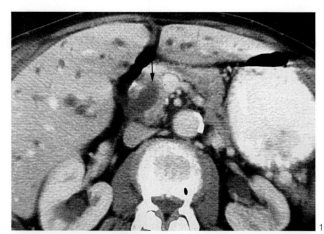
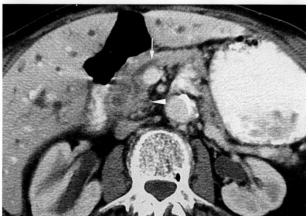
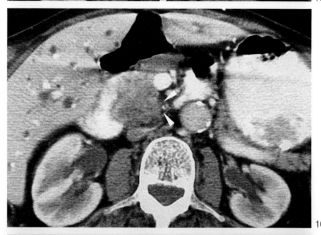
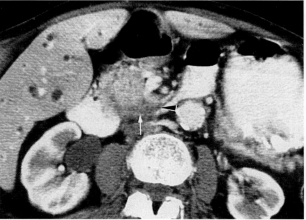

Abb. 13-10. Pankreaskopfkarzinom. Auftreibung des Pankreaskopfes mit geringer zentraler Hypodensität (c) und leichter Unschärfe der dorsalen Begrenzung (d →). Sehr kleine bogige Randkonturen im Bereich des aufgetriebenen Processus uncinatus mediodorsal (b, c, d ►) mit Verdacht auf sehr kleine Lymphknotenvergrößerungen peripankreatisch. Die Erweiterung des Ductus pancreaticus (b →) und die erhebliche Erweiterung des supraduodenalen Choledochusanteiles (a →) sind Ausdruck der Ummauerung des Gangsystems präpapillär, die durch die ERCP in typischer Konfiguration dargestellt wurde.

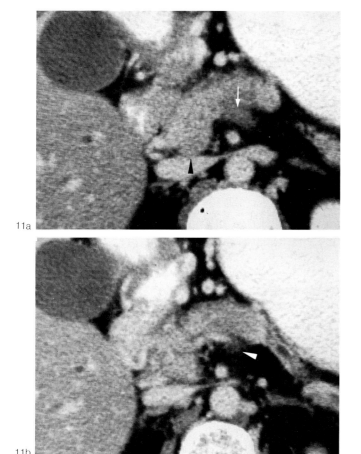
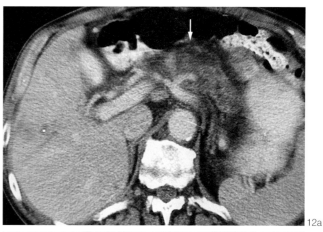
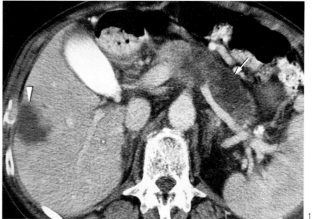

Abb. 13-11. Pankreaskopfkarzinom. Der Kopf ist insgesamt vergrößert (c). Eine geringe mediale unscharfe Ausziehung ummauert die V. mesenterica superior (→), die nicht kontrastiert wird. Neben beiden Ausläufern sind sehr diskrete noduläre Strukturen am Rande des Kopfes nachweisbar (▶). Die Angiographie bestätigt die Non-Resektabilität.

Abb. 13-12. Pankreaskorpuskarzinom. Nach KM-Gabe demarkiert sich der Tumor hypodens im Pankreaskorpusschwanzbereich (b →). In den kranialen Schichten Ummauerung des Truncus coeliacus (a →). Nachweis von Lymphknoten- (c →) und von Lebermetastasen (b ▶).

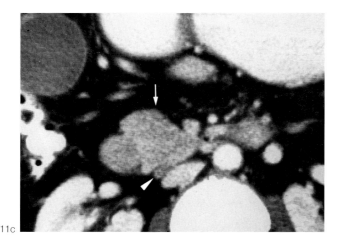
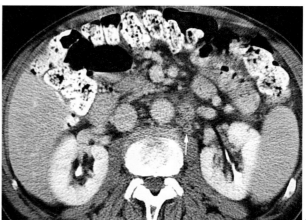

Eine *peripankreatische Infiltration* beginnt mit einer lokalisierten strähnigen Unschärfe an der Grenze der Raumforderung und kann daher bei mageren Patienten in frühem Stadium nur schwer erkannt werden. Die Maskierung der Fettmanschette um die A. mesenterica superior ist ein wichtiges Zeichen und bedarf einer gezielten Bolusgabe, um eine mantelförmige Ummauerung mit Einengung des Lumens zu erfassen (*Encasement*), die ein Zeichen der Nichtresezierbarkeit des Tumors darstellt. In gleicher Weise sind Maskierungen im Bereich der V. mesenterica superior, der V. portae, der V. cava inferior und der Aorta abdominalis zu werten. Durch Seitenlagerung kann in Einzelfällen die Infiltration in die Nachbarorgane durch relative Verschiebung des Pankreas zu diesen Strukturen besser abgeschätzt werden.

Sekundärzeichen wie regionale Metastasen, Lebermetastasen oder (maligner) Aszites engen die Diagnose zum Malignom weitgehend ein und bedeuten in den meisten Fällen Inoperabilität.

Resektionsfähigkeit ist gegeben, wenn peripankreatische Infiltration, Gefäßummauerungen (Encasement) und sämtliche Sekundärzeichen fehlen. *Nach Pankreatektomie* ist das Lager des Proc. uncinatus genau abzusuchen, da hier bevorzugt Rezidive bzw. Lymphknotenmetastasen gefunden werden.

DD: *Solides* und *epitheliales Neoplasma* (sehr selten und fast nur bei Frauen unter 30 Jahren), ein hypovaskularisierter und expansiv wachsender Tumor niedriger Malignität, der meist zystische Degenerationen infolge hämorrhagischer Nekrose aufweist. Großes Tumorvolumen bei fehlender Metastasierung, geringes Enhancement und unregelmäßige Zysten ohne Septierungen lassen eine diagnostische Eingrenzung zu anderen soliden und zystischen Raumforderungen des Pankreas zu.

Bei einer lokalisierten Pankreas(-kopf)vergrößerung mit regionalen Lymphknotenvergrößerungen müssen auch *Metastasen* anderer Tumoren (z.B. Seminom) oder *maligne Lymphome* (einschl. Plasmozytom, M. Castleman) erwogen werden. Ein Lymphomkonglomerat kann sich so an den Pankreaskopf anlegen, daß eine Raumforderung vorgetäuscht wird. Maligne Lymphome verlagern das Organ, das sich nach KM-Appli-

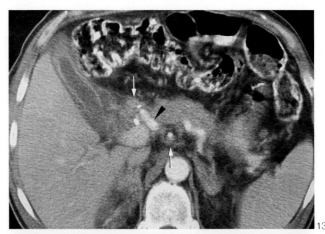
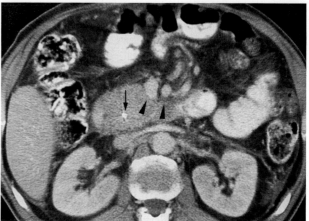

Abb. 13-13. Pankreaskopfkarzinom. Der vergrößerte Kopf zeigt zentral punktförmig-hyperdens die Endoprothese (b →). Die Raumforderung ist medial unscharf abgesetzt und hat die Mesenterialgefäße (b ►) herangezogen. Nachweis einer Gefäßummauerung der A. hepatica und mesenterica (a ►) und von Lymphknotenstrukturen im Gebiet des Ligamentum hepatoduodenale (a →). Gallenblasenwandverdickung wie bei chronischer Cholezystitis.

Abb. 13-14. Pankreaskorpuskarzinom. Nachweis von kompakten Lymphknotenkonglomeraten (→) am Truncus coeliacus (►) als Zeichen der Non-Resektabilität des Tumors.

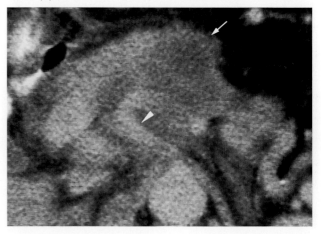

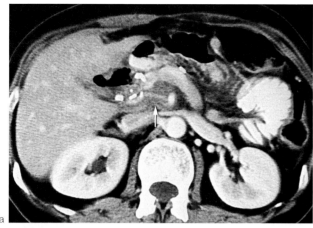

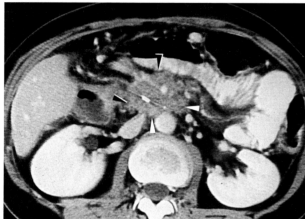

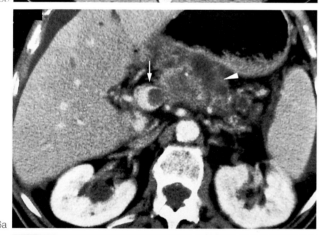

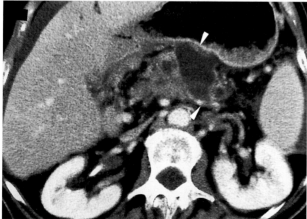

kation meist nur deformiert, aber normal groß abgrenzen läßt.

Lit.: 1299, 1385, 1411, 1406, 1431, 1426, 1401, 1400, 1369, 1417, 1405, 1112, 1419, 1390, 1354, 1368

Zystadenokarzinom

Das seltene Zystadenokarzinom liegt vorzugsweise im Pankreasschwanz und weist makroskopisch einen ähnlichen Aspekt auf wie seine gutartige Variante, das makrozystische Adenom. Die Malignität manifestiert sich durch Metastasierung und Infiltration in die Umgebung.

• CT

Nativ: Im CT finden sich neben den Zeichen eines makrozystischen Adenoms stärkere solide Komponenten, die als gefäßarm beschrieben wurden. Zur Sicherung der Malignität ist nach regionalen Lymphknotenvergrößerungen zu fahnden.

KM: Eine KM-Gabe ist zum Nachweis der hypervaskularisierten Septen und der eher hypovaskularisierten Tumoranteile und zur Umgebungsdiagnostik erforderlich.

Inselzelltumoren

Inselzelltumoren gehen zu 80% von den B-Zellen aus (Insulinome) und sind zu 60% in der Körper-Schwanzregion anzutreffen. Die übrigen Neubildungen des Inselapparates sind im Kopf-Körpergebiet lokalisiert und können Glukagon (A-Zellen), Gastrin (Zollinger-Ellison-Syn-

Abb. 13-15. Rezidiv eines Pankreaskopfkarzinoms. Nach Pankreatektomie wird bereits 6 Monate später eine Weichteilformation im ehemaligen Pankreaskopflager nachgewiesen (b ►), die sich entlang der Gefäße in die Leberpforte erstreckt (a →). Metallclips erschweren die Beurteilbarkeit.

Abb. 13-16. Zystadenokarzinom des Pankreas. Nach KM-Gabe demarkieren sich hypodense Zonen innerhalb des Tumors (►), der polyzyklisch in das retroperitoneale Gewebe vordringt und in die V. portae eingebrochen ist (a →). In der Umgebung Nachweis von kleinen nodulären Strukturen, die Lymphknotenvergrößerungen entsprechen.

drom) und Serotonin (Verner-Morrison-Syndrom) produzieren. Insgesamt sind ca. drei Viertel aller Inselzelltumoren hormonaktiv. Die Tumoren werden in 10 – 15% multipel angetroffen und haben meist eine Größe von 1 – 2 cm. Die Erkrankung wird zumeist im 3. – 6. Dezennium klinisch manifest.

Insulinome entarten zu etwa 10%, Gastrinome deutlich häufiger zu etwa 60%. *Maligne* Formen sind meist hormonell inaktiv und werden spät entdeckt. Sie können daher eine Größe bis zu 25 cm erreichen und metastasieren in die regionalen Lymphknoten und in die Leber. Ein Zeichen für Malignität ist weniger die Histologie als das infiltrative Wachstum in die Umgebung. Von wenigen Ausnahmen abgesehen, sind sämtliche Inselzelltumoren unabhängig von ihrer Hormonaktivität und Malignität stark vaskularisiert.

• **CT**

Nativ: Die meist größeren *Malignome* führen zu einer entsprechenden Verformung des Pankreasorgans. Zu ca. 20% sind Verkalkungen erkennbar. Eine Tumorummauerung der Gefäße (Encasement) läßt sich nur selten nachweisen.

KM: Die kleinen *hormonaktiven Inselzelltumoren* lassen sich wegen ihrer Isodensität im Nativscan kaum nachweisen. Bei entsprechender Klinik ist daher ein gezielter (mehrfacher) KM-Bolus nötig, um in dünnen Schichten sämtliche Parenchymanteile des Pankreas abzusuchen. Inselzelltumoren lassen sich in dieser Technik als umschriebene, in der Frühphase des Bolus unregelmäßig hyperdense Areale nachweisen. Bei größeren Raumforderungen werden zentrale Nekrosen aufgrund der guten Gefäßversorgung relativ selten dargestellt. Malignität wird durch den Nachweis von Lymphknoten- und Lebermetastasen gesichert, die als hypervaskularisierte Läsionen im Bolusscan hyperdens erscheinen.

Lit.: 1467, 1381, 1363, 1460, 1376, 1423, 1468, 1394, 1362, 1387

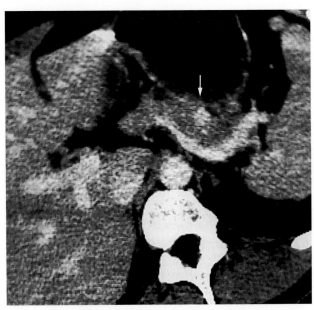

Abb. 13-17. Insulinom. Der knapp 1 cm messende Tumor läßt sich nur passager in der arteriellen Bolusphase als hyperdenser Bezirk (→) darstellen.

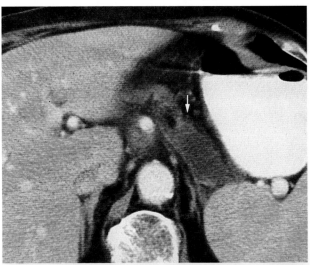

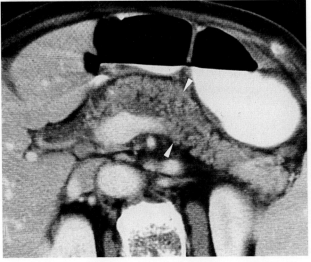

Abb. 13-18. Ödematöse Pankreatitis. Sie ist am frühesten bei lobulierten Pankreasstrukturen erkennbar, da das Fettgewebe maskiert wird (▸). In diesem Falle findet sich zudem eine geringe Flüssigkeitsansammlung im Bereich der Bursa omentalis (a →).

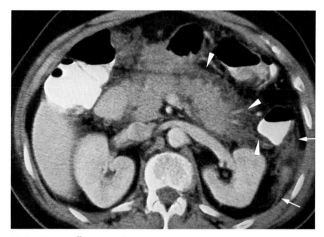

Abb. 13-19. Ödematöse Pankreatitis. Insgesamt aufgetriebenes Organ mit Unschärfe des direkten peripankreatischen Fettgewebes (▸) und Verdickung der Faszien (→).

Abb. 13-20. Ödematöse Pankreatitis. Leichte peripankreatische Ödeme sind durch Unschärfe der Pankreaskontur und durch geringe Verdickungen der retroperitonealen Faszien und Mesenterialstrukturen erkennbar (▸). Häufig stellen diese verdickten Strukturen das einzige Residuum einer nicht länger zurückliegenden Pankreatitis dar.

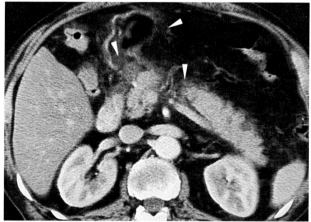

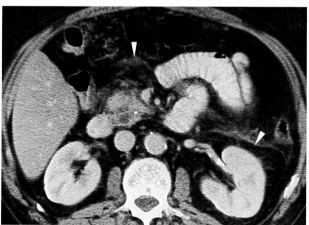

Sekundäre Tumoren

Fernmetastasen werden gelegentlich im Pankreas beobachtet und entstammen Primärtumoren der Lunge, der Mamma, der Schilddrüse, der Niere, des Ovars, der Hoden bzw. dem malignen Melanom. Bei fortgeschrittenen Tumoren der Nachbarorgane (Magen, Kolon, Niere) ist das Pankreas meist einbezogen. Maligne Lymphome können auf das Pankreas übergreifen, stellen jedoch selten eine isolierte Raumforderung dar.

- **CT**

Nativ: Sekundäre Tumoren sind als isolierte Raumforderungen von primären Neoplasien des Pankreas nicht zu differenzieren.

KM: Infolge ihrer Gefäßarmut lassen sich Metastasen nach gezielter Bolusinjektion vom kontrastierten Pankreasgewebe abgrenzen.

DD: Der Nachweis anderer Metastasen, ihr Ausbreitungsmuster und ggf. auch die Kenntnis des Primärtumors lassen häufig eine Wahrscheinlichkeitsdiagnose stellen.

Pankreatitis

Akute Pankreatitis

Ätiologisch führt, bei etwa einem Viertel unklarer Ursachen, (noch) die biliäre Genese vor der alkoholbedingten. Klinisch wird zwischen der akuten und der akut rezidivierenden Verlaufsform unterschieden, die bei Ausheilung mittelfristig mit Funktionseinschränkungen, seltener mit einer Organatrophie einhergehen, jedoch nicht in eine chronische Pankreatitis einmünden.

Pathologisch-anatomisch wird die ödematöse (interstitielle) Pankreatitis von der hämorrhagisch-nekrotisierenden abgegrenzt. Die Schwere des Krankheitsbildes wird vom Ausmaß der Nekrosen bestimmt, die mantelförmig das stark vergrößerte Organ oder ganze Organabschnitte durchsetzen können. Beide Verlaufsformen werden von unterschiedlich starken Exsudatmengen begleitet, die den Retroperitonealraum durchdringen und sich abkapseln können.

Eine Komplikation ist die Infektion von Nekrosen oder Exsudat (Abszedierung). Seröser oder hämorrhagischer Aszites findet sich in unterschiedlichem Ausmaß. Da die CT diese Vorgänge zum großen Teil erfaßt, lassen sich mit ihr auch prognostische Aussagen treffen.

● **CT**

Nativ: Das in der CT führende Zeichen der akuten Pankreatitis ist eine mitunter exzessive Vergrößerung des Organs. Das Pankreas wird meist von iso- oder leicht hypodensen, exsudativen Zonen umgeben, die sich im vorderen und hinteren pararenalen Raum sehr unterschiedlich ausdehnen können. Begleitender Aszites läßt sich auch in kleinen Mengen als schmaler Randsaum am unteren Pol des Leberlappens frühzeitig erkennen.

Ödematöse und serös-exsudative Verlausform

Nativ: Die prognostisch günstige *ödematöse* Pankreatitis ist durch eine mäßige, lokale oder generelle Organvergrößerung gekennzeichnet. Die Organkontur bleibt erkennbar und ist nicht selten von einem zarten, hypodensen, exsudativen Saum umgeben. Die Gewebedichte des Pankreas ist geringfügig oder nicht herabgesetzt. Interlobuläre Fettstrukturen sind maskiert, so daß ein plumper Aspekt des Organs resultiert. Die perirenalen Faszien sind sichtbar und verdickt. Eine Kapselbildung wie bei einer Pseudozyste findet sich nicht. Eine schnelle Rückbildungstendenz ist kennzeichnend für die ödematöse Verlaufsform, die fließend in die *serös-exsudative* übergehen kann. Diese ist durch eine stärkere Organauftreibung und hypodense Exsudatmengen gekennzeichnet, deren Rückbildung deutlich langsamer erfolgt.

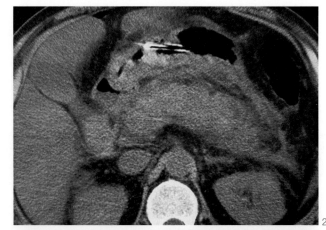
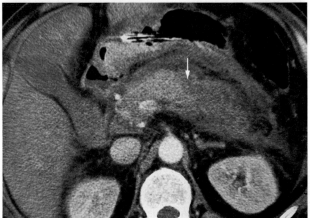
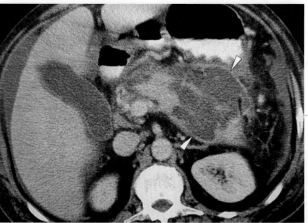
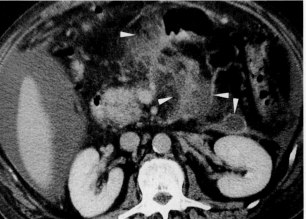

Abb. 13-21. Hämorrhagisch-nekrotisierende Pankreatitis. Im akuten Stadium stellt sich das Pankreas mit ungleichmäßigen geringen Dichteanhebungen dichter dar als das Nierengewebe bei gleichzeitiger Auftreibung und Unschärfe gegenüber der Umgebung (a). Nach KM-Gabe findet sich bereits ein Densitätsdefekt im Bereich des Korpusschwanzübergangs als Zeichen einer lokalen Minderdurchblutung bzw. einer beginnenden Nekrose (b →). 14 Tage später zeigt sich hier ein Verlust des Parenchyms bei gleichzeitiger Auftreibung des Organs (c ▸). Das vitale Pankreasgewebe hat jetzt eine bessere Durchblutung und demarkiert sich dadurch stärker. Zusätzlicher Nachweis jetzt von abgekapselten Exsudaten (d ▸) im Bereich des vorderen pararenalen Raumes, der Mesenterialwurzel, der Fascia renalis anterior. Erheblicher Aszites.

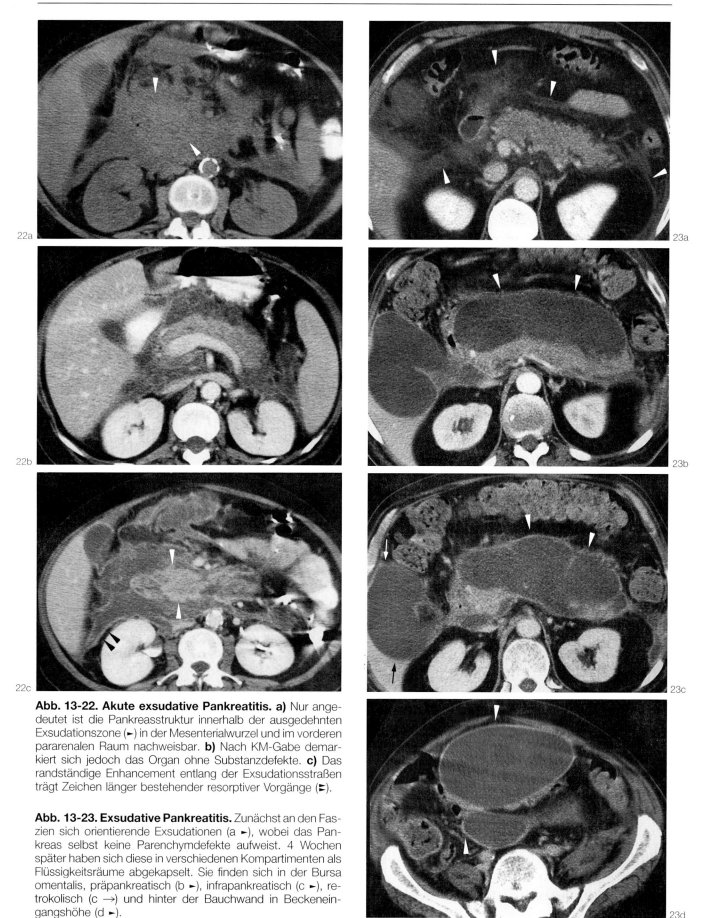

Abb. 13-22. Akute exsudative Pankreatitis. a) Nur angedeutet ist die Pankreasstruktur innerhalb der ausgedehnten Exsudationszone (►) in der Mesenterialwurzel und im vorderen pararenalen Raum nachweisbar. **b)** Nach KM-Gabe demarkiert sich jedoch das Organ ohne Substanzdefekte. **c)** Das randständige Enhancement entlang der Exsudationsstraßen trägt Zeichen länger bestehender resorptiver Vorgänge (►).

Abb. 13-23. Exsudative Pankreatitis. Zunächst an den Faszien sich orientierende Exsudationen (a ►), wobei das Pankreas selbst keine Parenchymdefekte aufweist. 4 Wochen später haben sich diese in verschiedenen Kompartimenten als Flüssigkeitsräume abgekapselt. Sie finden sich in der Bursa omentalis, präpankreatisch (b ►), infrapankreatisch (c ►), retrokolisch (c →) und hinter der Bauchwand in Beckeneingangshöhe (d ►).

KM: Ein KM-Bolus führt zu einer gleichmäßigen Dichteanhebung des Parenchyms ohne Nachweis eines umschriebenen Perfusionsausfalles.

Hämorrhagisch-nekrotisierende Verlaufsform

Nativ: Die hämorrhagisch-nekrotisierende akute Pankreatitis führt zu einer erheblichen Auftreibung des Organs, dessen Grenzen fließend in die umgebenden Exsudat- bzw. Nekrosemassen übergehen. Da auch rein hämorrhagische, makroskopisch nicht nekrotisierende Verlaufsformen vorkommen, ist besonders auf die Homogenität der Gewebedichte im Nativscan zu achten. Hämorrhagien können zu einer umschriebenen oder allgemeinen Dichteanhebung des Organs führen, aber auch bei normaler Densität des Parenchyms vorkommen, da Ödem und Einblutung Mischwerte bilden. Jede Inhomogenität muß den Verdacht auf eine Nekrosebildung wecken. Da die Dichte des Exsudates eher höher (> 10 – 20 HE) liegt, sind die Organgrenzen weniger deutlich sichtbar als bei der serös-exsudativen Verlaufsform.

KM: Ein KM-Bolus führt bei der hämorrhagisch-nekrotisierenden Pankreatitis zur weiteren Klärung, da vitales, kontrastiertes Pankreasgewebe von Nekrose und Ischämiebezirken eindeutig differenziert werden kann. Die Grenzflächen – Faszien und Peritoneum – der Exsudatzonen kontrastieren sich nach dem KM-Bolus zunächst nur zart, im weiteren Krankheitsverlauf werden sie breiter und nehmen verstärkt Kontrastmittel als Ausdruck ihrer resorptiven Aktivität auf. Zunehmende Inhomogenitäten auch innerhalb der Exsudationszonen, insbesondere in der direkten Umgebung des Pankreas bei langwierigen Krankheitsverläufen, sind als Hinweise auf Fibrinsequester anzusehen.

Ausbreitung der Exsudate und Komplikationen

Die Ausbreitung der extrapankreatischen *Exsudationen* bzw. *Nekrosen* erfolgt bei beiden Verlaufsformen prinzipiell in gleicher Weise und läßt sich mit der CT exakt erfassen. Die Exsudate respektieren meist die Faszien des vorderen pararenalen Raumes, des Perirenalraumes und auch des hinteren pararenalen Raumes. Zunächst füllt sich der vordere pararenale Raum in unterschiedlichem Maße entlang der Mesenterialwurzel, des Kolonrahmens und der Ligamenta gastrohepaticum, gastrosplenicum und gastrocolicum. Die

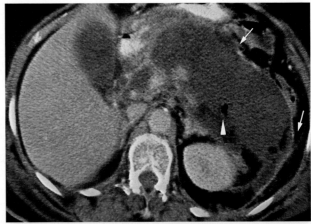
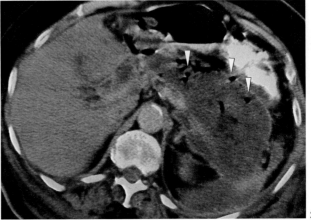

Abb. 13-24. Abszedierung einer akuten exsudativen Pankreatitis. a) Die über mehrere Wochen sich erstreckende Pankreatitis hat zu größeren Abkapselungen innerhalb des vorderen pararenalen Raumes geführt. Die sich kontrastierenden Grenzmembranen sind noch zart ausgebildet (→), so daß die Konfiguration einer Pseudozyste noch nicht vorliegt. Nachweis eines diskreten Gaseinschlusses (a ▸). **b)** 14 Tage später ist die Formation von zahlreichen Gaseinschlüssen durchsetzt (▸) als sicheres Zeichen einer Abszedierung.

Abb. 13-25. Abgelaufene akute Pankreatitis. Das Pankreas ist z.T. noch maskiert durch Exsudationen bzw. Fibrinbeläge. Die verdickten resorptiven Grenzflächen (▸) weisen auf einen längeren resorptiven Prozeß hin.

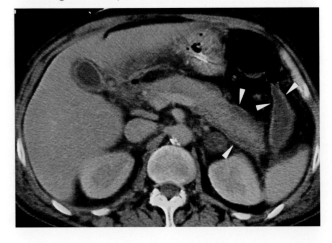

Mitbeteiligung des hinteren pararenalen Raumes läßt sich durch ein kaudales Umwandern des renalen Faszientrichters erklären. Der perirenale Raum wird, abgeschirmt durch die Fascia renalis, meist nicht erfaßt. Je nach fermentativer Aktivität des Exsudates können jedoch die Faszien bzw. die Peritonealblätter durchbrochen werden, so daß die Perirenalräume und die Bursa omentalis und sogar das Mediastinum mit Exsudat ausgefüllt werden. Die Resorption der Exsudate kann sich über Wochen erstrecken. Abkapselungen, die nicht resorbiert werden, bieten den Aspekt einer *Pseudozyste*, wenn eine eindeutige umschließende Wand durch das Resorptionsgewebe aufgebaut ist. Sie können bei intramuralem Sitz in Duodenum, Magen oder Kolon zu Obstruktionen im Magen-Darm-Trakt führen. *Einblutungen* in die Zyste durch Gefäßarrosion und Pseudoaneurysmabildung müssen bei Hyperdensität angenommen werden.

Eine *Abszedierung* ist eine schwerwiegende Komplikation (suppurative Pankreatitis). Sie entsteht durch Superinfektion der Exsudate, die dann verstärkt abgekapselt und zystoid erscheinen. Da die Unterscheidung einer resorptiven Grenzfläche und einer Abszeßmembran nicht möglich ist, lassen lediglich Gaseinschlüsse die eindeutige Diagnose eines Abszesses zu. Ausgedehnte Spiegelbildungen in zystischen Formationen müssen den Verdacht auf einen Anschluß an den Magen-Darm-Trakt wecken.

Lit.: 2101, 1415, 1357, 1435, 1441, 1355, 1475, 1476, 1364, 1389, 1382, 1434, 1404, 1412

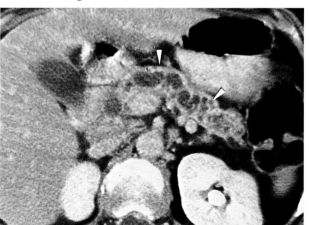

Abb. 13-26. Erhebliche Gangerweiterung (▶) bei chronischer Pankreatitis. Durch die Torquierung des Ganges entsteht eine wabige Struktur.

Chronische Pankreatitis

Ätiologisch überwiegt die alkoholbedingte vor der biliären Genese. Insgesamt sind 30–50 % der chronischen Pankreatitiden vom kalzifizierenden Typ (chronisch kalzifizierende Pankreatitis). Es wird klinisch zwischen einer chronisch-rezidivierenden und einer progressiv (schleichend) verlaufenden Form unterschieden. Beide münden meist in eine Insuffizienz der exokrinen und endokrinen Funktionen.

Pathologisch-anatomisch lassen sich multifokale Entzündungen nachweisen, die das äußere Erscheinungsbild des Pankreas auch bei deutlicher klinischer Symptomatik nicht zu verändern brauchen. Bei Progredienz der Erkrankung findet durch bindegewebige Organisation eine vorwiegend perilobuläre Fibrose statt. Im weiteren Verlauf kann eine allgemeine oder umschriebene Vergrößerung des Organs erfolgen, die auf einer Sklerolipomatose und/oder Gangerweiterung beruht. In Spätstadien wird häufiger eine Atrophie des Organs angetroffen.

Eine Gangerweiterung kann durch eine Stenose des Ductus pancreaticus oder durch eine Distraktion des narbig schrumpfenden Pankreasparenchyms hervorgerufen werden. Hauptsächlich am Gangsystem orientierte Verkalkungen sind bei der alkoholbedingten, chronisch rezidivierenden Pankreatitis mit ca. 40 % häufiger als bei der biliären Verlaufsform mit ca. 22 %. Manche Autoren grenzen Verkalkungen gegen eine echte Lithiasis ab, bei der einzelne größere Konkremente innerhalb des Hauptganges nachgewiesen werden. Statistik und klinischer Verlauf sprechen dafür, daß die chronische Pankreatitis einen pathogenetischen Faktor für die Entstehung des Pankreaskarzinoms darstellt (zu ca. 2–3 % bei chronisch-kalzifizierenden Pankreatitiden).

• CT

Nativ: *Verkalkungen* sind ein führendes diagnostisches Zeichen. Häufig sind sie linear angeordnet und entsprechen dann dem Verlauf des Ductus pancreaticus.

Eine *Atrophie*, das Endstadium der chronischen Pankreatitis, die sich als eine Verschmälerung des gesamten Organs mit scharfer, meist glatter Kontur darstellt, wurde bisher in operativ gesicherten

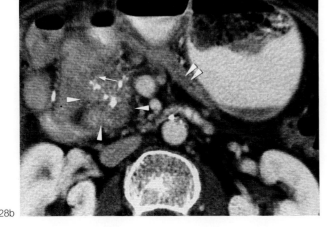
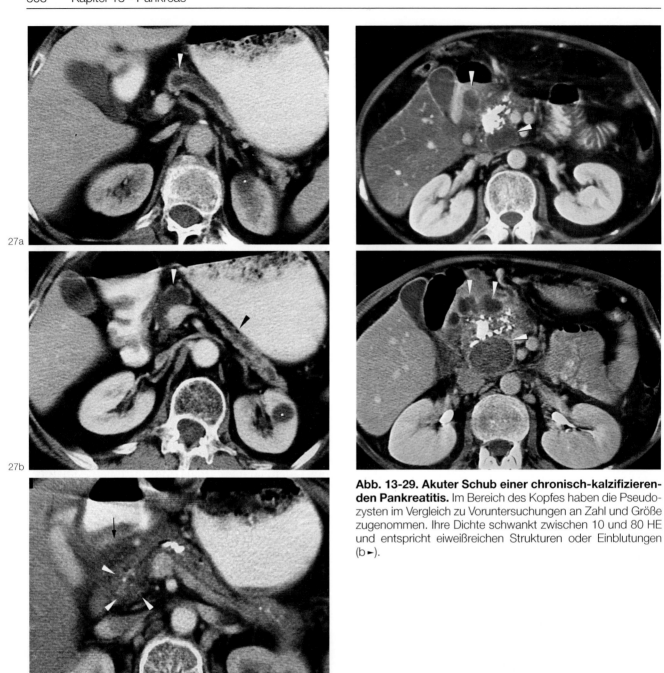

Abb. 13-29. Akuter Schub einer chronisch-kalzifizierenden Pankreatitis. Im Bereich des Kopfes haben die Pseudozysten im Vergleich zu Voruntersuchungen an Zahl und Größe zugenommen. Ihre Dichte schwankt zwischen 10 und 80 HE und entspricht eiweißreichen Strukturen oder Einblutungen (b ►).

Abb. 13-27. Chronische Pankreatitis. Nahezu vollständiger Verlust des Pankreasgewebes, das schlauchförmig den insgesamt erweiterten Pankreasgang umgibt. Kein Nachweis von Verkalkungen.

Abb. 13-28. Chronische Pankreatitis. Pankreaskorpus und -schwanz sind im Durchmesser nur mäßiggradig reduziert. Der gering erweiterte Pankreashauptgang ist gerade sichtbar (►). Nachweis feinerer und grobscholliger Verkalkungen im Bereich des gesamten Organs. Der Pankreaskopf erscheint leicht verplumpt und kleinknotig konfiguriert (►). Er ist von der entzündlichen verdickten Duodenalwand (→) nicht sicher abzugrenzen.

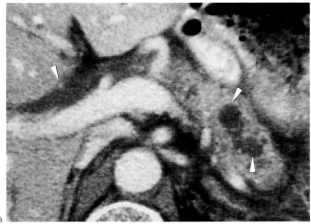

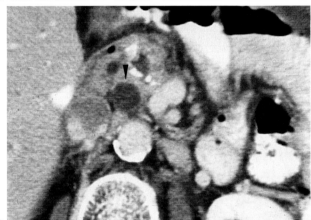

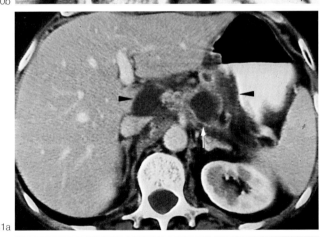

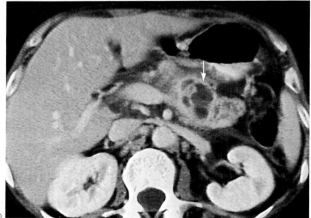

Fällen seltener angetroffen als eine Organvergrößerung. Gelegentlich imponiert das Pankreas nur noch als eine fibröse Hülle um den Pankreasgang. Die partielle Atrophie von Schwanz und Körper ist häufig Folge einer Gangverlegung und daher meist wegweisend für einen malignen Prozeß im Pankreaskopf. Eine durch Obstruktion bedingte Atrophie des Organs kann jedoch auch durch Fettgewebsersatz der Drüsenläppchen mit interlobulärer Bindegewebsvermehrung (Sklerolipomatose) erfolgen, die Übergänge zur Lipomatosis pancreatis sind fließend.

Bei allgemeiner Atrophie des Organs einschließlich des Pankreaskopfes, ausgedehnten parenchymatösen Verkalkungen und Gangerweiterungen ist die Diagnose einer chronischen Pankreatitis sicher zu stellen.

Eine durch eine chronisch proliferierende Entzündung des Pankreas bedingte *Vergrößerung* betrifft in der Regel das gesamte Organ, das sich dann leicht verplumpt darstellt. Eine isolierte Raumforderung ist gelegentlich im Kopfgebiet anzutreffen. Werden die üblicherweise scharfen Organgrenzen unscharf, so spricht dieses für einen akuten Entzündungsschub (Pankreaskopf-Pankreatitis).

Lymphknotenvergrößerungen werden nur in Ausnahmefällen beobachtet.

KM: *Gangerweiterungen* lassen sich in der CT besser nach KM-Gabe erkennen. Sie werden bei der chronischen Pankreatitis durch Organschrumpfung oder durch Obstruktion (verkalkte und nichtverkalkte Konkremente, Strikturen) hervorgerufen. Wegen ihrer narbigen Verziehungen erscheinen die Gangkonturen unregelmäßiger als bei tumorbedingten Obstruktionen. Eine Erweiterung des suprapankreatischen Choledochusanteiles mit fusiformer intrapankreatischer

Abb. 13-30. Chronische Pankreatitis. Relativ plumpes Organ mit unregelmäßig erweitertem D. pancreaticus und choledochus (►), im Kopfbereich mit Verkalkungen.

Abb. 13-31. Rezidivierende chronische Pankreatitis. Neben einem Konglomerat von Pseudozysten finden sich peripankreatische Exsudationen (►). Das Organ selbst ist durch die Pseudozystenbildung (→) verformt und zum großen Teil aufgebraucht.

Einengung wird nicht selten bei der proliferierenden Form der Pankreatitis gefunden und bedarf der detaillierten Beurteilung durch die ERCP.

Pseudozysten begleiten zu mehr als 30% eine chronische Pankreatitis. Sie sind als kleine, scharf berandete Hypodensitäten - am besten erkennbar nach KM-Gabe – innerhalb des Pankreasgewebes nachweisbar und können erhebliche Ausmaße von mehr als 15 cm einnehmen. Nicht selten werden sie auch weit vom Pankreas entfernt in anderen Oberbauchregionen angetroffen.

DD: Isolierte Organverplumungen bei einer chronischen Pankreatitis sollten durch eine ERCP weiter differenziert werden.

Lit.: 1432, 1417, 1380

Pankreasabszeß

Ein Pankreasabszeß entsteht in der Regel durch Infektion einer Pseudozyste (im Rahmen einer akuten oder chronischen Pankreatitis) und ist nur äußerst selten durch eine von Nachbarorganen (Niere, Kolon) übergreifende Infektion bedingt.

• **CT**

Nativ: Eine infizierte Pseudozyste ist von einer nichtinfizierten weder durch Konfiguration noch durch die Densität zu unterscheiden. Sie stellt sich als eine isolierte, mäßig hypodense Raumforderung innerhalb und in der Umgebung des Pankreas dar. Erst Gaseinschlüsse sind pathognomonisch.

KM: Die Zystenwand zeigt zwar ein randständiges Enhancement, dieses kann jedoch auch ohne Infektion bei aktiven resorptiven Vorgängen vorliegen und ist daher nicht eindeutig.

Lit.: 1379

Pankreastrauma

Ein – meist stumpfes – Bauchtrauma betrifft zumeist die Korpusregion, in der Regel in Kombination mit anderen inneren Verletzungen. Es

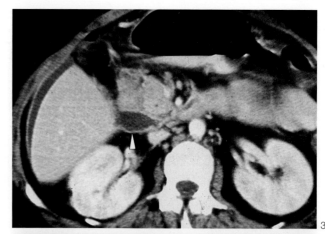
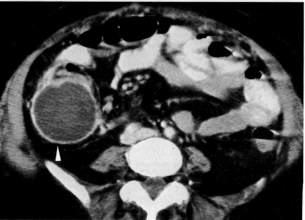

Abb. 13-32. Pseudozysten bei chronischer Pankreatitis. Häufig sind Pseudozysten das einzige sichtbare Residuum einer abgelaufenen chronischen Pankreatitis. Sie liegen zwar meist peripankreatisch, sind jedoch in sämtlichen Abschnitten des Bauch- und Retroperitonealraumes anzutreffen. In diesem Falle ist eine retroduodenale Pseudozyste (a ▸) nachweisbar, die sich kaudalwärts retrokolisch rechts fortsetzt (b ▸).

werden Kontusion, inkomplette (ohne Kapseleinriß) und komplette Ruptur (Parenchym- und Kapselruptur mit oder ohne Einriß des Ductus pancreaticus) unterschieden.

Bei der inkompletten Ruptur bildet sich häufig eine traumatische Pseudozyste aus. Vollständige Rupturen können zu Schwanzsequestrationen, Pseudozysten und Fistelbildungen in die Bursa omentalis führen. Je nach Ausmaß der Kontusion wird eine Pankreatitis induziert.

• **CT**

Nativ: In der CT läßt sich das Hämatom als Tramafolge nachweisen. Es ist meist isodens bis hyperdens und geht später in eine hypodense Raum-

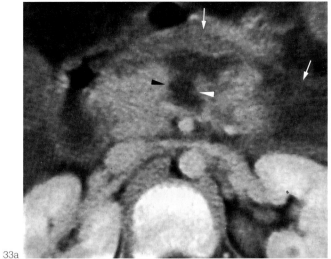

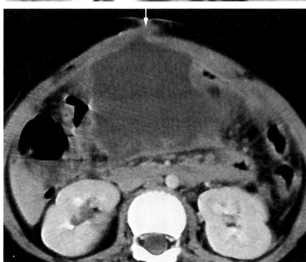

Abb. 13-33. Zustand nach stumpfem Bauchtrauma.
Nach KM-Gabe findet sich eine Organruptur mit Hypodensität im Pankreaskorpus (a ▶). Zusätzlich Nachweis einer peripankreatischen Exsudation bzw. Blutung (a →). 7 Tage später hat sich eine Pseudozyste gebildet, die den oberen Bauchraum ausfüllt (b →). 6 Monate nach Implantation des Pankreaskorpus in den Magen (c ▶) stellt sich Kopf und Körper des Pankreas regelrecht strukturiert dar.

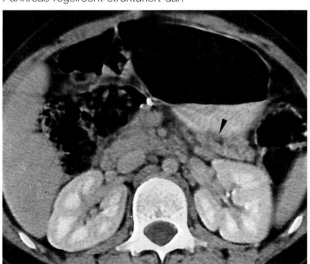

forderung über, deren Ausdehnung und Ausbreitung im Retroperitonealraum abgeschätzt werden kann. Diese traumatische Pseudozyste läßt sich von einer primär entzündlich bedingten computertomographisch nicht unterscheiden. Meist finden sich begleitend Zeichen einer ödematösen Pankreatitis mit geringen Exsudationen.

KM: Eine KM-Gabe kontrastiert das vitale Pankreasgewebe und kann daher traumatische Parenchymdefekte lokalisieren. Sie dient der Demarkierung von Pseudozysten und Flüssigkeitsansammlungen.

Lit.: 1375, 1413

Lipomatose und Atrophie

Die Lipomatose ist zumeist Begleitsymptom einer allgemeinen Adipositas. Eine weitere Ursache ist der Verschluß des Ductus pancreaticus, wobei die im Staugebiet gelegenen Parenchymanteile atrophieren und einzelne Drüsenläppchen durch Fettgewebe ersetzt werden. Im Endzustand der chronischen Pankreatitis entsteht ebenfalls eine lipomatöse Drüsendurchsetzung, die aufgrund der begleitenden Fibrose als Sklerolipomatose bezeichnet wird. Späte Stadien der zystischen Pankreasfibrose können ebenfalls in eine Lipomatose übergehen. Die *lipomatöse Pankreasatrophie*, bei der eine virale Genese diskutiert wird, stellt eine seltene Erkrankung des kindlichen Pankreas dar.

• **CT**

Nativ: Zumeist findet sich bei adipösen Patienten eine lobuläre Parenchymstruktur des Pankreas. Die einzelnen Drüsenläppchen werden je nach Einwachsen des Fettgewebes auseinandergedrängt. Im Stadium der lipomatösen Atrophie findet sich eine lockere Bindegewebsmatrix, die die ursprüngliche Organkontur noch erkennen läßt.

KM: Die lipomatösen Strukturen zeichnen sich nach KM-Gabe durch eine Minderkontrastierung aus, doch ist eine KM-Gabe diagnostisch nicht erforderlich.

Lit.: 1371

Kapitel 14
Gastrointestinaltrakt

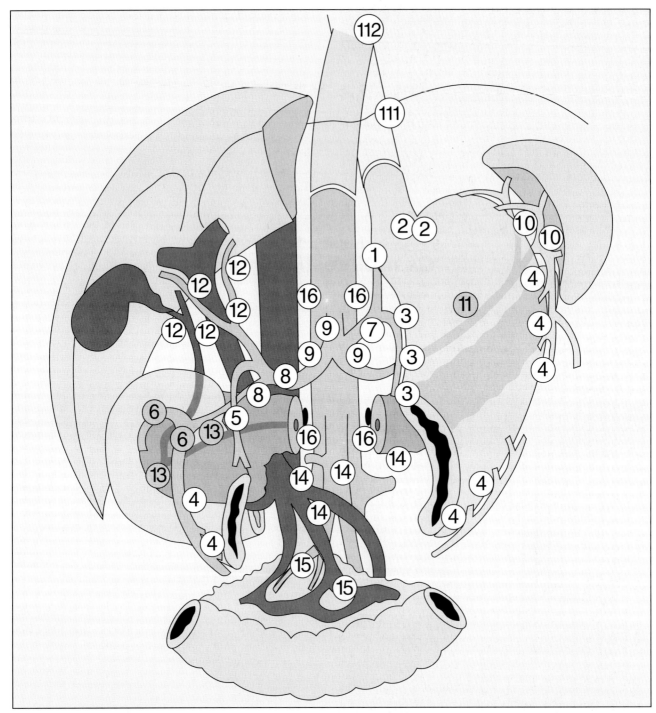

Abb. 14-1. Lymphknotenstationen beim Magenkarzinom. (Die Numerierung entspricht den Vorschlägen der Japanese Research Society for Gastric Cancer.)

Zeichenerklärung:
1 rechter Kardialymphknoten
2 linker Kardialymphknoten
3 Lymphknoten der kleinen Kurvatur
4 Lymphknoten der großen Kurvatur
5 suprapylorischer Lymphknoten
6 subpylorischer Lymphknoten
7 Lymphknoten der A. gastrica sinistra
8 Lymphknoten der A. hepatica communis
9 Lymphknoten des Truncus coeliacus
10 Lymphknoten des Milzhilus
11 Lymphknoten der A. lienalis
12 Lymphknoten des Ligamentum hepatoduodenale
13 retropankreatische Lymphknoten
14 mesenteriale Lymphknoten
15 Lymphknoten der A. colica media
16 paraaortale Lymphknoten
111 diaphragmale Lymphknoten
112 Lymphknoten des hinteren Mediastinums

Gastrointestinaltrakt

Anatomie und Abbildung

Der obere *Ösophagus* liegt der Pars membranacea der Trachea an. Im Halsbereich ist die Außenkontur des Ösophagus wegen nur sehr geringer Fettinterposition häufig nicht sicher abgrenzbar. Im Zweifelsfall kann hier eine ergänzende intravenöse Kontrastmittelgabe eine bessere Demarkierung gegen Schilddrüse, Muskulatur und Gefäße herbeiführen. Unterhalb der Bifurkation der Trachea liegt der Ösophagus dem linken Vorhof direkt an, so daß die Abgrenzung der Ösophaguswand durch Bewegungsartefakte erschwert wird. Der Ösophagus tritt dann durch den Hiatus des Zwerchfells in den Abdominalraum ein. Die Fixierung des Ösophagus am Zwerchfell durch das Ligamentum phrenicoösophageale ist computertomographisch meist nicht darstellbar. Unterhalb des Zwerchfells wird der Ösophagus durch das Ligamentum gastrohepaticum fixiert, das vor den Lobus caudatus in die Leberpforte zieht. Die Wanddicke des mit Luft gefüllten, leicht erweiterten Ösophagus soll 3 mm nicht überschreiten.

Form und Konfiguration des *Magens* sind stark variabel. Der gefüllte Magen zeigt einen nach dorsal weit ausladenden Magenfundus, der das Zwerchfell berührt und von der Milz konturiert wird. Die Korpusregion reicht an die ventrale Bauchwand heran. Je nach Lage seiner Hauptachse wird der Magen in unterschiedlich vielen Schichten dargestellt. Pylorus und nachfolgender Bulbus duodeni liegen dem Pankreaskopf an. Die im Transversalschnitt tangential dargestellten Magenwände entsprechen nur punktuell den Ansätzen des Omentum minus und des Ligamentum gastrocolicum.

In Rechtsseitenlage wird die Antrumregion des Magens gleichmäßiger entfaltet und die Beziehung zum Pankreas häufig besser tangential dargestellt. Dagegen sind krankhafte Veränderungen des ösophagogastralen Überganges häufig

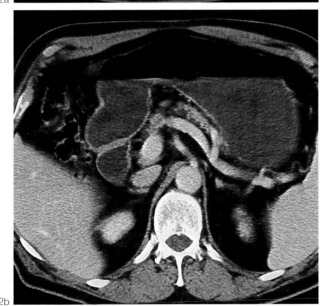
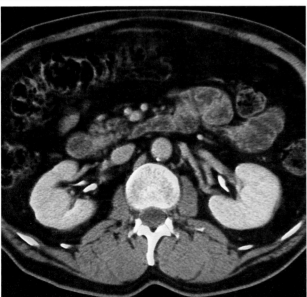

Abb. 14-2. Nach Wasserfüllung Gabe eines Spasmolytikums und KM-Bolus läßt sich die Magenwand tangential als homogen kontrastierte und scharf begrenzte Struktur darstellen und wird damit sowohl zum Lumen als auch zur Umgebung gut beurteilbar. Die Fältelung des Dünndarms wird nach KM-Bolus sichtbar (c).

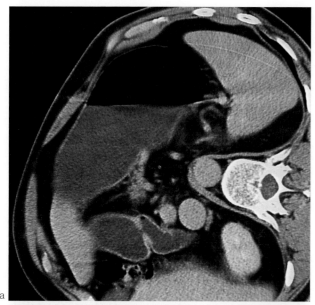

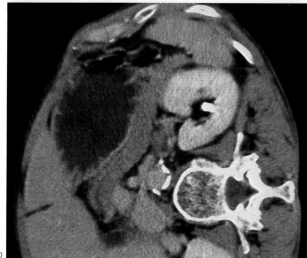

Abb. 14-3. Die Seitenlage stellt andere Magenwandabschnitte tangential dar, insbesondere wird die Abgrenzung zum Pankreas erleichtert (b).

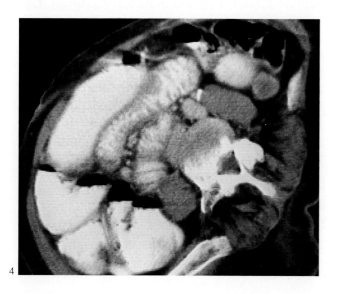

Abb. 14-4. Gastrografin-Gabe und KM-Bolus reduzieren den Kontrast und damit den Detailreichtum der Abbildung.

besser in Linksseitenlage darstellbar, wenn die Rückenlage zur Beurteilung dieser Region nicht ausreicht.

Grundsätzlich sind Magenwandprozesse nur bei ausreichender Distension des Magens zu beurteilen. Nach Gabe eines Spasmolytikums und bei guter Füllung beträgt die Dicke der normalen *Magenwand* nicht mehr als 4 mm, kann aber bei kollabiertem Magen auch 10 mm überschreiten. Details der Magenwand werden am besten am wassergefüllten, distendierten Magen nach intravenösem KM-Bolus sichtbar. Dabei kontrastiert sich die Magenwand gleichförmig, die Falten der Mucosa lassen sich gut gegen das hypodense Magenlumen abgrenzen. Das gesamte Darmrohr vom *Duodenum* bis zum *Rektum* stellt sich bei gleichmäßiger oraler Darmkontrastierung in radiologisch bekannten Mustern dar; Kerckring-Falten, Haustren und mitunter auch die Appendix lassen sich relativ detailreich abbilden, wenn auch die Auflösung der konventionellen Magen-Darm-Untersuchungen nicht erreicht wird. Ergänzend hierzu wird jedoch auch der extraluminale Darmanteil und die Peritonealhöhle mitdargestellt.

Die *Darmwanddicke* hängt von der Distension des entsprechenden Segmentes ab. Sie beträgt ca. 3 mm bei normaler Aufweitung des Darmes, kann aber bei stärkerer Aufblähung, insbesondere von Kolon und Rektum auf 1 – 2 mm reduziert werden. Wie der Magen kann auch das Rektum mit Wasser gefüllt werden, um nach intravenöser KM-Gabe die Rektumwand bzw. eine Läsion detailreich gegen Lumen und Umgebung darzustellen. Abbildungen nach Luftinsufflationen in Rektum oder Kolon sind auch unter Gabe eines Spasmolytikums weniger gut reproduzierbar.

Ösophagus

Tumoren

Der häufigste Tumor des Ösophagus ist das (Plattenepithel-)Karzinom, das vorwiegend ältere Männer betrifft. Es entsteht vorzugsweise an den

Ösophagus 317

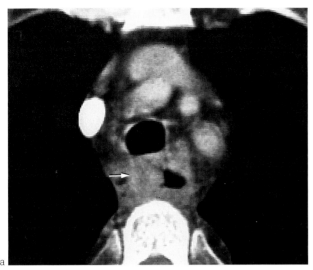

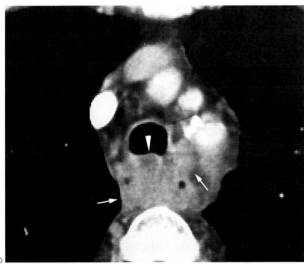

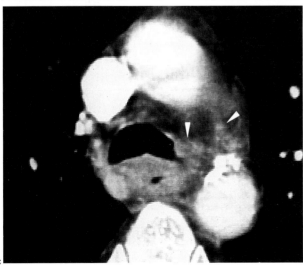

Abb. 14-5. Ösophaguskarzinom. Exzentrisches Lumen mit unregelmäßiger Außenkontur (a, b →), bedingt durch periösophageale Lymphknotenvergrößerungen. Das aortopulmonale Fenster ist durch lymphangiotische Strangbildungen retikulär verdichtet (c ▸). Die Pars membranacea der Trachea ist vorgewölbt (b ▸), hier ist eine beginnende Infiltration prinzipiell nicht auszuschließen.

drei physiologischen Engen der Speiseröhre. Sarkome dagegen sind selten. Von ihnen ist das Leiomyosarkom am häufigsten. Auch benigne Geschwülste werden nur gelegentlich nachgewiesen, sie liegen entweder intraluminal (Polyp, Adenom, Papillom) oder intramural (Myom, Neurinom, Lipom, Hamartom).

Die lymphogene Ausbreitung des Karzinoms erfolgt zunächst submukös, dann periösophageal in das Mediastinum bzw. die Halsweichteile. Für den zervikalen Ösophagus gelten daher die zervikalen und supraklavikulären Lymphknoten und für den intrathorakalen Abschnitt die mediastinalen, perigastralen, nicht jedoch die coeliakalen Stationen als regional (N1). Die infradiaphragmalen Lymphknoten werden aber auch bei Tumorsitz im oberen Ösophagusdrittel nicht selten befallen. Lymphogene und hämatogene Fernmetastasen (M1) werden zuerst in Lunge, Leber, Nieren und Skelett gefunden.

Bei eindeutiger Tumorinvasion in das Tracheobronchialsystem oder in die benachbarten vaskulären Strukturen (Aorta, V. cava, Perikard, A. pulmonalis) sowie bei ausgedehnter Metastasierung ist auch aus palliativen Gründen eine Tumorresektion nicht mehr indiziert.

● **CT**

Nativ: Wandverdickung und Passagebehinderung mit prästenotischer Dilatation sind die führenden Zeichen des Ösophaguskarzinoms. Eine exzentrische Wandauftreibung über 3 – 5 mm hinaus spricht primär für einen tumorösen Prozeß. Eine unscharfe oder zapfenförmige Infiltration in die Umgebung (T3) ist in der CT bei ausreichender Fettmanschette gut erkennbar. Ein Einbruch in die Adventitia der Aorta descendens ist sehr wahrscheinlich, wenn mehr als 90° der Aortenzirkumferenz von Tumorgewebe ummauert ist, wird bei einer Ummantelung von weniger als 45° jedoch unwahrscheinlich. Auf einen Einbruch in Tracheobronchialbaum oder Gefäßsystem deutet eine Konturunterbrechung bzw. eine intraluminale Konturunregelmäßigkeit. Ein flächenhafter Kontakt des Tumors mit diesen Strukturen läßt lediglich die Verdachtsdiagnose einer Wandinfiltration zu. Bei fehlendem mediastinalem Fettgewebe ist die Abschätzung einer Tumorinfiltration erschwert und unsicher.

KM: Nach einem KM-Bolus werden Grenzflächen häufig besser sichtbar, da vitales Tumorgewebe sich deutlich kontrastiert. Strukturunregelmäßigkeiten treten stärker hervor, so daß die Tumorgrenzen klarer gegen angrenzende Lymphknotenstrukturen und vaskuläre Grenzflächen differenziert werden können.

Eine submuköse *lymphogene Ausbreitung* des Tumors ist computertomographisch nicht darstellbar. Periösophageale (peritumorale) Lymphknoten größer als 10 mm sollten als metastatisch befallen angesehen werden. Netzförmige noduloretikuläre Verdichtungen in der direkten Tumorumgebung sind Hinweis auf eine lymphangiotische Ausbreitungsform. Grundsätzlich sind auch bei Tumorsitz im oberen Ösophagusdrittel die infradiaphragmalen Lymphknotenstationen (perigastral, Truncus coeliacus, Ligamentum hepatoduodenale) zu beachten. Sie sollten bereits ab 8 mm im Querdurchmesser als metastatisch befallen bewertet werden.

Als primäre Orte der *hämatogenen* Metastasierung sind Lunge und Leber in die Ausbreitungsdiagnostik miteinzubeziehen.

DD: *Benigne Raumforderungen* des Ösophagus stellen sich als umschriebene, glatt berandete Wandverdickungen dar. Das *Leiomyom* weist ein geringgradiges homogenes Enhancement auf. Dieses ist beim *Hämangiom* und beim *Fibroepitheliom* stärker ausgeprägt. Ösophageale *Duplikationszysten* sollten erst dann angenommen werden, wenn nach oraler KM-Gabe ein Divertikel ausgeschlossen werden konnte. Die diagnostische Abgrenzung eines gleichförmig zirkulär wachsenden, scharf konturierten Malignoms gegen eine *entzündliche Wandverdickung* ist meist schwierig.

Lit.: 338, 443, 367, 294, 342, 1657, 317, 1438, 468, 463

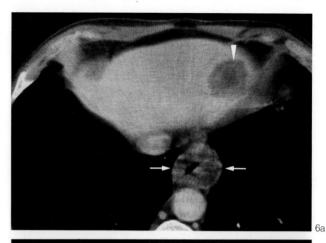
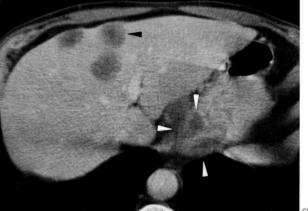
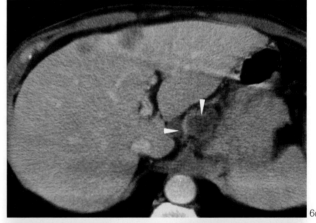
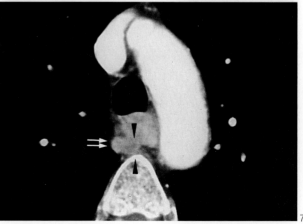

Abb. 14-6. Distales Ösophaguskarzinom. Der scharf berandete, zirkuläre Tumor (a →) mit einer Wandverdickung von 1,5 cm hat auf die Kardia übergegriffen (b ►◄) mit Nachweis von retrogastralen Lymphknoten- (c ►) und Lebermetastasen.

Abb. 14-7. Ösophaguskarzinom. Nach KM-Gabe demarkiert sich diskret hypodens ein periösophagealer Lymphknoten (►◄). V. azygos (⇒).

Ösophagus

Entzündliche Ösophagusveränderungen

Die *Refluxösophagitis* ist Folge eines vermehrten gastroösophagealen Refluxes bzw. einer Hiatushernie. Sie ist meist im unteren Ösophagusdrittel am stärksten ausgeprägt. Chronische Verläufe führen zu Ulzera, Strikturen und Wandverdickkungen.

Die *Soorösophagitis* betrifft dagegen meist den ganzen Ösophagus und führt durch Wandödem und Wandinfiltration zur Verdickung der gesamten Ösophaguswand. Andere Mykosen können zu einem ähnlichen Bild führen. *Tuberkulose* und Lues befallen die Speiseröhre meist sekundär. Sie können durch intramurale Granulome die Wand segmental verdicken.

• CT

Im floriden Stadium ist eine zirkuläre gleichförmige Wandverdickung nachweisbar, die bei *kurzstreckigem* Befall von einem zirkulär wachsenden, auf die Wand beschränkten Karzinom (Stadium T2) nicht zu unterscheiden ist. Strikturen nach Verätzungen, M. Crohn und Ulzera führen im Narbenstadium nicht zu einer Wandverdickung, so daß der Außendurchmesser des Ösophagus meist reduziert ist.

Eine *allgemeine* Wandverdickung findet sich bei der Soorösophagitis. Sie ist differentialdiagnostisch gegen die seltene intramurale Pseudodivertikulose abzugrenzen, die zahlreiche intramurale, 1 – 3 mm messende, computertomographisch nachweisbare Pseudodivertikel aufweist. Eine Rarität stellt die idiopathische Muskelhypertrophie des Ösophagus dar.

Lit.: 1483, 3382

Ösophagusvarizen

Die submukösen Ösophagusvenen dienen bei portaler Hypertension als Umgehungskreislauf. Sie drainieren über periösophageale Venen in das V.-azygos-System. Selten sind bei Obstruktion der V. cava superior sog. Down-hill-Varizen, die Teil der venösen Drainage der oberen Thoraxapertur werden. Ösophagusvarizen können ein erhebliches Kaliber aufweisen und somit die Ösophaguswand verdicken. Sie werden heute in der Regel endoskopisch sklerosiert.

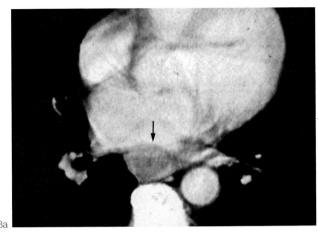
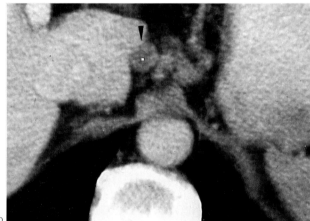

Abb. 14-8. Distales Ösophaguskarzinom. Der Ösophagus ist scharf berandet (a →) und nur geringgradig wandverdickt, zeigt jedoch bereits Lymphknotenabsiedelungen im Truncus coeliacus (b ▸).

Abb. 14-9. Ösophagitis nach Laugenverätzung. Nach KM-Bolus stellt sich der erweiterte Ösophagus mit dünner Wandung dar (▸), leichte Maskierung des periösophagealen Fettgewebes und diskrete Pleuraergüsse bds. (→) als Hinweis auf eine mediastinale und pleurale Mitbeteiligung.

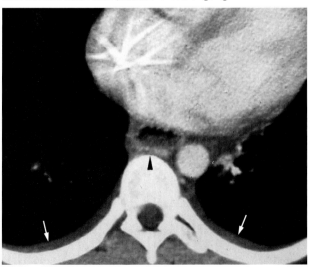

● **CT**

Nativ: Im Bereich des distalen Ösophagus und des ösophagogastralen Überganges findet sich häufig eine Wandverdickung, deren Außenkontur im Nativbild einen nodulären Aspekt annehmen kann.

KM: Eine ausreichend dosierte, protrahierte, intravenöse KM-Gabe stellt die intramuralen Venen und die erweiterten periösophagealen Venen in Höhe des Zwerchfells dar, die sich meist in erweiterte Venenkonvolute entlang des Magens (gastroösophageal, retrogastral) des Pankreas und des Milzstiels (perilienal, mesenterial, retroperitoneal) verfolgen lassen.

Nach *Sklerosierung* erfolgt häufig eine entzündliche Reaktion des behandelten Ösophagusabschnitts. Sie reicht von einer umschriebenen Verdickung der Ösophaguswand über eine Exsudation in das umgebende Mediastinum, Obliteration des angrenzenden Fettgewebes bis zu einer Pleurareaktion mit Ergußbildung. Diese Prozesse lassen sich, unter Beachtung der infradiaphragmalen Ausdehnung, in der CT meist besser nach KM-Gabe nachweisen.

Lit.: 248, 1148, 547, 293, 305, 1492, 1075, 229, 968, 224

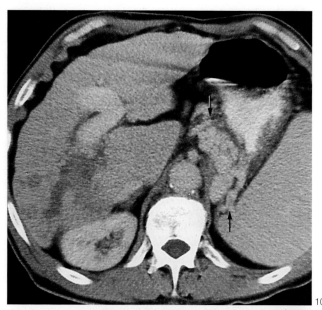
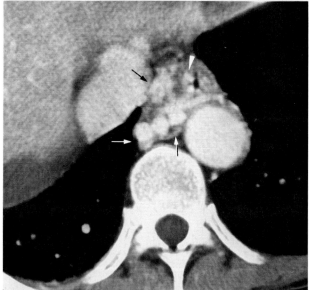
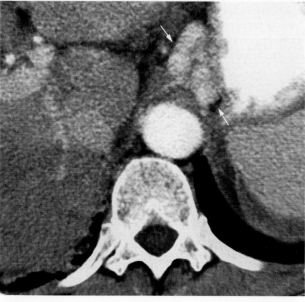

Abb. 14-10. Ösophagus- und Fundusvarizen.
a) Bei Leberzirrhose stellt sich ein Füllungsdefekt im Fundusbereich des Magens dar. Nach protrahierter KM-Gabe füllen sich breite Venenkonvolute auf, die Fundusvarizen entsprechen (→).
b, c) Periösophageale und submuköse Ösophagusvarizen. Medial der Kardia füllen sich nach protrahierter KM-Gabe breite Venenkonvolute auf (c→). Sie setzen sich periösophageal kranialwärts fort (b→). Auch submuköse Venen sind innerhalb des Ösophagus zu identifizieren (b ►).

Magen

Tumoren des Magens

Magenkarzinom

Das Magenkarzinom ist der dritthäufigste Tumor des Gastrointestinaltraktes. In den letzten Jahrzehnten ist die Inzidenz dieses Tumors insgesamt rückläufig. Das Kardiakarzinom nimmt jedoch im Verhältnis zum Antrumkarzinom zu. Durch intensive Endoskopie wird das Magenkarzinom häufiger im Frühstadium erfaßt. Zumeist wird es jedoch erst im fortgeschrittenen Stadium aufgedeckt, wenn bereits die Muscularis der Magenwand infiltriert ist.

Eine *lymphogene* Ausbreitung erfolgt relativ früh in die Submukosa und Serosa. Es werden zunächst die regionalen Lymphknoten der Magenwand (Stadium N1), dann die perigastrischen Stationen entlang der Gefäße (A. hepatica communis, A. gastrica sinistra, A. lienalis, Stadium N2) befallen. Als Fernmetastasen (M1) gelten Absiedlungen im Bereich des Lig. hepatoduodenale, der Mesenterialwurzel und der paraaortalen sowie der diaphragmalen Lymphknotenstationen. *Hämatogene* Fernmetastasen finden sich vorzugsweise in Leber und Lunge, jedoch auch in Skelett und Nieren. Die Indikation zur CT ist nicht der Tumornachweis, sondern die Bestimmung des Ausbreitungsgrades.

• **CT**

Nativ: Voraussetzung für eine gute Beurteilbarkeit der Magenwand ist ein distendierter Magen, bei dem im Normalfall die durchschnittliche Wanddicke 4 mm beträgt. (Bei Kardiakarzinomen ist wegen der schlechten Überschaubarkeit des gastroösophagealen Überganges die Links-

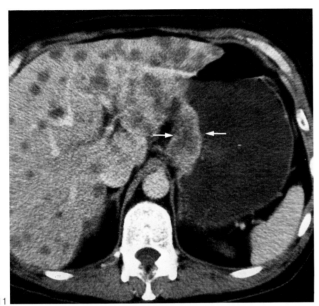

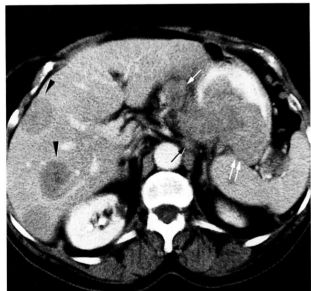

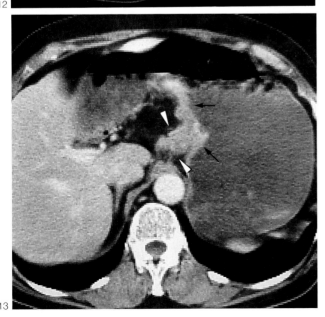

Abb. 14-11. Kardiakarzinom. Der Tumor breitet sich minorseitig aus und zeigt bereits multiple Lebermetastasen.

Abb. 14-12. Ausgedehntes Kardiakarzinom (⇒) mit großen Lymphknotenmetastasen retrogastral (→) und Lebermetastasen (▻).

Abb. 14-13. Kardiakarzinom (→) mit Lymphknotenmetastasen, die den Truncus coeliacus ummauern (▻).

seitenlage anzuraten.) Bei dieser Technik wird auch ein großer Teil der T1-Tumoren als umschriebene Wandverdickung erfaßt. Größere Tumoren erscheinen als kolbige oder glatte Weichteilformationen, deren Densität bei schleimbildenden Karzinomen herabgesetzt ist. Bei Wandauftreibungen über 2 cm ist meist die Serosa überschritten. Infiltrative Tumorformen (Borrmann IV), die endoskopisch Probleme bereiten, erscheinen als segmentale oder totale Wandverdickung des Magens. Eine Tumorinfiltration der *Serosa* selbst läßt sich meist nicht sicher erfassen. Eine höckrige äußere Magenkontur und feine strahlige Ausläufer sind ein Indiz für einen Serosabefall. Indirektes Zeichen einer Serosadurchwanderung ist ein peritonealer (lokalisierter) Aszitesnachweis, besonders bei gleichzeitig bestehender Verdickung des peritonealen Blattes.

Eine direkte *Ausbreitung* des Tumors über die Magenwand hinaus erfolgt an den Kontaktflächen zu Leber, Colon transversum und am häufigsten Pankreas. Eine trennende Fettschicht ohne strangförmige Strukturverdickungen spricht gegen eine Umgebungsinfiltration. Bei kachektischen Patienten wird daher die Abschätzung einer Infiltration in Nachbarorgane schwierig. Eine gute Verschieblichkeit der Magenwand gegen benachbarte Strukturen spricht gegen eine Infiltration und kann durch Lagewechsel überprüft werden. Nicht selten führen jedoch auch entzündliche Reaktionen zu Adhärenzen. Die *Lymphknoten* der Magenwand (N1) sind der CT schwer zugänglich. Diagnostisch sind sie jedoch meist nicht relevant, da sie in der Regel operativ mitentfernt werden. LK-Vergrößerungen im Bereich des Ligamentum hepatoduodenale (z.B. mesenteriale und paraaortale Stationen) stellen bereits Fernmetastasen (M1) dar. Deswegen ist auf sie besonders zu achten. Konglomerate von mehreren auf 8 – 10 mm vergrößerten Lymphknoten entsprechen ebenfalls meist Metastasen.

Das *Lokalrezidiv* des Magenkarzinoms findet sich in der Anastomose, unabhängig davon, ob eine Teilresektion oder eine Gastrektomie durchgeführt wurde. Es wird als unregelmäßig begrenzte, weichteildichte Raumforderung nachgewiesen. Meist steht jedoch eine Metastasierung mit Lymphknotenkonglomeraten, Lebermetastasen oder als Peritonealkarzinose mit Aszites im Vordergrund.

KM: Eine KM-Gabe kann – insbesondere bei Wasserfüllung des Magens - im Einzelfall den Tumor von der normalen Magenwand demarkieren. Dieser weist, außer bei schleimbildenden Karzinomen, eine leicht verstärkte und ungleichmäßige KM-Aufnahme auf, die bei der diffusen, szirrhösen Form besonders ausgeprägt ist. Der KM-Bolus dient auch der diagnostischen Abgrenzung von lymphatischen Strukturen. Entzündlich vergrößerte Lymphknoten sollen im Vergleich zu metastatischen ein geringeres Enhancement aufweisen.

Lit.: 1612, 1611, 1616, 1618, 1655, 1555, 1595, 1488

Abb. 14-14. Zirrhöses Magenkarzinom mit flächiger zirkulärer Wandinfiltration von Corpus und Antrum. In Rechtsseitenlage übersichtliche Darstellung ohne Nachweis einer Wandüberschreitung (b ►). In Rückenlage stellen sich retrogastral die Lymphknoten um den Truncus coeliacus dar, die geringgradig Kontrastmittel aufnehmen (a →).

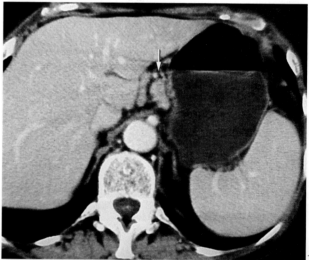

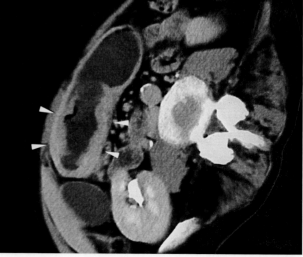

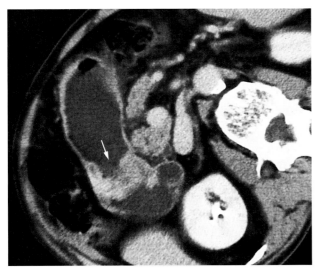

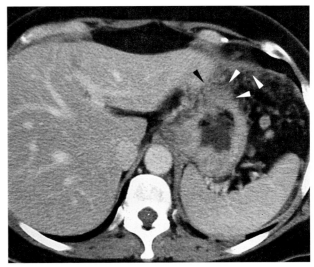

Abb. 14-15. Antrumkarzinom mit zirkulärem Wachstum ohne Nachweis einer Wandüberschreitung.

Abb. 14-17. Bei **Kardiakarzinom** Nachweis einer ausgedehnten Lymphangiosis, die bis an den Leberlappen reicht.

Abb. 14-16. Präpylorische Antrumkarzinome. Die zirkulär wachsenden Tumoren führen zu einer Passagebehinderung im Magen. Eine Wandüberschreitung bzw. regionale Lymphknotenvergrößerungen sind in beiden Fällen nicht erkennbar.

Abb. 14-18. Lokalrezidiv eines Magenkarzinoms nach B II-Operation. Im Anastomosenbereich (►) Nachweis einer weichteildichten Raumforderung, die sich z.T. auch in das Pankreas fortsetzt (→). Der Retroperitonealraum ist durch die Infiltration maskiert. Lymphknotenmetastasen (a ⇒).

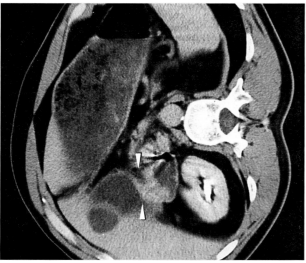

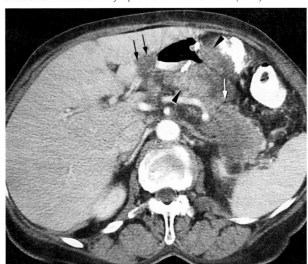

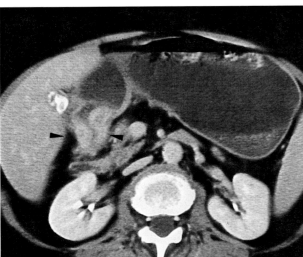

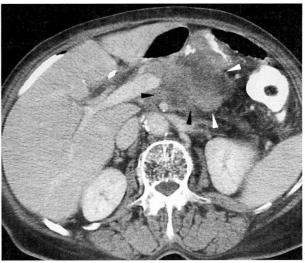

Magensarkome

Etwa 3 % der malignen Magentumoren sind Sarkome. Der Magen ist der häufigste gastrointestinale Manifestationsort der *malignen Lymphome*, die meist als histozytische bzw. lymphozytische Non-Hodgkin-Lymphome oder als M. Hodgkin vorliegen. Makroskopisch finden sich infiltrierende, ulzerierende und polypoide Formen. Der Magen kann isoliert oder auch generalisiert befallen sein. Begleitende Lymphome liegen daher häufig vor.

Ca. 25 % der Magensarkome sind *Leiomyosarkome*. Wie die benignen Leiomyome wachsen sie häufig submukös, aber auch subserös, submukössubserös und intramural. Eine direkte Tumorausbreitung in Nachbarorgane wird bei größeren Tumoren gesehen. Regionale Absiedlungen erfolgen meist als peritoneale Implantate, selten lymphogen und häufiger hämatogen, zunächst in die Leber, später in die Lunge.

• CT

Nativ: Das maligne *Lymphom* ist durch eine starke segmentale oder generalisierte Verdickung der Magenwand auf durchschnittlich 5 cm (2,5 – 8 cm) gekennzeichnet. Gelegentlich finden sich auch lokalisierte oder polypoide Formen. Die Außenkontur der Wand ist meist scharf gegen die Umgebung abgegrenzt, lumenwärts finden sich überwiegend wellige oder ondulierende Oberflächen. Tiefe Ulzerationen kommen häufiger bei den polypoiden Formen vor. Fistelbildungen mit Perforation in die Bauchhöhle werden seltener als bei Dünndarmbefall gesehen.

Leiomyosarkome können erhebliche Anteile der Magenwand befallen und sind durch ein knolliges Wachstum gekennzeichnet. Es wurden Ausdehnungen von 5 – 18 cm beschrieben. Sie weisen bereits im Nativscan ein unregelmäßiges Dichtemuster auf. Flächige Hypodensitäten mit Werten im Wasserbereich, die bei Anschluß an das Magenlumen Luft oder Flüssigkeitsspiegel enthalten, können den Raumforderungen einen zystischen Aspekt verleihen. Auch Verkalkungen werden gelegentlich nachgewiesen.

KM: Eine intravenöse KM-Gabe führt beim *malignen Lymphom* nur zu einem geringen Enhancement von 10 – 20 HE. Die häufig erkennbaren

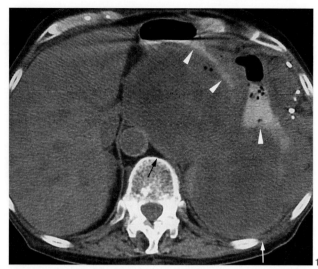

Abb. 14-19. Leiomyosarkom des Magens. Auf dem Nativbild Nachweis großer knolliger Formationen, die den Magen (▸) deformieren und Ulzerationen aufweisen. Nach KM-Bolus erhebliches randständiges Enhancement des Tumors (→), das ausgedehnte hypodense Nekrosezonen demarkiert.

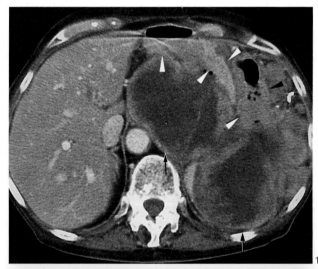

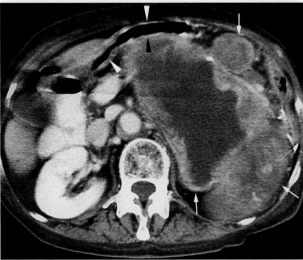

Tumoren des Magens 325

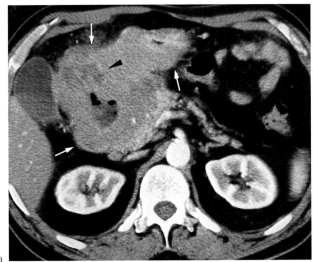

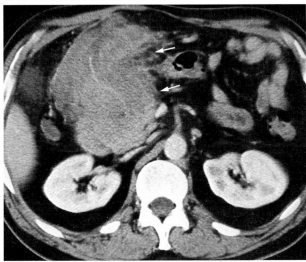

Abb. 14-20. Malignes Lymphom des Magens (lymphoblastisches Lymphom). Die Magenwand des Antrums ist über 2 cm verdickt (a→) und zeigt nach KM-Gabe nur ein geringes fleckiges Enhancement (a▸). Das Lymphom setzt sich auf das Duodenum fort (b→). Regionale Lymphknotenvergrößerungen sind nicht erkennbar.

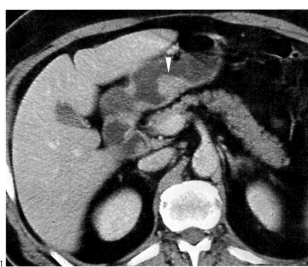

flächigen, zentralen Hypodensitäten demarkieren sich kaum, da sie meist nicht Nekrosebezirken sondern Lymphomgewebe entsprechen. Dagegen kontrastiert sich das vitale *Leiomyosarkom*gewebe kräftig und setzt Nekrosebezirke, zystische Degenerationen und/oder Hyalinisierungen deutlich hypodens ab.

DD: *Maligne Lymphome* unterscheiden sich bei ausgedehnten Magenwandverdickungen von *Leiomyosarkomen* durch das Fehlen von Nekrosebezirken und Verkalkungen, das geringe parenchymale Enhancement und durch den Nachweis regionaler Lymphknotenvergrößerungen. Ein Lymphombefall kann gegen ein infiltrativ wachsendes szirrhöses *Adenokarzinom* durch seine scharfe äußere Begrenzung (Kennzeichen einer fehlenden perigastralen Infiltration), seine erhebliche Wandverdickung, stärkere Auftreibungen der befallenen Lymphknoten und ein geringeres Enhancement differenziert werden.

Bei fehlender Metastasierung und umschriebener Raumforderung der Magenwand ist eine Differenzierung gegen benigne Tumoren nicht möglich.

Lit.: 1611, 1512, 1599, 1587, 1521, 1487, 1631, 1645, 1509, 1663, 1604, 1607

Benigne Magentumoren

Die häufigsten benignen Magentumoren sind Leiomyome, gefolgt von neurogenen Tumoren (Schwannome, Neurofibrome), Fibromen, Lipomen, Hämangiomen und anderen Gefäßtumoren.

• **CT**

Das *Leiomyom* des Magens wird meist erst bei einer Größe von 5 cm aufgedeckt, kann jedoch auch deutlich größer werden. Es stellt sich meist als endoluminale Raumforderung dar, die im Gegensatz zum Leiomyosarkom selten Nekrosebezirke aufweist. Ulzerationen des submukösen

Abb. 14-21. Leiomyom des Magens. Nachweis einer der Magenwand aufsitzenden, 1,5 cm messenden Raumforderung, die gleichmäßig Kontrastmittel aufnimmt. Kein Hinweis auf Wandüberschreitung.

Tumors werden dagegen häufiger gefunden. Nach Kontrastmittelgabe erfolgt ein gleichmäßiges Enhancement.

Das seltene *Lipom* ist durch seine hypodense Gewebedichte eindeutig zu identifizieren.

Bei auffällig starkem Enhancement eines Magenwandbezirkes sollte an *Gefäßtumoren* des Magens gedacht werden, die sich durch ihre Lokalisation von extragastralen Varizen unterscheiden.

Fibrome und *Neurinome* sind in der Regel nicht von den häufigen *Polypen* und *Adenomen* des Magens zu differenzieren.

Lit.: 1527, 1647, 1645, 1607, 1489

Abb. 14-22. Mesenterialzyste. 6 cm messende Mesenterialzyste im linken Oberbauch mit schaliger Verkalkung und inhomogenen Dichtewerten um 40 HE.

Entzündungen des Magens

Im Rahmen systemischer *granulomatöser* Erkrankungen der Tuberkulose, Sarkoidose und des M. Crohn sind selten auch Wandverdickungen des Magens möglich. Auch bei einem Magenulkus sind lokale Wandverdickungen computertomographisch insbesondere nach Kontrastmittelgabe nachweisbar. Erhebliche Wandverdickungen sind im Rahmen einer exsudativen *Pankreatitis* möglich, die einzelnen Schichten des Magens bleiben nach Kontrastmittelgabe erkennbar. Diese Veränderungen stellen sämtlich keine Indikation zur Computertomographie dar, sondern sind lediglich von differentialdiagnostischem Interesse.

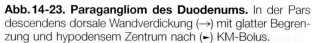

Abb. 14-23. Paragangliom des Duodenums. In der Pars descendens dorsale Wandverdickung (→) mit glatter Begrenzung und hypodensem Zentrum nach (▸) KM-Bolus.

Lit.: 1509, 1663

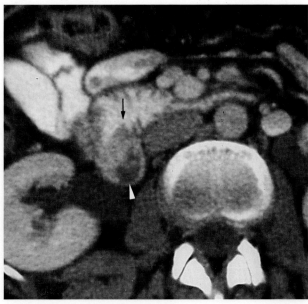

Dünn- und Dickdarm

Zysten

Duplikationszysten sind seltene Fehlbildungen des Dünndarmes. Sie liegen gegenüber dem Mesenterialansatz und weisen eine meist glatte, wenige Millimeter messende Wandung auf. Die Dichtewerte liegen vorwiegend im Wasserbereich.

Mesenteriale Zysten treten einzeln oder multipel etwa gleich häufig im Jejunum und Ileum auf. Sie entstammen unterschiedlichen Geweben und enthalten daher seröse, chylöse oder muzinöse Flüssigkeiten, so daß die Dichtewerte im Wasserbereich und auch höher (0 – 40 HE) liegen.

Lit.: 1611

Solide Tumoren

Benigne Tumoren

Das Spektrum der benignen Tumoren entspricht dem des Magens, so daß Adenome und Lipome im Vordergrund stehen.

• CT

Siehe benigne Tumoren des Magens

Maligne Tumoren

Tumoren des Dünndarms sind selten und stellen etwa 5% aller gastrointestinalen Neoplasien dar. Am häufigsten findet sich das *Karzinoid*, ein Karzinom mit niedrigem Malignitätsgrad, gefolgt vom malignen Lymphom und dem Leiomyosarkom. Das *Dickdarmkarzinom* ist dagegen eine der häufigsten Krebsarten (die zweithäufigste bei der Frau, die dritthäufigste beim Mann, wobei Männer häufiger befallen sind als Frauen).

Maligne Lymphome und *Myosarkome* treten bei den Dickdarmtumoren zahlenmäßig weit zurück, ebenso wie die mesenchymalen benignen Tumoren.

Maligne Lymphome, Myosarkome

Die Morphologie und Differentialdiagnose der Dünn- und Dickdarmsarkome entspricht derjenigen des Magens. Fistelbildungen des malignen Lymphoms finden sich häufiger bei ausgedehntem Befall des Dünndarms, so daß ein Tumorkonglomerat mit eingeschlossenen Darmschlingen entsteht. Eine Perforation in die freie Bauchhöhle findet in der Regel nicht statt.

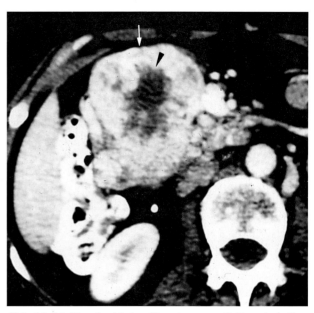

Abb. 14-24. Karzinoid des Duodenums. Seltene Lokalisation. Der Tumor nimmt kurzzeitig randständig erheblich Kontrastmittel auf (→). Das Zentrum bleibt hypodens als Zeichen regressiver Veränderungen (▻). Kein Hinweis auf Lymphknotenvergrößerungen regional.

Dünndarmkarzinoide

Sie entstehen aus neuroendokrinen Zellen der Submukosa, meist im Bereich des terminalen Ileums. Sie können einen Durchmesser von 5 cm und mehr erreichen, sind jedoch in der Mehrzahl relativ umschrieben. Die lymphogene Ausbreitung in das Mesenterium führt zu größeren regionalen Lymphknotenabsiedlungen mesenterial, paraaortal und parakaval. Nach Metastasierung in die Leber wird der Tumor durch den erhöhten Serotoninspiegel klinisch manifest.

• CT

Das Karzinoid wird computertomographisch meist durch seine regionalen Lymphknotenvergrößerungen innerhalb der Mesenterialwurzel, paraaortal und/oder parakaval erkannt. Als typisch gelten sternförmige Retraktionsphänomene in der Umgebung der regionalen Lymphknotenvergrößerungen, die einen radspeichenartigen Aspekt innerhalb des mesenterialen Fettgewebes hervorrufen. Der Darmtumor selbst ist an einer umschriebenen bzw. zirkulären Wandverdickung der betroffenen Schlinge erkennbar. Intrahepatische Absiedlungen sind – bedingt durch die Hypervaskularisation der Metastasen – nach KM-Bolus meist hyperdens.

Kolorektales Karzinom

Es entsteht durch Entartung von Polypen und findet sich vorzugsweise in Rektum und Sigma. Es handelt sich fast ausschließlich um Adenokarzinome. Die Metastasierung verläuft primär über regionale Lymphknoten. Eine Fernmetastasierung erfolgt relativ spät in Leber und Lunge. Wie beim Magen fällt der CT nicht die Rolle der Primärtumorsuche, sondern der Ausbreitungsdiagnostik zu. Nicht selten werden jedoch kolorektale Tumoren als Zufallsbefund aufgedeckt.

• CT

Nativ: Das geschlungen verlaufende Kolon mit unterschiedlich geblähten Haustren und Flexuren bietet auch bei guter und gleichmäßiger KM-Füllung ungünstige Abbildungsbedingungen. Lediglich die Rektumampulle kann reproduzierbar gefüllt werden, so daß die Darmwand tangential und distendiert dargestellt wird. Unter diesen Voraussetzungen kann in *Hochauflösung* eine geringe Wandverdickung über 5 mm hinaus dargestellt werden. Die Unterscheidung der beginnenden Fettinfiltration (*T4*) von einem auf die Wand beschränkten Tumor (*T3*) bleibt teilweise unsicher, weil geringe Strangbildungen auch entzündlich bedingt sein können. Kolorektale Tumoren lassen sich in den übrigen Kolonabschnitten bei gleichmäßiger Darmkontrastierung als Füllungsdefekte ab 2 cm Größe erkennen. Umschriebene wie auch zirkuläre Wandverdickungen sind lageabhängig je nach dargestellter Grenzfläche von 0,5 bis 1,5 cm nachweisbar.

Eine Infiltration in die Umgebung wird durch eine unscharf lobulierte oder strähnige Begrenzung gegen das angrenzende Fettgewebe sichtbar. Gaseinschlüsse innerhalb größerer Tumorformationen sind Hinweis auf eine Verjauchung des Tumors und sind gegen eine abszedierende Divertikulitis zu differenzieren.

Präoperativ ist bei tief sitzenden Rektumkarzinomen auf eine die Operabilität bestimmende Infiltration des M. levator ani oder Fossa ischiorectalis zu achten. Die *Infiltration in die Nachbarorgane* erfordert den eindeutigen Nachweis der Parenchyminvasion, beim Skelett den kortikalen Defekt, der Harnblase die Konturunterbrechung der Harnblasenwand. Zur besseren Demarkierung der Organgrenzen ist häufig ein intravenöser

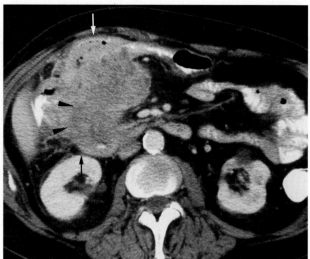
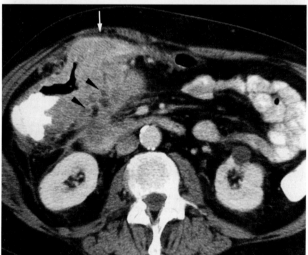

Abb. 14-25. Karzinom des Colon transversum an der rechten Flexur mit Infiltration des Lig. gastrocolium und des Duodenums (→). Der Tumor zeigt im Zentrum regressive Veränderungen bzw. Nekrosen (▶).

Abb. 14-26. Tumorrezidiv nach Sigmaresektion. Oberhalb der Anastomose findet sich eine exzentrische Wandverdickung ohne Wandüberschreitung.

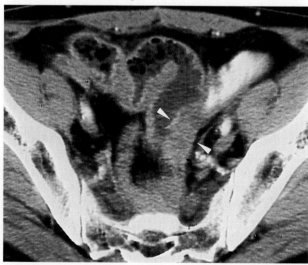

Solide Tumoren des Darms 329

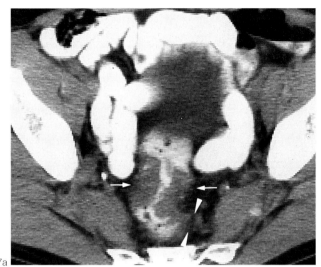

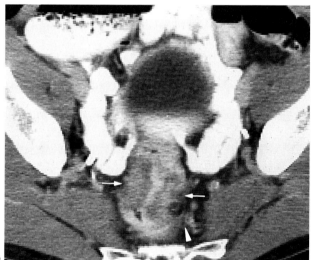

Abb. 14-27. Zirkuläres Sigmakarzinom (→). Der Tumor nimmt geringgradig KM auf (b). Die Außenkontur zeigt, bis auf kleinere Ausläufer (▸), die als Infiltration anzusehen sind, keine eindeutigen regionalen Lymphknotenvergrößerungen.

Abb. 14-28. Analkarzinom. Der Tumor treibt den Sphincter ani auf (▸). Außerdem Nachweis einer Lymphknotenmetastase links inguinal (→).

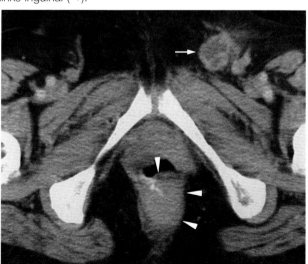

KM-Bolus erforderlich. Über 1 cm vergrößerte oder mehrere gruppierte kleinere im Drainagegebiet des Tumors gelegene *Lymphknoten* sind als metastasiert einzustufen. Die Ausbreitung wird oft eher unterschätzt, zumal begleitende entzündliche Vorgänge die Bewertung erschweren. Ein ausreichend hoher und protrahierter *KM-Bolus* ist notwendig, um mit einer verstärkten Gefäßversorgung einhergehende peritumorale Entzündungsvorgänge von bindegewebigen bzw. lymphangiotischen Strukturen zu differenzieren. Letztere sind anzunehmen, wenn zusätzliche (nicht vaskuläre) knotige Strukturen die Umgebung des Tumors durchsetzen. Die kranialer gelegenen mesenterialen Lymphknoten (N3) sind wegen ausreichend interponierten Fettgewebes einfacher zu bewerten.

Grundsätzlich ist in das Staging die Leber als erster *hämatogener* Metastasierungsort miteinzubeziehen.

Der Nachweis eines lokalen *Tumorrezidivs* bedarf einer subtilen Untersuchungstechnik. Bei Dickdarmresektionen ist auf eine gute Kontrastierung und Füllung der Anastomosenregion zu achten, weil Lokalrezidive häufig extraluminal gelegen sind. Jede asymmetrische Weichteilformation, die nicht durch die operative Anastomosentechnik bedingt ist, ist rezidivverdächtig.

DD: Das gutartige *villöse Adenom* stellt sich als ein intraluminaler, polyzyklischer, der Darmwand breit aufsitzender Tumor dar, dessen Dichtewerte gleichförmig unter 10 HE herabgesetzt sind.

Rezidiv nach Rektumamputation

Die CT ist besonders geeignet, ein Lokalrezidiv nach Rektumamputation zu erfassen. Postoperative Abheilungsvorgänge können besonders nach Abszedierungen zu erheblichen, teilweise expansiven Narbenbildungen führen. Auch Spätabszedierungen und Fisteln sind kein seltenes Ereignis. Aus diesem Grunde sollte ein Ausgangsbefund frühestens zwei, möglichst jedoch erst vier bis sechs Monate nach der Operation erhoben werden, wenn Heilungsvorgänge sicher abgeschlossen sind.

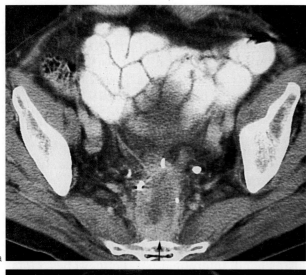
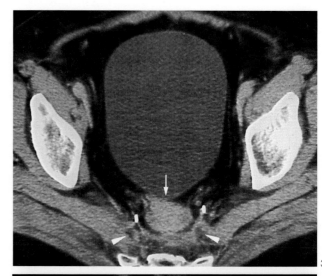
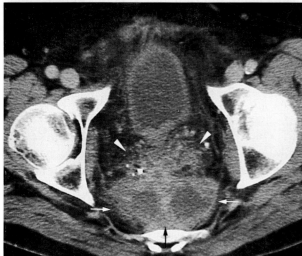
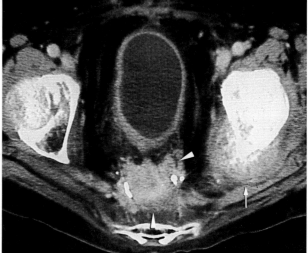

Abb. 14-29. Rezidiv nach Rektumamputation. Allmähliche Vergrößerung der Weichteilformation vor dem Sakrum, die nach 6 Monaten (b →) zunehmend knotig erscheint und bis auf das Zentrum deutlich mehr Kontrastmittel aufnimmt als das benachbarte Muskelgewebe. Nach einem Jahr (c) haben die Weichteilkomponenten, die hypodensen Zonen (Kolliquationen) und die Fettgewebeinfiltration (►) zugenommen.

Abb. 14-30. Tumorrezidiv nach Rektumamputation. Der präsakrale Raum stellt sich zunächst bis auf geringe Narbenbildungen (a ►) unauffällig dar. Der Uterus ist nach dorsal verlagert (a →). 1 1/2 Jahre später findet sich eine Infiltration in der Umgebung des Uterus (b ►) und eine ossäre Destruktion des Acetabulums (b →).

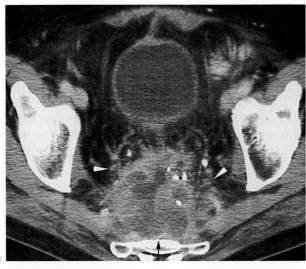
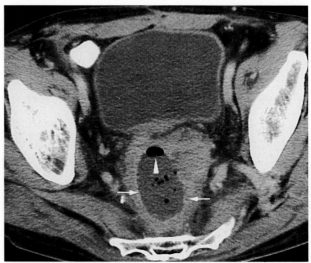

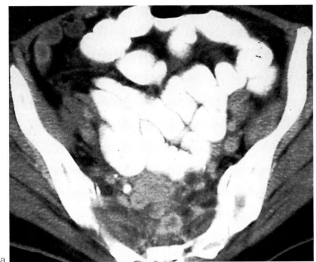

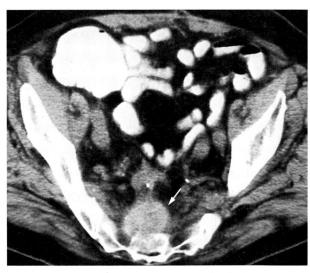

Abb. 14-33. Präsakrale Metastase bei Z.n. Rektumamputation (→).

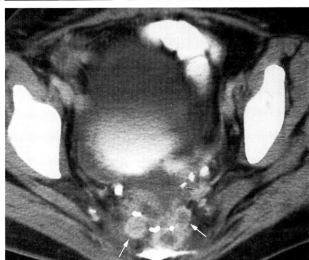

Abb. 14-32. Nach Rektumamputation Rezidiv mit multiplen kleineren Weichteilformationen, die zentral nekrotisch sind und randständig KM aufnehmen.

- **CT**

Liegt kein Narbengewebe vor, so kann ein Rezidiv bei eindeutiger Kontrastierung von Darm und Harnblase sicher ausgeschlossen werden. Zumeist findet sich jedoch Narbengewebe unterschiedlichen Ausmaßes, das durch eine schmale Fettlamelle vom Kreuzbein getrennt ist. Uterus und Prostata sind vom Aspekt her von dieser strähnigen oder glatt abgesetzten Weichteilstruktur meist gut abzugrenzen.

Ein Rezidiv stellt sich als expansive homogene und rundliche Weichteilfigur dar. Eine unregelmäßige asymmetrische und exzentrische Begrenzung begründen einen Rezidivverdacht, insbesondere wenn nach intravenöser *Kontrastmittelgabe* ein ungleichmäßiges Enhancement vorliegt, das dasjenige des Muskelgewebes übertrifft. Lufteinschlüsse sind meist Hinweis auf einen Abszeß, können jedoch auch im Tumorrezidiv vorliegen, insbesondere unter Bestrahlung (Nekrosegas). Die differentialdiagnostischen Schwierigkeiten gegenüber der Fibrose können durch Vergleich mit der postoperativen Ausgangsuntersuchung überwunden werden.

Eindeutige Zeichen eines Rezidivs sind Knochendestruktionen des Kreuzbeines, Infiltrationen in die Nachbarorgane (Blase, M. piriformis, M. obturatorius internus und M. glutaeus medius) oder der Nachweis von eindeutigen regionalen Lymphknotenvergrößerungen. Ein spätes Auftreten einer Harnstauungsniere ist ebenfalls als Hinweis auf ein Rezidiv anzusehen.

Abb. 14-31. Infiziertes Rezidiv. Nach Rektumamputation Nachweis einer Höhle mit Gaseinschlüssen (►) und randständigem Enhancement (→) als Zeichen der Abszedierung. Die breite, unregelmäßige Höhlenwandung erwies sich intraoperativ als Tumorgewebe. Regionale Lymphknotenvergrößerungen sind nicht erkennbar.

Lit.: 1615, 1660, 1656, 1653, 1540, 1485, 1543, 1563, 3402, 1515, 1584, 1632, 1590, 1589, 1552, 3370, 2265, 1694

Entzündungen

Die akuten katarrhalischen Entzündungen des Dünn- und Dickdarms sind keine Indikation zur Computertomographie, da sie vorübergehend zu einer reversiblen geringgradigen Schwellung der Darmschleimhaut führen. Bei granulomatösen Erkrankungen, die bei chronischen Verläufen in eine Darmwandverdickung übergehen, kann die CT Zusatzinformationen zum Enteroklysma des Dünndarms liefern.

Enteritis regionalis

Der *M. Crohn* befällt am häufigsten das terminale Ileum, kann jedoch auch sämtliche anderen Darmabschnitte erfassen. Durch Ausbildung von Lymphfollikeln kommt es zunächst zu einer nodulären Schwellung der Submukosa, die zu einer entsprechenden Veränderung der Schleimhautoberfläche führt und im weiteren – rezidivierenden – Verlauf in das *Tiefenstadium* mit Fissuren, Wandfibrose und Lumeneinengung übergeht. Typisch für die Erkrankung sind Fistelbildungen, Adhäsionen von Darmschlingen und als Komplikation Schlingenabszesse. Die Lymphknoten am Mesenterialansatz sind entweder durch granulomatöse oder entzündlich-reaktive Veränderungen vergrößert. Die chronisch-entzündlichen Vorgänge können sich auch in den Mesenterialansatz fortsetzen und dort zu einer Dilatation und Sklerosierung der Lymphgefäße führen.

• CT

Nativ: Das führende Zeichen des M. Crohn ist die segmentale *Darmwandverdickung*, die selten über 1,5 cm hinausgeht. Bei einem akuten Schub ist die Außenkontur der Darmwand häufig unscharf gegen das mesenteriale Fettgewebe abgesetzt, das durch Ödem- und Strangbildungen verdichtet ist. Im Entzündungsintervall setzt sich die Darmwand schärfer ab, zeigt jedoch des öfteren feinere fibrotische Ausläufer. Die regionalen (mesenterialen und retroperitonealen) Lymphknoten sind etwa bei einem Drittel mäßiggradig bis zu 2 cm vergrößert. Wegweisend ist häufig eine *fibrolipomatöse Proliferation*, die sich als lokale Hypertrophie des umgebenden mesenterialen Fettgewebes nachweisen läßt. Die für die Erkrankung typischen *Fisteln* sind meist als strangförmige Verdichtungen gut erkennbar, weil

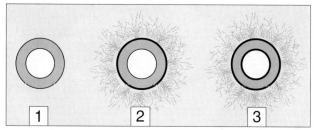

Abb. 14-34. Doppelter Halo und **Schießscheiben-Zeichen.** Nach KM-Bolus stellt sich die erkrankte Darmwand im Anschnitt unterschiedlich dar: Sie kann sich homogen anfärben (1), innen hypodens – außen ringförmig hyperdens (2 = **doppelter Halo**) oder innen ringförmig – außen ringförmig hyperdens erscheinen (3 = **Doppelkokarde, Target-** oder **Schießscheiben-Zeichen**).

Abb. 14-35. M. Crohn. Deutliche Verdickung der Wand des terminalen Ileums der Bauhin'schen Klappe (a →). Kaudalwärts (b) ist das Lumen quer getroffen (→). Das angrenzende Fettgewebe zeigt eine fein-retikulonoduläre Zeichnungsvermehrung (▸).

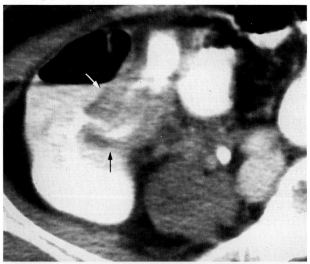

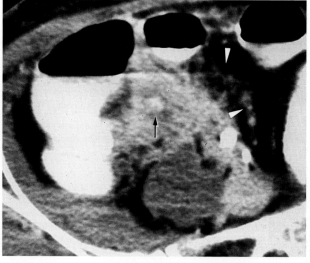

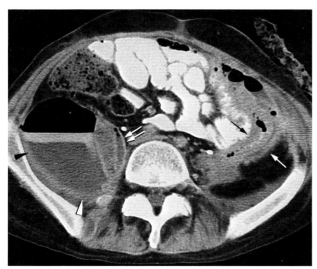

Abb. 14-36. Abszedierung bei M. Crohn. Deutlich verdickte Dünndarmwandung mit gleichförmiger KM-Aufnahme (→). Im rechten Beckeneingang findet sich retrokolisch eine Abszedierung mit großer Höhlenbildung (▸) und Kammerungen (⇉).

sie Luft oder Kontrastmittel enthalten. Sie können besonders perirektal zu erheblichen Fibrosezonen führen. Bauchwand, Rückenmuskulatur, Fossa ischiorectalis und Präsakralraum sind gezielt danach abzusuchen. Zum Nachweis der sich daraus entwickelnden *Abszedierungen* ist eine gute Darmkontrastierung erforderlich.

KM: Im Querschnitt erscheint das ringförmige Darmrohr nach KM-Bolus als Doppelring (doppelter Halo) mit hypodensem Innenring (einem Ödem der Sub-Mukosa entsprechend) und hyperdensem Außenring (entzündete, hypervaskularisierte Muskulatur). Diese Schichtung geht im chronischen Stadium verloren. Eine KM-Gabe dient zudem der Aufdeckung von Abszedierungen durch Demarkierung der Kolliquationsbezirke.

DD: *Colitis ulcerosa (siehe S. 334).*

Bei der zu einer lymphonodulären Hyperplasie ohne Schleimhautulzerationen führenden *Yersiniose* ist lediglich eine segmentale Wandverdickung erkennbar, bei der die entzündlichen Veränderungen des umgebenden mesenterialen Fettgewebes fehlen. Im Vergleich zum M. Crohn finden sich jedoch häufiger mäßiggradig vergrößerte Lymphknoten im Bereich des Mesenterialansatzes und der Mesenterialwurzel. Hypodense Lymphknotenvergrößerungen finden sich beim *M. Whipple*, der nur zu einer geringen Darmwandverdickung führt. Das *intramurale Hämatom* wird nach Traumata, Therapie mit Antikoagulantien oder hämorrhagischer Diathese meist im proximalen Dünndarm gefunden und bewirkt eine manschettenförmige, homogene Verdickung des betroffenen Darmsegmentes. Diese wird meist von (hämorrhagischem) Aszites begleitet und bildet sich nach 1 – 2 Wochen zurück.

Lit.: 1666, 1537, 1538, 1619, 1546, 1643, 1569, 1550, 1530, 1611, 1498

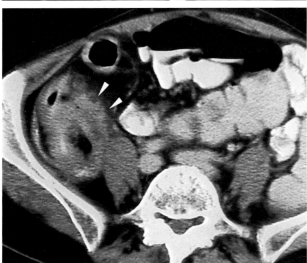

Abb. 14-37. M. Crohn. Das terminale Ileum ist stark lumenreduziert, wandverdickt und von vermehrtem Fettgewebe umgeben (a ▸). Die Mesenterialwurzel ist verzogen. Das eingeengte Ileumsegment setzt sich kaudalwärts bogenförmig fort, mit strähnigen Ausziehungen der Außenkontur am Mesenterialansatz (b ▸). Die KM-Aufnahme der Darmwand ist gleichförmig.

Colitis ulcerosa

Die Colitis ulcerosa befällt das Kolon meist kontinuierlich vom Rektum aufsteigend und führt zu einer entzündlichen Infiltration und Erosion der Darmwand, im weiteren Verlauf bilden sich intermittierende oder flächige Ulzerationen aus und können zu einer umschriebenen oder ausgedehnten Fibrose der Darmwand führen. Sie verläuft meist chronisch (intermittierend oder kontinuierlich), selten akut fulminant. Die Colitis ulcerosa gilt als Präkanzerose.

• CT

Nativ: Im akuten Stadium wird eine zirkuläre, zur Umgebung unscharf begrenzte Wandverdickung nachgewiesen, die bei guter Darmkontrastierung auch Einsenkungen als Zeichen der Ulzeration, Erhabenheiten als Ausdruck einer Schleimhautschwellung bzw. Pseudopolypen erkennen läßt. In der subakuten Phase oder im entzündungsfreien Intervall findet sich meist eine nach außen und innen glatte Wandbegrenzung. Die Wandverdickung ist weniger stark ausgeprägt als beim M. Crohn und liegt meist unter 1 cm. Die Densität kann im Nativscan durch Fetteinlagerung ringförmig herabgesetzt sein, so daß eine Kokardenfigur mit hyperdensem Innen- und Außenrand resul-

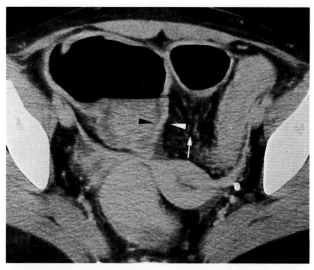

Abb. 14-39. Kolitis bei Shigellose und Amöbiasis. Sigma und Rektum sind weitgestellt, die Darmwand ist verdickt und zeigt nach KM-Gabe ein Enhancement (▶). (Wegen der Kontrastierung des Darmlumens ist ein Doppelkokardenzeichen nicht erkennbar.) Deutlich vermehrte Gefäßinjektion am Mesenterialansatz (→).

tiert. Seltener werden mäßiggradig vergrößerte regionale Lymphknoten nachgewiesen.

KM: Als relativ typisch gilt in der akuten Phase eine schichtförmige Wandanfärbung nach intravenöser KM-Gabe mit ringförmiger Kontrastierung der Außenkontur.

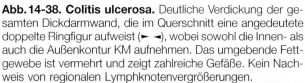

Abb. 14-38. Colitis ulcerosa. Deutliche Verdickung der gesamten Dickdarmwand, die im Querschnitt eine angedeutete doppelte Ringfigur aufweist (▶ ◀), wobei sowohl die Innen- als auch die Außenkontur KM aufnehmen. Das umgebende Fettgewebe ist vermehrt und zeigt zahlreiche Gefäße. Kein Nachweis von regionalen Lymphknotenvergrößerungen.

Abb. 14-40. Kolitis. Endoskopisch unspezifische Kolitis als Begleitreaktion auf ein infiltrierend wachsendes Liposarkom des Mesokolons. Es findet sich auch hier das typische Schießscheibenzeichen (▶).

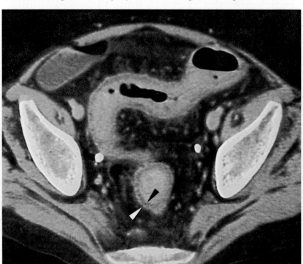

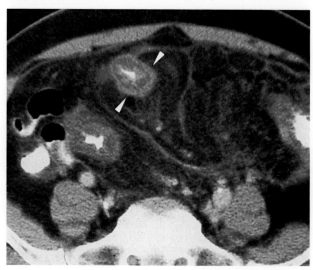

Entzündungen des Darms   335

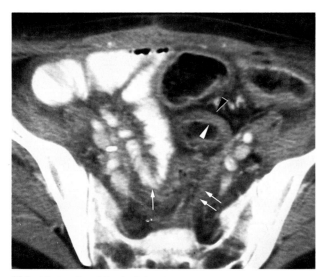

Abb. 14-41. Strahlenkolitis. Neben einer Lumeneinengung des Darmes (→) und fibrotischen Verbreiterungen der Faszien (⇒) sind auch deutliche Darmwandverdickungen (▶ ◀) erkennbar, deren lumenwärtige Grenzschicht nach KM-Bolus zart kontrastiert wird.

DD: Die Abgrenzung zur *Colitis granulomatosa (M. Crohn)* ist nur schwerpunktmäßig zu treffen. Kokardenzeichen, glatte Wandbegrenzung, kontinuierlicher Befall (Rektum) und geringere Wandverdickung (etwa 8 mm) sprechen für eine Colitis ulcerosa, wohingegen ein diskontinuierlich-segmentales Befallsmuster, gleichförmige Kontrastierung der Darmwand, stärkere Wandverdickung (etwa 13 mm), Fistelbildungen, Abszesse und mäßige Lymphknotenschwellungen für die Colitis granulomatosa sprechen.

Die *ischämische Kolitis* führt zu polypoiden oder gleichförmigen segmentalen Wandverdickungen des Kolons. Anamnese und der Nachweis einer Gefäßerkrankung (Verkalkungen, Aneurysma) engen diesen unspezifischen Befund ein.

Lit.: 1498, 1611, 1550, 1574, 1627, 1491, 1574, 2664

Appendizitis

Die Appendizitis ist die Erkrankung junger Patienten. Zu 50 – 80 % findet sich eine Obstruktion der Appendix durch einen Koprolithen. Die Appendix liegt zu etwa 30 % retrozökal-retroperitoneal, zu 70 % intraperitoneal.
Die Entzündung greift bei retroperitonealer Lage auf das retroperitoneale Fettgewebe über und kann dort durch entzündliche Infiltration die Faszien und das Fettgewebe durchsetzen und schließlich zur Abszedierung führen. Bei intraperitonealer Lage führt die Entzündung zur umschriebenen Verklebung der Peritonealblätter und zum intraperitonealen Abszeß.

• **CT**

Nativ: Das in der Regel gut überschaubare retrozökale Fettgewebe zeigt in der Infiltrationsphase eine streifig-netzige Verdichtung, die sich im Falle einer Abszedierung demarkiert. Eine retrozökale Appendix läßt sich teilweise als fingerförmige Weichteilfigur identifizieren. Häufig ist im Zentrum eine kalkhaltige Verdichtungsfigur nachweisbar, die einem Koprolithen entspricht.

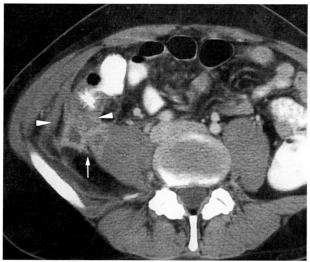
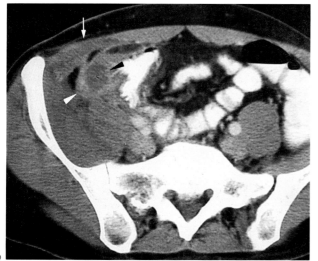

Abb. 14-42. Nach **Appendektomie** Nachweis eines perityphlitischen Abszesses (▶) mit mehrfachen Kammerungen, Beziehung sowohl zum Psoas (a →) als auch zur Bauchwand (b →).

Bei intraperitonealer Abszedierung wird eine Flüssigkeitsansammlung als scharf berandete Hypodensität nachgewiesen, wobei die Maskierung des umgebenden Fettgewebes zunächst weniger stark ausgeprägt ist, jedoch im Laufe der Erkrankung zunehmen kann. Protrahierte Verläufe führen auch zur begleitenden Wandverdickung des Zökumpols.

KM: Nach KM-Gabe kann die Abszeßmembran oder das entzündete Peritoneum als hyperdense Membran nachgewiesen werden, Gaseinschlüsse gelten als sicheres Abszeßzeichen. Die in den Prozeß einbezogenen, meist wandverdickten Darmabschnitte setzen sich durch KM-Aufnahme deutlich ab.

Lit.: 1737, 1763, 1611

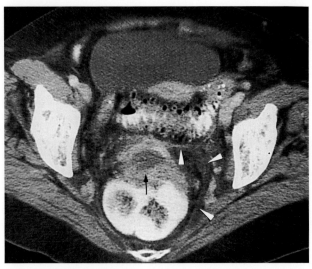

Abb. 14-43. Divertikulose. Das Sigma zeigt zahlreiche Divertikel und nur eine mäßige Wandverdickung. Verdickungen der umgebenden Faszien (▸) sind Ausdruck mehrfach abgelaufener Entzündungsschübe. Jetzt Nachweis einer Abszedierung am rektosigmoidalen Übergang (→).

Divertikulitis

Die Divertikulitis entsteht auf dem Boden der Divertikulose, vorwiegend einer Erkrankung älterer Menschen in Industrieländern. Die Entzündung der Divertikel breitet sich meist auf das umgebende Gewebe aus (Peridivertikulitis) und kann schließlich die weitere Umgebung des Darmabschnittes ergreifen (Perikolitis). Als typische Komplikationen gelten Perforationen in die freie Bauchhöhle, gedeckte Perforationen mit Fistelbildungen und Abszedierungen sowie Gefäßarrosionen mit Blutungen. Die Divertikulose bzw. Divertikulitis ist schwerpunktmäßig im Sigma ausgebildet und nimmt zökumwärts der Häufigkeit nach ab.

● **CT**

Nativ: Eine Divertikulose ist im luftgefüllten bzw. kontrastierten Kolon (Sigma) häufig bereits nativ mit dem Nachweis einzelner Divertikel gut darstellbar. Eine Entzündung führt zu einer meist mittelgradigen Wandverdickung von 0,5 – 1,5 cm mit diffuser oder strähniger Maskierung der umgebenden Fettstrukturen und Verdickung der an-

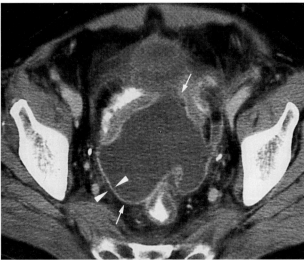

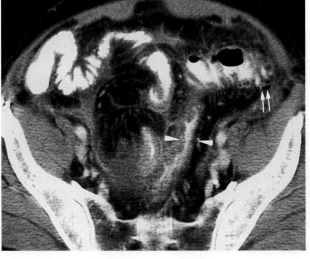

Abb. 14-44. Divertikulitis und peridivertikulitischer Abszeß. Das entzündete Darmsegment ist enggestellt und wandverdickt (b ▸). Die ventralen Sigmaanteile zeigen noch einzelne Divertikel (⇒). Weiter kranial Nachweis einer unregelmäßig geformten, teils gelappten Flüssigkeitsansammlung mit kontrastierender Membran, einem großen Abszeß entsprechend (a →).

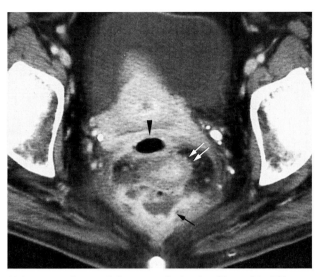

Abb. 14-45. Ausgedehnter perirektaler Abszeß bei Sigmadivertikulitis. Das perirektale Fettgewebe ist durchtränkt und zeigt mehrfache Kammerungen der Abszedierungen (→) mit typischem Granulationsgewebe und Lufteinschluß als Zeichen der Perforation (▸). Insgesamt entzündliche Verdickung der Rektumwand (⇉).

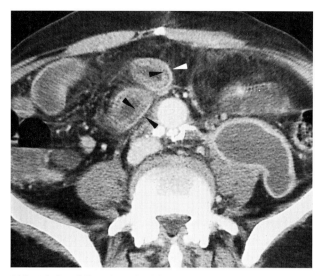

Abb. 14-47. Dünndarmischämie nach Aortenaneurysma-Operation. Sämtliche Dünndarmschlingen sind weitgestellt und zeigen Spiegelbildungen. Eine Dünndarmschlinge ist wandverdickt und zeigt ein typisches Kokardenphänomen (▸) als Ausdruck der Schleimhautschwellung im Rahmen einer mechanisch bedingten Blutstauung.

grenzenden Faszien. Zum besseren Nachweis der Divertikel und genaueren Darstellung der Wandkonturen sollte in unübersichtlichen Gebieten (des Beckens) gezielt die Dünnschichttechnik eingesetzt werden. Eine entzündliche kolovesikale Fistel wird empfindlich durch intravesikales Gas nachgewiesen.

KM: Die unscharf begrenzte Raumforderung, die nach intravenöser Kontrastmittelgabe durch Darstellung der Wandstrukturen meist als Darm identifiziert werden kann, weist häufig intramural den Divertikeln entsprechende kleinere aufgereihte Lufteinschlüsse auf.

Ein Verschmelzen der entzündeten Divertikel wie auch ein Einschmelzen des entzündeten perikolischen Gewebes kann zu größeren *Abszeßformationen* führen. Eine intravenöse KM-Gabe demarkiert die gekammerten kolliquierten Räume durch Darstellung einer Abszeßmembran. In diesem Stadium findet sich meist begleitende Flüssigkeit in der angrenzenden Peritonealhöhle als Zeichen einer lokalen Peritonitis.

DD: Eine zirkuläre kompakte Wandverdickung ohne Lufteinschlüsse mit geringen umgebenden Entzündungszeichen ist grundsätzlich tumorverdächtig, insbesondere bei einer Wanddicke über 2 cm (Kolonkarzinom) und bedarf ergänzender Untersuchungen.

Lit.: 1579, 1597, 1517, 1528, 1497, 1462, 1573, 1565, 1547, 1493

Funktionelle Darmerkrankungen

Obstruktionszeichen im Bereich des Dünndarms entsprechen denen der Abdomenübersichtsaufnahme. Computertomographisch ist es meist

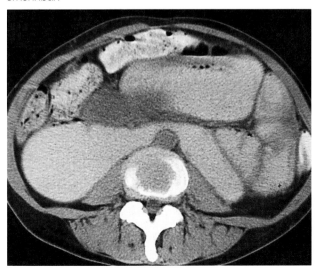

Abb. 14-46. Dünndarmileus mit deutlich erweiterten Darmschlingen und Spiegelbildung. Eine Wandverdickung ist nicht erkennbar.

möglich, die Ursache der Obstruktion zu eruieren.
Herniierungen durch die Bauchwand (Schenkelhernie, Leistenhernie) und innere Hernien können durch Verlagerung von Darmanteilen erkannt werden, insbesondere durch Verziehungen der Gefäße der Mesenterialwurzel.

Mesenteriale Ischämie

Eine mesenteriale Ischämie entwickelt sich seltener nach arteriellen Embolien (Herzvitien, Endokarditis, Klappenersatz, Herzinfarkt) als durch mesenteriale Venenverschlüsse (Thrombose durch Tumorkompression, nach Entzündungen, Trauma oder Thromboseneigung). Bei der Mesenterialvenenthrombose führt sie zum hämorrhagischen Infarkt des betroffenen Darmsegmentes, der mit Wandödem, intramuraler Blutung, Darmhypotonie und blutigem Aszites einhergeht.

CT

Nativ: Erweiterte flüssigkeitsgefüllte Darmschlingen mit zirkulär gleichförmig verdickten Wänden, ggf. umgeben von schwach hyperdensem Aszites, entsprechen den klassischen, jedoch unspezifischen Röntgenzeichen. Das seltenere Gas in den Darmwänden wird computertomographisch deutlich empfindlicher aufgespürt. Das mesenteriale Fettgewebe ist durch das begleitende Ödem unterschiedlich stark maskiert.

KM: Ein KM-Bolus zeigt wie bei den granulomatösen Darmentzündungen ein ring- oder kokardenförmiges Enhancement, das je nach Wandhämorrhagie unterschiedlich deutlich in Erscheinung tritt. Eine Thrombose der mesenterialen Venen, insbesondere der V. mesenterica sup. oder V. portae kann meist direkt nachgewiesen werden.

DD: Eine *Pneumatosis intestinalis* findet sich auch bei Ileus, Enteritis, Kolitis, chronisch obstruktiven Lungenerkrankungen und nach gastrointestinaler Endoskopie. Sie ist daher nur im klinischen Kontext diagnostisch zu werten.

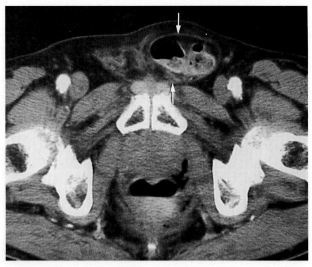

Abb. 14-48. Leistenhernie. Der Dickdarm ist durch einen erheblich erweiterten Leistenkanal (→) kaudalwärts bis zum Skrotumansatz vorgeglitten.

Der gleichzeitige Nachweis von Gas in den Darmwänden und den Venen des Mesenteriums gilt jedoch als pathognomonisch für den Darminfarkt.

Lit.: 1491, 1533, 1774, 1696, 1574, 1627

Abb. 14-49. Bauchwandhernie mit Dickdarmschlinge (→), die durch eine breite Muskellücke (▻) vorgeglitten ist.

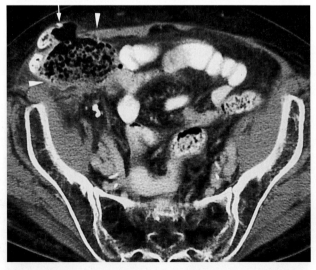

Kapitel 15
Peritonealhöhle

340 Kapitel 15 · Peritonealhöhle

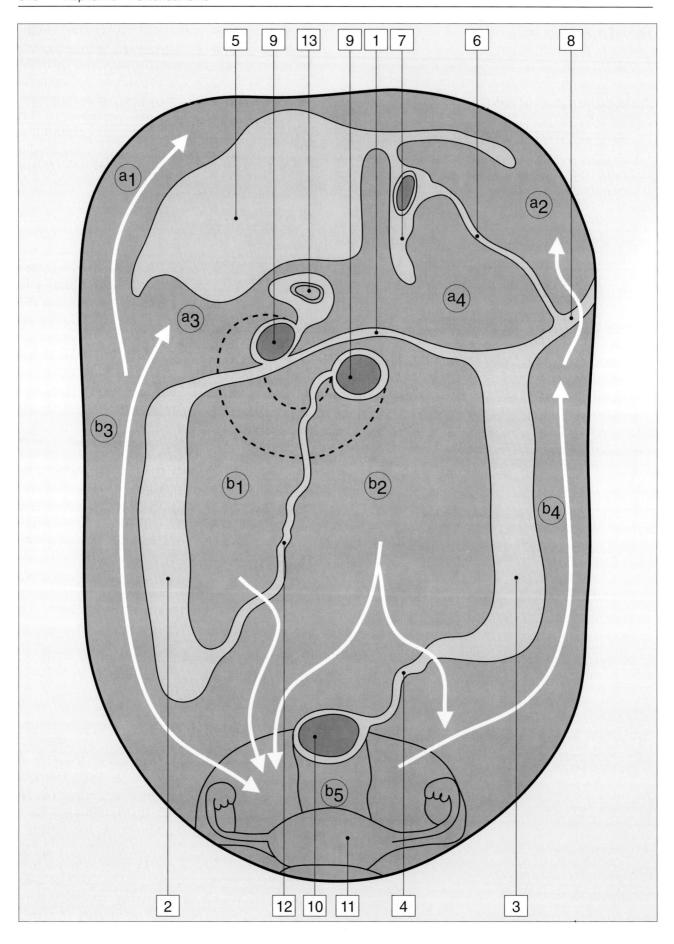

Peritonealhöhle

Anatomie und Abbildung

Die Bauchhöhle ist abbildungstechnisch eine im CT normalerweise nicht eindeutig abgrenzbar, komplizierte Struktur, da die Bauchfellduplikatur meist gebogen durch die horizontalen Schichtebenen verläuft. Bei Flüssigkeitsansammlungen werden die verschiedenen Räume der Peritonealhöhle sichtbar. Die Anheftung des Colon transversum unterteilt sie in zwei wesentliche Zonen.

Supramesokolische Räume

Rechts dorsal ist die Leber flächig durch das Ligamentum coronarium am Zwerchfell fixiert. Hieraus ergeben sich ein subphrenischer und ein *subhepatischer Raum*, die ventral miteinander in Verbindung stehen. Der *rechte subphrenische Raum* ist medial vom linken durch das Ligamentum falciforme nur unvollständig getrennt. Abgekapselte Flüssigkeitsansammlungen finden sich gewöhnlich subphrenisch und subhepatisch anterior und posterior. Links kranial wird die Leberoberfläche durch das sehr schmale, zum Zwerchfell ziehende Ligamentum coronarium unterteilt. Die Leberunterfläche wird durch das *Omentum minus (Lig. gastrohepaticum)* untergliedert, das von der kleinen Kurvatur in die Leberpforte zieht. In ihm verlaufen die A. gastrica sinistra, die A. hepatica und die Pfortader. Es deckt die *Bursa omentalis* ab.

Diese ist dorsal vom Pankreas, lateral durch die Ligamenta gastrolienale und lienorenale, kaudal durch Mesokolon und Lig. gastrocolicum sowie ventral durch die Magenhinterwand, Omentum minus und den Lobus caudatus begrenzt. Die Bursa wird durch eine prominente Falte um die A. gastrica sinistra in einen oberen und unteren Abschnitt unterteilt. Das Omentum minus umscheidet auch den intraperitonealen Abschnitt des Ösophagus. Am Foramen epiploicum wird es zum Lig. hepatoduodenale, in dem Pfortader, Leberarterie und D. choledochus verlaufen.

Im CT ist das Omentum minus durch die in ihm verlaufenden Gefäße zu lokalisieren, selten nur ist es selbst als zarte Strichfigur darstellbar. Das Lig. hepatoduodenale kann durch den Verlauf der Pfortader eindeutig bestimmt werden. Der *linke subphrenische Raum* umfaßt die laterale und kraniale Konvexität der Milz. Er setzt sich zur Oberfläche des linken Leberlappens fort, wo er medial durch das Ligamentum falciforme begrenzt wird. Dorsomedial ist die Milz durch eine Umschlagsfalte, dem Lig. phrenicolienale, am Zwerchfell fixiert. Weiter kaudal trennt das Lig. phrenicocolicum den linken subphrenischen Raum nur unvollständig von der linken parakolischen Rinne.

Inframesokolische Räume

Der rechte und der linke infrakolische Raum werden durch die Mesenterialwurzel getrennt, reichen lateral beidseits bis an den Kolonrahmen heran und liegen unterhalb des Mesokolons. Dort entstehende Flüssigkeiten wandern kaudalwärts über das Mesosigmoid in den *Douglasraum*. Von dort können sie lateral des Colon ascendens und descendens in den *parakolischen Rinnen* zum Zwerchfell aufsteigen, von denen die rechte häufiger genutzt wird. Beim liegenden Patienten flie-

Abb. 15-1. Topographie der hinteren Bauchwand.
Zeichenerklärung:
  1 Mesocolon transversum
  2 Mesocolon ascendens (fixum)
  3 Mesocolon descendens (fixum)
  4 Mesocolon sigmoideum
  5 Ligamentum coronarium
  6 Ligamentum phrenicolienale
  7 Plica gastropancreatica (mit Ösophagus)
  8 Plica phrenicocolica
  9 Duodenum
  10 Rektum
  11 Uterus und Adnexe
  12 Radix mesenterii
  13 Ligamentum hepatoduodenale (mit V. portae)

Supramesokolische Räume
  a_1 rechter subphrenischer Raum
  a_2 linker subphrenischer Raum
  a_3 subhepatischer Raum
  a_4 Bursa omentalis

Inframesokolische Räume
  b_1 rechter infrakolischer Raum
  b_2 linker infrakolischer Raum
  b_3 rechte parakolische Rinne
  b_4 linke parakolische Rinne
  b_5 Douglas-Raum

ßen nicht abgekapselte Flüssigkeitsmengen frühzeitig in die tiefer gelegenen Recessus (Douglas und hinterer subhepatischer Raum). Bei zunehmender Ergußmenge werden auch die ventrolateralen Zirkumferenzen von Leber und Milz und die parakolischen Rinnen aufgefüllt.

Mesenterium

Das Mesenterium des Dünndarms ist eine breite, fächerförmige peritoneale Umschlagsfalte. Sie enthält Gefäße, Nerven und Lymphknoten und verbindet die Dünndarmschlingen mit der hinteren Abdominalwand. Der Ansatz der Mesenterialwurzel erstreckt sich linksseitig von der Flexura duodenojejunalis bis vor das rechte Iliosakralgelenk.

• CT

Die peritonealen Umschlagsfalten sind nur indirekt durch ihre Lagebeziehung zu den Organen und die in ihnen verlaufenden Gefäße zu lokalisieren. Das Mesocolon transversum überquert die Pars descendens duodeni horizontal und kann

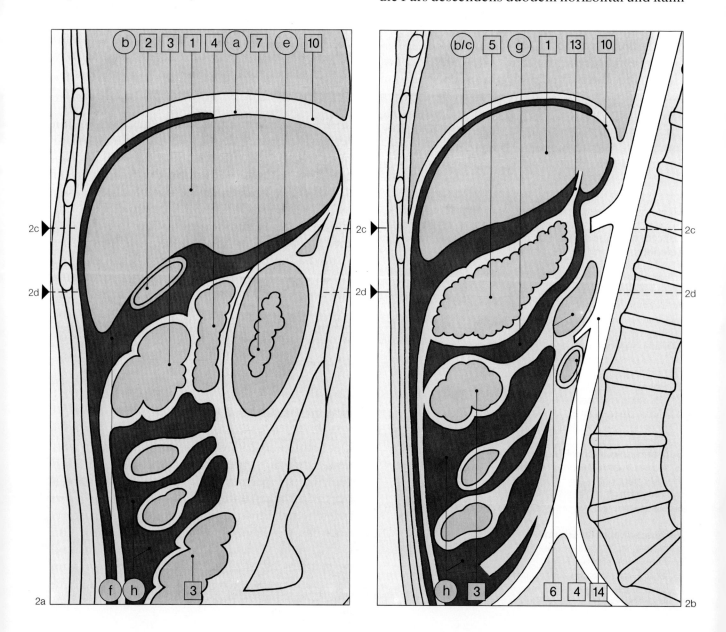

Abb. 15-2a-d. Topographie der oberen Bauchhöhlen.
a) Rechts-paravertebraler Schnitt.
b) Medianschnitt.
c) Transversalschnitt in Höhe der Leberpforte.
d) Transversalschnitt oberhalb der Nierenhili (5 cm kaudalwärts von c).

Anatomie und Abbildung 343

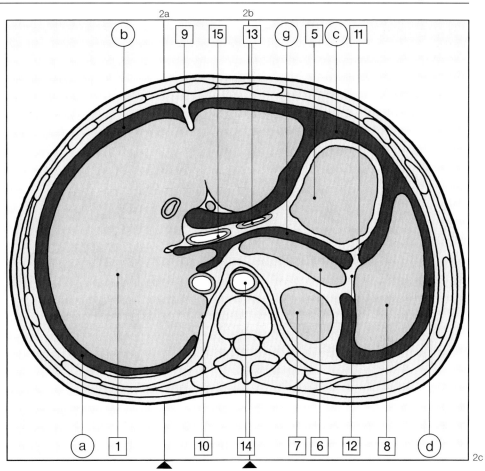

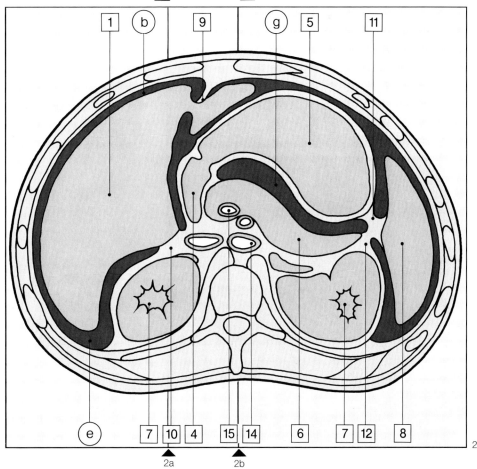

Zeichenerklärung:
1 Leber
2 Gallenblase
3 Kolon
4 Duodenum
5 Magen
6 Pankreas
7 Niere
8 Milz
9 Lig. falciforme
10 Lig. coronarium
11 Lig. gastrolienale
12 Lig. lienorenale
   (phrenicolienale)
13 Omentum minus
14 Aorta abdominalis
15 Vena portae

Subphrenische Räume
a rechts dorsal
b rechts ventral
c links ventral
d links lateral

Subhepatische Räume
e rechts dorsal
   (Recessus Morisoni)
f rechts ventral
g Bursa omentalis
h inframesokolischer Raum

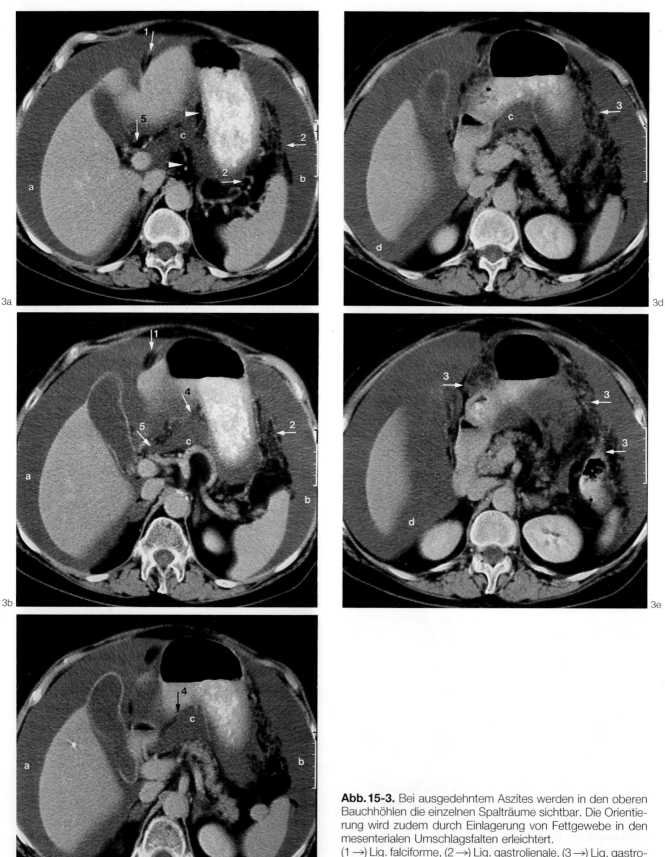

Abb. 15-3. Bei ausgedehntem Aszites werden in den oberen Bauchhöhlen die einzelnen Spalträume sichtbar. Die Orientierung wird zudem durch Einlagerung von Fettgewebe in den mesenterialen Umschlagsfalten erleichtert.
(1 →) Lig. falciforme, (2 →) Lig. gastrolienale, (3 →) Lig. gastrocolicum, (4 →) Omentum minus, (5 →) Lig. hepatoduodenale, (a) rechter subphrenischer Raum, (b) linker subphrenischer Raum, (c) Bursa omentalis, (d) subhepatischer Raum. (▸) A. gastrica sinistra (Plica omentalis).

häufig an der vor dem Pankreas verlaufenden A. colica media identifiziert werden.

Intraperitoneale *Flüssigkeitsansammlungen* können ab ca. 50 ml nachgewiesen werden. Sie machen die Spalträume sichtbar und stellen dadurch die Umschlagsfalten indirekt als Kompartimentgrenzen dar. Sie sind in den subphrenischen Räumen und im dorsalen subhepatischen Recessus ab 0,5 cm Breite als hypodense Säume nachweisbar. In den übrigen Spalten der Peritonealhöhle können geringe Flüssigkeitsansammlungen nur dann eindeutig nachgewiesen werden, wenn das Darmlumen durch orale KM-Gabe eindeutig zu identifizieren ist. Dieses trifft besonders für den infrakolischen Raum zu, der wegen der gefalteten Mesenterialwurzel unübersichtlich gestaltet ist. Bei größeren Ergußmengen werden Darmkonvolute und die fetthaltigen Mesenterialblätter auseinandergedrängt. Die Bursa omentalis ist bei generellem Aszites meist weniger stark aufgetrieben. Bei Abkapselungen wölbt sich die flüssigkeitsgefüllte Bursa jedoch wie eine Zyste vor (z. B. Pankreatitis, Peritonealkarzinose).

Jeder der beschriebenen Räume kann bei Entzündungen verkleben und bei Infekten in einen Abszeß übergehen. Die Lokalisation umschriebener Flüssigkeitsansammlungen wird vom Ort der primären Läsion (Perforation, Entzündung), von den vorgegebenen intraperitonealen Kompartimenten sowie von Schwerkraft und Körperlage bestimmt. So finden sich infizierte Flüssigkeitsansammlungen am häufigsten im Becken, im rechten subhepatischen und im rechten subphrenischen Raum. Eine Peritonealkarzinose dagegen wird vorwiegend im Douglasraum, im Bereich des ileozökalen Überganges, des Mesosigmoids und der rechten parakolischen Rinne nachgewiesen.

Solide infiltrative Prozesse breiten sich ebenfalls entlang der beschriebenen Umschlagsfalten aus, die mitunter erst dadurch sichtbar werden.

Lit.: 1825, 1905, 1412, 1697, 2440, 1852

Abb. 15-4. Inframesokolische Räume. Vor dem Colon ascendens und descendens (→) finden sich die parakolischen Rinnen (a, b). Der inframesokolische Raum beginnt unterhalb der Mesenterialwurzel. (a) rechte parakolische Rinne, (b) linke parakolische Rinne, (c) inframesokolischer Raum, Kolonrahmen (→), Mesosigmoideum (▸).

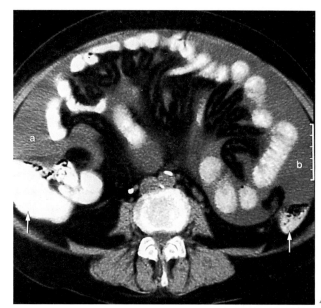

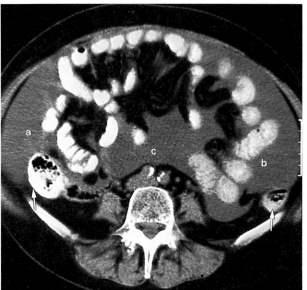

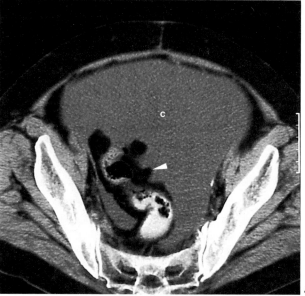

Aszites

Zahlreiche Krankheitsbilder gehen mit der Bildung von Aszites einher. Eiweißarme Transsudationen sind Folge einer Erhöhung des venösen Blutdruckes oder eines herabgesetzten kolloidosmotischen Drucks. Exsudationen werden von peritonealen Entzündungen verursacht und weisen einen Eiweißgehalt von über 30 g/l auf. Neoplastische Absiedlungen bewirken über eine direkte peritoneale Reizung oder eine Blockade der Lymphdrainage die Bildung von Aszites.

• CT

Der Aszites wird im CT als hypodenser Saum um intraperitoneal gelegenen Organe erkannt. Je nach Flüssigkeitsmenge wird der physiologisch vorgegebene Spaltraum ausgefüllt. Bei erhöhtem Druck wird der Darm einseitig und exzentrisch verlagert und komprimiert. Ein gekammerter Aszites, bedingt durch postoperative, entzündliche oder neoplastische Adhärenzen, führt zu zystischen Formationen mit entsprechenden Abdrängungserscheinungen des Darmes und Impressionen parenchymatöser Organe. Die Bursa omentalis ist normalerweise nur mäßiggradig mit Aszites angefüllt. Ihre in Relation zu infrakolischen Räumen überproportionale Auffüllung kann bei unauffälligem Pankreas und Magen als Hinweis auf eine Karzinose gewertet werden. Die glatten Oberflächen der parenchymatösen Organe, insbesonders der Leber, lassen bei Peritonealkarzinose solide Komponenten empfindlich erkennen, die ab einem Durchmesser von ca. 0,5 cm nachweisbar sind und somit eine maligne Genese wahrscheinlich machen.

Die *Radiodensität* der Flüssigkeit liegt in Abhängigkeit von dem unterschiedlichen Eiweißgehalt zwischen 0 und 30 HE. Ein Aszites hoher Dichte findet sich bei Tuberkulose, bei intraperitonealen Blutungen (Hämaskos) sowie nach KM-Gabe bei ureteroperitonealen Fisteln.

Lit.: 1813, 1754

Tabelle 15-1. Krankheiten, die mit Aszites einhergehen.

Kardiovaskulär (einschl. Hypoproteinamie)
• Rechtsherzinsuffizienz • Verschluß der V. cava inferior • Verschluß der V. portae • Budd-Chiari-Syndrom • konstriktive Perikarditis • Hypoalbuminämie • Leberzirrhose • Myxödem
Entzündlich
• Peritonitis • familiäre paroxymale Peritonitis • abdominale Vaskulitis • eosinophile Gastroenteritis • Tuberkulose • Pankreatitis • intestinale Perforation • M. Whipple • Glomerulonephritis
Neoplastisch

• Peritonealkarzinose
  (Malignome des Magens, Kolons, Ovars, Pankreas)
• Verlegung des Lymphabflusses
  (einschl. maligner Lymphome)
• Pseudomyxoma peritonei
• Mesotheliom
• Meigs-Syndrom

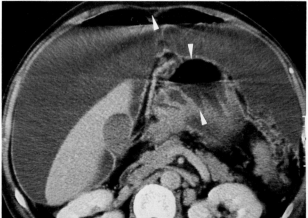

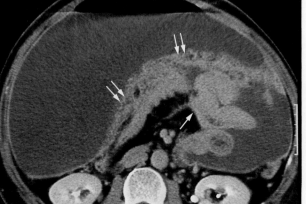

Abb. 15-5. Aszites bei Peritonealkarzinose. Adhärenzen des Peritoneums bewirken eine ungleichmäßige Verteilung des Aszites. Lig. falciforme (▸), Magen (▸ ◂), Omentum majus (⇾), Mesenterialwurzel (→).

Peritonitis – intraperitoneale Abszesse

Eine *Peritonitis* ist meist Folge einer Infektion der Bauchhöhle nach Verletzung oder bakterieller Durchwanderung des Peritoneums. Akute Formen führen zu einer erheblichen Entzündungsreaktion des gesamten Mesenteriums und Bauchfells mit fibrino-purulenten Exsudaten.

Ein intraperitonealer *Abszeß* ist eine infizierte lokale Peritonitis, die nach Perforation der Magendarmwand (Ulkus, Divertikel), durch umgebende Entzündungen (Pankreatitis, Adnexitis, Pericholezystitis) oder postoperativ entsteht. Er entwickelt sich in der Umgebung des betroffenen Organs, kapselt sich zunächst ab und kann das entsprechende peritoneale Kompartiment mit einbeziehen. Abszesse in der Bursa omentalis sind meist Folge von Ulkusperforationen der Magenhinterwand oder einer Pankreatitis. Im linken subphrenischen Raum werden sie nach Ulkusperforationen der Magenvorderwand, Anastomoseninsuffizienzen oder Kolonperforationen gefunden. Der *subphrenische* und der *subhepatische* Abszeß können entsprechend der intraperitonealen Flüssigkeitsbewegung nach infra- und supramesokolischen Affektionen entstehen. Sie werden zwei- bis dreimal häufiger rechts als links gefunden. Der subhepatische (posteriore) Raum (Recessus Morisoni) als tiefster Punkt der Bauchhöhle ist am liegenden Patienten bevorzugt betroffen. Ein *Douglas*-Abszeß entsteht nicht nur durch Entzündung pelviner Organe, sondern auch infolge inframesokolischer Exsudationen.

• CT

Die akute *Peritonitis* ist durch eine allgemeine intraperitoneale Flüssigkeitsansammlung gekennzeichnet. Nach KM-Gabe wird die starke Entzündungsreaktion durch erweiterte mesenteriale Gefäße, schleierförmige Verdichtungen des mesenterialen Fettes und einem Enhancement

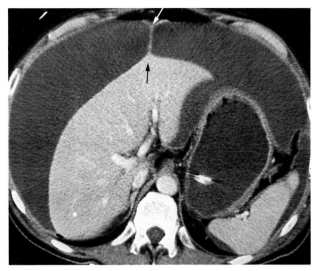

Abb. 15-6. Aszites. Erhebliche subphrenische Ausdehnung, unterteilt durch das Lig. falciforme (→). Keine nennenswerte Aszitesansammlung innerhalb der Bursa omentalis.

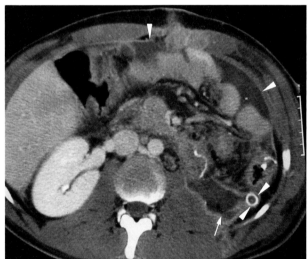

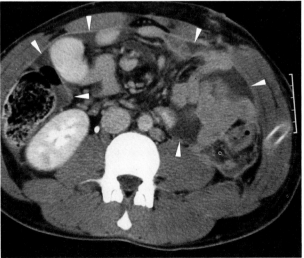

Abb. 15-7. Peritonitis nach Schußverletzung. Bei Zustand nach Nephrektomie und Operation findet sich Flüssigkeit in der Bauchhöhle mit leicht erhöhten Dichtewerten 17–25 HE. Das Peritonealblatt zeigt ein deutliches Enhancement nach KM-Gabe als Zeichen der Entzündung (▸). Das Nierenlager weist eine Hypodensität im Sinne eines älteren Hämatoms (a →) auf. Der Drainageschlauch (▸ ◂) liegt neben dieser Flüssigkeitsverhaltung.

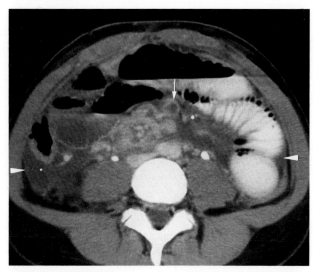

Abb. 15-8. Peritonitis bei abszedierender Lymphadenitis. Nach KM-Gabe findet sich nur ein diskretes Enhancement des Peritoneums (▶). Die Dichtewerte der peritonealen Flüssigkeit betragen 15 HE. Nachweis von Abszedierungen im Bereich der Mesenterialwurzel (→).

Abb. 15-9. Peritonealer Abszeß. Hinter der Bauchwand links findet sich eine linsenförmige Hypodensität, deren Berandung deutlich KM aufnimmt (▶ ◀). Die Dichtewerte liegen bei 25 HE.

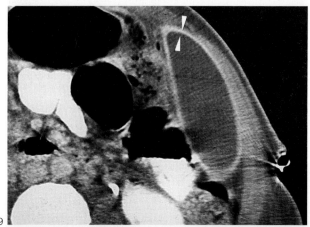

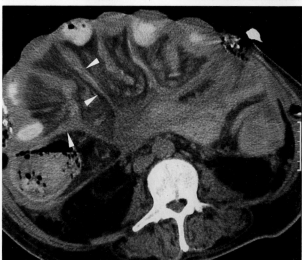

der Peritonealblätter sichtbar. Chronische Verlaufsformen können zu erheblichen Verdickungen des Peritoneums führen.

Intraperitoneale Abszesse verhalten sich im *Entstehungsstadium* wie abgekapselte Aszitesmengen und sind deshalb zunächst von diesen nicht sicher zu unterscheiden. Bevorzugte Lokalisationen sind das rechte subphrenische und subhepatische Kompartiment sowie der Douglasraum. Bei entsprechender Klinik ist jede umschriebene, isolierte Flüssigkeitsansammlung im Peritonealraum abszeßverdächtig. Zur Unterscheidung flüssigkeitsgefüllter Darmschlingen von *Darmschlingenabszessen* ist eine eindeutige und optimale Darmkontrastierung notwendig. *Gasansammlungen* innerhalb einer extraluminalen hypodensen Raumforderung gelten als pathognomonisch für ein infektiöses Geschehen. Längliche Spiegelbildungen innerhalb einer umschriebenen Raumforderung können jedoch auch Hinweis auf eine Fistelbildung zum Darmlumen sein. Erst bei längerem Bestehen einer *Abszedierung* bildet sich eine Verbreiterung des umgebenden Peritonealblattes aus, das nach KM-Gabe ein entsprechendes Enhancement und somit die typischen Zeichen einer Abszeßformation aufweist.

Die *Dichte eines Abszesses* liegt im Bereich von 20 – 40 HE und kann besonders unter Therapie deutlich niedriger liegen. Eine radiologische Abgrenzung gegen Pseudozysten, einem kolliquierten Hämatom, einem Bilom oder lokalisiertem Aszites kann daher mitunter sehr schwierig werden. In diesen Fällen müssen dann klinische Parameter, eine Feinnadelaspiration oder szintigraphische Verfahren zur weiteren Diagnostik hinzugezogen werden.

Bei Übergreifen der Abszedierungen auf parenchymatöse Organe oder auf den Retroperitonealraum (perityphlitischer Abszeß) kann durch Maskierung des Fettgewebes und durch die eindeutige Ausbildung einer Abszeßmembran die Diagnose eines Abszesses erleichtert werden.

Lit.: 1752

Abb. 15-10. Peritonitis unter Etappenlavage (fibrinöse Entzündung). Das durch fibrinöse Auflagerungen verdickte Peritonealblatt läßt sich in der Mesenterialwurzel fächerförmig nachweisen (▶).

DD: Zystische intraperitoneale Raumforderungen, Abszesse, Hämatome, Peritonealkarzinose, pankreatogene Pseudozysten, Mesenterialzysten, Lymphozelen (z. B. nach Nierentransplantation und retroperitonealer Lymphknotenausräumung), Urinome (nach Blasenruptur).

Blutungen in die Bauchhöhle

Blutungen in die Bauchhöhle sind Folge eines meist stumpfen Bauchtraumas (Leber, Milz), einer Darmperforation mit Gefäßarrosion, einer spontanen Ruptur eines vaskularisierten Tumors, einer Extrauteringravidität oder auch einer Antikoagulantientherapie.

- **CT**

Das intraperitoneale Blut sammelt sich entsprechend der dargelegten Gesetzmäßigkeiten (s. Anatomie) und ist besonders empfindlich im Recessus subhepaticus nachzuweisen. Die *Dichtewerte* sind im frischen Stadium gegenüber Aszites deutlich erhöht und gleichen denen des fließenden Blutes. Eine echte Hämatombildung mit Blutaggregation, die zu höheren Dichtewerten von 70 – 80 HE führt, ist nur selten (bei Abkapselung) nachweisbar. Eine unvollständige Gerinnung kann zu inhomogenen Dichtewerten innerhalb der Flüssigkeitsansammlung führen, deren Radiodensität (ohne Nachblutungen) innerhalb von Tagen deutlich absinkt und schon nach einer bis zwei Wochen 0 – 20 HE erreicht. Umschriebene Hyperdensitäten innerhalb der Flüssigkeitsansammlungen können durch ihre Lage einen Hinweis auf das blutende Organ geben. In abgekapselten Bereichen der Peritonealhöhle sind gelegentlich auch Sedimentationsphänomene wie bei Hämatomen zu beobachten.

Lit.: 1719

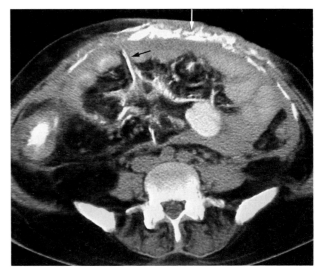

Abb. 15-11. Nach lang andauernden Etappenlavagen werden nicht selten **Verkalkungen** des Peritonealblattes nachgewiesen (→).

Abb. 15-12. **Mesenteriales Hämatom** nach stumpfem Bauchtrauma. Die Dichtewerte von 75 HE und die Maskierung des mesenterialen Fettgewebes sind die Leitzeichen für diese Diagnose.

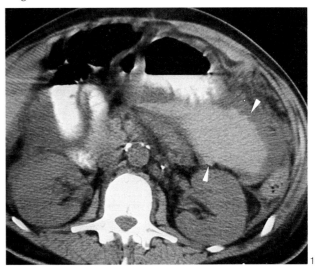

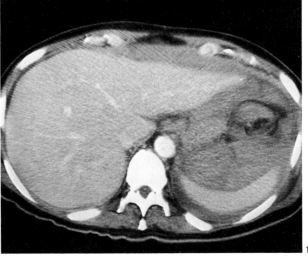

Abb. 15-13. Hämaskos. Die Bauchhöhle ist mit hyperdenser Flüssigkeit von 50 HE ausgefüllt. Nach KM-Gabe demarkieren sich die parenchymatösen Organe deutlich.

Cholaskos

Ein intraperitonealer Galleaustritt entsteht meist iatrogen, aber auch traumatisch oder spontan durch Ruptur der galleableitenden Wege. Die Galle verursacht einen lokalen Entzündungsreiz und führt schnell zur Abkapselung, so daß intraperitoneale Galle zumeist als lokalisierte Flüssigkeitsansammlungen in der Umgebung der Leberpforte oder des Oberbauches nachweisbar wird (Bilome).

• CT

Ein Cholaskos stellt sich meist als einfache, selten gekammerte Hypodensität in der Umgebung der Leber mit Dichtewerten um etwa 20 HE dar.

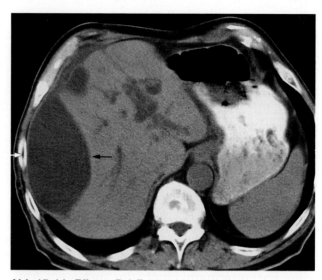

Abb. 15-14. Bilom. Bei Zustand nach Lebertransplantation und dem klinischen Bild bei Cholestase Nachweis einer vorwiegend subkapsulären Ansammlung von Galle (→).

Pseudomyxoma peritonei

Ein Pseudomyxoma peritonei ist eine intraperitoneale Ansammlung von gallertartigem muzinösen Material. Es entsteht durch Ansiedlung muzinproduzierender Zellen, meist eines Adenokarzinoms. Am häufigsten sind muzinöse Zystadenokarzinome des Ovars mit Ausbreitung in die Peritonealhöhle, gelegentlich auch eine maligne Entartung der Mukocele der Appendix. Peritoneale Pseudomyxome anderer schleimbildender Karzinome (Magen, Kolon, Uterus, Gallengänge oder Pankreas) sind Raritäten. Abszeßbildungen innerhalb eines Pseudomyxoms kommen vor.

• CT

Nativ: Die Peritonealhöhle ist meist durch ausgedehnte hypodense Formationen ausgefüllt, die umgebenden Organe werden lokal abgedrängt. An der Leberoberfläche können bei Abkapselungen linsenförmige Einsenkungen entstehen. Unregelmäßige Septierungen der Hypodensität gelten als typisch, sind jedoch häufig nicht eindeutig erkennbar.

Die Dichtewerte der intraperitonealen Raumforderung liegen mit 15 - 30 HE geringgradig über dem Wasserbereich. Verkalkungen können, insbesondere im Bereich des Omentum majus, bei chronischen Verläufen nachgewiesen werden.

KM: Septierungen bzw. ihr solider Besatz werden von den Schleimkammern leicht kontrastiert ab-

Abb. 15-15. Pseudomyxoma peritonei. Erhebliche knotige Verdickung des Omentum majus (a ▶) und des Peritoneums im Becken (b ▶).

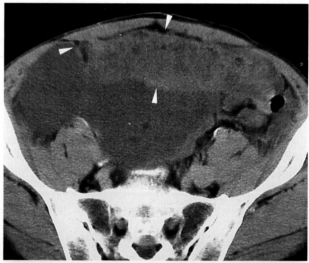

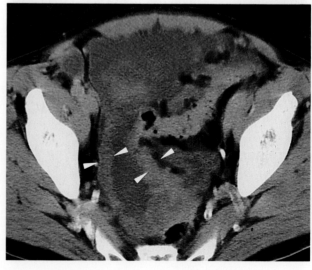

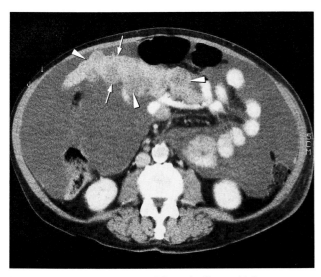

Abb. 15-16. Peritoneales Mesotheliom. Neben ausgedehntem Aszites Nachweis einer derben höckrigen Verdickung des Omentum majus (→). Das Tumorgewebe nimmt deutlich Kontrastmittel auf und läßt knollige Komponenten erkennen (▸). Das übrige Peritonealblatt ist nicht eindeutig verdickt.

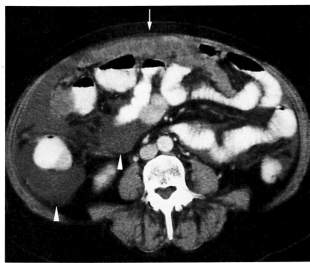

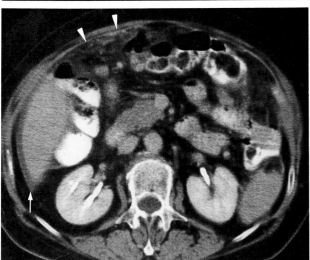

gesetzt. Die Raumforderungen selbst zeigen kein Enhancement. Als Ursache für das Pseudomyxoma peritonei läßt sich häufig im kleinen Becken ein Ovarialkarzinom deutlich nachweisen und nach KM-Gabe demarkieren.

DD: Peritonitis, zystische intraperitoneale Raumforderungen.

Lit.: 1395, 1729, 1767, 1812

Primäre und metastatische peritoneale Neoplasie

Das Mesotheliom des Peritoneums ist sehr selten. Dagegen werden peritoneale Absiedlungen bei einer Reihe von Tumorerkrankungen häufig gesehen. Der Primärsitz ist bei den Karzinomen meist das Ovar, gefolgt von gastrointestinalen Organen wie Kolon, Magen, Pankreas und Leber. Bei den Sarkomen führt zahlenmäßig das Non-Hodgkin-Lymphom vor der Leukämie, M. Hodgkin und Leiomyosarkom. Die Ausbreitung erfolgt zunächst subperitoneal, nach Übergreifen auf das Peritoneum intraperitoneal. Die soliden Komponenten sind sehr unterschiedlich ausgeprägt, von feingranulären bis grobknotigen Formen, die disseminiert oder lokalisiert vorliegen können. Ein Begleiterguß unterschiedlicher Größe ist meist zusätzlich nachweisbar.

• CT

Nativ: Der Nachweis solider Komponenten im Aszites bedeutet in der Regel eine peritoneale Neoplasie. Diskrete solide Komponenten sind innerhalb des Aszites am besten an glatten Organoberflächen wie der Leber ab 0,5 cm im Durchmesser erkennbar. Noduläre Weichteilfiguren zwischen den Darmschlingen werden weniger empfindlich ab 1,5 cm im Durchmesser und nur

Abb. 15-17. Peritonealkarzinose bei Ovarialkarzinom. Das Omentum majus ist brettartig verdickt (Pancake, →). Nachweis von Aszites (▸). Das sichtbare Peritonealblatt ist akzentuiert erkennbar ohne eindeutige noduläre Komponenten.

Abb. 15-18. Peritonealkarzinose bei Ovarialkarzinom. Es finden sich lediglich schleierartige Verdichtungsfiguren im Ligamentum gastrocolium bzw. Omentum majus (▸). Nur diskreter Aszites (→).

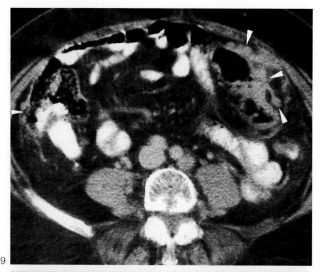
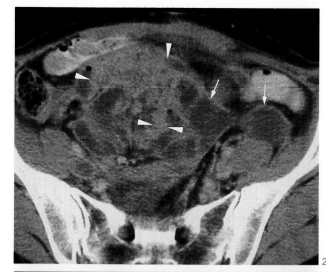
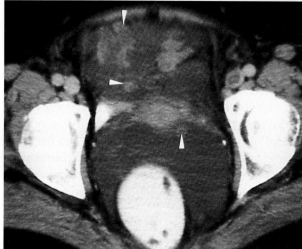

Abb. 15-19. Peritonealkarzinose ohne Nachweis von Aszites. Es finden sich kleinere noduläre Strukturverdichtungen in der Umgebung des Kolonrahmens (▸).

Abb. 15-20. Peritonealkarzinose bei Ovarialkarzinom. Im kleinen Becken Nachweis von Aszites mit eingestreuten nodulären Tumorknoten (▸).

Abb. 15-21. Peritonealkarzinose bei Ovarialkarzinom im kleinen Becken. Bei beiden Patientinnen sind die Darmwände durch die Peritonealkarzinose durch Auflagerungen verdickt (▸). Sie umgeben gekammerte Aszitesmengen (→).

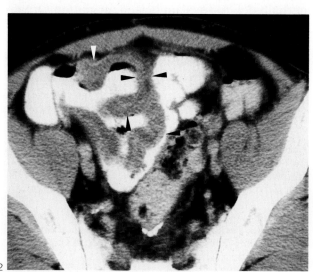

Abb. 15-22. Peritonealkarzinose nach Kolonkarzinom. Bei fehlendem, hypodensen Aszites finden sich manschettenförmige, zwischen den Darmschlingen gelegene Weichteilfiguren, die Kontrastmittel aufnehmen.

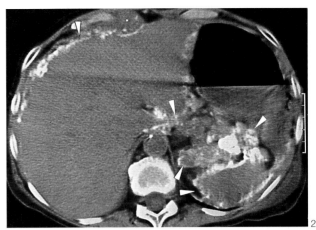

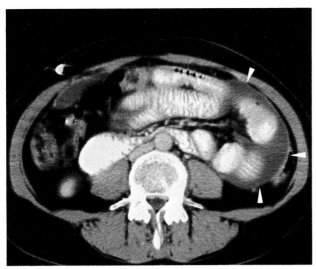

Abb. 15-23. Peritonealkarzinose. Umschriebene abgekapselte Flüssigkeitsansammlung mit leichter, angedeutet nodulärer Verdichtung des parietalen Peritonealblattes (▸).

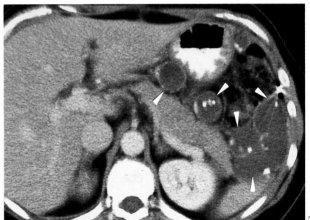

nach optimaler gleichförmiger Darmkontrastierung nachgewiesen. Der empfindliche Nachweis von Aszites muß bei einem entsprechenden Tumorleiden kritisch gewürdigt werden, da wenige Millimeter messende peritoneale Absiedlungen dem Nachweis entgehen. Verkalkungen von Peritonealmetastasen finden sich gelegentlich beim Ovarialkarzinom.

Die Mitbeteiligung des subperitonealen *mesenterialen Fettgewebes* führt zu vier unterschiedlichen Bildern: Feinretikuläre, schlierige Verdichtungsmuster (1) sind Ausdruck der interstitiellen Ausbreitung. Sie werden in unterschiedlichem Maß durch feinere oder gröbere Knoten (2) durchsetzt. Diese Strukturen können zu inhomogenen Weichteilzonen (3) konfluieren. Das Omentum

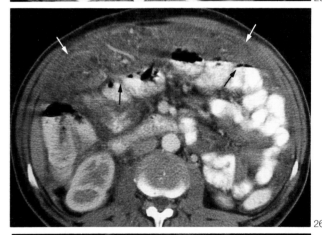

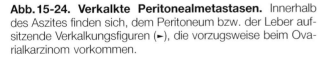

Abb. 15-24. Verkalkte Peritonealmetastasen. Innerhalb des Aszites finden sich, dem Peritoneum bzw. der Leber aufsitzende Verkalkungsfiguren (▸), die vorzugsweise beim Ovarialkarzinom vorkommen.

Abb. 15-25. Peritonealkarzinose eines muzinösen Ovarialkarzinoms mit Verkalkungen innerhalb der abgekapselten Aszitestaschen (▸).

Abb. 15-26. Peritoneale und mesenteriale Lymphommanifestation nach HIV-Infektion. Die strähnig Kontrastmittel aufnehmenden Tumorformationen durchsetzen die gesamte Bauchhöhle mit Verdickung des Omentum majus (a →) und die Mesenterialwurzel mit knolligem Wachstum der Lymphknoten am Mesenterialansatz (b →).

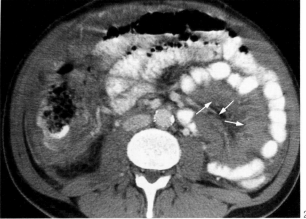

majus bietet mit seiner großen Oberfläche und tangentialen Darstellung im CT dann einen brettförmigen (pancake), flächigen Aspekt. Die Mesenterialwurzel zeigt durch Streckung und Verdickung der Gefäße eine sternförmige Textur (4). Letztere ist bei Karzinomen häufiger, während rundliche, knotige Verdichtungen bei den Lymphomen überwiegen.

KM: Neben der Darstellung des Primärtumors verbessert der KM-Bolus die Aussage durch Kontrastierung der Weichteilkomponenten und peritonealen Grenzflächen. In der Mesenterialwurzel wird die Identifikation der leicht vergrößerten Lymphknoten verbessert.

Lit.: 1792, 2412, 1761, 1815, 1900, 1918, 1846, 2390, 1784, 1690, 3828, 1797, 1284, 2345, 1756.

Kapitel 16
Milz

Kapitel 16 · Milz

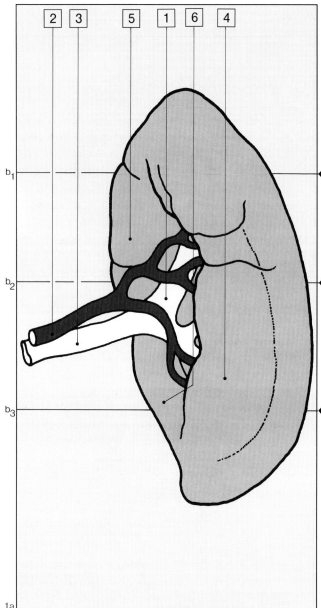

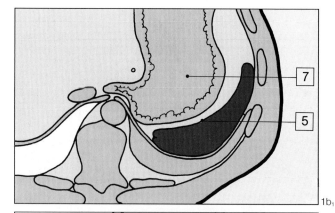

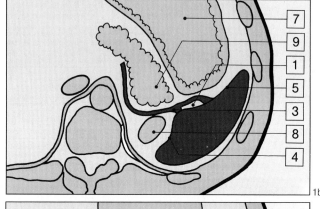

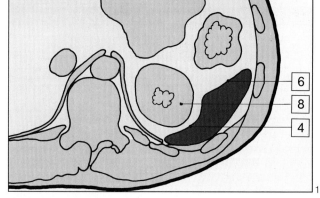

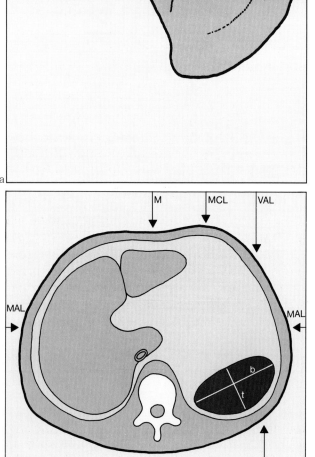

Abb. 16-1. Normale Milz
a) Ventralansicht
b) Konfiguration im Transversalschnitt (Schnitthöhe s. 1a).

c) Normalmaße der Milz
b = 7–10 cm
t = 4–6 cm
l = 11–15 cm

d) Milzindex
b × t × l = ungefähr 300,
Bereich 160–440
nach Lackner.

Zeichenerklärung:
1 Hilus
2 A. lienalis
3 V. lienalis
4 Facies renalis
5 Facies gastrica
6 Facies colica
7 Magen
8 Niere
9 Pankreas

b = Breite (Längsachse des elipsoiden Milzquerschnittes)
t = Tiefe (Querachse des elipsoiden Milzquerschnittes)
l = longitudinale Ausdehnung (= Scanstrecke).

M = Medianlinie
MCL = Medioclavicularlinie
VAL = Vordere Axillarlinie
MAL = Mittlere Axillarlinie
DAL = Dorsale Axillarlinie

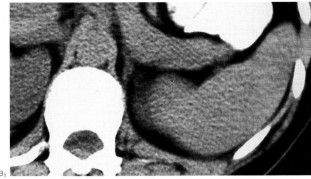
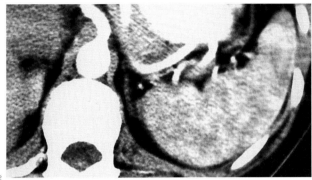
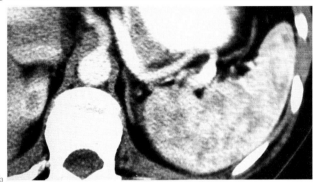
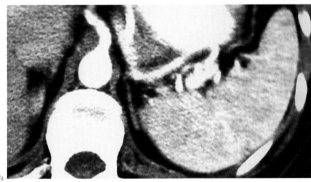
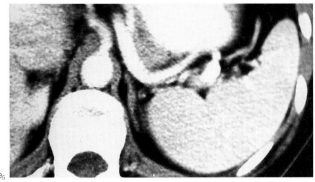

Milz

Anatomie und Abbildung

Die Milz wiegt beim Erwachsenen nicht mehr als 200 g. Ihre Form wird durch die Nachbarorgane beeinflußt, denn Magen, Niere, Zwerchfell und linke Kolonflexur liegen der Milz innerhalb entsprechender Exkavationen unmittelbar an. Ihre Organoberfläche ist vom Peritoneum überzogen. Die Organgefäße gelangen über das Ligamentum lienorenale zur Milz und fächern sich in einer längsgerichteten Leiste im Hilusgebiet auf. Über das Ligamentum gastrolienale ziehen Gefäße zur großen Kurvatur des Magens.

Die Formvariabilität erschwert eine *Größenabschätzung*. Im Horizontalschnitt wird die maximale Längsachse der querovalen Organfigur bis zu 10 cm und die senkrecht dazu verlaufende Querachse bis zu 6 cm als normal angesehen. Die kraniokaudale Ausdehnung liegt beim Gesunden unter 15 cm. Sie kann durch die für die Organdarstellung benötigte Scanstrecke abgeschätzt werden. Eine Splenomegalie sollte dann angenommen werden, wenn mindestens zwei der beschriebenen Achsen eindeutig die Normwerte übertreffen. Für praktische Belange hat sich der Milz-Index (Abb. 16-1.) bewährt, der zwar nicht dem Milzgewicht entspricht, aber diesem (linear) proportional ist. Eine normalgroße Milz überschreitet in der Regel nicht die mittlere Axillarlinie. Lediglich bei Spleno- oder Hepatomegalie berühren sich die beiden Organflächen.

Das Parenchym stellt sich im Nativscan homogen strukturiert dar. Die *Radiodensität* beträgt 45 ± 5 HE. Nach *KM-Bolus* färbt sich das Parenchym unterschiedlich scheckig oder marmoriert an. Dieses Kontrastierungsmuster entspricht der Trabekel- und Pulpastruktur der Milz und weicht nach 90–120 Sekunden einer homogenen Anfärbung.

Lit.: 1942, 1933, 1943, 758, 3357

Abb. 16-1e. Kontrastierung des Milzparenchyms nach KM-Bolus. Vorübergehend Nachweis einer Parzellierung, die der Trabekel- und Pulpastruktur des Parenchyms entspricht. (e_2 = 10s, e_3 = 20s, e_4 = 30s, e_5 = 60s).

Tabelle 16-1. Ursachen der Splenomegalie in Anlehnung an Harrison.

Splenomegalie bei Entzündungen	(sub)akute Infektion (Septikämie, bakterielle Endokarditis, Abszeß, Mononukleose u. a.) chronische Infektion (Tuberkulose, Syphilis, Histoplasmose, Brucellose, Malaria, Leishmaniosis u. a.) andere Lupus erythematodes, rheumatische Arthritis, Sarkoidose, Histiozytose u. a.
Splenomegalie bei intralienaler Stauung	Leberzirrhose, Thrombose, Stenose der V. portae, V. lienalis, Rechtsherzinsuffizienz
Splenomegalie bei vermehrter Speicherung	M. Niemann-Pick, M. Gaucher, Amyloidose, Hämosiderose, Hämochromatose
Splenomegalie bei Störungen der Hämatopoese und des Blutabbaus	hämolytische Anämie, Thalassämie, Myelofibrose, Polycythaemia vera, thrombozytopenische Purpura
Splenomegalie bei Neoplasien	Zysten (neoplastische Pseudozysten), benigne solide Tumoren (Hämangiom u. a.), Retikulumzellsarkom, mal. Lymphom, Leukämie, Myelom

Tabelle 16-2. Erkrankungen, die zu **Milzverkalkungen** führen können.

Infektionen	Echinococcus cysticus Abszeß Granulome (multipel) bei – Tuberkulose – Brucellose – Histoplasmose
Tumoren	Lymphangiom Hämangiom Nichtparasitäre Zyste
Vaskuläre Erkrankungen	Arteriosklerose Aneurysma (A. lienalis) Hämatom Pseudozyste Infarkt Phlebolithen
Andere Erkrankungen	Sichelzellenanämie Hämosiderose Kapselverkalkungen

Abb. 16-4. Echinokokkuszyste. Die verkalkte Echinokokkuszyste ist geschrumpft und zeigt daher spiculaähnliche Ausziehungen der Chitinmembran.

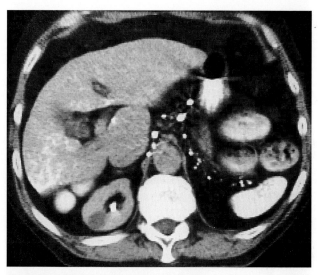

Abb. 16-2. Thorotrastmilz. Kleine Milz mit diffuser Dichteanhebung (250 HE). Sowohl die lienalen als auch der re. Leberlappen haben das KM gespeichert. Kompensatorisch Hypertrophie des Lobus caudatus.

Abb. 16-3. Verkalkte Milzzyste, wahrscheinlich parasitären Ursprungs.

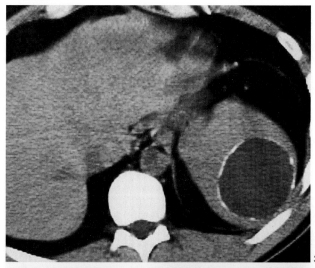

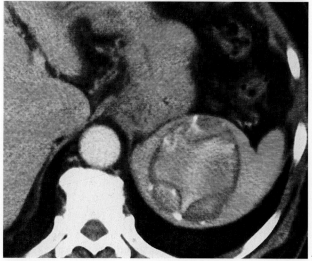

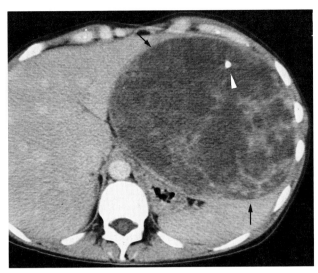

Abb. 16-5. Lymphangiomatose der Milz. Große, 12 cm messende Raumforderung (→), die der Milz aufsitzt und eine Kapsel aufweist. Nachweis zahlreicher feinster Septierungen, die sich nach KM-Gabe akzentuieren. Nachweis einzelner feiner isomorpher Verkalkungen (▸).

Zystische Milzerkrankungen

Milzzysten sind selten und in der Mehrzahl parasitären Ursprungs wie Echinokokkuszysten. Benigne Zysten kongenitalen Ursprungs sind epidermoide Zysten, die bei Frauen häufiger als bei Männern vorkommen und ein eigenes Epithel aufweisen. Zysten können auch nach einem Trauma oder einem Infarkt entstehen und sind Pseudozysten ohne Epithel. Benigne Neubildungen wie die Lymphangiomatosis und die Hämangiomatosis weisen zystische Komponenten auf.

• **CT**

Zysten der Milz erfüllen die üblichen CT-Kriterien einer benignen Zyste. Bei sehr großen zystischen Raumforderungen wird das Parenchym der Milz ausgewalzt, so daß eine Spornbildung am Rande entsteht. Schalige Verkalkungen sind vorzugsweise bei parasitären Zysten, die den gleichen Aspekt wie in der Leber aufweisen, gelegentlich auch bei Epidermoid- und Pseudozysten nachweisbar. Posttraumatische Pseudozysten können je nach Alter des vorangegangenen Hämatoms leicht über Wasser erhöhte Dichtewerte aufweisen.

Lit.: 1940, 2263, 1965

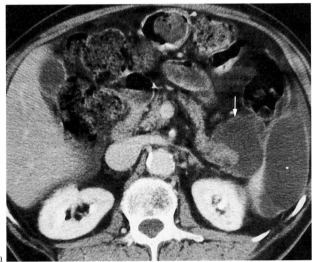

6a

Solide Milztumoren

Maligne Lymphome und das Plasmozytom können vom Milzparenchym ausgehen, im übrigen ist die Milz nur äußerst selten Sitz primärer Tumoren. Der Häufigkeit nach steht das Hämangiom vor dem Lymphangiom. Hamartome, Fibrome, Myxome, Chondrome, Osteome, maligne Hämangioendotheliome und Fibrosarkome der Milz sind Raritäten.

Eine Metastasierung in die Milz erfolgt meist im späten Stadium einer Tumorerkrankung. Sie breitet sich dann zumeist multipel aus, überwiegend hämatogen, nur vereinzelt dagegen lymphogen. Sitz der Primärtumoren sind die Haut (malignes

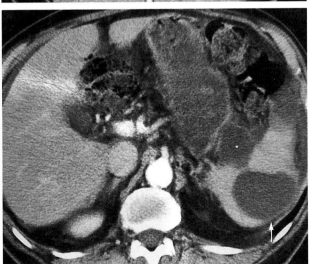

6b

Abb. 16-6. Milzmetastasen eines Pankreasschwanzkarzinoms. Liquide bzw. nekrotische Formationen in Umgebung des Pankreasschwanzes (a →) und innerhalb der Milz (b →) bei Peritonealkarzinose.

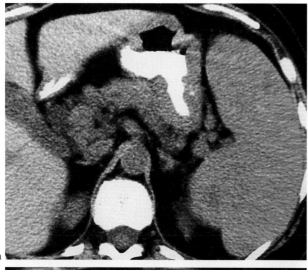

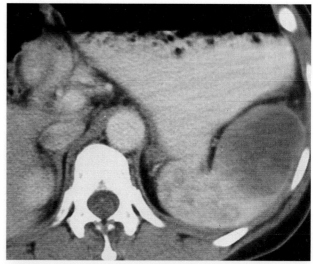

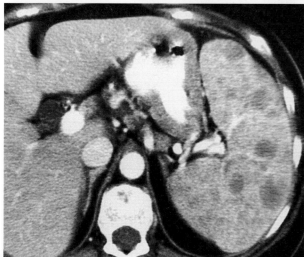

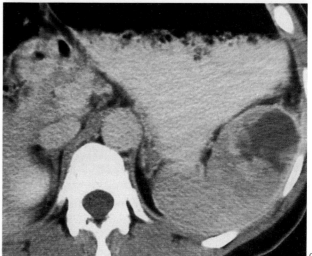

Abb. 16-7. Non-Hodgkin-Lymphom. Milzvergrößerung mit multiplen Läsionen, die sich nach Bolusgabe hypodens absetzen.

Abb. 16-9. Non-Hodgkin-Lymphom. Die sich hypodens demarkierende Raumforderung zeigt in der späten Bolusphase ein stärkeres randständiges Enhancement (b).

Abb. 16-8. Milzbefall bei M. Hodgkin. Geringe Hypodensitäten nach KM-Gabe und leichte Konturverformung.

Abb. 16-10. Non-Hodgkin-Lymphom. Auftreibung des unteren Milzpoles, die sich nach KM-Gabe eindeutig hypodens demarkiert. Zusätzlich Nachweis von Lymphknotenvergrößerungen entlang der Milzgefäße.

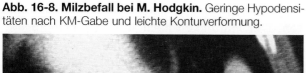

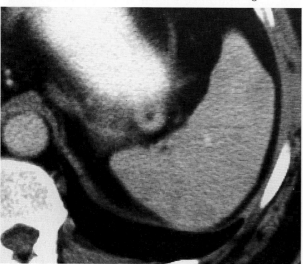

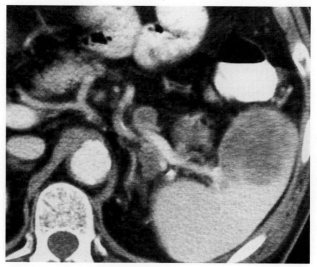

Solide Milztumoren 361

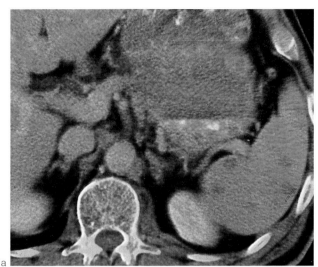

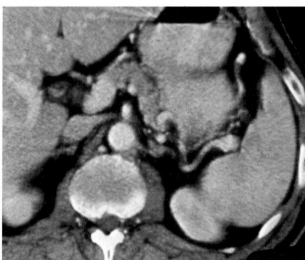

Abb. 16-11. Non-Hodgkin-Lymphom. Sehr feine Hypodensitäten, die sich nach KM-Gabe absetzen werden, nach Chemotherapie nicht mehr nachgewiesen (b).

Abb. 16-12. Melanommetastase. Große hypodense Raumforderung, die nach KM-Bolus ein ungleichmäßiges Enhancement aufweist.

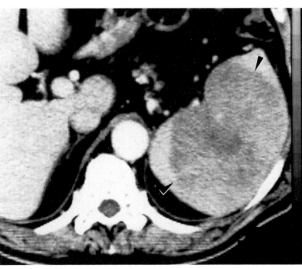

Melanom), Lunge oder Mamma, seltener das Ovar, Hoden, Prostata, Kolon oder Rektum. Die zu etwa einem Drittel mikroskopisch kleinen Metastasen können die Milz erheblich vergrößern.

• **CT**

Maligne Lymphome

Nativ: Non-Hodgkin-Lymphome führen meist zur Splenomegalie, Hodgkin-Lymphome nur zu ca. 65 %. Die äußere Milzform kann dabei unverändert bleiben oder eine kugelige Gestalt annehmen. In der Mehrzahl der Fälle findet sich eine homogene Parenchymdichte, die Ausdruck einer diffusen Organdurchsetzung ist. Fokale Hypodensitäten, die beim Non-Hodgkin-Lymphom häufiger vorkommen als beim M. Hodgkin, sind Zeichen eines nodalen Befalls.

KM: Nach KM-Bolus setzen sich umschriebene Tumorinfiltrate normalerweise hypodens ab. In der Sequenz-CT gelingt es mitunter, durch den Nachweis einer fehlenden Trabekulierung in der arteriellen Phase und durch eine feinnoduläre Strukturierung in der Parenchymphase einen diffusen Organbefall zu demonstrieren.

Die seltenen *Angiosarkome* und *Hämangiotheliome* zeigen im Nativbild eine hypodense, unterschiedlich stark ausgeprägte Raumforderung, deren Hypervaskularisation nach einem KM-Bolus erkannt werden kann. Bei einem gleichzeitigen Nachweis von Thorotrast-Ablagerungen macht die Koinzidenz ein Angiosarkom wahrscheinlich.

Hämangiome kommen häufig multipel vor und weisen scharf abgesetzte, unterschiedlich konfigurierte Hypodensitäten auf. Nach protrahierter Bolusgabe zeigen sie eine geringe KM-Aufnahme. Rundliche Verkalkungen und Phlebolithen wurden vereinzelt beschrieben.

Die überwiegend multipel auftretenden *Metastasen* stellen sich als umschriebene Zonen dar. Der Grad ihrer Hypodensität wie auch das Postkontrast-Enhancement wird von der Art des Primärtumors sowie der eigenen Vaskularisierung und/oder Nekrotisierung bestimmt.

Lit.: 1964, 3533, 1950, 2311, 1956, 1787, 1960, 1448, 539

Entzündliche Milzerkrankungen

Bei akuten und chronischen Infekten führt eine reaktive Hyperplasie verschiedener Zellelemente zu einer unterschiedlich stark ausgeprägten Splenomegalie. Granulomatöse Entzündungen haben nur eine mäßige Milzvergrößerung zur Folge.

Im Ausheilungsstadium lassen sich häufiger, insbesondere bei *Tuberkulose, Histoplasmose oder Brucellose,* disseminierte kleinknotige Verkalkungen nachweisen, die bei der Brucellose auch konzentrisch geschichtet sein können. Ein *Milzabszeß* entwickelt sich zumeist im Rahmen einer generalisierten Infektion (Septikämie), besonders bei Patienten mit reduzierter Immunabwehr. Ein Abszeß entsteht selten auf dem Boden von nekrotischem Milzgewebe (Infarkt, Pseudozysten, Hämatom).

• **CT**

Granulomatöse Infiltrate führen zur uncharakteristischen Organvergrößerung und zeigen gelegentlich disseminierte Hypodensitäten nach einem KM-Bolus. Häufig sind rundliche, dichte Verkalkungen der einzige Hinweis auf die abgelaufene Infektion.

Beim *Abszeß* findet sich eine umschriebene hypodense Zone, die nach KM-Gabe nicht anreichert und sich je nach Stadium unterschiedlich deutlich demarkiert, ggf. mit Ausbildung einer typischen Abszeßmembran. Die Dichtewerte hängen vom Alter des Abszesses ab und liegen bei 20 – 40 HE. Gasbildung in der Einschmelzungshöhle beweist die Infektion.

Mikroabszesse bei Pilzinfektionen zeigen multiple kleine, bis zu 2 cm messende, scharf berandete Hypodensitäten, meist ohne Nachweis einer eindeutigen Abszeßmembran nach KM-Bolus. Sie kommen häufig gleichzeitig in Milz und Leber vor.

DD: Die Abgrenzung eines Abszesses gegen ältere Hämatome oder Pseudozysten kann Schwierigkeiten bereiten, wenn die pathognomonischen Gasbläschen nicht nachweisbar sind. In solchen Fällen ist der klinische Befund ausschlaggebend.

Lit.: 1954, 1925, 1871, 1975, 1963

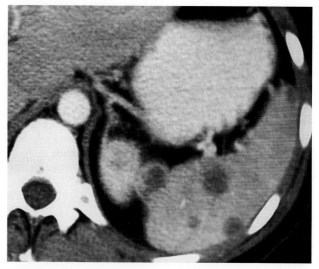

Abb. 16-13. Epitheloidzellige Granulomatose der Milz **(Sarkoidose).** Die sich nach KM-Bolus scharf demarkierenden rundlichen Hypodensitäten sind nativ nur diskret erkennbar.

Abb. 16-14. Milzabszeß. Die subkapsulären hypodensen Bezirke weisen feine Gaseinschlüsse auf (▸) als Zeichen der Abszedierung.

Abb. 16-15. Milzabszeß. Subkapsuläre Hypodensität mit diskreten Gaseinschlüssen (▸).

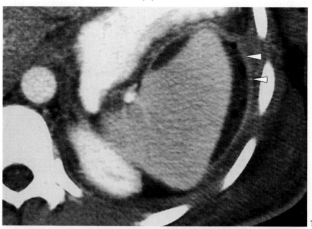

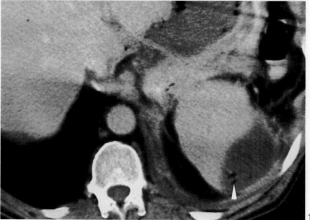

Trauma

Eine Milzverletzung erfolgt am häufigsten nach stumpfem Bauchtrauma, besonders nach Verkehrsunfällen, gelegentlich auch nach penetrierenden Stich- oder Spießverletzungen. Eine entzündlich vergrößerte Milz, z.B. bei Mononukleose, kann bereits ohne nennenswertes Trauma rupturieren. Verletzungen des Gefäßstiels können zu einem Abriß der großen Gefäße oder zu einer Thrombose führen, die je nach Ausmaß zu einer Infarzierung bzw. zur Ausbildung eines venösen Kollateralkreislaufes führen kann. Während kontusionellen Veränderungen der Milz, die mit sehr diskreten Gefäßeinrissen einhergehen können, kaum klinische Bedeutung zukommen, ist der Nachweis eines Milzhämatoms klinisch sehr wichtig, da nach einer Kapselruptur eine lebensbedrohliche Blutung in die Bauchhöhle erfolgen kann.

Milzhämatom

Nativ: Im frischen Stadium kann das Hämatom im Vergleich zum Milzgewebe zwar hyperdens erscheinen, ist jedoch häufiger isodens. Ältere Hämatome sind hypodens und lassen sich meist gut abgrenzen.

Bei *subkapsulärer* Lage findet sich in der Regel eine Impression und Verformung des Milzparenchyms. Die Kapsel ist meist darstellbar und zirkulär abgehoben, so daß eine sichelförmige Konfiguration des Hämatoms entsteht. *Intraparenchymale* Einblutungen stellen sich als unregelmäßig begrenzte, teilweise keilförmige Formationen dar. Bleibt eine Parenchymruptur unerkannt und erfolgt kein Kapseleinriß, so kann das Hämatom in eine (Pseudo-)Zyste übergehen. Eine intraperitoneale Flüssigkeitsansammlung ist ein wesentlicher Hinweis auf eine *Milzruptur*. Eine frische zweizeitige Ruptur wird daran erkannt, daß die hyperdense intraperitoneale Blutansammlung höhere Dichtewerte aufweist als das intra- bzw. perilienale Hämatom. Grundsätzlich ist die Umgebung nach weiteren Verletzungen abzusuchen (Leber, Niere, Pankreas, Skelett).

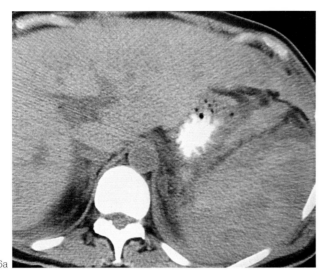
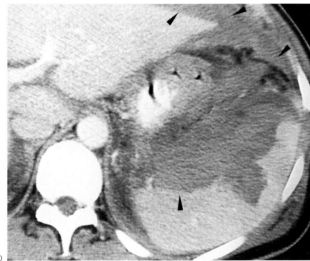

Abb. 16-16. Akute Milzruptur. Im Nativscan ist bereits eine Konturunregelmäßigkeit der Milz innerhalb der leicht hyperdensen subphrenischen Flüssigkeit erkennbar. Nach Bolusgabe demarkiert sich das vitale Milzgewebe vom umgebenden Blut (▸).

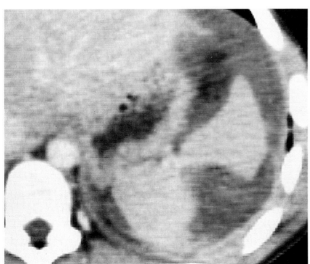

Abb. 16-17. Milzruptur. Der Einriß des Parenchyms ist an der Konvexität der Milz erfolgt. Die umgebende Flüssigkeit in der Bauchhöhle signalisiert mit Dichtewerten über 50 HE Blut.

KM: Ein KM-Bolus ist nach einem frischen Trauma obligat, um (isodense) maskierte Parenchymeinrisse aufzudecken.

Lit.: 1545, 1966, 1961, 314, 1941, 1931

Vaskuläre Prozesse

Milzinfarkt

Milzinfarkte sind Folge thrombembolischer Verschlüsse der Milzarterie oder ihrer Äste. Die Embolien entstammen meist der Herzhöhle (Mitralklappenfehler, Myokardinfarkt) oder einem Aortenaneurysma. Thrombosen können durch Arteriosklerose, subendotheliale Infiltrationen bei myeloischen Leukämien, entzündlichen und neoplastischen Pankreasprozessen oder Trauma und Hämagglutination bei Sichelzellenanämien hervorgerufen werden. Infarktgebiete können kolliquieren, sich zu Pseudozysten ausbilden und (selten) verkalken.

• **CT**

Nativ: Die Infarktgebiete stellen sich keilförmig, rundlich oder strichförmig dar. Eine disseminierte Verteilung findet sich vorzugsweise bei myeloproliferativen Erkrankungen. Ein frischer Infarkt ist hypodens, bei Hämorrhagie vorübergehend fleckförmig hyperdens. Im weiteren Verlauf nimmt im Rahmen der Organisation die Gewebedichte wieder zu und das Volumen ab, erkennbar an einer Einziehung der Kapsel über dem Infarktgebiet. Amorphe Verkalkungen sind mitunter in Spätstadien anzutreffen.

KM: Der frische (segmentale) Perfusionsausfall demarkiert sich nach KM-Gabe hypodens. Später ist eine geringe fleckförmige Kontrastierung im Infarktgebiet und eine verstärkte Kontrastierung im Rand- und Kapselgebiet (rim sign) nachweisbar.

Lit.: 1973, 1947, 1924, 1930

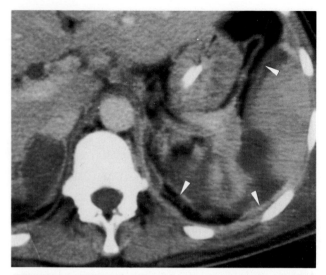

Abb. 16-18. Milzhämatom. Das intralienale Hämatom demarkiert sich nach Bolusgabe. Das Blut ist jedoch noch subkapsulär (▸) gelegen.

Abb. 16-19. Milzinfarkt. In der vergrößerten Milz stellt sich nach Bolusgabe eine scharf berandete, segmentförmige Hypodensität mit leichter Einziehung der Milzkapsel dar.

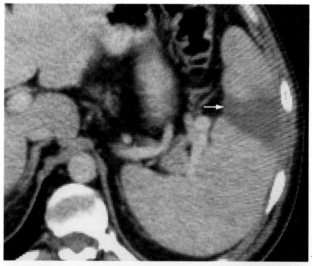

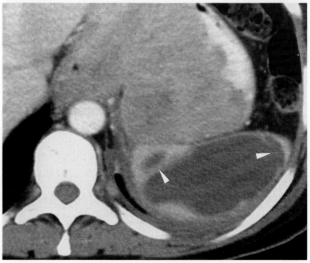

Abb. 16-20. Ausgedehnter Milzinfarkt. Infolge der Ummauerung eines ausgedehnten Magenkarzinoms ist ein Totalinfarkt der Milz erfolgt. Das Parenchym ist nur noch randständig durch Kapselgefäße versorgt (▸).

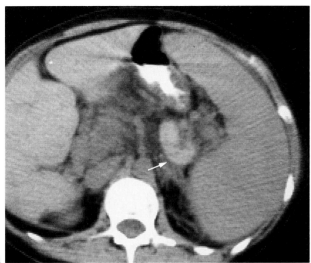

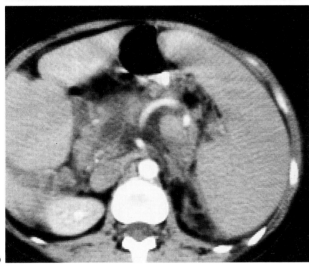

Abb. 16-21. Frische Milzvenenthrombose. Erhebliche Vergrößerung der Milz. Es findet sich bei chronischer Pankreatitis eine erweiterte hyperdense Milzvene, die einer frischen Thrombose entspricht (→). Nach Bolusgabe (b) kontrastiert sich die Milz verzögert. Die erweiterte Milzvene zeigt kein Enhancement.

Milzvenenthrombose

Die Milzvenenthrombose entsteht durch Übergreifen eines entzündlichen oder neoplastischen Pankreasprozesses auf die Milzvene, durch Peritonitis oder Trauma. Es bildet sich ein venöser Kollateralkreislauf (einschl. Ösophagusvarizen) und eine erhebliche Splenomegalie aus.

• **CT**

Nativ: Eine frische Milzvenenthrombose ist durch Splenomegalie sowie Hyperdensität und Verbreiterung der Milzvene charakterisiert.

KM: Durch einen KM-Bolus läßt sich die Durchgängigkeit der Milzvene überprüfen und das Kollateralnetz kontrastieren, das sich vorwiegend auf die Fundusvenen, die gastroepiploischen und die gastroösophagealen Venen erstreckt.

Lit.: 1952

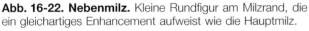

Abb. 16-22. Nebenmilz. Kleine Rundfigur am Milzrand, die ein gleichartiges Enhancement aufweist wie die Hauptmilz.

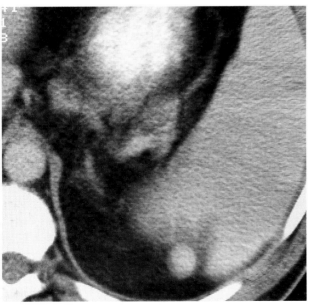

Anomalien

Die sehr seltene Asplenie wird meist von Anomalien des Herzens und des Bauchsitus begleitet. Bei *Polysplenie* ist die Milz in 2 – 10 getrennte Parenchymlappen unterteilt. Häufiger dagegen werden *Nebenmilzen* gefunden, die von wenigen Millimetern bis zu 10 cm im Durchmesser groß werden können. Sie bestehen aus funktionierenden Milzparenchymen und sind zu 75% im oder nahe dem Milzhilus und zu 20% im Pankreasschwanz lokalisiert. Sie hypertrophieren kompensatorisch bei Entfernung oder Verlust der Milz.

Bei der *Splenosis* handelt es sich um Milzgewebe, das nach Trauma oder Operation in die Peritonealhöhle verstreut und implantiert wurde.

• CT

Nativ: Eine *Nebenmilz* erweist sich als homogene, glatt berandete Weichteilstruktur, die die gleiche Radiodensität wie das Parenchym der Hauptmilz aufweist. Sie ist differentialdiagnostisch bedeutsam und muß von Raumforderungen des Pankreas, der Niere und der Nebenniere abgegrenzt werden.

KM: Nach KM-Bolus ist eine Differenzierung meist möglich, da die Nebenmilzen ein synchrones und gleichartiges Enhancement mit der Hauptmilz aufweist und umgebende Gefäße, Nierenparenchym sowie Pankreaskonturen eindeutig zu identifizieren sind. Im Zweifelsfall kann jedoch eine Milzszintigraphie weiterführen.

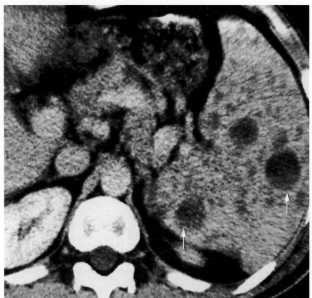
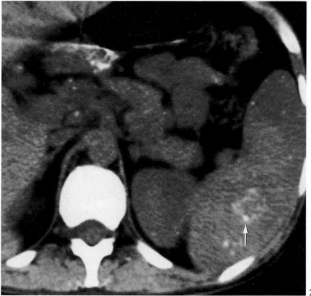

Abb. 16-23. Pneumozystose der Milz nach Pneumocystis-carinii-Infektion eines AIDS-Erkrankten. Splenomegalie mit Hypodensitäten (a →). Nach Therapie finden sich disseminierte Verkalkungen (b →).

Kapitel 17
Niere

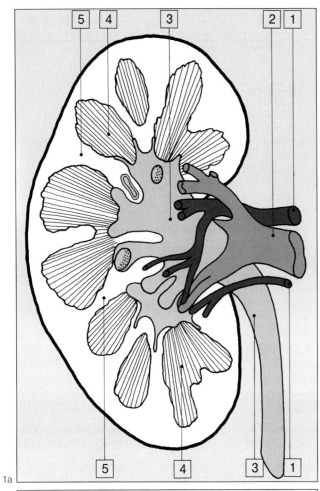
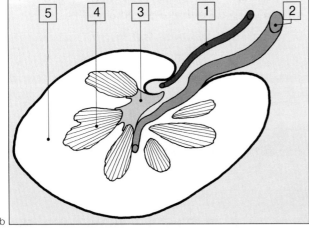
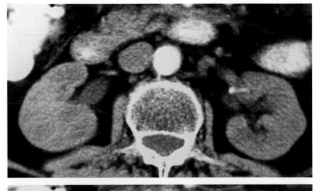
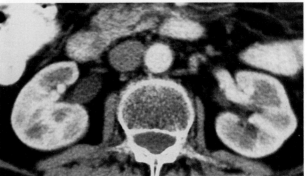
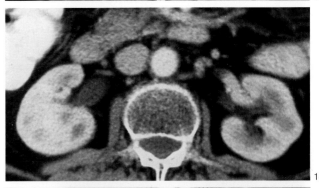
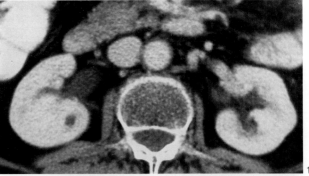
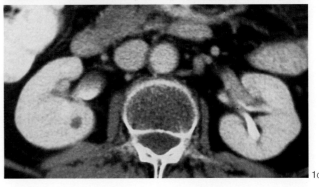

Abb. 17-1. Topographie des Nierenhilus.
a) Längsschnitt.
b) Transversalschnitt.

Zeichenerklärung:
1 A. renalis
2 V. renalis
3 Nierenbecken und Ureter
4 Markpyramiden
5 Nierenrinde

c) Kontrastierung des Nierenparenchyms nach Bolusinjektion. Die gut durchblutete Nierenrinde zeigt ihr maximales Enhancement nach 25 s. Das Nierenmark ist nach 60–80 s kontrastiert und weitgehend mit dem Kortex isodens.
(c_1 15 s, c_2 25 s, c_3 50 s, c_4 75 s, c_5 125 s p.i.)

Niere

Anatomie und Abbildung

Eine gesunde Niere wiegt beim Erwachsenen etwa 150 g. Das segmental angeordnete Nierenparenchym umgibt den Sinus renalis mantelförmig. Es besteht aus bis zu 18 Markpyramiden. Diese enthalten das Sammelrohrsystem und verschmelzen zu sechs bis zwölf Papillen im Sinus renalis. Die gut durchblutete Nierenrinde umhüllt die Markkegel und beherbergt das Gefäßsystem, die Glomerula und tubuläre Strukturen. Das Kelchsystem durchzieht den Sinus renalis und vereinigt sich meist intrarenal zum Nierenbecken. Die Nierenhauptarterien verlaufen dorsal der Nierenvenen. Sie teilen sich hilusnahe in je einen ventralen und dorsalen Ast auf, dessen Abgänge zwischen den Papillen vor und hinter dem Nierenhohlsystem als Interlobärgefäße in das Parenchym eintreten.

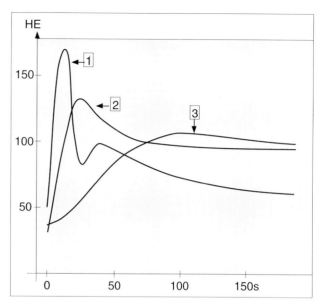

Abb. 17-2. Zeitdichtekurve des normalen Nierenparenchyms. Nach Bolusinjektion von 8 ml/s zunächst maximaler Dichteanstieg im Aortenlumen (1), 15 s. Später steigt die Dichte der Nierenrinde maximal an (2), um dann allmählich abzufallen. Das Nierenmark kontrastiert sich langsamer, übertrifft 120 s. p.i. dichtemäßig geringgradig die Rindenbezirke (3).

• CT

Nativ: Transversal werden die Nieren an den Polen queroval und im Hilusgebiet sichelförmig dargestellt. Bei tangentialer Schichtführung ist die äußere Nierenbegrenzung glatt berandet. Die kraniokaudale Länge des Organs beträgt 10 – 12 cm, die Breite des Nierenparenchyms bei gesunden Erwachsenen ca. 1,5 cm. In Hilushöhe mißt der normale transversale Durchmesser frontal 5 – 6 cm und sagittal ca. 4 cm.

KM: Das nativ homogene Parenchym weist je nach Hydratation eine Radiodensität von 30 ± 10 HE auf. Nach einem KM-Bolus findet sich analog zur Arteriographie ca. 10 s nach dem Aortenpeak in der frühartericllen Phase eine Kontrastierung der Rindenbezirke. Die Markkegel sind zunächst hypodens und gleichen sich nach ca. 60 s der Dichte des Rindenparenchyms an. Die Markpyramiden werden nur in Nierenstielhöhe in ihrer vollen Länge von der Basis bis zur Spitze dreiecksförmig dargestellt. Nahe des Nierenpols werden sie in unterschiedlicher Ebene zu ihrer Längsachse angeschnitten, die umgebende kontrastierte Nierenrinde erscheint daher in unterschiedlichen ovalären oder ringförmigen Figuren. Die Capsula fibrosa kontrastiert nicht und kann somit in der CT nicht abgegrenzt werden.

Lit.: 1980, 1982, 2152, 2112, 2057, 2011, 2161, 2032

Zystische Nierenerkrankungen

Nierenzysten

Nierenzysten sind gutartige, nichtneoplastische Nierenveränderungen. Einfache parenchymale Zysten sind bei Kindern selten vorkommende und mit steigendem Alter zunehmende erworbene Erkrankungen. Sie werden bei mehr als 50 % der über 50jährigen Erwachsenen angetroffen und sind ein häufiger Zufallsbefund. Die oft multipel auftretenden Nierenzysten können in zufälliger Anordnung über das gesamte Nierenparenchym verteilt sein oder auch gehäuft subkapsulär bzw. peripelvin sitzen. *Multiple Nierenzysten* werden häufiger bei Niereninsuffizienz unter Dialysebehandlung beobachtet, ihre Zahl nimmt dann mit der Dauer der Dialysebehandlung zu. Sie messen selten mehr als 2 cm und liegen vorwiegend in der Nierenrinde. Auch bei tuberöser Sklerose (Pringle-Bourneville-Syndrom) und beim Hippel-Lindau-Syndrom werden vermehrt multiple Nierenzysten gefunden.

• **CT-Befund**

Einfache Nierenzysten erfüllen in der CT folgende Kriterien:
1. glatte, dünnwandige, regelmäßige, nicht immer eindeutig abgrenzbare Berandung (vor und nach KM-Gabe),
2. wasseräquidense Dichte des homogenen Zysteninhalts (< 15 HE),
3. kein Nachweis intraluminärer oder randständiger Verkalkungsstrukturen,
4. kein Dichteanstieg nach intravenöser Kontrastmittelgabe.

Cave: Besonders bei kleinen Läsionen können Teilvolumeneffekte und Artefaktüberlagerungen Dichtewerte verfälschen!

DD: Ist nur eines der oben genannten Kriterien nicht erfüllt, eröffnet sich eine weitgefächerte Differentialdiagnostik:

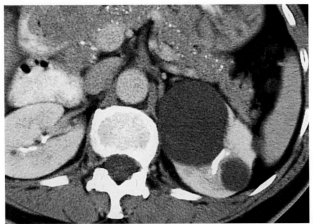
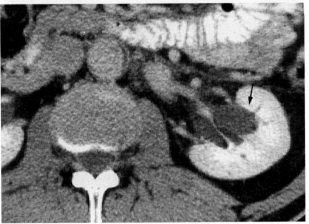

Abb. 17-3a, b. Nierenzysten. 1. Im Nativscan sind Zysten (a) als Raumforderungen erkennbar, die sich bereits hypodens vom Nierenparenchym absetzen. 2. Nach ausreichender KM-Gabe demarkieren sie sich scharf gegenüber dem Nierenparenchym bei unveränderter Wasseräquidensität. Bei der Dichteausmessung müssen leichte Artefaktüberlagerungen berücksichtigt werden. 3. Parapelvine Zysten (b) sind häufig nur nach ausreichender KM-Gabe eindeutig zu identifizieren. Sie verformen und imprimieren meist das Nierenhohlsystem.

Abb. 17-4a. Komplizierte Zyste (Kalkmilchzyste). Nach länger zurückliegender, behandelter Nierentuberkulose Nachweis einer schalig verkalkten Zyste mit sedimentierendem Inhalt (→).

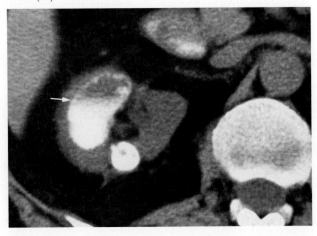

Tabelle 17-1. Differentialdiagnostik bei Nierenzysten.

Verdickte oder unregelmäßige Berandung bzw. Septierung	Nierenzellkarzinom, Zystadenom, komplizierte Nierenzyste (nach Einblutung oder Infektion), Abszeß, Echinococcus-Zyste
Erhöhte Radiodensität	postinflammatorische oder infizierte Zyste, Zyste nach Einblutung, Kalkmilchzyste (z.T. mit Sedimentation), Echinococcus-Zyste, Tuberkulose
Verkalkungsstrukturen	postinflammatorische oder infizierte Zyste, Zyste nach Einblutung, kolliquiertes Hämatom, multizystische Niere, polyzystische Niere, Nierenzellkarzinom, Echinococcus-Zyste, Tuberkulose

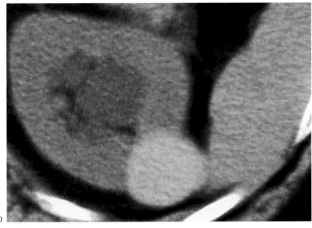

Abb. 17-4b. Komplizierte Zyste. Im Nativscan erscheint die komplizierte Zyste hyperdens, jedoch scharf berandet gegenüber dem benachbarten Nierenparenchym. Nach KM-Gabe ist eine Dichteänderung der Zyste nicht nachweisbar.

Abb. 17-5. Zystennieren. Beide Nieren sind vergrößert (a→), die Nierenrinde ist polyzyklisch durch die zystischen Raumforderungen verformt. Im Nativscan (a) finden sich Verkalkungen und fleckige Hyperdensitäten, die komplizierten Zysten nach Einblutungen entsprechen (a ▸). Nach KM-Gabe (b) demarkieren sich die unterschiedlich großen Zysten scharf hypodens vom kontrastierten Nierenparenchym.

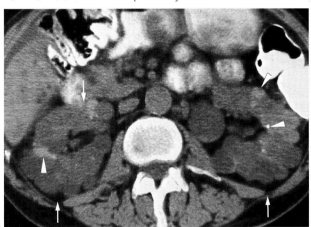

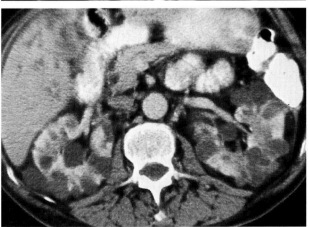

Im Nativscan zystisch erscheinende Anomalien und krankhafte Prozesse der ableitenden Harnwege wie Kelchzysten, Kelchdivertikel, Harnstauungsnieren oder Pyonephrosen werden nach Kontrastmittelapplikation meist eindeutig identifiziert.

Lit.: 2075, 2010, 2070

Polyzystische Nierenerkrankung des Kindes (Zystennieren)

Die im Kindesalter auftretende polyzystische Nierenerkrankung wird autosomal rezessiv vererbt und verläuft klinisch uneinheitlich. Sie wird von einer unterschiedlich stark ausgeprägten Lebererkrankung mit Proliferation des portobiliären Bindegewebes und Gallengangsektasien begleitet. Bei der neonatalen Verlaufsform steht die polyzystische Nierendegeneration im Vordergrund, die nach wenigen Monaten durch Urämie zum Tode führt.

• CT

Nativ: Beidseits werden deutlich vergrößerte Nieren nachgewiesen. Das breite Nierenparenchym weist mäßiggradig herabgesetzte Dichtewerte auf. Die nur 1 – 2 mm großen Zysten selbst sind computertomographisch nicht darstellbar.

KM: Die KM-Gabe führt im Querschnittsbild zu einer leichten radiären Streifenzeichnung. Die Differenzierung von Mark und Rinde ist, stadiumabhängig, nur angedeutet erkennbar.

Polyzystische Nierenerkrankung des Erwachsenen (Zystennieren)

Die autosomal dominant vererbte Erkrankung tritt meist bilateral auf, in frühen Stadien liegt jedoch häufig eine deutliche Asymmetrie des Nierenvolumens vor. Mit Fortschreiten der Erkrankung nehmen Zahl und Größe der Zysten zu. Das Nierengewicht kann bis zu einem Mehrfachen des Normalwertes anwachsen. Begleitend werden bei 30 – 60 % der Patienten Zysten in der Leber und im Gallengangssystem sowie bei 10 % im Pankreas nachgewiesen. Zerebrale bzw. abdominale Aneurysmen und zerebrale arteriovenöse Mißbildungen werden gehäuft angetroffen. Die Erkrankung mündet im 5. bis 6. Dezennium in eine terminale Niereninsuffizienz ein.

• **CT**

Nativ: Die vergrößerten Nieren zeigen ein schekkiges Dichtemuster. Zystische Formationen konfluieren zu hypodensen Arealen, so daß einzelne Zysten nur randständig nachweisbar bleiben. Zysteneinblutungen mit konsekutiver Infektion sind übliche Komplikationen und an der Hyperdensität der betroffenen Zysten erkennbar. Zystenwandverkalkungen, meist Folge dieser Komplikationen, unterscheiden sich von kalkdichten Konkrementen durch ihre schalenartige Struktur.

KM: Nach KM-Bolus findet eine deutliche Demarkierung des Nierenparenchyms statt, das je nach Ausprägung der zystischen Degeneration als hyperdense Reststruktur oder als retikuläres Muster imponiert. Je größer die Nieren, d. h., je ausgeprägter die zystischen Veränderungen sind, desto weniger Parenchym bleibt abgrenzbar. Das kontrastierte Hohlsystem kann an einzelnen strichförmigen, verzogenen Kelchstrukturen identifiziert werden. Das umschriebene Enhancement einer rundlichen Formation innerhalb der hypodensen Areale der Zystennieren muß den Verdacht auf einen begleitenden Tumor wecken, insbesondere bei nierenstielnahen Lymphknotenvergrößerungen.

DD: Multiple Nierenzysten.

Lit.: 3934, 2136, 2071

Multizystische Nierendysplasie

(Knollenniere, Blastemzyste)

Die multizystische Nierendysplasie ist nicht genetisch bedingt. Sie ist nur einseitig ausgebildet und urographisch als auch arteriographisch stumm. Die zu Verkalkungen neigenden, traubenförmig angeordneten Zysten erscheinen auf Röntgenübersichtsaufnahmen als typische Ringfiguren. Die ableitenden Harnwege sind atretisch oder enden blind.

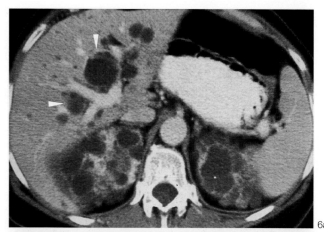
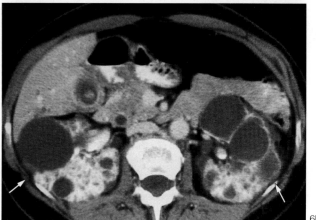

Abb. 17-6. Zystennieren. Die Nieren sind von ungleich großen Zysten durchsetzt (→). Sehr kleine Zysten werden durch Kontrastierung des Nierenparenchyms erkennbar. Zudem Nachweis von Leberzysten (▸).

Abb. 17-7. Zystennieren bei allgemeiner Hamartose. Die Nieren (→) als auch die Leber sind weitgehend von Zysten durchsetzt, so daß geringe Parenchymreste (▸) erkennbar bleiben. Es besteht Nieren- und Leberinsuffizienz mit Aszites.

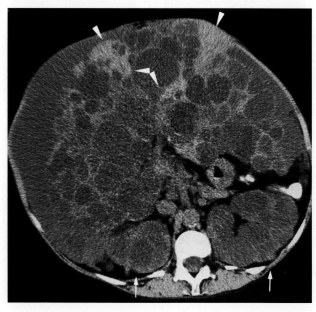

CT

Nativ: Es werden einseitig große, meist randständig verkalkte Zysten in traubenförmiger Anordnung nachgewiesen.

KM: Kontrastaufnehmendes Parenchym ist nicht darstellbar.

Multilokuläres zystisches Nephrom

(Multilokuläre Nierenzysten, zystisches Adenom, Zystadenom, segmentale polyzystische Niere)

Das multilokuläre zystische Nephrom wird überwiegend bei Knaben im frühen Kindesalter und bei Frauen zwischen 40 und 60 Jahren gefunden. Der zystische Tumor wird meist durch Hämaturie, Infektion oder schnelles Wachstum klinisch auffällig. Eine sarkomatöse Entartung ist selten beschrieben worden. Die betroffene Niere ist nur lokal zystisch verändert. Septen und Kapsel der Raumforderung sind hypervaskularisiert und umschließen mit myxomatösem Material gefüllte Räume. Eine angiographische Unterscheidung gegen maligne Raumforderungen ist nicht möglich. Das multilokuläre zystische Nephrom wird häufig erst bei einem Durchmesser von etwa 10 cm diagnostiziert, es kann jedoch erheblich größer werden.

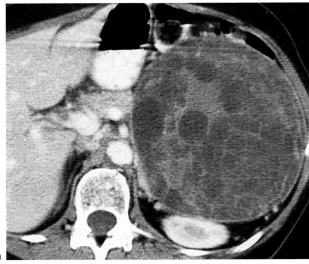
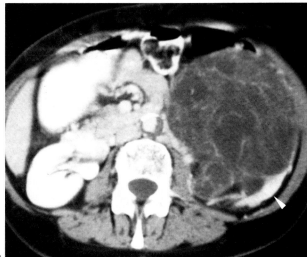

Abb. 17-8. Multilokuläres zystisches Nephrom. Nachweis einer 8 x 10 cm messenden, scharf berandeten Raumforderung mit zahlreichen hypodensen rundlichen Zonen, die den Zysten entsprechen und die sich vom kontrastierten trabekulären, z.T. flächigen Stroma absetzen (Niere ▶).

CT

Nativ: Die meist relativ großen zystischen Räume werden von unterschiedlich breiten, weichteildichten Septen durchzogen. Die Raumforderung ist scharf gegen das übrige Nierengewebe und den Perirenalraum abgesetzt und wölbt sich häufig in den Sinus renalis vor. Die mehrere Millimeter dicken Septierungen sind netzförmig angeordnet, erscheinen glatt und weisen keine nodulären Komponenten auf.

KM: Die Septen kontrastieren mittelgradig und demarkieren dadurch die angrenzenden zystischen Räume.

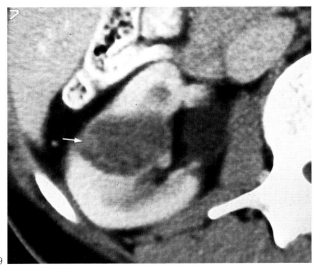

Abb. 17-9. Rezidiv eines zystischen Nephroms. 3 Jahre nach Entfernung findet sich eine hypodense, angedeutet wabig strukturierte Formation, die dem Rezidiv entspricht und eine gleichartige Textur aufweist wie der Primärtumor.

DD: Sind die Zysten sehr klein ausgebildet und überwiegt somit die solide Komponente, so ist eine Unterscheidung von einer malignen Neoplasie meist nur über sekundäre Malignitätskriterien möglich.

Solide Tumoren

Nierenzellkarzinom

(Hypernephrom, hypernephroides Nierenkarzinom, Adenokarzinom, Nierenkarzinom, Grawitz-Tumor)

Der überwiegende Teil der soliden Tumoren des Nierenparenchyms ist bösartig. Ca. 90 % der Nierenmalignome sind Nierenzellkarzinome. Sie werden am häufigsten bei Männern zwischen 50 und 70 Jahren diagnostiziert, bei Kindern und Jugendlichen kommen sie nur selten vor. Da ca. 50 % der Patienten bei Diagnosestellung noch keine Makrohämaturie zeigen, ist ein Nierenkarzinom nicht selten ein Zufallsbefund. Bei etwa 35 % der Patienten mit Hippel-Lindau-Syndrom entwickelt sich im Verlauf der Erkrankung ein Renalzellkarzinom. Die Einschätzung der Prognose hängt von der Tumorausdehnung ab und kann mit Hilfe der Stadieneinteilung nach Robsen erfolgen:

Tabelle 17-2. Stadieneinteilung des Nierenzellkarzinoms nach Robsen.

I	Tumor innerhalb der Capsula fibrosa
II	Durchbruch der Capsula fibrosa, Übergriff auf die ipsilaterale Nebenniere
III	Einbruch in die Nierenvene, Metastasierung in die regionalen Lymphknoten
IV	Durchbruch der Gerota Faszie, Befall der umgebenden Muskulatur und/oder Fernmetastasierung

Die zunächst regionale lymphogene Metastasierung breitet sich sukzessiv mediastinal bis in den Lungenhilus und die Supraklavikulargrube aus. Am Ende des Tumorleidens überwiegt die hämatogene Metastasierung in Lunge (> 50 %), Leber und Knochen (30 %), Nebennieren (20 %), gegenseitige Niere (10 %) und in das Gehirn (5 %).

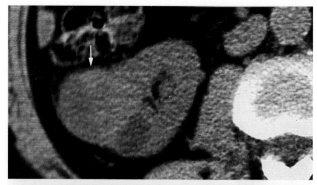
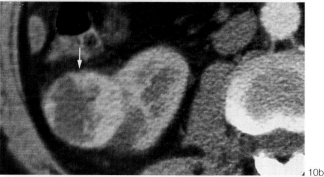
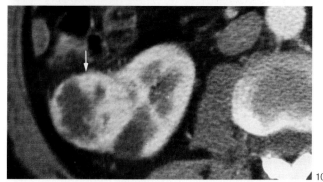

Abb. 17-10. Renalzellkarzinom.
a) Der 3 cm große Tumor überragt die laterale Nierenkontur, berührt die Fascia renalis und zeigt im Vergleich zum nativen Nierenparenchym eine geringe Hyperdensität.
b) Zeitgleich mit dem Nierenparenchym stellt sich der Tumor randständig hyperdens 25 s p.i. dar.
c) Auch nach 60 s ist eine ähnliche Kontrastierung randständig vorhanden wie in der Nierenrinde.
d) Erst 300 s. p.i. demarkiert sich der Tumor hypodens gegen das Nierenparenchym.

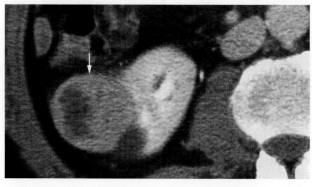

Solide Tumoren 375

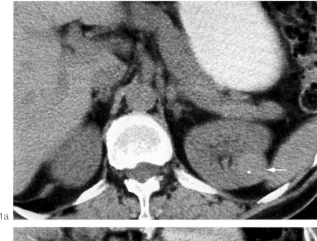

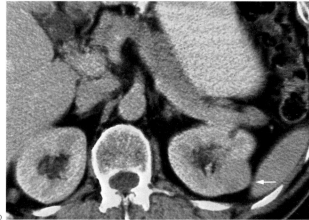

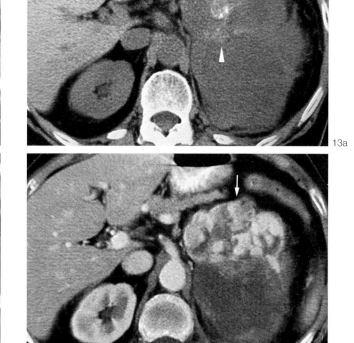

Abb. 17-11. Renalzellkarzinom. Im Nativscan (a) Nachweis einer scharf berandeten, leicht hyperdensen (50 HE) Raumforderung (→), die den Aspekt einer hyperdensen Nierenzyste aufweist. Nach KM-Gabe Enhancement um 35 HE (b).

Abb. 17-13. Großes Renalzellkarzinom.
a) im Nativscan Nachweis von Verkalkungen als Ausdruck regressiver Veränderungen (▸).
b) Nach Bolus-Gabe hypervaskularisierter Tumor (→), der sich kaudalwärts als glatt berandete Raumforderung fortsetzt mit erheblichen Nekrosezonen mit Dichtewerten um 25 HE im Zentrum.
c) Eine lokale Kapselüberschreitung mit Infiltration des M. psoas kann nicht ausgeschlossen werden (▸), wobei die Fascia renalis im übrigen respektiert wird.
Lymphknotenvergrößerungen sind nicht erkennbar.

Abb. 17-12. Renalzellkarzinom. Auffallend hypovaskularisierter knollig wachsender Tumor, der als Zeichen der Hypovaskularisation nur mäßiggradig KM aufnimmt (20–30 HE) und das Nierenhohlsystem invadiert (→).

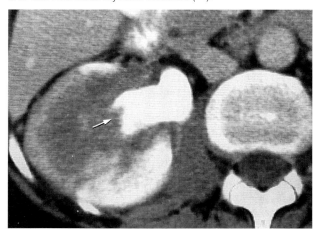

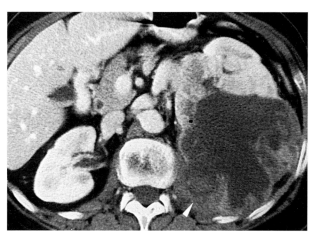

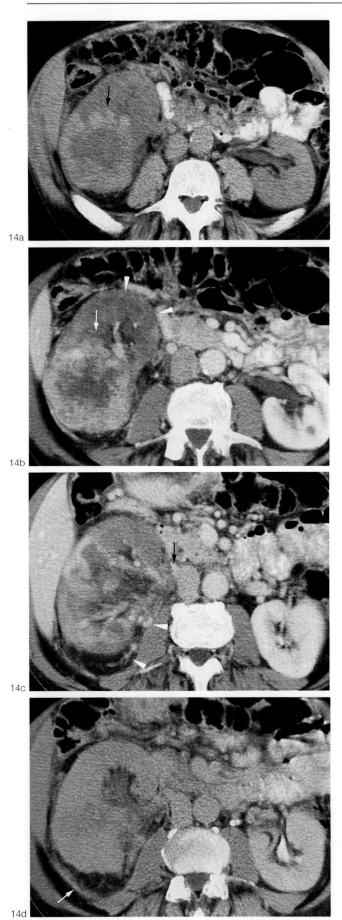

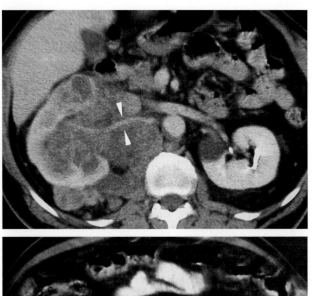

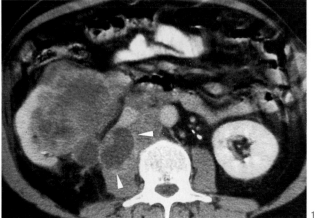

Abb. 17-15. Renalzellkarzinom mit multiplen regionalen Metastasen, die in den M. psoas einwachsen (b ▶), die V. cava und A. renalis ummauern und nach ventral abdrängen (a ▶ ◀). Die einzelnen Lymphknotenabsiedlungen zeigen ein deutliches peripheres Enhancement.

Abb. 17-14. Renalzellkarzinom. Erhebliche, 5 cm messende, leicht hyperdense Raumforderung im Nativscan (a →). Sie reichert ringförmig stark Kontrastmittel an (b →), wohingegen das Nierenparenchym nur verzögert KM (▶) aufnimmt. Eine kompakte Raumforderung, die die V. cava inferior geringgradig imprimiert (c →), ummauert den gesamten Gefäßstiel und hat zum Verschluß der A. renalis geführt. Tumor und Niere werden durch Kollateralen (▶) und Kapselgefäße versorgt. Erst in der Spätphase 15 min p.i. (d) findet sich eine gleichmäßige geringe Kontrastierung des Nierenparenchyms. Deutliche Verdickung der Fascia renalis (→), die nicht überschritten wird.

Solide Tumoren

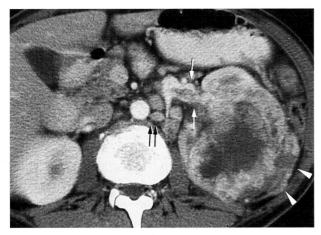

Abb. 17-16. Renalzellkarzinom. Die Fascia renalis erscheint intakt, jedoch deutlich nach laterodorsal vorgewölbt (▻). Einbruch des Tumors in die Nierenvene (→) und Nachweis von regionalen Lymphknotenvergrößerungen (⇉).

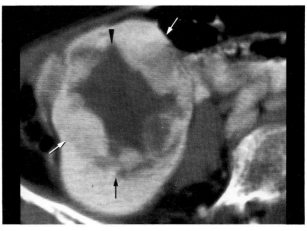

Abb. 17-18. Renalzellkarzinom. Stark vaskularisiertes Tumorgewebe begrenzt die Peripherie (→) und setzt sich scharf vom hypodensen, nekrotischen Zentrum (▻) ab.

Abb. 17-17. Renalzellkarzinom. Im oberen Nierenpol findet sich eine hypervaskularisierte, relativ scharf abgegrenzte hyperdense Raumforderung (→), deren umgebendes Nierengewebe leberwärts hypodens und unscharf erscheint (▻), so daß entzündliche Vorgänge vermutet wurden. Es handelte sich intraoperativ um eine sulzig-hämorrhagische Tumorreaktion. (Bolusphase (a), Parenchymphase (b)).

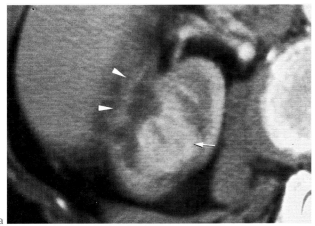

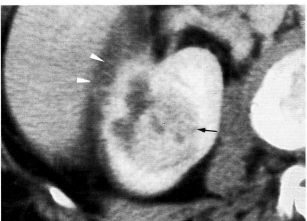

● **CT**

Nativ: Der Tumor ist erkennbar, wenn eine eindeutige Verformung der Nierenrinde durch Vorwölbung in den Perirenalraum oder in den Sinus renalis vorliegt. Meist erscheint er aufgrund verstärkter Vaskularisation etwas dichter als das Nierenparenchym. Bei größeren Raumforderungen werden vermehrt nekrotische Zonen als hypodense Areale nachweisbar, die in zystische Areale übergehen können. Regressive Veränderungen führen zu Verkalkungen, die im Tumorzentrum amorph, jedoch auch peripher schalig angeordnet sein können. Einblutungen in das Tumorparenchym erhöhen die Densität inhomogen und können ein subkapsuläres Hämatom hervorrufen oder den Tumor maskieren.

KM: Der KM-Bolus führt zur besseren Differenzierung dieser Vorgänge. Der Tumor kann bei expansivem Wachstum relativ scharf gegen das Nierenparenchym abgesetzt sein, häufig ist jedoch eine unscharfe Tumorgrenze nachweisbar. Je nach Vaskularisation wird das Tumorgewebe vorübergehend hyperdens zum Nierenparenchym, meist setzt es sich jedoch hypodens ab. Nekrosezonen demarkieren sich nach Bolusgabe schärfer hypodens. Bei zystischer Konfiguration wird die Tumorwandung besser beurteilbar, die meist unregelmäßig vaskularisiert ist und keine gleichförmige Schichtung aufweist.

378 Kapitel 17 · Niere

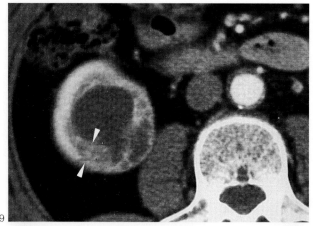

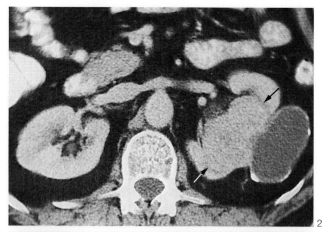

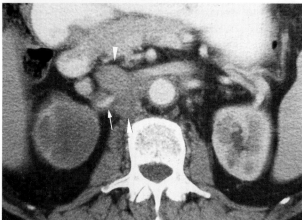

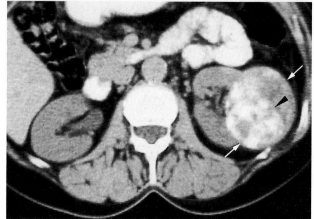

Abb. 17-19. Zystisches Renalzellkarzinom. Der untere Pol der re. Niere zeigt mehrere rundliche Hypodensitäten, mit Dichtewerten um 18 HE, ohne nennenswerte Dichteanhebung nach KM-Gabe. Randständig finden sich solide Anteile mit mittelgradiger KM-Aufnahme (▸).

Abb. 17-20. Renalzellkarzinom. Der obere Nierenpol ist insgesamt aufgetrieben und zeigt nach KM-Gabe im Vergleich zur Niere nur ein mäßiges Enhancement um 40 HE. Die A. renalis re. ist ummauert (→), die V. cava inferior komprimiert, jedoch nicht infiltriert, wie eine ergänzende Sonographie zeigt. Nachweis von LK-Metastasen (▸).

Abb. 17-21. Kontralaterale Metastasierung nach Nephrektomie rechts. Die kleine Raumforderung (→) imponiert wie ein kleines Renalzellkarzinom.

Abb. 17-22. Renalzellkarzinom mit Hämatom. Der Tumor (→) stellt sich in der Spätphase geringgradig hypodens zum Nierenparenchym dar. Die angrenzende hypodense, randständig verkalkte Figur nimmt kein Kontrastmittel auf und entspricht einem älteren Hämatom.

Abb. 17-23. Verkalktes Renalzellkarzinom. Innerhalb des glatt berandeten Tumors (→) lassen sich im Nativscan dichte, landkartenartige Verkalkungen (▸) nachweisen (seltener Befund).

Abb. 17-24. Metastase nach Nephrektomie. Unterhalb des Nierenlagers findet sich adhärent an eine Darmschlinge eine 2-4 cm große Weichteilfigur, die nur geringgradig Kontrastmittel aufnimmt (→).

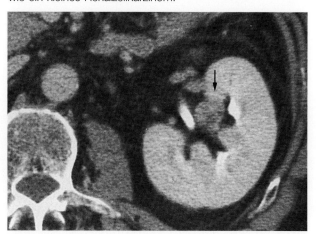

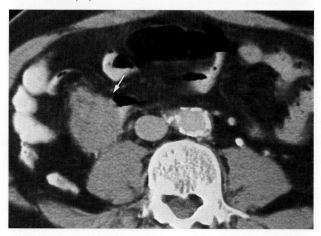

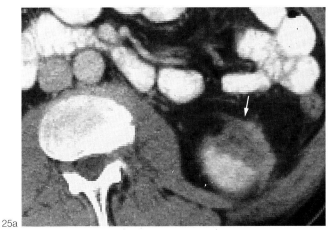

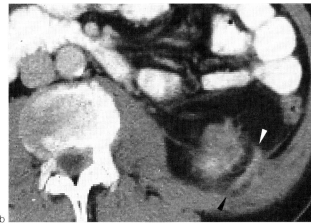

Abb. 17-25. Zustand nach Renalzellkarzinom. Drei Monate nach unterer Polresektion findet sich eine kappenförmig, dem Nierenparenchym aufsitzende Weichteilformation (a →) mit randständigem Enhancement. Sie entspricht Narbengewebe. Auch mäßige strähnige Umgebungsreaktionen (▸) sprechen für einen narbigen Prozeß. Weitere Verlaufskontrollen zeigten dann eine zunehmende Retraktion des Narbenbezirkes.

Abb. 17-26. Nierenadenom. Weichteildichte, 1,3 cm messende Raumforderung (→) mit geringem Enhancement von 30 HE.

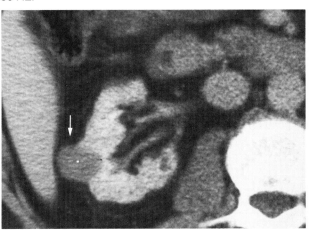

Ausbreitungdiagnostik: Mit der KM-Gabe muß grundsätzlich die Durchgängigkeit der *Nierenvene* überprüft und somit ein eventueller Einbruch in das Nierenvenensystem ausgeschlossen werden. Die Kontrastierung perirenaler Gefäße ermöglicht zumeist die Abgrenzung von Kollateralkreisläufen gegen tumorbedingte oder entzündliche Strangbildungen der Nierenkapsel. Ein direktes Übergreifen bzw. die *Infiltration* des Tumors in die Nachbarorgane ist dann eindeutig, wenn die Binnenstruktur von Muskel oder Knochen verändert ist. Pelottierungsphänomene auf den M. psoas bzw. die Gerota-Faszie können eine Infiltration vortäuschen. Da *Lymphknotenmetastasen* eines Hypernephroms gut vaskularisiert sein können, ist bei der Suche nach Lymphknotenvergößerungen auch auf sich kontrastierende Weichteilareale zu achten. Aus diesem Grunde ist auch eine suffiziente Darmkontrastierung zur eindeutigen Differenzierung pathologischer Lymphknotenveränderungen unbedingt erforderlich.

DD: Die morphologische Vielgestaltigkeit des Tumors kann in der CT auch benigne Erkrankungen der Niere (z.B. komplizierte Nierenzyste, Hämatom, Entzündungen) vortäuschen. Das Nierenzellkarzinom ist zudem grundsätzlich gegen folgende Erkrankungen abzugrenzen: *Nierenbeckenkarzinom, Onkozytom, Lymphom der Niere, Nierenmetastasen, komplizierte Nierenzysten, Nierenabszeß, multilokuläres zystisches Nephrom, Nebennierenadenom und mesenchymale Tumoren.*

Lit.: 2058

Nierenadenom

Nierenadenome sind ein häufiger Autopsie-Befund (7 – 23 % aller Autopsien) und werden nicht selten sogar multipel nachgewiesen. Sie werden oft zusammen mit einer benignen Nephrosklerose oder einer Pyelonephritis angetroffen und entwickeln sich gehäuft bei Dialysepatienten. Sie weisen in der Mehrzahl mikroskopische Ausmaße auf, können aber eine Größe von mehreren Zentimetern erreichen. Ab einem Durchmesser von 3 cm gelten sie als potentiell maligne. Histologisch wird zwischen papillären, tubulären und alveolären Malignomen unterschieden, die Abgrenzung gegen Karzinome ist häufig schwierig.

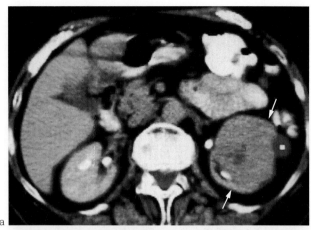

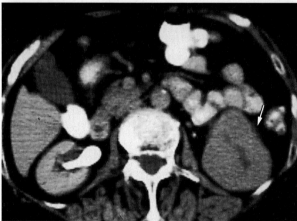

Abb. 17-27. Onkozytom. Raumforderung im Bereich der linken Niere, die nach KM-Gabe ein homogenes mäßiggradiges Enhancement aufweist mit scharf berandeter zentraler, strichförmiger Hypodensität. Diese entspricht einer zentralen Narbenbildung, die für den Tumor charakteristisch ist.

Abb. 17-28. Angiomyolipom. Am oberen Pol der rechten Niere findet sich eine Raumforderung, die sich gegenüber der Niere scharf absetzt und eine leichte Lappung aufweist. Die Dichtewerte liegen vorwiegend im Fettbereich (→), sind jedoch durch feine retikuläre Strukturen z. T. erhöht. Randständig Nachweis einer kleinen Weichteilzone (▸). Zustand nach Einblutung?

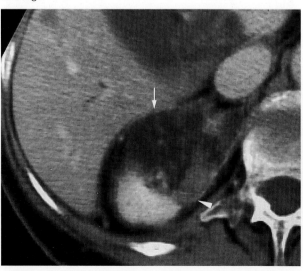

• CT

Adenome lassen sich als weichteildichte Raumforderungen nachweisen und nehmen in unterschiedlichem Maße Kontrastmittel auf. Hypodensitäten weisen auf eine zentrale Nekrose hin. Verkalkungen werden selten beobachtet. Eindeutige differentialdiagnostische Kriterien gegen Nierenzellkarzinome sind bisher nicht bekannt.

Onkozytom

Onkozyten sind relativ große, epitheliale Zellen mit eosinophilem, granuliertem Zytoplasma, die dem proximalen Tubulusepithel entstammen. Bei strenger Auslegung der Histologie sind renale Onkozytome als benigne einzustufen. Ihre Größe erstreckt sich von 1 cm bis zu erheblichen Raumforderungen. Männer sind häufiger betroffen als Frauen. Der Häufigkeitsgipfel liegt im 6. und 7. Dezennium und gleicht somit dem der Renalzellkarzinome.

• CT

In der CT erweisen sich Onkozytome als berandete, unterschiedlich große Raumforderungen. Eine zentrale sternförmige Narbe gilt zwar als typisch, ist jedoch kein eindeutiges Zeichen und gegen eine zentrale Nekrose häufig nicht sicher abzugrenzen. Eine KM-Gabe vermag die sternförmige Narbenstruktur in Einzelfällen besser darzustellen, mitunter kann dann auch eine speichenradähnliche Streifenbildung auftreten.

Lit.: 1994, 2069, 2125

Mesenchymale Tumoren

• *Angiomyolipom*

Angiomyolipome sind Hamartome. Als Mischgeschwülste enthalten sie neben Fettgewebe Arterien mit fehlangelegten Wandungen (aneurysmatische Degeneration) und atypisch ausdifferenzierte Muskelfasern. Sie werden bei tuberöser Sklerose (M. Bourneville-Pringle) zu 50 – 80 % nachgewiesen und sind dann häufig bilateral oder multifokal ausgebildet. Sonst liegen sie meist einseitig vor.

Die Möglichkeit einer malignen sarkomatösen Entartung wird zwar diskutiert, allgemein jedoch meist abgelehnt, auch wenn angiomyolipomatöses Gewebe in benachbarten Lymphknoten nachgewiesen wurde.

• **CT**

Das führende diagnostische Kriterium ist der Nachweis der Fettgewebskomponente, die je nach Zusammensetzung des Tumors unterschiedlich ausgeprägt sein kann. Sie ist in der Regel scharf abgesetzt von dem Weichteilgewebe der Raumforderung, das je nach Vaskularisationsgrad eine deutliche Kontrastanhebung nach Bolusgabe aufweisen kann. In Einzelfällen ist die aneurysmatische Verformung der Gefäße in der CT darstellbar.

Eine typische Komplikation, die Ruptur der aneurysmatischen Gefäße, führt zu einer Einblutung in den Tumor und in den Perirenalraum, die computertomographisch gesichert werden kann.

Lit.: 2059, 1740

• *Andere mesenchymale Tumoren*

Fibrome, Lipome, Leiomyome und Hämangiome sind meist kleine, einen Durchmesser von 1 cm nicht überschreitende, benigne Raumforderungen, die insgesamt sehr selten vorkommen und ohne klinische Bedeutung sind. Von ihnen kann lediglich das Lipom in der CT eindeutig identifiziert werden, da der gesamte Tumor aus transparentem Gewebe ohne andere Gewebskomponenten besteht. Differentialdiagnostisch ist dann das Angiomyolipom abzugrenzen.

Nierenbeckentumoren

Nierenbeckenpapillome neigen wie die der Harnblase zur Entartung. Nierenbeckenkarzinome stellen mit ca. 8–10% die kleinere Gruppe der Nierenmalignome dar und gehen zu ca. 80% vom Übergangsepithel aus. Die selteneren Plattenepithelkarzinome pflegen das Nierenparenchym früh zu infiltrieren. Zu 25–40% liegen Nierenbeckenkarzinome multipel vor, häufig werden sie von einem Harnleiterkarzinom begleitet.

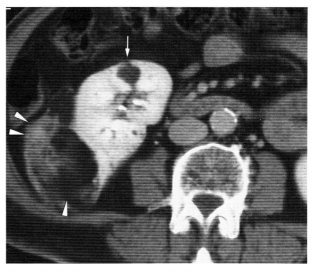

Abb. 17-29. Angiomyolipom. Die Raumforderung verlagert die Niere, ist scharf berandet und zeigt eine landkartenähnliche Gewebetextur. Die hypodensen Areale entsprechen Fettgewebe, die weichteildichten Strukturen (▶) sind wahrscheinlich Fibrosezonen infolge Einblutung. Randständig (▸) Nachweis einzelner prominenter Gefäße. Eine zweite intrarenale Hypodensität hat ebenfalls Fettäquidensität und entspricht einem weiteren Angiomyolipom (→).

Abb. 17-30. Fettarme Angiomyolipome (→). Die angiomatöse oder myomatöse Komponente kann überwiegen, so daß diese Tumorart nur an sehr kleinen Fetteinschlüssen (▶) erkannt werden kann.

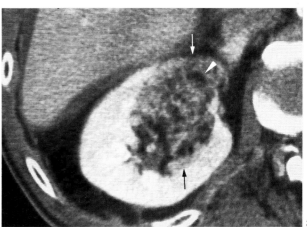
30a

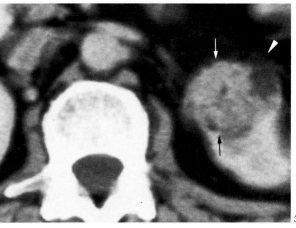
30b

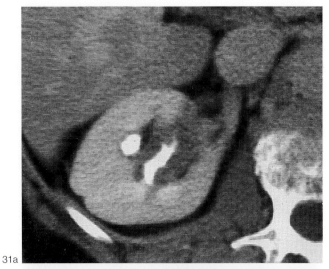
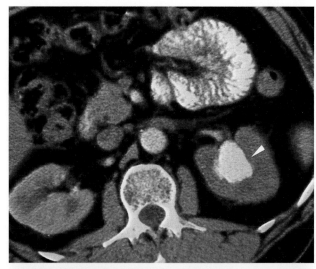

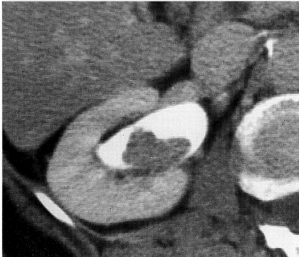
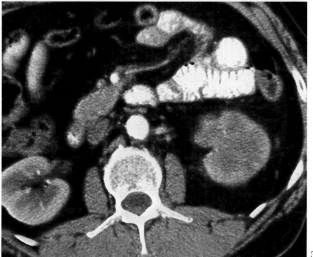

Abb. 17-31. Nierenbeckenkarzinom. Der Tumor umwächst manschettenförmig die mittlere Kelchgruppe (a) und imponiert im Nierenbecken als Füllungsdefekt (b).

Abb. 17-32. Nierenbeckenkarzinom. Im Nierenhilus findet sich eine scharf berandete weichteildichte, 2 cm messende Raumforderung mit Abdrängung des Hohlsystems. Regionale Lymphknotenvergrößerungen sind nicht nachweisbar.

Abb. 17-33. Nierenbeckenkarzinom. Der Tumor hat den unteren Nierenpol diffus infiltriert, erkennbar an der Auslöschung der Rindenstrukturen nach KM-Bolus (b). Harnstau im Nierenbecken (a ▸).

Abb. 17-34. Nierenbeckenkarzinom. In das Nierenparenchym einwachsender Tumor (▸).

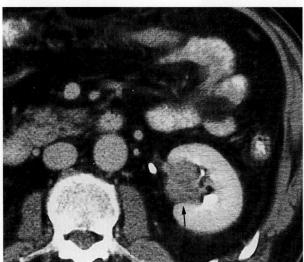
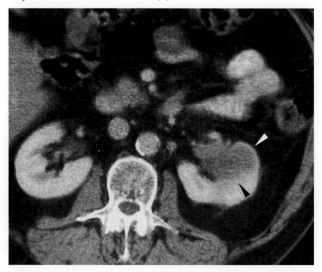

Solide Tumoren 383

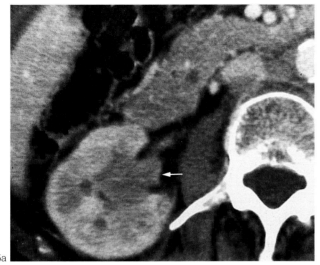

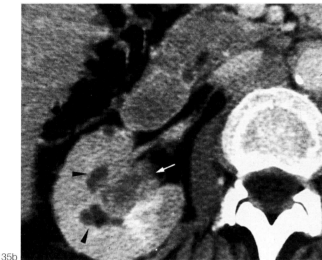

Abb. 17-35. Urothelkarzinom. Der infiltrierend wachsende Tumor (a,b →) setzt sich gegen das Nierenparenchym unscharf ab. Auf den Spätaufnahmen (b) bleiben einige Kelche (►) wegen der Tumorummauerung nicht kontrastiert. Nachweis von retrokavalen LK-Metastasen (c ►)

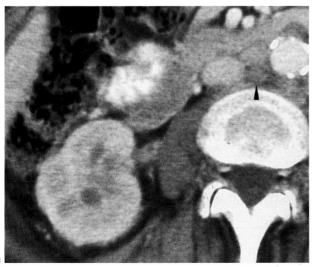

Regionale (paraaortale) Lymphknoten sind meist bereits bei sehr kleinen Tumoren infiltriert, eine hämatogene Metastasierung erfolgt vorzugsweise in Lunge und Knochen.

Männer erkranken häufiger als Frauen, besonders im 5. bis 8. Dezennium, Kinder und Jugendliche dagegen sehr selten.

Überwiegend ist die Makrohämaturie das führende klinische Symptom. Der im Urogramm nachweisbare Füllungsdefekt läßt jedoch nur bei jedem zweiten Patienten eine exakte Diagnose zu.

• **CT**

Nativ: Im Nativbild fällt häufig eine Verformung der Kelchgruppen bzw. eine Verplumpung des Nierenbeckens mit leicht erhöhter Dichte gegenüber Urin auf, wobei in Einzelfällen die Dichte des nicht kontrastierten Nierenparenchyms (30 HE) überschritten wird. Das eben erkennbare perikalyzeale Fettgewebe ist meist ausgewalzt oder mitunter nicht mehr nachweisbar. Stippchenartige Verkalkungen sind selten. Flächige, hyperdense Areale innerhalb der Raumforderung sind als Hinweis auf eine Hämorrhagie zu werten.

Bei weiterem Wachstum des Tumors wird die Muscularis des Hohlsystems durchbrochen (Stadium T 3) und das Nierenparenchym bzw. der Sinus renalis infiltriert. Bei größeren Nierenbeckentumoren ist dann der Ausgangsort bzw. das Wachstumszentrum nur zu vermuten, so daß eine eindeutige Differenzierung gegen ein Nierenzellkarzinom nicht mehr möglich ist.

KM: Nierenbeckentumoren sind meist hypovaskularisiert und nehmen daher nur mäßiggradig Kontrastmittel auf, in Einzelfällen ist jedoch eine Kontrastanhebung um 50 HE beschrieben worden. Nach KM-Gabe stellt sich typischerweise ein wandständiger Füllungsdefekt des kontrastierten Hohlraumsystems dar, häufig mit gelappter Oberfläche. Aufgrund eines flächigen, z. T. tapetenartigen Wachstums findet sich des öfteren auch eine umschriebene oder zirkuläre Wandverdickung, die bis zur Abschnürung einer Kelchgruppe führen kann. In diesen Fällen ist dann ein Kelch (Oncocalix) oder eine ganze Kelchgruppe gestaut. Eine segmentale Abflußbehinderung der

Niere läßt sich durch eine verzögerte Parenchymkontrastierung und Kontrastmittelakkumulation erkennen.

Zur Dichteausmessung einer intrapelvinen Raumforderung sind grundsätzlich dünne Schichten zu verwenden, doch ist sie aufgrund von Aufhärtungsartefakten durch das hochkonzentrierte umgebende Kontrastmittel meist ungenau.

Lit.: 2426

Lymphom der Niere

Das primäre Lymphom der Niere stellt eine Seltenheit dar, da das Nierenparenchym kein lymphatisches Gewebe aufweist. Als Sekundärmanifestation eines Non-Hodgkin-Lymphoms wird es insbesondere in späteren Stadien häufiger angetroffen und tritt dann überwiegend bilateral auf.

- **CT**

Nativ: Es lassen sich verschiedene Erscheinungsmuster unterscheiden:
- Zu etwa 50 % liegt ein multinodaler Befall vor, bei dem das Nierenparenchym durch knotige Vorwölbungen verbreitert und deformiert wird.
- Der Häufigkeit nach (ca. 25 %) folgt eine Nierenmanifestation nach Übergreifen von Lymphomgewebe benachbarter Lymphknoten. Hierbei wird die Niere meist abgedrängt. Der nicht betroffene Nierenanteil behält seine regelrechte Architektur und Ausscheidungsfunktion.
- Bei etwa 10 % der Erkrankten findet sich eine diffuse Infiltration der Nieren, die zu einer allgemeinen Organvergrößerung mit herabgesetzter Ausscheidungsfunktion führt.
- Eine diffuse Infiltration der Perirenalraumes, eine isolierte Infiltration auch des Sinus renalis mit Ummauerung des proximalen Ureters sowie eine uninodale parenchymale Raumforderung sind weitere Erscheinungsformen.

KM: Die Dichtewerte des Nierenlymphoms sind bereits im Nativscan im Vergleich zum gesunden Nierenparenchym häufig mäßiggradig herabgesetzt. Nach KM-Gabe demarkieren sich die

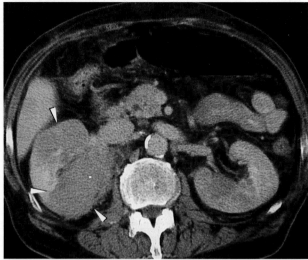

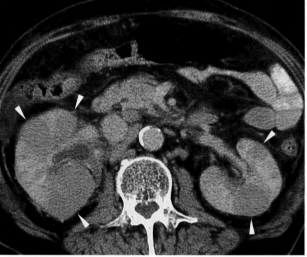

Abb. 17-36. Lymphom der Niere. Multinodaler Befall mit Auftreibung der Nierenrinde beiderseits, rechts stärker als links, durch hypodense, scharf berandete Areale, die der Lymphominfiltration entsprechen.

Abb. 17-37. Lymphom der Niere. Hier Übergreifen des Lymphoms auf die Niere bei ausgedehnter retroperitonealer Lymphommanifestation.

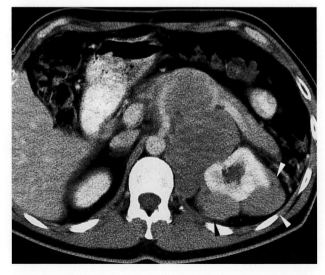

Raumforderungen meist unscharf vom kontrastierten Nierenparenchym und zeigen nur ein geringgradiges fleckiges oder marmoriertes Enhancement von 10 - 30 HE.

DD: Da es sich meist um eine sekundäre Manifestation des malignen Lymphoms handelt, ist der Befall anderer Organe in der Regel klinisch bekannt, so daß sich trotz der Vielgestaltigkeit des Lymphoms der Niere keine differentialdiagnostischen Probleme ergeben.

Lit.: 2055, 2040, 2120

Nierenmetastasen

Nierenmetastasen werden autoptisch dreimal so häufig gesehen wie primäre Geschwülste. Sie treten gewöhnlich im Rahmen einer generalisierten Karzinomatose auf. Bei der Autopsie messen sie meist nur wenige Millimeter. Ein beidseitiger Befall wird zu ca. 50% nachgewiesen. Am häufigsten werden Metastasen bei Bronchialkarzinomen gefunden, in absteigender Reihe gefolgt von denen bei Karzinomen der Mamma, der kontralateralen Niere, des Kolons, des Magens, der Zervix, der Ovarien, des Pankreas und der Prostata.

• **CT**

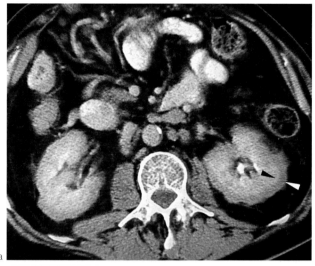

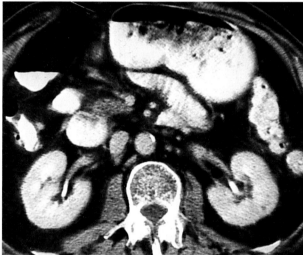

Abb. 17-38. Lymphom der Niere. Diffuse Infiltration. Nach KM-Gabe findet sich eine rindenartige zusätzliche Verbreiterung des Nierenparenchyms, die sich geringgradig hypodens gegen das Parenchym absetzt (a ▸). Nach Chemotherapie vollständige Rückbildung der diffusen Lymphominfiltration (b).

Abb. 17-39. Lymphom der Niere. Diffuse Infiltration bei generalisierter NHL-Sarkomatose.

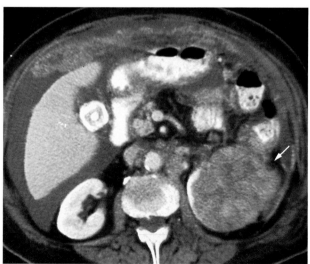

Nativ: Umschriebene, mitunter beträchtliche Konturverformungen des Nierenparenchyms sind zwar nachweisbar, jedoch unspezifisch.

KM: Die meist umschriebenen Läsionen sind am besten nach KM-Gabe darstellbar. Sie weisen ein geringes, gleichförmiges Enhancement auf und setzen sich dadurch gegen das Nierenparenchym hypodens ab. Die Architektur der Niere geht bei zunehmender Durchsetzung verloren, so daß eine verminderte und fleckige Kontrastierung der leicht vergrößerten Organe resultiert.

DD: Die Diagnose wird durch Doppelseitigkeit, den Nachweis weiterer Metastasen und durch Kenntnis eines Primärtumors erleichtert. Eine einzelne Metastase der Nierenrinde, die sich hypodens vom Nierenparenchym absetzt, ist vom hypovaskularisierten Nierenzellkarzinom nicht sicher zu unterscheiden; ein Einbruch in die Nierenvenen ist bei Metastasen bisher nicht beschrieben.

Wilms-Tumor

Der Wilms-Tumor ist der häufigste abdominelle Tumor im Kindesalter. Er tritt zu etwa 7% in beiden Nieren auf und wird meist erst in einer Größe von über 5 cm aufgedeckt. Histologisch handelt es sich meist um Mischtumoren, die Gewebekomponenten unterschiedlicher Differenzierung enthalten. Das Tumorgewebe neigt zu Einblutungen, Nekrosen und zystischer Degeneration, seltener zu Kalzifikationen. Der Tumor bricht früh in das Venensystem ein, neigt zu regionalem Lymphknotenbefall und metastasiert vorwiegend in die Lunge.

• CT

Nativ: Meist werden ausgedehnte Raumforderungen nachgewiesen, die das Nierenlager vollständig ausfüllen und die Nachbarorgane verdrängen. Die spärliche Fettinterposition bei Kindern erschwert die Abgrenzbarkeit und erfordert eine ausreichende Darmkontrastierung. Die Dichtewerte des Tumors liegen meist bei etwa 30 – 40 HE und damit unter denen des Muskelgewebes. Sie sind meist inhomogen, durch Nekrose und zystische Degeneration herabgesetzt oder durch Einblutungen leicht erhöht. Bei sehr ausgedehnten Raumforderungen ist die Grenzfläche zwischen Nachbarorgan und oberen Tumorpol durch den Teilvolumeneffekt nicht eindeutig zu beurteilen, so daß zur Verminderung desselben dünne Schichtdicken eingesetzt werden sollten.

KM: Entsprechend der sehr wechselnden Gewebezusammensetzung findet sich auch nach KM-Bolus ein uneinheitliches Bild. Areale stärkerer zystischer Degeneration oder Nekrose demarkieren sich deutlich. Häufig kann die Niere erst nach KM-Aufnahme randständig identifiziert werden. Diagnostisch und prognostisch wichtig ist der Nachweis eines eventuellen Tumoreinbruchs in das Venensystem, der sich als Erweiterung der Venen und als Füllungsdefekt nach KM-Gabe erkennen läßt.

Zum eindeutigen Nachweis von Lymphknotenvergrößerungen ist neben einer ausreichenden intravasalen eine gute intestinale Kontrastierung erforderlich.

Lit.: 2102

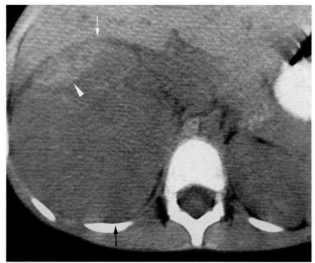
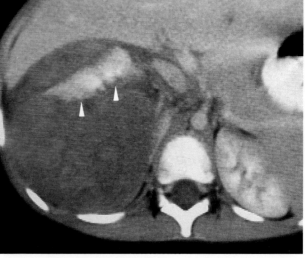

Abb. 17-40. Wilmstumor. Große Raumforderung (→) im rechten Nierenlager. Im Nativscan (a) weist eine schmale Hyperdensität (▸) auf eine Einblutung hin. Der KM-Bolus (b) kontrastiert das noch funktionierende, nicht invadierte Nierenparenchym (b ▸).

Abb. 17-42. Nierenabszeß. Am unteren Pol der li. Niere findet sich eine Auftreibung (▸) mit fleckigen Hypodensitäten und einer Verdickung der Gerota-Faszie (→). Geringe streifenförmige Verdichtungen des Perirenalraumes. Im Entzündungsgebiet geringere KM-Aufnahme als im normalen Nierenparenchym.

Entzündliche Nierenerkrankungen

Akute Nierenentzündungen wie die Glomerulonephritis, die abakterielle interstitielle Nephritis oder die Pyelonephritis stellen bei unkompliziertem Verlauf keine primäre CT-Indikation dar.

Lit.: 2029

Akute Pyelonephritis – lokale bakterielle Nephritis

Die meist durch Keimaszension entstehende entzündliche Infiltration entwickelt sich entlang der Sammelröhrchen zur Nierenrinde. Die interstitiellen Infiltrate komprimieren zunächst die Tubuli, so daß eine tubuläre Stase der betroffenen Parenchymanteile auftritt. Bei Fortschreiten der Erkrankung erfolgt eine Einschmelzung und Demarkierung zu Mikroabszessen, die schließlich zu sichtbaren Arealen konfluieren (Abszeß, abszedierende Pyelonephritis). Bei effektiver antibiotischer Therapie sind die leukozytären Infiltrate schnell reversibel, während die Abszedierung einer längeren Therapie bedarf.

• CT

Nativ: Im frühen Stadium der meist einseitigen Erkrankung findet sich je nach Parenchymbefall eine diffuse oder umschriebene Verbreiterung des Nierenparenchyms. Eine leichte Unschärfe der Nierenkapsel, strangförmige Verdichtungen innerhalb des perirenalen Fettgewebes und eine Verdickung der Gerota Faszie sind weitere, wenn auch nicht sichere Zeichen der akuten Entzündung.

KM: Nach KM-Gabe ist die Architektur von Mark und Rinde in den entzündeten Bereichen durch fleckige, z.T. streifige Hypodensitäten gestört. Verlaufskontrollen nach einigen Stunden führen zur Kontrastumkehr: bedingt durch die tubuläre Stase findet sich in den entzündeten Bezirken eine geringe Hyperdensität im Vergleich zum nicht mehr kontrastierten, funktionsfähigen Nierenparenchym. Bei diffuser Entzündung der gesamten Niere ist der Markrindenkontrast bereits in der Bolusphase aufgehoben. Die pathologischen Kontrastierungsmuster können noch Wochen nach Abklingen der klinischen Symptome persistieren.

Lit.: 2111, 2045, 3435, 2139

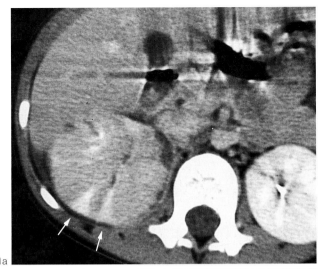
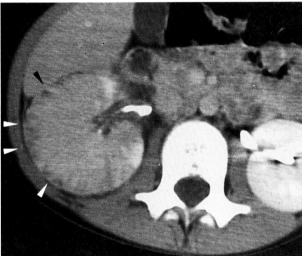

Abb. 17-41. Fokale bakterielle Nephritis. Erhebliche Vergrößerung der rechten Niere. Zum größeren Teil verminderte Kontrastierung nach KM-Gabe, wobei typische radiäre bzw. keilförmige Parenchymbereiche KM akkumulieren (a →). Direkt unter der Capsula fibrosa finden sich punktförmige Hypodensitäten, die einer beginnenden Abszedierung entsprechen (b ►). Der Perirenalraum ist noch nicht maskiert.

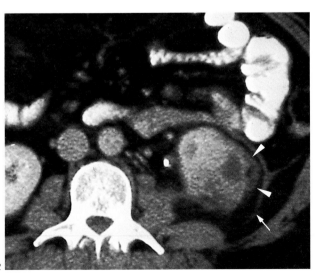

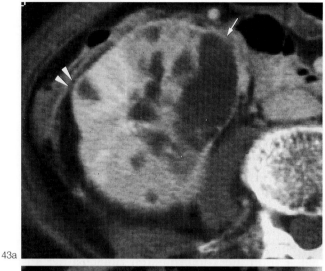
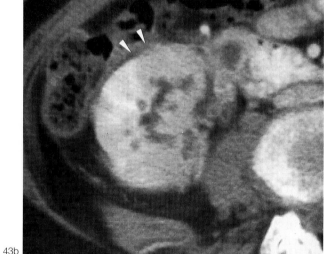

Abb. 17-43. Multiple Nierenabszesse. Nachweis zahlreicher, scharf berandeter Hypodensitäten, z.T. unterhalb der Kapsel gelegen (a→). Die entzündlichen Nierenareale zeigen eine geringere KM-Aufnahme als das normal ausscheidende Nierengewebe, das hyperdens erscheint. Die perirenalen Fettstrukturen sind nur geringgradig durch radiäre feine Verdichtungsfiguren maskiert bei leichter Verdickung der Gerota-Faszie (a▸). 14 Tage nach antibiotischer Therapie deutliche Befundbesserung (b).

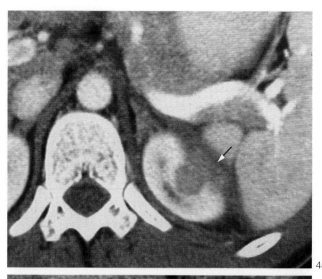
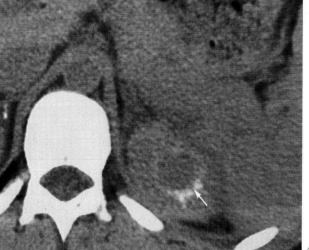

Abb. 17-45. Nierenabszeß. Unter Therapie läßt sich ein hypodens scharf berandeter, 1–2 cm messender Bezirk am oberen Pol der linken Niere nachweisen mit Maskierung des angrenzenden perirenalen Fettgewebes. Auf der Spätaufnahme findet sich in der Umgebung eine tubuläre Stase (b →).

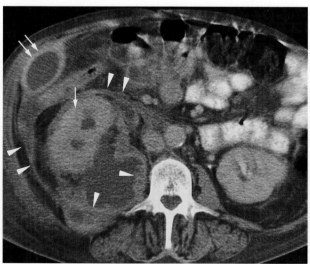

Abb. 17-44. Abszedierende Nephritis und Perinephritis. Nur geringe KM-Aufnahme bei leichter Ausscheidungsinsuffizienz. Die Niere (→) liegt innerhalb einer Flüssigkeitszone, die einer Eiterhöhle entspricht und durch breites Granulationsgewebe demarkiert ist (▸). Verdickung der Gerota-Faszie (▸). Zusätzlich Nachweis einer Bauchwandabszedierung (⇒).

Entzündliche Nierenerkrankungen

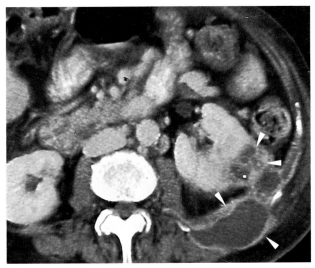

Abb. 17-46. Nierenabszeß mit Bauchwandabszedierung. Im Bereich der li. Niere dorsal Auftreibung der Nierenkontur mit sich absetzenden Hypodensitäten und sich markierenden Abszeßmembranen (▸). Dieser Prozeß steht mit der dorsolateralen Bauchwand in Verbindung und führt hier zu flächigen, sich innerhalb der Bauchwand ausdehnenden Hypodensitäten, ebenfalls mit demarkierendem Granulationsgewebe (▸ ◂).

Nierenabszeß

Schreitet die akute Pyelonephritis bzw. die fokale bakterielle Nephritis fort, so demarkieren sich die leukozytären Infiltrate zu Mikroabszessen, die schließlich zu einer Abszeßzone verschmelzen. Im weiteren Verlauf kann die Abszedierung entweder in das Nierenhohlsystem oder in den perirenalen Raum einbrechen und sich im Falle einer erfolgreichen Therapie bindegewebig organisieren.

Superinfektionen von Zysten und Hämatomen können direkt zur Abszedierung führen, ohne daß eine fokale bakterielle Nephritis durchlaufen wird. Nierenkarbunkel, hämatogen entstanden,

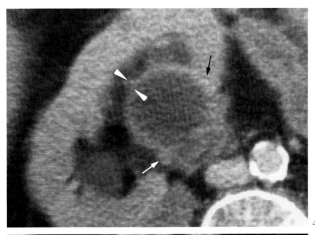

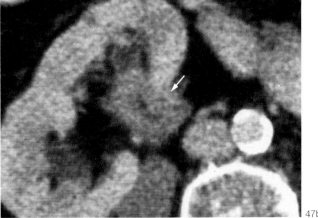

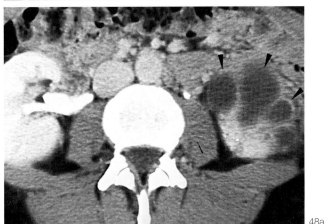

Abb. 17-47. Abheilender Nierenabszeß. Der bereits dickwandige Prozeß (a▸ ◂) zeigt nach ausgiebiger antibiotischer Therapie eine deutliche Retraktion und Verkleinerung (b →).

Abb. 17-48. Superinfizierte Nierenzysten. Die kleeblattförmig angeordneten Zysten am unteren Pol der linken Niere zeigen randständig ein Enhancement (a ▸). Nach ausgiebiger antibiotischer Therapie deutliche Verkleinerung nach drei Monaten (b). Die übrigen dünnwandigen Zysten der Niere zeigen keine Größenveränderungen.

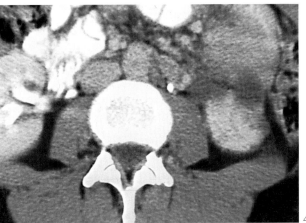

zeichnen sich durch eine trockene Nekrose und reichlich Granulationsgewebe aus.
Bei Durchbruch in das Hohlsystem kann Spontanheilung eintreten. Wird jedoch der Abfluß durch Nekrosematerial oder Eiter verlegt, weitet sich die Klinik häufig zur Pyenephrose aus.

● **CT**

Nativ: Der Abszeß ist als hypodense Zone gegen das Nierenparenchym abgrenzbar, je nach Größe der Einschmelzung sind auch Zeichen einer Raumforderung und/oder einer perirenalen Veränderung darstellbar. Gaseinschlüsse innerhalb der Formation sind sichere Abszeßzeichen. Die Dichtewerte der Läsion liegen bei 20 – 30 HE.

KM: Nach Bolusgabe demarkiert sich die Abszedierung hypodens vom kontrastierten Nierenparenchym. Bei entsprechender Krankheitsdauer (von 5 – 8 Tagen) wird die Abszeßmembran als ringförmige, scharf berandete Umgebungsstruktur nachweisbar. Eine Maskierung des angrenzenden perirenalen Fettgewebes ist Ausdruck einer entzündlichen Infiltration in die Umgebung und kann auf einen Durchbruch in den perirenalen Raum hindeuten.

DD: Einschmelzende Tumoren. Bei sehr kleinen Läsionen ist differentialdiagnostisch an die lokale bakterielle Nephritis zu denken. Hier kann im Zweifelsfall eine Spätaufnahme weiterführen, da innerhalb einer Abszedierung keine tubuläre Stase bzw. KM-Aufnahme nachweisbar ist.

Lit.: 1724

Emphysematöse Pyelonephritis

Diese bei Diabetikern gehäuft auftretende Erkrankung führt zu einer schweren klinischen Symptomatik, nicht selten mit letalem Ausgang. Eine Obstruktion der ableitenden Harnwege – durch Papillennekrosen, Strikturen oder Konkremente – begünstigt eine bakterielle Ansiedlung mit anerober fermentativer Zersetzung des Detritus bzw. der Glukose. Das entstehende Gas entwickelt sich entlang der Markkegel und tritt in den perirenalen Raum über, so daß ein radiärstreifiges Muster resultiert.

● **CT**

Nativ: Die häufig bereits auf den Röntgenübersichtsaufnahmen erkennbare intrarenale Gasansammlung wird mit der CT empfindlicher nachgewiesen. Die Obstruktionsursache (Konkremente, Pilzmyzelien, retroperitoneale Raumforderungen) läßt sich häufiger direkt darstellen.

KM: Die (meist) vergrößerte Niere zeigt eine verminderte Kontrastanhebung und eine stauungsbedingte verzögerte Ausscheidung.

DD: Differentialdiagnostisch müssen Gasansammlungen nach urologischen Eingriffen am Nierenhohlsystem berücksichtigt werden, diese bleiben jedoch auf das Hohlsystem beschränkt. Intraparenchymale (aseptische) Gasansammlungen finden sich auch nach Tumorembolisation oder ausgedehnten Niereninfarkten.

Xanthogranulomatöse Pyelonephritis

Bei der Pyelonephritis xanthogranulomatosa, einem ätiologisch ungeklärten Krankheitsbild, findet sich eine chronische Harnabflußstörung mit einer vom Nierenbecken ausgehenden begleitenden Entzündung. Das entzündete Nierenparenchym wird durch ein gelbliches, lipidhaltige Makrophagen (Xanthomzellen) enthaltendes Gewebe ersetzt. Der Parenchymschwund der Nierenrinde wird bindegewebig ersetzt. Diese seltene Erkrankung betrifft vorwiegend Frauen im 3. bis 6. Dezennium. Meist ist nur eine Niere diffus befallen. Fokale Formen werden bei Frauen und Kindern häufiger gesehen. Der entzündliche Prozeß breitet sich nicht selten in den Perirenalraum aus, bei längerem Krankheitsverlauf werden dessen Grenzen zum Pararenalraum, Zwerchfell und Darm häufig überschritten; auch Fistelbildungen sind beschrieben.

● **CT**

Nativ: Die betroffene Niere zeigt meist eine mäßige, in Einzelfällen auch erhebliche Vergrößerung, mitunter mit einer Formänderung der Niere. Zu 80 % findet sich ein Nierenbeckenstein mit oder ohne Kelchkonkremente. Das Nierenparenchym zeigt zentral z. T. kleeblattförmige, hypodense Areale mit Dichtewerten von -15 bis +25 HE, die einen Hydronephrose-Aspekt hervorrufen. Bei der fokalen Form beschränkt sich der Prozeß auf Segmente bzw. einen Pol der Niere. Dabei ist der entsprechende Teil des Nierenhohlsystems durch ein Konkrement verschlossen.

Als Ausdruck der entzündlichen Infiltration ist das perirenale Fettgewebe maskiert. Eine Verdickung der Gerota-Faszie, Infiltrationen in den M. psoas und eine entzündliche Mitbeteiligung von Darmkonvoluten führen bei ausgedehnten Prozessen zu einer komplexen Raumforderung.

KM: Nach KM-Gabe demarkieren sich die hypodensen Regionen zum einen gegen dichtere kortikale Areale und zum anderen gegen das meist erweiterte, sich nur flau oder überhaupt nicht kontrastierende Hohlsystem.

Lit.: 2111, 2145, 2030

Chronische Pyelonephritis

Die Diagnose der chronischen Pyelonephritis wird primär klinisch und urographisch gestellt. Die CT-Diagnostik beruht auf gängigen radiologischen Kriterien:
- Parenchymverlust (Verschmälerung der Parenchymrinde bis zur Organschrumpfung),
- narbige Einziehungen über deformierten Kelchen, bis an die Capsula fibrosa heranreichend,
- Regeneratknoten (erworbene Pseudotumoren),
- eingeschränkte Ausscheidungsfunktion.

Kelchdeformierungen sind zwar mit der CT erfaßbar, die Feinbeurteilung bleibt jedoch weiterhin der Urographie vorbehalten.

Nierentuberkulose

Erst ungefähr 5 – 20 Jahre nach der hämatogenen Aussaat wird die postprimäre Tuberkulose in den Nieren manifest. Bei der produktiven Verlaufsform durchsetzen die meist miliaren Tuberkel diffus das Nierenparenchym, während bei der einschmelzenden, verkäsenden Verlaufsform der Parenchymverlust das Krankheitsbild beherrscht. Im Urogramm sichtbare Kelchdestruktionen bedeuten in der Regel ausgedehnte Parenchymveränderungen des betreffenden Nierenseg-

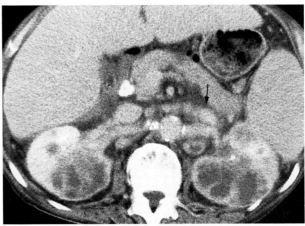
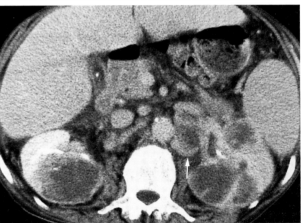

Abb. 17-49. Floride Nierentuberkulose. Beide Nieren zeigen nach KM-Gabe Auftreibungen des Parenchyms mit sich an den Markpyramiden orientierenden Hypodensitäten. Diese zeigen angedeutete Septierungen und verdrängen das Hohlsystem. Auf der linken Seite vergrößerte Lymphknoten (→) mit zentraler Dichteabsenkung, die eine Verkäsung anzeigt.

Abb. 17-50. Ulzero-kavernöse Nierentuberkulose. Die entzündeten Nierenanteile erscheinen hypodens und demarkieren einen tuberkulösen Abszeß (→). Das Nierenbecken zeigt als Ausdruck der Begleitentzündung ein wandständiges zartes Enhancement (▸).

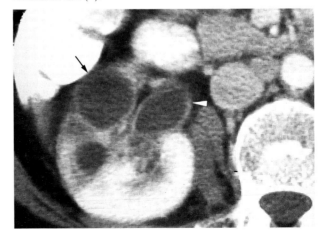

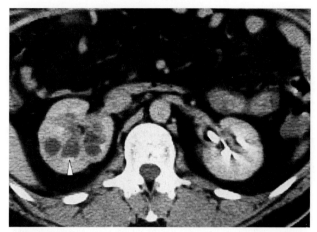

Abb. 17-51. Abgelaufene ulzerokavernöse Nierentuberkulose. Die rechte Niere zeigt scharf berandete, kleeblattförmig angeordnete Hypodensitäten, die sich nach KM-Gabe kontrastieren (▸) als Zeichen des Anschlusses der tuberkulösen Kavernen an das Nierenhohlsystem. Verkäsende Lymphknoten als Ausdruck der Floridität sind nicht erkennbar. Auf der Nativaufnahme sind diskrete Verkalkungen im Nierenparenchym zu sehen.

ments. Typisch für die Tuberkulose sind begleitende produktive Prozesse bzw. Strikturen, die zur Verziehung des Nierenhohlsystems und zur Abkapselung von Kelchgruppen führen können. Ein weiteres Fortschreiten der Erkrankung mündet schließlich in der tuberkulösen Pyonephrose (Kittniere bei Eindickung des Nekrosematerials).

• **CT**

Nativ: Bei der *produktiven Verlaufsform* läßt sich meist im Spätstadium eine bilaterale Atrophie der Nieren nachweisen, die punktförmige Verkalkungen als Ausdruck der abgelaufenen granulomatösen Entzündung enthalten können.

Die *ulzero-kavernöse Verlaufsform* führt zu vielgestaltigen Bildern. Die meist normal großen Nieren weisen intraparenchymal Hypodensitäten auf, die sich an Markkegeln orientieren, so daß ein maulbeer- bzw. kleeblattförmiges Aussehen resultiert. Sie sind meist Folge von Kelchstrikturen und stellen Hydrokalizes dar. Erhöhte Dichtewerte über 40 HE und besonders schalige Verkalkungen deuten auf geschlossene Kavernen hin. Die Verkalkung des verkäsenden Nekrosematerials führt je nach Ausmaß zu ausgedehnten flächigen oder schaligen Verdichtungsstrukturen.

Bei Verlegung des Nierenbeckens resultiert wie bei der Pyonephrose ein dekonfigurierter Hohlraum, der durch die verkalkten Detritusmassen ein sehr unterschiedliches Aussehen annehmen kann (tuberkulöse Infarktniere, Kittniere).

KM: Die KM-Gabe führt bei der ulzero-kavernösen Form über die bessere Darstellung des Nierenparenchyms zu einer detailreicheren Wiedergabe der geweblichen Umbauprozesse und der Hohlraumverformung.

Lit.: 2031

Transplantationsniere

Dopplersonographie, Nierenszintigraphie und Nierenbiopsie sind nach Nierentransplantation die diagnostischen Methoden der ersten Wahl, die in Ausnahmefällen durch Angiographie und Computertomographie ergänzt werden.

Die akute und chronische Organabstoßung ist die wichtigste Komplikation nach Nierentransplantationen. Direkte postoperative Komplikationen bestehen in der Ausbildung von Flüssigkeitsansammlungen in der Umgebung des Transplantats (Hämatom, Urinom, Lymphozele oder Abszeß), die prinzipiell der Sonographie zugänglich sind.

Abb. 17-52. Transplantatniere. Nach KM-Gabe homogenes Enhancement als Ausdruck einer regelrechten Ausscheidungsfunktion. Das Nierenlager erscheint unauffällig.

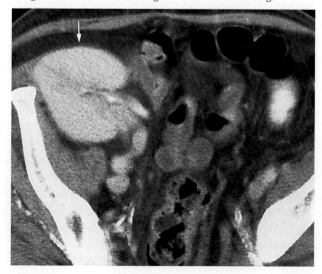

• **CT**

Nativ: Die Transplantatniere kann bei der akuten Abstoßungsreaktion normal groß sein, eine schnelle Größenzunahme verstärkt den Verdacht auf eine Abstoßung. Bei der chronischen Form findet sich eine allmähliche Organverkleinerung, die von diffusen Verkalkungen begleitet sein kann.

Direkte postoperative Komplikationen wie Hämatom, Abszeß und Lymphozele sind durch die erhöhten Dichtewerte beim akuten Hämatom, durch Ausbildung einer Abszeßmembran und durch die Konfiguration der Flüssigkeitsansammlung meist zu differenzieren. Abszeßverdächtige Gasbildungen müssen von operationsbedingten Lufteinschlüssen abgegrenzt werden.

KM: Die Sequenz-Computertomographie, die eine quantitative Analyse des Kontrastmitteldurchflusses über der Niere für fünf Minuten durchführt, ermöglicht eine Abschätzung der Abstoßungsreaktion durch den Nachweis veränderter Nierenfunktionsparameter.

Lit.: 2096, 2091, 2152, 2153, 4017, 2141, 1732, 1072, 2051

Fibrolipomatose

Die Fibrolipomatose ist eine Wucherung des Fett- und Bindegewebes im Sinus renalis. Bei Atrophie des Nierenparenchyms füllt Fettgewebe den Sinus renalis aus (Vakatfett). Eine zusätzliche fibröse Komponente kann hinzutreten. Sie wird durch stauungsbedingte, wiederholte Extravasation von Urin in den peripelvinen oder perikalyzealen Raum hervorgerufen. Diese These wird durch die hohe Koinzidenz der Fibrolipomatose bei Prostataadenom, chronischer Pyelonephritis und Nephrolithiasis gestützt.

• **CT**

Computertomographisch zeigt sich eine deutliche Erweiterung des Sinus renalis, in dem das (kontrastierte) Nierenhohlsystem meist gestreckt verläuft. Die Veränderungen sind in der Regel an beiden Nieren in ähnlicher Weise ausgeprägt. Im Gegensatz zu peripelvinen Zysten finden sich keine eindeutigen Verdrängungserscheinungen.

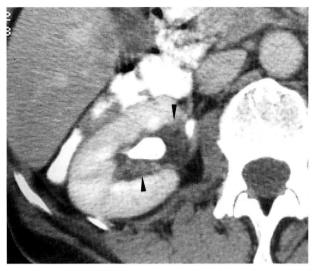

Abb. 17-53. Fibrolipomatose. Das Nierenhohlsystem ist von hypodensem Gewebe umgeben, das partiell Kontrastmittel aufnimmt (▸). Verdrängungserscheinungen wie bei peripelvinen Zysten sind nicht erkennbar.

Das fibrolipomatöse Gewebe umgibt Kelche und Nierenbecken manschettenförmig. Je nach Zusammensetzung von Fett und Fibrose ergeben sich unterschiedliche Dichtewerte von -100 bis +20 HE, so daß die dichtemäßige Abgrenzung gegen peripelvine Zysten im Einzelfall schwierig werden kann.

Nierentrauma

Ein – meist stumpfes – Trauma kann zur *Kontusion* oder *Ruptur* des Nierenparenchyms, seltener zum *Abriß* des arteriellen oder venösen Gefäßstiels führen. Isolierte Einrisse des Nierenhohlsystems oder Abrisse des Ureters finden sich nur bei bestimmten Konstellationen. Gefäßverletzungen werden gewöhnlich von *Hämatomen* unterschiedlichen Ausmaßes begleitet und können eine lokale Thrombose bewirken. Einrisse des Nierenhohlsystems verursachen eine Urinextravasation, besonders wenn gleichzeitig eine Abflußbehinderung besteht.

Lit.: 2355, 2014, 1771, 1735, 2022, 2115

Nierenkontusion

Pathologisch und anatomisch finden sich umschriebene Parenchymeinrisse mit kleinen Einblutungen und Urinansammlungen. Je nach Ort der Gewalteinwirkung sind diese lokal oder diffus verteilt. Größere Parenchymeinrisse führen zum intrarenalen bzw. subkapsulären Hämatom. Postkontusionelle Parenchymbeschädigungen lassen sich häufig noch nach Wochen nachweisen.

• CT

Nativ: Die Außenkontur der Niere ist häufig unscharf begrenzt und bei vorliegendem perirenalem Hämatom deformiert. Die Dichtewerte können bei kleineren Einblutungen inhomogen geringgradig erhöht sein.

KM: Eine Kontrastmittelgabe führt zu einer inhomogenen Anfärbung des Nierenparenchyms. Diese ist Ausdruck der Perfusionsstörung bzw. der lokalen Kontrastmittelextravasation, die sich nach mehreren Stunden auf Spätaufnahmen als hyperdense Areale nachweisen läßt. Hypodense Zonen, insbesondere mit segmentaler Orientierung, sind als Hinweis auf Perfusionsstörungen von Segmentarterien, entweder im Rahmen eines Gefäßspasmus oder eines Gefäßabrisses mit Infarkt anzusehen.

Lit.: 2022, 2014, 2445

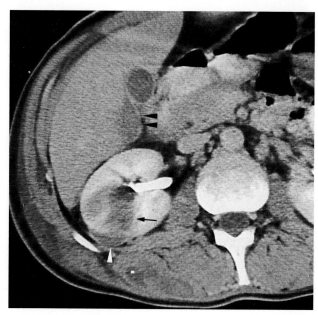

Abb. 17-54. Nierenkontusion. Segmentale Hypodensität nach KM-Gabe, die dem Kontusionsherd entspricht (→). Es findet sich außerdem ein diskretes subkapsuläres Hämatom sowohl der Niere (▸) als auch der Leber (▸). Kontusionsherd auch im Bereich des Erector trunci rechts.

Gefäßstielverletzungen

Verletzungen der Gefäße des Nierenstiels werden bei 5% der Nierentraumen gefunden. Intimaeinrisse der Arterien führen häufig zu thrombotischen Verschlüssen. Der Abriß der Arterien bewirkt meist eine Gefäßkontraktion und somit eine spontane Blutstillung. Einrisse der großen Venen bilden dagegen nicht selten ausgedehnte retroperitoneale Hämatome aus.

• CT

Nativ: Das führende Symptom ist das perirenale bzw. retroperitoneale Hämatom mit Maskierung des Sinus renalis.

KM: Bei gleichzeitig bestehenden segmentalen Perfusionsausfällen der Niere kann das Ausmaß der Gefäßverletzungen abgeschätzt werden. Bei peripherer kortikaler Kontrastierung liegt eine Kollateralfunktion von Kapselarterien vor.

Lit.: 2049, 2015

Nierenhämatom

Nephritis, Neoplasma, Aneurysma der A. renalis, Arteriosklerose, Hydronephrose, Panarteriitis nodosa, Tuberkulose, renale Zysten und Koagulopathien können zu nichttraumatischen Blutansammlungen im Nierenlager führen. Sie liegen zu ca. 20% subkapsulär. Für das traumatisch bedingte Hämatom ist meist neben dem häufigen stumpfen Bauchtrauma die Stichverletzung und die iatrogene Punktion verantwortlich. Bei Parenchymrupturen kann die Nierenkapsel (Capsula fibrosa) erhalten bleiben, so daß ein subkapsuläres Hämatom entsteht. Ein zunächst subkapsuläres Hämatom kann grundsätzlich sekundär in den Perirenalraum einbrechen. Klinisch ist besonders bei spontanen Blutungen eine durch Kompressionseffekte (page kidney) bedingte Hypertension häufig der einzige Hinweis auf ein subkapsuläres oder perirenales Hämatom.

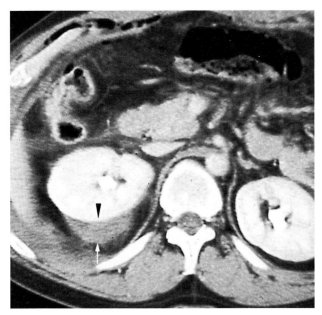

Abb. 17-55. Subkapsuläres Nierenhämatom nach stumpfem Bauchtrauma. Die im Nativscan diskret hyperdens erscheinende Vorwölbung (→) demarkiert sich hypodens (▸) in typischer Linsenform vom kontrastierten Nierenparenchym.

● **CT**

Nativ: Das intrarenale Hämatom wird im Nativscan relativ selten als hyperdense Zone sichtbar, später bisweilen mit einem Sedimentationsphänomen. Wegen der festen Nierenkapsel findet sich häufiger ein subkapsuläres Hämatom, das sich unterhalb der Kapsel ansammelt und das Nierenparenchym abdrängt und abflacht. Hieraus resultiert der typische Aspekt einer sichelförmigen Konfiguration.

Abb. 17-56. Nierenlazeration. Bei einem Bauchtrauma wurde nicht nur das Leber-, sondern auch das Nierenparenchym eingerissen. Ausgeprägtes perirenales Hämatom, das auch den Nierenstiel maskiert (→).

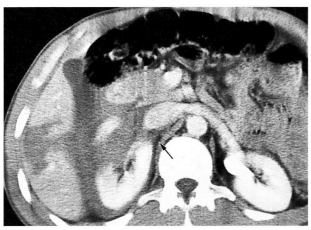

Die Radiodensität ist vom Alter und der Art des Hämatoms (kompakte Blutansammlung, diffuse Einblutung) abhängig. Frische kompakte Hämatome können im Vergleich zum nativen Muskel- und Nierengewebe einige Tage lang hyperdens erscheinen. Im weiteren Verlauf wird das Hämatom zunehmend hypodenser und kann kolliquieren (Dichteabnahme, Kapselbildung), verkalken, resorbiert oder organisiert werden.

KM: Nach KM-Gabe zeigt ein Hämatom als avaskuläre Läsion kein Enhancement und ist im frischen Stadium als unscharf begrenzte Hypodensität nachweisbar.

Lit.: 2092, 1984, 2146, 2015

Obstruktive Uropathie

Hydronephrose

Die weitaus häufigste Ursache für eine Harnstauung ist eine mechanische Abflußbehinderung unterschiedlichster Genese, z. B. durch Verlegung des Lumens (Lithiasis, Tumor, Trauma), intramurale Prozesse (angeborene, entzündliche oder radiogene Strikturen, Atresien) oder Kompression der ableitenden Harnwege (retroperitoneale Tumoren, Lymphome, retroperitoneale Fibrose, Beckentumoren, Hämatome, Trauma, atypischer Ureterenverlauf). Rein funktionelle Ursachen dagegen (neurogen, vesikoureteraler Reflux) sind selten und vorzugsweise bei jüngeren Patienten anzutreffen.

Je nach Sitz des Hindernisses sind einzelne Kelche, das Nierenbecken, ein Ureter oder die Harnblase betroffen. Eine intraluminale Druckerhöhung führt zunächst zur Atrophie der Papillen mit konsekutiver Aushöhlung und anschließend zur Auswalzung der Markpyramiden, so daß schließlich nur die Columnae renales als Parenchymbrücken stehenbleiben (Sackniere).

Eine chronische, schleichend einsetzende Harnstauung vergrößert die Nieren unterschiedlich stark. Bei Funktionsverlust sind sie häufiger kleiner als normal. Meist kommt es zur kompensatorischen Hypertrophie der Gegenseite. Eine ausschließlich entzündliche Genese für die Nierenschrumpfung bei Harnstauung ist umstritten.

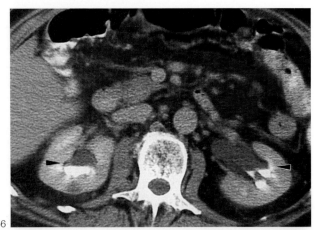

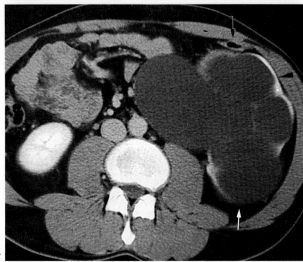

Abb. 17-56. Leichte Harnstauung. Nach KM-Gabe zeigt sich bei nicht beeinträchtigter Ausscheidungsfunktion beidseits ein Unterschichtungsphänomen des KM innerhalb des leicht erweiterten Nierenhohlsystems (▸).

Abb. 17-57. Hydronephrose. Erhebliche Erweiterung des Nierenhohlsystems (→), das zu einer Auswalzung des Nierenparenchyms geführt hat, das allerdings noch KM aufnimmt (▸).

Pathogenetisch bedeutsam scheinen Beginn und Dauer der Obstruktion in Relation zum Patientenalter zu sein.

● **CT**

Nativ: Die CT demonstriert das erweiterte Hohlsystem als zentrale, sich am Kelchsystem orientierende hypodense (etwa wasseräquidense) Zone. Der zeitliche Verlauf und das Ausmaß der (chronischen) Stauung bestimmen die Verformung des Hohlsystems, das schließlich zu einer maulbeerartigen Figur zusammenfließt, die Ausbuchtungen entsprechen den atrophischen Markpyramiden. Im Endstadium entspricht das Hohlsystem einer flüssigkeitsgefüllten, bindegewebigen sackähnlichen Struktur. Eine geringe Erweiterung des Hohlsystems ist aufgrund der ungünstigen Abbildungsgeometrie nicht immer erfaßbar. Relativ früh wölbt sich das Nierenbecken extrarenal medialwärts vor. Bei tief sitzendem Hindernis läßt sich der erweiterte Ureter kaudalwärts verfolgen, wenn er einen axialen Verlauf nimmt und das Lumen eine Weite von 0,3–0,5 cm aufweist.

KM: Bei Ummauerung des Nierenhohlsystems und des Ureters kann eine Aufweitung des Nierenhohlsystems fehlen. In diesen Fällen ist die Abflußbehinderung durch das Unterschichtungsphänomen (bedingt durch das spezifisch schwerere KM) des Nierenhohlsystems und bei eingeschränkter Nierenfunktion durch eine lang persistierende Parenchymanfärbung (obstruktives Nephrogramm) erkennbar.

Lit.: 2002, 2000

Pyonephrose

Eine Pyonephrose entsteht bei zeitgleichem Zusammenwirken von Obstruktion und Entzündung, wie z. B. bei entzündlichen parenchymatischen Veränderungen (Pyelonephritis, Tuberkulose, Abszeß) nach sekundärer Verlegung durch Nekrosematerial oder Strikturen oder relativ häufig durch sekundäre Infektion einer Hydronephrose. Bei der Pyonephrose nimmt das eitergefüllte Hohlsystem je nach Stauungsgrad und Parenchymdestruktion eine sackähnliche Konfiguration ein. Die entzündlichen Veränderungen greifen nicht selten auch auf den perirenalen oder pararenalen Raum über. Bei chronischen Verläufen ist ein Übergang in eine Schrumpfniere möglich, die dann bereits auf der Übersichtsaufnahme durch amorphe und schalenförmige Kalkeinlagerungen sichtbar werden kann.

● **CT**

Nativ: Analog zur Hydronephrose stellt sich ein unterschiedlich aufgeweitetes Nierenhohlsystem dar. Auch kann die entzündlich bedingte Reduktion bzw. Destruktion des Nierenparenchyms abgeschätzt werden. Bei Hydronephrose liegen die Dichtewerte des Hohlsystems im Wasserbereich, nehmen aber bei der Pyonephrose höhere Werte ein und können je nach Eindickungsgrad des Nekrosematerials von 20 – 70 HE reichen. Dabei weisen Sedimentationsphänone auf unterschiedliche Partikelgrößen und auf einen erhöhten Eiweißgehalt der retinierten Flüssigkeit hin.

DD: Eine Unterscheidung zwischen einer tuberkulösen und unspezifischen Pyonephrose gelingt mit der CT meist nicht, wenngleich bei der Nierentuberkulose im Ausheilungsstadium Verkalkungen stärker ausgeprägt sind. Ein Übergreifen auf den peri- bzw. pararenalen Raum kann bereits früh nachgewiesen werden, tritt jedoch bei der Nierentuberkulose nur selten auf. Eine Hypertrophie des perirenalen Fettgewebes als Reaktion auf den chronischen Entzündungsreiz wurde beschrieben.

Urolithiasis

Etwa 90 % aller Nierensteine bestehen aus kalziumhaltigen Karbonaten, Phosphaten, Oxalaten und Magnesium-Ammonium-Phosphat, weitere 10 % sind harnsäure- oder urathaltig und nur ca. 1 % der Nierenkonkremente sind Zystinsteine.

• **CT**

Nativ: Unter Verwendung ausreichend dünner Schichten sind sämtliche Nierenkonkremente nativ als hyperdense Strukturen mit Dichtewerten über 200 HE nachweisbar. So ist zumeist eine Differenzierung von Harnsäure- und Xanthinsteinen mit Dichtewerten unter 500 HE gegen Zystinsteine (Dichte 450 – 650 HE) und gegen die übrigen kalziumhaltigen Steine möglich.

Eine prätherapeutische Aussage zur extrakorporalen Stoßwellenlithotripsie hinsichtlich Fragilität und Verlauf ist nach bisherigen Erkenntnissen mit der CT nicht möglich.

DD: Grundsätzlich sind kalkhaltige Konkremente von Verkalkungen anderer Genese abzugrenzen. So sind im Sinus renalis Gefäßverkalkungen aufgrund ihrer linearen Anordnung meist zu identifizieren. Aspekt und Konfiguration von Papillenverkalkungen und Markschwammverkalkungen können im Einzelfall jedoch diagnostische Schwierigkeiten bereiten.

Lit.: 2013

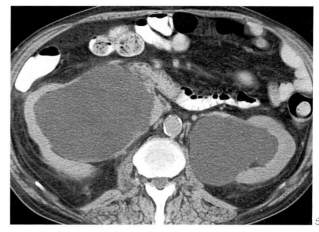

Abb. 17-58. Erhebliche Hydronephrose beidseits.

Abb. 17-59. Pyonephrose mit perirenalem Hämatom. Die hydronephrotische Schrumpfniere besitzt noch einen schmalen Parenchymsaum. Die im erweiterten Hohlsystem enthaltene Flüssigkeit hat eine Dichte von 25 HE. Der aufgetriebene Perirenalraum (→) zeigt ähnliche, zum Teil fleckförmig höhere (▶) Dichtewerte, die auf ein Hämatom hinweisen, aber auch mit einer Abszedierung vereinbar wären.

Abb. 17-60. Kelchkonkrement. Sehr kleine Konkremente können im Nativscan empfindlich nachgewiesen werden.

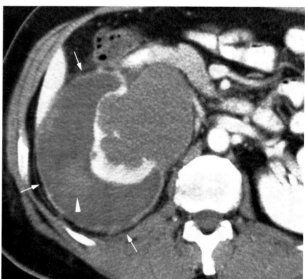

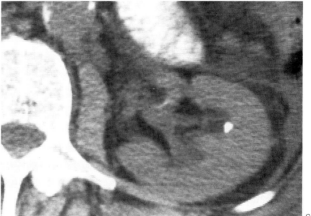

Vaskuläre Prozesse

Arteriosklerose

Gefäßverkalkungen sind mit der CT sehr früh nachweisbar, auch bei entsprechender Schichtführung im Nierenarterienbereich. Im Spätstadium finden sich vaskuläre Schrumpfnieren mit insgesamt harmonisch verschmälertem Parenchym und vermehrtem Vakatfett im Sinus renalis.

Nierenarterienstenose

• **CT**

KM: Eine seitendifferente Perfusion wird erst bei hämodynamisch wirksamen Nierenarterienstenosen in der CT nachweisbar. Die verspätete und reduzierte Anflutung des KM führt zur Verzögerung und Herabsetzung des Dichteanstiegs der betroffenen Seite sowohl im Rinden- als auch im Markkompartiment. Es resultiert je nach Stenosegrad eine verlängerte Parenchymanfärbung im Vergleich zur gesunden Gegenseite.

Niereninfarkt

Thrombembolische Verschlüsse der A. renalis oder ihrer Äste haben einen Niereninfarkt zur Folge. Die Emboli entstammen meist der Herzhöhle (Mitralklappenfehler, Myokardinfarkt, Vorhofmyxom) oder einem Aortenaneurysma. Thrombotische Verschlüsse werden im Rahmen der Arteriosklerose, eines Traumas und nach iatrogener Intimaläsion und Embolisation hervorgerufen.

• **CT**

Nativ: Im frischen Stadium findet sich nur selten eine Konturverformung der Niere. Geringe Hyperdensitäten, insbesondere subkapsulär, können Hinweis auf eine Einblutung darstellen.

KM: Nach Kontrastmittelgabe demarkiert sich das betroffene Parenchymareal relativ scharf vom gesunden Nierenparenchym. Die Form dieser Hypodensitäten ist bei kleineren Infarkten häufig keilförmig und entspricht dem Versorgungsgebiet von Segmentarterien der Markpyramiden. Der Perfusionsausfall reicht jedoch meist nicht voll-

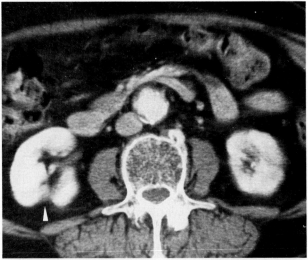

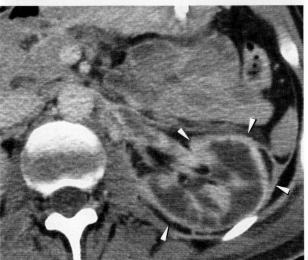

Abb. 17-61. Nach Niereninfarkt Nachweis von Parenchymnarben (▸).

Abb. 17-62. Niereninfarkt. Totalinfarkt der li. Niere durch Embolie. Nach KM-Gabe wird das Nierenparenchym noch randständig versorgt, erkennbar am peripheren Enhancement (▸).

ständig an die Nierenkapsel heran, da Kapselgefäße ein schmales subkapsuläres Rindenareal versorgen können (cortical rim sign). Im weiteren Verlauf schrumpfen die infarzierten Parenchymanteile und werden zur Narbe. Bei septischen Embolien ist eine Superinfektion des Infarktareales mit Ausbildung eines intrarenalen Abszesses möglich.

Lit.: 3277, 2026, 2108, 2103, 2168, 2038, 2027, 2034, 2041

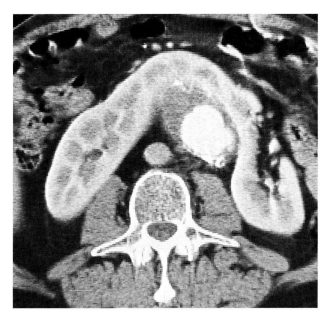

Abb. 17-63. Hufeisenniere. Breite Parenchymbrücke vor der Aorta, die aneurysmatisch verändert ist. In typischer Weise ist das Nierenhohlsystem nach ventral geöffnet.

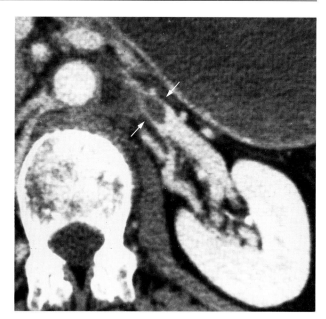

Abb. 17-64. Nierenvenenthrombose bei Pankreaskarzinom. Bei gezielter Technik gelingt meist der Nachweis des intravasalen Thrombus.

Nierenvenenthrombose

Nierenvenenthrombosen finden sich bei vermehrter Blutgerinnbarkeit, z. B. Plasmozytom, renalen und retroperitonealen Tumoren, Entzündungen, nephrotischem Syndrom und Amyloidose. Bei chronischen Verläufen werden ausgedehnte Kollateralkreisläufe über Kapselvenen und V. spermatica/ovarica nachgewiesen.

• **CT**

Nativ: Das Vollbild einer Nierenvenenthrombose stellt sich erst bei vollständiger Verlegung der Nierenvene dar, die dann als breiter, meist mehr als 2 cm messender Weichteilstrang nachweisbar wird. Die Niere ist vergrößert und weist ein inhomogenes Dichtemuster auf. Der Perirenalraum zeigt häufig strähnige Verdichtungsfiguren.

KM: Nach Kontrastmittelgabe werden die zahlreichen perirenalen Kollateralgefäße und Gonadalgefäße sichtbar, wobei sich die Nierenvene selbst nicht anfärbt, jedoch ein Thrombuszapfen in der kontrastierten V. cava inferior sichtbar werden kann. Das ödematös veränderte Gewebe der vergrößerten Niere weist ein unterschiedliches Enhancement auf, bei dem die Rindenbezirke eine stärkere Parenchymanfärbung aufweisen als die zentralen Nierenanteile.

Bei unvollständigem Verschluß der V. renalis, die meist ein normales Kaliber aufweist, ist die Diagnose einer Nierenvenenthrombose computertomographisch bei gezielter Technik meist möglich.

Lit.: 1998, 2157

Varianten, Anomalien

Die *Agenesie* bedeutet eine fehlende, die *Aplasie* eine angelegte, jedoch nicht entwickelte Niere. Die *Hypoplasie* stellt eine kleine, jedoch harmonisch ausgebildete Niere dar. Unter *lobärem Dysmorphismus* wird eine Hypertrophie oder Verdopplung eines Nierensegments (Markpyramide mit umgebender Rinde) verstanden.

Lageanomalien (Ektopien) können angeboren oder erworben (Ptosis) sein. Ist eine Niere auf die Gegenseite verlagert, wird von einer gekreuzten *Dystopie* gesprochen, die zusätzlich Rotations- und Formanomalien aufweisen kann. Die *Hufeisenniere*, bei der die unteren Pole miteinander verbunden sind, zeigt in typischer Weise nach ventral ausgerichtete Hohlsysteme. Ihre Gefäßversorgung ist sehr variabel.

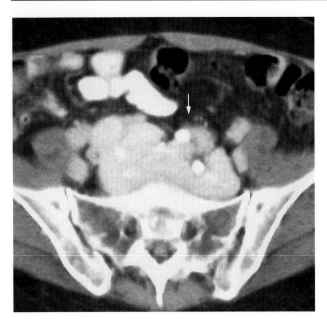

Abb. 17-65. Beckenniere. Das ungleichmäßig renkulierte Organ weist ein nach ventral ausgerichtetes, verzweigtes Hohlsystem (→) auf.

• **CT**

Computertomographisch gelingt normalerweise bei einseitig stummer Niere die Unterscheidung zwischen einer vorhandenen funktionslosen Niere und einer *Agenesie* bzw. *Aplasie*, da das Nierenlager exakt überschaubar ist. Läßt sich gegenüber dem Abgang der A. renalis der funktionierenden Niere eine kleine weichteildichte Struktur mit aortaler Gefäßversorgung nachweisen, spricht dies für eine Aplasie. Diese Unterscheidung gegenüber der Agenesie gelingt aber nur selten. Die Nebenniere ist bei beiden Anomalien in über 90% der Fälle beidseitig angelegt.

Die *Hypoplasie*, die insgesamt eine verkleinerte Ausgabe einer normalen Niere darstellt, erscheint im Computertomogramm insgesamt harmonisch konfiguriert. Differentialdiagnostisch können gegenüber einer pyelonephritischen Schrumpfniere die Parenchymveränderungen herangezogen werden.

Die *Hufeisenniere* wird durch den Nachweis der Brückenbildung und der Rotationsanomalie bereits im Nativscan diagnostizierbar. Nach Bolusinjektion gelingt die Unterscheidung von parenchymatöser und fibröser Verbindung. Vor einer Operation bleibt die Angiographie jedoch weiterhin unerläßlich, da eine sehr variable Gefäßversorgung aus der Aorta vorliegt.

Der *lobäre Dysmorphismus*, der zu einer tumorähnlichen Auftreibung des Nierenparenchyms führen kann, verhält sich wie normales Nierengewebe. Eine gezielte Bolusinjektion, bei der Mark- und Rindenstrukturen unterschieden werden können, läßt die Natur der Anomalie deutlich hervortreten. In ähnlicher Weise läßt sich eine persistierende fetale Lobulierung sichern.

Lit.: 2048, 2057, 2112

Kapitel 18
Nebennieren

Kapitel 18 · Nebennieren

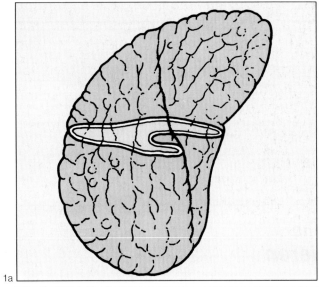

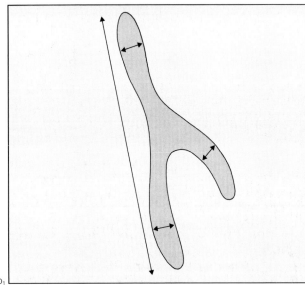

Schenkellänge	links (mm) ± SD	rechts (mm ± SD
Karstaedt	21,5 ± 4,6	22,8 ± 6,3
Montagne	21,5 ± 3,2	22,1 ± 4,6
Heuck	24,3 ± 7,9	26,8 ± 6,4

Schenkellänge	links (mm) ± SD	rechts (mm ± SD
Karstaedt	6,7 ± 1,7	5,1 ± 1,1
Montagne	~ 10	~ 10
Heuck	5,7 ± 1,2	5,5 ± 1,0

Abb. 18-1. Normale Nebenniere.
a) Ventralansicht der linken Nebenniere.
b) Messung von Schenkellänge und Schenkeldicke im Transversalschnitt.
c) Abmessung normal großer Nebennieren nach Angaben verschiedener Untersucher.

Rechte Seite:

dreieckig (3%)

linear (9%)

linear (36–87%)

v-förmig (9–52%)

Linke Seite:

v-förmig (50–60%)

dellaförmig (32%)

dreieckig (9–40%)

Nebennieren

Anatomie und Abbildung

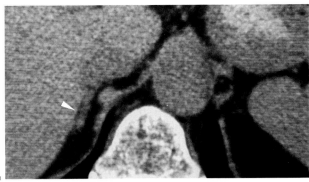
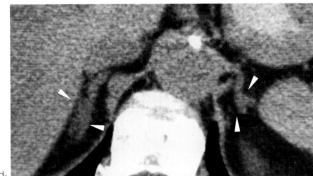
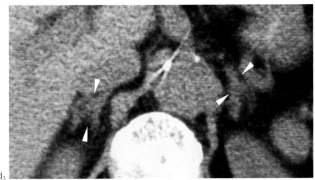
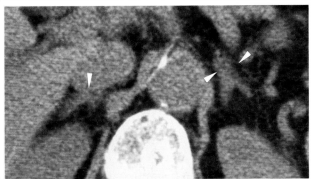
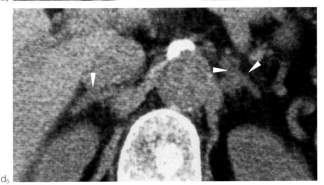

Die Nebennieren wiegen beim Erwachsenen 12 – 16 g. Sie sind bei enger Schichtung fast immer im CT darstellbar. Lediglich bei kachektischen Patienten mit stark reduziertem retroperitonealem Fettgewebe oder bei Artefaktüberlagerung können Schwierigkeiten bei der Erkennung des Organs auftreten. Die Nebennieren sind variabel gestaltet, lineare, V-, delta- sowie dreiecksförmige Konfigurationen sind die Grundformen. Die kompliziert eingefaltete Oberfläche läßt in verschiedenen Schichtebenen desselben Organs unterschiedliche Querschnittstrukturen entstehen. Die linke Nebenniere ist ca. 0,5 cm von der homolateralen Niere entfernt und reicht tiefer herab als die rechte. Diese wiederum ist direkt retrokaval gelegen und als strichförmige Struktur zwischen Zwerchfellschenkel und Leberkapsel erkennbar. Benachbarte Milzgefäße können eine vergrößerte linke Nebenniere vortäuschen (ggf. KM-Gabe). Die Lage der Nebennieren wird auch bei Ektopie der Nieren beibehalten.

Aufgrund der sehr unterschiedlichen Organgestalt ergeben sich sehr unterschiedliche Maße für die Schenkellänge auf beiden Körperseiten. Die kraniokaudale Ausdehnung beträgt 20 – 40 mm. Die Schenkeldicke ist für die einzelne Nebenniere gleichförmig ausgebildet und mißt von 5 – 8 mm. Eine Verbreiterung über 10 mm hinaus legt einen pathologischen Prozeß sehr nahe.

Die Vorwölbung eines nicht kontrastierten, atypisch geformten Magenfundus, eines Magendivertikels, eine vermehrte Lobulierung der Milz, portovenöse Kollateralen oder eine atypisch ge-

Abb. 18-1d. Darstellung der Nebennieren im Computertomogramm von kranial (d_1) nach kaudal (d_5). Im Nativscan stellen sich die Nebennieren als strichförmige Figuren innerhalb des perirenalen Fettgewebes dar.

lagerte Kolonschlinge können eine Raumforderung im Nebennierenlager vortäuschen (Pseudotumoren).

Lit.: 2201, 2207, 2175, 2200, 1641, 2218, 2172, 2230, 2208

Hyperplasie und Tumoren der Nebennierenrinde

Eine NNR-Hyperplasie ist in der Regel Ausdruck einer erhöhten Hormonproduktion. Sämtliche Arten primär kortikaler Tumoren können sowohl endokrin aktiv als auch stumm sein. Am histologischen Schnitt kann nicht abgelesen werden, ob eine Neubildung Hormone produziert. Zur Beurteilung der hormonellen Aktivität können indirekte Zeichen herangezogen werden, z.B. eine begleitende Hypoplasie oder Atrophie des übrigen Nebennierengewebes. Die Differenzierung zwischen knotiger Hyperplasie oder multiplen NNR- Adenomen wird meist klinisch getroffen (Suppressionstest). Ebenso schwierig ist häufig die histologische Abgrenzung maligner von gutartigen Nebennierenrindentumoren, wenn nicht eine Metastasierung als eindeutiges Malignitätskriterium vorliegt.

Das *Cushing-Syndrom* ist zu ca. 75% Folge eines ACTH-produzierenden Hypophysenadenoms, so daß eine diffuse bzw. knotige Hyperplasie induziert wird. NNR-Adenome sind zu ca. 20%, NNR-Karzinome zu ca. 5 – 10% Ursache eines erhöhten Glukokortikoidspiegels.

Dem primären *Hyperaldosteronismus* liegt ein Adenom (klassisches Conn-Syndrom) oder eine mikro- bzw. makronoduläre Hyperplasie zugrunde, Karzinome sind extrem selten. Im Erwachsenenalter werden Adenome drei- bis viermal häufiger als Hyperplasien gefunden. Ein extraadrenales, aldosteronproduzierendes Adenom gilt als Rarität. Im Kindesalter ist häufiger eine bilaterale noduläre Hyperplasie für das Conn-Syndrom verantwortlich als ein Adenom.

Das *adrenogenitale Syndrom (AGS)* wird entweder durch eine kongenitale, sich später manifestierende Hyperplasie (Enzymdefekt) oder durch kortikale Tumoren verursacht. Das bereits im Kindesalter einsetzende AGS ist meist tumorbedingt (häufiger Karzinome als Adenome). Der adrenalen Feminisierung liegt in der Regel ein Karzinom der Nebennierenrinde zugrunde.

Lit.: 2202

NNR-Hyperplasie

Vorkommen: Cushing-Syndrom, AGS, Conn-Syndrom (seltener bei Thyreotoxikose, Akromegalie, Diabetes mellitus, malignen Erkrankungen).

● CT

Eine generelle Größenzunahme der Nebenniere wird nur durch Berücksichtigung ihrer horizontalen und vertikalen Ausmaße erfaßt. Ein Maß hierfür ist die Länge und Breite der Organschenkel. Der überwiegende Anteil von klinisch gesicherten, beidseitigen NNR-Hyperplasien zeigt jedoch computertomographisch keine eindeutigen Zeichen einer Organvergrößerung. Letztere findet sich beim Cushing-Syndrom häufiger als beim Conn-Syndrom.

Aufgrund der Formvariabilität der Nebenniere sollten nur eindeutige und beidseitige Nebennierenvergrößerungen als Hyperplasie interpretiert werden.

Lit.: 2235, 2179, 2178, 3860

Nebennierenrindenadenome

Klinisches Bild bei Überfunktion: Cushing-Syndrom, AGS, Conn-Syndrom.

Die gutartigen Neubildungen der NNR werden meistens bei einer Größe von 2 – 5 cm aufgedeckt, können jedoch auch erheblich größere Ausmaße annehmen. Dann lassen sich häufig Nekrosen und zystische Degenerationen nachweisen. Cushing-Adenome sind meist größer als Conn-Adenome, die selten einen Durchmesser von 2 cm überschreiten. Vereinzelt sind Adenome doppelseitig anzutreffen (ca. 1 – 2%). Verkalkungen finden sich beim Conn-Adenom sehr selten.

Hyperplasie und Tumoren der Nebennierenrinde 405

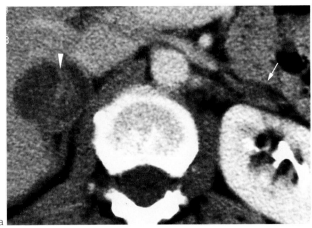

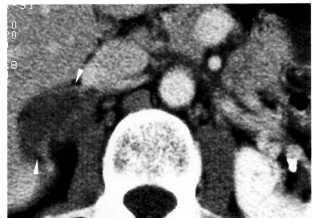

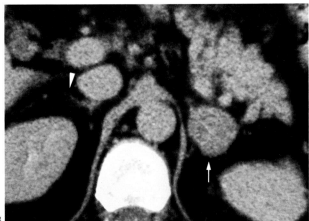

• **CT**

Nativ: Unter günstigen Abbildungsbedingungen (ausreichendes periglanduläres Fettgewebe, peripherer Sitz) sind NNR-Adenome ab einer Größe von 10 mm, im Normalfall ab 15 mm sicher abgrenzbar. Sie erscheinen als rundliche, glatt begrenzte und homogen dichte Raumforderungen.

NNR-Adenome sind besonders lipoidreich und weisen daher eine vom Lipoidgehalt abhängige Verminderung der Gewebedichte auf, die sich von 50 HE für lipoidarme bis ca. -20 HE für lipoidreiche Adenome erstreckt. Nicht selten besteht Wasseräquidensität.

KM: Bei einer Radiodensität im Wasserbereich ist zur Differenzierung der fettgewebehaltigen Tumoren gegen avaskuläre Zysten eine KM-Gabe notwendig. Aufgrund der meist guten Gefäßversorgung kann sich beim Cushing-Adenom ein intensiveres Enhancement zeigen, das bei Conn-Adenomen mit etwa 30 HE weniger stark ausgeprägt ist. Grundsätzlich ist darauf zu achten, daß die Ausläufer der Nebenniere vollständig erfaßt sind, um periphere, in den Schenkelenden gelegene Adenome nicht zu übersehen.

Lit.: 2188, 2196, 2203, 2171

Nebennierenrindenkarzinome

Klinisches Bild bei Überfunktion: Cushing-Syndrom, AGS, oft auch Mischbilder.

Im Kindesalter überwiegen die höher differenzierten, hormonaktiven Karzinome. Bei älteren

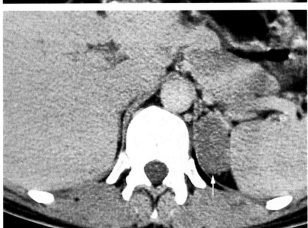

Abb. 18-2. Knotige Hyperplasie bei klinisch bekanntem M. Cushing. Auf der rechten Seite entwickelt sich ein größeres Adenom (a), in dessen Zentrum nach KM-Gabe die besser vaskularisierte Organmatrix angedeutet erkennbar ist (a, b ▸). Linksseitig sind nur kleinere knotige Auftreibungen sichtbar (a →).

Abb. 18-3. Cushing-Adenom. Das scharf berandete, geringgradig hypodense Adenom (→) ist innerhalb des vermehrten Fettgewebes gut abzugrenzen. Auf der Gegenseite findet sich eine kompensatorische Hypoplasie (▸).

Abb. 18-4. Conn-Adenom. Scharf berandete hypodense und homogene Raumforderung der linken Nebenniere mit geringgradigem Enhancement.

Patienten führt die fehlende klinische Symptomatik der hormoninaktiven Malignome häufig erst zur Entdeckung im inoperablen Stadium. Ausgedehnte Nekrosen, Hämorrhagien und Verkalkungen finden sich beim Karzinom häufiger als beim Adenom. Die früh einsetzende, häufig jedoch symptomlose und deswegen (zu) spät erkannte Metastasierung bestimmt die ungünstige Prognose des meist einseitig auftretenden NNR-Karzinoms.

• CT

Nativ: Die Unterscheidung eines kleinen Karzinoms von einem kleinen Adenom ist im CT meist nicht möglich. Eine kolbenförmige, polyzyklische und unscharfe Begrenzung der meist ausgedehnten Raumforderungen sind erste (unsichere) Malignitätskriterien. Infiltrationen in die Nachbarorgane und den paraaortalen Raum, Einbruch in die Venen und regionale Metastasierung sind (eindeutige) späte Zeichen der Malignität. Eine Lipidanreicherung mit entsprechend herabgesetzter Gewebedichte ist auch intratumoral möglich. Hypodense Areale entsprechen meist Nekrosezonen. Amorphe Verkalkungen liegen zu etwa 35 % vor.

KM: Vitales Tumorgewebe zeigt nur eine geringe Kontrastierung. Nekrosezonen nehmen im Gegensatz zu lipidhaltigen Dichteabsenkungen am Enhancement nicht teil und demarkieren sich deutlich.

Lit.: 2187, 2183, 2222

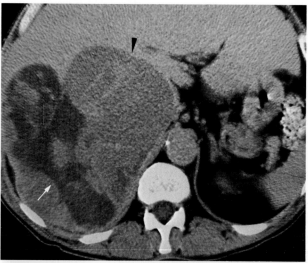
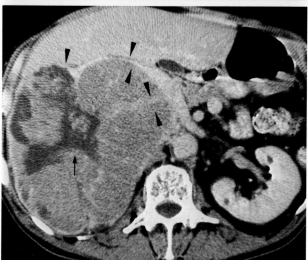

Abb. 18-5. Nebennierenrindenkarzinom. Große Raumforderung, die die Leber abdrängt. Nach KM-Bolus (b) demarkieren sich kapselartige Strukturen (▸) und hypodense Zonen (→), die Nekrosen entsprechen.

Inzidentom

Hormonell inaktive Nebennierenrindenadenome werden Inzidentome genannt. Sie werden in 2 – 8 % der Autopsien als Zufallsbefunde erhoben und finden sich gehäuft bei älteren, adipösen Diabetikern, älteren Frauen und bei Hypertonikern.

• CT

Inzidentome messen meist unter 3 cm, können jedoch bis zu 6 cm groß werden. Sie sind scharf begrenzt, zeigen Dichtewerte um 20 HE (10 – 40 HE) sowie ein mäßiggradiges Enhancement nach Kontrastmittelgabe (20 – 30 HE). Sie sind meist einseitig lokalisiert und häufig verkalkt. Insgesamt ergeben sich somit keine eindeutigen differentialdiagnostischen Kriterien gegenüber endokrin aktiven Adenomen.

DD: Bei Raumforderungen mit einem Durchmesser unter 5 cm, mit glatten und gut definierten Grenzen und homogener Parenchymdichte besteht zunächst kein Malignomverdacht, so daß halbjährliche Verlaufskontrollen zum Nachweis eines fehlenden Wachstums ausreichen. Bei Patienten mit bekanntem Tumorleiden ist jedoch eine perkutane Biopsie anzustreben, wenn der Nachweis einer adrenalen Metastasierung therapeutische Konsequenzen bedingt.

Lit.: 2217, 2191, 2174, 2181

Nebennierenmarktumoren

Myelolipome

Das Myelolipom ist ein sehr seltener gutartiger Tumor, wird als mesenchymale Metaplasie angesehen und besteht aus myeloischen und erythroiden Elementen. Lediglich bei größerer Ausdehnung, es kann bis zu 12 cm Durchmesser einnehmen, verursacht es klinische Symptome, selten endokrine Störungen. Einblutungen, Verkalkungen und Ossifikationen können die vorherrschende Fettkomponente durchsetzen.

• CT

Nativ: Es findet sich eine fetthaltige Raumforderung, die von einer glatten Kapsel umgeben ist. Die Fettgewebekomponente hat eine Gewebedichte, die der des Retroperitonealraumes gleicht oder geringgradig darüber liegt (-50 bis -80 HE). Die seltenen Verkalkungen sind meist schalig oder punktförmig ausgebildet. Stärkere Einblutungen setzen sich von der Fettgewebskomponente scharf ab und können organisiert werden bzw. verkalken.

KM: Die enthaltenen Weichteilkomponenten (myeloisches Gewebe) weisen ein deutliches Enhancement auf.

DD: Renales Angiomyolipom, retroperitoneales Lipom und Liposarkom.

Lit.: 2184, 2170, 2213, 2186, 2220

Phäochromozytom

Dieser chromaffine Tumor kommt zu 90 % intra- und zu 10 % extraadrenal vor und ist zu 10 % bilateral ausgebildet. Im Kindesalter dagegen werden Phäochromozytome zu 30 % extraadrenal und gar zu 30 – 70 % bilateral angetroffen.

Phäochromozytome treten gehäuft bei multiplen endokrinen Neoplasien (NEN) auf, die autosomal dominant vererbt werden (Werner-Syndrom, Sippel-Syndrom) und in Kombination mit Neubildungen anderer endokriner Organe vorkommen. Ein extraadrenaler Sitz ist hier selten, Doppelseitigkeit jedoch häufig. Bei den nichthereditären Formen manifestiert sich die Erkrankung meist im 5. Dezennium. Der Tumor ist stark vaskularisiert und neigt auch bei kleinerem Durchmesser zur Nekrose bzw. zystischen Degeneration. Fibrosierungen, Einblutungen und periphere, teils schalige Verkalkungen sind ebenfalls nicht selten.

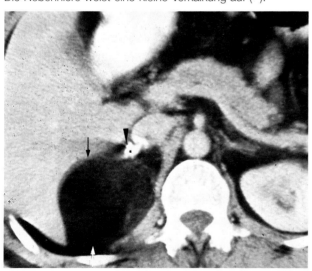

Abb. 18-6. Myelolipom. Raumforderung im rechten Nebennierenlager mit weitgehend homogenen fettäquidensen Dichtewerten, die von geringen Strangbildungen durchsetzt ist (→). Die Nebenniere weist eine kleine Verkalkung auf (▸).

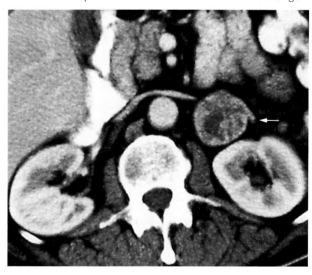

Abb. 18-7. Phäochromozytom. Nach KM-Bolus starke Kontrastierung im Bereich der Tumorperipherie (→). Die Hypodensitäten entsprechen Nekrosebezirken bzw. Einblutungen.

• **CT**

Nativ: Die meist über 2 cm messende Raumforderung ist glatt begrenzt und weist im Nativbild eine durch Nekrose und/oder zystische Degeneration unterschiedlich herabgesetzte Dichte auf. Punktförmige und gröbere schalige Verkalkungen sind zu ca. 35% nachweisbar. Phäochromozytome sind im Durchschnitt größer als Nebennierenadenome.

KM: Nach einem KM-Bolus findet sich typischerweise ein erhebliches Enhancement, das sich allerdings auf die vitale Randzone beschränken kann; zystische Degeneration bzw. Nekrose demarkieren sich deutlich.

DD: Symptomatik (Hypertoniekrisen) und Laborwerte (Katecholamine, Vanillin-Mandelsäure) engen bereits klinisch die Differentialdiagnose zu anderen Nebennierentumoren ein. Diese können bei NEN-Syndromen jedoch fehlen.

Fehlt eine Raumforderung bei klinischem Verdacht auf ein Phäochromozytom, so ist nach einem extraadrenalen Sitz zu fahnden, der in erster Linie paraaortal und in Höhe der Aortenbifurkation zu suchen ist.

Malignes Phäochromozytom (Phäochromoblastom)

Das Phäochromoblastom ist als maligne Variante des Phäochromozytoms zu deuten. Dieser Tumor setzt früh Metastasen und ist meist hormoninaktiv. Etwa 40% der extraadrenalen Phäochromozytome erweisen sich als bösartig.

• **CT**

Computertomographisch ist der Nachweis von Metastasen, infiltrativem Wachstum und Einbruch in das Gefäßsystem erforderlich, um die maligne Entartung des Tumors festzulegen.

Lit.: 2611, 2206, 2209, 1786, 2212, 2234, 2236, 2228, 2184

Neuroblastom

Das Neuroblastom ist der zweithäufigste abdominelle Tumor im Kindesalter. Er geht von unreifen Zellen des N. sympaticus aus und ist zu 50% in den Nebennieren (meist einseitig) lokalisiert sowie zu 25% extraadrenal-intraabdominell im Versorgungsgebiet des N. sympaticus. Größere Tumoren neigen zu Einblutungen, Nekrosen, zystischer Degeneration und Verkalkungen. Das Neuroblastom metastasiert früh in Leber, Haut und Knochen, und hier besonders in die des Schädels und der Orbita. Durch den Nachweis von

Abb. 18-8. Malignes Phäochromozytom (Phäochromoblastom). Erhebliche Raumforderung im Bereich des linken Oberbauches. Die Tumorperipherie ist stark vaskularisiert mit großer hypodenser Nekrosezone (a ▸). In den kaudalen Partien finden sich peritumorale Venen (b ▸), die den hypervaskularisierten Tumor drainieren. Der angiographisch nachgewiesene Tumoreinbruch in die Nebennierenvene ist nicht erkennbar. a) Nativ; b) KM-Bolus

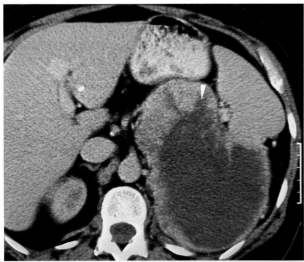
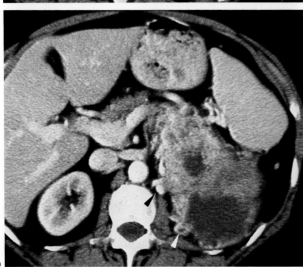

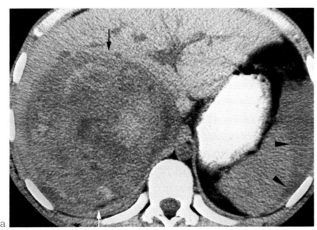

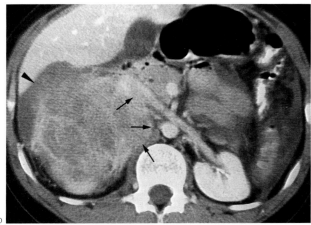

Abb. 18-9. Primitiver neuroektodermaler Tumor (PNET). Im Nativscan Nachweis von Hyperdensitäten (Einblutungen) innerhalb des Tumors (a →) und Flüssigkeit in der Bauchhöhle (Blut a,b ►). Nach KM-Bolus stellt sich ein stark hypervaskularisierter Tumor mit invasivem Wachstum (b →) in die Umgebung dar.

Katecholaminmetaboliten im Urin wird häufig die Verdachtsdiagnose bereits klinisch gestellt. Das Tumorstadium bestimmt das operative Vorgehen und die Chemotherapie.

• CT

Nativ: Neuroblastome werden meist erst als ausgedehnte Raumforderungen aufgedeckt, die die Niere erheblich abdrängen. Zu 80% finden sich grobe, z.T. schalige Verkalkungen. Die Dichte des Tumorgewebes ist im Vergleich zu Muskelgewebe gewöhnlich herabgesetzt.

Die *Tumorausbreitung* erfolgt meist entlang der Gefäße, sowohl in die Leberpforte als auch über die Mittellinie zur Gegenseite. Ein Einbruch in den Spinalkanal kann an der Erweiterung des Neuroforamens erkannt werden. Vergrößerte Lymphknoten sind häufig in das Tumorkonglomerat miteinbezogen und erfordern eine ausreichende Darmkontrastierung. Das Tumorstadium wird wesentlich durch die regionale Lymphknotenmetastasierung und die Fernmetastasierung bestimmt. Für die Resektionsfähigkeit ist die fehlende Ummauerung der großen Gefäße wichtiger als das Überschreiten der Mittellinie.

KM: Nach KM-Gabe findet sich ein inhomogenes Enhancement, umschriebene Hypodensitäten sind durch Nekrosen oder zystische Degenerationen bedingt.

DD: Wilms-Tumor

Lit.: 314, 2726, 99, 3978, 3243, 2104

Nebennierenmetastasen

Oft sind Metastasen die Ursache einer adrenalen Raumforderung. Sie entstammen der Häufigkeit nach Karzinomen des Bronchialsystems, der Mamma, der Nachbarorgane (Niere, Pankreas, Magen), Lymphomen und Melanomen. Die Aussaat erfolgt meist hämatogen, ein doppelseitiger Befall ist deswegen in über 50% der Fälle gegeben. Oft fehlen klinische Symptome, doch können ausgedehnte Prozesse eine Nebenniereninsuffizienz bedingen.

• CT

Nativ: Metastatische Raumforderungen sind sehr variabel gestaltet und können von umschriebenen Auftreibungen der NN-Schenkel über rundliche oder ovoide Weichteilfiguren selten bis zu 10 cm großen Strukturen bilden. Die häufig doppelseitigen Tumoren sind meist glatt begrenzt. Ihre Radiodensität ist bei geringer Ausdehnung meist homogen, wird jedoch mit zunehmender Größe (nekrosebedingt) inhomogener. Hämorrhagien können zu passageren Dichteanhebungen führen. Verkalkungen sind sehr selten.

KM: Ein mäßiges, inhomogenes, meist randbetontes Enhancement nach Bolusgabe ist ein (nicht eindeutiges) Unterscheidungsmerkmal gegen Adenome. Nekrosezonen werden dadurch eindeutig demarkiert.

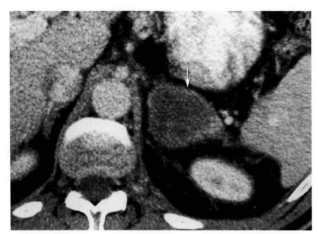

Abb. 18-10. Nebennierenmetastase eines Bronchialkarzinoms. Die Nebenniere ist aufgetrieben und zeigt nach KM-Gabe nur ein diskretes peripheres Enhancement.

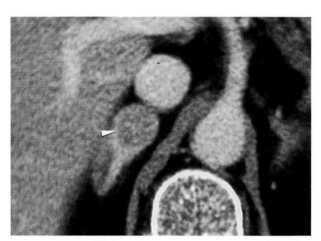

Abb. 18-11. Nebennierenmetastase. Die Raumforderung der Nebenniere ist deutlich vaskularisiert, setzt sich jedoch gegen die stärker kontrastierte Nebenniere hypodens ab (▸). Sie entspricht einer kontralateralen Metastasierung nach Renalzellkarzinom.

DD: Doppelseitigkeit, Tumoranamnese und der Nachweis von Metastasen in anderen Organen erleichtern meist die Abgrenzung gegen primäre NN-Karzinome und Inzidentome. Bei Lymphombefall der Nebennieren finden sich oft erhebliche Organauftreibungen oder knollige weichteildichte Formationen ohne Nekrosezonen. In Kenntnis der Grundkrankheit ergeben sich hier meist keine differentialdiagnostischen Probleme.

Lit.: 842, 919, 2232, 845, 2204

NNR-Zysten

Zystische Raumforderungen der Nebennieren sind sehr selten. Sie messen meist 3 – 4 cm, können jedoch auch erheblich größer werden. Schalige Verkalkungen sind zu ca. 15% nachweisbar, also erheblich häufiger als bei renalen Zysten. Nur ein geringer Teil der NNR-Zysten sind epithelialen Ursprungs, häufiger sind endotheliale Zysten (lymphangiomatös, angiomatös) und Pseudozysten (nach traumatischer Hämorrhagie, Tumornekrose), seltener wiederum parasitäre Zysten (Echinokokkose).

● **CT**

Nativ: Es finden sich die üblichen Kriterien benigner Zysten. Bei dünnen Wänden ist eine Differenzierung meist nicht möglich. Dickwandigkeit spricht für Pseudozysten. Konzentrische Septierungen und Verkalkungen weisen auf eine parasitäre Genese.

KM: Bei Dickwandigkeit muß abgeklärt werden, ob ein nekrotisierender Tumor (Phäochromozytom) vorliegt, dessen (hyper)vaskularisiertes randständiges Gewebe nach KM-Bolus identifiziert werden kann.

DD: Phäochromozytom

Lit.: 2205

Hämorrhagie

Stumpfes Trauma, Koagulopathien, Antikoagulantientherapie, maligner Hypertonus, septischer Abort, Toxämie und Organtransplantationen sind Hauptursachen für eine adrenale Hämorrhagie, die bei bilateraler Ausbildung zur NN-Insuffizienz führen kann. Beim Waterhouse-Friderichsen-Syndrom, klassischerweise bei der Meningokokkensepsis, aber auch bei Septikämien anderer grammnegativer Keime vorkommend, führt eine massive bilaterale Blutung schließlich zur vollständigen Zerstörung der Nebennieren.

● **CT**

Nativ: Frische Blutungen lassen sich als homogen oder streifig hyperdense Auftreibungen der Nebenniere nachweisen, die Organkonturen sind

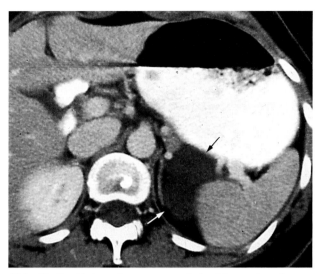

Abb. 18-12. Nebennierenzyste. Scharf berandete homogene Hypodensität zwischen den Nebennierenschenkeln. Die zystische Raumforderung wird durch den medialen Milzpol imprimiert.

Abb. 18-13. Nebennierenblutung. Nach stumpfem Bauchtrauma findet sich neben einer Kontusion der Milz (▸) eine hypodense Auftreibung der rechten Nebenniere (→), wobei sich die auseinandergedrängten Nebennierenschenkel nach KM deutlich demarkieren.

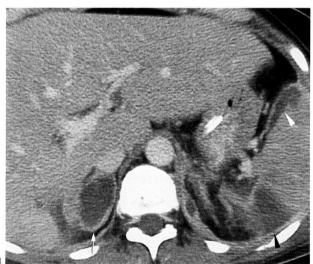

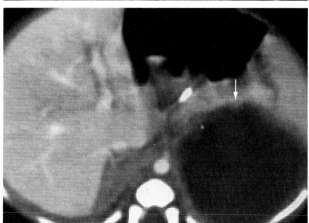

erhalten oder unscharf gegen das umgebende Fettgewebe abgegrenzt. Im weiteren Verlauf sinken die Dichtewerte ab und liefern keinen differentialdiagnostischen Hinweis mehr gegen andere adrenale Raumforderungen. Eine Einblutung kann resorbiert werden oder sich zu einem hypodensen Hämatom demarkieren, das schließlich Dichtewerte im Wasserbereich aufweist (Pseudozyste).

KM: Ein KM-Bolus grenzt das Hämatom hypodens gegen das NN-Parenchym ab.

DD: Hämorrhagische, KM-anreichernde Metastasen.

Lit.: 2214, 2233, 2238, 2232

Entzündungen

Infolge des hohen Kortikosteroidgehaltes fehlen exsudative Entzündungen der Nebennieren. Granulomatöse Entzündungen verlaufen protrahiert und neigen zu fokalen Nekrosen. Neben der Tuberkulose führen die infantile Toxoplasmose, Lepra, Histoplasmose, Blastomykose und Kokzidioidomykose zunächst zur Vergrößerung des Organs, das im Zuge der Ausheilung fibrosiert, teilweise verkalkt und eventuell atrophiert. Die jetzt häufiger nachweisbare idiopathische Atrophie wird als Folgezustand einer lymphozytären Adrenitis im Rahmen einer Autoimmunerkrankung angesehen.

• **CT**

Nativ: Im floriden Entzündungsstadium sind die Nebennieren insgesamt vergrößert. Bei Mykosen ist häufiger eine rundliche hypo- oder isodense Raumforderung nachweisbar. Verkalkungen weisen auf eine abgelaufene granulomatöse Entzündung hin, die in eine NN-Verkleinerung (Atrophie) einmünden kann.

Abb. 18-14. Hämorrhagie. Große, den linken Oberbauch des Kleinkindes ausfüllende Hypodensität oberhalb der linken Niere mit Dichtewerten um 30 HE und einer kapselartigen Begrenzung. Milz und Niere sind abgedrängt. Die zystisch imponierende Blutung der Nebenniere entstand durch Geburtstrauma.

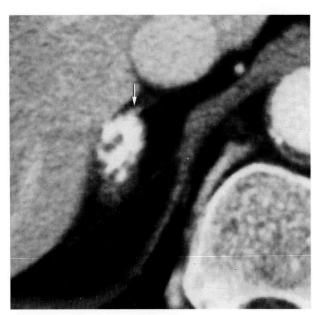

Abb. 18-15. Nebennierenverkalkungen. Die Nebenniere ist zum großen Teil verkalkt als Ausdruck einer abgelaufenen (granulomatösen) Entzündung (z. B. Tuberkulose).

KM: Im floriden Stadium wird ein geringes gleichmäßiges oder auch inhomogenes Enhancement gefunden.

Lit.: 2177, 2229, 2197, 2198, 2201

Hypoplasie-Atrophie

Hypoplasien können kongenital oder während des Kindesalters (idiopathischer M. Addison) vorkommen. Atrophien sind zumeist Folgen chronischer Entzündungen, insbesondere bei Autoimmunerkrankungen und nach Hämorrhagien. Das Organgewicht kann ca. 1,5 g absinken. Eine Hypophysenvorderlappeninsuffizienz führt zur sekundären Atrophie der Nebennieren (Sheehan-Syndrom). Hormonaktive NN-Adenome führen bei intakter Hypophysenfunktion zur Atrophie des nicht autonomen Nebennierengewebes.

• **CT**

Bei Wahl einer dünnen Schichtdicke und reduziertem Scanfelddurchmesser sind auch verkleinerte Nebennieren abbildungsfähig, die bei sekundärer Hämochromatose eine erhöhte Gewebedichte aufweisen können.

Lit.: 2202, 2177

Kapitel 19
Harnblase

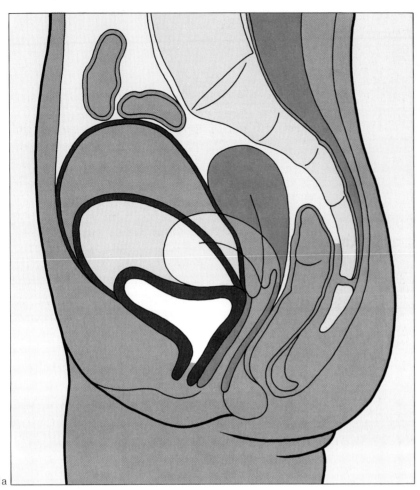

Abb. 19-1a,b. Normale Harnblase. Bei verstärkter Füllung der Harnblase werden größere Anteile der Harnblasenwand annähernd axial ausgerichtet und somit computertomographisch besser abbildungsfähig. In ähnlicher Weise kann das Spatium vesico uterinum und die Zirkumferenz des aufgerichteten Uterus (b ►) im Computertomogramm exakter beurteilt werden.

Abb. 19-1c. Balkenblase. Bei Prostataadenom (c_1→) läßt sich eine erheblich verdickte Harnblasenwand (► ◄) nachweisen.

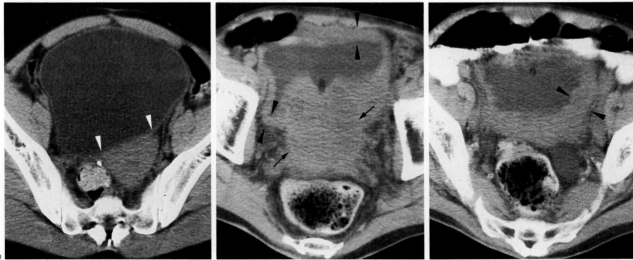

Harnblase

Anatomie und Abbildung

Die Konfiguration der Harnblase hängt vom Füllungszustand ab. Nach Entleerung sinkt das Harnblasendach ab und verläuft nahezu horizontal (transversal), so daß nur ein geringer Teil der Harnblasenwände tangential im Computertomogramm getroffen wird. Die Abbildungsbedingungen werden für die Harnblase bei Prallfüllung deutlich verbessert, da der größte Teil der Harnblasenwandungen etwa axial durch die computertomographische Schicht verläuft. Lediglich geringe Areale des Harnblasenbodens und -daches werden dann durch Teilvolumeneffekte unscharf dargestellt. Bei Prallfüllung beträgt die Wanddicke 1 – 3 mm. Nach außen hin ist sie durch perivesikales Fettgewebe abgesetzt. Die Beurteilbarkeit wird durch Impressionseffekte von Darmschlingen, insbesondere bei der nicht prall gefüllten Harnblase, erschwert. Die Innenkontur der Harnblasenwand kann nach Füllung des Lumens mit verdünntem Kontrastmittel auf 150 – 200 HE eindeutig abgegrenzt werden. Wird lediglich Wasser instilliert, setzen sich nach einem KM-Bolus die kontrastierten Wandstrukturen sowohl gegen das Lumen als auch die Umgebung deutlich ab.

Lageveränderungen

Lageveränderungen werden urographisch festgestellt, sie sind durch Raumforderungen der Nachbarorgane bedingt, wie z. B. durch Tumoren des weiblichen Genitale, Raumforderungen der Prostata, Tumoren und abnorme Füllungen des Darmes (vorwiegend des Sigmas und des Rektums), durch Aneurysmen der Beckengefäße, primäre und sekundäre Tumoren des knöchernen Beckens, Lipomatosis pelvis und Neurofibromatose.

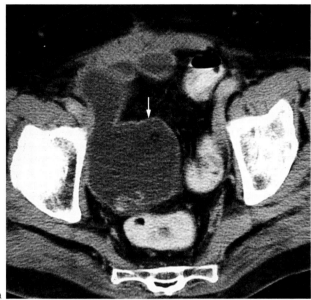
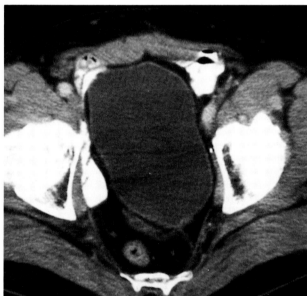

Abb. 19-2a,b. Ileum-Neoblase. Die Ersatzblase zeigt ein ungleichmäßiges, nicht mittelständiges Lumen (a→). In diesem Fall stellt sich die Neoblase in nahezu physiologischer Konfiguration dar (b).

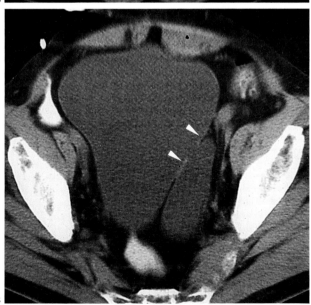

Abb. 19-3. Großes Divertikel der Harnblase. Der Divertikelhals ist am Umschlag der Harnblasenwand erkennbar (►).

Fehlbildungen

Ein *persistierender Urachus* läßt sich in der Medianlinie zwischen Nabel und Blasendach entweder als zystische Formation oder als Blasendachdivertikel nachweisen und stellt meist einen Zufallsbefund dar. *Blasendivertikel* sind angeborene oder erworbene Aussackungen der Harnblasen(seiten)wand, die relativ häufig auch karzinomatös entarten.

Lit.: 2295

Entzündungen der Harnblase

Entzündungen sind wegen dysurischer Beschwerden meist eindeutig klinisch diagnostizierbar und stellen keine Indikation für eine CT-Untersuchung dar. Sie sind meist bakteriell, seltener parasitär, durch chemische Substanzen oder Bestrahlung bedingt. Die verschiedenen akuten Verlaufsformen (nekrotisierend, hämorrhagisch oder purulent) können in ein chronisches (proliferierendes) Stadium übergehen und zur Schrumpfblase mit Wandverdickung führen. Die *Bilharziose* erzeugt neben narbigen Veränderungen auch polypöse Füllungsdefekte des Blasenlumens. Bei der *Cystitis cystica* findet man meist dünnwandige, wasseräquidense Zysten von 1 bis maximal 10 mm Durchmesser. *Verkalkungen* der Harnblasenwand lassen sich bei ulzerativen Verlaufsformen, besonders nach Bilharziose oder Tuberkulose, seltener nach Bestrahlung, Amyloidose, Echinokokkose, Zytostatikazystitis oder Malakoplakie nachweisen.

● **CT**

Nativ: Die Dicke der Harnblasenwand hängt vom Füllungszustand ab. Nur die retrograde Zystographie kann daher vergleichbare Untersuchungsbedingungen garantieren. Normalerweise beträgt die Wanddicke bei Prallfüllung mehrere Millimeter und ist ab 0,5 cm als pathologisch zu werten.

Bei der *akuten* Entzündung ist das Füllungsvermögen der Harnblase meist nicht eingeschränkt, die Wanddicke grenzwertig. Umschriebene Schleimhautschwellungen finden sich bei Tumorinfiltration der Blase von außen (bullöses Ödem)

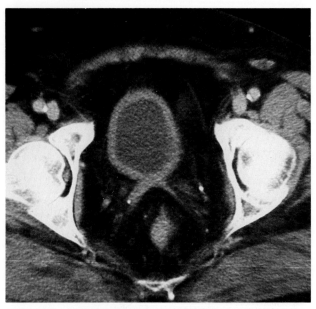

Abb. 19-4. Entzündliche Schrumpfblase. Nach Totaloperation und Bestrahlung wegen Uterusneoplasma Nachweis einer deutlich verkleinerten wandverdickten Harnblase

Abb. 19-5. Kolovesikale Fistel. Nach peridivertikulitischer Abszeßbildung (a →). Übergreifen der Entzündung auf die Harnblasenwand mit Fistelbildung. Nachweis einer fokalen Wandverdickung (b ►) und feinen intravesikalen Luftansammlung (b →).

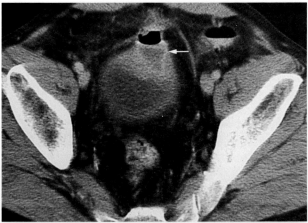

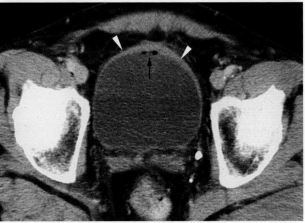

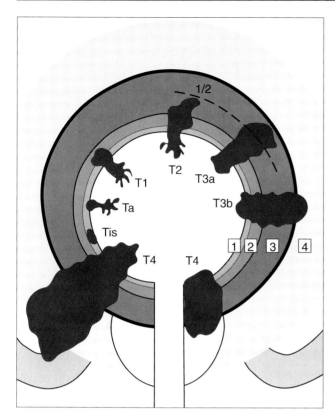

Abb. 19-6. Tumorklassifikation.
1 Mukosa, Submukosa
2 innere Muskelschicht
3 äußere Muskelschicht
4 perivesikales Fettgewebe
Die Tumorausdehnung über die äußere Begrenzung der Harnblasenwand ist computertomographisch sichtbar (modifiziert nach TNM).

Tabelle 19-1. Erkennbarkeit der Tumorstadien des Harnblasenkarzinoms im CT.

Tumorkategorie		Erkennbarkeit
T_{is}	Carcinoma in situ	∅
Ta	papillär, nicht invasiv	○
T1	Tumorinfiltration subepithelial	◐
T2	Tumorinfiltration in die innere Muskelschicht	◐
T3A	Tumorinfiltration in die äußere Muskulatur	◐
T3B	Tumorinfiltration in das perivesikale Fettgewebe	●
T4	Tumorinfiltration in die Prostata, Vagina Tumorinfiltration in Uterus, Becken und Bauchwand	●
N1	solitäre Lymphknotenmetastase über 2 cm	●
N2	solitäre Metastase über 2–5 cm, multipel <5 cm	●
N3	Metastasen >5 cm	●

∅ = nicht; ○ = selten; ◑ = unsicher; ◐ = meistens; ● = immer sicher

und können zu einer Wandverdickung bis zu 1 cm führen.
Bei den *chronischen* Verlaufsformen steht neben der Lumenreduktion die Wandverdickung im Vordergrund, die bei der Strahlenzystitis gleichförmig, bei der Bilharziose vorderwandbetont und bei der Tuberkulose unregelmäßig ausgeprägt ist.

KM: Bei gefüllter Harnblase läßt sich bei akuter Entzündung nach einem KM-Bolus an der Innenseite der Harnblasenwand ein schmaler hyperdenser Saum nachweisen, der der hypervaskularisierten Mukosa entspricht.

DD: *Fokale Wandverdickungen* können bei Tuberkulose durch Granulome, Candida-Zystitis durch Pilzbesiedlung und bei der Cystitis cystica nachgewiesen werden und müssen gegen Harnblasentumoren differenziert werden. *Verkalkungen* finden sich vorzugsweise bei Bilharziose und Tuberkulose, selten bei der Strahlenzystitis. Besonders ausgeprägt sind sie bei der alkalisch inkrustierten Zystitis.

Enterokolische Fisteln werden durch Gasnachweis im Blasenlumen erkannt. Sie sind relativ häufige Komplikationen eines entzündlichen Konglomerattumors bei M. Crohn oder Sigmadivertikulitis.

Lit.: 2240, 2271, 2254, 2278, 1547

Tumoren der Harnblase

Papillome, Karzinome

Über 90% der Tumoren entstammen der Mukosa. Dabei handelt es sich zu ca. 80% um papilläre Urothelkarzinome. Sie treten bevorzugt im fortgeschrittenen Lebensalter auf und nehmen insgesamt an Häufigkeit zu. Zu 25% treten die Tumoren multifokal auf. Die laterale Wand der Harnblase ist in 45–50% der Fälle betroffen, das Trigonum vesicae und der Hals zu etwa 25% und das Harnblasendach zu 5–10%. Eine Metastasierung erfolgt zunächst lymphogen und betrifft die parametranen, iliakalen und paraaortalen Lymphknotenstationen. Größe und Metastasierungsgrad des Tumors lassen sich nicht korrelieren. Neben histologischen Kriterien der Malignität (Grading) ist für die Therapie das Stadium (Staging) wichtig, das für fortgeschrittene Fälle mit der CT festgelegt wird.

• **CT**

Nativ: Ausgedehnte Tumoren sind bereits im Nativscan sichtbar, da sie sich gegen den Urin leicht hyperdens absetzen.

KM: Die detailreichste Darstellung der Blasenwand gelingt nach KM-Bolusgabe durch Kontrastierung der Wandstrukturen gegen das prall gefüllte hypodense (nicht kontrastierte) Lumen. Der meist zystoskopisch gesicherte Tumor läßt sich dann nach innen und nach außen als kontrastaufnehmende Weichteilstruktur gut abgrenzen.

Polypöse Tumoren im *Stadium T1* verändern die Gesamtkonfiguration der Harnblase nicht. Bei Wandinfiltration (*Stadium T2 und T3*) findet sich bei Prallfüllung häufig eine unharmonische Vorwölbung oder Einsenkung (Plateau-Phänomen).

Eine beginnende Wandüberschreitung (*T3a/b*) muß angenommen werden, wenn von der Weichteilstruktur des Tumors die äußere Kontur der nicht betroffenen benachbarten Harnblasenwand eindeutig überragt wird. Läßt sich an der äußeren Tumorgrenze ein feinretikuläres Verdichtungsmuster innerhalb des perivesikalen Fettgewebes erkennen, so ist dies ein dringendes Indiz für eine Lymphangiosis carcinomatosa.

Stärkere Tumorausdehnungen in das perivesikale Fettgewebe lassen sich computertomographisch in der Regel problemlos erfassen und in das *Stadium T3b* einordnen, insbesondere die Infiltration der Bauch- und Beckenwand *(T4b)*. Grundsätzlich ist der Harnblasenboden und das Harnblasendach im CT durch die axiale Schichtrichtung nur unscharf darstellbar, so daß hier eine Einschränkung der Beurteilbarkeit beim Tumorstaging vorliegt *(T4a)*. Eine pralle Füllung der Harnblase reduziert jedoch diesen Unschärfebereich, der mittels dünner Schichten und gegebenenfalls mit Seitenlagerung des Patienten genauer analysiert werden kann.

Die Abgrenzung des Tumorstadiums *T3a gegen T3b* gelingt zu ca. 80% korrekt. In höheren Tu-

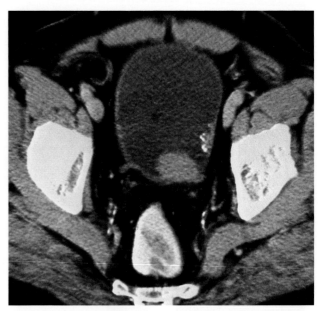

Abb. 19-7. Papillome der Harnblase mit Kalkinkrustationen. Histologisches Stadium T1, kein Nachweis von Lymphknotenvergrößerungen regional.

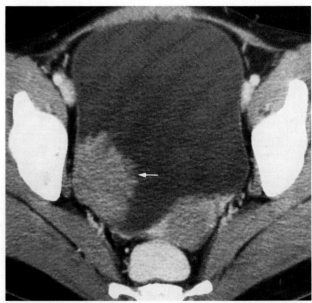

Abb. 19-8. Großes Papillom der Harnblasenwand rechts. Der papilläre Charakter ist durch die Konfiguration erkennbar. Eine Harnblasenwandüberschreitung ist nicht nachweisbar (hist. Stad. T2).

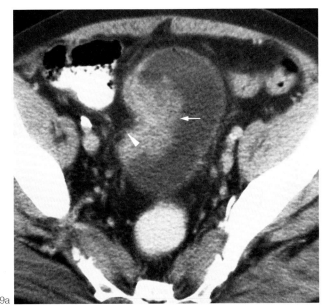

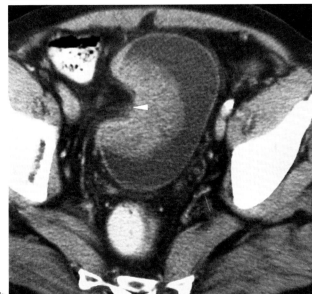

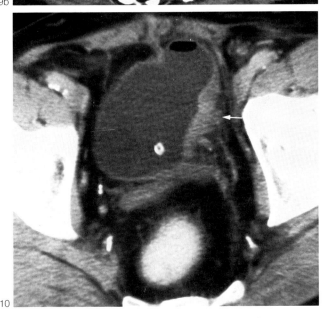

morstadien wird die Tumorausdehnung eher unterschätzt. Bei geringem perivesikalem Fettgewebe ist die Unterscheidung einer Tumorinvasion in Nachbarorgane schwierig und muß durch zusätzliche Lagerungen des Patienten abgeklärt werden. Die Obliteration des Fettgewebes zwischen Samenblasen und Harnblasenhinterwand ist ein Zeichen der Tumorinvasion in die Samenblasen.

Bei ausreichender *Kontrastmittelgabe* sind *Lymphknotenvergrößerungen* ab 1 cm sicher von Gefäßen abzugrenzen. Obwohl eindeutige Kriterien eines metastatischen Lymphknotenbefalls fehlen, ist bei einer größeren Anzahl leicht vergrößerter Lymphknoten im Abflußbereich des Tumors eine lymphogene Metastasierung zu vermuten. Lymphknoten größer 1,5 cm sind als metastatisch anzusehen, da reaktiv veränderte Lymphknoten mit zunehmender Größe unwahrscheinlicher werden. Die homolaterale Obturatorgruppe und die mittlere Iliaca-externa-Gruppe sind meist erste Stationen einer lymphogenen Metastasierung, die sich dann über die Iliaca-interna- und Iliaca-communis-Gruppen sowie präsakral fortsetzt.

Bei *Zustand nach Zystektomie* ist auf eine vollständige Kontrastierung sämtlicher im kleinen Becken gelegener Darmabschnitte zu achten, um blindgeschlossene Konvolute nicht mit einem Tumorrezidiv zu verwechseln. Jede Asymmetrie von Muskel- und Lk-Strukturen ist kritisch zu werten.

DD: *Fokale Wandverdickungen* (Entzündungen), *mesenchymale Tumoren* und *Urachuskarzinome* (Harnblasendach). Letztere liegen meist extravesikal in der Mittellinie zwischen Nabel und Harnblase, können solide oder zystisch strukturiert sein und zeigen häufig Verkalkungen

Abb. 19-9. Harnblasenkarzinom. Ein großer, breitbasig der rechten Harnblasenwand aufsitzender Tumor (→) hat die Harnblasenwand eingezogen und retrahiert. Es zeigen sich jedoch feinste Ausläufer (►), die für eine regionale Lymphangiosis carcinomatosa sprechen (Stad. T3b).

Abb. 19-10. Harnblasenkarzinom (T3b). Das Harnblasenkarzinom hat die links laterale Wand breit ergriffen und zeigt ein kleinknotiges Vorwachsen in das perivesikale Fettgewebe (→), das zudem eine vermehrte Gefäß- und Netzzeichnung aufweist.

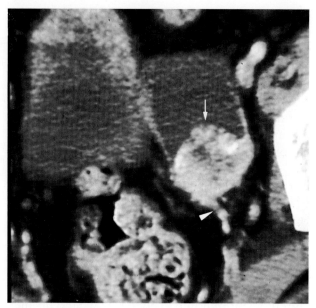

Abb. 19-11. Divertikelkarzinom. Das Karzinom liegt innerhalb des Divertikels (→) und zeigt eine unruhige Außenkontur mit einem an den Tumor herangezogenen Gefäß (▸), so daß eine beginnende Tumorüberschreitung anzunehmen ist (Stad. T3b).

des schleimbildenden Epithels. Infiltratives Wachstum in Dünndarm und Blase und regionale Lymphknotenvergrößerungen belegen die Malignität.

Lit.: 2432, 2268, 2292, 2378, 2273, 2419, 1347, 2281, 2241, 2246, 1942 020, 2275, 2262, 2260, 2285

Mesenchymale Tumoren

Die seltenen mesenchymalen Tumoren gehen vom Muskelgewebe aus. Die gutartigen *Leio-* und *Rhabdomyome* sind glatt berandete, teilweise gestielte Raumforderungen und klinisch nur bei Obstruktionssymptomen relevant. Bösartige Varianten, wie *Leiomyosarkome* und *Rhabdomyosarkome* weisen ein schnelles, knolliges, teilweise ulzerierendes Wachstum auf und haben insgesamt eine schlechte Prognose.

Diesen meist im 4. Dezennium auftretenden Neoplasien steht die frühkindliche Form des embryonalen Rhabdomyosarkoms gegenüber, das durch eine besondere aggressive Infiltration in die Nachbarorgane auffällt. Das *Phäochromozytom* und das *primäre maligne Lymphom* der Harnblase stellen Raritäten dar.

Fibrome, Neurofibrome, Lipome und Hämangiome sind gelegentliche Zufallsbefunde. Bis auf das (extrem) seltene *Lipom* ist eine Artdiagnose des Tumors nicht zu stellen. Die CT kann Tumorgröße, -ausdehnung und ggf. die Malignität bei bereits erfolgter Metastasierung beurteilen.

Lit.: 2253, 2245, 2298

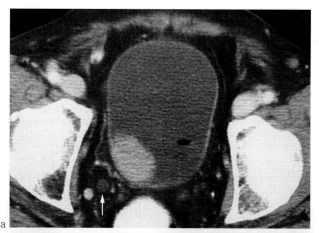

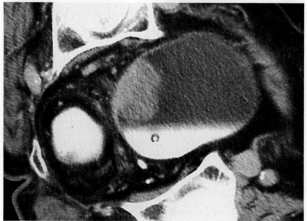

Abb. 19-12. Harnblasenkarzinom Stadium T3a. Der im rechten Trigonum vesicae gelegene 2 cm große Tumor überschreitet die Harnblasenwand nicht. Nachweis eines aufgestauten Ureters (→). Die perivesikuläre geringe Streifenzeichnung ist seitengleich und somit nicht als Lymphangiosis carcinomatosa zu werten. Auch in Seitenlage (b) ergibt sich kein Hinweis auf eine Konfigurationsänderung bzw. Wandüberschreitung.

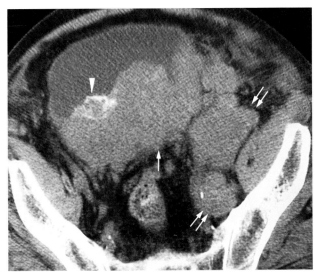
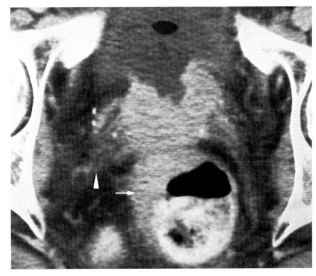

Abb. 19-13. Sehr großes Harnblasenkarzinom. Der Tumor ist knollig in das Harnblasenlumen vorgewachsen (→) und zeigt kalkige Inkrustationen (▸) mit großen regionalen Lymphknotenmetastasen (⇒).

Abb. 19-14. Harnblasenkarzinom. Stadium T3a. Der Tumor wölbt die Harnblasenwand geringgradig nach links lateral vor (b →). In den oberen Abschnitten führt es jedoch zu einer Einziehung der Harnblasenwand als Ausdruck der Tumorinfiltration (a →). Eine Harnblasenwandüberschreitung ist nicht erkennbar. Es findet sich jedoch eine fein noduläre Zeichnungsvermehrung (▸) im perivesikalen Fettgewebe, so daß eine Lymphangiosis carcinomatosa nicht auszuschließen ist.

Abb. 19-15. Harnblasenkarzinom T4. Der dorsal-basal gelegene Tumor zeigt eine strähnige Zeichnungsvermehrung in das umgebende Fettgewebe (▸), die eine Tumorinfiltration darstellen. Der Tumor infiltriert die rechts laterale Rektumwand (→).

Abb. 19-16. Zustand nach Zystektomie. Im Harnblasenbett finden sich Weichteilzonen mit zirkulärem Enhancement nach Bolusgabe (→). Sie entsprechen einem Tumorrezidiv. Große Weichteilformationen auch im Bereich der Iliaca-interna- und -externa-Gruppe, die größeren Lymphknotenkonglomeraten entsprechen (▸).

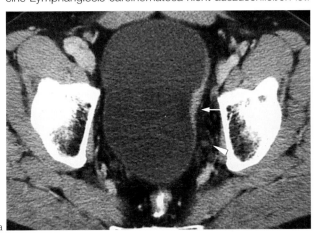
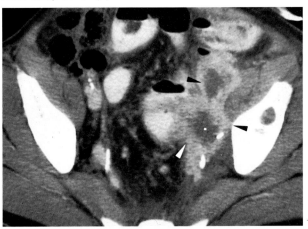
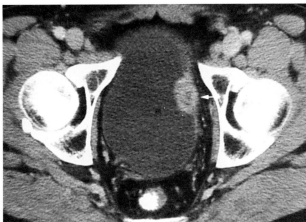
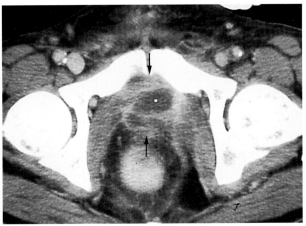

Kapitel 20
Prostata und Samenblasen

Kapitel 20 · Prostata und Samenblasen

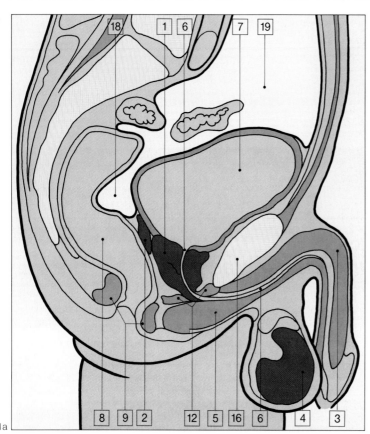

Abb. 20-1. Topographie des männlichen Beckens.
a) Seitenansicht.
b) Frontalschnitt. b_1 liegt 3 cm vor b_2.
c) Im transversalen Computertomogramm.

Zeichenerklärung:
1 Prostata
2 Samenblase
3 Corpus cavernosum penis
4 Testes
5 Corpus cavernosum urethrae
6 Urethra
7 Harnblase
8 Rektum
9 M. sphincter ani
10 M. obturatorius internus
11 M. levator ani
12 M. transv. perinei prof. (Diaphragma urogenitale)
13 M. ischiocavernosus
14 A. V. pudenda
15 Fossa ischiorectalis
16 Os pubis
17 Plexus prostaticus
18 Spatium rectovesicale
19 Bauchhöhle
20 Ductus deferens
21 Os coxae
22 A. und V. obturatoria
23 A. dorsalis penis
24 Tuber ossis ischii

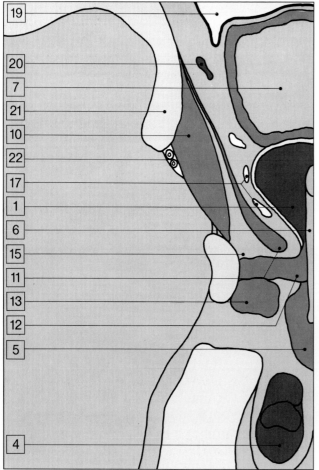
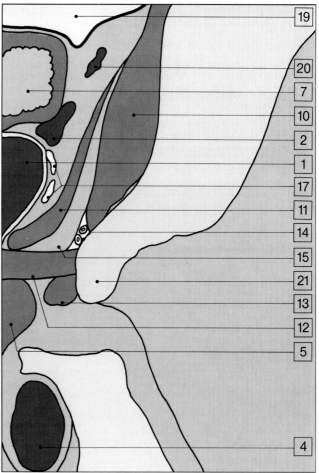

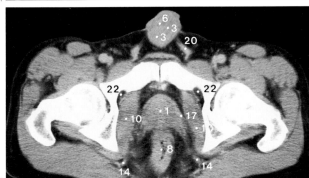
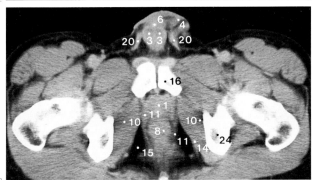
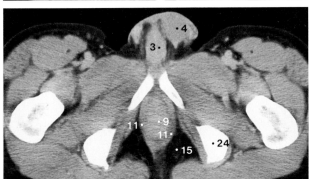
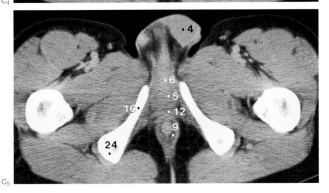

Prostata und Samenblasen

Anatomie und Abbildung

Die Prostata stellt sich als homogene, glatt berandete und querovale Weichteilfigur infravesikal dar. Das Organ vergrößert sich mit dem Alter: Der a.-p. Durchmesser steigt von 2,5 auf 3 cm, der laterale und kranio-kaudale von 3 auf 5 cm. Die laterale Kontur ist durch die anliegenden Schenkel des M. levator ani meist maskiert, kann jedoch in Dünnschichttechnik partiell demarkiert werden. Die Grenzfläche zur Harnblase verläuft annähernd horizontal oder steigt dorsalwärts geringfügig nach kranial an. Durch den Teilvolumeneffekt können sich hier daher geringe Unebenheiten der Harnblasenwand oder der Prostatakontur dem CT-Nachweis entziehen. Die Parenchymdichte beträgt etwa 40 – 65 HE. Periphere der Prostatakapsel aufliegende Verkalkungen entsprechen meist Phlebolithen innerhalb des periprostatischen Plexus.

Die Samenblasen liegen direkt oberhalb der Prostata dorsal der Harnblase. Die etwa 5 – 6 cm langen Drüsenlappen werden durch eine dünne Fettlamelle von der Harnblasenhinterwand getrennt, die sich in Rückenlage des Patienten lateral keilförmig erweitert und den sog. Harnblasen-Samenblasen-Winkel bildet, in dem die Ureteren zum Trigonum vesicae ziehen. Die gute Verschieblichkeit der Samenblasen führt des öfteren zu einer gering asymmetrischen Darstellung derselben und ist als Normalbefund zu werten. Die Ductus deferentes, die medial den Samenblasen anliegen und zur Prostata ziehen, sind nur zu identifizieren, wenn sie verkalkt sind.

Lit.: 2333

Zystische Veränderungen der Prostata

Als kongenitale Anomalien finden sich selten eine Erweiterung des Utrikulus (Megautrikulus), der bei Abschnürung eine zystische Konfiguration einnimmt und Utrikulozele genannt wird.

Müllersche Zysten, die den Müllerschen Gängen entstammen, liegen in der Medianlinie hinter der Prostata und können mehr als 5 cm im Durchmesser einnehmen und dadurch Harnblase und Rektum komprimieren.

Lit.: 2324

Prostataadenom – benigne Prostatahyperplasie

Das Prostataadenom ist eine benigne adenomatöse Hyperplasie der zentralen Prostataanteile, die knollig den Blasenboden imprimieren kann. Sie stellt die Hauptursache der infravesikalen Abflußbehinderung dar und kann zu einer deutlichen Vergrößerung des Organs führen. Nach Enukleation bleibt das komprimierte Prostatagewebe kapselförmig erhalten.

• CT

Nativ: Es stellt sich lediglich die Vergrößerung des Organs dar, dessen Grenzen gegenüber dem umgebenden Fettgewebe und den M.-levator-ani-Schenkeln scharf abgesetzt sind. Asymmetrie und auch bogige Vorwölbungen in den Harnblasenboden werden nicht selten nachgewiesen.

KM: Eine bolusförmige Kontrastmittelgabe führt zum gleichmäßigen Enhancement und erlaubt keine sichere Abgrenzung zwischen Adenom und peripherem komprimierten Prostatagewebe.

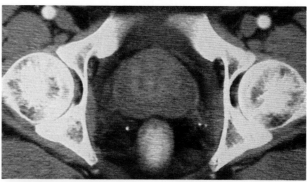
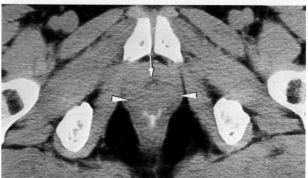
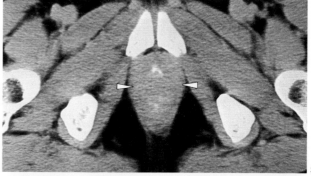
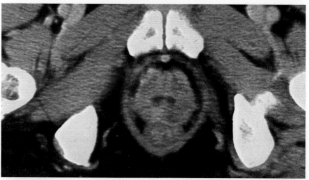
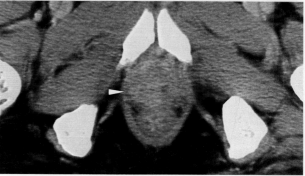

Abb. 20-2. Prostatahyperplasie. Insgesamt symmetrisch vergrößerte Prostata mit glatter Berandung. Nach KM-Gabe findet sich zentral ein fleckförmiges, jedoch symmetrisches Enhancement.

Abb. 20-3. Prostatakarzinom Stadium T1. Normal große, glatt berandete, gleichförmig dichte Prostata (▸), die nach KM-Gabe ein homogenes Enhancement aufweist, die zentrale Hypodensität (a →) ist durch die transurethrale Resektion bedingt.

Abb. 20-4. Prostatakarzinom Stadium T2. Die Prostata ist im oberen Abschnitt (a) scharf berandet und symmetrisch konfiguriert. Nach KM-Bolus kontrastiert sich das Gewebe im unteren Abschnitt ungleichmäßig, wobei der rechte Prostatalappen etwas prominenter erscheint (▸). Histologisch wird ein Karzinom im Bereich des rechten Prostatalappens gefunden, auf der linken Seite eine Hyperplasie mit chronischer Prostatitis.

Tumoren der Prostata

Das *Prostatakarzinom* ist das zweithäufigste Malignom des Mannes und tritt, wie die Prostatahyperplasie, überwiegend im höheren Lebensalter auf. Es entwickelt sich aus den peripheren Parenchymbezirken und durchbricht bei Größenzunahme die Kapsel und infiltriert je nach Sitz das periprostatische Fettgewebe, die Samenblasen, den Harnblasenhals oder den Beckenboden. Als regionäre Lymphknotengruppe werden die Obturatoria-interna-Gruppe und sukzessiv die Iliaca-internen-, -externen- und -präsakralen-Gruppen metastatisch befallen. Die hämatogene Aussaat betrifft zunächst das Skelettsystem, in späteren Stadien meist Lunge und Leber. *Sarkome* sind sehr viel seltener als Karzinome und befallen vorwiegend jüngere Männer. Rhabdomyosarkome treten im Kindesalter, Leiomyosarkome im mittleren Lebensalter auf. Sie sind neben einem aggressiven Wachstum durch eine frühe hämatogene Metastasierung in Lunge, Leber und Skelett gekennzeichnet.

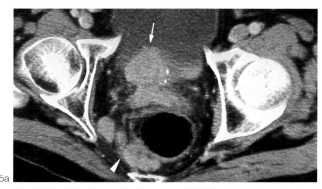
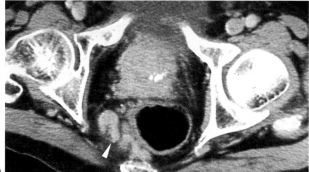

Abb. 20-5. Prostatakarzinom Stadium T3. Der kraniale Pol der Prostata (b) ist bereits vergrößert. Die Weichteilfigur geht fließend in die Samenblasen über, die im oberen Abschnitt jedoch nicht eindeutig vergrößert sind. Histologisch sind die Samenblasen infiltriert. Der in die Harnblase sich vorwölbende Tumoranteil (a →) hat histologisch die Wand zwar infiltriert, jedoch nicht durchbrochen. Die Verkalkungen entsprechen multiplen Prostatakonkrementen. Rechts perirektal finden sich weichteildichte Figuren (b ►), die Konvoluten der perirektalen Venen entsprechen bei klinisch bekannter Leberzirrhose mit portaler Hypertension.

• CT

Nativ: Neben einer Organvergrößerung ist eine exzentrische kleinknotige Vorwölbung der Prostatakontur ein wichtiges, wenn auch nicht eindeutiges Tumorzeichen. Dieser Befund ist mit einem T2-Stadium noch vereinbar, gegenüber einer beginnenden periprostatischen Infiltration des T3-Stadiums jedoch schwer abzugrenzen. Eine eindeutige Organüberschreitung ist durch eine unregelmäßige z. T. streifige Maskierung des periprostatischen oder perirektalen Fettgewebes erkennbar. Eine asymmetrische Auftreibung der Samenblase spricht für Tumorbefall, insbesondere wenn eine Obliteration des Harnblasen-Samenblasen-Winkels nachweisbar ist. Symmetrische und normal große Samenblasen schließen aber eine Tumorinfiltration nicht aus. Nur bei nach kranial ausgedehnten hochwachsenden Tumoren ist die Grenzfläche zur Harnblase ausreichend beurteilbar und somit eine eventuelle Blasenwandinfiltration frühzeitig zu erkennen.

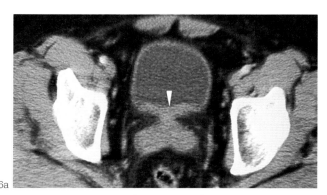
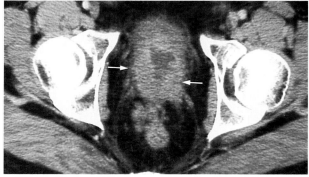

Abb. 20-6. Prostatakarzinom Stadium T3. Der knotige Tumor (b→) hat die Harnblasenwand (a ►) und die Samenblasen infiltriert. Die letzteren erscheinen zwar symmetrisch, jedoch deutlich verdickt und kompakt.

Eine ausreichende Füllung der Harnblase ist daher eine wichtige Voraussetzung für eine aussagekräftige Untersuchung. Eine Infiltration (T4) in das Rektum, Beckenwand und Ureter lassen sich dagegen im CT in der Regel sicher nachweisen.

KM: Ein KM-Bolus demarkiert den Tumor ebensowenig wie die Hyperplasie vom normalen Prostatagewebe, so daß die intrakapsulären Tumoren (T1 und T2) nicht zu erkennen sind. Bei ausgedehnteren Tumoren (T3 und T4) werden durch das Enhancement der Harnblasenwand oder anderer Hohlorgane das Ausmaß der Infiltration, durch Demarkierung von Nekrosebezirken die Regression des Tumors und Lymphknotenvergrößerungen gegenüber ektatischen Gefäßen besser abschätzbar.

Bei der Beurteilung eines eventuellen *Lymphknotenbefalls* gelten ähnliche Kriterien wie bei anderen Beckentumoren: erst ab einer Größe von ca. 1,5 cm ist eine Metastasierung anzunehmen (Spezifität ca. 70–90%). Eine Kumulation kleinerer Lymphknoten und eine lokalisierte Streifigkeit des Fettgewebes ist unter Berücksichtigung der Ausbreitungswege als malignomverdächtig zu werten.

Bei *Sarkomen*, die meist in einem ausgedehnten Stadium der Diagnostik zugeführt werden, hat die Abschätzung der Ausbreitung in gleicher Weise zu erfolgen wie beim Karzinom. Wegen der

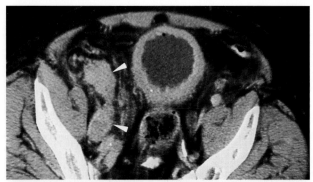
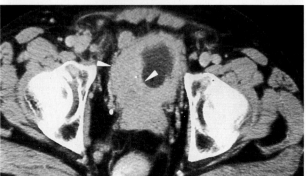
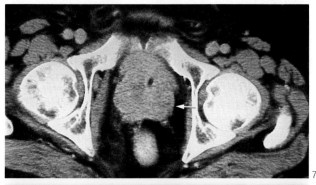
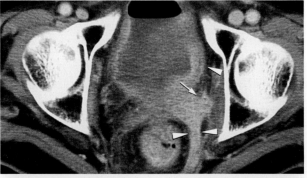
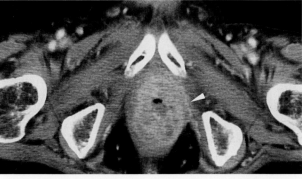

Abb. 20-7. Prostatakarzinom Stadium T3 mit ausgeprägten Lymphknotenmetastasen. Es findet sich eine knotig vergrößerte Prostata (c→) ohne direkte Ausbreitung in das periprostatische Gewebe. Der Tumor infiltriert die Samenblase und vorwiegend die rechte Harnblasenwand (b▸). In den höheren Schnitten zeigt sich eine Balkenblase mit deutlich verdickter Wand, wobei die Mukosa als Zeichen der Begleitentzündung saumartig kontrastiert wird. Erhebliche Lymphknotenvergrößerungen rechts iliakal extern mit lymphangiotischer Komponente (a▸).

Abb. 20-8. Rezidiv eines Prostatakarzinoms. Der Tumor infiltriert den Beckenboden, insbesondere den M. levator ani links (b▸), er setzt sich als hypervaskularisierte Struktur hyperdens vom umgebenden Muskelgewebe ab. In den kranialen Schichten strangförmige Infiltration der perirektalen Faszien (a▸ ◂), der dorsalen Harnblasenwand (a▸) und der lateralen Beckenwand (a→) links. Rechts findet sich ein lymphangiotisches Ausbreitungsmuster perirektal. Balkenblase.

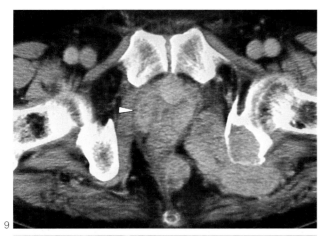

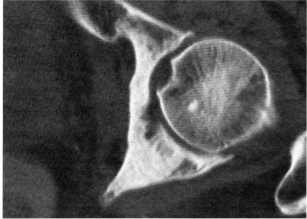

Abb. 20-9. Rezidiv eines Prostatakarzinoms mit ausgedehntem Tumorwachstum und ossärer Destruktion des linken Hüftgelenks.

Abb. 20-10. Osteoplastische Metastasierung eines Prostatakarzinoms mit unregelmäßiger Verdichtung der Gelenkpfanne.

Abb. 20-11. Chronische Prostatitis. Nachweis von multiplen grobschollig en Verkalkungen innerhalb der normal großen Prostata, die scharf berandet ist. Die Prostata nimmt deutlich Kontrastmittel als Ausdruck der bestehenden Prostatitis auf.

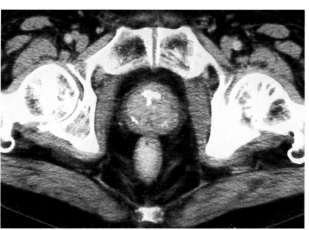

früheren hämatogenen Metastasierung sind Leber, Lunge und Skelett in das Staging miteinzubeziehen.

Lit.: 2332, 2331, 2327, 2241, 2302, 2309, 2316, 2319, 2315, 2419, 1347, 2298

Entzündungen der Prostata

Intrakanalikuläre, hämatogene und lymphogene Infektionen der Prostata führen zu diffusen katarrhalischen Entzündungen, die je nach Erreger in Phlegmonen oder Abszedierungen übergehen können. Bei chronischem Verlauf führen bindegewebige Umwandlung und Narbenbildung schließlich zur Schrumpfung der Prostata.

Bei der Genitaltuberkulose kommt es häufig zu einer begleitenden spezifischen Prostatitis. Ihre ulzerös-kavernöse Verlaufsform kann zu Fistelbildungen mit Urethra, Rektum und Perineum führen, auch werden Verkalkungen der tuberkulösen Nekrosen gefunden. Durch ihren amorphen und kompakten Charakter sind diese sekundären Prostatasteine meist gut von primären Prostatasteinen (Konkremente des Prostatasekrets) zu differenzieren.

- **CT**

Nativ: Im akuten Stadium der Prostatitis findet man eine harmonische, die Urethra nicht verlagernde Vergrößerung der Prostata. Eine Differenzierung vom Prostataadenom ist anhand der Dichtewerte nicht möglich. Bei entzündlichen Einschmelzungen werden hypodense Zonen nachweisbar. Bei Größenzunahme dieser Einschmelzungen kann die Organkontur vorgewölbt und schließlich die Kapsel durchbrochen werden (mit Anschluß an benachbarte Hohlorgane). Eine periprostatische Entzündungsreaktion führt zu einer passageren, unscharf begrenzten Maskierung des umgebenden Fettgewebes.

KM: Nach KM-Gabe demarkiert sich die hypodense, häufig gekammerte Zone mit einem für einen Abszeß typischen, randständigen Enhancement.

Lit.: 2303, 2330

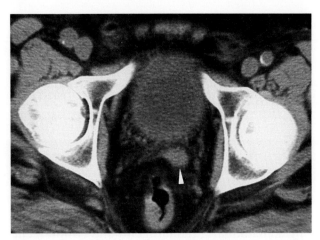

Abb. 20-12. Aplasie der rechten Samenblase. Die rechte Samenblase ist nicht angelegt bei gleichzeitiger Agenesie der rechten Niere.

Samenblasen

Eine *Agenesie* der Samenblase ist eine Anomalie und häufig mit anderen Agenesien der Derivate des Wolf-Ganges kombiniert (Agenesie des Ureters bzw. Niere, des Ductus deferens oder Nebenhodens). *Samenblasenzysten*, meist als kongenitale Retentionszysten, sind nicht selten mit gleichseitigen Agenesien oder Dysplasien vergesellschaftet. Sie werden erst im mittleren Lebensalter durch begleitende Entzündungen von Samenblase, Prostata oder Nebenhoden klinisch relevant. *Samenblasenabszesse* kommen sehr selten vor. Maligne *Tumoren*, das Adenokarzinom und Leiomyosarkom, sind Raritäten.

Lit.: 2321, 2429, 2337, 2318, 2328, 2312

Kapitel 21
Weibliche Geschlechtsorgane

Kapitel 21 · Weibliche Geschlechtsorgane

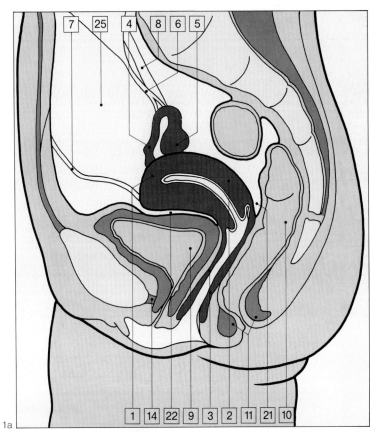

Abb. 21-1a-d. Topographie des weiblichen Beckens.

a) Medianschnitt.
b) Frontalschnitt.
c) Frontalschnitt 5 cm hinter b).
d) CT-Transversalschnitte.

Zeichenerklärung:

1 Corpus uteri
2 Cervix uteri
3 Vagina
4 Tuba uterina
5 Ovar (Mesosalpinx)
6 Lig. suspensorium ovarii
7 Lig. teres uteri
8 Ureter
9 Harnblase
10 Rektum
11 M. sphincter ani
12 M. obturatorius internus
13 M. levator ani
14 M. transv. perinei prof. (Diaphragma urogenitale)
15 M. ischiocavernosus
16 M. bulbocavernosus
17 A.V. pudenda
18 Fossa ischiorectalis
19 Os pubis
20 Plexus uterovaginalis
21 Excavatio rectouterina
22 Excavatio vesicouterina
23 Os coxae
24 A.V. obturatoria
25 Bauchhöhle
26 Lig. sacrouterinum

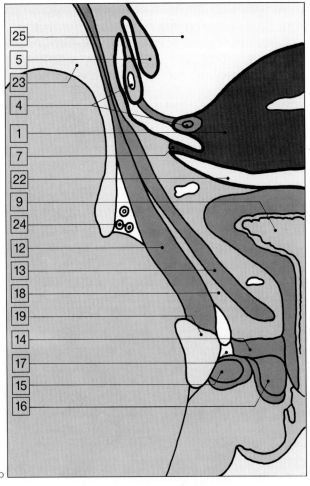

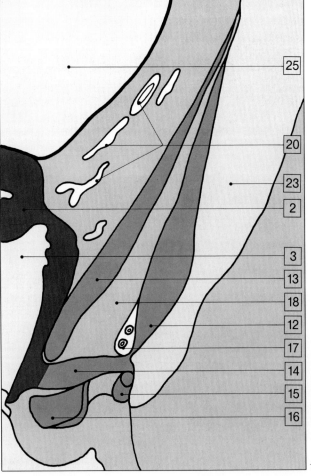

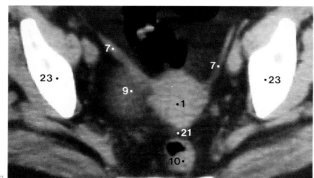
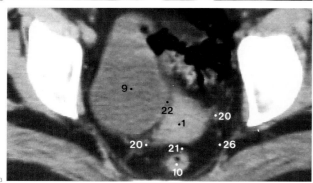
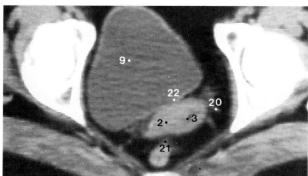
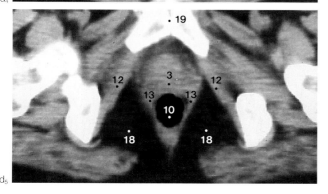

Weibliche Geschlechtsorgane

Anatomie und Abbildung

Die *Vagina* wird zusammen mit der Harnröhre und dem Rektum durch die Schenkel des M. levator ani seitlich begrenzt und ist infolge geringer Fettinterposition von diesen Nachbarstrukturen als querovale Weichteilstruktur unterschiedlich gut abzugrenzen. Das Lumen kann durch einen (lufthaltigen) Tampon markiert werden. Dieser liegt häufig nicht zentral, insbesondere nicht bei hoher Position im Fornix, weil er durch die Portio abgedrängt wird. Die klinisch wichtige Bestimmung der Wanddicke der Vagina bzw. des vaginozervikalen Übergangs sollte daher mit Bedacht vorgenommen werden.

Die sich kranialwärts anschießende *Cervix uteri* ist in der Längsachse ca. 2 cm lang und erscheint im Transversalschnitt als querovale Weichteilstruktur, deren Durchmesser 3 cm normalerweise nicht überschreitet. Sie weist nach bolusförmiger KM-Gabe ein gleichmäßiges Enhancement auf und setzt sich gegen das umgebende Fettgewebe scharf ab. Der Zervixkanal kann gelegentlich durch Lufteinschlüsse identifiziert werden.

Die Darstellung des *Corpus uteri* hängt weitgehend vom Füllungszustand der Harnblase ab. Bei Prallfüllung richtet sich die Uterusachse auf, so daß die Zirkumferenz des Uterus tangential erfaßt wird. In dieser Position soll die Querschnittsfläche des normal großen Uterus der gebärfähigen Frau einen Durchmesser von 5 cm nicht überschreiten. Bei entleerter Harnblase kann die Uterusachse in der Schichtebene verlaufen, so daß die Größenbestimmung des Uterus unsicher ist. Das *Cavum uteri* wird mitunter dann nach KM-Bolus als angedeutete T-förmige Struktur erkennbar werden. Die Grenzflächen zur Harnblase (Excavatio vesicouterinum) und zum Rektum (Excavatio rectouterinum) werden bei dieser horizontalen Lage nicht mehr beurteilbar.

Das *Parametrium* ist definiert als eine bindegewebige Schicht, die zwischen den Blättern des *Ligamentum latum* gelegen ist. Es setzt seitlich am Uterus an und erstreckt sich bis an die extraperitoneale Faszie der Beckenwand. Seine kraniale

434   Kapitel 21 · Weibliche Geschlechtsorgane

Grenze ist durch den peritonealen Umschlag um die Tuba uterina gegeben, seine kaudale Grenze durch das Ligamentum cardinale (laterales zervikales Ligament). Im Parametrium verlaufen ventral das *Ligamentum teres uteri*, das vom Uterusfundus lateral zur Beckenwand und zum Leistenkanal zieht, und das Ligamentum ovarii proprium, das sich vom Uteruswinkel zum Ovar erstreckt. Das fetthaltige Bindegewebe des Ligamentum latum und sein peritonealer Überzug sind computertomographisch nicht sichtbar, wohl aber, verlaufsabhängig, die ligamentären Elemente. So läßt sich das Ligamentum teres uteri bei guter Fettinterposition bis an den Leistenkanal verfolgen. Manchmal erscheint das Ligamentum latum als flächige Verdichtungszone des parauterinen Fettgewebes, die dreiecksförmig zur Beckenwand zieht. Diese entspricht in Höhe der Zervix dem Ligamentum cardinale. Das Ligamentum latum enthält zudem zahlreiche Gefäße des Uterus und Ovars (Plexus uterovaginalis) und Lymphgefäße sowie Lymphknoten der ersten Drainagestation. Diese Strukturen sind als zarte Verdichtungen erkennbar. Sie lassen sich nach Bolusgabe zum größeren Teil als Gefäße identifizieren. Strukturverdickungen über 3 – 4 mm, die kein Kontrastmittel aufnehmen, sind als pathologisch anzusehen.

Zum Halteapparat des Uterus gehören auch die *Ligamenta uterosacrale*, die postero-lateral an der Zervix in Höhe des Fornix vaginae ansetzen, z. T. mit Fasern des Ligamentum cardinale verflochten sind und zusammen mit der perirektalen Faszie zum Os sacrum ziehen. Bei Gesunden sind die Ligamente bzw. Faszien als feine Verdichtungen des Fettgewebes erkennbar.

In Kenntnis des Parametriums und der Ligamente sind die *Adnexe* zu analysieren. Die trapezförmige Konfiguration des Fundus uteri läßt den Abgang der Tube bzw. des Ligamentum proprium ovarii häufig erkennen. Die normal großen, flach ellipsoiden und ca. 3 x 1,5 cm messenden Ovarien sind als Weichteilstrukturen oft nicht eindeutig vom umgebenden Darm abzugrenzen.

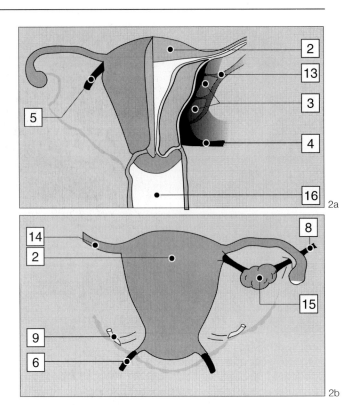

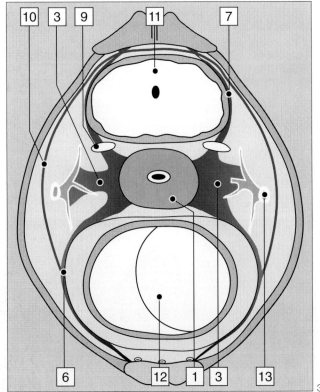

Zeichenerklärung:
1 Cervix uteri
2 Corpus uteri
3 Lig. latum
4 Lig. cardinale
5 Lig. teres uteri
6 Lig. sacrouterinum
7 Lig. vesicouterinum
8 Lig. suspensorium ovarii
9 Ureter
10 Fascia umbilicovesicalis
11 Harnblase
12 Rektum
13 Gefäße des Parametriums
14 Tuba uterina
15 Ovar
16 Vagina

Abb. 21-2. Lagebeziehung des Bandapparates zum Uterus. a) Ansicht von ventral, **b)** von dorsal.

Abb. 21-3. Der Halteapparat des Uterus im Transversalschnitt. Dieser ist im CT lediglich durch Faszien und Gefäße markiert. Die Verstärkungen im Parametrium in Zervixhöhe entsprechen dem Ligamentum cardinale. Die vor dem Uterus in die Harnblase eintretenden Ureteren sind von einer feinen Fettlamelle ummantelt, die computertomographisch in Dünnschichttechnik darstellbar ist.

Sie liegen meist postero-lateral des Uteruswinkels in der *Fossa ovarica*, einer peritonealen Nische zwischen A. iliaca interna und externa. Die Lage der Ovarien ist wie die des Uterus von der Füllung der Harnblase abhängig. Da der Ureter direkt hinter den Ovarien verläuft, kann seine Kontrastierung zur Identifikation des Ovars beitragen. Der *pelvine Ureter* überkreuzt die Iliakalgefäße und verläuft dann medial der Iliacainterna-Gefäße, bevor er medialwärts entlang des Ligamentum uterosacrale und 1 – 2 cm lateral der Zervix schließlich vor den Uterus in das Trigonum vesicae zieht. Der prävesikale Ureterabschnitt ist von einer zarten Fettlamelle umgeben, die ihn von der ventralen Zervixkontur absetzt.

Die *Kontrastierung* des Dünn- und Dickdarmes ist eine wichtige Voraussetzung für eine eindeutige Identifikation von uterinen und ovarialen Prozessen. Lediglich im subperitonealen Raum einschl. der Fossa ischiorectalis kann auf eine Darmkontrastierung verzichtet werden. Bei Verdacht auf eine Beteiligung der Harnblase sollte auf eine pralle Füllung des Lumens Wert gelegt werden. Sie ermöglicht nicht nur eine tangentiale Darstellung der Harnblasenwand, sondern bietet bessere Abbildungsbedingungen für den aufgerichteten Uterus, der Parametrien und Adnexe.

Tumoren des Uterus

Myom (uterines Leiomyom)

Bei ca. 20 % der Frauen über 30 Jahre wird ein Uterusmyom angetroffen, das in 95 % der Fälle subserös oder intramural liegt. Die Größe der Tumoren variiert von wenigen Millimetern bis zu über 20 cm. Gestielte Formen finden sich bei submukösem und subserösem Sitz. Myome liegen selten im Ligamentum latum oder in der Zervix.

Etwa ein Drittel aller Myome weisen gutartige Veränderungen auf, z. B. hyaline und fettige Degenerationen, Nekrosen oder hämangiomatöse Umwandlungen. Verkalkungen finden sich häufiger bei intramuralen und subserösen Formen. Sie sind zunächst punktförmig disseminiert und werden bei zunehmender Degeneration als größere schalige oder schollige Strukturen sichtbar. Eine Infektion mit Abszeßbildung bzw. Verjauchung

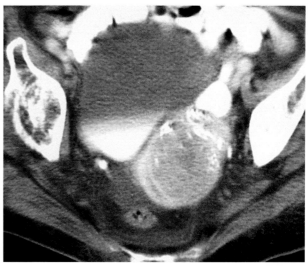

Abb. 21-4. Uterusmyom. Aufhebung des Uterusfundus leicht hypodens nach KM-Bolus, mit randständigen Verkalkungen.

Abb. 21-5. Uterusmyom. Der Uterus zeigt im Fundusbereich kleinbogige isodense Vorwölbungen (▸), die z.T. verkalkt sind.

Abb. 21-6. Uterusmyom. Nach KM-Gabe färbt sich im Zentrum des Uterus das Muskelgewebe an. Die Vaskularisation der Uterusmyome ist unterschiedlich, sie sind nicht selten hypervaskularisiert.

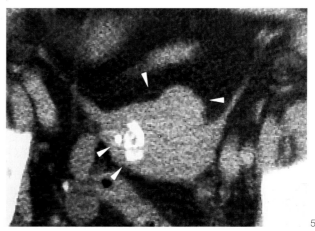

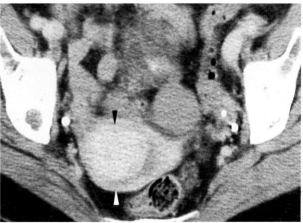

der regressiv veränderten (submukösen) Myomanteile verursacht klinisch eine ernste Symptomatik. Im Vergleich zum Uterusgewebe lassen sich gefäßreiche und gefäßarme Myome unterscheiden. Eine sarkomatöse Entartung kommt sehr selten vor (ca. 0,5%).

• **CT**

Nativ: Größenabhängig verformen und verlagern Myome den Uterus. Knollige, uterusisodense Vorwölbungen sind erst durch den Nachweis von Verkalkungen (bei soliden Malignomen nur äußerst selten vorkommend) eindeutig als Myome zu identifizieren. Fehlende regionale Lymphome und die Symptomfreiheit der Patientin stützen die Myomdiagnose.

Regressive Veränderungen (hyaline bzw. zystische Degeneration) oder zentrale Ödeme führen zu hypodensen Zonen. Diese können sich scharf demarkieren, so daß ein zystischer Aspekt resultiert. Gaseinschlüsse sind ein wichtiges Indiz für eine Infektion bzw. ein Gangrän, können jedoch auch bei größeren Myomen im Rahmen nekrobiotischer Vorgänge diskret nachweisbar werden.

KM: Meist werden nach einem KM-Bolus auch bei hypervaskularisierten Myomen die Tumorgrenzen nur angedeutet erkennbar. Regressive Veränderungen setzen sich dagegen stärker ab, bieten jedoch keine zusätzlichen differentialdiagnostischen Kriterien.

Tabelle 21-1. Erkennbarkeit der Tumorstadien des Kollumkarzinoms im CT.

Tumorkategorie		Erkennbarkeit
T1	beschränkt auf den Uterus	O
T2 a	Infiltration der oberen zwei Drittel der Vagina	O
T2 b	Infiltration der Parametrien	◐
T3 a	Ausdehnung in das untere Drittel der Vagina	◡
T3 b	Infiltration der Parametrien bis zur Beckenwand	●
T4	Ausdehnung auf Harnblase/ Rektum/ über das Becken hinaus	●
N1	regionäre Lymphknotenmetastasen	◐
M1	Fernmetastasen	◐

∅ = nicht; O = selten; ◡ = unsicher; ◐ = meistens; ● = immer sicher

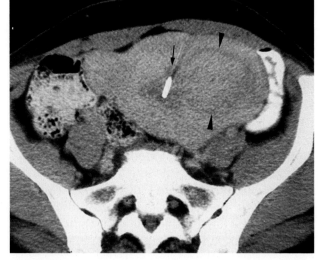

Abb. 21-7. Uterus myomatosus. Innerhalb des polyzyklisch geformten Uterus setzt sich nach KM-Bolus ein Myomknoten leicht hyperdens ab (▸). Intrauterinpessar (→)

DD: Die Abgrenzung eines submukösen Myoms von einer *Adenomyomatosis* ist meist nicht eindeutig möglich. Gegen ein *Korpuskarzinom* und für ein Myom sprechen Multiplizität und jugendliches Alter der Patientin. Ein schnelles expansives Wachstum besonders bei Patientinnen nach der Menopause ist dagegen verdächtig auf ein *Uterussarkom*. Regionale Lymphknotenvergrößerungen sind weitere Zeichen der Malignität. Aszites dagegen wird, wenn auch selten, auch bei Myomen beschrieben.

Lit.: 2347, 2408, 2409, 2363, 2407

Abb. 21-8. Kollumkarzinom Stadium I b. Die Zervix ist insgesamt aufgetrieben, glatt berandet. Unauffällige Darstellung der Adnexstrukturen (▸).

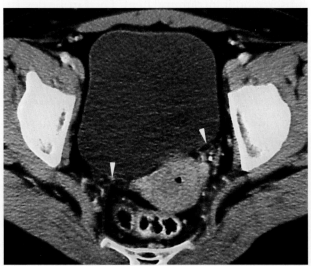

Kollumkarzinom

Das Kollumkarzinom, meist als Plattenepithel-Ca, befällt Frauen vorwiegend vom 45. bis 55. Lebensjahr. Es breitet sich zunächst lokal in die Seitenwand und in Richtung Vagina aus und gilt bis zum Überschreiten der lateralen Organgrenzen (Stadium II A) als operabel. Eine Infiltration in das parametrane und paravaginale Gewebe (Stadium II B/III B) gilt meist als Indikation zur Strahlentherapie.

Schon im Stadium II A ist mit einer regionalen lymphogenen Metastasierung zu rechnen. Zunächst werden nur die Lnn. hypogastrici und obturatorii, später auch die iliakalen und paraaortalen Lymphknotenstationen befallen. Nicht selten bleiben die parauterinen Lymphknoten bei regionaler Metastasierung ausgespart. Fernmetastasen, vor allem in Leber, Lunge, Gehirn und Knochen, finden sich erst in einem weiter fortgeschrittenen Stadium.

• CT

Eine gute Überschaubarkeit der Zervixregion durch eine ausreichende Füllung der Harnblase und durch Einführen eines Vaginaltampons erleichtern die Erkennbarkeit des Tumors im *Stadium II A*. Eine meist exzentrische Verbreiterung des ringförmigen Zervixgewebes ist erster Indikator für eine Raumforderung, die meist bereits klinisch gesichert ist. Ein auf die Zervix beschränkter Tumor darf nur angenommen werden, wenn zweifelsfrei glatte und scharf berandete Organkonturen vorliegen. Ein kräftiger KM-Bolus demarkiert den Tumor zumeist als leicht hypodense Formation innerhalb des normalen Zervixgewebes. Ein erweitertes (hypodenses) Uteruskavum deutet auf eine (tumorbedingte) Obstruktion des Zervikalkanals hin.

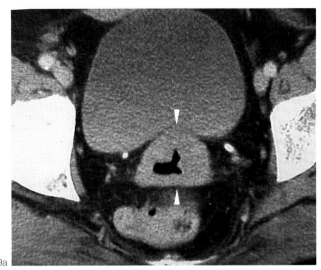

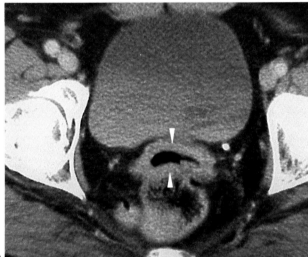

Abb. 21-9. Kollumkarzinom Stadium II a. Kompakte, glatt berandete Zervix mit unregelmäßig zerklüftetem Lumen (a ►). Die angrenzende Scheidenmanschette ist insgesamt verdickt (b ►).

Abb. 21-10. Kollumkarzinom Stadium II a. Aufgetriebene Zervix. Die angedeutete Ausziehung (►) entspricht den Ansätzen des Lig. cardinale und keiner Infiltration.

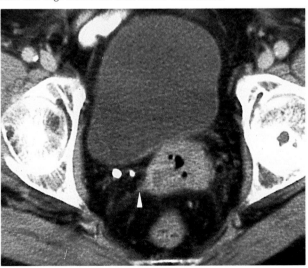

Das Überschreiten der Organkonturen in die *Parametrien (Stadium II B)*, das normalerweise eine operative Therapie ausschließt, wird im Frühstadium durch eine Unschärfe der äußeren Organkontur, bei zunehmender Infiltration durch strangförmige, weichteildichte Ausläufer in das parametrane bzw. paravaginale Weichteilgewebe erkennbar. Solide, mehr als 4 mm messende Stränge im Parametrium sind ebenso als Tumorinfiltration zu deuten wie eine knotige Verformung der Zervix-Außenkontur. Diese Kriterien sind jedoch nur anwendbar, wenn bisher weder ein entzündlicher Prozeß (mit narbiger Ausheilung) vorlag, noch eine Operation oder Strahlentherapie im kleinen Becken erfolgte.

Die Ausdehnung bis zur Beckenwand (*Stadium III B*) ist durch eine ausgedehnte weichteildichte Raumforderung mit Obliteration des parametranen Fettgewebes gekennzeichnet, die bis zur Maskierung der Muskelgrenzen des M. obturatorius internus bzw. piriformis reichen kann. Dem klinischen Stadium III B entspricht bereits eine weichteildichte parametrane Raumforderung, die von der knöchernen Beckenwand noch durch eine dünne Schicht Fettgewebe getrennt ist. Eine Obstruktion des durch das infiltrierte Parametrium verlaufenden *Ureters* ist ebenfalls als Stadium III B zu werten.

Bei der Beurteilung der parametranen Infiltration ist die Vorgeschichte der Patientin zu beachten, da *Bestrahlung* und *Entzündungsfolgen* ebenfalls zu einer Unschärfe der Organkontur und zu einer Strukturvermehrung des angrenzenden Fettgewebes führen können. Eine gleichförmige Verdickung des Bandapparates, insbesondere der Lgg. sacrouterina, findet sich häufig nach Bestrahlungen, jedoch auch bei infiltrativem Tumorwachstum oder lymphogener Metastasierung. Zusätzliche knotige Strukturen entlang der Faszien und Ligamente sind grundsätzlich als Tumorzeichen zu werten.

Die Ausdehnung des Tumors in die Vagina ist nur bei exakter Darstellung des utero-vaginalen Überganges durch einen Scheidentampon möglich, um eine tumorbedingte Wandverdickung reproduzierbar darstellen zu können. Diese ist erst in einem fortgeschrittenen Stadium (II B, III B) eindeutig faßbar.

Das Übergreifen des Tumors auf Nachbarorgane wie Blase und Rektum *(Stadium IV A)* kann im CT erkannt werden. Im Frühstadium ist hierzu eine tangentiale Darstellung der Grenzflächen notwendig, um die Tumorinvasion von Impressionseffekten zu unterscheiden.

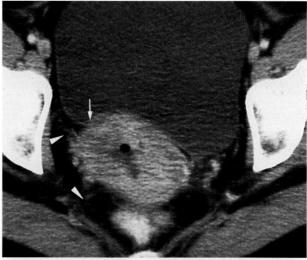

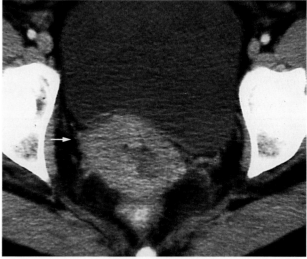

Abb. 21-11. Kollumkarzinom Stadium II b. Exzentrisch aufgetriebene Zervix mit sich hypodens demarkierendem Tumorgewebe (→). Das rechte Parametrium zeigt eine deutliche streifige Zeichnungsvermehrung mit Ausläufern entlang des Lig. sacrouterinum (▸) und dem Lig. latum (▸).

Abb. 21-12. Kollumkarzinom Stadium II b. Aufgetriebene Zervix. Beginnende parametrane Infiltration, die sich als retikuläre Ausläufer des parametranen Bindegewebes erkennen läßt (▸).

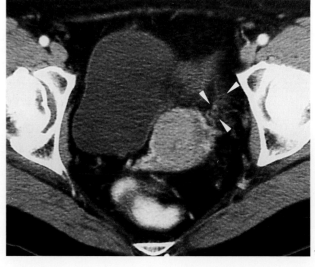

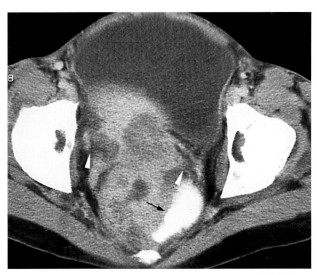

Abb. 21-13. Ausgedehntes Zervixkarzinom (T4) mit Infiltration der Parametrien (▸) und des Rektums (→).

Tabelle 21-2. Erkennbarkeit der Tumorstadien des Korpuskarzinoms im CT.

Tumorkategorie		Erkennbarkeit
T1	beschränkt auf Corpus uteri	
T1 a	Cavum < 8 cm	◐
T1 b	Cavum > 8 cm	●
T2	Ausdehnung auf die Zervix	○
T3	Ausdehnung über Uterus hinaus auf Vagina	◐
	auf Parametrien	
	auf Adnexe	◐
T4	Ausdehnung auf Harnblase/Rektum über das Becken hinaus	●
N1	regionäre Lymphknotenmetastasen	◕
M1	Befall entfernter Organe	◕

∅ = nicht, ○ = selten; ◐ = unsicher; ◕ = meistens; ● = immer sicher

Eine regionale *lymphogene Tumorausbreitung* ist anzunehmen, wenn die *Querdurchmesser* der ersten LK-Station 1 cm oder die der parailiakalen LK 1,5 cm überschreiten. Bei Asymmetrie sind im Seitenvergleich auch geringere Vergrößerungen zu bewerten. Empfindlich werden Lymphknotenvergrößerungen der Obturatorius-Gruppe, der Präsakralregion und im späteren Stadium auch paralumbal nachgewiesen. Knotige Verdikkungen des Bandapparates sind häufig Ausdruck einer regionalen lymphogenen Metastasierung.

KM: Im Stadium II B ermöglicht ein KM-Bolus die Differenzierung zwischen Gefäßen und malignombedingten Strukturverdichtungen. Die Kontrastierung des perizervikalen Ureters ist zur Identifikation der periureteralen Fettlamelle notwendig, deren Maskierung (Pseudoverdickung des Ureters) eine Tumorinfiltration bedeutet. In allen Tumorstadien erleichtert eine protrahierte intravenöse KM-Gabe oder die Bolusspätphase die Abgrenzung der iliakalen Gefäßkonvolute von vergrößerten Lymphknoten.

Lit.: 2363, 2374, 2375, 2397, 2392, 2407, 2417, 2419, 2420, 2421, 2377, 1855, 2360

Korpuskarzinom

Das Korpuskarzinom kommt dreimal seltener als das Kollumkarzinom vor. Es bleibt relativ lange auf das Cavum uteri beschränkt und dehnt sich schließlich auf die Zervix aus. Selten erfolgt ein Durchbruch in die freie Bauchhöhle. Lymphknotenmetastasen treten meist erst nach einer Infiltration des äußeren Drittels der Uteruswandung auf. Sie finden sich wie beim Ovarialkarzinom überwiegend in den paraaortalen und lumbalen Stationen, seltener im Bereich der regionalen Iliaca-externa-Gruppe. Lunge und Skelett sind bevorzugte Orte der Fernmetastasierung. Etwa 13% der Patientinnen weisen gleichzeitig Tuben- oder Ovarialkarzinome auf. Als Komplikation gilt die Pyometra (Infektion des nekrotischen Tumorgewebes).

● **CT**

Nativ: Der meist bereits bekannte Tumor ist je nach Größe an der Verformung und Auftreibung des Uterus erkennbar. Dieses uncharakteristische Zeichen unterscheidet ihn nicht vom Uterusmyom.

KM: Eine intravenöse *KM-Gabe* stellt den Tumor häufig als hypodense, das Myometrium exzentrisch durchsetzende Region dar, so daß die Infiltrationstiefe abgeschätzt werden kann. Häufiger findet sich eine zentrale, nicht KM anreichernde und sich somit vom umgebenden Tumor bzw. Uterusgewebe demarkierende Dichteabsenkung, die nekrotischen Gewebeanteilen oder gestautem Sekret in einem erweiterten Uteruslumen entspricht.

In fortgeschrittenem Tumorstadium sind *Infiltrationen* in das Nachbargewebe (Parametrien, pararektales Fettgewebe, Blase und Rektum) nachweisbar.

Vergrößerungen der regionalen (Iliaca-externa-Gruppe, Iliaca-communis-Gruppe sowie präsakrale) und paraaortalen *Lymphknotenstationen* werden relativ empfindlich nachgewiesen, so daß das klinische Tumorstadium nach der CT-Untersuchung nicht selten korrigiert werden muß.

DD: Das Korpuskarzinom muß gegen folgende DD abgegrenzt werden:
- das *Chorionepitheliom* durchsetzt früh die Uteruswand, bewirkt eine mäßige Vergrößerung des Organs und metastasiert früh in die Lunge (Anamnese: Abort, Geburt, Blasenmole),
- das *Uterussarkom* (2% der Uterusmalignome), ein Schleimhautsarkom, führt zu einer erheblichen Vergrößerung des Uterus und schmilzt früh nekrotisch ein,
- das *Uterusmyosarkom* ist im Frühstadium von einem Myom nicht zu unterscheiden. Klinisch unterscheidet es sich durch seine schnelle Wachstumstendenz,
- die *Adenomyomatosis uteri* kann zu einem ähnlichen Aspekt wie das Korpuskarzinom führen. Die zentralen hypodensen Anteile sind durch die Schleimhauthyperplasie der Endometriose bedingt. Lymphknotenvergrößerungen fehlen bei dieser benignen Raumforderung,
- *Pyometra* und *Hämatometra* sind bei unterschiedlichen nekrotischen Tumoren darstellbar.

Lit.: 2363, 1855, 2407, 2419, 2364, 2365, 2418, 2422

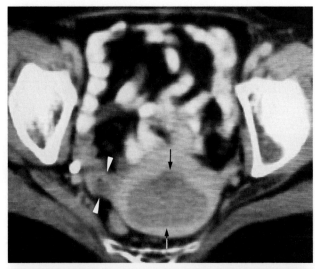
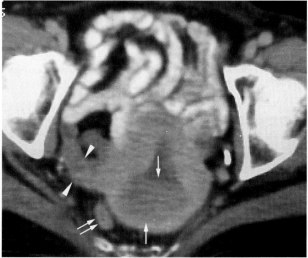

Abb. 21-14. Korpuskarzinom T3. Erhebliche Auftreibung des Fundus und Corpus uteri. Der Tumor ist als hypodense exzentrische Zone erkennbar (→), ebenso wie das Uterus cavum. Ausbreitung in die Tube nach rechts (►). Das Rektum ist deutlich abgedrängt (⇒).

Rezidive von Uterusmalignomen

Ein Tumorrezidiv entwickelt sich meist am Scheidenstumpf, seltener an der Beckenwand. Im fortgeschrittenen Stadium dehnt sich der Tumor zur Beckenwand aus, bricht in die Fossa ischiorectalis, in die Harnblase oder das Rektum ein und

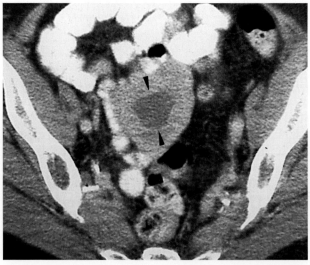

Abb. 21-15. Endometriumkarzinom und Adenomyomatose. Drei Millimeter tiefe, flächige Invasion des Tumors. Es ist lediglich eine Erweiterung des Uterus cavums zu erkennen.

Tumoren des Uterus 441

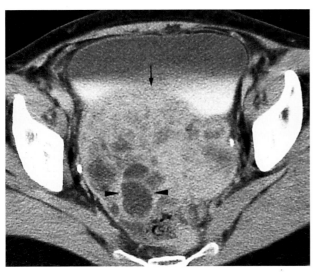

Abb. 21-16. Rezidiv eines Leiomyosarkoms des Uterus.
Die sehr große Raumforderung (→) zeigt nach KM-Gabe zystische Degenerationen innerhalb des gut vaskularisierten Tumorgewebes (▶).

metastasiert in regionale und paraaortale Lymphknotenstationen. Je nach Sitz des Tumorgewebes können Hydronephrose und Knochendestruktionen die Symptomatik erheblich aggravieren.

• **CT**

Zwei bis drei Monate nach (totaler) Uterusexstirpation wird im Computertomogramm meist nur eine schmale Bindegewebsschicht nachgewiesen, die dem Vaginalstumpf entspricht. Das Uteruslager ist weitgehend von Fettgewebe ausgefüllt, selten durch narbige Verdichtungsstränge. Rezidivtumoren erscheinen als weichteildichte, rundliche, lobulierte oder unregelmäßig begrenzte Raumforderungen, die im Uteruslager liegen oder der Beckenwand aufsitzen können. Ihre Radiodensität ist bei größeren Formationen nicht selten durch Nekrose zentral herabgesetzt. Bei geringer Ausdehnung ist ihre zweifelsfreie Identifikation nur nach optimaler Darmkontrastierung gewährleistet, wobei zusätzlich Umlagerungen des Patienten notwendig werden können. Je nach Ausmaß des pelvinen Fettgewebes lassen sich Rezidive ab einem Durchmesser von 2–4 cm im Computertomogramm erfassen.

DD: *Postoperative Narben*, die meist streifige Verdichtungen hervorrufen, besonders jedoch ausgedehnte *radiogene Fibrosierungen* erschweren die Differenzierung gegen einen Rezidivtumor, so daß die Ausgangsbefunde nach chirurgischen Eingriffen oder vor der Strahlentherapie die Sicherheit der diagnostischen Aussage deutlich verbessern. Werden neben einer weichteildichten Raumforderung regionale Lymphknotenvergrößerungen nachgewiesen, so ist dieses als Malignitätskriterium zu werten.

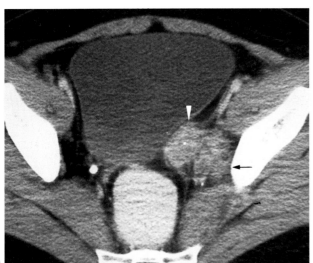

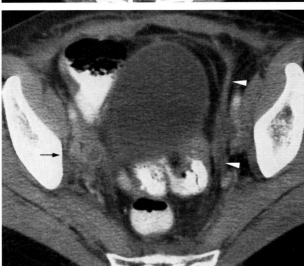

Hämatome und *Abszedierungen* erscheinen meist als hypodense und ringförmige, sich an den Faszien orientierende Strukturen, die nach KM-Gabe deutlicher hervortreten. Bei relativ kugeliger Konfiguration und sehr langsamer bindegewebiger Organisation dieser Strukturen kann die

Abb. 21-17. Beckenwandrezidive nach Zervixkarzinom.
a) Weichteildichte Formation (→) der Beckenwand aufsitzend. Histologisch war auch das benachbarte Ovar (▶) infiltriert.
b) Inhomogene Weichteilmasse rechts (→), in der ein erweiterter Ureter endet. Deutliche Faszienverdickungen nach Bestrahlung (▶).

Differenzierung gegenüber einem Rezidiv schwierig werden und Verlaufskontrollen erfordern.

Lit.: 2420, 2407, 2363

Ovarialtumoren

Zysten

- *Funktions- und Retentionszysten*

Retentionszysten sind die häufigste Ursache einer ovariellen Raumforderung. *Follikel-, Lutein-* und *Corpus-luteum-Zysten* sind dünnwandig und enthalten ein seröses Sekret. Sie messen meist wenige Zentimeter und überschreiten selten einen Durchmesser von 6 - 7 cm. *Schokoladen-* bzw. *Teerzysten* können dagegen größere Ausmaße bis zu 12 cm aufweisen und sind meist doppelseitig ausgebildet. Sie enthalten eingedickte Blutbestandteile, die nach periodischen Blutungen des ektopischen Endometriums (*Endometriose*) nicht mehr resorbiert wurden.

Bilateral polyzystische Ovarien (*Stein-Leventhal-Syndrom*) sind infolge ihrer kleinzystischen Umwandlung nur mäßiggradig (maximal bis zum Zweifachen des normalen Durchmessers) und harmonisch aufgetrieben. Die in den Ovarien gelegenen, sehr kleinen Retentionszysten messen im Durchmesser meist nicht mehr als 0,5 cm.

- *Neoplastische Zysten*

Das *Cystoma serosum simplex* stellt mit 20 – 25 % die häufigste Neoplasie des Ovars dar. Seltener ist das *Cystoma serosum glandulare ciliatum* mit einer Häufigkeit von 5 – 12 %, das eine hohe Entartungsrate von 20 – 30 % aufweist. Innerhalb der feinen Papillen der Zystenwand finden sich häufig feinste Verkalkungen (Psammome), die sich röntgenologisch je nach Ausmaß zu einem feinen Schleier summieren können und bei 12 % der serösen Zystadenome angetroffen werden. Letztere können erhebliche Ausmaße annehmen, sind unilokulär oder gekammert und zwischen 20 – 50 % bilateral ausgebildet. Das in der Regel multilokuläre *Cystoma pseudomucinosum glandulare* ist durch seinen glasigen und gallertartigen Inhalt gekennzeichnet und tritt mit 10 – 18 % weniger häufig auf als das seröse Zystadenom. Es findet sich selten bilateral (12 %) und entartet zu 5 – 15 %. Eine gefürchtete Komplikation, die bei ca. 7 % der pseudomuzinen Kystome eintritt, ist die Ruptur des Tumors mit Ausbildung eines *Pseudomyxoma peritonei*, das gelegentlich amorphe Verkalkungen (verkalktes Muzin) aufweist.

- **CT**

Kleine *Retentionszysten* sind ab 1 – 2 cm Durchmesser erkennbar, wenn gezielt nach ihnen gefahndet wird und eine optimale Darmkontrastierung vorliegt. Es muß eine Schichtebene gewählt werden, die sowohl den Fundus uteri wie auch die Fossa ovarica erfaßt. Es gelten die üblichen Kriterien einer Zyste (außer: Schokoladenzyste).

Die Größe der meist ausgedehnten *Zystadenome* wird im CT sicher erfaßt. Die Wandungen sind in der Regel gerade noch erkennbar, beim muzinösen Zystadenom sind sie häufig prominent oder mäßiggradig homogen verdickt. Verkalkungen sprechen ebenso für ein seröses Zystadenom wie Doppelseitigkeit und eine fehlende Unterkammerung.

Die *Dichtewerte* lassen eine eindeutige CT-Differenzierung zwischen serösem (ca. 15 HE) und muzinösem (ca. 26 HE) Inhalt nur bedingt zu. Schokoladen- und Teerzysten sind dagegen im CT als solide Raumforderungen nachweisbar, da ihre Dichtewerte im Weichteilbereich liegen.

KM: Eine KM-Gabe sichert den avaskulären Charakter dieser Raumforderungen durch fehlendes Enhancement von Wand und Inhalt.

DD: Das benigne Zystadenom muß gegen das muzinöse und seröse Zystadenokarzinom abgegrenzt werden.

Parovarial- und *Paroophoronzysten* sind Reliktzysten, entstammen dem Wolff-Gang, weisen eine Dichte im Wasserbereich auf und sind durch ihre periovariale Lage gekennzeichnet.

Lit.: 2401, 2363, 2396, 2357

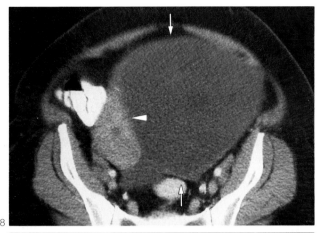
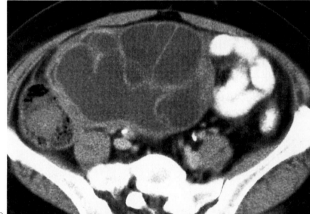
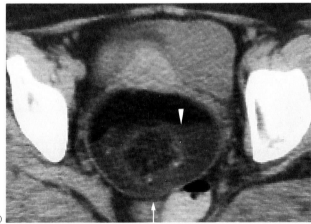
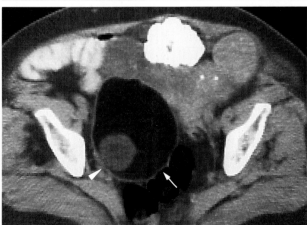

- *Dermoidzysten*

Dermoidzysten sind mit 5 – 10 % der ovariellen Neoplasien relativ häufige Tumoren. Sie sind zu ca. 25 % bilateral angelegt und messen meist zwischen 12 und 15 cm im Durchmesser. Der Inhalt besteht aus epidermalem Organgewebe unterschiedlicher Art und Differenzierung. In etwa 50 % der histologisch untersuchten Präparate fanden sich lipoid- und talghaltige Materialien. Etwa gleich häufig sind Verkalkungen nachzuweisen, die entweder schalig oder zu etwa 30 % als organoide Formation (Zahn, Knochen) vorliegen. Die operative Entfernung ist wegen einer möglichen malignen Entartung anzustreben.

- **CT**

Nativ: Sicherer als auf der Röntgenübersichtsaufnahme gelingt der Nachweis fetthaltiger Substanzen (Werten im Negativbereich) durch die Dichteausmessung im CT. Finden sich außerdem schalige (eierschalenähnliche) Verkalkungen der Zystenwand, so ist die Diagnose weitgehend gesichert. Die Darstellung ektodermaler Relikte (Knochen, Zahn) gilt ebenso als pathognomonisch wie ein Fett-Flüssigkeits-Spiegel, der allerdings nur sehr selten innerhalb der Zyste nachgewiesen wird.

Lit.: 2346, 2354, 2401, 2406, 2405, 2403, 2396

Zystisch-solide und solide Tumoren des Ovars

- *Tumoren des Keimepithels*

Sie stellen mit ca. 68 % die größte Gruppe der primären Ovarialtumoren dar. Sie werden zum

Abb. 21-18. Seröses Zystadenom, 13 cm im Durchmesser ohne nachweisbare Kammerung (→), die den Uterus (▸) abdrängt.

Abb. 21-19. Muzinöses Zystadenom. Mehrfach gekammerte zystische Raumforderung im kleinen Becken. Die Septen sind noch dünn ausgebildet, erscheinen jedoch partiell prominent (Borderline-Typ).

Abb. 21-20. Dermoidzyste. Hinter dem Uterus gelegen eine 6 x 8 cm messende zystische Raumforderung (→) mit Verkalkungen innerhalb der soliden Anteile. Nachweis eines Fett-Flüssigkeitsspiegels (▸), wobei die fetthaltige Komponente oben liegt.

Abb. 21-21. Dermoidzyste. Im Ovariallager rechts findet sich eine 7 cm messende fetthaltige Raumforderung (→) mit einem Weichteilnidus (▸) und einer glatten zystischen Wandung.

überwiegenden Teil durch *Zystadenome* repräsentiert, die je nach histologischem Typ in 20 - 30% zum *Zystadenokarzinom* entarten. Die zunächst dünnwandigen Zystenwände werden durch neoplastische Stränge ersetzt, so daß der Tumor aus wechselnden Anteilen von soliden und zystischen Komponenten besteht.

Ein ähnliches Spektrum findet sich bei den selteneren endometrioiden Tumoren. Homogen solide Malignome des Keimepithels finden sich dagegen nur zu ca. in 3%. Die Inzidenz steigt ab dem 40. Lebensjahr an und betrifft überwiegend Frauen im 7. Dezennium. Sie breiten sich über Peritoneum, Netz und Mesenterium aus, finden sich zu etwa 50% im kontralateralen Ovar und wachsen zu 45% in die Tuben ein. Eine lymphogene Metastasierung sowohl in die iliakalen als auch die paraaortalen Stationen erfolgt nur zu ca. 15%. Der CT fällt neben der Sicherung der Primärdiagnose und dem Lymphknotenstaging in Ergänzung zu den Second-Look-Operationen besonders die Aufgabe zu, Rezidivtumore zu erfassen.

- **CT**

Nativ: Zeichen eines Ovarialtumors sind solide oder zystisch-solide Raumforderungen, die ein- oder beidseitig angelegt und ca. 2 – 3 cm vom Tubenwinkel entfernt sind. Bei Größenzunahme wird der Uterus aus der Medianebene verdrängt und ist manchmal in der Umgebung der ausgedehnten Raumforderungen nicht mehr eindeutig abzugrenzen. Schon frühzeitig ist Aszites bei Peritonealkarzinose nachweisbar. Die soliden Knötchen der Peritonealkarzinose sind innerhalb des Aszites ab einer Größe von 0,5 cm an glatten peritonealen Oberflächen, z.B. der Leber und des Douglasraumes, nachweisbar. Sie verdichten sich häufig zu Konglomeraten, insbesondere im Bereich des Omentum majus, können das Mesenterium durchsetzen und werden dadurch in typischer Weise diagnostizierbar (Peritonealkarzinose). Kalk wird meist bei serösen Karzinomen nachgewiesen.

Tabelle 21-3. Erkennbarkeit der Tumorstadien des Ovarialkarzinoms im CT.

Tumorkategorie		Erkennbarkeit
T1	beschränkt auf Ovarien	
T1 a	beschränkt auf ein Ovar < 3 cm	O
T1 a	beschränkt auf ein Ovar > 5 cm	●
T1 b	beschränkt auf beide Ovarien < 3 cm	O
T1 b	beschränkt auf beide Ovarien > 5 cm	●
T1 c	zusätzlich Aszites	●
T2	Ausbreitung im Becken	
T2 a	Uterus und Tube	O
T2 b	Sigma, Harnblase, Rektum	◐
T2 c	zusätzlich Aszites	●
T3	mit Ausdehnung auf Dünndarm	◐
	mit Ausdehnung auf Omentum	◐
	intraperitoneale Metastasen	◐
	intraperitoneale Metastasen > 1 cm	
	und bei Aszites	◐
N1	regionäre Lymphknotenmetastasen	◐
M1	Fernmetastasen	◐

∅ = nicht, O = selten; ◡ = unsicher; ◐ = meistens; ● = immer sicher

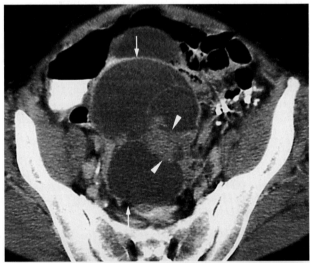

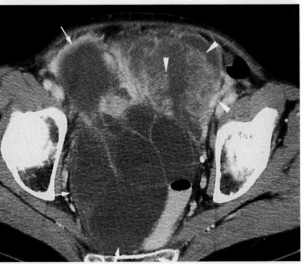

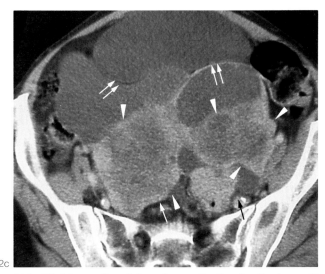
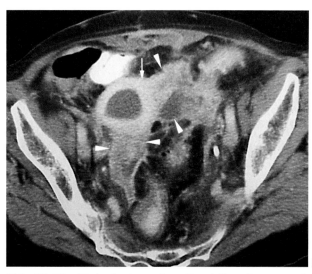

Abb. 21-22 a-e. Ovarialkarzinom. Große, das Becken z.T. ausfüllende zystische Raumforderungen (→) mit Septierungen. Innerhalb der hypodensen Zonen liegen die Dichtewerte bei 10–20 HE. Gemeinsam ist den Raumforderungen mehrerer Patientinnen eine unterschiedlich stark ausgeprägte solide Komponente (▸), die deutlich Kontrastmittel aufnimmt. Harnblase (⇒).

Abb. 21-23. Metastasierendes Ovarialkarzinom nach Operation (a, b). Der Uterus (→) ist durch die Peritonealkarzinose mit geringen Asziteseinschlüssen (▸) in ein Konglomerat einbezogen. Nachweis von lymphangiotischen Tumorinfiltrationen perirektal (⇒). Nach Chemotherapie (c) haben sich die intra- und extraperitonealen Infiltrationen vollständig zurückgebildet.

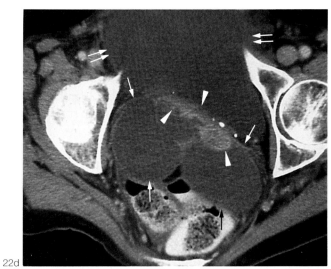
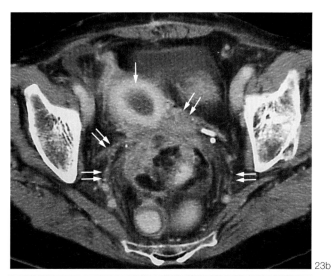
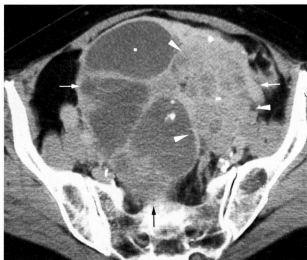
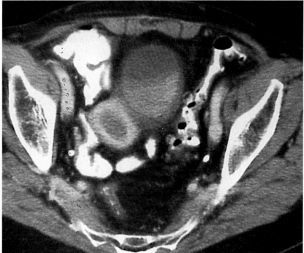

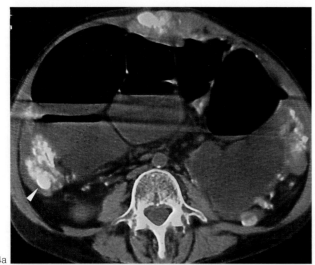

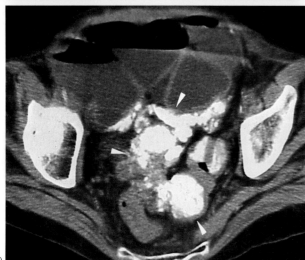

Abb. 21-24. Verkalkte peritoneale Metastasen eines Ovarialkarzinoms, die die Bauchhöhle durchsetzen (▸). Darmspiegelbildungen als Zeichen des Ileus.

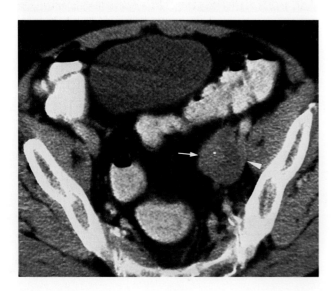

KM: Ein KM-Bolus demarkiert relativ eindeutig solide von zystischen Komponenten, weist umschriebene Wandverdickungen der Zystadenome nach (Borderline-Tumoren) und erleichtert die Abgrenzung von Lymphknotenvergrößerungen.

Grundsätzlich sind solide und zystisch-solide Raumforderungen des Ovars, die ab einer Größe von 3 cm dargestellt werden können, bis zum Beweis des Gegenteils als maligne anzusehen. Lymphknotenvergößerungen sichern die Malignität und müssen im gesamten Retroperitonealraum gesucht werden.

Ein unauffälliger CT-Befund macht wegen der unzureichenden Erkennbarkeit einer diskreten Peritonealkarzinose und lymphogener Mikrometastasen eine Second-Look-Operation nicht überflüssig.

DD: *Krukenberg-Tumoren* sind metastatische Absiedlungen im Ovar, vorwiegend bei Magen-, Brust- und Kolonkarzinomen. Sie sind als zystisch-solide Raumforderungen von primären Ovarialkarzinomen computertomographisch nicht zu unterscheiden.

Lit.: 2339, 2345, 2348, 2357, 2363, 2364, 2372, 2384, 2385, 2396, 1855, 2404, 436, 2412, 2390

• *Tumoren des Ovarialstromas*

Die meisten Tumoren des Ovarialstromas sind hormonbildend. *Granulosazell-* und *Thekazelltumoren* sind am häufigsten und erreichen eine Größe bis zu 15 cm. Eine Entartung erfolgt zu etwa 25 %, meist erst im 7. Lebensjahrzehnt. Der vorwiegend solide, meist einseitige Tumor weist insbesondere bei größerem Durchmesser auch zystische Anteile durch Nekrosebildung auf. Das klinische Bild wird durch einen erhöhten Östrogenspiegel bestimmt.

Abb. 21-25. Rezidiv eines Ovarialkarzinoms. Sechs Monate nach Operation und Chemotherapie eines Ovarialkarzinoms mit vollständiger Remission findet sich eine teils zystische (▸), teils solide, scharf berandete Verdichtungsfigur im Ovariallager links (→).

Das seltene *Arrhenoblastom* produziert Androgene und bewirkt eine Virilisierung der meist 20- bis 30jährigen Frau. Es tritt in der Regel einseitig auf, kann zystische Anteile enthalten und weist meist nur eine Größe von wenigen Zentimetern auf. Raritäten sind *Gonadoblastome*, die ebenfalls virilisieren und durch ihre Verkalkungstendenz (Psammome) röntgenologisch früh erkannt werden können. Sie sind in ca. 30% bilateral angelegt und insgesamt als benigne einzustufen.

Virilisierende *Hypernephroidtumoren* neigen zu Nekrosen und zeichnen sich ähnlich zu Hyperthyreoidismus erzeugenden *Struma ovarii* meist durch ein malignes Wachstum aus.

Maligne Tumoren aus dem differenzierten Mesenchym wachsen langsam und rezidivieren eher lokal. Eine Metastasierung erfolgt meist sehr spät.

• **CT**

Die soliden, meist gelappten Raumforderungen im Bereich eines oder beider Ovarien sind uncharakteristisch und lassen sich von soliden Formen des Ovarialkarzinoms nicht sicher differenzieren, zumal die zystische Degeneration der Stromatumoren auch den Aspekt eines Zystadenokarzinoms annehmen kann. Differentialdiagnostische Hinweise bieten die starke Verkalkungstendenz der Gonadoblastome und der Hormonstatus.

Lit.: 2344, 2383, 2381

• *Tumoren der Keimzellen*

Ein *Dysgerminom* findet sich vorwiegend bei jungen Frauen (2. – 3. Dezennium), die häufig Zeichen einer Intersexualität aufweisen. Als maligner Tumor metastasiert es lymphogen und führt zu relativ starken Lymphknotenvergößerungen.

Das *Teratoma malignum* ist ein solider Tumor, der aus allen drei Keimblättern besteht und zu starkem invasiven Wachstum in die Umgebung und früher Metastasierung neigt.

• **CT**

Im Gegensatz zu den Dermoidzysten, die in sehr seltenen Fällen ebenfalls entarten können, stellt sich das Teratoma malignum als solider Tumor dar, der durch die Infiltration und durch seine Metastasierung gekennzeichnet ist. Von anderen soliden malignen Tumoren des Ovars läßt er sich im CT nicht differenzieren.

Lit.: 2396, 2363

Entzündliche Prozesse

Entzündungen des Uterus

Bei Abflußbehinderung des Sekretes einer Endometritis oder des infizierten Nekrosematerials ei-

Abb. 21-26. Krukenberg-Tumoren. Bei klinisch bekanntem Magenkarzinom finden sich in beiden Ovarien Auftreibungen, die sich nach KM-Gabe diskret hypodens absetzen (▶).

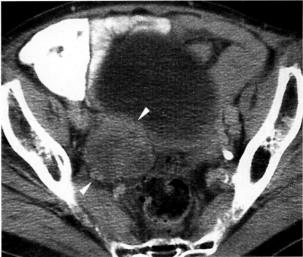

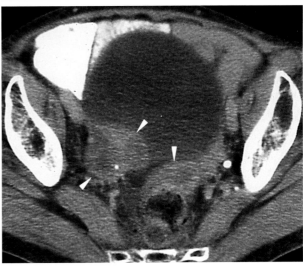

nes Korpuskarzinoms sammelt sich der Detritus im Uteruskavum. Es kommt dadurch zur Ausbildung einer Pyometra mit einer erheblichen Vergrößerung des Uterus und akuter Klinik.

• **CT**

Nativ: Je nach Ausmaß der Verhaltung ist der Uterus vergrößert oder balloniert. Das erweiterte, hypodense Kavum setzt sich unterschiedlich deutlich ab.

KM: Durch Kontrastierung des Myometriums demarkiert sich das Kavum deutlicher und relativ glatt. Ein stärkeres lumenseitig- randständiges Enhancement ist Ausdruck einer Empyembildung.

DD: Bei einer unregelmäßig begrenzten, das Myometrium teilweise durchsetzenden Hypodensität ist auch an ein *Korpuskarzinom* zu denken.

Entzündungen der Adnexe

Aszendierende und hämatogene Infektionen bedingen eine exsudative Verdickung der Salpinx, die sich bei Fortgang der Erkrankung verschließen und zur intraluminalen Eiteransammlung (*Pyosalpinx*) führen kann. Unter erfolgreicher medikamentöser Therapie wandelt sich der Eiter in eine seröse Flüssigkeit um, meist unter gleichzeitiger Verdünnung der Wandung (*Hydrosalpinx*). Die Umgebung des Entzündungsherdes kann im akuten Stadium verkleben (*Perisalpingitis*, *Perioophoritis*) oder die Einschmelzung kann fortgeleitet werden (*Tuboovarialabszeß*, *Douglas-Abszeß*). Die Darmabschnitte miteinbeziehende, entzündliche Konglomerattumoren sind Ausdruck einer entzündlichen Beteiligung der weiteren Umgebung (*Pelviperitonitis*). Eine natürliche Abszeßentleerung kann als spontaner Durchbruch in das Scheidengewölbe oder in das Rektum erfolgen.

• **CT**

Nativ: Eine Hydrosalpinx und Pyosalpinx können bei gezielter Suche und ausreichender Darmkontrastierung ab einer Größe von 2 – 3 cm computertomographisch aufgedeckt werden. Sie erscheinen als unterschiedlich hypodense zystische Raumforderungen am Uteruswinkel. Die Dichte-

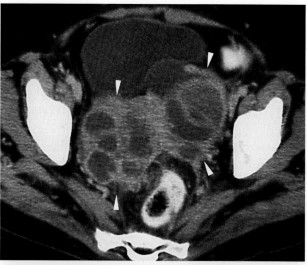

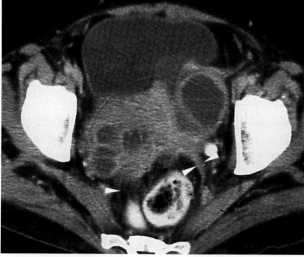

Abb. 21-27. Tuboovarialabszeß. Beide Adnexen sind erheblich aufgetrieben und zeigen rundliche gekammerte Hypodensitäten, deren Wandungen ein deutliches randständiges Enhancement aufweisen (a ▸). Der angrenzende Uterus zeigt ebenfalls eine KM-Aufnahme als Zeichen einer entzündlichen Mitbeteiligung. Die Ligg. sacrouterina sind verdickt (b ▸). Aszites ist nicht nachweisbar. Die akute Klinik erleichtert häufig die Differentialdiagnose zum Ovarialkarzinom, bei dem die soliden Komponenten, weniger die Zystenwandungen, Kontrastmittel verstärkt aufnehmen.

werte liegen bei serösem Inhalt im Wasserbereich (5 – 20 HE), bei der Pyosalpinx höher (10 – 40 HE). Die angrenzenden Darmschlingen sind meist an den Prozeß herangezogen. Begleitende Aszitessäume und Maskierung des umgebenden pelvinen Fettgewebes sind Zeichen der entzündlichen Umgebungsreaktion.

KM: Ein KM-Bolus vermag die Wandverdickung und ggf. die Kammerung der Pyosalpinx durch

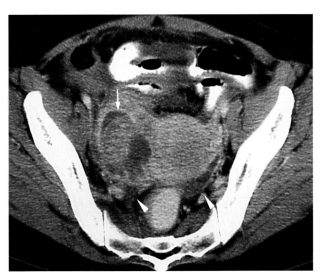

Abb. 21-28. Abszedierende Adnexitis. Eine Appendizitis hat auf die Adnexe übergegriffen und zur Abszedierung bzw. einer lokalen Peritonitis geführt. Abszeßmembran (→) begleitender Aszites im Douglas-Raum (▸).

ein entsprechendes saumförmiges Enhancement nachweisen.

DD: Entzündliche Konglomerattumoren können computertomographisch den Aspekt eines Ovarialtumors hervorrufen, so daß der klinische Befund und eine ausreichende Darmkontrastierung Voraussetzung für die richtige Diagnose sind.

Entzündungen des Parametriums

Eintrittspforten der Keime sind Wunden und Einrisse von Zervix und Scheide nach Geburt oder operativen Eingriffen. Nur selten greift eine Entzündung von Darm und Blase auf die Parametrien über. Die Exsudation kann verschiedene Wege der Ausbreitung nehmen: In die lateralen Anteile des Parametriums (*Parametritis lateralis*), in die dorsalen (*Parametritis posterior*), in das Fettgewebe um den Blasenhals (*Parametritis anterior*) und in das perirektale Fettgewebe (*Paraproktitis*). Bei längerem Bestehen und expansiver Größenzunahme erfolgt schließlich der Einbruch in den M. psoas oder das Exsudat steigt in den Retroperitonealraum auf (umgekehrter Weg des Senkungsabszesses), in den pararenalen und perirenalen sowie properitonealen Raum. Nach Kolliquation und Abkapselung kann sich der Abszeß spontan entleeren, d. h. in die Hohlorgane einbrechen (Rektum, Blase, Uterus) oder die Bauch- oder Rückenwand durchwandern.

- **CT**

Nativ: Die verschiedenen subperitonealen Räume sind meist gut zu differenzieren, so daß die Ausdehnung der Exsudation festgelegt werden kann. Im Frühstadium ist durch Maskierung der Grenzflächen eine Unterscheidung zwischen einer entzündlichen und tumorösen Infiltration nicht eindeutig zu fällen, so daß klinische Parameter in die Diagnose einzubeziehen sind. Bei ausgedehnten Prozessen läßt sich die entzündliche Genese computertomographisch recht wahrscheinlich machen, weil sich der Ausbreitungsweg an den retroperitonealen Räumen orientiert und die faszialen Grenzen zunächst nicht durchbrochen werden.

KM: Eine KM-Gabe kontrastiert die entzündeten Grenzflächen und demarkiert ggf. durch Enhancement der Abszeßmembranen Eiteransammlungen.

Kapitel 22
Retroperitonealraum

452 Kapitel 22 · Retroperitonealraum

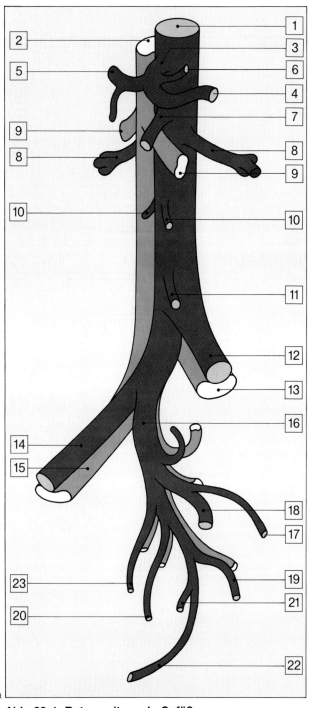
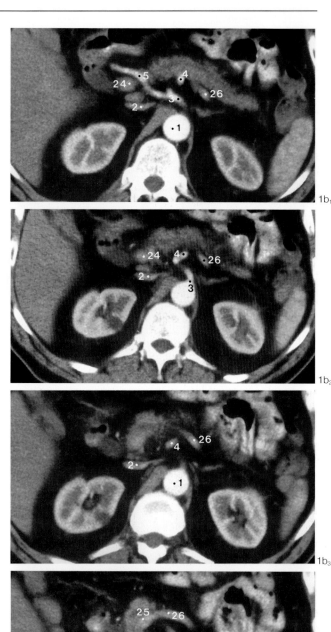
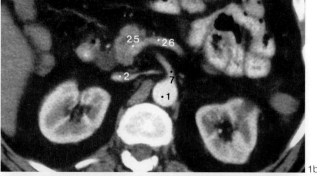
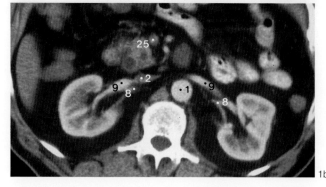

Abb. 22-1. Retroperitoneale Gefäße.
a) Situs. **b, c)** Die Gefäße im Computertomogramm. In der frühen Bolusphase (1b) sind auch kleinkalibrige Gefäße erkennbar. Der Gefäßverlauf ist sehr variabel.

Zeichenerklärung:
1 Aorta abdominalis
2 V. cava inferior
3 Truncus coeliacus
4 A. lienalis
5 A. hepatica communis
6 A. gastrica sinistra
7 A. mesenterica superior
8 A. renalis
9 V. renalis
10 A. testicularis
11 A. mesenterica inferior
12 A. iliaca communis
13 V. iliaca communis
14 A. iliaca externa
15 V. iliaca externa
16 A. Iliaca interna
17 A. sacralis lateralis
18 A. glutea superior
19 A. glutea inferior
20 A. obturatoria
21 A. rectalis media
22 A. pudenda interna
23 A. vesicalis superior
24 V. portae
25 V. mesenterica superior
26 V. lienalis

Retroperitonealraum

Anatomie und Abbildung

Retroperitoneale Gefäße

Die *Aorta abdominalis* liegt links paramedian direkt vor der lumbalen Wirbelsäule. Ihr altersabhängiger Durchmesser beträgt 2-3 cm und nimmt kaudalwärts ab. Der axiale Gefäßverlauf bietet optimale Abbildungsbedingungen mit scharfen Begrenzungen. Die *V. cava inferior* verläuft nach Durchtritt durch das Zwerchfell innerhalb der Leber und nimmt dort die drei Leberhauptvenen auf. Ihr intraabdominal meist querovales Lumen ist in Abhängigkeit vom vorgegebenen intraabdominellen Druck strichförmig bei Inspiration und rund bei Exspiration. Direkt unterhalb der Aortenbifurkation (in Höhe des 4. LWK) unterkreuzt die linke V. iliaca communis die rechte A. iliaca communis und legt sich der linken Beckenarterie von dorsal an. Grundsätzlich sind Beckenvenen dorsal der gleichnamigen Arterien gelegen. Der Abgang der *Iliaca-interna*-Gefäße läßt sich meist als Konvolut in Höhe des M. piriformis lokalisieren. Liegen keine Arterienverkalkungen vor, ist eine genauere Analyse dieser Gefäße (und Lymphknoten) häufig nur nach intravenöser Kontrastmittelgabe möglich.

Der *Truncus coeliacus* entspringt in Höhe des diaphragmalen Hiatus aorticus ventral aus der Aorta abdominalis in unterschiedlichem Winkel zur Körperachse und ist bereits im Nativscan gut abbildungsfähig. Die A. gastrica sinistra läßt sich bei horizontalem Verlauf häufig in einer Schicht bis an die dorsale Magenwand verfolgen. Die A. hepatica communis ist normalerweise bis zum Abgang der A. gastroduodenalis eindeutig darstellbar. Im Ligamentum hepatoduodenale zieht sie zusammen mit der V. portae in die Leberpforte und wird hier erst nach KM-Gabe sicher identifizierbar.

Die *Milzarterie* ist durch einen stark geschlängelten Verlauf gekennzeichnet und nur streckenweise abgebildet. Sie verläuft an der oberen (und ventralen) Organgrenze des Pankreas und zweigt sich im Milzhilus fächerartig auf. Die *Milzvene* wird von umgebendem Pankreasgewebe einge-

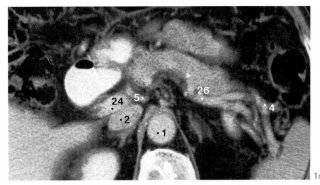

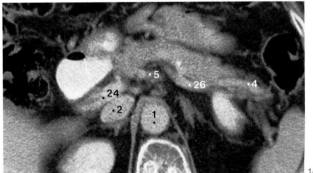

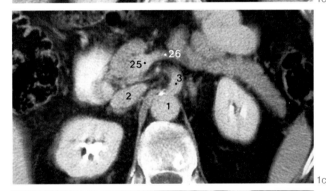

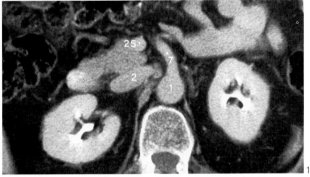

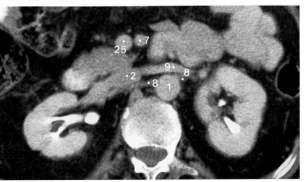

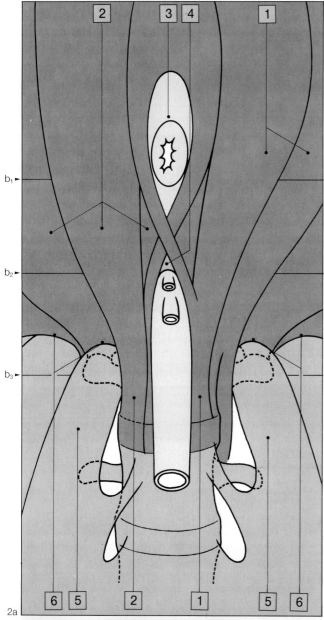
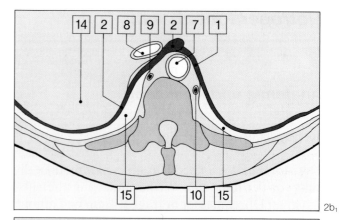
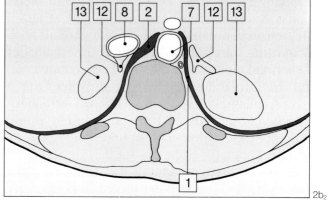
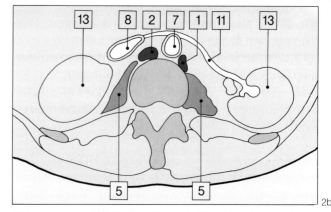
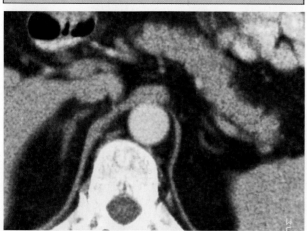

Abb. 22-2. Anatomie des Zwerchfells (Pars lumbalis).
a) Situs.
b) Das Zwerchfell im Transversalschnitt (Schnitthöhe s. a).
c) Normaler retrokruraler Raum im Computertomogramm.

Zeichenerklärung:

1 Crus sinistrum
2 Crus dextrum (medium, intermedium, laterale)
3 Hiatus oesophageus
4 Hiatus aorticus
5 M. psoas
6 Ligamentum arcuatum
7 Aorta
8 V. cava inferior
9 V. azygos
10 V. hemiazygos
11 V. renalis
12 Nebenniere
13 Niere
14 Leber
15 Lunge

scheidet und liegt dem Pankreas dorsal auf. Je nach retroperitonealer und intrapankreatischer Fetteinlagerung läßt sich die Milzvene bereits im Nativscan identifizieren.

Die *A. mesenterica superior* ist durch konstante Fettummantelung auch bei kachektischen Patienten als Landmarke erkennbar. Der *V. mesenterica superior* dagegen fehlt ein entsprechender Fettsaum, sie ist daher im Nativscan weniger deutlich abzugrenzen.

Durch gezielte Bolusinjektion sind häufig auch die Aufzweigungen erster und zweiter Ordnung der genannten Gefäße ebenso wie die A. mesenterica inferior zu identifizieren.

Die *Nierenarterien* sind bereits im Nativscan häufig in einer Schicht sichtbar, wenn sie nicht spitzwinklig kaudalwärts aus der Aorta entspringen. Die linke *V. renalis* überkreuzt die Aorta abdominalis direkt oberhalb der pars inferior duodeni. Die Nierenhauptgefäße und ihre Anomalien sind in ihrer Gesamtheit in wenigen einzelnen Schichten darstellbar.

Im perivertebralen Raum ist nach Kontrastmittelgabe der externe *perivertebrale Venenplexus* in unterschiedlicher Ausprägung darstellbar, die Abgänge der Lumbalarterien sind dagegen nur bei gezielter Suche aufzufinden. Die longitudinalen Strukturen der *Vv. azygos* und *hemiazygos* werden in Höhe des Zwerchfellwinkels als punktförmige Strukturen bereits im Nativscan abgebildet.

Retrokruraler Raum

Der retrokrurale Raum liegt zwischen den Zwerchfellwinkeln und der ventralen Zirkumferenz des 11. und 12. Brustwirbels. Er stellt die unterste Nische des Mediastinums dar, in die auch die Lunge herniieren kann. Die A. abdominalis wird nach Durchtritt durch den Hiatus aorticus rechts von der V. azygos und links von der V. hemiazygos begleitet (direkt prävertebral). Nichttubuläre, mehr als 6 mm messende Weichteilstrukturen entsprechen am ehesten Lymphknotenvergrößerungen. In Zweifelsfällen kann zur Abgrenzung gegen Kollateralkreisläufe eine intravenöse Kontrastmittelgabe notwendig werden. Der *Ductus thoracicus* verläuft rechts dorsal der Aorta und ist bei einem Durchmesser von 2 mm im Nativscan nicht zu identifizieren. Retrokrurale Lymphknoten gelten bis zu einem Querdurchmesser von 7 mm als normal groß.

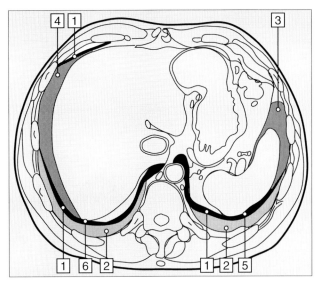

Abb. 22-3. Das **Zwerchfell** als Landmarke zwischen thorakalem und abdominellem Raum. Bei Ergußbildungen bds. des Zwerchfells ist eine exakte Analyse von Zwerchfellschenkel (1), Pleuraraum (2), li. subphrenischem Raum (3) und re. subphrenischem Raum (4) notwendig. Die Pars afixa sowohl der Milz (5) und der Leber (6) begrenzt die Flüssigkeitsansammlungen bds. subphrenisch, so daß vor den Zwerchfellschenkeln noch Fettgewebe sichtbar bleibt.

Zwerchfell

Das Zwerchfell setzt lumbal an der Vorderfläche der 1. – 4. Lendenwirbel und der Querfortsätze des 1. LWK an. Der linke mediale Pfeiler ist schwächer ausgebildet als der kontralaterale, der tiefer bis in die Höhe der 3. und 4. Lendenwirbel herabreicht. Die prävertebralen Muskelzüge können strangförmig verdickt sein, so daß im Querschnittsbild ein bei forcierter Inspiration noch zunehmender nodulärer Charakter entsteht.

Retroperitoneale Faszienräume

Die Fascia subperitonealis liegt lateral zwischen der Fascia transversalis und dem Peritonealraum und teilt sich in ein vorderes und ein hinteres Blatt

456 Kapitel 22 · Retroperitonealraum

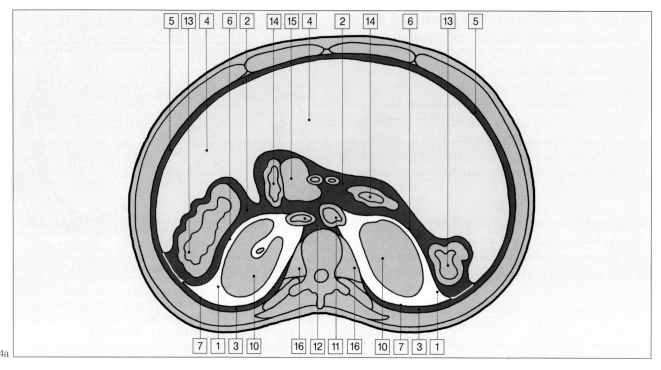
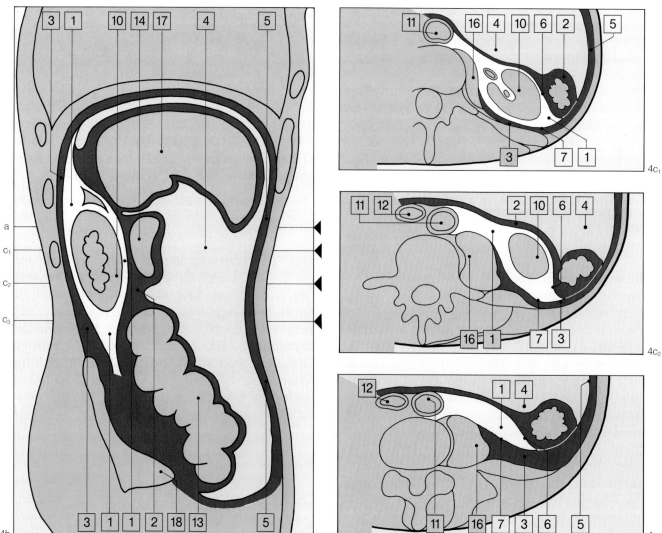

(*fascia renalis anterior und posterior*). Das hintere Blatt inseriert in die Faszie des M. psoas, das vordere in das prävertebrale perivaskuläre Bindegewebe, so daß der *perirenale Raum* zirkulär umschlossen wird. Das Peritoneum zieht über Kolon und Pankreas hinweg und hüllt die Bauchorgane ein. Der *vordere pararenale Raum* wird ventral durch das Peritoneum, seitlich durch die Fascia lateroconalis und dorsal durch die Fascia renalis anterior begrenzt. Der *hintere pararenale Raum* liegt hinter der Fascia renalis posterior und setzt sich kontinuierlich in das properitoneale Fettgewebe fort. In seitlicher Projektion verjüngt sich der perirenale Raum trichterförmig nach kaudal, der hintere pararenale Raum nimmt an Breite zu. Der am Zwerchfell fixierte Faszientrichter ist kaudal zwar nicht fest verschlossen, die beiden Faszienblätter verkleben jedoch schnell bei einem Entzündungsreiz. Der vordere und hintere pararenale (und properitoneale) Raum stehen etwa in Höhe des Beckenkammes miteinander in Verbindung. Eine Kommunikation zwischen rechtem und linkem Perirenalraum wurde ebenfalls beschrieben. Die Möglichkeit einer Verbindung zwischen retrokruralem und hinterem pararenalen Raum wird diskutiert.

Die einzelnen Faszien sind im Normalfall nicht dicker als 1 mm und nur dann erkennbar, wenn sie senkrecht durch die CT-Schicht verlaufen.

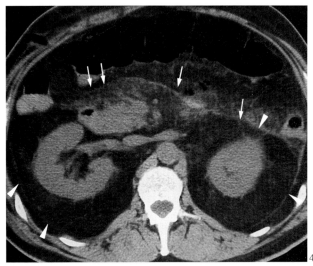
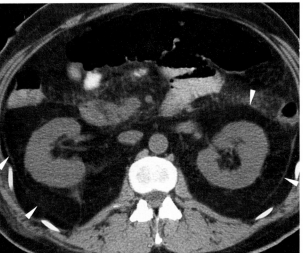
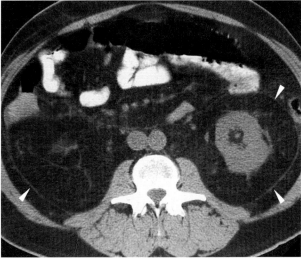

◀────────────────────────────

Abb. 22-4. Retroperitoneale Faszienräume.
a, c) Transversalschnitte (Schnitthöhe s. b).
b) Rechtsparavertebraler Längsschnitt.

Zeichenerklärung:
1 perirenaler Raum
2 vorderer pararenaler Raum
3 hinterer pararenaler Raum
4 Bauchhöhle
5 properitoneales Fettgewebe
6 Fascia renalis anterior
7 Fascia renalis posterior
8 Fascia subperitonealis
9 Peritoneum
10 Niere
11 Aorta
12 V. cava inferior
13 Kolon
14 Duodenum
15 Pankreas
16 M. psoas
17 Leber
18 Becken

Abb. 22-4d. Retroperitoneale Faszien. Nach abgelaufener Pankreatitis demarkieren sich die Fasziengrenzen innerhalb des Retroperitonealraumes deutlicher. Die Fascia renalis anterior und posterior (▸) sind bei tangentialer Darstellung eindeutig zu identifizieren und kommunizieren mit wabenartigen Substrukturen des Perirenalraumes. Das Mesocolon transversum (→), das ventral am Pankreas ansetzt, ist als zarte Strichfigur erkennbar und überkreuzt das Duodenum ventral direkt postpylorisch (⇒).

458 Kapitel 22 · Retroperitonealraum

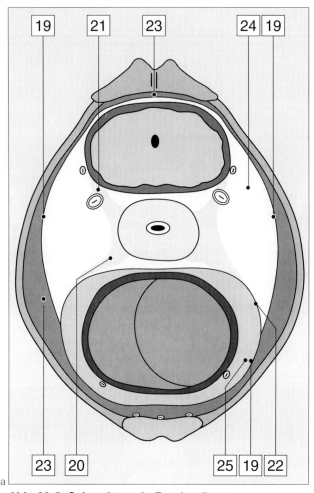

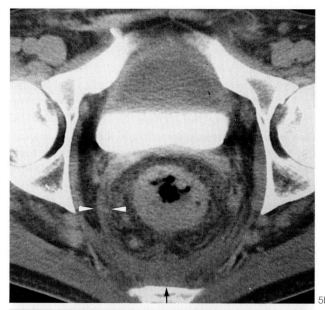

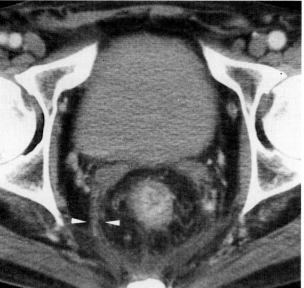

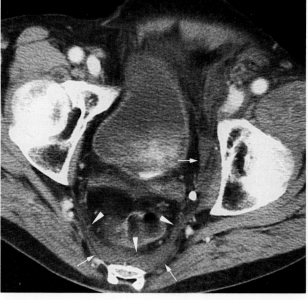

Abb. 22-5. Subperitoneale Faszienräume.
a) Transversalschnitt durch das weibliche Becken in Höhe der Symphyse.

Zeichenerklärung:
19 Fascia umbilicovesicalis
20 Ligamentum rectouterinum
21 Ligamentum vesicouterinum
22 perirektale Hüllfaszie
23 prävesikaler Raum
24 perivesikaler Raum
25 perirektaler Raum

Durch den Halteapparat des Uterus, das Ligamentum vesicouterinum bzw. rectouterinum und durch die versorgenden Gefäßnervenbündel wird das Parametrium gebildet. Prinzipiell ist das männliche Becken in gleicher Weise strukturiert, allerdings mit weniger stark ausgeprägten Ligamenten in der Umgebung der Prostata.

Abb. 22-5b, c. Subperitoneale Faszien. Nach Hämorrhoiden-Operation deutliche Verdickung der perirektalen Faszie (b ▶ ◀) und leichte Maskierung des perirektalen Fettgewebes (b →). Drei Monate später (c) Befundbesserung: Die exsudativen Vorgänge haben sich weitgehend zurückgebildet. Es persistiert eine deutliche Verdickung (Fibrosierung) der perirektalen Faszie (c ▶ ◀).

Ausreichendes Fettgewebe in den retroperitonealen Räumen ist eine weitere Voraussetzung für die Darstellbarkeit der Faszien. Diese Kriterien treffen für die Oberfläche des *Peritoneums* meist nicht zu, deswegen ist es normalerweise nicht abbildungsfähig. Bei Verdickung durch exsudative oder hämorrhagische Prozesse (Z.n. Bestrahlung, Infektion) werden die Faszien selbst und die von ihnen umhüllten Räume dagegen oft nachweisbar.

Die beschriebenen retroperitonealen Räume weisen häufig noch Substrukturen auf, so daß Flüssigkeitsansammlungen die Räume nicht gleichmäßig durchsetzen. So verhindern die Ansätze des Mesokolons, der Mesenterialwurzel und der splenorenalen Ligamente eine homogene Durchtränkung des vorderen pararenalen Raumes. Der perirenale Raum wird durch zusätzliche bindegewebige renofasziale und perirenale Lamellen durchzogen, die unvollständige Subkompartimente bilden. Die Fascia renalis posterior läßt sich in ein vorderes und hinteres Blatt trennen und kann bei Flüssigkeitsansammlungen auseinandergedrängt werden. Die kräftige Faszie des *M. psoas* umscheidet den Muskel vollständig, eine Verbindung zum Perirenalraum unterhalb des Nierenstiels wurde jedoch beschrieben.

Subperitoneale Faszienräume

Im Becken umkleidet die kaudale Fortsetzung der Fascia subperitonealis als *Fascia umbilicovesicalis* die Harnblase und geht im kleinen Becken dorsal in die perirektale Hüllfaszie über. Der *prävesikale Raum* (Cavum Retzii) ist die Fortsetzung des properitonealen Fettgewebes an der ventralen Bauchwand, er setzt sich zwischen Beckenwand und der Fascia umbilicovesicalis spaltförmig nach dorsal zum Os sacrum fort. Die Fascia umbilicovesicalis umgibt den Perivesikalraum und die Cervix uteri bzw. die Samenblasen, die ihrerseits von lockerem Fettgewebe umhüllt sind. Das Rektum wird von einer eigenen *perirektalen Faszie* eingeschlossen, die beidseits strangförmig

Abb. 22-5d. Subperitoneale Faszien. Nach retroperitonealer Blutung senkt sich das Blut entlang der Faszienräume ab und demarkiert dadurch einzelne Kompartimente. Hier füllt sich der perivesikuläre Raum (→) auf und demarkiert dadurch das perirektale Fettgewebe (►).

durch die Rektouterinfalten verstärkt wird. Das mesosigmoidale Fettgewebe setzt sich kontinuierlich in das perirektale Fettgewebe fort. Perivesikaler, prävesikaler und perirektaler Raum laufen trichterförmig am Beckenboden zusammen.

Lit.: 2056, 2086, 2101, 1551

Lymphknoten

Normal große Lymphknoten messen etwa 0,5 – 1 cm im Querschnitt und liegen somit an der unteren Grenze der computertomographischen Auflösung, die entscheidend vom Ausmaß des umgebenden Fettgewebes bestimmt wird.

Die *para-* bzw. *periaortalen* Lymphknoten sind um die Aorta abdominalis und die V. cava inferior angeordnet. Da beide Gefäße axial durch die Schicht verlaufen, werden ihre Grenzflächen scharf dargestellt. Unter diesen günstigen Abbildungsbedingungen genügt eine geringe Fettschicht zur Demarkierung paraaortaler Lymphknotenvergrößerungen. Bei stärkerer Vergrößerung perivaskulärer Lymphknoten, eine Größe bis zu 10 mm gilt als unauffällig, wird die Gefäßwand maskiert, d. h., das Fettgewebe obliteriert. Schließlich können auch die Psoaskonturen ausgelöscht werden, so daß eine homogene und große prävertebrale Weichteilmasse entsteht.

Differentialdiagnostisch müssen Venenanomalien abgegrenzt werden, die durch ihren strickleiterartigen Verlauf nicht immer als tubuläre Strukturen erkannt werden, so daß eine intravasale Kontrastierung zur Differenzierung notwendig wird.

Der Nachweis *mesenterialer* Lymphknotenvergrößerungen hängt wiederum wesentlich vom Fettgehalt (der Mesenterialwurzel) ab. So können auch nur 0,5 cm messende Lymphknoten bei Distanzierung der einzelnen Darmschlingen durch Fettgewebe nachgewiesen werden. Der lymphogene Ausbreitungsweg läßt sich entlang der Mesenterialgefäße bis in den Pfortaderbereich verfolgen. Bei unzureichender Fettinterposition ist eine optimale Darmkontrastierung wesentliche Voraussetzung für den Nachweis geringerer Lymphknotenvergrößerungen (< 1,5 cm), die Empfindlichkeit des Nachweises nimmt von peripher nach zentral zu.

Kapitel 22 · Retroperitonealraum

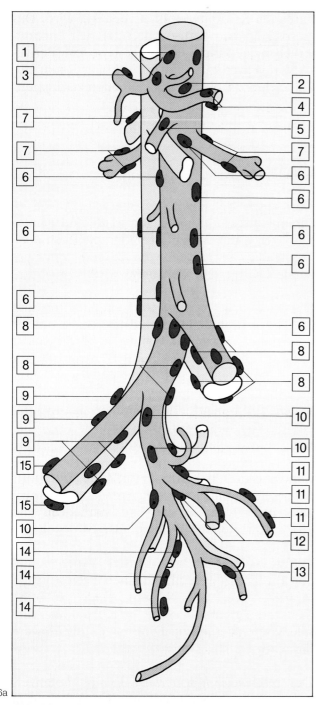
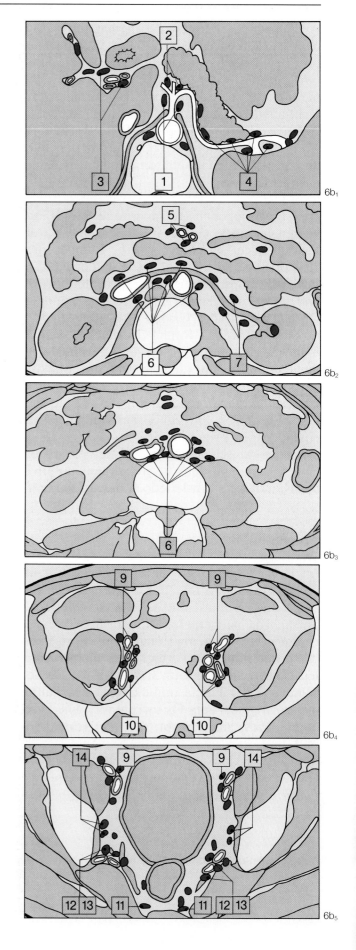

Abb. 22-6. Topographie der retroperitonealen Lymphknoten.
a) Situs.
b) Im Transversalschnitt.

Zeichenerklärung:
1 Lnn. coeliaci
2 Lnn. gastrici sinistri
3 Lnn. hepatici
4 Lnn. pancreatico-lienales
5 Lnn. mesenterici superiores
6 Lnn. lumbales
   (periaortal,
   perikaval, subaortal)
7 Lnn. renales
8 Lnn. iliaci communes
9 Lnn. iliaci externi
10 Lnn. iliaci interni
11 Lnn. sacrales laterales
12 Lnn. glutaei superiores
13 Lnn. glutaei inferiores
14 Lnn. obturatorii
15 Lnn. inguinales

Anatomie und Abbildung   461

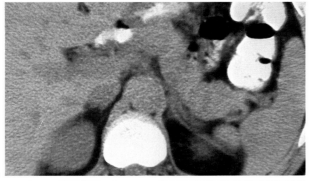
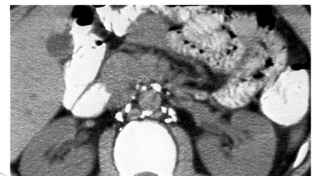
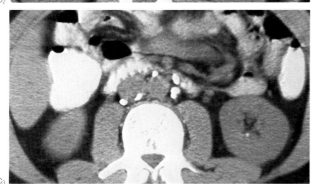
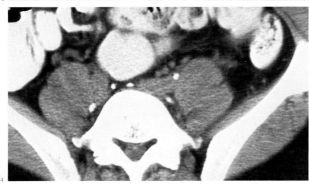
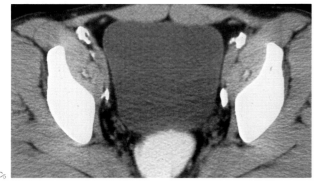

Pelvine Lymphknotenstationen (>1 cm) sind durch den unübersichtlichen Verlauf der begleitenden Beckengefäße nur nach deren Kontrastierung zu identifizieren. Strukturen in den Nischen der Aortengabel und des Aufzweigungsgebietes der Iliaca interna entlang der größeren Gefäße im Promontoriumbereich müssen auch unter Berücksichtigung des Seitenvergleichs exakt analysiert werden. Iliakale Lymphknoten werden bis zu einer Größe von 12 mm als normal angesehen.

Lymphknotenvergrößerungen an den Organstielen sind lediglich im *Nierenhilusbereich* sicher und empfindlich erkennbar. Die schmale *Leberpforte* und der *Milzhilus* bedürfen neben einer ausreichenden Gefäßkontrastierung häufig zusätzlich der Dünnschichttechnik, um Lymphknotenvergrößerungen nachzuweisen.

Im Unterschied zur CT deckt die *Lymphographie* neben der Vergrößerung auch Strukturveränderungen normal großer Lymphknoten auf. Ein Nachweis infiltrierter, nicht vergrößerter Lymphknoten (Inzidenz ca. 10%) kann daher nur durch die Lymphographie erfolgen. Diese vermag jedoch über nichtkontrastierte Lymphknotenstationen, besonders über Lymphknoten des Milz- oder Leberhilus sowie hohe paraaortale, retrokrurale, mesenteriale und hypogastrische Stationen keine Aussage liefern. Größere Lymphknotenkonglomerate sind generell der CT besser zugänglich. Eine Lymphographie erscheint bei gesicherter Histologie und positivem CT-Befund entbehrlich.

Lit.: 1148, 3560, 2086, 2441, 2133, 3346, 3006, 1551, 348, 76, 2056, 1782

Abb. 22-6c. Nach Lymphographie. Nur ein Teil der Lymphknoten wird kontrastiert. Die Iliaca-interna-Gruppe, die Oberbauch-Stationen, aber auch periaortale Lymphknoten werden von der Kontrastierung ausgespart.

Peri- und pararenale Prozesse

Exsudativ-hämorrhagische Prozesse des Perirenalraumes

Perirenale Abszesse sind am häufigsten Folge entzündlicher Nierenveränderungen, z. B. einer Pyelonephritis oder eines Nierenabszesses. Der Perirenalraum wird vom Exsudat durchtränkt und das Fettgewebe schließlich aufgelöst. Bei gasbildenden Bakterien sind Gaseinschlüsse nachweisbar. Seltener ist ein entzündliches Übergreifen aus der weiteren Umgebung, so kann sich z. B. eine Pankreaspseudozyste in den perirenalen Raum entleeren. Bei der akut hämorrhagisch-nekrotisierenden Pankreatitis sind Fettgewebsnekrosen und eine fasziennahe Durchtränkung von fermentaktivem Exsudat nicht selten. Ausgedehnte purulente perirenale Prozesse können schließlich in den Faszienraum des M. psoas einbrechen.

• CT

Nativ: Führendes Zeichen ist eine diffuse Dichteanhebung des gesamten perirenalen Fettgewebes. Je nach Ausmaß des Exsudates weitet sich der Perirenalraum aus. Die üblicherweise kaum sichtbaren renalen Faszien sind verdickt und meist gut abgesetzt. Die *Radiodensität* hängt vom Eiweißgehalt des Exsudates und vom Alter des Prozesses ab und kann von 30 HE auf 0 HE absinken. Nach erfolgreicher Therapie tritt meist eine vollständige Restitution des Fettgewebes ein.

KM: Das Enhancement der Faszien, der angrenzenden parenchymatösen Organe und ggf. einer Abszeßmembran ergibt zusätzliche diagnostische Kriterien für Art und Ausbreitung des Prozesses.

Lit.: 2056

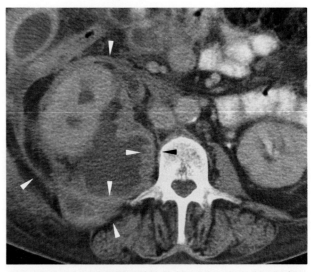

Abb. 22-7. Perirenaler Abszeß. Die Niere stellt sich innerhalb einer hypodensen Formation dar, die sich innerhalb des Perirenalraumes durch stärkeres Granulationsgewebe (▸ ◂) abgekapselt hat. Entzündlich verdickte perirenale Faszien (▸).

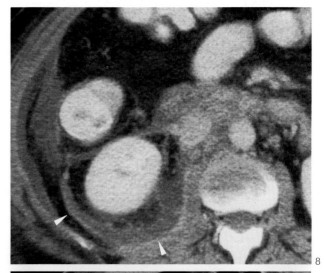

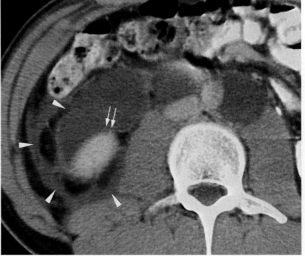

Abb. 22-8. Nach akuter Pankreatitis ist der perirenale Fettraum peripher von Exsudationen durchtränkt (▸), die aufgrund der fermentativen Exsudate die Fascia renalis durchwandert haben.

Abb. 22-9. Lymphozele, die sich in den Perirenalraum (▸) ausdehnt (⇒ unterer Nierenpol).

Peri- und pararenale Prozesse   463

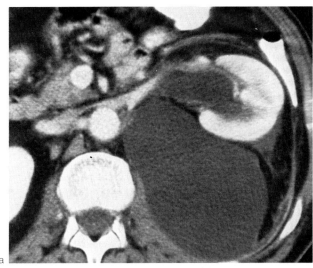

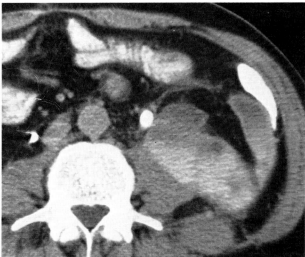

Abb. 22-10. Urinom. Die linke Niere mit leicht erweitertem Hohlsystem ist durch eine perirenale Flüssigkeitsansammlung (a) nach ventral verlagert, die sich über den Ureter (b) nach 20 Minuten geringgradig kontrastiert.

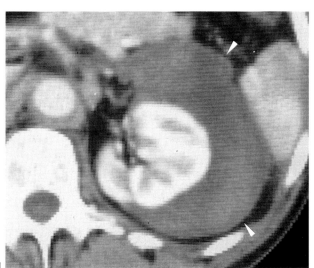

Urinome (perirenale Pseudozysten)

Nach einer Verletzung der harnableitenden Wege (traumatisch oder iatrogen) sammelt sich der Urin im perirenalen Fettgewebe, so daß die Fascia renalis zur Wandung einer Pseudozyste wird.

Hierzu müssen drei Bedingungen erfüllt sein:
– die Niere muß funktionsfähig sein,
– die Abflußbehinderung muß distal bestehen,
– der Urin muß steril sein.

Das zeitliche Intervall zwischen Trauma und Auftreten von Symptomen kann sich von wenigen Wochen bis zu Jahren erstrecken. Bei Infektionen des Extravasates bildet sich ein perirenaler Abszeß aus.

• **CT**

Nativ: Eine wasseräquidense Raumforderung füllt den Perirenalraum teilweise oder vollständig aus. Bei chronischem Verlauf kann die perirenale Raumforderung bis in den Beckeneingang hinunterreichen. Eine Abszedierung des Urinoms ist zunächst nur klinisch zu vermuten. Der Verdacht auf eine Infektion muß erhoben werden, wenn andere retroperitoneale Räume (z. B. Psoasloge) eröffnet werden. Ein Ansteigen der Dichtewerte auf über 30 HE ist ein weiterer Hinweis auf ein abszediertes Urinom.

KM: Im akuten Stadium ist nach Kontrastmittelgabe das Leck des Nierenhohlsystems durch den KM-Austritt nachweisbar. Eine Abszedierung wird durch Nachweis einer Abszeßmembran gesichert.

Perirenales Hämatom

Ein perirenales Hämatom kann sich als Folge eines Nierenhämatoms oder bei Ruptur eines (Aorten-)Aneurysmas ausbilden.

Abb. 22-11. Perirenales Hämatom. Das Hämatom hat den größten Teil des Perirenalraumes ausgefüllt und erweitert, begrenzt durch die Gerota-Faszie. Die Dichteanhebung des Fettgewebes ist inhomogen aufgrund des unterschiedlichen Alters des Hämatoms.

• CT

Nativ: Das Hämatom füllt meist den gesamten Perirenalraum aus, obwohl auch lokale Blutansammlungen möglich sind.

Die *Radiodensität* ist vom Alter und von der Konfiguration des Hämatoms (kompakte Blutansammlung, Sugillation) abhängig. Frische Hämatome sind im Vergleich zu nichtkontrastiertem Muskel- und Nierengewebe flächig oder umschrieben hyperdens. Diese Dichteanhebung sinkt in den folgenden Tagen allmählich ab.

KM: Als avaskuläre Läsion verändern sie nach Kontrastmittelgabe ihre Dichte nicht und erscheinen im Vergleich zum kontrastierten Nierenparenchym hypodens.

Lit.: 10, 1856

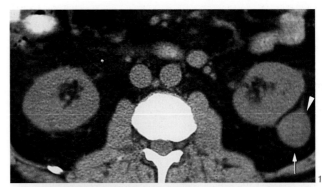
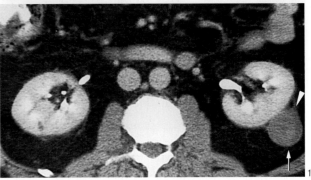

Abb. 22-12. Solider perirenaler Prozeß (→), der eine kleine Strangbildung aufweist (▸), der Nierenkapsel anliegt und diskret Kontrastmittel aufnimmt. Die Histologie ergab überraschenderweise ein Renalzellkarzinom.

Solide perirenale Prozesse

Nur ausnahmsweise ist der Perirenalraum Ausgangsort einer Neoplasie. Meist sind *Nierenmalignome*, bindegewebig organisierte *Hämatome* oder *Abszedierungen* Ursache eines soliden perirenalen Prozesses. Renalzellkarzinome infiltrieren das perirenale Fettgewebe und wachsen bis an die Fascia renalis heran, die sie schließlich penetrieren. Benigne perirenale Fibrosen respektieren die Grenzen des Faszienraumes. Ausgedehnte perirenale *Fibrosen* sind jedoch selten, da das Fettgewebe nach entzündlichen oder traumatischen Prozessen in der Regel restituiert wird.

Häufig weisen lediglich Verdickungen und Ausziehungen der Fascia renalis auf eine abgelaufene Entzündung (z. B. Pyelonephritis) hin.

• CT

Eine tumorbedingte weichteildichte Raumforderung im Perirenalraum ist durch den Nachweis des (Nieren-)Tumors zu erkennen. Benigne bindegewebige Prozesse, die die Fascia renalis verdicken, den Perirenalraum partiell oder ganz ausfüllen können, zeigen je nach Alter ein mäßiggradiges Enhancement und lassen sich dadurch von einem Hämatom abgrenzen. Die benignen Veränderungen des Perirenalraum respektieren die Grenzen des Faszienraumes.

Abb. 22-13. Lymphozele nach Lymphknotenausräumung. Sie durchsetzt den vorderen pararenalen Raum rechts (→) und erstreckt sich kaudalwärts entlang dem M. iliopsoas.

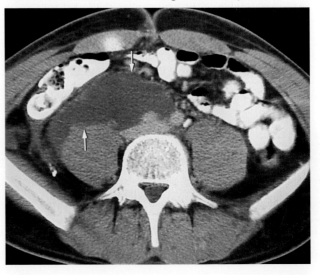

Prozesse im vorderen pararenalen Raum

Exsudativ-hämorrhagische Prozesse im vorderen pararenalen Raum sind Folge extraperitonealer Perforationen des Gastrointestinaltraktes, von Entzündungen und Trauma des Pankreas und der Nieren sowie Verletzungen bzw. Rupturen der großen Gefäße. Gaseinschlüsse nach Perforation können sowohl von ausgetretener Darmluft stammen als auch bakteriell bedingt sein.

• **CT**

Nativ: Exsudationen und Hämorrhagien können lokalisiert vorliegen oder den gesamten Retroperitonealraum durchtränken. Bei umschriebenen Flüssigkeitsansammlungen ist die Unterscheidung zwischen Hämatom und Abszeß nur dann möglich, wenn hohe Dichtewerte wie beim frischen Hämatom oder Gaseinschlüsse als Ausdruck einer Infektion nachgewiesen werden. Bei flächenhaften Durchtränkungen findet man Mischwerte, die sich aus retroperitonealem Fettgewebe und Blut bzw. Exsudat zusammensetzen. Sie sind daher wenig aussagekräftig.

DD: Anamnese, klinische Symptomatik und eventuelle Verlaufskontrollen müssen zur differentialdiagnostischen Abgrenzung der Abszedierung vom Hämatom herangezogen werden.

Lit.: 2450

Prozesse im hinteren pararenalen Raum

Flüssigkeitsansammlungen im hinteren pararenalen Raum sind meist durch Blutungen verursacht. Entzündungen greifen sekundär auf dieses Kompartiment über. Sie treten meist als Komplikation nach operativem Eingriff, seltener im Verlauf einer Spondylitis auf. Exsudationen bei akuter Pankreatitis umwandern den unteren Pol des renalen Faszientrichters und gelangen so in den hinteren pararenalen Raum.

• **CT**

Eine Raumforderung im hinteren pararenalen Raum verlagert den Perirenalraum nach vorn.

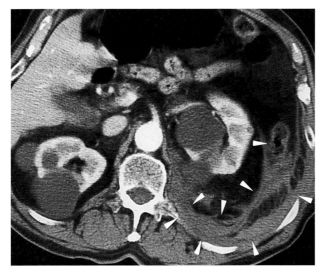

Abb. 22-14. Retroperitoneale Blutung mit Ausbreitung in den hinteren pararenalen Raum (▸).

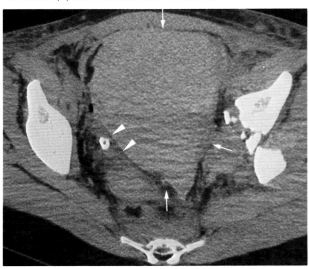

Abb. 22-15. Hämatom nach Beckentrauma im subperitonealen Raum. Die hyperdense Raumforderung (→) drängt die Harnblase (▸) mit Katheter nach rechts ab.

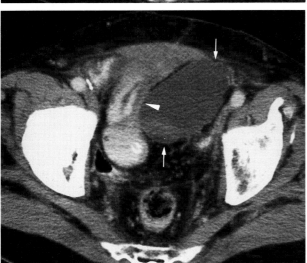

Abb. 22-16. Lymphozele (→) – subperitoneal gelegen – nach Anlegen einer Ileumblase, die nach rechts abgedrängt ist (▸).

Das properitoneale Fettgewebe wird in den Prozeß einbezogen, d.h. die Radiodensität nimmt auch dort zu. Meist handelt es sich nicht um isolierte Prozesse, so daß der vordere pararenale Raum (Pankreatitis, Aorta), der Perirenalraum und ggf. auch das Becken analysiert werden müssen, um bei zweifelhafter Anamnese und Klinik die Ursache der Raumforderung aufdecken zu können.

Bei zystischen Raumforderungen ist auch an eine lymphatische Extravasation bzw. an eine Lymphozele zu denken.

Lit.: 2452

Musculus iliopsoas

Der M. iliopsoas ist nur selten Ausgangsort eines pathologischen Prozesses (Rhabdomyosarkom, spontanes Hämatom unter Antikoagulantien, hämatogene Abszedierung). Häufiger greifen entzündliche und neoplastische Prozesse des Retroperitonealraumes und der Wirbelsäule auf den Muskel über. Wird die derbe Muskelfaszie schließlich durchbrochen, kann sich der Prozeß innerhalb der Muskelloge bis zur Leistenbeuge ausdehnen. Die Tuberkulose tritt heute gegenüber pyogenen Abszedierungen der Niere, des Pankreas, der Wirbelsäule oder des Darmes zahlenmäßig in den Hintergrund. Bei einer Aortenruptur dehnt sich das periaortale Hämatom nicht selten in den Muskel aus und kann in den hinteren pararenalen Raum einbrechen.

• **CT**

Abszedierungen lassen sich vor und nach Kontrastmittelgabe meist an den üblichen Kriterien erkennen, zumal ein Zusammenhang mit anderen retroperitonealen Prozessen häufig erkennbar ist.

Das *Hämatom* des M. psoas ist oft nur nach KM-Gabe zu sichern. Spontane Muskelhämatome un-

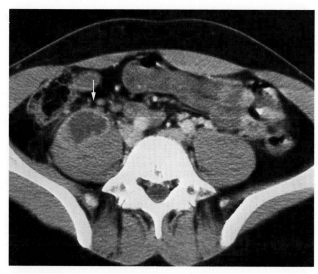

Abb. 22-17. Psoasabszeß. Nach Nephrektomie findet sich eine Auftreibung des rechten Psoas. Nach KM-Gabe Hypodensität mit ringförmigem Enhancement.

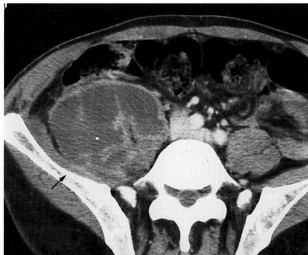

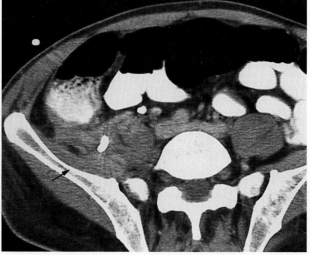

Abb. 22-18. Psoasabszeß. Die 5 x 6 cm messende Raumforderung im Bereich des Iliopsoas rechts, bis an das Leistenband herunterreichend, weist nach KM-Gabe stärkere Septierungen und Kammerungen auf (a→). Unter Drainage und antibiotischer Therapie deutliche Befundbesserung innerhalb einer Woche (b).

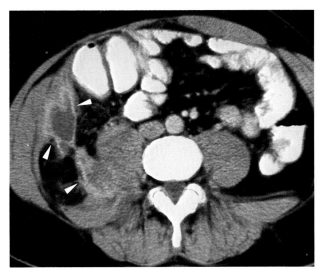

Abb. 22-19. Psoasabszeß. Nach Hemikolektomie findet sich im Bereich des Psoas bis an die Bauchdecke heranreichend eine Verdichtungsfigur, die ein randständiges Enhancement aufweist und zwei Monate nach Therapie in einen narbigen Strang übergeht.

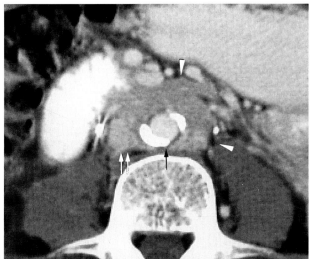

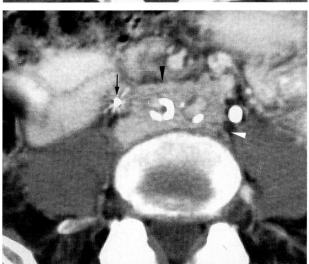

ter Antikoagulantientherapie treiben den Muskel insgesamt auf, ohne eine eindeutige Dichteanhebung zu bewirken. Die Diagnose wird meist im Zusammenhang mit der neurologischen Klinik gestellt.

Neoplastische Infiltrationen gehen von Malignomen des Retroperitonealraumes und der Wirbelsäule aus. Eine Maskierung der Muskulatur bedeutet jedoch nicht grundsätzlich eine Infiltration, letztere gilt erst nach einem eindeutigen muskulären Defekt (ggf. nach KM-Gabe) als gesichert.

Lit.: 2522, 2461, 2487, 2452

Prozesse im subperitonealen Raum

Wie in den übrigen retroperitonealen Räumen formieren sich auch im subperitonealen Raum exsudativ-hämorrhagische Prozesse entlang der faszialen Grenzen, die hauptsächlich durch den Halteapparat des Uterus gegeben sind.

Nicht an Faszienräume gebundene Prozesse

Primäre retroperitoneale Fibrose

Die *idiopathische* Retroperitonealfibrose muß von der *sekundären* Form unterschieden werden, die durch benachbarte Entzündungsherde, Traumen, Strahlenschäden oder Karzinome induziert wird. Männer sind insgesamt dreimal häufiger als Frauen betroffen. Ätiologisch wird für die idiopathische retroperitoneale Fibrose (IRF) eine Vaskulitis der Vasa vasorum erwogen, die auf das umgebende Fettgewebe der Gefäße übergreift und die perivaskuläre Ausbildung der Fibrose sowie eine lokale Gefäßstenose erklären würde. Bei der IRF wird am häufigsten zwischen 4. Lendenwirbel und 1. Sakralwirbel eine sklerotische Bindegewebsschicht von mehreren Millimetern bis

Abb. 22-20. Retroperitoneale Fibrose. Glatt begrenzte Weichteilmanschette (▸) um die normalkalibrige Aorta (a→). In Höhe der Bifurkation ist rechts bereits der Ureter einbezogen, der deshalb geschient werden mußte (b→). Das Gewebe nimmt deutlich Kontrastmittel auf, so daß die Venen sich nach KM-Gabe nicht eindeutig demarkieren. V. cava inferior (⇒).

zu maximal 6 cm Dicke angetroffen. Die Fibroseplatte dehnt sich seitlich asymmetrisch aus und umscheidet sukzessiv die Aorta, die V. cava inferior, die Ureteren und die Lymphgefäße. Die longitudinale Ausdehnung ist variabel und kann bis zu 20 cm Länge betragen. Verkalkungen innerhalb der Fibrosezonen sind beschrieben. Der Verdacht auf eine IRF wird meist zuerst urographisch bei vorliegendem Harnstau mit konisch zulaufender beidseitiger Stenosierung und Medialisierung beider Ureteren im mittleren oder unteren Drittel gestellt.

Zur IRF wird die ebenfalls ätiologisch ungeklärte perianeurysmatische Fibrose gezählt, die bei 5 – 10 % der aortoiliakalen Aneurysmen – vorzugsweise bei Männern im Alter von über 50 Jahren – vorkommt.

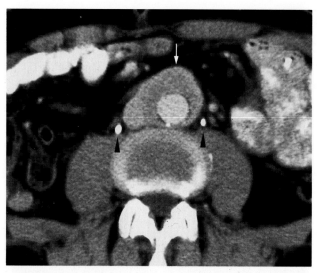

Abb. 22-21. Primäre retroperitoneale Fibrose. Bei normalem Aortenlumen mit leichten Wandverkalkungen Nachweis einer 2 cm zirkulären Weichteilfigur (→), die sich nach KM-Gabe am Rande leicht kontrastiert und die V. cava inferior mit einbezieht. Die benachbarten Ureteren (▸) sind von dem Prozeß nicht berührt.

• CT

Nativ: Die Fibrose stellt sich nativ als homogene, weichteildichte Zone, meist in Höhe des Beckeneinganges dar und umfaßt Aorta, V. cava inferior und (eventuell) die großen Beckengefäße manschettenförmig. Sie ist ventral und lateral meist scharf begrenzt. Der Aspekt kann von einer strangförmigen bis zu einer flächig kolbigen Konfiguration reichen. Bei Einschluß der Ureteren resultiert eine renale Abflußbehinderung. Bei der perianeurysmatischen Form ist ein unterschiedlich weiter Weichteilring um die Außenkontur der erweiterten Aorta zu erkennen, der sich von einer Adventitiaverkalkung oder einem Thrombus absetzt.

KM: Nach einem KM-Bolus demarkieren sich die großen Gefäße. Die manschettenförmige Raumforderung kann im Stadium der frischen Entzündung, nicht aber im Fibrosestadium, ein erhebliches Enhancement aufweisen. Eine Einengung der umscheideten Gefäße sowie eine konsekutive Kollateralbildung ist computertomographisch meist erfaßbar.

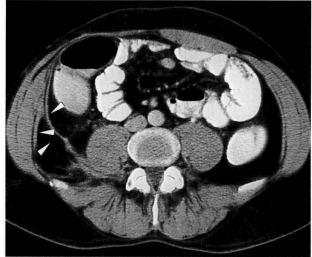

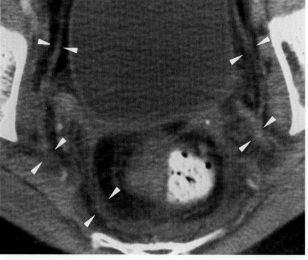

Abb. 22-22. Sekundäre retroperitoneale Fibrose. Nach Hemikolektomie und postoperativer Abszedierung läßt sich ein Narbenstrang nach Ausheilung nachweisen.

Abb. 22-23. Strahlenfibrose. Die Faszien (▸ ◂) perirektal, perivesikal und der Bandapparat sind verdickt. Der strähnige Charakter tritt meist nach KM-Gabe deutlicher hervor und erleichtert die Abgrenzung gegen Lymphknotenvergrößerungen.

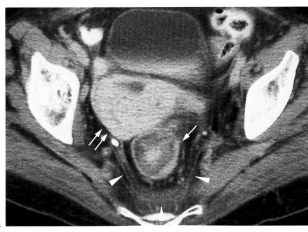

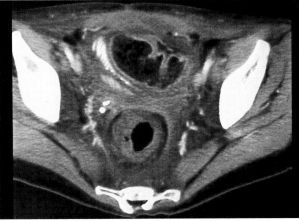

Abb. 22-24a,b. Strahlenfibrose. Nach Beendigung der Bestrahlung Nachweis einer Verdickung der perirektalen Faszie (a ▻) und Maskierung des präsakralen Perikalraumes (a ▻). Die Rektumwand ist verdickt und zeigt nach KM-Gabe ein randständiges Enhancement (Kokardenphänomen →). Erhebliche Kontrastierung des Uterus als Zeichen der reaktiven Hyperämie (⇒). 14 Monate nach Bestrahlung (b) und zwischenzeitlich erfolgter Hysterektomie Nachweis einer erheblichen Verdickung des gesamten Bandapparates des kleinen Beckens.

Abb. 22-25. Pelvine Fibrolipomatose. Fettgewebe füllt den hinteren Teil des Beckens aus (▻) und ist partiell von fibrösen Strängen durchzogen (→).

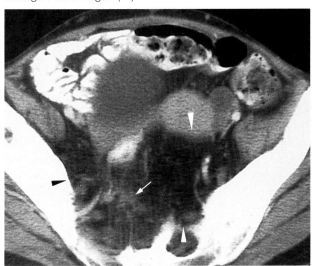

DD: Folgende diagnostische Kriterien sprechen für die IRF und gegen kompakte Lymphknoten:
- Nachweis glatter, plattenartiger Weichteilstrukturen,
- fehlende Abdrängung der Aorta und V. cava,
- früher Nachweis eines Harnstaus,
- häufiger starkes umschriebenes Enhancement,
- kein Nachweis disseminierter LK-Vergrößerungen.

Die starke Kontrastierung einer perianeurysmatischen Fibrose muß differentialdiagnostisch gegen eine Dissektion abgegrenzt werden.

Lit.: 2433, 1721, 2464, 2466, 2453, 2455, 2439, 2444

Sekundäre retroperitoneale Fibrose

Die Fibrosezonen werden häufig zufällig, ohne Vorliegen einer typischen klinischen Symptomatik aufgedeckt. Sie finden sich nach Trauma (Operation, Verletzung, Bestrahlung), einer Entzündung (Pankreatitis, abszedierende Appendizitis, Colitis ulcerosa, M. Crohn), bei primären retroperitonealen Tumoren, Kollagenosen oder einem Karzinoid.

• CT

Die fibrosierten Areale können auch hier flächig erscheinen, imponieren meist jedoch als Verdikkung der Faszienblätter (perirenal, perirektal). Die Kenntnis der Anamnese sowie der Ausbreitungswege und der Nachweis des auslösenden Prozesses erleichtern die Diagnose. Die an den Fasziengrenzen ablaufenden chronischen Entzündungvorgänge führen in der Regel zu relativ glatten, nicht knotig strukturierten Weichteilzonen, die je nach Florididät der Entzündung KM anreichern.

Pelvine Fibrolipomatose

Einzelne Autoren sehen einen engen ätiologischen Zusammenhang zwischen pelviner Fibrolipomatose und retroperitonealer Fibrose. Bei der pelvinen Fibrolipomatose tritt die fibröse Komponente zugunsten von Fettgewebeanteilen zurück. Da das gesamte Becken durch Fettgewebe ausgefüllt ist, kommt es zu Kompressionen der Harnblase, der Ureteren und des Rektosigmoids. Das klinische Beschwerdebild ist durch abdominellen Flankenschmerz, Obstipation, Dysurie und Zystitis bestimmt. Die Harnblase zeigt bei Zystographie eine typisch birnenförmige Deformierung.

• **CT**

Das gesamte Becken ist mit hypodensem Fettgewebe ausgefüllt und gut überschaubar. Die Beckenorgane sind symmetrisch komprimiert.

DD: Retroperitoneales *Lipom* mit asymmetrischer Verdrängung der Eingeweide; mesenteriale Fetteinlagerungen bei *M. Crohn*.

Maligne Lymphome

Befallsmuster und die differente Prognose unterscheiden M. Hodgkin (MH) vom Non-Hodgkin-Lymphom (NHL). NHL werden histopathologisch zusätzlich in eine noduläre und eine diffuse Form untergliedert. Die Wahrscheinlichkeit eines abdominalen Befalles ist bei supradiaphragmaler Manifestation des MH um etwa die Hälfte geringer als bei den übrigen malignen Lymphomen. Non-Hodgkin-Lymphome erfassen paraaortale und mesenteriale Lymphknoten gleich häufig. Beim MH ist die Milz das am häufigsten befallene abdominelle Organ, sie ist jedoch sehr selten bei den NHL-Lymphomen diffusen Typs involviert. Besteht bei einem NHL-Lymphom eine Splenomegalie, so kann mit großer Wahrscheinlichkeit von einem Milzbefall ausgegangen werden. Dagegen läßt sich beim MH nur zu ca. 50% eine vergrößerte Milz nachweisen. Eine hepatische Organmanifestation (5% bei MH, 15% bei NHL) wird relativ selten gefunden (Befallsmuster siehe auch Mediastinum).

• **CT**

Nativ: Vergrößerte Lymphknoten können scharf berandet sein oder zu größeren homogenen Konglomeraten zusammenfließen. Die (teilweise erheblichen) Verdrängungen der Nachbarorgane hängen von der Größe der Raumforderung ab. Trotz Streckung der versorgenden Gefäße sind kaum Thrombosen nachweisbar. Bei diffusem

Tabelle 22-1. Stadieneinteilung des Morbus Hodgkin und der Non-Hodgkin-Lymphome.

Stadium		Substadium
Stadium I	Einzelne Lymphknotenregion	
	Lokalisierter Befall eines einzelnen extralymphatischen Organs/Bezirks	I E
Stadium II	2 oder mehrere Lymphknotenregionen auf gleicher Zwerchfellseite	
	Lokalisierter Befall eines einzelnen extralymphatischen Organs/Bezirks mit seinen regionären Lymphknoten ± andere Lymphknotenregionen auf gleicher Zwerchfellseite	II E
Stadium III	Lymphknotenregionen auf beiden Zwerchfellseiten ± lokalisierter Befall von einzelnen extralymphatischen Organen/Bezirken	III E
	Milz	III S
	beide	III E + S
Stadium IV	Diffuser Befall extralymphatischer Organe ± regionärer Lymphknotenbefall	
	Isolierter Befall von extralymphatischen Organen und nicht-regionären Lymphknoten	
Alle Stadien unterteilt:	Ohne Gewichtsverlust/Fieber/Schweiß	A
	Mit Gewichtsverlust/Fieber/Schweiß	B

Wachstum können Weichteilzonen entstehen, die den Retroperitonealraum und die Mesenterialwurzel maskieren. In Zwerchfellhöhe ist insbesondere auf die retrokruralen Lymphknoten zu achten. Die Beurteilung der Mesenterialwurzel, aber auch der Paraaortalregion erfordern eine gleichmäßige Darmkontrastierung, um auch geringere LK-Vergrößerungen erfassen zu können. Im Becken ist ein exakter Seitenvergleich unerläßlich. Da Lymphome häufig mit dem M. psoas verbacken sind, müssen auch Seitendifferenzen des M. psoas berücksichtigt werden, besonders wenn die Abgrenzung zum M. iliacus aufgehoben oder ausgefüllt ist.

Die *Radiodensität* der Lymphknotenvergrößerungen gleicht der des Muskelgewebes (40 – 60 HE).

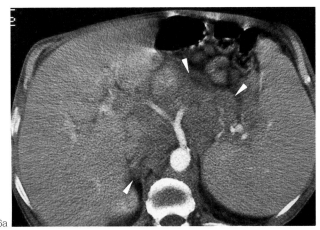
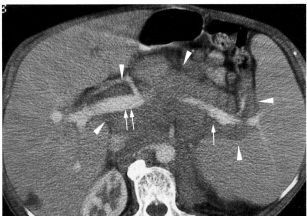
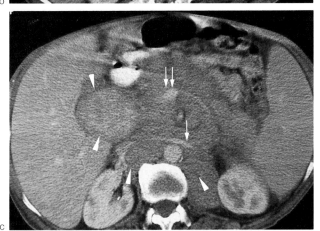
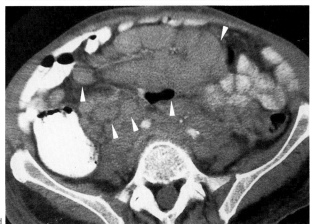
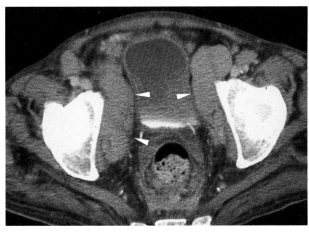

Abb. 22-26. Lymphknotenvergrößerungen bei chronisch-lymphatischer Leukämie. Unterschiedlich große, zwischen 2 cm messende Lymphknotenvergrößerungen (▸) durchsetzen den gesamten Abdominalraum. Im Oberbauch neben der vergrößerten Milz konfluieren die Lymphknotenkonglomerate. Nach KM-Gabe sind die Gefäßstrukturen sichtbar, die deutlich nach ventral abgedrängt sind (b) V. lienalis (→), V. portae (⇒), (c) V. renalis (→), Konfluenz der V. mesenterica superior (⇒). Das Pankreas selbst ist nicht erkennbar. Seine veränderte Lage kann nur anhand der verlagerten Gefäßstrukturen vermutet werden. Erheblich vergrößerte Lymphknoten im Bereich der Mesenterialwurzel und Mesokolon (d). Erhebliche Lymphknotenvergrößerungen im Bereich der Iliaca-interna-Gruppen, insbesondere der Obturator-interna-Gruppe (e).

KM: Nach KM-Bolus findet sich ein nur mäßiggradiges, z. T. ungleichförmiges Enhancement um etwa 20 HE. In Einzelfällen kann jedoch eine erheblich stärkere Kontrastanhebung erfolgen. Die KM-Gabe dient primär zur Differenzierung der LK-Strukturen von Gefäßen und der Organabgrenzung bei infiltrativem Wachstum und der Beurteilung des Milz- und Leberparenchyms.

Die Beurteilung von *Leber* und *Milz* ist grundsätzlich mit einzubeziehen. Eine Vergrößerung ist bereits ein wichtiger Hinweis auf einen Befall, jedoch kein verläßliches Kriterium. Die Parenchymdichte der Milz kann bei Befall mäßiggradig herabgesetzt sein, umschriebene Infiltrationen finden sich bei enger Fensterwahl bei etwa 10 % der Patienten. Eine sequentielle Computertomographie in auffälligen Parenchymabschnitten kann nach KM-Bolus die Nachweisempfindlichkeit eines fokalen Lymphombefalls deutlich steigern. Bei diffusem Organbefall von Milz und Leber gelingt der Nachweis auch mit der Sequenz-Computertomographie nur selten, wobei

Kapitel 22 · Retroperitonealraum

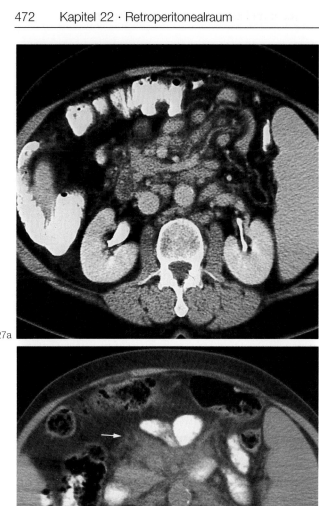

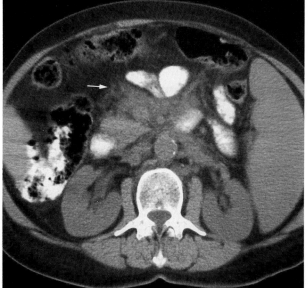

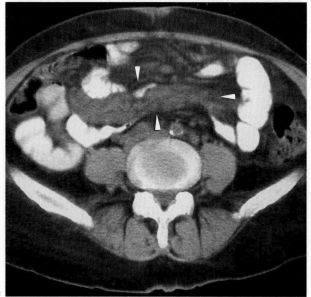

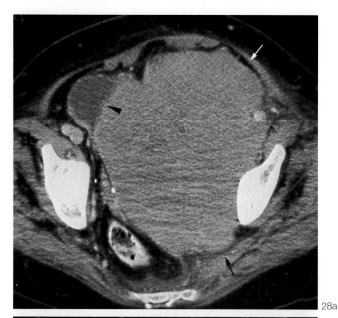

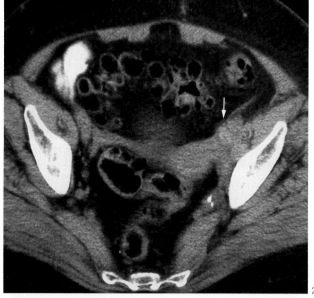

Abb. 22-28. Hochmalignes Non-Hodgkin-Lymphom. Der große homogene Tumor füllt nahezu das gesamte Becken aus und drängt die Harnblase nach rechts ab (a ►). Nach Chemotherapie nahezu vollständige Rückbildung der Weichteilmassen. Diskrete Reststrukturen im Bereich der Iliaca externa-Gefäße links (b→).

Abb. 22-27. Verlaufskontrolle eines Non-Hodgkin-Lymphoms. Nachweis multipler, gut abgesetzter, etwa 1–2 cm messender Lymphknotenvergrößerungen, vorwiegend in der Mesenterialwurzel bei gleichzeitig bestehender Splenomegalie (a). Nach Remission vier Jahre später Rezidiv. Die Lymphknoten konfluieren und stellen jetzt ein dichtes Konglomerat im Bereich der Mesenterialwurzel dar (b→). Nach Chemotherapie vermindert sich die Weichteilmasse, führt jedoch nicht zur vollständigen Rückbildung (c ►), so daß weiterhin vitales Lymphomgewebe angenommen werden muß.

eine fehlende Trabekulierung der vergrößerten Milz in der arteriellen Einflußphase bei Lymphombefall häufiger gesehen wird.

Zum Nachweis eines *Darmbefalles* muß das Mesenterium genauestens untersucht werden; es ist nur nach optimaler Darmkontrastierung sicher beurteilbar. Deutlich (um mehr als 1 cm) verdickte Darmwände sind sehr suspekt für eine gastrointestinale Manifestation (s. Lymphom des Magens, des Dünn- und Dickdarms, der Leber und der Niere).

Nach *Therapie* ist die Verkleinerung der Lymphknoten bzw. Lymphommassen computertomographisch exakt darstellbar. Häufig erfolgt eine vollständige Restitution des retroperitonealen und mesenterialen Fettgewebes. Nicht selten bleiben jedoch auch Reststrukturen nachweisbar, die zwar bei Retraktionszeichen auf eine Fibrose (Matrixgewebe) hinweisen, vitales lymphatisches Gewebe jedoch nicht ausschließen. Werden bioptische Verfahren nicht angewendet, so sind anfänglich dreimonatige Verlaufskontrollen zum Rezidivausschluß notwendig.

Lymphknotenmetastasen

Die lymphogene Ausbreitung eines Malignoms wird von der Lage und vom Lymphabfluß des betroffenen Organs bestimmt. Daher sind zunächst die umgebenden und dann die entfernteren Lymphstationen auf Metastasen abzusuchen, um das volle Ausmaß der Tumoraussaat zu erfassen.

Im Oberbauch sind maligne Pankreas-, Nieren und Magenerkrankungen Ursache für regionale Lymphknotenvergrößerungen, die auch nach kaudal bis unter den Nierenstiel hinunterreichen können. Bei Hoden-, Ovarial- und ausgedehnten Uteruskarzinomen muß berücksichtigt werden, daß beidseits direkte Drainagewege von Ovarien

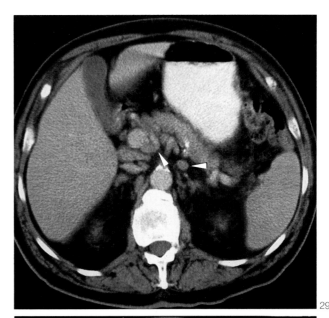
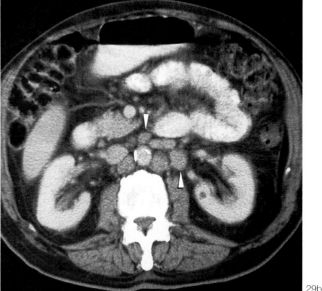
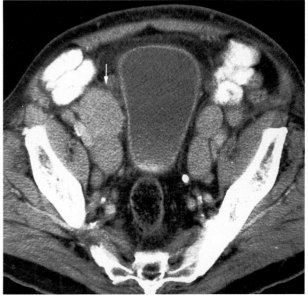

Abb. 22-29. Non-Hodgkin-Lymphom. Hier sind die Lymphome am größten im Becken ausgeprägt (c→), während die Mesenterialwurzel nicht befallen ist (b), sondern hauptsächlich der Retroperitonealraum entlang der großen Gefäße. Eine Splenomegalie liegt nicht vor (a). Insgesamt sind die Lymphknoten scharf abgesetzt und zeigen keine Konfluenz.

und Hoden zum Nierenstiel ziehen. Früh befallen sind daher bei Seminomen und Ovarialkarzinomen die paraaortalen, beim Kolonkarzinom die mesenterialen und bei Uterus-, Prostata- und Blasentumoren die iliakalen, häufiger auch die präsakralen Lymphknotenstationen.

● **CT**

Metastatische Lymphknotenvergrößerungen sind weniger massiv und häufiger nodulär strukturiert als maligne Lymphome. Im Vergleich zu diesen findet sich seltener ein generalisiertes Befallsmuster. Bei Metastasen eines Hodentumors sind aber Lymphknotenkonglomerate nicht selten (bulky masses). Bei Hodentumoren ist durch eine exakte und angrenzende Schichtabfolge besonders auf die erste retroperitoneale Lymphknotenstation im Bereich der Nierenstiele zu achten. Das Auffinden und die exakte Beurteilung von vergrößerten Lymphknoten ist nur bei eindeutiger Kontrastierung des Darms und der Gefäße, insbesondere im Becken, möglich.

Die *Radiodensität* gleicht der des Muskels. Hypodense Areale (18 ± 7 HE) sind nach Therapie größerer Lymphknotenkonglomerate nicht selten und können bis auf Wasserdichte absinken, so daß ein zystoides Aussehen resultiert. Eine bolusförmige Kontastmittelgabe führt wie bei den malignen Lymphomen nur zu einem geringen Enhancement von 10 – 20 HE.

DD: Im Einzelfall kann die Abgrenzung gegen ein malignes Lymphom unmöglich werden, wenn nicht andere Zeichen einer lymphatischen Organmanifestation (z. B. Splenomegalie) hinzutreten. Knöcherne Destruktionen sprechen eher für eine Metastasierung als für ein malignes Lymphom. In der Regel ist der Primärtumor jedoch bekannt, so daß die Differentialdiagnose häufig nicht gestellt werden muß.

Lit.: 2649, 2326, 2325, 2301, 2443, 2442, 2313, 2470, 1782, 2458, 2310

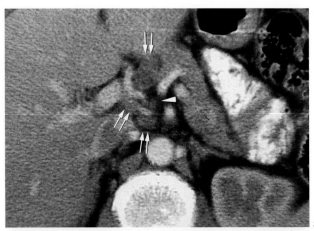
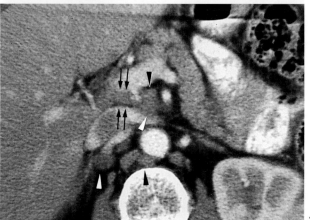
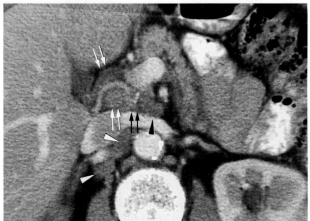
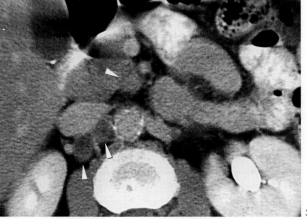

Abb. 22-30a–d. Metastasierendes Ovarialkarzinom. Die gut abgesetzten geringen LK-Vergrößerungen (▸) umgeben die großen Gefäße und lassen sich auch in der Leberpforte (⇒) nach KM-Gabe sicher abgrenzen.

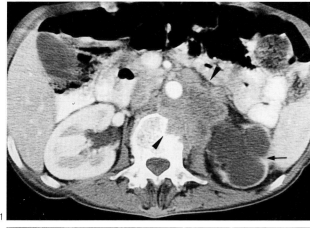
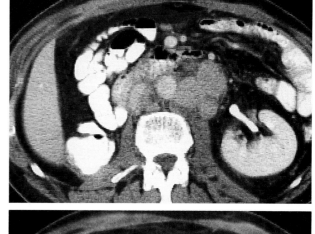
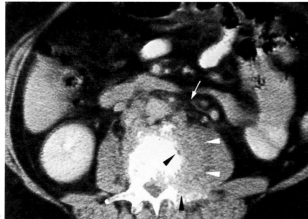
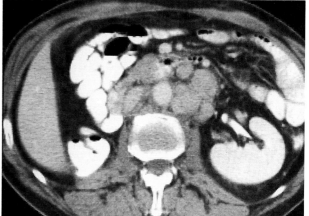

Abb. 22-31. Metastasen eines Kollumkarzinoms paraaortal. Großes Weichteilkonglomerat paraaortal in Höhe der Nieren. Das Tumorgewebe nimmt mäßiggradig bevorzugt randständig Kontrastmittel auf (►). Nachweis einer Knochendestruktion (►) und einer chronischen Harnstauungsniere links (→).

Abb. 22-34. Metastasen eines Renalzellkarzinoms. Deutliches Enhancement nach KM-Bolus.

Abb. 22-32. Metastasierendes Harnblasenkarzinom. Perivertebral ist das Fettgewebe maskiert, die Außenkontur des Wirbelkörpers arrodiert (►). Daneben finden sich kleinere noduläre Strukturen, direkt prävertebral periaortal (→). Das Ausbreitungsmuster ist hier vorwiegend kleinknotig lymphangiotisch.

Abb. 22-33. Beckenwandmetastasen bei Blasenkarzinom. Nach Zystektomie finden sich große Weichteilmassen im Bereich der Beckenwand. Sie zeigen ein randständiges Enhancement und erniedrigte Werte im Tumorzentrum (20 HE) als Ausdruck der Tumornekrose.

Abb. 22-35. Spätmetastasen eines Sigmakarzinoms. In Höhe der Aortengabel im Abgangsgebiet der A. iliaca communis links findet sich eine weichteildichte Raumforderung, die mäßiggradig Kontrastmittel aufnimmt und zur Harnstauungsniere links führt.

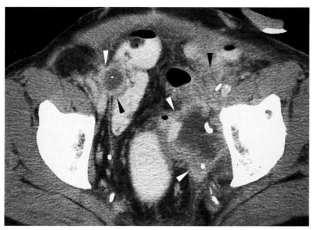
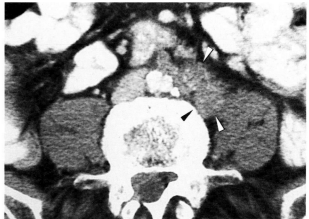

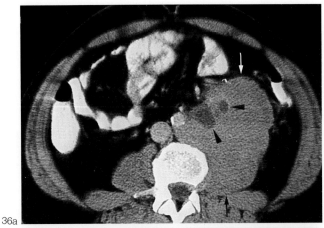
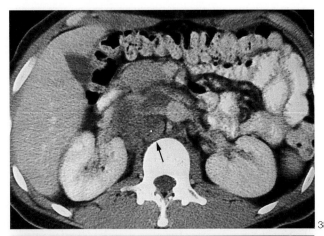
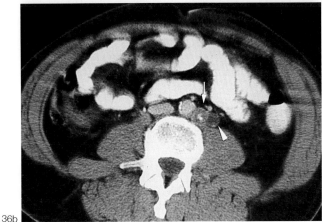
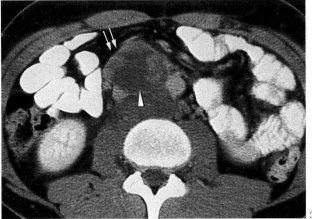

Abb. 22-36. Seminommetastasen. Große kolbige Weichteilmasse (a→), den retroperitonealen Gefäßen aufsitzend, mit umschriebenen Hypodensitäten (a▸), die Nekrosebezirken entsprechen. Nach Chemotherapie bleibt auch nach mehreren Jahren eine kleine, z.T. verkalkte, Weichteilstruktur (b→) als Narbengewebe bestehen. Die anfangs bestehende Hydronephrose und Ureterweiterung (b▸) bildet sich nicht zurück.

Abb. 22-38. Metastasen eines embryonalen Hodenkarzinoms mit Chorionanteilen. Die Lymphknotenvergrößerungen drängen die Gefäße nach ventral ab (→) und zeigen nach KM-Gabe deutliche hypodense Zentren (Nekrosebezirke b▸), von denen sich das vitale Tumorgewebe (b⇒) absetzt.

Abb. 22-37. Metastasierendes embryonales Hodenkarzinom mit Seminomanteilen. Retrokaval Nachweis eines 1,5 bis 2 cm großen, relativ hypodensen Knotens (▸), der die Cava nach ventral abdrängt.

Abb. 22-39. Metastatische Tumorinfiltration (▸) eines Ovarialkarzinoms nach mehrfacher Chemotherapie.

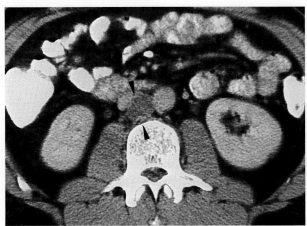
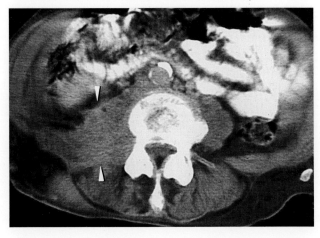

Nicht an Faszienräume gebundene Prozesse

Benigne Lymphadenopathien

Sie werden im Retroperitonealraum seltener angetroffen und verursachen nur etwa 6% aller Lymphknotenvergrößerungen. Reaktiv vergrößerte Lymphknoten können insbesondere bei immundefizienten Patienten eine Größe von mehr als 2 cm annehmen, so daß differentialdiagnostisch nicht zwischen Lymphom und Metastasen eines Kaposi-Sarkoms entschieden werden kann.

Lymphknotenvergrößerungen bei *Sarkoidose*, *Tuberkulose* und *Mastozytose* können relativ generalisiert auftreten und ebenfalls differentialdiagnostische Probleme bereiten. Einschmelzungen mit Dichteabsenkungen sind bei der Tuberkulose beschrieben. Die Ablagerung von Fetten bzw. Fettsäuren bedingen beim *M. Whipple* eine konstante Verminderung der Dichtewerte (10 – 30 HE) der leicht vergrößerten Lymphknoten. Die *Amyloidose* kann zu lymphomähnlichen LK-Vergrößerungen führen.

DD: Maligne Lymphome und Lymphknotenmetastasen.

Lit.: 2448, 2039, 2462, 2447, 2449, 690, 2456, 2437

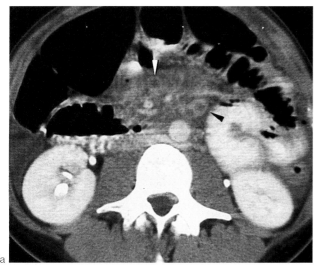
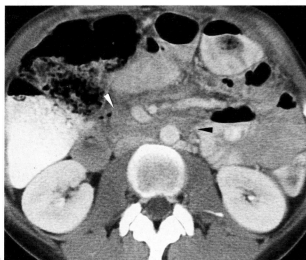

Abb. 22-40. Abszedierende Lymphadenitis. Das Fettgewebe der Mesenterialwurzel ist maskiert. Nach Bolusgabe finden sich zahlreiche Ringfiguren, die den entzündeten Lymphknoten mit zentraler Abszedierung entsprechen. In Höhe des Beckeneinganges konfluieren diese Zonen zu größeren Abszeßformationen (a►). Nach 14tägiger antibiotischer Therapie sind die Abszeßformationen nicht mehr nachweisbar. Das Fettgewebe der Mesenterialwurzel ist weiterhin maskiert durch entzündlich granulomatöses, deutlich Kontrastmittel aufnehmendes Gewebe (b).

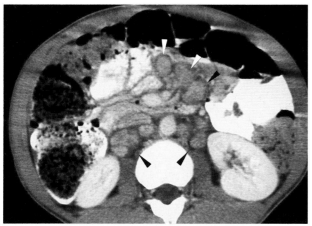

Abb. 22-41. Mesenteriale Lymphknotentuberkulose. Die Mesenterialwurzel weist 1 bis 2 cm große, Kontrastmittel aufnehmende Lymphknotenvergrößerungen auf (►). Eindeutige zentrale Hypodensitäten als Ausdruck der Verkäsung sind in diesem Falle nicht erkennbar.

Primäre retroperitoneale Tumoren

Primäre retroperitoneale Tumoren sind als Neoplasien der verschiedenen Gewebearten aller drei Keimblätter definiert. Die Tumoren sind zu 85 % maligne und werden bis auf die endokrin aktiven Formen meist (zu) spät erkannt. Embryonale Rhabdomyosarkome und Neuroblastome werden im Kindesalter, neurogene und teratogene Tumoren meist vor dem 30. Lebensjahr, mesenchymale und epitheliale Relikttumoren ab dem 4. Dezennium angetroffen. Eine genetische Disposition für neurogene Tumoren besteht bei Patienten mit v.-Hippel-Lindau-Syndrom, tuberöser Sklerose oder familiärer Neurofibromatose.

Tabelle 22-2. Relative Häufigkeit primärer retroperitonealer Tumoren.

		Gutartige Formen	Bösartige Formen
50 % (40–60 %)		**Lipom** **Leiomyom** Rhabdomyom **Myxom** Fibrom Lymphangiom Hämangiom Hämangioperizytom Mesenchymom	**Liposarkom** Leiomyosarkom Rhabdomyosarkom **Myosarkom** Fibrosarkom Lymphangiosarkom Angiosarkom malignes Hämangioperizytom **malignes Mesenchymom**
30 % (11–50 %)		**Ganglioneurom** Paragangliom **Phäochromozytom** **Neurofibrom** Neurolemmom	**Neuroblastom** (<6. Lebensjahr) Phäochromoblastom malignes Schwannom
10 % (5–25 %)		**Teratom** (im Kindesalter) Dermoidkystom Chordom	Teratokarzinom malignes Chordom
10 % (5–11 %)		Adenom epitheliale Zysten	Karzinom

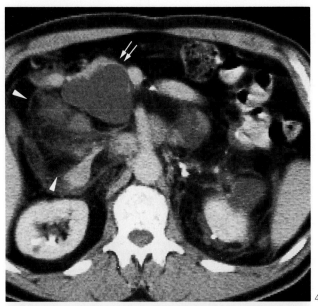
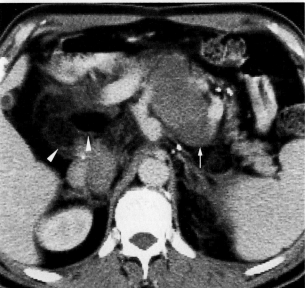
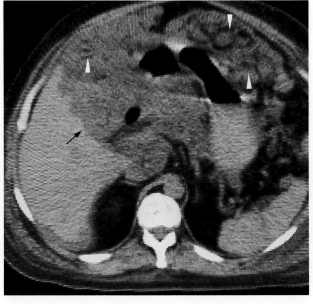

Abb. 22-42. Ausgedehntes Liposarkom. Durch unterschiedliche Gewebezusammensetzung lassen sich unterschiedliche Tumoranteile nachweisen, deren Dichte im Fett- (▶), Wasser- (⇒) oder im Weichteilbereich (→) liegt.

Abb. 22-43. Liposarkom (→) mit erniedrigten Dichtewerten (18 HE) und scharf abgesetzten fettäquidensen, schmalen Gewebebezirken (▶).

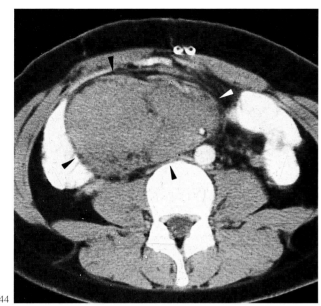

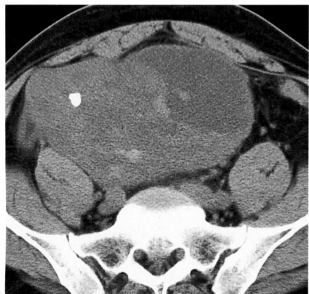

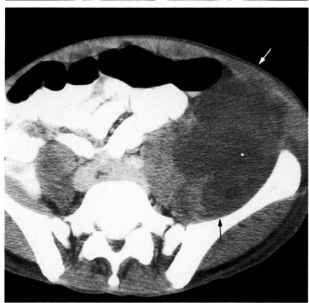

Relativ häufig (überwiegend beim weiblichen Geschlecht) sind *fetthaltige* Tumoren (Lipome, Liposarkome). Intratumorale *Verkalkungen* finden sich gehäuft beim Neuroblastom, Ganglioneurom, Hämangiom und Hämangioperizytom. Größere, besonders schnell wachsene Tumoren degenerieren öfters *zystisch*.

Retroperitoneale Sarkome metastasieren selten regional lymphogen. Eine hämatogene Aussaat erfolgt im fortgeschrittenen Stadium in Lunge, Leber, Knochen, Peritoneum, Haut und/oder Gehirn.

• **CT**

Nativ: Meist wird eine solitäre Raumforderung nachgewiesen, die bei Größenzunahme auch bilateral ausgebildet sein kann. Sie liegt vorzugsweise vor der Wirbelsäule und dem M. psoas und kann größenabhängig Mittellinienstrukturen verdrängen.

Eine gute Abgrenzbarkeit – durch erhaltene peritumorale Fettummantelung – und fehlende Metastasen sprechen für einen lokalisierten Prozeß, jedoch nicht gegen Malignität. Andererseits gelten infiltratives, anatomische Grenzen nicht respektierendes Wachstum, ossäre Destruktionen und der Nachweis von Metastasen in Lunge, Leber, Mesenterium oder Weichteile als eindeutige Malignitätskriterien. Gefäßarrosionen mit Einblutungen sind selten.

Abb. 22-44. Fibrome bei Gardner-Syndrom.

Abb. 22-45. Neurogenes Sarkom mit im Vergleich zum Muskelgewebe leicht herabgesetzten, inhomogenen Dichtewerten und einzelnen Verkalkungen.

Abb. 22-46. Malignes Hämangioperizytom. Es weist nach KM-Bolus infolge der Nekrosen nur ein diskretes Enhancement auf.

Die *Radiodensität* der Malignome ist meist bereits im Nativbild inhomogen. Sie gleicht etwa der des Ausgangsgewebes und kann somit Hinweise auf die Art des Sarkoms geben:

- *Fetthaltige Tumoren:* Reine Fettwerte von -120 bis -80 HE finden sich beim *Lipom* und beim *Liposarkom.* Nur wenn das Gewebe gleichförmig fettäquidens ist und von feinen Septen durchzogen wird, ist die Diagnose eines Lipoms gerechtfertigt. Stärkere solide Komponenten, die die Fettbezirke inselartig umgreifen, oder flächige Dichteanhebungen sprechen für ein Liposarkom. Durch wechselnde Zusammensetzung von lipomatösen, xanthomatösen und myxomatösen Gewebeanteilen können außerdem sehr unterschiedliche Gewebedichten erzielt werden, ohne daß isoliertes Fettgewebe erkennbar ist. Es gibt daher Liposarkome mit Gewebsdichte über 30 HE (solider Typ), solche mit sichtbaren fetthaltigen Komponenten (Mischtyp) und pseudozystischen Formen mit Wasseräquidensität. Lipideinlagerungen bei neurogen Tumoren können zu deutlichen Dichteabsenkungen führen. *Neurofibrome* lassen sich daher durch ihre Hypodensität zum benachbarten Muskelgewebe und ihre typische, an den Nervenverläufen orientierte Lokalisation identifizieren.

- *Zystische Tumoren:* Zystische *Lymphangiome* unterscheiden sich von wasseräquidensen Liposarkomen durch den Nachweis einer zarten Zystenwand, die geringgradig Kontrastmittel aufnimmt und eine uni- bzw. multilokuläre harmonische Architektur.

- *Weichteildichte Tumoren:* Eine Artdiagnose einer isolierten Raumforderung ist bei glatter Begrenzung und homogener Radiodensität nicht möglich. Große Raumforderungen, die meist hypodense Areale aufweisen, sprechen jedoch für Malignität, die bei Organinvasion oder Knochendestruktion eindeutig wird. Stärkere Nekrosen, die besonders beim Leiomyosarkom und malignem Histiozytom vorkommen, führen zu Dichteabsenkungen in den Wasserbereich (zystische Degeneration).

Verkalkungen sind insgesamt selten und finden sich vorzugsweise bei neurogenen (Neuroblastom) und angiomatösen Raumforderungen (Hämangiom, Hämangioperizytom).

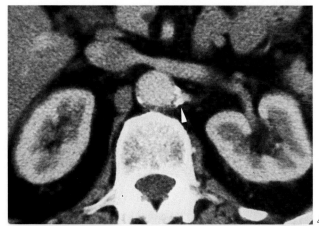
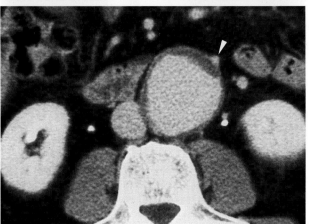

Abb. 22-47. Infrarenales Aortenaneurysma. Die Aorta weist in Höhe der Nierenarterien (a►) ein normales Lumen auf. Über der Aortenbifurkation erweitert sich das Lumen auf 5 cm mit geringen thrombotischen Wandauflagerungen. A. mesenterica inferior (b►).

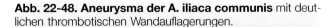

Abb. 22-48. Aneurysma der A. iliaca communis mit deutlichen thrombotischen Wandauflagerungen.

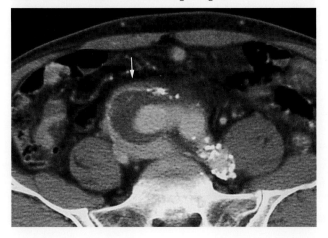

KM: Die vitalen Tumoranteile zeigen nach Bolusgabe meist ein deutliches Enhancement, das Nekroseareale und fetthaltige Bezirke eindeutig demarkiert. Eine besonders starke Kontrastierung wird beim Hämangiom und Hämangioperizytom angetroffen.

DD: Die Abgrenzung eines soliden Sarkoms von einem *Lymphomkonglomerat* ist häufig nicht möglich. Für letzteres sprechen im Einzelfall homogene Radiodensität, manschettenartiges Umwachsen der großen Gefäße und geringes Enhancement. Außerdem müssen *Phäochromozytome* (s. Nebenniere), *Dermoidzysten* (s. Ovarialtumoren) berücksichtigt werden.

Lit.: 596, 3230, 1733, 2465, 2532, 2457, 2615, 1808, 2438, 2435, 2436, 2130, 2467

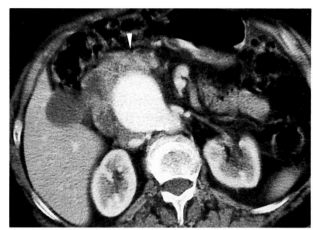

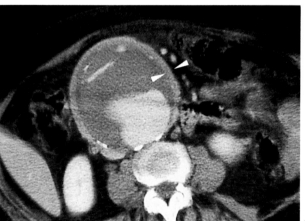

Abb. 22-49. Inflammatorisches Aortenaneurysma. Sowohl am kranialen Ansatz (a ▸) als auch infrarenal kontrastiert sich nicht nur das Lumen, sondern auch die äußere Wandschicht (b ▸ ◂) des Aneurysmas nach KM-Bolus.

Vaskuläre Prozesse

Aneurysmen

Die großen Arterien des Retroperitonealraumes sind bereits im Nativscan sichtbar, die kleineren nach gezielter Bolusinjektion. Nativ erleichtern arteriosklerotische Verkalkungen zusätzlich die Abgrenzung der Gefäße. Sie sind von aneurysmatischen Verkalkungen zu unterscheiden, die einen größeren Durchmesser als das versorgende Gefäß aufweisen. Aneurysmen der Organarterien sind im Vergleich zum Aortenaneurysma selten und kommen vorzugsweise an der Milzarterie (ca. 40%) und den Nierenarterien (ca. 20%) vor.

• *Aneurysma der Aorta abdominalis*

Das Aneurysma der Aorta abdominalis ist zu 98,5% arteriosklerotischer Genese. Luetische, mykotische oder traumatische Formen sind heutzutage zu Raritäten geworden. Nur 5% der arteriosklerotischen, aber 70% der luetischen Aneurysmen sind kranial der Nierenarterienabgänge lokalisiert. Infrarenal gelegene Formen setzen sich häufig in die Beckenarterien fort. Zu über 75% finden sich Wandverkalkungen. Ein Aneurysma der Aorta abdominalis wird bei einem

Abb. 22-50. Dissezierendes Aneurysma. Die thorakale Dissektion setzt sich in den Abdominalraum fort (▸). Die linke Niere wird aus dem linken Lumen versorgt.

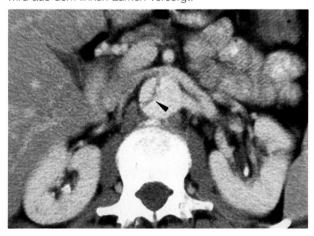

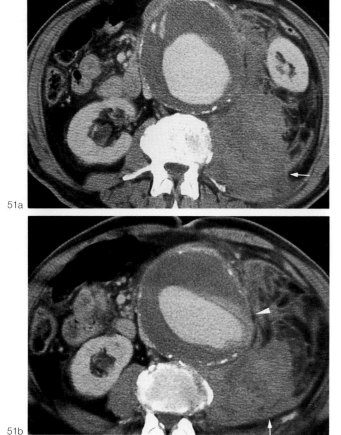

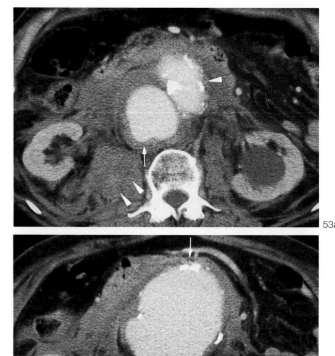

Abb. 22-51. Rupturiertes Aortenaneurysma. Direkt unterhalb der Nierenarterienabgänge (a) Nachweis eines großen Aortenaneurysmas mit einem Durchmesser von 9 cm. Das exzentrische Lumen erreicht oberhalb der Bifurkation links die Außenkontur der Aorta, die hier keine Verkalkungen aufweist (b ▻). Benachbart ist eine große Weichteilformation (a, b →) mit inhomogener Dichte, ein ausgeprägtes retroperitoneales Hämatom, das in den Perirenalraum eingebrochen ist und die linke Niere nach ventral abdrängt (a).

Abb. 22-53. Aneurysma spurium. Neben der Aorta, die durch Wandverkalkungen erkennbar ist (a ▻), läßt sich rechts lateral ein zweites Lumen nachweisen (a →), das sich aus dem großen abdominellen Aneurysma (b →) von kaudal nach kranial her entwickelt. Das falsche Aneurysma liegt innerhalb eines großen periaortalen, nativ leicht hyperdensen Hämatoms, das den rechten Retroperitonealraum und Perirenalraum durchsetzt (▻).

Abb. 22-52. Paraaortales Hämatom bei Aortenruptur. Innerhalb des Hämatoms läßt sich ein kleiner Kontrastmittelspiegel (→) nachweisen als Ausdruck des Aortenlecks.

Abb. 22-54. Perirenales Hämatom bei Ruptur eines Aortenaneurysmas. Die Einblutung in den Perirenalraum drängt die linke Niere nach ventral ab. Die faszialen Grenzen (→) werden zum großen Teil respektiert.

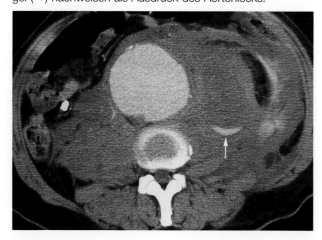

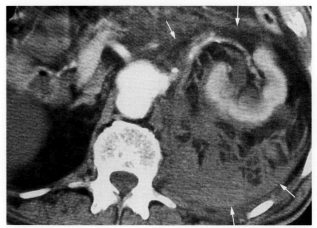

Vaskuläre Prozesse 483

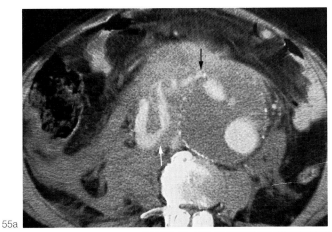
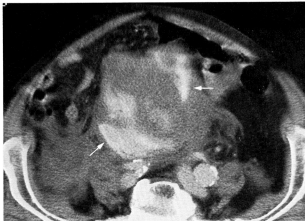

Abb. 22-55. Rupturiertes Aortenaneurysma. Nach KM-Gabe läßt sich der Austritt des Kontrastmittels am Rupturort nachweisen (a→). Das Blut setzt sich als ausgedehntes Hämatom in das Becken fort (b→).

Abb. 22-56. Nahtaneurysmen. Bei Zustand nach Implantation einer Y-Prothese finden sich im Anastomosenbereich bds. erhebliche Erweiterungen der Aa. iliacae (→), ohne Nachweis von thrombotischen Auflagerungen.

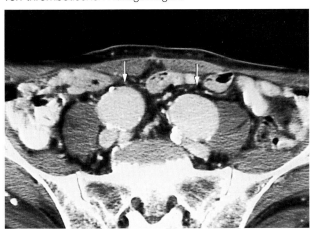

Außendurchmesser von mehr als 4 cm angenommen. Eine *Operationsindikation* wird ab einem Durchmesser von 5 cm gestellt, jedoch vom klinischen Verlauf abhängig gemacht.

Dissezierende Aneurysmen entstehen nur ausnahmsweise im Abdominalbereich und stellen meist die Fortsetzung einer thorakalen Dissektion dar. Mykotische oder infizierte Aneurysmen sind selten und können in normalen und auch in arteriosklerotischen Gefäßen entstehen. Die Infektion erfolgt entweder hämatogen oder per continuitatem aus Nachbarorganen.

• **CT**

Nativ: Arteriosklerotische Veränderungen lassen sich bereits im Nativscan durch Wandverkalkungen nachweisen. Bereits nativ sind thrombotische Auflagerungen im Gefäßlumen häufig an einer diskreten innenseitigen, ringförmigen oder semilunären Hypodensität nachweisbar. Die Usurierung angrenzender Wirbelkörper beweist einen langen und chronischen Verlauf des Aneurysmas.

KM: Nach einem KM-Bolus demarkiert sich das Lumen eindeutig. Die Erweiterung des Außendurchmessers läßt sich computertomographisch exakt vermessen. Eine gesunde Aorta zeigt in ihrem Verlauf eine Verjüngung des Außendurchmessers von kranial nach kaudal; das Fehlen dieser Verjüngung ist bei grenzwertigen Außendurchmessern (ca. 4 cm) bereits als Zeichen einer Gefäßektasie zu deuten, wie auch eine Erweiterung der Iliakalarterien.

Eine *Ruptur* des Aneurysmas wird an der Unschärfe der Außenkontur gegen das perivaskuläre Fettgewebe sichtbar. Ausgedehnte Blutungen können sich je nach Lage des Lecks in den vorderen oder hinteren pararenalen Raum und auch perirenal ausbreiten und zu erheblichen Verlagerungen der Organe führen. Hyperdensitäten um etwa 70 HE sind Ausdruck einer frischen Blutung. Blutnachweis in der Peritonealhöhle ist ein lebensbedrohliches Zeichen. Bei umschriebenen periaortalen Maskierungen ist durch gezielte *Kontrastmittelgabe* ein mögliches Leck zu identifizieren, das bei chronischem Verlauf zu einem periaortalen Hämatom mit fibrotischer Kapsel führen kann (Aneurysma spurium, *Pseudoaneurysma*). Ein Hinweis auf diese Ge-

484 Kapitel 22 · Retroperitonealraum

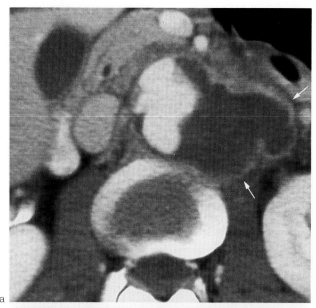

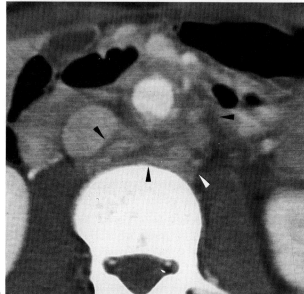

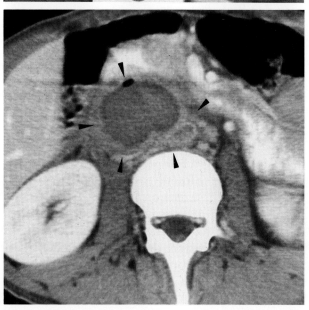

nese bietet die Unterbrechung der äußeren zirkulären Aneurysmaverkalkung am Ort des Pseudoaneurysmas.

Das Enhancement einer meist glatt berandeten, periaortalen Weichteilzone ist Zeichen eines inflammatorischen Aortenaneurysmas (s. idiopathische retroperitoneale Fibrose).

Die seltenen *mykotischen Aneurysmen* sind meist sackförmig ausgebildet, Gaseinschlüsse in der Gefäßwand sind ein pathognomonisches, jedoch nicht konstantes Merkmal. Bestehende Wandverkalkungen können durch die Entzündung aufgelöst werden und fehlen bei ausgedehnten Prozessen meist ganz. Ein entzündliches Geschehen (Osteomyelitis, Abszeß, Empyem) in der direkten Nachbarschaft ist meist verantwortlich für das Aneurysma.

Da vor Aneurysmaoperationen mittlerweile häufig auf eine Arteriographie verzichtet wird, ist bei der CT-Befundung eine exakte Beschreibung der Ausdehnung und der Beziehung zu den Nierenarterien, ggf. auch eine sekundäre Bildrekonstruktion essentiell.

Eine meist im Thoraxbereich beginnende *Aortendissektion* wird in gleicher Weise nachgewiesen. Dissektionsmembran sowie falsches und wahres Lumen lassen sich bei schneller Scanabfolge und ausreichender KM-Gabe meist eindeutig darstellen. Die Versorgung der viszeralen Arterien aus den jeweiligen Lumina sollte vor operativen Eingriffen – ggf. mit einer gesonderten Sequenz-CT - geklärt werden. Zeigt ein längeres Aortensegment bereits im Nativscan eine hyperdense Aortenwand, so kann dieses ein Hinweis auf eine Aortendissektion sein (frische Thrombose im Dissektionslumen).

Abb. 22-57. Mykotisches Aneurysma. Unterhalb der Nierenarterien läßt sich ein gelapptes Lumen der Aorta nachweisen, deren Außenkontur links bogig auslädt und nach KM-Gabe deutlich kontrastiert wird (a→). Auf tieferen Schichten finden sich noduläre Strukturen (Lymphknoten), die geringgradig Kontrastmittel aufnehmen (b►). Eine knöcherne Usur der benachbarten Wirbelkörper ist nicht erkennbar. Nach Operation des Aneurysmas (c), die zu einem Fieberabfall führt, werden 14 Tage später als Zeichen einer erneuten Infektion Lufteinschlüsse im Aortenlager nachgewiesen (c). Das kontrastaufnehmende Granulationsgewebe (►) bildet sich zurück.

Postoperative Veränderungen sind ebenfalls computertomographisch gut erfaßbar. Das implantierte Prothesenmaterial (Rohrprothese, Y-Prothese) läßt sich je nach Material als scharf berandete, diskret-hyperdense Ringstruktur nachweisen. Bei der End-zu-End-Anastomose innerhalb des Aneurysmasackes findet sich postoperativ häufig ein sichelförmiger Flüssigkeitssaum an der Prothese, die in den Aortensack eingenäht worden ist. Bei End-zu-Seit-Anastomosen ist die Anastomosenregion eindeutig zu identifizieren, denn das distale Aortenlumen und die überbrückten Iliakalarterien sind meist thrombosiert.

Mögliche postoperative *Komplikationen* sind eine Anastomosenblutung mit Ausbildung eines perivaskulären Hämatoms (falsches Aneurysma, Pseudoaneurysma), ein thrombotischer Prothesenverschluß und die *Protheseninfektion*. Letztere läßt sich durch Flüssigkeitssäume um die Prothese diagnostizieren. Eindeutig wird die Infektion erst durch den Nachweis bakterieller Gaseinschlüsse. Sie unterscheiden sich von postoperativen Luftansammlungen dadurch, daß sie länger als zehn Tage nach der Operation nachweisbar, häufig bläschenförmig konfiguriert und entlang der Flüssigkeitssäume an den Gefäßprothesen orientiert sind. Auch der Gasnachweis in thrombosierten Gefäßen oder Prothesen ist ein eindeutiger Hinweis auf eine Infektion.

Später auftretende *Nahtaneurysmen* sind durch die Darstellung der an den Anastomosen gelegenen Lumenerweiterungen erkennbar.

Lit.: 761, 761, 255, 289, 276, 430, 301, 1850, 323, 419, 308, 1870, 1676, 2505, 198, 437, 3615, 1184, 1914, 1802, 1721, 3303, 1856, 4038, 3602, 1803

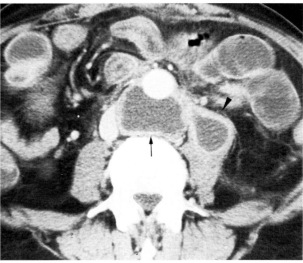

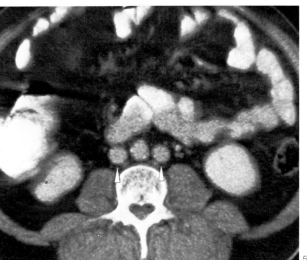

Abb. 22-58. Zustand nach Implantation einer Y-Prothese. Im ehemaligen Aneurysmasack hat sich ein Hämatom gebildet (→) mit Aussackung vor den linken Psoas (▸). Gaseinschlüsse als Hinweis eines Protheseninfektes sind jedoch nicht nachweisbar.

Abb. 22-59. Doppelte V. cava inferior. Die Aorta wird beidseits von einer V. cava inferior (▸) begleitet.

Trauma der Aorta

Ein stumpfes Bauchtrauma und perforierende Verletzungen können die Aorta lädieren und zu Einrissen der Aortenwand mit ausgedehnten pararenalen und perirenalen Hämatomen führen.

Translumbale Punktionen führen meist zu periaortalen, jedoch umschriebenen Hämatomen.

Lit.: 2445

Anomalien der unteren Hohlvene

Die V. cava inferior wird embryonal durch Anlage und Obliteration der dreipaarigen Kardinalvenen gebildet. Variationen der insgesamt seltenen Kavaanomalien werden dadurch verständlich. Bei fehlender Anlage des hepatischen Segmentes übernimmt die V. azygos die venöse Drainage des Bauchraumes. Bei doppelter Kavaanlage wird die V. hemiazygos hierzu mit einbezogen.

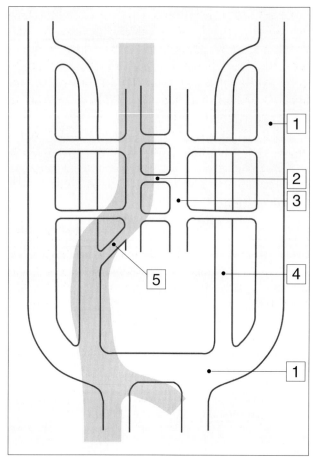

Abb. 22-60. Anomalien der V. cava inferior. Bedingt durch die komplizierte embryologische Entwicklung finden sich sehr unterschiedliche Venenfehlbildungen im Bauchraum, bei dem das V. azygos- und V. hemiazygos-System mit einbezogen ist (z. B. doppelte V. cava inferior, linksseitige V. cava inferior, periureteraler Venenring etc.)

Zeichenerklärung:
1 V. postcardinalis
2 V. supracardinalis
3 periureteraler Venenring
4 V. subcardinalis
5 subsuprakardinale Anastomose

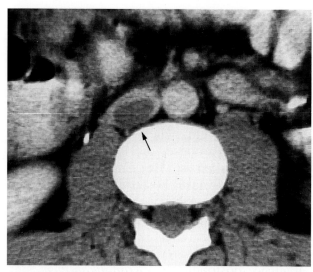

Abb. 22-61. Thrombose in der V. cava inferior im Rahmen eines paraneoplastischen Syndroms. Der Füllungsdefekt ist scharf berandet und KM-umflossen. Er entstammt der re. V. iliaca communis (→).

• **CT**

Nativ: Bei erweiterten Vv. azygos und hemiazygos (am sichersten im retrokruralen Raum nachweisbar) muß an eine Anomalie der V. cava inferior gedacht werden. Longitudinale Stränge neben der Aorta abdominalis sind grundsätzlich zunächst als Gefäße anzusehen. Die Differenzierung gegenüber Lymphknotenvergrößerungen wird bei der Ausbildung eines Venengeflechts schwierig. Doch sind Gefäßstrukturen zumeist schärfer abgesetzt als Lymphome. Bei fehlender Kavakontur im Lobus caudatus der Leber und erweiterter V. azygos kann die Diagnose eines V.-azygos-Kontinuationssyndroms bereits im Nativscan gestellt werden.

KM: Die diagnostische Sicherung der Gefäßanomalie erfolgt durch eine reichliche und protrahierte KM-Gabe, um auch bei ausgiebiger Kollateralisierung eine eindeutige Kontrastierung zu erzielen.

Lit.: 550, 285, 227, 619, 3260, 1036, 344, 233, 2257, 1896

Thrombose der V. cava inferior (einschließlich Beckenvenen)

Die Thrombose der V. cava inferior wird vorwiegend durch sich ausdehnende Beckenvenenthrombosen, seltener durch Kompression von außen, durch Einwachsen von Tumorthromben oder eine auf die Kava übergreifende Entzündung hervorgerufen. Primäre Kavathrombosen (z. B. bei Antithrombinmangel) sind seltene Ereignisse.

Bei Renalzellkarzinomen wächst ein Tumorthrombus zunächst in die V. renalis vor und verlegt partiell die V. cava inferior, deren Lumen sich konsekutiv zunehmend aufweitet. Ein ähnlicher Mechanismus findet sich beim Nebennierenkarzinom, das wie auch das hepatozelluläre Karzinom durch direkte Infiltration zur Kavathrombose führen kann. Der Thrombus wird bereits ab dem 4. Tage nach seiner Entstehung vom Rande her organisiert, er kann zentral erweichen und sich verflüssigen.

• **CT**

Nativ: Frische Thrombosen der V. cava inferior zeigen im Nativscan ein erweitertes hyperdenses Lumen. Länger bestehende Verschlüsse lassen das erweiterte Kavarohr hypodens im Vergleich zur Aorta erscheinen. In septischen Thromben werden inkonstant Gaseinschlüsse nachgewiesen, in zweifelhaften Fällen kann eine CT-gesteuerte diagnostische Punktion notwendig werden.

KM: Nach KM-Gabe läßt sich häufig eine leicht hypervaskularisierte Kavawand als Ausdruck der Thrombusorganisation nachweisen. Bei Teilobstruktion kann der wandständige Thrombus im kontrastierten Gefäßlumen als konstanter, scharfer Füllungsdefekt dargestellt werden, der dadurch gegen flußbedingte, wechselnde und unscharfe Hypodensitäten abgegrenzt werden kann. Findet sich ein zentrales Enhancement innerhalb einer Thrombose, so spricht dieses für ein Tumorgeschehen, insbesondere bei klinisch bekanntem Nierenkarzinom. Auch ein die Kava umgebender Prozeß (Entzündung, Tumor) läßt sich nachweisen, so daß die Computertomographie zur Aufdeckung der Thrombosenursache beitragen kann.

DD: Tumorthromben bei (Neben-)Nierenmalignomen sind meist durch den (bekannten) Primärtumor zu diagnostizieren und weisen nicht selten ein zentrales Enhancement auf. Ein Leiomyosarkom der V.cava inferior ist zwar selten, kann wegen seines intravasalen Wachstums jedoch differentialdiagnostische Probleme bereiten, wenn nicht eindeutige Zeichen der Tumorinfiltration in die Umgebung vorliegen.

Lit.: 1708, 3424, 3654, 118, 3261, 1897, 3916, 2703, 1165, 3750, 3741

Kapitel 23
Muskelgewebe

Muskelgewebe

Atrophie

Bei Inaktivität, Steroidmedikation und Denervation nimmt das Muskelgewebe ab, wobei die einzelnen Muskelstränge ihren Durchmesser vermindern. Bei Denervation eines Muskelbündels wird das Muskelgewebe durch Fettgewebe ersetzt. Normalerweise findet sich konstitutionsabhängig eine mäßige Fetteinlagerung zwischen den Muskelsepten.

• CT

In der CT läßt sich das Ausmaß der Atrophie lediglich abschätzen, da je nach Trainingszustand die Muskelmasse individuell erheblich schwankt. Umschriebene Atrophien (z. B. nach Verletzung) können jedoch im Seitenvergleich ebenso exakt abgeschätzt werden wie bei spinal bedingter Atrophie das Verteilungsmuster der Erkrankung. Auch quantitative Ausmessungen sind beschrieben.

Lit.: 2533, 2536

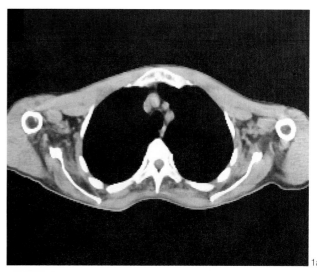
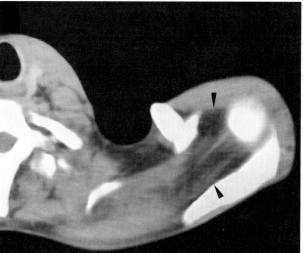

Abb. 23-1. Progressive Muskeldystrophie (faszio-skapulo-humeraler Typ). Die symmetrisch befallenen Muskelgruppen zeigen Dichtewerte im Fettgewebebereich. In diesem Fall sind die subskapuläre und die tiefe Rückenmuskulatur betroffen.

Progressive Muskeldystrophie

Die große Mehrheit der progressiven Muskeldystrophien ist dem Duchenne-Typ zuzuordnen, bei dem zuerst die Muskeln des Beckengürtels befallen werden. Zu 80 % liegt eine Pseudohypertrophie der Wadenmuskulatur vor. Pseudohypertrophien der betroffenen Muskulatur finden sich beim Gliedergürteltyp dagegen seltener und nur ausnahmsweise beim faszio-skapulo-humeralen Typ. Histologisch unterscheiden sich die verschiedenen Formen lediglich durch Umfang und Intensität der Gewebeveränderungen. Fokale Nekrosen einer Muskelfaser werden durch eine Hypertrophie der nicht betroffenen Elemente kompensiert. Bei Progredienz der Erkrankung tritt ein Ersatz durch Fett und Bindegewebe bis zum nahezu vollständigen Schwund des Muskelgewebes ein.

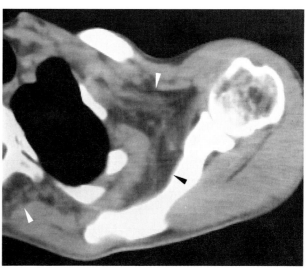

• CT

Nativ: Die Muskelerkrankung wird durch einen fettgewebigen Umbau erkennbar, die Muskelsepten setzen sich meist deutlich als Matrix ab. Es werden sowohl der homogene Befall eines Muskels oder einer Muskelgruppe als auch eine inhomogen-fleckförmige Durchsetzung von Fettgewebe nachgewiesen. In den Waden werden erst die peripheren, dann die zentraleren Muskelstränge befallen. Das Ausmaß der fettgewebigen Umbaus entspricht dem klinischen Schweregrad der Erkrankung.

Lit.: 2525, 2502, 2511

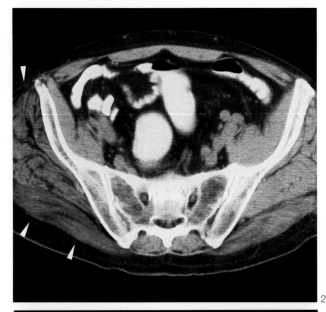

Entzündliche Muskelveränderungen

Pyogene Myositis (Muskelabszeß)

Eine eitrige Myositis entsteht posttraumatisch, iatrogen oder metastatisch-embolisch durch die üblichen Eitererreger, die zur Einschmelzung und Abkapselung des Muskelgewebes und somit zum Abszeß führen. Bei Infektionen durch Streptococcus pyogenes kann die Einschmelzung Gas bilden und sich zur Gasphlegmone ausweiten. Am häufigsten ist die paraspinale Muskulatur und die des Beckengürtels betroffen.

• CT

Nativ: Eine hypodense Zone maskiert die Muskelsepten und das umgebende Fettgewebe und führt meist zur Auftreibung der betroffenen Region. Gas innerhalb der hypodensen Zonen gilt

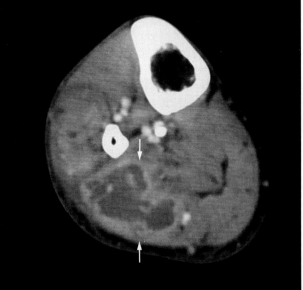

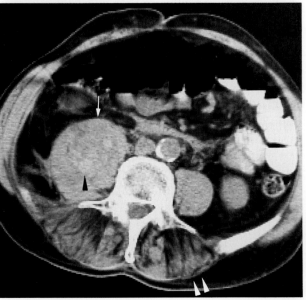

Abb. 23-2. Muskelatrophie. Nach Implantation einer Hüftprothese zeigt die Gesäßmuskulatur als Zeichen der Atrophie Fetteinlagerungen, die zur Dichteabsenkung und zur Verbreiterung der intermuskulären Septen geführt haben.

Abb. 23-3. Muskelabszeß. Nach KM-Bolus demarkiert sich das Granulationsgewebe hyperdens von der hypodensen Abszeßhöhle.

Abb. 23-4. Muskelhämatom. Innerhalb des stark aufgetriebenen M. psoas (→) lassen sich fleckförmige Hyperdensitäten (▸) nachweisen, die eine frische Einblutung signalisieren. Atrophe Rückenmuskulatur (▸) vgl. Abb. 23-2.

als pathognomonisch für ein bakterielles Geschehen.

KM: Besonders bei chronischen Prozessen ist häufig ein unterschiedlich stark ausgeprägter hyperdenser Ring als Zeichen des Granulationsgewebes nachweisbar.

DD: Umschriebene entzündliche Prozesse sind bei fehlender Einschmelzung nicht von leukämischen, plasmazellulären oder anderen neoplastischen Infiltraten zu unterscheiden.

Lit.: 3533, 2540, 2657

Sarkoidose

Bei generalisierten Sarkoidosen ist zu über 50% auch das Muskelgewebe betroffen. Die Granulome können (selten) primär infolge eines direkten Befalls der Muskelfaser oder indirekt durch Veränderung der motorischen Nerven zur Muskelatrophie führen.

● **CT**

Computertomographisch läßt sich die Atrophie erst nachweisen, wenn ein Ersatz der Muskelfasern durch Fettgewebe erfolgt ist.

Polymyositis

Die Polymyositis manifestiert sich zu 80% im Rahmen einer Dermatomyositis. Die akute Verlaufsform ist durch ausgedehnte und rasch einsetzende Muskelnekrosen gekennzeichnet, die feinschollig verkalken können. Je nach Ausmaß des Unterganges von Muskelgewebe zeigt die primärchronische Polymyositis häufiger einen liposklerotischen Umbau als die sekundär-chronische Form.

● **CT**

Computertomographisch kann das Ausmaß des fettgewebigen Einbaus und der Atrophie abgeschätzt werden. Wenn feinschollige Verkalkungen vorliegen, sind sie ein Hinweis auf die vorliegende Erkrankung.

Muskelhämatom

Besonders bei Hämophilie oder Therapie mit Antikoagulantien kann ein stumpfes Trauma zur Hämatombildung führen. Es wird von den umge-

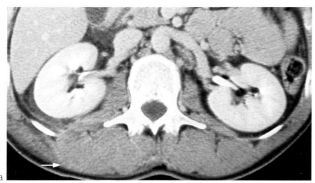
5a

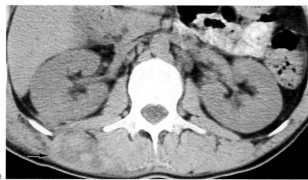
5b

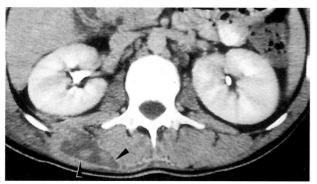
5c

Abb. 23-5. Muskelhämatom. Nach stumpfem Bauchtrauma wird am Unfalltag lediglich eine Auftreibung des M. erector trunci mit homogenem Enhancement nach KM-Bolus (a →) nachgewiesen. 10 Tage später lassen sich im Nativscan hypodense (30 HE) und leicht hyperdense (65 HE) Bezirke im Muskelgewebe nachweisen (b →). Nach KM-Gabe demarkiert sich das Hämatom hypodens und zeigt einen randständigen Resorptionssaum (c ►).

benden Faszien umschlossen und treibt den Muskel auf. Klinisch treten infolge der Verdrängung häufig vaskuläre und neurologische Ausfallserscheinungen auf. Im weiteren Verlauf kann sich das Hämatom resorbieren, kolliquieren oder in eine bindegewebige Organisation übergehen, die zusätzlich verkalken kann.

• **CT**

Nativ: Im akuten Stadium findet sich eine fleckförmige Hyperdensität innerhalb des aufgetriebenen Muskels, die allerdings bei diffuser Durchtränkung des Muskelgewebes auch fehlen kann. In der subakuten Phase ist eine iso- oder hypodense Muskelauftreibung oft nur im Seitenvergleich nachweisbar.

Umschriebene Hämatome zeigen in der subakuten Phase ein inhomogenes Dichtemuster und eine unscharfe Abgrenzung. Im chronischen Stadium demarkiert sich die Kolliquation als hypodenses, scharf begrenztes Areal, das gelegentlich auch Sedimentationsphänomene aufweisen kann.

KM: Resorptives Granulationsgewebe läßt sich bei chronischen Prozessen nach KM-Gabe als randständiges Enhancement nachweisen, so daß die Differenzierung gegen einen Abszeß Schwierigkeiten bereiten kann.

Lit.: 2491, 1917, 2583

Myositis ossificans

Die Myositis ossificans entspricht einer lokalisierten benignen knöchernen Neubildung innerhalb des Muskelgewebes. Sie entsteht entweder neurogen, besonders nach schweren Schädel-Hirn-Traumen und peripheren Lähmungen oder direkt posttraumatisch im verletzten Muskelgewebe. Sehr selten wird sie auch bei Jugendlichen ohne vorangegangenes Trauma mit bevorzugtem Sitz im Becken-Hüft-Bereich gefunden.

Es bildet sich ein pluripotentes osteoidbildendes Bindegewebe aus, das verkalkt und schließlich verknöchert. Von einer reifen, für eine mögliche Resektion geeigneten Myositis ossificans wird bei einer vollständigen knöchernen Umwandlung der Weichteilzone gesprochen.

• **CT**

Nativ: Es findet sich meist eine ringförmige, unterschiedlich stark verkalkte bzw. verknöcherte Formation, die sich zentral iso- oder hypodens zum umgebenden Muskel darstellt. Nicht selten beginnt der Prozeß mit einer relativ scharf begrenzten, muskelhypodensen Raumforderung, die zunehmend von peripher verkalkt. Die Verkalkungsstrukturen können punktförmig, wolkig, aber auch angedeutet strahlenförmig erscheinen und die Raumforderung teilweise oder vollständig ausfüllen.

DD: Patientenanamnese und Lokalisation bahnen meist die Diagnose. Liegt die Raumforderung direkt dem Periost eines Knochens an, so kann die Abgrenzung gegen eine *reaktive Periostitis*, ein *Osteochondrom* oder ein *Chondrosarkom* wegen der ebenfalls bestehenden Weichteilkomponente und der Verkalkungen schwierig werden. Symmetrische Muskelverkalkungen bei akutem Nierenversagen weisen auf eine abgelaufene *Rhabdomyolyse* hin; sie ist in ihrer akuten Form durch eine scharf begrenzte Hypodensität (insbesondere nach KM-Gabe) gekennzeichnet und kann an den Extremitäten zum Kompartmentsyndrom führen.

Lit.: 2583, 2711, 2471, 2569, 2539, 2576, 4044

Kapitel 24
Weichteiltumoren

Tabelle. 24-1. Histologische Klassifikation der Weichteiltumoren.
(nach Enzinger und Weiss (vereinfacht) 2573)

Gewebeart	Gutartige Tumoren	Bösartige Tumoren
Bindegewebe fibrozytäre Strukturen	Fibrom noduläre Fasziitis, proliferierende Fasziitis, proliferative Myositis, Keloid Fibromatose superfiziale, intra- und extraabdominale, strahlenbedingte Fibromatosen im Kindesalter	adultes Fibrosarkom kongenitales und kindliches Fibrosarkom, Fibrosarkom nach Bestrahlung und Narbenbildung
fibrohistozytäre Strukturen	fibröses Histiozytom Xanthogranulom, Retikulohistiozytom, Xanthom, Fibroxanthom	malignes fibröses Histiozytom storiform-pleomorphes, myxoides, riesenzelliges, inflammatorisches, angiomatoides
Fettgewebe	Lipom Angiolipom, pleomorphes Lipom, Lipoblastom, Angiomyelolipom, Myelolipom, intramuskuläres Lipom, Lipomatosis, Hibernom	Liposarkom differenziertes, myxoides, rundzelliges, pleomorphes, entdifferenziertes
Muskelgewebe	Rhabdomyom adultes, genitales, fetales Leiomyom Angiomyom, Leiomyomatose, Leiomyoblastom	Rhabdomyosarkom embryonales (einschl. botryoides), alveolares, pleomorphes, mischzelliges Ektomesenchymom Leiomyosarkom epitheloides Leiomyosarkom, (malignes Leiomyosarkom)
Blutgefäße	Hämangiom kapilläres, kavernöses, arteriovenöses, venöses, epitheloides, pyogenes, Hämangiomatose, Glomustumor, Hämangioperizytom, papilläre endotheliale Hyperplasie Hämangioendotheliom (semimaligne)	Hämangiosarkom, Kaposi-Sarkom, malignes Angioendotheliom, proliferierende Angioendotheliomatose, maligner Glomustumor, malignes Hämangioperizytom
Lymphgefäße	Lymphangiom Lymphangiomatose, Lymphangiomyomatose	Lymphangiosarkom
Synoviales Gewebe	Riesenzelltumor	synoviales Sarkom (biphasisches, monophasisches), maligner Riesenzelltumor der Sehnenscheide
Mesotheliales Gewebe	lokalisiertes Mesotheliom epitheliales, fibröses, biphasisches multizystisch-peritoneales Mesotheliom	diffuses und lokalisiertes Mesotheliom epitheliales, fibröses, biphasisches
Mesenchym	Mesenchymom	malignes Mesenchymom
Knochen-Knorpelgewebe	Myositis ossificans Pannikulitis ossificans, ossifizierende progressive Fibrodysplasie, extraskelettales Chondrom, extraskelettales Osteom	extraskelettales Chondrosarkom extraskelettales Osteosarkom
Autonome Ganglien	Ganglioneurom	Neuroblastom, Ganglioneuroblastom
Paraganglionäres Gewebe	Paragangliom	malignes Paragangliom
Periphere Nerven	Neurilemom (benignes Schwannom) Neurofibrom, Neurofibromatose, Neurom, Nervenscheiden, Gangliom, Neurothekeom	malignes Schwannom malignes Neuroepitheliom, olfaktorisches Neuroepitheliom

Weichteiltumoren

Lipome sind die häufigste benigne Tumorart des Weichteilgewebes. Sie finden sich vorzugsweise im Bereich von Schulter, Hals und Rücken, selten an den Extremitäten. Die Mehrzahl der Lipome geht vom subkutanen Gewebe aus. Bei tieferem Sitz ist eine intra- und intermuskuläre Ausdehnung sogar mit lokaler Infiltration möglich. Zellatypien sind im histologischen Schnitt jedoch nicht nachweisbar.

Liposarkome sind zu über 50% an den Extremitäten anzutreffen und enthalten je nach Differenzierungsgrad unterschiedliche Anteile von myxomatösem und muzinösem Gewebe. Überwiegen fibröse Komponenten, so kann der Aspekt eines Fibrosarkoms vorherrschen. Beim gut differenzierten, vorwiegend aus reifem Fettgewebe bestehenden Liposarkom werden gelegentlich lediglich Zellatypien gefunden.

Fibrome gehen von den verschiedenen Bindegewebestrukturen aus und werden entsprechend benannt. Die muskulo-aponeurotische Fibromatose kann größere Ausmaße annehmen und in das Nachbargewebe (einschließlich der Knochen) infiltrieren, ohne zu metastasieren (aggressive Fibromatose). Es bestehen fließende Übergänge zum *Fibrosarkom*.

Im Weichteilgewebe folgen der Häufigkeit nach *Rhabdomyosarkome* den Lipo- und Fibrosarkomen. Abgesehen vom embryonalen botryoiden Rhabdomyosarkom finden sich die anderen Arten vorzugsweise an den Extremitäten. Bei der Erwachsenenform können Nekrose, Hämorrhagie und zystische Umwandlung den Tumoraspekt verdrängen. Benigne *Rhabdomyome* kommen extrem selten vor.

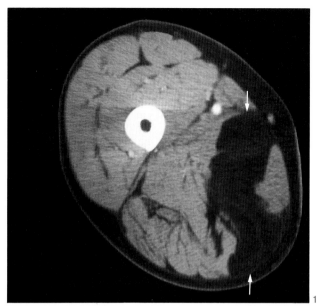
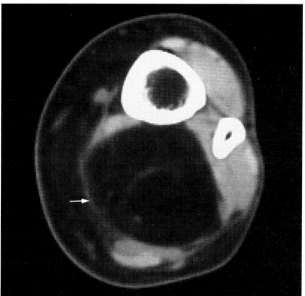
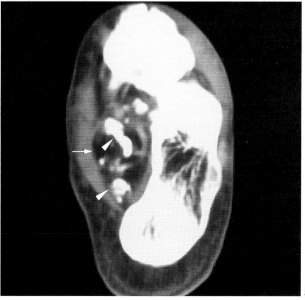

Abb. 24-1. Intermuskuläres Lipom des Oberschenkels. Der fetthaltige Tumor drängt den M. gracilis und die Adduktorenmuskulatur auseinander und hat eine homogen fettäquidense Gewebedichte.

Abb. 24-2. Intramuskuläres Lipom des Unterschenkels. Es füllt eine Muskelloge prall aus und drängt die umgebende Muskulatur ab.

Abb. 24-3. Lipom (→) an der Innenseite der Fußwurzel mit Verkalkungsfiguren (▶).

Nicht vom Uterus ausgehende *Leiomyome* entstehen innerhalb verschiedener intraabdominaler Organe und meist subkutan im Weichteilgewebe. In den tieferen Muskelschichten dominiert das *Leiomyosarkom* zahlenmäßig vor der gutartigen Variante.

Im Gegensatz zu Lymphangiomen, Lymphangiosarkomen und Angiosarkomen sind *Hämangiome* (kapilläre und kavernöse Formen) im Weichteilgewebe der Extremitäten nicht selten anzutreffen.

• CT

Weichteiltumoren werden an ihren Raumforderungen mit Verdrängung der angrenzenden Strukturen erkannt. An den Extremitäten bestimmt das Ausmaß der Fettinterposition die Abgrenzbarkeit der Muskelbündel. Da Form, Größe und Septierung der Muskulatur individuellen Schwankungen unterliegen, ist bei der Diagnostik der Extremitäten ein Seitenvergleich notwendig.

Für *Benignität* sprechen scharfe Tumorgrenzen und homogene Dichtewerte. Das *Lipom* ist durch seine Dichtewerte im Fettbereich von -70 bis -120 HE und seine glatte Begrenzung gekennzeichnet. Tumoren mit Weichteildichte zeigen keine charakteristischen Dichtewerte, so daß eine Artdiagnose in der Regel nicht möglich ist. Nach einem KM-Bolus weisen sie meist eine gleichförmige Dichteanhebung auf; hierdurch ist normalerweise ihre glatte Begrenzung gegen die Nachbargewebe besser erkennbar. Entsprechend der Bluträume weisen *Hämangiome* und angiovenöse Dysplasien ein stärkeres Enhancement auf, in der Bolusphase sind häufig ihre vaskulären Strukturen nachweisbar. Phlebolithen sind als Hinweis auf ein Hämangiom zu interpretieren.

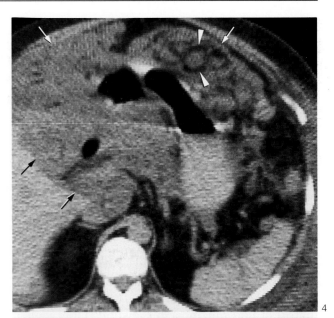

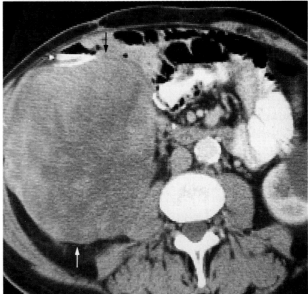

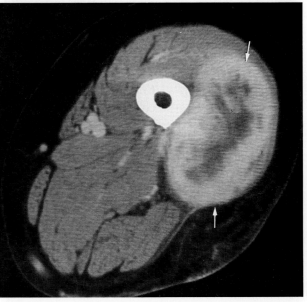

Abb. 24-4. Liposarkom. Nachweis von scharf abgesetzten fetthaltigen Komponenten (▸) innerhalb eines intraabdominellen weichteildichten Tumors, der die Nachbarorgane invadiert (→).

Abb. 24-5. Liposarkom. Homogene expansive Raumforderung im rechten Mittelbauch. Die Dichtewerte sind durch die Fettgewebekomponente insgesamt homogen herabgesetzt.

Abb. 24-6. Liposarkom des linken Oberschenkels. Der stark pleomorphe und im Nativscan 30 HE messende Tumor zeigt nach KM-Gabe ein erhebliches, vorwiegend peripheres Enhancement.

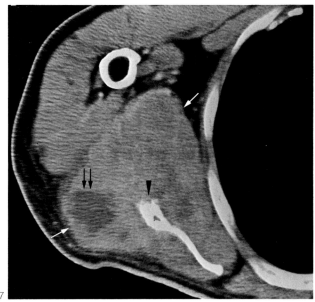
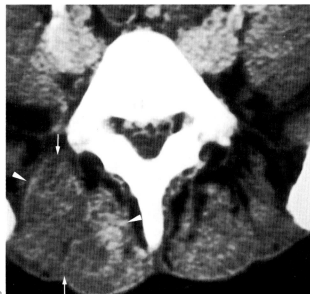
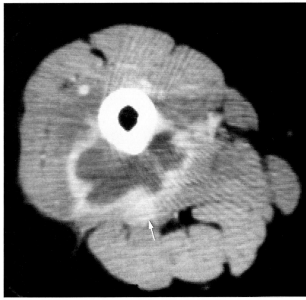

Für *Malignität* sprechen unscharfe Begrenzung und Inhomogenität des Dichtemusters, da schnell wachsende Neoplasien häufig Nekrosen, Ödeme und Einblutungen aufweisen. Diese Gewebsveränderungen werden nach intravenöser KM-Applikation meist deutlicher nachweisbar. Neben diesen regressiven Veränderungen kann die Radiodensität der Malignome durch Mischgewebe herabgesetzt sein. Unterschiedliche Anteile von Fettgewebe können homogene und inhomogene Gewebsbezirke mit Dichtewerten von -50 bis +20 HE bewirken. Myxomatöses Gewebe erscheint in seiner Densität im Vergleich zum Muskelgewebe ebenfalls herabgesetzt.

Das relativ häufige *maligne fibröse Histiozytom* erscheint meist als lobulierte inhomogene Raumforderung mit unscharfer Berandung und inhomogenem Dichtemuster. Nach KM-Gabe verstärkt sich diese Inhomogenität.

Fibrosarkome zeigen meist flächige, unscharf begrenzte Raumforderungen mit Weichteildichte, können jedoch durch myxomatöse Komponenten inhomogen dichtevermindert sein.

Wie bei den retroperitonealen Tumoren zeigen auch *Liposarkome* der Extremitäten ein sehr unterschiedliches Dichtemuster, zum einen mit homogen herabgesetzter Radiodensität, zum anderen mit strangförmigen Verdichtungen (fibröse, myxomatöse oder muzinöse Komponenten) des Fettgewebes. Eine sarkomatöse Entartung eines Lipoms ist dann anzunehmen, wenn seine sonst homogene Transparenz lokal durch weichteildichte Gewebestränge verdichtet ist. Glatte Abgrenzbarkeit und Homogenität der Gewebedichte schließen ein Malignom grundsätzlich

Abb. 24-7. Rhabdomyosarkom. Sowohl der M. teres major (→) als auch der M. subscapularis (→) sind aufgetrieben und zeigen nach KM-Gabe Hypodensitäten (⇒) als Zeichen der Tumornekrose. Der laterale Scapularand ist arrodiert (▸).

Abb. 24-8. Extraossäres Ewing-Sarkom. Der M. erector trunci ist rechts gering aufgetrieben (→) und zeigt eine leichte hypodense Maskierung der Muskelsepten. Nach KM-Bolus sehr diskretes marginales Enhancement (▸). Die Tumorinfiltration ist in diesem Stadium von einer entzündlichen nicht zu unterscheiden.

Abb. 24-9. Malignes fibröses Histiozytom. Die Raumforderung wird nach KM-Gabe peripher kontrastiert und liegt parossal.

nicht aus. Eindeutige Malignitätskriterien sind dagegen Knochenarrosionen, Invasion in das Nachbargewebe oder eine Metastasierung.

Der CT fällt zumeist die Rolle zu, die Tumorausdehnung präoperativ exakt festzulegen. Hierzu muß die Untersuchung so durchgeführt werden, daß nicht nur der Tumor selbst, sondern auch die Grenzen des betroffenen Kompartments (Muskelfaszien, Periost, Knochenkortikalis) beurteilbar und die Beziehung zu größeren Gefäßen und Nerven erkennbar sind. Bei Vorliegen eines peritumoralen Ödems wird die Größe des Tumors häufig eher überschätzt. Eine gezielte intravenöse Kontrastmittelgabe erleichtert zumeist die Abgrenzung von Tumorgrenze und Nachbarstrukturen.

Wie der CT gelingt auch der Magnetresonanztomographie häufig nicht das Erstellen einer Artdiagnose. Die longitudinale Schnittführung erleichtert jedoch eine bessere Abschätzung der Tumorausdehnung, zumal durch entsprechende Pulssequenzen der Gewebekontrast zwischen Tumor und Nachbargewebe vergrößert werden kann. Geringe Knochenarrosionen, Verkalkungen und Gaseinschlüsse werden durch die CT jedoch empfindlicher als durch die MRT nachgewiesen.

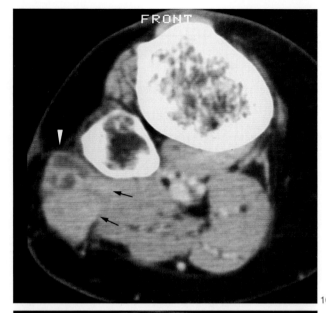

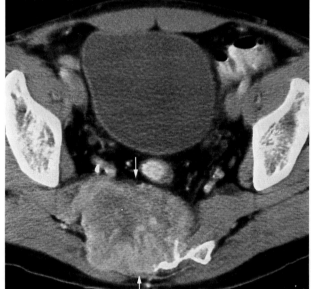

Abb. 24-10. Malignes Schwannom des N. fibularis. Der Tumor ist scharf begrenzt (→) und weist ein deutliches Enhancement auf mit Hypodensitäten, die Einblutungen entsprechen (▸). Der Nerv selbst ist nicht abgrenzbar.

Abb. 24-11. Malignes Paragangliom. Die insgesamt scharf berandete Raumforderung hat das rechte Os sacrum destruiert und zeigt ein starkes ungleichmäßiges Enhancement.

Abb. 24-12. Malignes fibröses Histiozytom des Oberschenkels. Der Tumor zeigt im Nativscan inhomogene Dichtebereiche, die eine sehr unterschiedliche Kontrastierung aufweisen (a) nativ, (b) frühe, (c) späte Bolusphase.

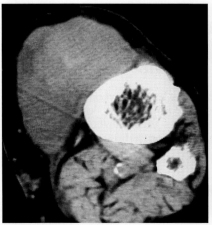 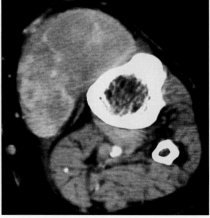 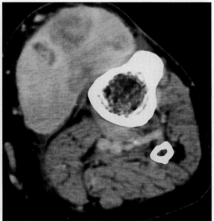

Kapitel 25
Knochentumoren

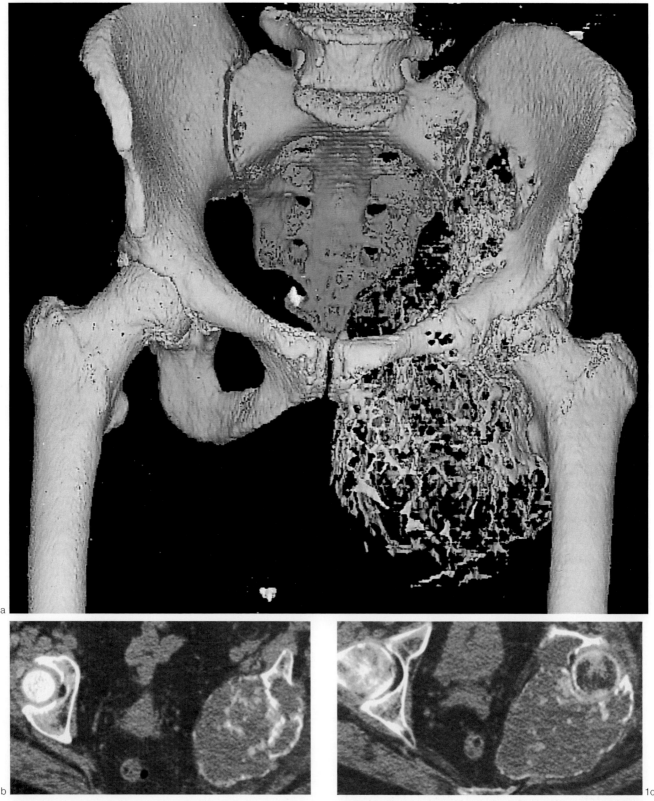

Abb. 25-1. Osteosarkom des Beckens. a) 3D-Darstellung von ventral. Die knöcherne Tumormatrix stellt sich anschaulich dreidimensional dar. **b, c)** Im Computertomogramm ist die Beziehung des Tumors zu den umgebenden Weichteilen dargestellt. Die äußere Grenze des Tumors ist von einer zarten Knochenlamelle umgeben.

Knochentumoren

Röntgenmorphologie und Lokalisation gestatten eine weitgehende differentialdiagnostische Einengung der Knochentumoren auf Röntgenübersichtsaufnahmen. Zur weiteren diagnostischen Einengung werden folgende Eigenschaften der Computertomographie eingesetzt:
- detailreiche Darstellung anderer Grenzflächen, insbesondere die Zirkumferenz der Innen- und Außenkontur der Kortikalis,
- überlagerungsfreie Darstellung des Markraumes,
- empfindlicher Nachweis von Verkalkungen,
- Nachweis von Weichteilkomponenten,
- Nachweis der Weichteilinfiltration,
- Gewebetypisierung in vaskulär-avaskulär und fetthaltig-zystisch-solide.

Sie finden bei der Differentialdiagnose in unterschiedlicher Wertigkeit Berücksichtigung, wobei die Kernspintomographie meist primär einzusetzen ist.

Chondrogene Tumoren

Die benignen Tumoren *(Chondrom, Chondromyxoidfibrom, kartilaginäre Exostose, Osteochondrom)* zeigen meist eine gleichförmige Einlagerung von Kalksalzen in die Knorpelmatrix. Von einem *Enchondrom* eines Röhrenknochens kann ein Knocheninfarkt durch seine landkartenförmige Randverkalkung unterschieden werden.

Eine Entartung eines Osteochondroms zum *Chondrosarkom* muß vermutet werden, wenn ungleichmäßige Verkalkungen innerhalb einer verstärkten Verknorpelung vorliegen. Niedrigmaligne Chondrosarkome, die meist zusammenhängend und exzentrisch lobuliert wachsen, sind durch dichte Kalzifikationen in Ring- und Bogenform innerhalb des mehr als 50 HE messenden Tumorgewebes gekennzeichnet. Hochmaligne Formen dagegen zeigen Nekrosebezirke mit herabgesetzten Dichtewerten (<50 HE) und gerade

Tabelle 25-1. Klassifikation primärer Knochengeschwülste

Alter (Jahre)	Gutartige Tumore	Alter (Jahre)	Bösartige Tumore
10–25	Chondroblastom		
10–25	Chondromyxoidfibrom	30–60	Chondrosarkom (primär, sekundär)
10–30	Osteochondrom		
10–40	Chondrom	20–60	mesenchymales Chondrosarkom
40–50	Osteom		
10–30	Osteoidosteom	10–25	Osteosarkom
10–30	Osteoblastom	30–60	parosteales Osteosarkom
		40–60	Plasmazellmyelom
		5–20	Ewing-Sarkom
		30–60	Reticulumzellsarkom (histiozytisches malignes Lymphom)
	(Lipom)		(Liposarkom)
20–50	Hämangiom Glomustumor Lymphangiom		Angiosarkom
20–30	desmoplastisches Fibrom	20–60	Fibrosarkom
	Neurofibromatose Neurilemmom Ganglioneurom		
20–40	Riesenzelltumor	20–40	Riesenzelltumor Adamantinom
		40–60	Chordom

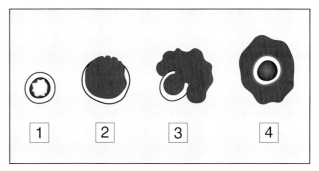

Abb. 25-2. Ausbreitungsmuster von Knochentumoren. Nach Brown lassen sich in Anlehnung an die Lodwick Klassifikation drei Ausbreitungsformen im CT unterscheiden: Beim Typ 1 findet ein expansives, die Kortikalis ausdünnendes Wachstum (2) (Pseudokortikalis), beim Typ 2 ein kortikaler Defekt mit asymmetrischer Tumorausdehnung (3) und beim Typ 3 ein infiltrativ-permeatives Wachstum (4), bei dem die Kortikalis feinporig durchwandert wird.

erkennbare amorphe Kalzifikationen in eher konzentrischer Anordnung. Eindeutige Zeichen sind jedoch Knochenarrosion und Knochendestruktion des zentralen Chondrosarkoms.

Osteogene Tumoren

Das *Osteom* ist durch seine scharfe und homogen dichte Knochenstruktur gekennzeichnet. Der typische Nidus eines *Osteoidosteoms* läßt sich computertomographisch innerhalb des verdichteten Knochen- und Periostgewebes nachweisen und weist nach Kontrastmittelgabe ein Enhancement auf. Das *medulläre Osteosarkom* kann als lytische, sklerotische oder lytisch-sklerotische Form auftreten. Die Infiltration des Markraumes, als Maskierung des Fettgewebes erkennbar, die Verbreiterung und Durchsetzung der Kortikalis sowie die parossale Ausbreitung ist computertomographisch gut abschätzbar. Nach Kontrastmittelgabe läßt sich der häufig gut vaskularisierte Tumor von dem umgebenden Weichteilgewebe abgrenzen, wobei prätherapeutisch die Fasziengrenzen, Gefäß- und Nervenstrukturen in die Beurteilung einzubeziehen sind. Das frühe Osteosarkom ist häufig nur durch diskrete kortikale Defekte im Bereich der Prädilektionsstellen des Tumors nachweisbar. Die Computertomographie vermag hier diskrete Spongiolysen und Matrixverkalkungen und röntgenologisch nicht sichtbare Weichteilkomponenten nachzuweisen und somit die Verdachtsdiagnose zu erhärten. Typisch für das Osteosarkom sind die parossalen Matrixossifikationen. Beim *juxtakortikalen Osteosarkom* (parossales und periossales Osteosarkom) kann computertomographisch die Weichteilkomponente abgeschätzt werden. Unter Chemotherapie kann die Abnahme des Tumorvolumens, insbesondere der Weichteilkomponente, die Zunahme der Tumorossifikation und die Abgrenzbarkeit des Tumors bestimmt werden.

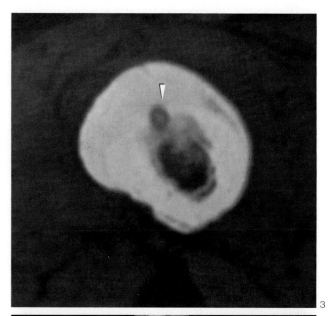

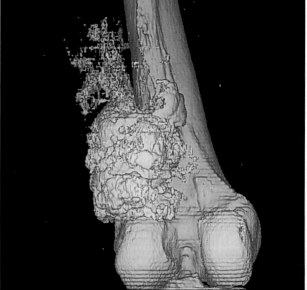

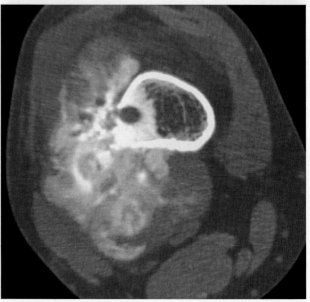

Abb. 25-3. Osteoidosteom. Der deutlich verdickte Femurschaft zeigt eine Aufhellungsfigur (▸), die dem typischen Nidus des Tumors entspricht.

Abb. 25-4a, b. Osteochondrosarkom des Femurs. Die parossale Tumorossifikation und Verkalkung ist anschaulich durch die 3D-Darstellung von dorsal darstellbar (a). Im Computertomogramm ist Ossifikation und Weichteilkomponente in Relation zur umgebenden Muskulatur dargestellt.

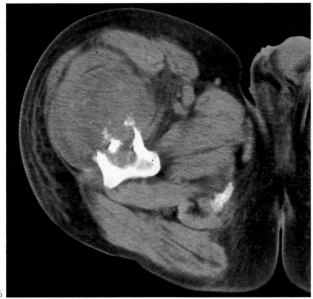

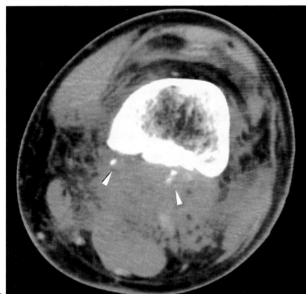

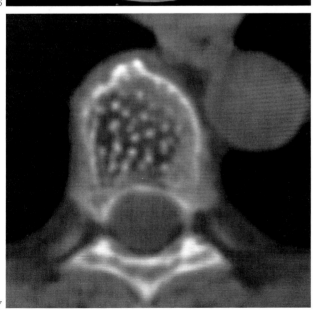

Bindegewebige Tumoren

Das *maligne fibröse Histiozytom* und das *Fibrosarkom* sind durch unscharf begrenzte ossäre Defekte gekennzeichnet, die eine erhebliche Ausdehnung intraossär einnehmen können und meist durch die Kortikalis in das umgebende Weichteilgewebe vordringen. Nach *KM-Gabe* gelingt infolge des infiltrativen Wachstums nicht immer eine eindeutige Abgrenzung gegen das umgebende Weichteilgewebe. Regressive Verkalkungen, die sich computertomographisch nicht eindeutig von Knorpelverkalkungen unterscheiden lassen, kommen vor. Periostreaktionen (Lamellen-, Spikulabildungen) sind im Gegensatz zu osteogenen und chondrogenen Sarkomen seltener.

Myelogene Tumoren

Das *Lipom*, das als Osteolyse mit zartem Sklerosesaum auch zur Auftreibung von Knochen führen kann, ist computertomographisch durch die fettäquidensen Dichtewerte eindeutig zu identifizieren. Zentrale Kalzifikationen gelten als typisch. Das *Ewing-Sarkom* weist auf Röntgenübersichtsaufnahmen vielfältige Destruktionsmuster vom Typ Lodwick Grad 2 und 3 auf. Es wird meist als lytische Form gefunden und ist in unterschiedlichem Maße von osteosklerotischen Anteilen durchsetzt. Bereits frühzeitig zeigt es einen ausgedehnten parossalen Tumoranteil, der nach einem KM-Bolus besser darstellbar ist. Die häufig ausgedehnte Markinfiltration läßt sich als weichteildichte Formation innerhalb des normalerweise fettäquidensen Markraumes nachweisen. Die häufig schwierige Differentialdiagnose zur Osteomyelitis kann in Kenntnis dieser Kriterien meist entscheidend eingeengt werden.

Abb. 25-5. Chondrosarkom. Der Tumor hat die Kortikalis des proximalen Femurschaftes durchbrochen und zeigt eine extraossäre Weichteilkomponente, die eine scharfe Begrenzung zur umgebenden Muskulatur (Pseudokapsel) aufweist.

Abb. 25-6. Osteosarkom des distalen Femurs. Nachweis einer vorwiegend parossalen Weichteilkomponente mit feineren Verkalkungen femurnah (▸).

Abb. 25-7. Hämangiomwirbel. Im Computertomogramm imponiert der Hämangiomwirbel durch eine Vergröberung der vertikalen Spongiosastruktur, die den Wirbelkörper partiell oder vollständig erfassen kann.

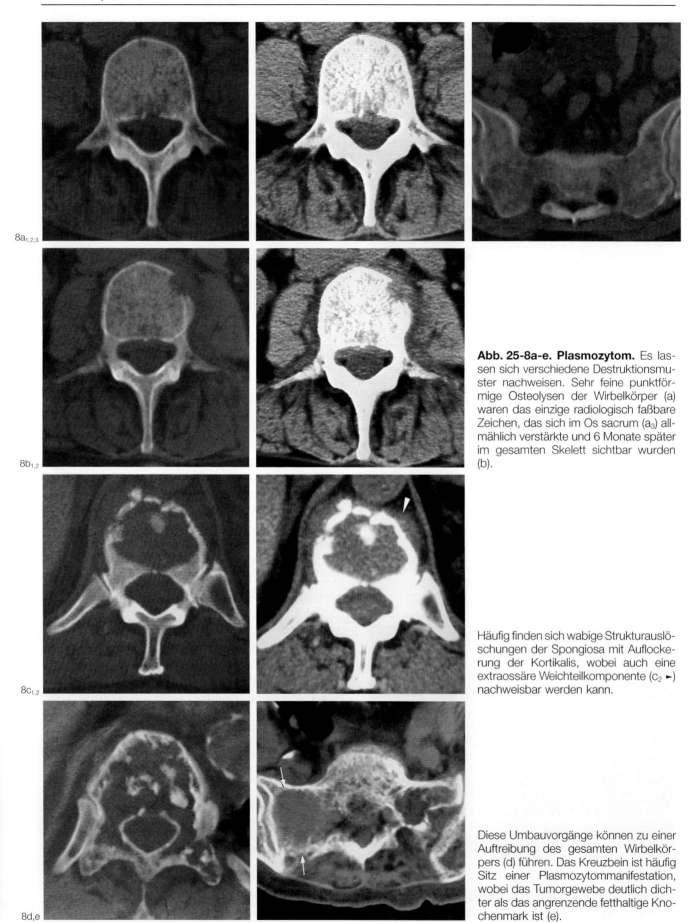

Abb. 25-8a-e. Plasmozytom. Es lassen sich verschiedene Destruktionsmuster nachweisen. Sehr feine punktförmige Osteolysen der Wirbelkörper (a) waren das einzige radiologisch faßbare Zeichen, das sich im Os sacrum (a_3) allmählich verstärkte und 6 Monate später im gesamten Skelett sichtbar wurden (b).

Häufig finden sich wabige Strukturauslöschungen der Spongiosa mit Auflockerung der Kortikalis, wobei auch eine extraossäre Weichteilkomponente (c_2 ►) nachweisbar werden kann.

Diese Umbauvorgänge können zu einer Auftreibung des gesamten Wirbelkörpers (d) führen. Das Kreuzbein ist häufig Sitz einer Plasmozytommanifestation, wobei das Tumorgewebe deutlich dichter als das angrenzende fetthaltige Knochenmark ist (e).

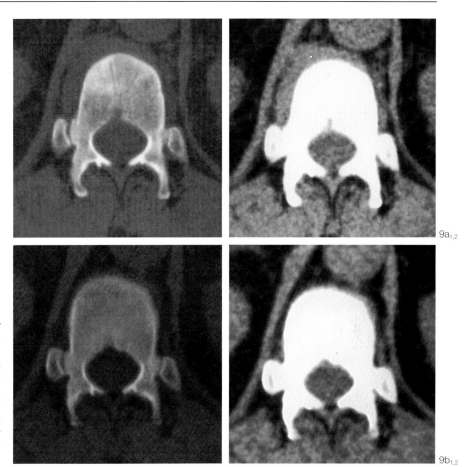

Abb. 25-9. Hodgkin-Lymphom unter Chemotherapie. Die Wirbelkörperstruktur ist ungleichmäßig verdichtet (a_1). Zusätzlich findet sich eine perivertebrale Weichteilkomponente (a_2). Nach Chemotherapie verstärkt sich die Spongiosasklerose (b_1). Die Weichteilkomponente ist als Ausdruck der erfolgreichen Chemotherapie verschwunden. Der Markraum zeigt bioptisch eine Osteomyelofibrose.

Von den *malignen Lymphomen* geht das *Retikulosarkom* primär vom Knochen aus. Bei einem permeativen Destruktionsmuster mit kortikaler Destruktion ist bereits mit einer parossalen Weichteilkomponente des Tumors zu rechnen, die computertomographisch erfaßt werden kann. Bei den übrigen malignen Lymphomen (*Hodgkin-* und *Non-Hodgkin-Lymphome*) finden sich neben unscharf begrenzten Osteolysen (permeativ, mottenfraßähnlich) häufig auch reaktive Sklerosen und somit gemischte Strukturveränderungen. Stärkere Sklerosierungen sind für den M. Hodgkin (Elfenbeinwirbel) typisch. Der Computertomographie fällt meist die Rolle zu, Weichteilkomponenten besonders perivertebral und epidural nachzuweisen und zu bewerten. So gelingt die Unterscheidung eines sekundär auf den Knochen übergreifenden Tumorwachstums von einer Knochenmanifestation (Stadium 4) durch Beachtung der Ausbreitungsform und des Befallsmusters des Tumors.

Das *solitäre Plasmozytom*, als Osteolyse auf den Übersichtsaufnahmen erkennbar, zeigt computertomographisch häufig deutlich die aufgetriebene (Pseudo-)Kortikalis ohne sichtbare Periostreaktionen. Bei pathologischen Frakturen ist die extraossäre Weichteilkomponente meist ausgeprägter als bei normaler Kallusbildung. Das *generalisierte Plasmozytom* ist röntgenmorphologisch als generalisierte Osteoporose, in Form multipler Osteolysen oder sehr selten als diffuse Osteosklerose nachzuweisen, doch ist der Nachweis der multiplen Osteolysen mit der CT sehr viel empfindlicher zu führen. Bei gleichförmigem Befall ist die CT beim Plasmozytom sogar empfindlicher als die Skelettszintigraphie. Innerhalb der fetthaltigen Markräume können Plasmozytomherde ohne nennenswerte ossäre Destruktionen als Weichteilverschattungen nachgewiesen werden. Auch beim generalisierten Plasmozytom ist der Nachweis extraossärer Komponenten eine wesentliche Aufgabe der CT.

Hämangiome des Knochens stellen sich als scharf berandete Osteolyseherde mit einem sklerotischen oder girlandenartigen Randsaum dar. Sie sind innerhalb von Wirbelkörpern häufigere Zufallsbefunde und weisen charakteristische Ver-

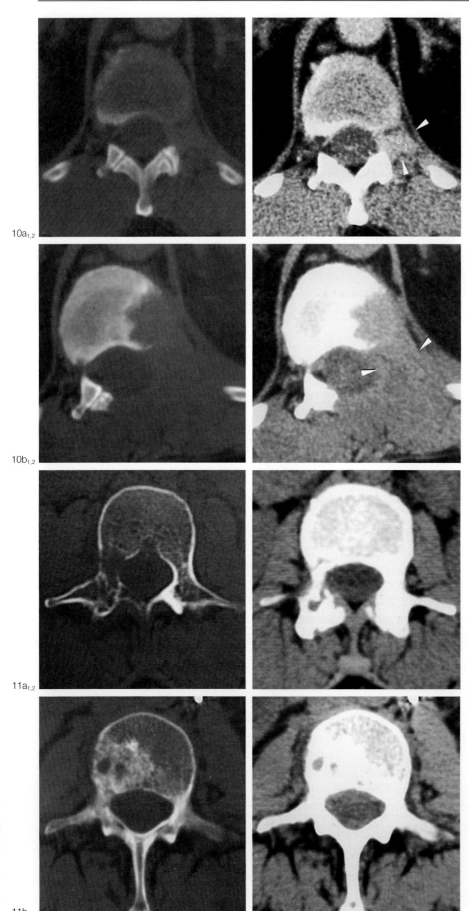

Abb. 25-10. Wirbelkörpermetastasen. Metastasierendes Urothelkarzinom. Im Knochenfenster stellt sich keine ossäre Destruktion dar (a_1). Im Weichteilfenster ist jedoch eine Verdichtung im Neuroforamen nachweisbar (a_2 ►). 6 Monate später Nachweis einer ausgedehnten ossären Destruktion, wobei die Weichteilkomponente raumfordernd wirkt, jedoch den Durasack nicht einengt (b_2 ►).

Abb. 25-11. Metastasierendes Mammakarzinom. Diskrete Osteolyse im Bereich der Bogenwurzel des 2. LWK (a_1) ohne Nachweis einer extraossären Komponente. Metastasierendes Mammakarzinom unter Chemotherapie: Deutliche Rekalzifikation der Osteolyse (b_1), wobei die ursprüngliche Wirbelkörperkontur sich wieder darstellt.

gröberungen der vertikalen Spongiosatrabekel auf. Diese sind im Transversalbild als verdichtete punktförmige Strukturen innerhalb eines hypodensen Markraumareals nachweisbar. Differentialdiagnostisch ist hiergegen lediglich die isolierte Osteoporose eines Wirbelkörpers abzugrenzen, die ebenfalls zu einer Vergröberung der vertikalen Spongiosa führt. Durch eine ausgiebige protrahierte *KM-Gabe* ist eine eindeutige Differenzierung der hämangiotischen Bluträume (pooling) von dem gefäßarmen Markraum des Osteoporosewirbels möglich.

Ein *Riesenzelltumor* ist überwiegend exzentrisch in den Epiphysen der Röhrenknochen gelegen. Er setzt sich meist ohne Sklerosesaum gegen den Knochen ab und neigt zu parossaler Ausdehnung. Der relativ gut vaskularisierte Tumor mit Dichtewerten zwischen 20–70 HE zeigt in den nichtnekrotischen Tumoranteilen ein deutliches Enhancement von etwa 50 HE und ermöglicht so eine gute Abgrenzung gegen das umgebende Weichteilgewebe.

Beim Nachweis eines Riesenzelltumors wird grundsätzlich ein exaktes CT-Staging vor den radikal konzipierten Operationen gefordert. Die häufig schwierige differentialdiagnostische Abgrenzung gegen eine aneurysmatische Knochenzyste gelingt computertomographisch durch den Nachweis eierschalenartiger Periostverknöcherungen und von Spiegelbildungen innerhalb der Knochenzyste, die beim Riesenzelltumor fehlen.

Kapitel 26
Wirbelsäule

512　Kapitel 26 · Wirbelsäule

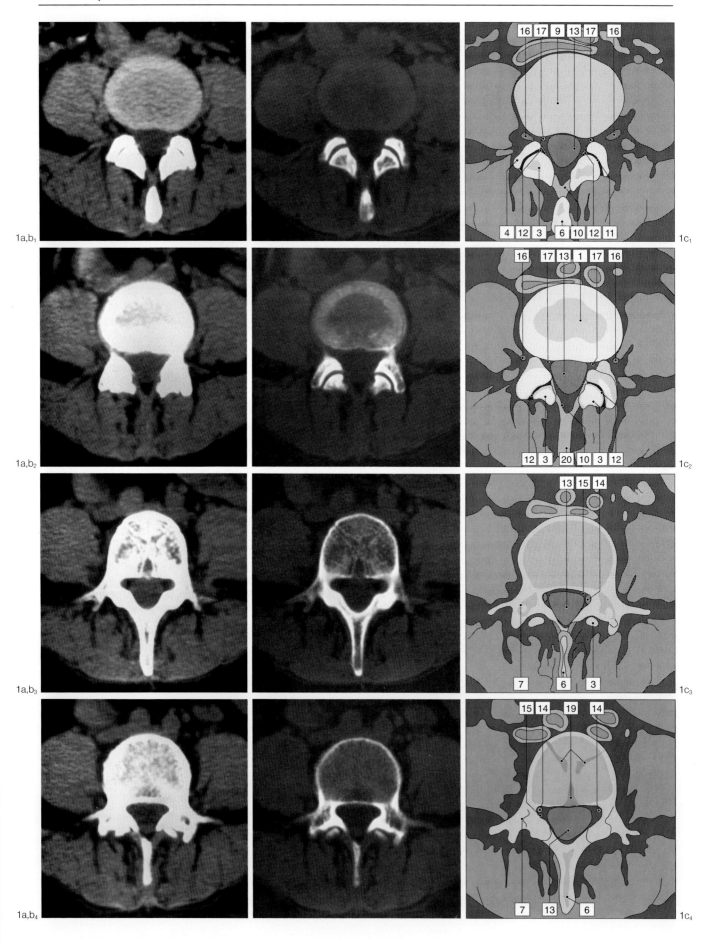

Wirbelsäule

Anatomie und Abbildung

Bei Abtastung eines *Wirbelkörpers* parallel zu seinen Abschlußplatten läßt sich die Wirbelkörpermitte durch den Eintrittskanal der V. basivertebralis an der Hinterkante recht genau bestimmen. In dieser Höhe sind die unteren Anteile der Bogenwurzel oberhalb des Neuroforamens mit angeschnitten, der gesamte knöcherne Spinalkanal erscheint durch die Darstellung von Bogenwurzel, Massa lateralis mit Gelenkfortsätzen, Lamina und Dornfortsatz geschlossen. Die Veneneintrittsstelle ist meist durch einen kleinen knöchernen Sporn markiert. Die Venen verlaufen y-förmig innerhalb entsprechender Knochenkanäle nach ventral und durchbrechen dort die Kortikalis. In hochauflösender Technik mit Knochenfenster sind die Kortikalis und die Spongiosafeinstruktur detailliert darstellbar, so daß auch feine Läsionen früh erkennbar sind. Da die Deck- und Bodenplatten häufig leicht muldenförmig verlaufen, werden sie durch einen bandscheibenbedingten Teilvolumeneffekt häufig inhomogen mit einer flächigen, zentralen Hypodensität dargestellt.

Die *Bandscheibe* erscheint bei Darstellung in Dünnschichttechnik weitgehend homogen. Eine diskrete zentrale Hypodensität ist eher Teilvolumeneffekten zuzurechnen als einer tatsächlich vorliegenden Dichteabsenkung des Nucleus pulposus in bezug auf den Anulus fibrosus. Die gesunde Bandscheibe weist eine Dichte von 70 ± 5 HE auf. Ihre Außenkontur orientiert sich an den Grenzen der benachbarten Wirbelkörper. Ihre dorsale Begrenzung ist im Halsbereich relativ geradlinig geformt. Kaudalwärts nimmt sie bis in den Lumbalbereich eine ventrokonvexe Konfiguration unterschiedlicher Ausprägung ein. Im Bewegungssegment LWK 4/5 wird sie in der Regel wieder geradlinig und bei L5/S1 mehr dorsokonvex. Die Höhe der lumbalen Bandscheibe beträgt 8 – 12 mm, wobei sie lumbosakral herabgesetzt ist und häufig unter 5 mm mißt. Zervikale Bandscheiben sind höher als thorakale und niedriger als lumbale.

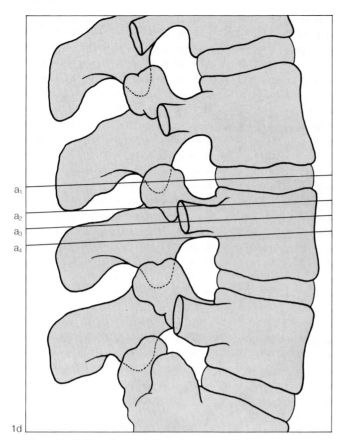

Abb. 26-1. Lendenwirbelsäule.
a) Transversalschnitte in Weichteildarstellung (Fensterlage + 30 HE). Schnitthöhe s. d).
b) Dieselben Transversalschnitte in Knochendarstellung (Fensterlage + 300 HE).
c) Schematische Interpretation.
d) Seitenansicht.

Zeichenerklärung:
1 Wirbelkörper
2 Bogenwurzel
3 oberer Gelenkfortsatz
4 unterer Gelenkfortsatz
5 Intervertebralgelenk
6 Dornfortsatz
7 Querfortsatz
8 Spondylophyten
9 Bandscheibe
10 Lig. flavum
11 Intervertebralgelenk
12 Intervertebrale Gelenkkapsel
13 Durasack
14 Wurzeltasche
15 Recessus lateralis
16 Nervenwurzel
17 Venen des Plexus venosus vertebralis internus
18 paravertebrale Venen (Plexus venosus vertebralis externus einschließlich V. intervertebralis)
19 Vasa basovertebralia
20 Lgg. interspinalia

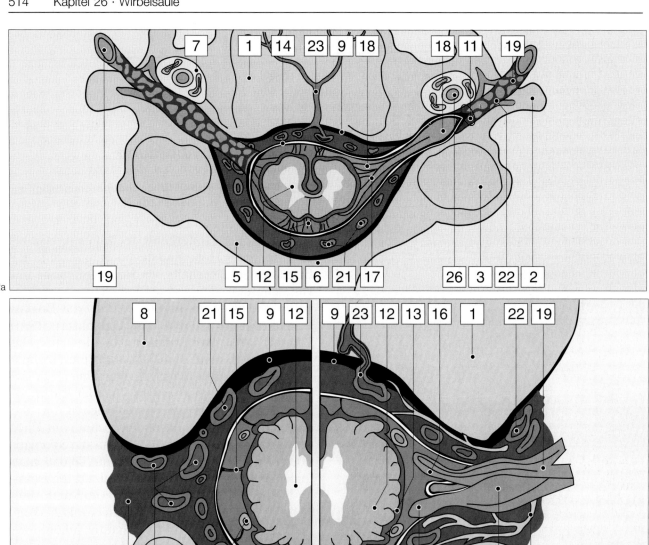

Abb. 26-2. Weichteilstrukturen des Spinalkanals.

a) in Höhe des 4. Halswirbels.
b) in Höhe des 4. Brustwirbels.

Zeichenerklärung:
1 Wirbelkörper
2 Querfortsatz
3 Gelenkfortsatz
4 Intervertebralgelenk
5 Lamina
6 Dornfortsatz
7 Foramen vertebrale
8 Bandscheibe
9 Lig. longitudinale posterius
10 Lig. flavum
11 Foramen intervertebrale
12 Myelon
13 Pia mater
14 Dura mater (+ Arachnoidea und Subduralraum)
15 Lig. denticulatum
16 Radix ventralis
17 Radix dorsalis
18 Ganglion spinale
19 N. spinalis
20 N. sinovertebralis
21 Plexus venosus vertebralis internus
22 V. intervertebralis
23 V. basivertebralis
24 Subarachnoidalraum
25 Epiduralraum
26 A. vertebralis

Anatomie und Abbildung 515

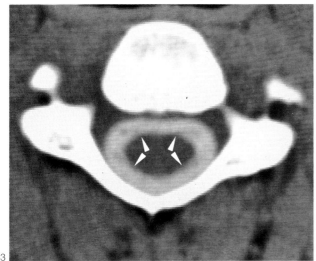

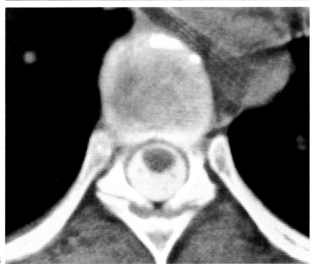

Abb. 26-3. Das zervikale Myelon im postmyelographischen CT. Das Myelon läßt sich vom kontrastierten Liquor exakt abgrenzen. Die austretenden Nervenwurzeln (▶) sind eben erkennbar.

Abb. 26-4. Das thorakale Myelon im postmyelographischen CT mit Darstellung der austretenden Nervenwurzeln.

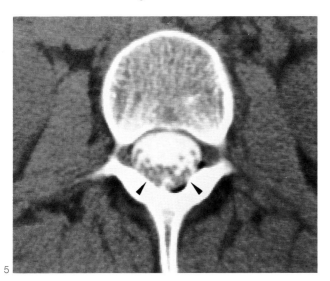

Abb. 26-5. Die Cauda equina im postmyelographischen CT. Die einzelnen Nervenwurzeln sind detailliert sichtbar.

Eine Schicht in Bandscheibenhöhe zeigt dorsal die *Intervertebralgelenke* und einen Anschnitt des Processus spinosus. Der vordere Gelenkanteil ist dem unteren Gelenkfortsatz des oberen Wirbelkörpers, der hintere der Gelenkfläche des oberen Fortsatzes des unteren Wirbelkörpers zuzurechnen. Die Gelenkflächen sind im Zervikalbereich in der Frontalebene ausgerichtet, während sie im Lumbalbereich gekrümmt verlaufen und einen nach hinten offenen Winkel von etwa 90° bilden.

Der *knöcherne Wirbelkanal* stellt kein einfaches zylindrisches Rohr dar, sondern zeichnet sich durch unterschiedliche Weiten aus. Durch die dachziegelartige Konfiguration der Wirbelbögen ist er jeweils an der oberen Grenze der Lamina eines Segmentes am engsten und erweitert sich kaudalwärts geringfügig nach dorsal. Das hintere *Längsband* überzieht die Wirbelkörperhinterflächen und kleidet somit den ventralen Anteil des Spinalkanals aus. Es ist in der Mittellinie durch Längsfasern verstärkt und in Höhe der Bandscheiben mit diesen durch Querfasern verflochten, die wiederum durch die Neuroforamina gürtelartig mit Fasern des vorderen Längsbandes verbunden sind. Die hintere Konvexität des Spinalkanals wird durch die etwa 3 mm dicken Ligamenta flava geschlossen, die am oberen Anteil der Lamina ansetzen und schräg kaudalwärts zum folgenden Dornfortsatz ziehen. Sie bilden damit zugleich einen Teil der Gelenkkapsel der kleinen Gelenke. Da sie dichter sind als der Durasack und das angrenzende epidurale Fettgewebe, sind sie immer eindeutig zu identifizieren. Zwischen den Dornfortsätzen liegen die Ligamenta interspinalia und supraspinalia.

Das hintere Längsband ist in Wirbelkörpermitte in Höhe der Eintrittsstelle der V. basivertebralis durch ein Venenpolster geringgradig angehoben. Die *Venen* durchdringen das hintere Längsband und bilden auf jeder Wirbelkörperhälfte ein längs verlaufendes epidurales Venenpaar (laterale und mediale anteriore Vene), die strickleiterartig hinter dem Längsband den vorderen Epiduralraum durchziehen. Sie geben seitwärts in jedem Neuroforamen Äste ab, die die Nerven geflechtartig umgeben. Diese venösen Geflechte sind im Zervikalbereich besonders stark ausgeprägt. Sie stehen zudem mit dem hinteren Anteil der epiduralen Venen ringförmig in Verbindung. Das gesamte epidurale Venengeflecht wird als *Plexus venosus vertebralis internus* bezeichnet. Dieser steht durch die V. basivertebralia und durch die austretenden intervertebralen Venen mit dem *äußeren Venenplexus* (aszendierende paravertebrale Venen, V. cava inferior) netzförmig in Verbindung.

Das Zentrum des Spinalkanals füllt der *Durasack* aus, der Spinalmark und Nerven enthält und meist in Höhe des 2. Sakralwirbels im Filum terminale externum endet. Der komplementäre Raum zwischen Dura und knöchernem Spinalkanal wird durch epidurales Fettgewebe ausgefüllt, das durch seine Hypodensität von -50 bis -100 HE die Außenkontur des Durasackes bzw. der Nervenscheiden demarkiert. Es ist am stärksten im Lumbalbereich ausgeprägt, so daß bereits im Nativscan die im Fettgewebe verlaufenden longitudinalen epiduralen Venen direkt hinter den Wirbelkörperkonturen punktförmig als 2 – 3 mm messende Verdichtungsfiguren erkennbar sind.

Das *Spinalmark* reicht beim Erwachsenen bis zur Höhe von TH 12/L 1 herab. Der umgebende Subarachnoidalraum ist bei artefaktfreier Darstellung als schmale hypodense Ringfigur im occipito-zervikalen Übergang mit der begleitenden Vertebralarterie eben darstellbar. Im Bereich der Cauda equina erscheinen der Durasack und seine abgehenden Wurzeltaschen meist homogen hypodens, bisweilen sind auch gebündelte Nervenstränge (Hemicordae) diskret abgrenzbar. Eine hochauflösende und detailreiche Darstellung des SA-Raumes gelingt nach intrathekaler KM-Gabe (*postmyelographisch*), bei der das Spinalmark sowie dorsale und ventrale Nervenwurzeln einschließlich der feinen Ligamenta denticulata darstellbar werden. Freie Wurzeltaschen werden analog zur Myelographie bis zum Spinalganglion kontrastiert.

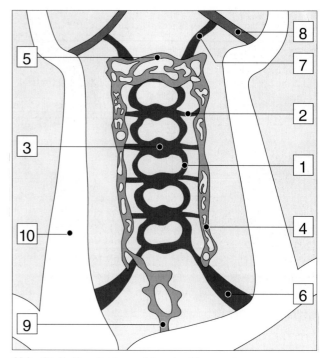

Abb. 26-6. Zervikaler epiduraler Venenplexus (nach Theron).

Zeichenerklärung:
1 vordere longitudinale Epiduralvenen
2 intervertebrale Venen
3 basivertebrale Venen
4 vertebraler Venenplexus (um A. Vertebralis)
5 okzipitaler Venenplexus
6 vertebrale Venen
7 kondyläre Vv. emissariae
8 Sinus petrosus inferior
9 rechte Interkostalvene
10 Intervertebralvene

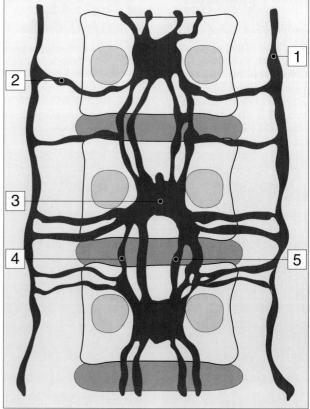

Abb. 26-7. Lumbaler epiduraler Venenplexus.

Zeichenerklärung:
1 V. lumbalis ascendens
2 intervertebrale Venen
3 basivertebrale Venen
4 laterale vordere Epiduralvenen
5 mediale vordere Epiduralvenen

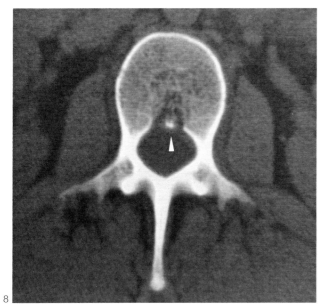

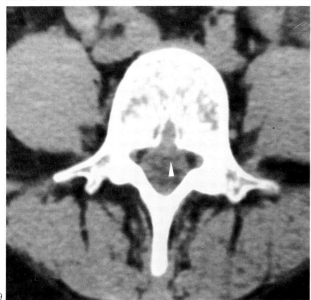

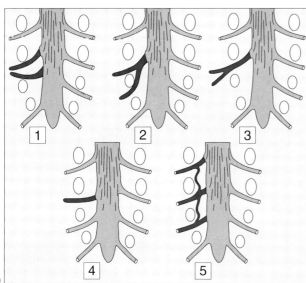

Die *Wurzeltaschen* entspringen kurz unterhalb der Deckplatte des entsprechenden Wirbels. Durch den relativ vertikalen Verlauf ist besonders im Bereich der letzten drei Lumbalsegmente eine geringe laterale knöcherne Exkavation des Wirbelkörpers nachweisbar, der *Recessus lateralis*, in dem die Wurzeltasche verläuft, bevor sie unterhalb der Bogenwurzel in das Foramen intervertebrale eintritt. Die dorsale obere Begrenzung wird durch das Ligamentum flavum und den oberen Gelenkfortsatz gebildet. Die anteriore-posteriore Distanz des Rezessus ist in der Regel größer als 5 mm. Eine Enge wird bei 3 mm angenommen.

Eine *intravenöse Kontrastmittelgabe* führt zur Darstellung des internen Venenplexus, wobei die longitudinalen Stränge punktförmig sichtbar werden. Im Zervikalbereich sind die intraforaminalen Venen stärker ausgeprägt und umfassen manschettenförmig die Nerven, so daß eine ausreichende Kontrastmittelgabe den größeren Teil des Neuroforamens kontrastiert und die nervalen Strukturen hypodens abgrenzen läßt. In den lumbalen Neuroforamina, die weiter angelegt sind, füllt zwar der Nerv 30% des foraminalen Querschnitts aus, die übrige Fläche wird im wesentlichen durch Fettgewebe ausgefüllt, das die Nervenwurzel abgrenzen läßt. Die foraminalen Lumbalvenen werden nach Kontrastmittelgabe daher nur diskret nachgewiesen. Bei sehr jungen Patienten findet auch ein diskretes Enhancement des Anulus fibrosus statt, das bei gesunden Erwachsenen in der Regel fehlt.

Lit.: 3148, 3185, 3095, 3050, 2999, 2819, 2977, 2870, 2881, 3049, 2715, 3100

Abb. 26-8. Eintrittsstelle der V. basivertebralis. Sie ist variabel konfiguriert, nicht selten von einer Knochenlamelle abgedeckt.

Abb. 26-9. Der Plexus basivertebralis an der Eintrittsstelle der V. basivertebralis kann sich prominent als weichteildichte Figur in den Spinalkanal vorwölben.

Abb. 26-10. Austrittsanomalien der Nervenwurzeln.

Zeichenerklärung:
1 konvergierende Nervenwurzel
2 divergierende Nervenwurzel
3 gedoppelte Nervenwurzel
4 horizontale Nervenwurzel
5 anastomosierende Nervenwurzeln

Degenerative Wirbelsäulenerkrankungen

Die Einzelbewegung der Wirbelkörper zueinander ist durch straffe Gelenkverbindungen beschränkt. Die Bandscheiben, vom elastischen vorderen und hinteren Längsband umgeben, und die Intervertebralgelenke stellen drei bewegliche Auflagepunkte dar, die mit den angrenzenden Wirbelstrukturen das *Bewegungssegment* der Wirbelsäule bilden. Degenerative Veränderungen beginnen durch Dehydratation der Bandscheibe mit konsekutiver Bandscheibenraumverschmälerung. Letztere führt zu Gefügelockerungen des Bewegungssegments und dadurch zur unphysiologischen Belastung der Gelenke und des Bandapparates, die schließlich eine Intervertebralarthrose und Spondylosis hervorruft. Der so angestoßene degenerative Prozeß verstärkt die Bandscheibendegeneration, die die Hauptursache für den Bandscheibenvorfall darstellt.

Bandscheibendegeneration

Eine zunehmende Dehydratation des Nucleus pulposus mit konsekutiver Veränderung der biochemischen Zusammensetzung erniedrigt die Bandscheibenhöhe und wölbt den Anulus fibrosus über die Außenkonturen der Wirbelkörperabschlußplatten vor. Gaseinschlüsse sind Zeichen der Dehydratation und vermehrten Belastung, Verkalkungen des Faserrings Ausdruck regressiver bzw. reparativer Vorgänge.

● **CT**

Die Bandscheibendegeneration ist durch eine gleichmäßige, glatt berandete, zirkuläre Vorwölbung des Diskus vor die Wirbelkörperzirkumferenz gekennzeichnet. Die dorsale Bandscheibenkontur, die der Form der benachbarten Wirbelkörper angepaßt ist, geht dabei meist verloren. Die Dichtewerte der Bandscheibe lassen in der CT im Gegensatz zur MRT eine sichere Differenzierung von Anulus fibrosus und Nucleus pulposus nicht zu. Vakuumphänomen und Verkalkungen dagegen sind empfindlich nachweisbar.

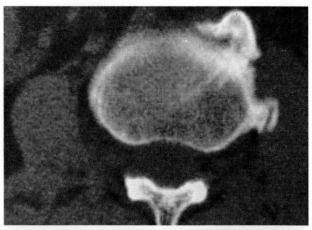

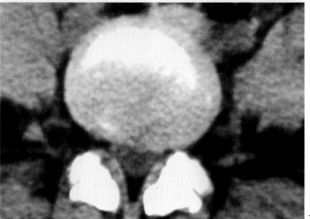

Abb. 26-11. Spondylophyt. Knöcherne Anbauten an Wirbelkörperkanten werden im CT empfindlich nachgewiesen.

Abb. 26-12. Bandscheibenprotrusion. Die Bandscheibenkontur überragt die Wirbelkörperkante glatt berandet und exzentrisch.

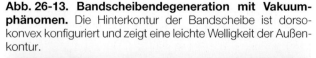

Abb. 26-13. Bandscheibendegeneration mit Vakuumphänomen. Die Hinterkontur der Bandscheibe ist dorsokonvex konfiguriert und zeigt eine leichte Welligkeit der Außenkontur.

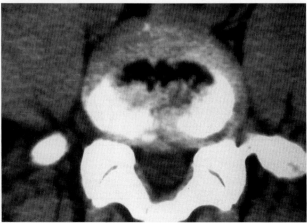

Hernie und Prolaps der Bandscheibe

Mit Fortschreiten der Diskusdegeneration reißen die inneren zirkulären Schichten des Faserringes radiär ein und werden vom Gewebe des Nucleus pulposus durchsetzt (Derangement interne). Die lokale Ausdünnung des Anulus fibrosus führt dann zur kleinbogigen Vorwölbung der Bandscheibenkontur (Protrusion). Werden die äußeren Schichten des Faserringes durchbrochen, so liegt ein subligamentärer Prolaps vor, der vom hinteren Längsband abgedeckt ist. Beim transligamentären Prolaps wird das Längsband zusätzlich durchbrochen, das prolabierte Gewebe bleibt knopflochähnlich am Perforationsort liegen oder wandert als freies Fragment im Epiduralraum hinter die Wirbelkörper (Sequester). Da das hintere Längsband an den Ringapophysen der Wirbelkörper fixiert und in der Medianebene stärker ausgebildet ist, wandert bei subligamentärem Sitz des Prolaps das Nucleus-pulposus-Gewebe meist lateralwärts oder kann nach Abtrennung der Bandfixation am Wirbelkörper auch longitudinal als freies Fragment hinter den Wirbelkörpern zu liegen kommen.

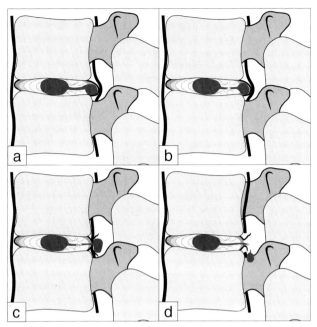

Abb. 26-14. Pathogenese des Bandscheibenprolaps subligamentär (a,b) und transligamentär (c,d)- b,d jeweils als freies Fragment.

Es werden drei wichtige Lokalisationen des Bandscheibenvorfalls unterschieden:
– Der *mediale Prolaps* komprimiert das Myelon oder die Kauda von ventral.
– Der *mediolaterale Prolaps* betrifft Myelon und/oder Nervenwurzel (im Caudabereich häufig mehrere Nervenwurzeln).
– Der *laterale Prolaps* kann eine intraforaminale oder extraforaminale Lage einnehmen und die in gleicher Höhe austretende Nervenwurzel irritieren.

• *Zervikaler Bandscheibenvorfall*

Am häufigsten ist das Bewegungssegment HWK 6/7 betroffen, gefolgt von HWK 5/6 und HWK 7/THK 1. Die mediane Verstärkung des dorsalen Längsbandes bewirkt ein Dominieren des mediolateralen Bandscheibenvorfalls. Meist liegt ein transligamentärer Prolaps vor, der lateral- und kranialwärts zum zugehörigen Neuroforamen wandert und dort die Nervenwurzel kom-

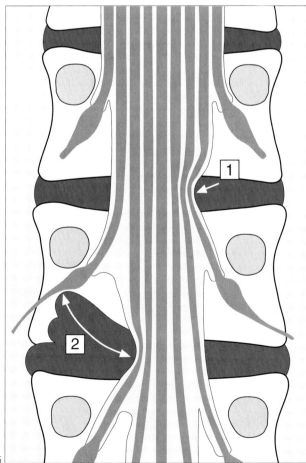

Abb. 26-15. Lokalisation des Bandscheibenprolaps. Bei mediolateraler Lage (1) wird die tiefer austretende Nervenwurzel, bei lateraler Lage (2) die in gleicher Höhe und tiefer austretende Nervenwurzel irritiert.

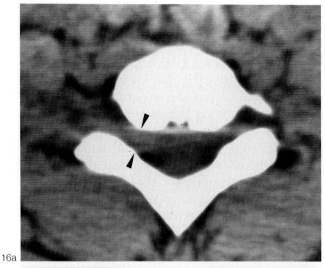
16a

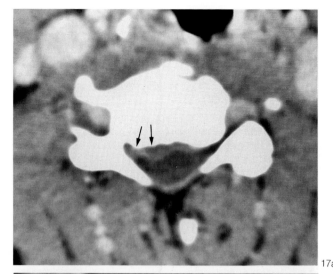
17a

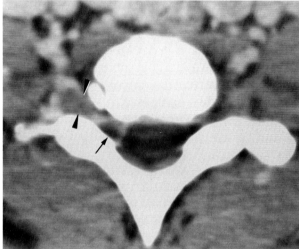
16b

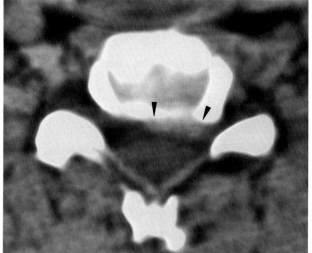
17b

Abb. 26-16. Lateraler Bandscheibenprolaps. Bei leichter Artefaktüberlagerung ist bereits am Eingang des Neuroforamens HW 6/7 eine auf den Bandscheibenvorfall verdächtige Weichteilfigur nachweisbar (a). Die intravenöse KM-Gabe demarkiert den Bandscheibensequester (b→) und das Ganglion spinale (▸). Die intrathekale KM-Gabe stellt denselben Befund kontrastreich und in gleicher Konfiguration dar (c).

Abb. 26-17. Mediolateraler Bandscheibenvorfall rechts. **a)** Die Bandscheibenkontur überragt kleinbogig die Wirbelkörperkante (→) und verlegt den Eingang des Recessus lateralis (→). **b)** Die Bandscheibenkontur ist hinter der Wirbelkörperkante links mediolateral scharfkantig erkennbar.

Abb. 26-18. Bandscheibenvorfall. Die Bandscheibenkontur (→) überragt die Wirbelkörperkante breit und glattrandig.

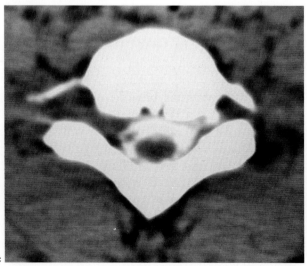
16c

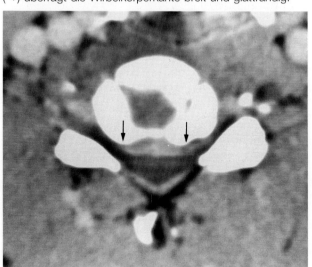

primiert. Da die Drainage des ausgedehnten intraspinalen Venenplexus über das Foramen intervertebrale erfolgt, bewirkt dessen Verlegung eine lokale venöse Stase.

• **CT**

Nativ: Eine *weichteildichte Vorwölbung* in den Spinalkanal oder das Neuroforamen ist das charakteristische Zeichen eines Bandscheibenvorfalls. Aufhärtungsartefakte führen häufig zu einer Dichteabsenkung des Spinalkanals und erschweren die Abgrenzbarkeit von intraspinalen Strukturen. Auf eine Reduktion der Artefakte im zerviko-thorakalen Übergang durch Schulterüberlagerung ist durch eine entsprechende Lagerungstechnik zu achten. Die Dünnschichttechnik vermindert diese Artefakte und stellt insbesondere die knöchernen Grenzen des Foramens detailreicher dar.

KM: Eine intravenöse KM-Gabe kann die Abgrenzung der Weichteilstrukturen verbessern. Die dorsale Grenzstruktur wird durch den dorsalen Anulus fibrosus, das hintere Längsband, den hinteren spinalen Venenplexus und die ventrale Wand des Durasackes gebildet. Sie demarkiert sich als schmaler Saum, von dem sich das Gewebe des Nucleus pulposus oder eines Sequesters hypodens absetzt. Eine venöse Stase im Neuroforamen weist auf eine Abflußbehinderung hin, die durch einen lateralen Diskusprolaps oder durch ein kleines freies Fragment verursacht werden kann, ohne daß die Raumforderung selbst erkennbar sein muß.

DD: Die zervikale Bandscheibendiagnostik muß unbedingt eine Inspektion der knöchernen Strukturen bei weiterer Fensterlage miteinbeziehen. Die Analyse der ossären Anbauten an den Wirbelkörperkanten und der Proc. uncinati kann klären, ob eine degenerativ bedingte knöcherne Einengung des Nervenaustritts (*Uncovertebralarthrose*), eine *Spinalstenose* oder ein *Bandscheibenvorfall* vorliegt.

Lit.: 3078, 2680, 2842, 2991, 2669, 3079, 3122, 2927

• *Lumbosakraler Prolaps*

In 95 % der lumbalen Bandscheibenvorfälle sind die Segmente LW5/SW1 und LW4/5 betroffen, LW3/4 nur in 4 % der Fälle.

• **CT**

Charakteristisches Zeichen des Prolaps ist eine umschriebene Vorwölbung der dorsalen Bandscheibenkontur in den Spinalkanal, die sich dadurch von der harmonisch-großbogigen Vorwölbung bei Bandscheibendegeneration ohne Prolaps unterscheidet. Die Vorwölbung kann scharf berandet sein und flach in die Bandscheibenkonturen übergehen. Diese Konfiguration entspricht meist (ca. 75 %) einem *subligamentären* Sitz mit Zentrum der Vorwölbung in Höhe der Bandscheibenebene. Eine kleinbogige oder asymmetrische Vorwölbung mit kantiger Abwinkelung zur Bandscheibenkontur kennzeichnet zu etwa 60 % einen *transligamentären* Prolaps. Eine gezähnelte oder ausgefranste Bandscheibengrenze findet sich seltener und entspricht kleineren subligamentären Fragmenten mit oder ohne Längsbanddegeneration.

Die Abdrängung einer *Wurzeltasche* ist bei ausreichendem periduralem Fettgewebe nachweisbar und als Kompressionszeichen zu werten. Die Impression des Durasackes hängt vom Ausmaß des vorliegenden epiduralen Fettgewebes ab und ist auf sagittalen Rekonstruktionen häufig besser abzuschätzen. Ein nicht-sequestrierter Prolaps wölbt sich meist um einige Millimeter kaudal hinter die Wirbelkörperkante in den Epiduralraum vor.

Bei *Sequestration* ist eine Diskontinuität der Weichteilformation zum Bandscheibenraum erkennbar. Das Fragment wandert überwiegend *kaudalwärts* und setzt sich im unteren Anteil des Lateralrecessus fest. Beim lumbosakralen Bandscheibenvorfall kann der Sequester auch bis zum Sakralforamen vorgleiten. Etwa ein Viertel der Sequester *aszendiert* zum gleichseitigen Neuroforamen oder in den unteren Anteil des Lateralrecessus des höhergelegenen Wirbelkörpers. Ein freies Fragment kann auch unterhalb des Abganges einer Wurzeltasche fixiert werden.

Besonderer Beachtung bedarf grundsätzlich das *Foramen intervertebrale*, in dem die austretende Nervenwurzel von umgebendem Fettgewebe demarkiert und identifiziert werden kann. Erschweren nicht enge Foramina, degenerative Knochenappositionen, eine Skoliose oder eine allgemeine Bandscheibendegeneration die Beurteilung, so deuten Maskierungen dieser Struktur auf einen Prolaps hin.

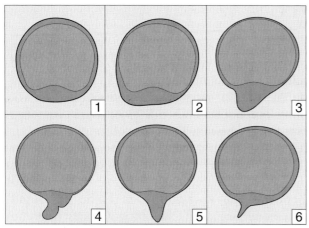

Abb. 26-19. Bandscheibenkonfigurationen. Glatte, großbogige konzentrische (1) und exzentrische (2) Vorwölbungen sind Zeichen der Bandscheibenprotrusion mit intaktem Anulus fibrosus. Kleinbogige, glatte Vorwölbungen (3) sprechen für einen subligamentären Prolaps. Unregelmäßig begrenzte, umschriebene Vorwölbungen (4–6) sind Ausdruck eines transligamentären Prolaps.

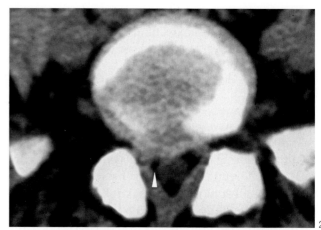

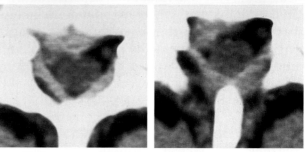

Abb. 26-21a-c. Mediolateraler Bandscheibenvorfall. Die dorsale Kontur der Bandscheibe ist unregelmäßig konfiguriert und signalisiert eine transligamentäre Perforation. Sie setzt sich hinter der Oberkante des 5. LWK kaudalwärts fort und maskiert den Recessus lateralis als freies Fragment (c).

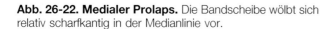

Abb. 26-22. Medialer Prolaps. Die Bandscheibe wölbt sich relativ scharfkantig in der Medianlinie vor.

Abb. 22-23. Lateraler, intraforaminaler Prolaps. Die unscharf begrenzte, ausladende Bandscheibenkontur (→) maskiert das Neuroforamen. Die austretende Nervenwurzel ist durch Bandscheibengewebe und venöse Stase maskiert und erscheint verdickt (▶).

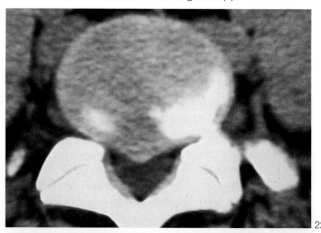

Abb. 26-20. Freier Sequester im Spinalkanal (→) (bei medialem Prolaps).

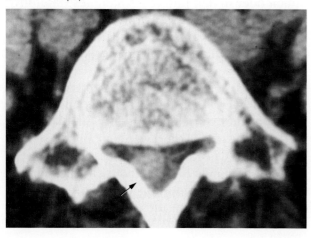

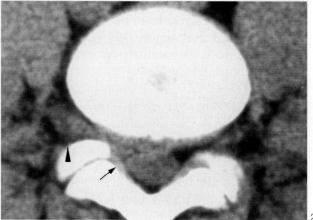

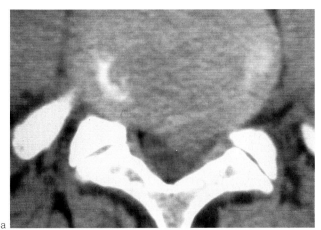
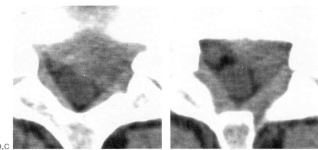

Abb. 26-24a-c. Mediolateraler Massenprolaps. Scharfe Berandung links mediolateral (a). Das Bandscheibengewebe füllt hinter dem ersten Sakralwirbel etwa 2/3 des Spinalkanals aus (b) und maskiert den Recessus lateralis von S1 mit Kompression der Wurzeltasche (c).

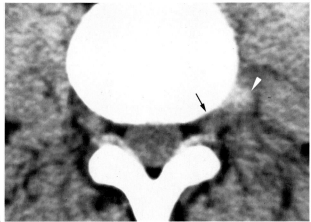
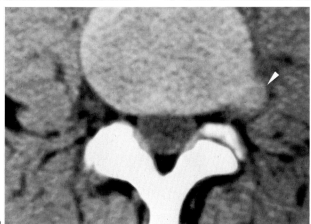

In gleicher Weise sind die *Recessus laterales* hinter den Wirbelkörpern bis zum Abgang der Bogenwurzel abzusuchen. Jede Maskierung und Asymmetrie durch leicht hyperdenses Gewebe ist verdächtig auf ein freies Fragment.

Die *Radiodensität* der normalen Bandscheibe ist höher als 50 HE und setzt sich dichtemäßig vom leicht hypodensen Durasack und seinen Wurzeltaschen ab. Auch freie Fragmente sind dichter als die benachbarte Wurzeltasche. Aus diesem Grund wird in manchen Kliniken das Highlighting zur optischen Diskrimination der Bandscheibenstrukturen eingesetzt. Verkalkte Sequester werden nur selten gefunden.

DD:
- *Lateraler Prolaps*: Eine *gemeinsame Wurzeltasche* kann einen lateralen Bandscheibenvorfall vortäuschen. In Dünnschichttechnik gelingt jedoch meist der Nachweis der Aufzweigung in die durch das Foramen austretende und in die tiefer gelegene Wurzel als zwei rundliche (hypodense) Strukturen. Auch eine zystisch erweiterte *Wurzeltasche* kann eine Obliteration des Neuroforamens bewirken. Sie erscheint im Gegensatz zum hyperdensen, KM anreichernden und häufig zur knöchernen Usur des Foramens führenden *Neurinom* hypodens.

- *Freies Fragment*: Synovialzyste, basivertebraler Venenplexus, epiduraler Tumor, umschriebene Fibrose nach Operation.

- *Lateraler Prolaps*: Eine *gemeinsame Wurzeltasche* kann einen lateralen Bandscheibenvorfall vortäuschen. In Dünnschichttechnik gelingt es jedoch meist, die Aufzweigung der Doppelwurzel in zwei rundliche (hypodense) Figuren darzustellen. Auch eine zystisch erweiterte *Wurzeltasche* kann eine Obliteration des Neuroforamens bewirken. Sie erscheint im Gegensatz zum *Neurinom* hypodens, das zudem Kontrastmittel aufnimmt und zur knöchernen Usurierung des Foramens neigt.

Lit.: 3153, 3194, 2851, 2839, 2996, 3139, 3138, 2796, 1485, 3010, 3152, 2847, 3161, 3186, 2800, 3196

Abb. 26-25a, b. Extraforaminaler Prolaps. Das bandscheibenäquidense Gewebe (▻) beengt die austretende Nervenwurzel (→).

Die operierte Bandscheibe – Rezidivprolaps

Die Diagnostik des Rezidivprolaps ist durch postoperative Vorgänge erschwert. Bei der typischen interlaminären Fenestration wird das prolabierte Nucleus-pulposus-Gewebe lateral des Durasakkes entfernt. Postoperativ entwickelt sich in unterschiedlichem Ausmaß epidurales Granulationsgewebe, das in eine Fibrose übergeht. Die bindegewebige Durchsetzung des Epiduralraumes kann den Recessus lateralis ausfüllen und auch zu einer Retraktion der Wurzeltasche und des Durasackes führen. Diese Veränderungen hängen vom operativen Vorgehen und von der Reaktionslage des Patienten ab und erschweren die Erkennung eines Rezidivprolapses.

• CT

Nativ: Liegt nach einer Operation nur geringes epidurales Narbengewebe vor und ist die dorsale Bandscheibenbegrenzung ausreichend abgrenzbar, so läßt sich der Bandscheibenvorfall in gleicher Weise diagnostizieren wie ohne Voroperation.

Die *Fibrose* ummantelt den Durasack in unterschiedlich breiter Formation und kann auch den Durasack geringgradig verlagern. Abdrängungserscheinungen sind in der direkten postoperativen Phase häufiger zu beobachten. Im Zuge der einsetzenden Retraktionsvorgänge läßt sich meist jedoch eine Verziehung des Durasackes zur operierten Seite nachweisen. Häufig ist der Recessus lateralis maskiert, so daß ein mediolateraler Bandscheibenvorfall nicht ausgeschlossen werden kann.

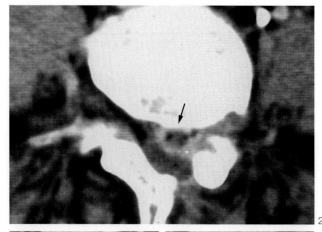
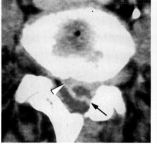
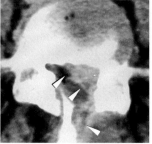

Abb. 26-26a-c. Rezidivprolaps. Innerhalb des ausgedehnten Narbengewebes, das reichlich Kontrastmittel aufnimmt (▸), findet sich eine scharf abgesetzte Hypodensität (→) mit diskreten Gaseinschlüssen bei gleichzeitig bestehender Bandscheibendegeneration mit Vakuumphänomen.

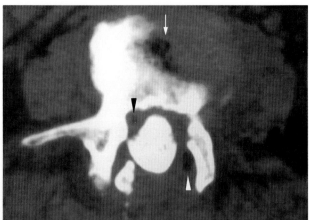
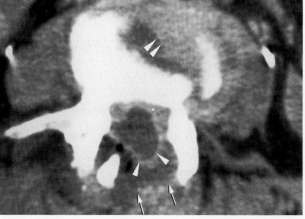

Abb. 26-27. Z.n. Bandscheibenoperation und Laminektomie. Postoperativ Vakuumphänomen in der Bandscheibe (a→), Maskierung des periduralen Fettgewebes mit Lufteinschlüssen (▸). 7 Tage später wegen Fiebers Kontrolluntersuchung (b), die Flüssigkeitsverhaltungen (b→), einen hyperämischen Durasack (b▸) und einsprossendes Granulationsgewebe in die Bandscheibe nach KM-Gabe (b▸) nachweist. Das Vakuumphänomen ist bei einsetzender Diszites verschwunden.

Degenerative Wirbelsäulenerkrankungen

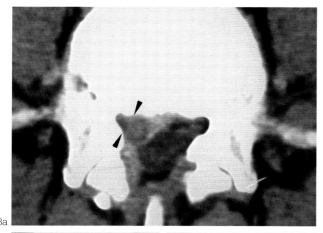
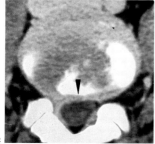
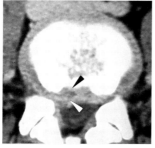

Abb. 26-28. Rezidivprolaps. Nach intravenöser KM-Gabe kontrastiert sich das Narbengewebe um den Durasack und an der Bandscheibenhinterkontur (b➤). 4 mm kaudalwärts demarkiert sich bereits innerhalb des Narbengewebes (c➤) eine Hypodensität, die sich bis tief in den Recessus lateralis (a➤) verfolgen läßt und einem Rezidivprolaps entspricht.

KM: Eine höher dosierte (prolongierte) *intravenöse KM-Gabe* führt meist zu einem gleichmäßigen Enhancement des fibrosierenden Gewebes. Dieses (postoperative) Reaktionsmuster kann, in Abhängigkeit vom unterschiedlichen Vaskularisationsgrad der Fibrose, über Jahre hinweg nachweisbar sein, allerdings auch schon wenige Monate post operationem unterbleiben. Innerhalb eines meist homogenen Enhancements läßt sich die umscheidete Wurzeltasche als scharf berandete Hypodensität nachweisen und durch ihren Verlauf als solche identifizieren.

Ein *Bandscheibenrezidivvorfall* stellt sich als hypodense Zone innerhalb des kontrastierten Fibrosegewebes dar. Gelegentlich verursachen Fettgewebeeinschlüsse als unscharf begrenzte Hypodensitäten falsch positive Diagnosen.

Bei fehlendem Enhancement der Fibrose, das in etwa einem Viertel der Fälle vorliegt und mit dem Alter der Narbe zunimmt, sind diese differentialdiagnostischen Kriterien nicht anwendbar, so daß lediglich der raumfordernde Charakter des Narbengebietes einen Hinweis auf einen Rezidivprolaps bietet. Einen ähnlich expansiven Aspekt kann allerdings auch hypertrophes Narbengewebe hervorrufen.

DD: Im frischen *postoperativen Stadium* läßt sich mitunter peridural eine umschriebene weichteildichte Raumforderung nachweisen. Sie entspricht meist einem Hämatom, dessen Diagnose über Verlaufskontrollen gesichert und verfolgt werden kann. Hypodense, mehr dorsal gelegene, zystische Formationen sind in der postoperativen Phase meist Folge eines Liquoraustritts (*Pseudomeningozelen*). Eine KM-Gabe demarkiert in diesem Stadium ein kräftig anreicherndes, an den Grenzflächen (Dura, Periost) verstärkt nachweisbares Granulationsgewebe.

Lit.: 3155, 3153, 2710, 2714, 2959, 2988, 3098, 3127, 2708

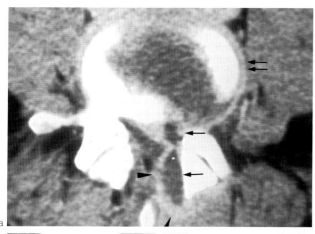
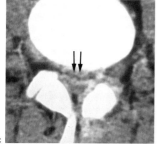
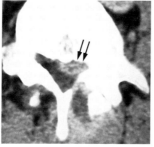

Abb. 26-29. Postoperatives CT nach Bandscheibenvorfall. Entlang dem operativen Zugangsweg finden sich 3 Tage nach dem Eingriff, neben sich kontrastierendem Granulationsgewebe (a➤) hypodense Flüssigkeitsverhaltungen (a→). Der Bandscheibenrand weist wie der Durasack infolge der Entzündungsreaktion ein marginales Enhancement auf (a⇒). Das Granulationsgewebe wirkt raumfordernd im Recessus lateralis (c⇒) und im Spinalkanal (b⇒) und verursacht ein passageres Beschwerdebild.

Spondylarthrose

Fehlbelastung und Bandscheibendegeneration führen zunächst zur Knorpeldegeneration der Gelenke mit entsprechender Gelenkspaltverschmälerung und subchondraler Sklerose, die bei Fortschreiten der Erkrankung in knöcherne Ausziehungen der Gelenkflächen übergehen. Diese können ein erhebliches Ausmaß annehmen, sich in den Spinalkanal vorwölben und den Recessus lateralis von dorsal einengen. Die resultierende Gefügelockerung des Bewegungssegmentes führt gleichzeitig zur Veränderung des Kapselapparates, der sich verdicken oder zystenförmig in den Spinalkanal vorwölben kann (Synovialzyste).

• CT

Die zuvor beschriebenen *Arthrosezeichen* lassen sich an den nahezu axial ausgerichteten Gelenkflächen exakt abbilden. Der Gelenkspalt ist tangential einsehbar, so daß auch ein Vakuumphänomen als Ausdruck der Knorpeldegeneration nachweisbar wird. Die Verdickung der Gelenkkapsel, der Ligamenta flava, die Verformung der Gelenkflächen sowie eine Subluxationsstellung sind ebenso darstellbar wie intraartikuläre Fragmente oder Frakturen der Facettengelenkflächen selbst.

Synovialzysten erscheinen meist als kleine, vom Gelenkraum ausgehende, hypodense Vorwölbungen. Sie lassen sich durch die Gelenkbeziehung von einem Bandscheibensequester unterscheiden.

Bei sehr ausgeprägten degenerativen Gelenkverformungen, häufig mit hypertrophen Knochenanbauten und *Pseudospondylolisthesis* (degenerative Form der Spondylolisthesis) ist der Gelenkspalt wegen des nicht axialen Verlaufs oft schwierig darstellbar. Ein Wirbelkörpergleiten wird durch Parallelverschiebung der Hinterkante der Bodenplatte vor die dorsale Kontur der Bandscheibe nachgewiesen (Ventralglissement).

DD: Sehr komplexe Bilder entstehen durch spinale Pseudoarthosen bei Spondylitis ankylopoetica, bei der die deformierten, knöchern überbrückten Intervertebralgelenke von fibrös verbundenen Spaltbildungen begleitet werden.

Lit.: 2983, 2853, 2724, 3140, 3165

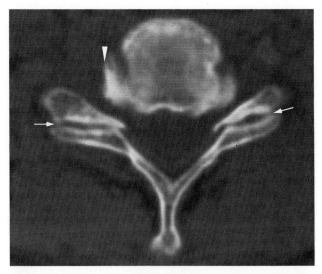

Abb. 26-30. Zervikale Spondylarthrose. Die subchondralen Grenzlamellen der Intervertebralgelenke sind sklerosiert, die Gelenkflächen inkongruent und geringgradig ausgezogen (→). Zusätzlich Ausziehung und Verformung des Proc. uncinatus (▸).

Abb. 26-31. Spondylarthrose. Ausziehungen der Gelenkflächen der Intervertebralgelenke. Nachweis eines Vakuumphänomens (→), man erkennt im Weichteilfenster eine diskrete Vorwölbung der Gelenkkapsel mit einer zentralen Hypodensität, einer **Synovialzyste** entsprechend (▸).

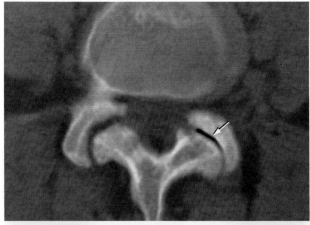

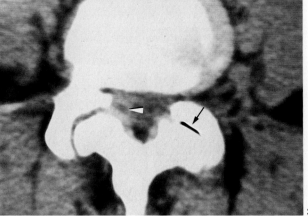

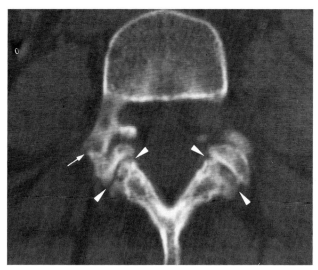

Abb. 26-32. Spondylolisthesis vera. Ventral der Intervertebralgelenke (▸), die Arthrosezeichen mit Gelenkspaltverschmälerung aufweisen, finden sich unregelmäßig geformte sklerosierte Unterbrechungen der Pars interarticularis (→).

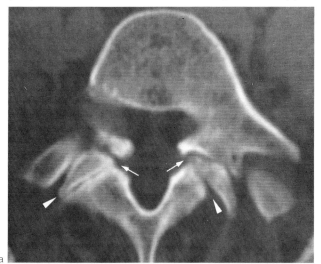

Abb. 26-33. Spondylolisthesis vera. Nicht in allen Fällen ist die Unterscheidung zwischen Gelenk und Spaltbildung übersichtlich darstellbar. Intervertebralgelenk (a▸), Spaltbildung (a→). Seitliche Rekonstruktion des Ventralglissements (b).

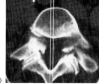
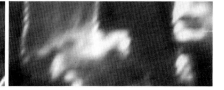

Spondylolyse – Spondylolisthesis vera

Symmetrische Spaltbildungen an den Gelenkfortsätzen (Pars interartikularis) der Wirbel führen zu einem Vorwärtsgleiten des Wirbels bei regelrechtem Gelenkstand der Facettegelenke. Das lumbosakrale Bewegungssegment ist am häufigsten betroffen. Die Gefügestörung führt je nach Ausmaß zur Einengung des Nervenaustrittkanals und zur Bandscheibenprotrusion.

• CT

Nativ: Die Spaltbildung läßt sich als wellige oder gezähnte Aufhellungsfigur mit angrenzender Sklerosierung in der Pars interarticularis nachweisen. Weichteilgewebe in weiten Knochenlücken gilt als typisch. Die Konfiguration läßt meist eine Differenzierung gegenüber den glatt berandeten Facettegelenken zu, auch wenn diese durch arthrotische Veränderungen deformiert sind. Wie bei der Pseudospondylolisthesis wird das Vorwärtsgleiten durch eine Parallelverschiebung der Wirbelkörperhinterkante gegenüber der angrenzenden Bandscheibe sichtbar, zur Vermeidung von Fehlinterpretationen muß auf eine bandscheibenparallele Schnittführung geachtet werden.

Lit.: 3188, 2776, 2678

Spinale Stenose

Eine Einengung des Spinalkanals durch knöcherne oder ligamentäre Strukturen ist häufig Ursache komplexer neurologischer Ausfallserscheinungen. Es werden nach Verbiest drei Formen unterschieden:

– *Erworbene Formen*: Neben Trauma- und Operationsfolgen, M. Paget und Diskopathien stehen die degenerativen Veränderungen bei Intervertebralarthrose und Spondylosis posterior im Vordergrund.

– *Kongenitale Formen*: Chondroplasie und andere Chondrodysplasien, schwere Mißbildungen der Wirbelsäule, Meningozelen, Spina bifida, vertebragene Dysgenesie.

– *Entwicklungsbedingte Formen*: meist Dysplasien des Neuralbogens, z. B. zu kurze Bogenwurzeln.

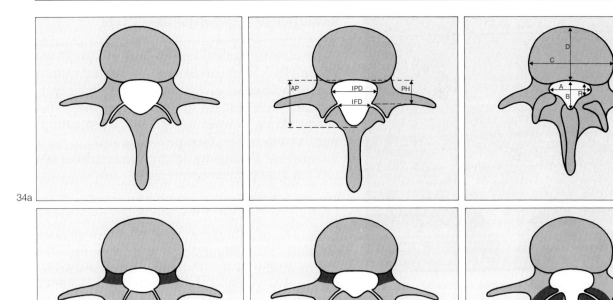

Abb. 26-34. Der enge Lumbalkanal.
a) Normale Weite des Lumbalkanals.
b) Maße des Lumbalkanals.
   AP = sagittaler Durchmesser bzw. anterior-posteriore Distanz
   IPD = interpedikuläre Distanz
   IFD = Abstand der Facettegelenke
   PH = Höhe der Bogenwurzel
c) **Jones-Thomson-Quotient**, definiert als AxB/CxD, ist normal zwischen 1/2 und 1/4,5. Nenner >4,5 bedeutet einen engen Lumbalkanal.
   R = Weite des radikulären Kanals bzw. des anterolateralen Recessus.
d) **Konzentrische Enge** des Lumbalkanals. Verkürzung der Bogenwurzeln und horizontale Annäherung (Medialisierung der Facettegelenke).
e) **Verkürzte Bogenwurzeln** haben zu einer verringerten anterior-posterioren Distanz des Lumens geführt.
f) **Arthrotische Hypertrophie** der Facettegelenke.

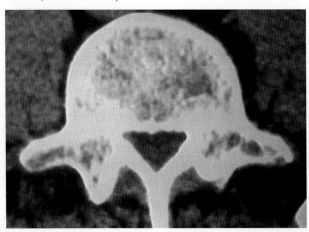

Abb. 26-35. Konzentrische Enge des Spinalkanals (AP = 10 mm, IPD = 18 mm).

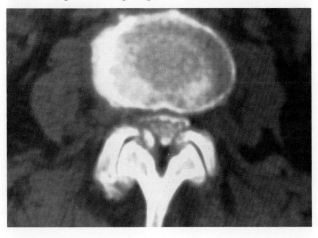

Abb. 26-36. Spinale Stenose durch Intervertebralarthrose. Der Spinalkanal ist sagittal grenzwertig weit (10 mm bis zu den hypertrophierten Lig. flava) und seitlich durch Hypertrophie der Facettegelenke eingeengt.

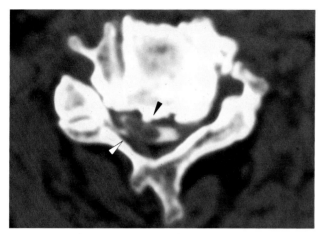

Abb. 26-37. Spinale zervikale Stenose durch Verknöcherung des hinteren Längsbandes. Myelon und Subarachnoidalraum sind nach rechts abgedrängt und komprimiert (▶).

Abb. 26-38. Hochgradige zervikale spinale Stenose durch dorsale knöcherne Kantenanbauten (AP = 7 mm).

Abb. 26-39. Hochgradige lumbale spinale Stenose durch massive Intervertebralarthrose und Bandscheibenprotrusion (kontrastierter Durasack →).

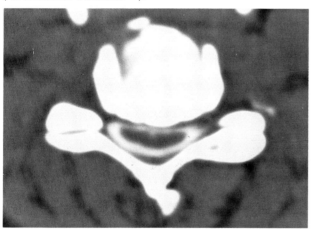

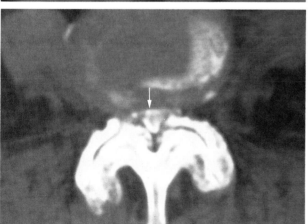

● **CT**

Besser als mit konventionellen Methoden läßt sich das Lumen des Spinalkanals computertomographisch vermessen, eine exakt bandscheibenparallele Schichtführung muß beachtet werden. Sowohl im zervikalen als auch im lumbalen Abschnitt wird von einer *relativen Stenose* gesprochen, wenn die anterior-posteriore Distanz einen Durchmesser von 12 – 15 mm aufweist. Bei der *absoluten Stenose* mißt der Durchmesser 10 mm. Ein zusätzliches Zeichen ist eine Verringerung der interpedikulären Distanz auf 20 mm. Ein weiteres Maß ist der Jones-Thomson-Quotient.

Zugleich sind auch die Ursachen der Stenose darzustellen. Im Bereich der HWS finden sich häufig *zentrale Stenosen* bei appositionellen dorsalen Knochenanbauten der Wirbelkörperhinterflächen mit einem daraus resultierenden flachen, querovalen Lumen. Zervikale Intervertebralarthrosen führen zusammen mit Ausziehungen der Unkovertebralfortsätze zu einer *foraminalen Stenose,* die bei weiter Fensterlage und im exakten Seitenvergleich ggf. in parasagittaler Rekonstruktion bewertet werden muß.

Im Lumbalbereich führt die Spondylarthrose zu einer Einengung des Spinalkanals, insbesondere des Recessus lateralis, so daß die dort verlaufende Wurzeltasche eingeklemmt werden kann. Je nach Ausmaß der arthrotischen Gelenkausziehungen kann der Spinalkanal durch laterale Einengung eine schlitzförmige oder dreiecksförmige Figur im Querschnittsbild annehmen. Entsprechend der meist begleitenden Wirbelsäulenfehlhaltungen kann die Spinalstenose eines oder mehrere Bewegungssegmente erfassen. Im Lumbalbereich sind meist die Segmente LWK 3/4 und LWK 4/5 betroffen.

Eine umschriebene Spinalstenose wird durch eine Pseudospondylolisthesis in Höhe des Wirbelkörpervorgleitens erzeugt. Verdickungen des Bandapparates, insbesondere der Ligamenta flava auf 5 mm Dicke hinaus und begleitende Bandscheibenprotrusionen bzw. -vorfälle führen nicht selten zu komplexen Konstellationen, die auf der allgemeinen Degeneration eines Bewegungssegmentes beruhen.

Lit.: 3197, 3166, 2778, 3066, 2838, 2904, 3132, 2887

Wirbelsäulenverletzungen

Äußere Gewalteinwirkungen, die jetzt besonders häufig bei Verkehrsunfällen auftreten, verletzen die Wirbelsäule in unterschiedlicher Weise. Subluxation, Luxation und Fraktur können zur *Instabilität* der Wirbelsäule führen. Bei der akuten Instabilität ist die Funktion des Rückenmarks und der Nerven direkt nach dem Trauma bedroht, bei der chronischen Instabilität führt eine Fehlbelastung eine zunehmende Deformierung der Wirbelsäule mit neurologischen Ausfallserscheinungen herbei. Eine exakte Diagnostik mit Berücksichtigung der pathogenetischen Mechanismen ist Voraussetzung für eine erfolgreiche Therapie. Grundsätzlich beginnt nach klinischer Untersuchung die Diagnostik mit konventionellen Röntgenuntersuchungen, die häufig bereits die wesentlichen Anhaltspunkte für das abgelaufene Trauma liefern. Die CT hat dann kritische Regionen gezielt abzubilden, die Frage nach Stabilität ergänzend zu beantworten und für die konventionelle Technik unzugängliche Bereiche besser abzubilden.

Der komplementäre Charakter von Röntgenübersichtsaufnahmen und Computertomographie ist in den einzelnen Wirbelsäulenabschnitten in unterschiedlicher Weise gegeben.

Röntgenaufnahmen vermögen empfindlicher als die CT darzustellen:
- die Haltung der Wirbelsäule,
- die Stellung der Wirbelkörper,
- geringe Höhenminderungen der Wirbelkörper und Bandscheibenräume,
- diskrete Verformungen der Wirbelkörper,
- diskrete Subluxationsstellungen,
- komplexe Frakturverwerfungen.

Die CT bildet empfindlicher ab als konventionelle Röntgenaufnahmen:
- Konturunterbrechungen von Wirbelzirkumferenzen,
- Verformungen der Bandscheibe,
- Verformungen des Wirbelkanals,
- senkrecht verlaufende Frakturlinien,
- umgebende Weichteilprozesse
  (z. B. Hämatom oder Liquoraustritt).

Sagittale und frontale sekundäre *Rekonstruktionen* sind trotz begrenzter räumlicher Auflösung zur Ergänzung der Röntgenaufnahmen hilfreich, um Details der Knochenkonturen und des Weichteilbereichs exakt beurteilen zu können.

Bei jeder Analyse der traumatisierten Wirbelsäule sollte die *Pathogenese* des Traumas mit Ort der Gewalteinwirkung und Art der erzwungenen Bewegungen (Hyperflexion, Hyperextension, Kompression oder Rotation) einbezogen werden, um die Untersuchung gezielt ergänzen zu können.

Zum besseren Verständnis der Frakturmechanik und zur Klassifikation der Wirbelsäulenfrakturen wurde von Denis das *Dreisäulenmodell* entwik-

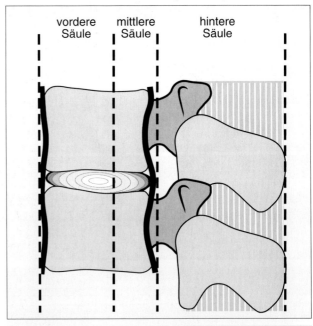

Abb. 26-40. Dreisäulenmodell (n. Denis).

vordere Säule:	Ligamentum longitudinale anterius und vordere Zweidrittel des Wirbelkörpers einschl. Bandscheibe
mittlere Säule:	hinteres Drittel der Wirbelkörper, Bandscheibe und Ligamentum longitudinale posterius
hintere Säule:	Bogen- und Anhangsgebilde einschließlich Bandapparat

kelt. Grundsätzlich gilt danach eine Wirbelsäulenfraktur stabil, solange die mittlere Säule intakt bleibt.

Die Klassifikation von Mc Afee und Magerl unterscheidet zusätzlich bzw. darauf aufbauend sechs *Verletzungstypen*.

Abb. 26-41. Verletzungstypen bei WS-Frakturen (n. Mc Afee und Magerl)

Typ 1: Kompressionskeilbruch mit Läsion der vorderen Säule.

Typ 2: Inkompletter Berstungsbruch mit Läsion der vorderen und mittleren Säule.

Typ 3: Kompletter Berstungsbruch mit Läsion aller drei Säulen.

Typ 4: Chance-Fraktur nach Hyperflexion vor dem Wirbelkörper mit Verletzung aller drei Säulen.

Typ 5: Flexionsdistraktionsverletzung mit Flexion hinter dem vorderen Längsband mit Verletzung aller drei Säulen.

Typ 6: Translationsverletzung. Luxationsfraktur mit Verletzung aller drei Säulen, mit und ohne axialer Rotation.

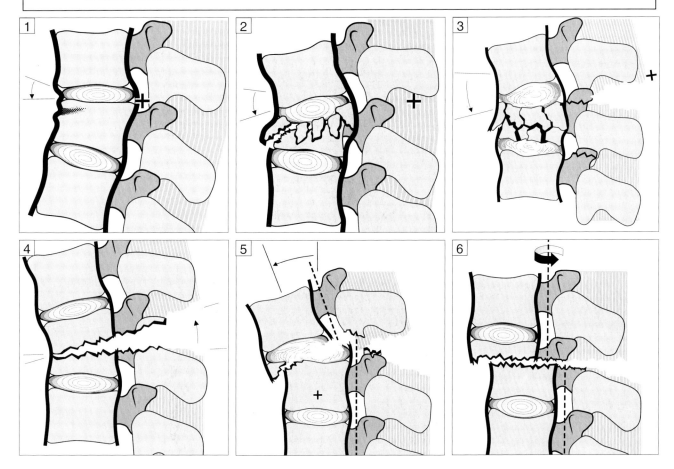

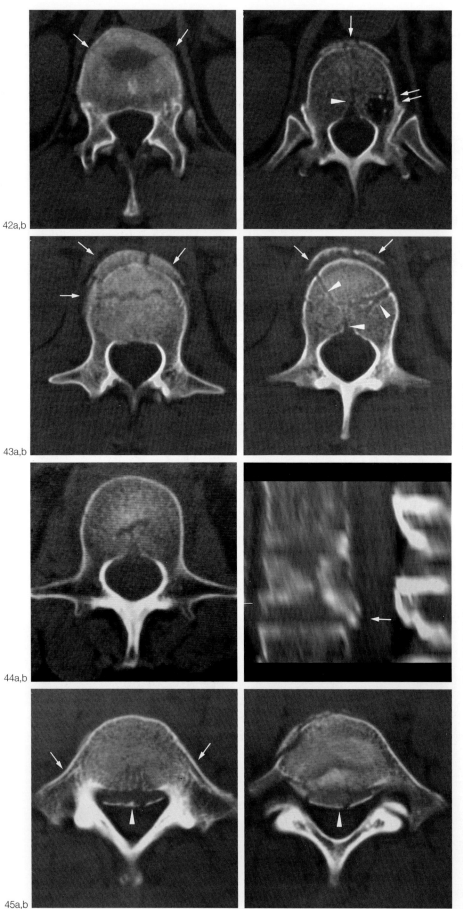

Abb. 26-42. Impressionskeilbruch. Die Oberkante des 12. BWK ist im vorderen Abschnitt keilförmig komprimiert und erkerförmig um 2 mm (b→) ventral abgeschert.
Nebenbefund: Hämangiom (a⇛), Venenkanal (▸).

Abb. 26-43. Impressionskeilbruch. Querverlaufende Frakturlinie unter der Deckplatte von LWK 1 mit Abscherung eines Fragmentes um 3 mm nach ventral (→). Die Bogenwurzeln bleiben intakt. Venenkanäle (b▸).

Abb. 26-44. Inkompletter Berstungsbruch. Bei intakten Bogenwurzeln sind sowohl Deck- als auch Bodenplatte komprimiert. Die Rekonstruktion (b) zeigt eine mäßige untere Kantenabscherung nach dorsal (→).

Abb. 26-45. Inkompletter Berstungsbruch. Die Bodenplatte von LWK 5 (b) ist fragmentiert und wölbt sich in den Spinalkanal vor (▸). Die Bogenwurzeln bleiben intakt (a→).

Impressionskeilbruch

Ein Impressionskeilbruch beruht ätiologisch meist auf einem Hyperflexionstrauma und betrifft vorwiegend den dorsolumbalen Übergang der Wirbelsäule. Die Fraktur ist Folge einer Kompression der vorderen Anteile des Wirbelkörpers. Die mittlere und hintere Säule bleiben unversehrt.

- **CT**

Die Fraktur ist meist auf der Röntgenübersichtsaufnahme als keilförmige Deformierung mit intakter Hinterkante bzw. bei lateraler Keilwirbelbildung mit normaler interpedunkulärer Distanz erkennbar und erfordert meist keine ergänzende CT-Untersuchung. Letztere zeigt die Fraktur durch Verdichtungen oder Unregelmäßigkeiten der Deckplatten als Doppelkonturierung der Wirbelkörperober- bzw. -unterkante, der Spinalkanal und die Bogenwurzeln sind nicht lädiert.

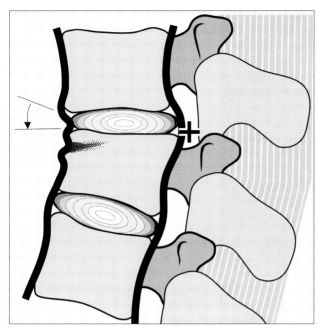

Abb. 26-46. Impressionskeilbruch. Der Drehpunkt der Biegungskräfte liegt in der vorderen Wirbelkörperhälfte. Die Hinterkante des Wirbelkörpers bleibt unverletzt.

Inkompletter Berstungsbruch

Durch axiale Kompression ist neben der Vorderkante zusätzlich auch der hintere Wirbelkörperanteil betroffen und somit die mittlere Säule verletzt. Die intakte hintere osteoligamentäre Säule hält den Spinalkanal weitgehend intakt, der durch die verformte Hinterkante des Wirbelkörpers in unterschiedlichem Ausmaß von ventral eingeengt werden kann. Es besteht somit eine bedingte Stabilität.

- **CT**

Die auf den Röntgenaufnahmen erkennbare Höhenminderung des Wirbelkörpers mit Verbreiterung des a.p. und Sagittaldurchmessers, der Verformung der Wirbelkörperkanten und Deckplatten wird computertomographisch im wesentlichen durch die bessere Darstellung des Spinalkanals ergänzt. Fragmente der Hinterkante können diesen in unterschiedlicher Weise von ventral einengen. Die Differenzierung gegen den kompletten Berstungsbruch ist häufig nur mit der CT möglich.

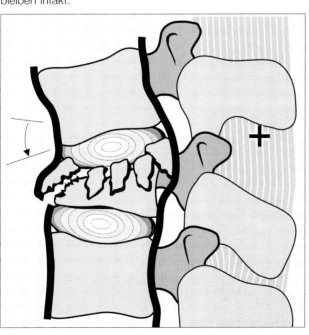

Abb. 26-47. Inkompletter Berstungsbruch. Der Drehpunkt der Biegungskräfte liegt im mittleren und hinteren Wirbelkörperdrittel, so daß die Hinterkante meist unter Höhenminderung des gesamten Wirbelkörpers verletzt wird. Die Bogenwurzeln bleiben intakt.

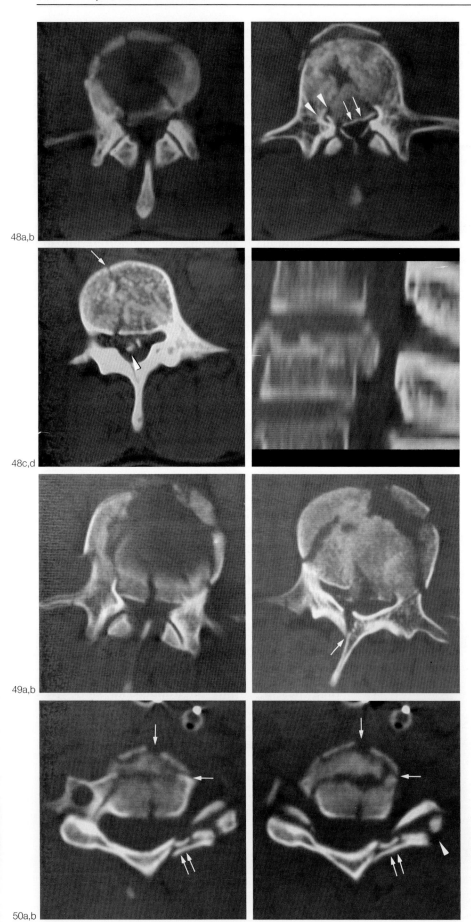

Abb. 26-48. Kompletter Berstungsbruch. Die obere Hälfte des 4. LWK ist eingestaucht mit Abscherung nach ventral und dorsal (a). Die Verletzung der Bogenwurzeln (b ▶), die Abscherung der Vorderkante, die Abscherung der Hinterkante in den Spinalkanal (b⇒), der Nachweis intraspinaler Fragmente (c ▶), die frontal verlaufende Fraktur (c→) sowie die leichte Torsionskomponente der Fraktur nach rechts ist computertomographisch detailliert erkennbar. Die sagittale Rekonstruktion (d) stellt die Fraktur meist übersichtlich dar.

Abb. 26-49. Kompletter Berstungsbruch mit erheblicher Einengung des Spinalkanals und Bogenfraktur (b→).

Abb. 26-50. Kompletter Berstungsbruch von HWK 6. Die obere Hälfte des Wirbelkörpers ist fragmentiert (a, b→), das Intervertebralgelenk distrahiert (▶) und die Lamina des Bogens unterbrochen (⇒). Ein intraspinales Fragment ist nicht erkennbar.

Kompletter Berstungsbruch

Wie beim inkompletten Berstungsbruch führt die Gewalteinwirkung vorwiegend zu einer axialen Kompression. Zusätzliche Scher- und Biegungskräfte verletzen jedoch auch die hintere osteoligamentäre Säule. Auf den Übersichtsaufnahmen ist neben der Höhenminderung und Verformung des Wirbelkörpers häufig auch eine Vergrößerung der interpedunkulären Distanz nachweisbar.

● **CT**

Computertomographisch werden Frakturen des Wirbelbogens, Dislokationen und/oder Subluxationen der Facettengelenke (naked facets) nachgewiesen. Bei stärkerer Rotationskomponente sind gleichsinnige Versetzungen der Fragmente sowohl im Bereich des Wirbelkörpers als auch des Bogens erkennbar. Die Einengung des Spinalkanals durch Wirbelkörperfragmente oder durch einen traumatischen Diskusprolaps ist (ggf. durch sekundäre Rekonstruktion) ebenso exakt zu erfassen wie dislozierte intrakanalikuläre Fragmente.

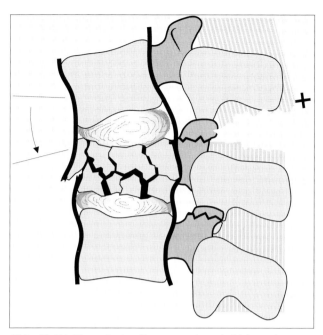

Abb. 26-51. Kompletter Berstungsbruch. Neben einer vorwiegend axialen Kompression führt die Flexion zu einer Verletzung der hinteren osteoligamentären Säule.

Chance-Fraktur – Distraktionstrauma

Diese sehr seltene Fraktur entsteht durch Hyperflexion mit einem Drehpunkt vor der Wirbelsäule. Sie führt zu einer horizontalen Fraktur, erfaßt sämtliche drei Säulen und ruft einen keilförmig-dorsalwärts geöffneten Frakturspalt hervor.

● **CT**

Die auf der seitlichen Übersicht meist am besten erkennbare Fraktur führt häufig zu einer keilförmigen Verformung des Wirbelkörpers. Da die Fraktur parallel zur Schichtebene verläuft, ist sie computertomographisch nur mit ausreichend dünnen Schichten zu erfassen. Bei Sprengung der Intervertebralgelenke ist die Subluxation durch den beidseitig fehlenden Kontakt der Gelenkflächen (naked facets) erkennbar.

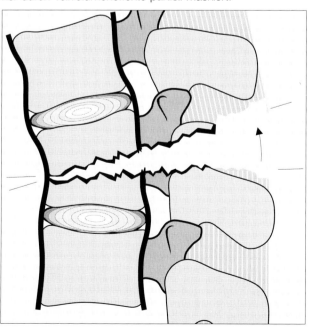

Abb. 26-52. Chance-Fraktur. Die horizontale Fraktur spaltet Wirbelkörper und Wirbelkörperfortsätze horizontal, liegt somit in der Schichtebene der Computertomographie und wird daher durch Teilvolumeneffekte partiell maskiert.

Flexionsdistraktionstrauma

Wie bei der Chance-Fraktur ist der Frakturmechanismus eine Hyperflexion, die zur Kompression der vorderen Wirbelkörperanteile und zur Distraktion im Bereich der mittleren und hinteren Säule führt.

• CT

Dieser Frakturtyp ist im seitlichen Übersichtsbild als keilförmige Verformung eines Wirbelkörpers mit Kyphosierung der Wirbelsäule und Distraktion der Dornfortsätze darstellbar. Das Hauptaugenmerk der CT liegt in der Beurteilung der Hinterkante und hier insbesondere im Nachweis eventueller intrakanalikulärer Fragmente, die durch Verletzung des hinteren Längsbandes gehäuft auftreten. Die Verletzungen der hinteren Säule stellen sich ähnlich dar wie bei der Chance-Fraktur mit Dislokation der Facettegelenke, Frakturen der Gelenkfortsätze und des Bogens. Die Fragmentation der verletzten Wirbelkörperzone läßt sich in der CT detailliert darstellen.

Translationsverletzung

Die seitlich auftreffende Gewalteinwirkung führt zur Verletzung des osteodiskoligamentären Apparates in einer Ebene. Da alle drei Säulen betroffen sind und wesentliche Dislokationen vorliegen, führt diese Verletzung häufig zu schwersten neurologischen Ausfallserscheinungen (Querschnittlähmung).

• CT

Die *Luxation* bzw. Dislokation ist auf seitlichen Aufnahmen häufig nur als leichte ventrale Stufenbildung in Höhe des Intervertebralraumes darstellbar. Sie ist computertomographisch leicht zu übersehen, deswegen muß unbedingt auf die Stellung der Facettegelenke geachtet werden. Der fehlende Kontakt der intervertebralen Gelenkflächen (naked facet) signalisiert eine Subluxationsstellung, bei der die Gelenkflächen übereinander stehen. Eine Dislokation der oberen Gelenkfortsätze vor die unteren ist im dorsolumbalen Bereich ohne begleitende Frakturen selten.

Meist verläuft die *Dislokation* mit Frakturen der Gelenkfortsätze im Sinne einer *Luxationsfraktur*, die Abrisse der Wirbelbogenfortsätze sind computertomographisch meist gut erkennbar. In Zweifelsfällen sind sagittale Rekonstruktionen angezeigt.

Verläuft die Frakturzone nicht durch den Intervertebralraum, sondern durch den Wirbelkörper selbst (*Schichtfraktur*), so ist die Fraktur aufgrund ihres Verlaufs innerhalb der Schichtebene computertomographisch insbesondere im Bereich des Spinalkanals nur bei Versetzung der Wirbelkörpergrenzen erkennbar. Bei der Wahl

Abb. 26-53a,b. Flexionsdistraktions-Trauma.

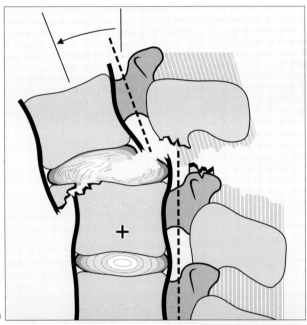
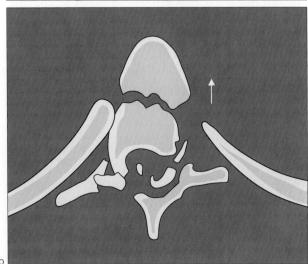

breiterer Schichten ergibt sich durch den Teilvolumeneffekt das Bild eines doppelten Lumens des Wirbelkanals. Die *rotatorische* Komponente ist in der CT durch die Bewertung der Wirbelkörperausrichtung ober- und unterhalb der Frakturebene gut beurteilbar.

Bei der rotatorischen Translationsverletzung verläuft die Frakturebene z.T. spiralig durch den Wirbelkörper, so daß die Beurteilung des Dislokationsgrades der Intervertebralgelenke und des gesamten Ausmaßes der Fraktur nur in der synoptischen Betrachtung sämtlicher Schichtebenen möglich ist.

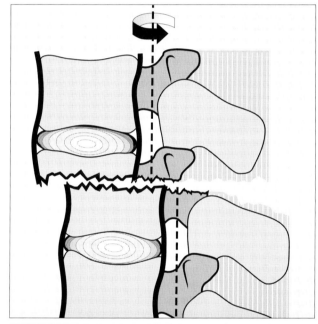

Abb. 26-54. Translationsverletzung.

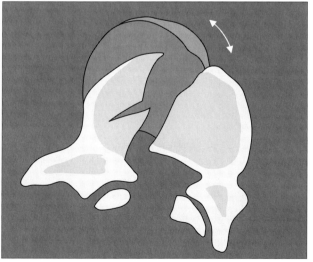

Atlantookzipitale Dislokation

Die atlantookzipitale Dislokation führt meist zu einem tödlichen Ausgang und ist auf den Übersichtsaufnahmen durch eine Verschiebung der Okzipitalkondylen gegen die Atlasbögen sowie durch eine vergrößerte Distanz zwischen Schädelbasis und dorsalem Atlasbogen erkennbar. Neben der Verschiebung der Wirbelsäule ist computertomographisch zusätzlich die Weichteilverletzung des okzipito-zervikalen Überganges mit Hämatombildung und Liquoraustritt ein Hinweis auf den Schweregrad der Läsion.

Atlantoodontoidale Luxation

Eine forcierte Hyperflexion kann bei unverletztem Dens zur Ruptur des Ligamentum transversum führen, so daß der Dens dorsalwärts in den Spinalkanal gedrückt wird.

• **CT**

Bereits auf den Übersichtsaufnahmen weist eine Erweiterung des vorderen atlantoaxialen Gelenkspaltes über 3 mm hinaus auf eine Luxation hin. Computertomographisch ist bei überlagerungsfreier Darstellung des Atlasbogens die zentrale Lage des Dens sofort erkennbar.

Rotatorische atlantoaxiale Dislokation

Durch eine forcierte Drehbewegung des Kopfes kann eine Ruptur des Kapselapparates der hinteren atlantoaxialen Gelenke erfolgen, die mit oder ohne begleitenden Knochenabriß eintritt. Erfolgt die Krafteinwirkung um die Achse des Dens, so tritt eine bilaterale Dislokation der Massae lateralis ein. Erfolgt die erzwungene Rotation außerhalb der Drehachse des Dens, so reißt das Ligamentum transversum ein und es kommt zu einer einseitigen Dislokation mit Drehung um eines der hinteren Atlantoaxialgelenke.

• **CT**

Auf den Übersichtsaufnahmen wird im a.-p. Strahlengang häufig eine einseitige Verschmälerung zwischen Atlas und Massa lateralis bzw. eine Überlagerung von Massa lateralis und Dens sichtbar. Computertomographisch ist die Rotationsfehlstellung insbesondere bei der Wahl von brei-

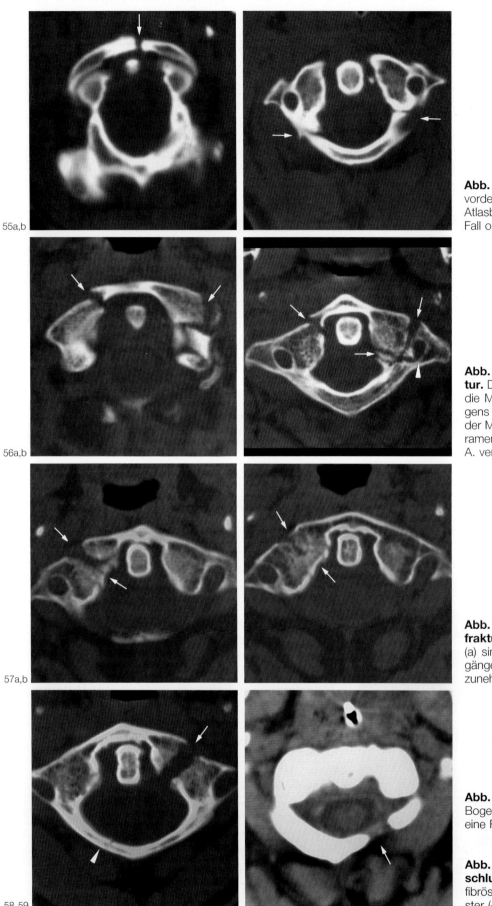

Abb. 26-55. Jefferson-Fraktur. Der vordere Atlasbogen sowie der hintere Atlasbogen sind frakturiert, in diesem Fall ohne wesentliche Dislokationen.

Abb. 26-56. Atlasbogenschrägfraktur. Der rechte vordere Atlasbogen und die Massa lateralis des linken Atlasbogens ist gebrochen. Die Trümmerzone in der Massa lateralis reicht bis in das Foramen vertebrale (▸), ohne (klinisch) die A. vertebralis zu verletzen.

Abb. 26-57. Z. n. Atlasbogenschrägfraktur. Zwei Monate nach dem Trauma (a) sind knöcherne Überbrückungsvorgänge nachweisbar (→), die langsam zunehmen (b: drei Monate später).

Abb. 26-58. Atlasschrägfraktur. Der Bogen des Atlas zeigt rechts lediglich eine Fissur (▸).

Abb. 26-59. Unvollständiger Bogenschluß des Atlas, erkennbar an der fibrösen Überbrückung im Weichteilfenster (→).

ten Schichten sofort sichtbar. Die Fixierung der Luxation kann durch Funktionsaufnahmen mit maximaler Links- und Rechtsdrehung des Kopfes gesichert werden, wobei die Stellung von Atlas und Axis zueinander unverändert bleibt. Eine vermehrte Beweglichkeit dagegen muß bei einer Rotation über 9° im Atlantookzipital- und über 50° im Atlantoaxialgelenk angenommen werden.

Frakturen des Atlas

Die Jefferson-Fraktur, die als reine Kompressionsfraktur zur Sprengung des vorderen und hinteren Atlasbogens führt, sowie die Fraktur des hinteren Atlasbogens nach Kompression und Hyperextension sind die häufigsten Atlasfrakturen. Horizontalfrakturen des vorderen Bogens sind wahrscheinlich auch Folge einer Hyperextension, Frakturen der Massa lateralis dagegen Kompressionsfrakturen in Lateralflexion. Zu etwa 50% sind Frakturen des Atlas mit Axisverletzungen kombiniert.

● CT

Die auf den Übersichtsaufnahmen sichtbare Lateraldistanzierung der Massae laterales und Konturunterbrechungen im seitlichen Strahlengang finden computertomographisch ihr Korrelat in deutlichen, meist symmetrischen Konturunterbrechungen des vorderen und hinteren Atlasbogens. Normalerweise sind die scharfen Frakturgrenzen eindeutig von den ebenfalls symmetrisch verlaufenden kongenitalen Spaltbildungen zu differenzieren. In gleicher Weise lassen sich Frakturen des hinteren Bogens und auch der Massae laterales computertomographisch leicht erkennen, eine Horizontalfraktur dagegen entzieht sich meist ihrem Nachweis.

Densfrakturen

Bei ca. 10% der Halswirbelsäulenfrakturen ist auch der Dens betroffen. Densfrakturen sind Folge einer verstärkten Extension bzw. einer ventralen oder lateralen Flexion.

Abb. 26-60. Densfrakturen

> *Typ 1*: meist schräger Abriß der Spitze mit Abriß des alaren oder apikalen Ligaments (am seltensten)
> *Typ 2*: quer, schräg oder frontal verlaufende Fraktur durch den Hals des Dens
> *Typ 3*: die Fraktur verläuft durch den Wirbelkörper und kann die lateralen Atlantoaxialgelenke miteinbeziehen.

Abb. 26-61. Typen der Densfrakturen in a.-p. und seitlicher Projektion (b).

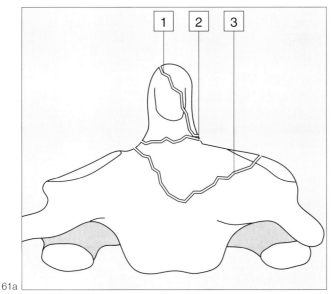
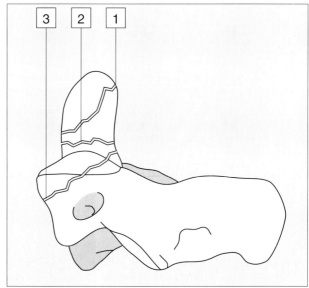

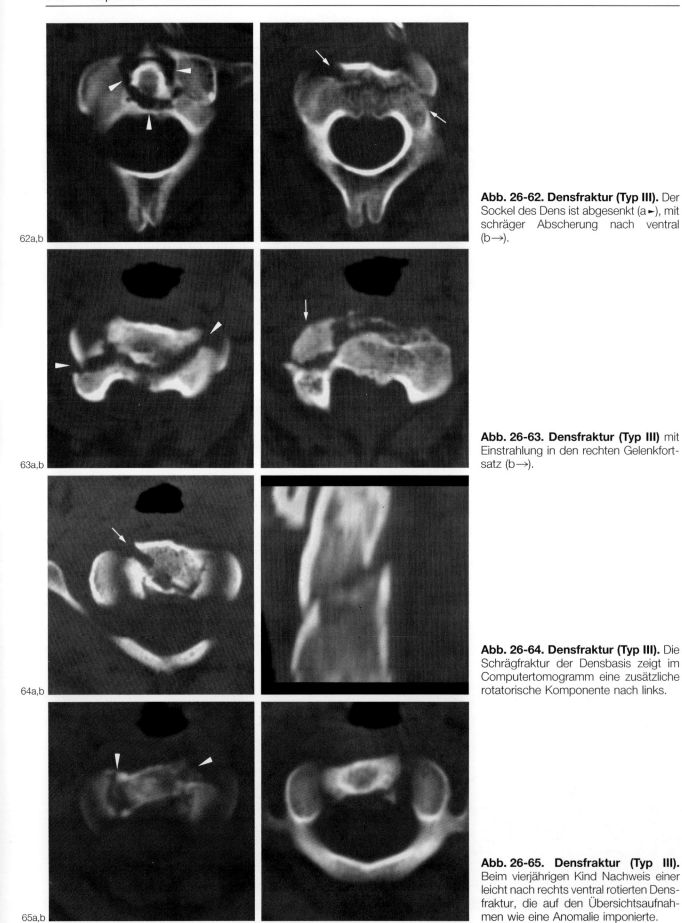

Abb. 26-62. Densfraktur (Typ III). Der Sockel des Dens ist abgesenkt (a ►), mit schräger Abscherung nach ventral (b →).

Abb. 26-63. Densfraktur (Typ III) mit Einstrahlung in den rechten Gelenkfortsatz (b →).

Abb. 26-64. Densfraktur (Typ III). Die Schrägfraktur der Densbasis zeigt im Computertomogramm eine zusätzliche rotatorische Komponente nach links.

Abb. 26-65. Densfraktur (Typ III). Beim vierjährigen Kind Nachweis einer leicht nach rechts ventral rotierten Densfraktur, die auf den Übersichtsaufnahmen wie eine Anomalie imponierte.

• **CT**

Die Röntgenübersichtsaufnahmen seitlich und a.-p. durch den geöffneten Mund stellen die Frakturen normalerweise ausreichend dar. Computertomographisch sind quer verlaufende Frakturen häufig nur bei gezielter Dünnschichttechnik nachweisbar; da zumeist jedoch eine Dislokation um mehrere Millimeter besteht und geringe Seitabweichungen und Knochenausrisse empfindlich nachgewiesen werden können, sind auch quer verlaufende Densfrakturen prinzipiell erkennbar.

Schräg verlaufende und dislozierte Densfrakturen sind dagegen problemlos darstellbar, so daß bei jeder CT-Untersuchung eines unfallverletzten Schädels der okzipito-zervikale Übergang prophylaktisch mituntersucht werden sollte. In Zweifelsfällen kann durch verstärkte Angulierung der Gantry eine bessere Abbildungsgeometrie für die Fraktur erzielt werden.

Frakturen des Axisbogens

Nach Hyperextensionen kann insbesondere nach Verkehrsunfällen ein doppelseitiger Bogenbruch des Axis eintreten, der häufig noch mit weiteren Verletzungen des okzipito-zervikalen Überganges kombiniert ist. Bei *Typ 1* finden sich häufig nur Haarlinienfrakturen ohne Dislokation, während bei *Typ 2* durch Bandscheibenverletzungen eine Dislokation mit Ventralglissement des Axiskörpers und bei *Typ 3* zusätzlich eine Luxation der Intervertebralgelenke von C2 vor C3 vorliegt. Der Frakturtyp 1 gilt als stabil, Typ 2 und 3 gelten als instabil.

• **CT**

Da die Frakturen nahezu senkrecht durch die CT-Ebene verlaufen, sind alle drei Frakturtypen zumeist empfindlich nachweisbar - sogar die Fraktur vom Typ 1, die meist nur diskrete Frakturlinien aufweist.

Frakturen der zervikalen Bögen und Gelenkfortsätze der mittleren und unteren Halswirbelsäule (C3-C7)

Die Stärke der Gewalteinwirkung und die Beweglichkeit der HWS einschließlich ihres elastischen Bandapparates lassen häufiger Luxationen in diesem Wirbelsäulenabschnitt auftreten. Die ein- und doppelseitige Luxation ist auf der seitlichen Übersichtsaufnahme meist eindeutig erkennbar. Häufig sind auch Frakturen der Gelenkfortsätze und -bögen vorhanden, die auf Über-

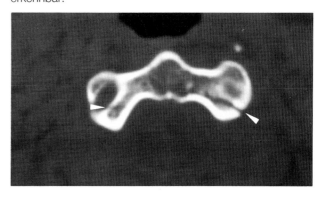

Abb. 26-66. Axisbogenfraktur Typ I als Fissuren (►) diskret erkennbar.

Abb. 26-67. Frakturtypen des Axisbogens. Typ I (a), Typ II (b), Typ III (c).

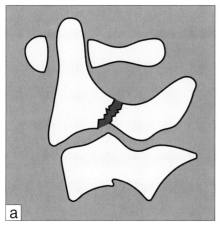
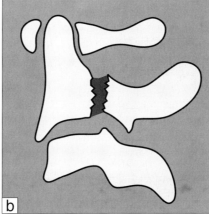
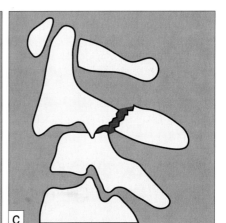

sichts- und Schrägaufnahmen häufig nur durch diskrete Dislokationen und Einengungen der Neuroforamina vermutet werden können.

• **CT**

Frakturen der Bogenwurzeln und des Wirbelbogens verlaufen als Kompressionsfolge meist frontal innerhalb der Gelenksäule und strahlen in den Bogen dorsalwärts ein, bei Distraktionstraumen dagegen reißt meist der gesamte Gelenkfortsatz ab. Diese Frakturen sind computertomographisch durch ihren axialen Verlauf detailliert erkennbar.

Frakturen der Gelenkfortsätze, meist hervorgerufen durch Lateralflexion mit und ohne Rotation, zeigen häufig nur geringe Dislokationen der oft mehrfach fragmentierten Gelenkflächen. Isolierte Laminafrakturen sind selten.

Für die *Berstungsfrakturen* Typ 2 und 3 und die *Translationsverletzungen* gelten die gleichen Kriterien wie in den übrigen Wirbelsäulenabschnitten.

Vertebragene Tumoren und tumorähnliche Läsionen

Primäre Tumoren der Wirbel, wie z. B. Myelom, Chordom, Riesenzelltumor, Osteom, Osteoblastom, Osteoidosteom, osteogenes Fibrom, Osteochondrom, Chondro-, Osteo-, Fibrosarkom, Ewing-Sarkom, sind, abgesehen vom *Hämangiom*, im Vergleich zu *metastasierenden Tumoren* selten. Die Ausdehnung innerhalb des Wirbelbogens, die Einengung des Wirbelkanals, marginale Usuren des Wirbelkörpers und diskret umschriebene Destruktionen des Wirbelbogens und seiner Fortsätze sind im Computertomogramm besser faßbar als mit konventionellen Methoden, insbesondere wird die Ausdehnung von *Weichteiltumoren* (Myelom, Riesenzelltumor, Fibrosarkom und andere) in den Spinalkanal und in den Paravertebralraum beurteilbar. Die Einengung des Wirbelkanals bei tumorähnlichen Läsionen (M. Paget, fibröse Dysplasie) kann sicher abgeschätzt werden.

Bei *diffusen Knochenprozessen*, z. B. dem Myelom oder der Osteomyelofibrose, ist aufgrund der überlagerungsfreien Strukturanalyse ein Knochenbefall häufig zu diagnostizieren, wenn andere Methoden (Szintigraphie) noch keinen Befund ergeben.

Bei der Suche nach lytischen Metastasen ist, abgesehen von lokalisierten Destruktionen der Spongiosastruktur, auf die Durchgängigkeit der Kompakta zu achten. *Osteoplastische* Absiedlungen müssen gegenüber *Kompaktainseln*, die im Computertomogramm vermehrt sichtbar werden, differenziert werden. Kompaktainseln sind scharf abgesetzt und weisen keine Konturdefekte oder lokale Destruktionen auf.

Lit.: 3082, 2912, 3181, 2617

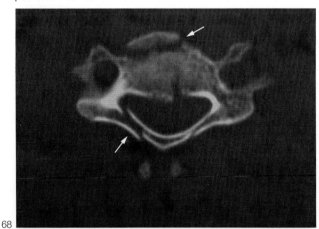

Abb. 26-68. Laminafraktur. Im Rahmen einer Berstungsfraktur Nachweis einer Fraktur der rechten Lamina.

Abb. 26-69. Abscherung des Processus spinosus bei Hyperflexionstrauma.

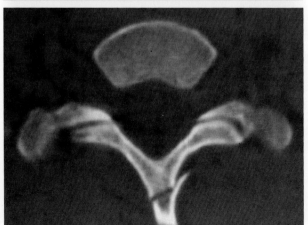

Vertebragene Tumoren und tumorähnliche Läsionen 543

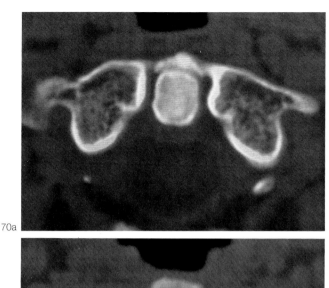

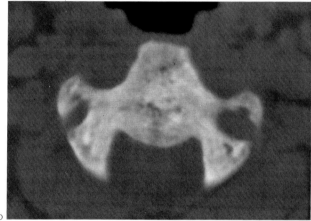

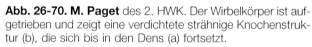

Abb. 26-70. M. Paget des 2. HWK. Der Wirbelkörper ist aufgetrieben und zeigt eine verdichtete strähnige Knochenstruktur (b), die sich bis in den Dens (a) fortsetzt.

Abb. 26-71. Osteoplastische Metastasen eines Mammakarzinoms. Ungleichmäßige und unregelmäßig abgesetzte Knochenverdichtungen durchsetzen den Wirbelkörper.

Abb. 26-72. Lumbosakrales Chordom. Die weichteildichte Raumforderung, die nach KM-Gabe ein mäßiges, ungleichmäßiges Enhancement aufweist, weitet den Sakralkanal auf und setzt sich von dem Wirbelkörper durch eine Randsklerose ab.

Abb. 26-73. Kreuzbeinmetastase eines Bronchialkarzinoms mit Destruktion des Kreuzbeins, das sich unscharf von der weichteildichten Raumforderung absetzt.

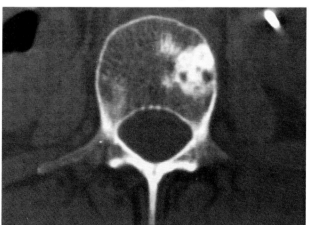

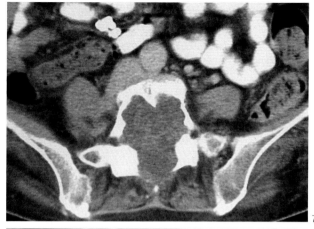

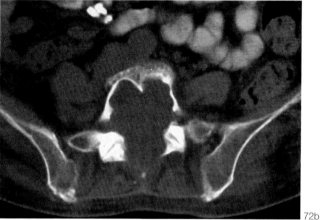

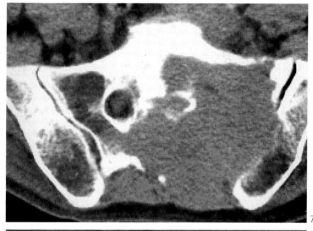

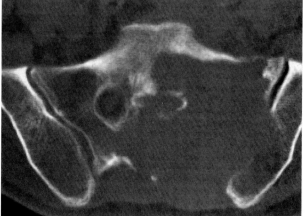

Intraspinale Raumforderungen

Kongenitale Raumforderungen

Kongenitale Tumoren umfassen Lipome, Angiolipome, Dermoide, Epidermoide, Teratome, Meningozelen und Myelomeningozelen.

Lipome werden in der Regel bei Kindern unter 15 Jahren aufgedeckt und sind meist von Defekten des Neuralbogens (einschl. des Sakralkanals) von Diastematomyelie und anderen vertebralen Mißbildungen begleitet. Lipome liegen meist extramedullär oder sekundär intramedullär (thorakal) und treten in jedem Abschnitt des Wirbelkanals etwa gleich häufig auf. Extradurale Tumoren können eine sanduhrförmige Konfiguration einnehmen, wobei ein intra- und extraspinaler Anteil durch das Foramen intervertebrale kommunizieren.

Dermoide sind meist gut abgekapselte, runde oder ovale Raumforderungen mit unterschiedlich dicker Wandung und ebenfalls häufig mit Dysrhaphien kombiniert. Sie liegen als intra- oder extramedulläre Tumoren vorwiegend im lumbosakralen Durasack.

Epidermoide treten etwas seltener auf als Dermoide und werden erst im späteren Leben, meist bei intraduralem extramedullären Sitz, manifest.

Teratome sind die häufigsten sakrococcygealen Tumoren. Die gutartigen Tumoren können erhebliche Ausmaße annehmen und dann innerhalb und außerhalb des knöchernen Beckens liegen. Sie werden vorwiegend bei Kindern oder Jugendlichen beobachtet, während die malignen Teratome später meist bei Männern klinisch in Erscheinung treten. Maligne Teratome weisen in der Regel eine starke Invasivität mit regionaler lymphogener Metastasierung auf.

(Myelo-)Meningozelen sind kongenitale Mißbildungen des Neuralrohres, deren Ausprägung von der Neuralplatte bis zum geschlossenen Wirbelkanal reicht. Sie sind am häufigsten im unteren Lumbalabschnitt lokalisiert. Sakrale Meningozelen wölben sich meist ventral oder lateral durch die Foramina sacralia vor und sind mit unterschiedlich starken knöchernen Mißbildungen des Kreuzbeines vergesellschaftet. (Myelo-)Meningozelen werden in der Regel direkt postnatal erkannt, während sogenannte okkulte Meningozelen, die zur Aufweitung des Spinalkanals führen, erst später klinisch auffällig werden. Ein Knochenseptum in der Mitte eines erweiterten Spinalkanals ist typisch für eine *Diastematomyelie*. Die Trennung des Myelons kann auch aus einem knorpeligen und einem bindegewebigen Septum bestehen.

Lit.: 3104, 2873, 2658, 2690, 2762, 2733, 2675, 3000

Erworbene Raumforderungen

• *Intramedulläres Kompartiment*

Solide Raumforderungen werden vorwiegend von Gliomen oder Pragliomen gebildet (zu 60 – 65% von *Ependymomen* und zu 25 – 30 % von *Astrozytomen*, seltener dagegen von *Oligodendrogliomen*, *Melanomen*, *multiformen Glioblastomen* oder *Angioblastomen*). Während Astrozytome die thorakale und zervikale Region bevorzugen, entstehen Ependymome am häufigsten unterhalb des Conus medullare im Bereich des Filum terminale. Sie können jedoch auch an allen anderen Abschnitten des Wirbelkanals auftreten. Ependymome führen je nach Ausdehnung zur Arrosion der Wirbelkörper und zur Ausdünnung und Vorwölbung des Wirbelbogens, der schließlich durchbrochen werden kann. Intramedulläre *Metastasen* sind sehr selten und meist mit epiduralen Absiedlungen vergesellschaftet.

Als *zystische* Raumforderung imponiert die *Syringohydromyelie*. Während die Hydromyelie eine Entwicklungsstörung des Spinalmarks mit Erweiterung des Zentralkanals darstellt (häufig kombiniert mit der Chiari-I-Malformation), stellt die Syringomyelie eine zystische, intramedulläre Formation dar. Sie liegt zunächst getrennt vom Zentralkanal vor, kann jedoch später mit ihm kommunizieren. Das meist spindelförmig verbreitete Myelon kann sekundär zu einer lokalen Erweiterung des Wirbelkanals führen. Diese Erweiterung ist normalerweise bei postnekrotischen zystischen intramedullären Raumforderungen nach Trauma bzw. Ischämie nicht zu finden.

Lit.: 3035, 2892, 2740, 2699, 3072, 3053, 2934

• *Intradurales extramedulläres Kompartiment*

Die häufigsten intraspinalen Raumforderungen sind intradural-extramedullär gelegene Tumoren (zu etwa 60%), von denen *Meningeome* und *Neurofibrome* die wichtigsten darstellen. Intraspinale Meningeome weisen ähnlich wie die intrakraniellen häufig psammomatöse Verkalkungen auf und sind zu 80% thorakal lokalisiert. Die etwa in gleicher Zahl auftretenden Neurofibrome zeigen keine Prädilektion bestimmter spinaler Abschnitte. Etwa 15 % der Meningeome und 30% der Neurofibrome liegen extradural. Die meist kleinen intraspinalen Tumoren führen erst später mit zunehmendem Größenwachstum zu knöchernen Usuren, während die peripher im Wurzelkanal gelegenen Neurofibrome die engen knöchernen Grenzen des Foramen intervertebrale frühzeitig aufweiten.

Lit.: 3141, 3145, 3053, 2913

• *Extradurales Kompartiment*

Relativ häufig sind extradurale Tumoren, die gewöhnlich aus der direkten Nachbarschaft auf den Spinalkanal übergreifen. Sie entsprechen überwiegend Wirbelsäulenmetastasen bei Bronchial- oder Mammakarzinom. Mit zunehmender Infiltration brechen sie in den Durasack ein. Eine primäre extradurale Metastasierung ohne Knochendestruktion ist selten, kommt allerdings bei malignen Lymphomen häufiger vor. Primär extradural entwickeln sich gelegentlich auch Sarkome und das kaudale Chordom.

Lit.: 2688, 3053, 2696

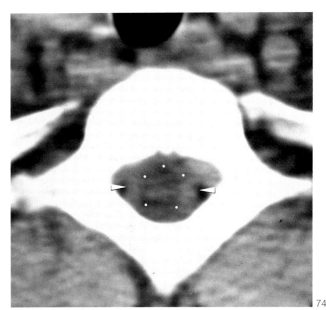

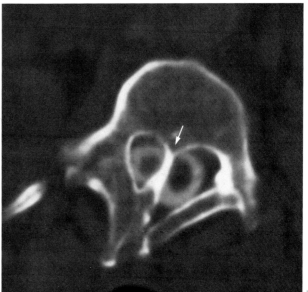

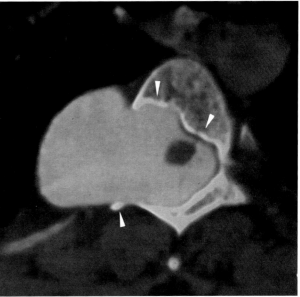

Abb. 26-74. Syringomyelie. Das zervikale Myelon zeigt eine angedeutet ringförmige Struktur (▸) mit hypodensem Zentrum (•).

Abb. 26-75. Diastematomyelie. Der Spinalkanal ist durch eine sagittal verlaufende Knochenlamelle unterteilt. Nach intrathekaler KM-Gabe stellt sich in jedem der beiden Lumina die Hemichorda innerhalb des getrennten Durasackes dar.

Abb. 26-76. Thorakale Meningozele. Nach intrathekaler KM-Gabe stellt sich die im Nativscan hypodense Raumforderung homogen kontrastiert dar. Die angrenzenden Wirbelkörperstrukturen und das erweiterte Neuroforamen zeigen infolge des langsamen, expansiven Wachstums eine Randsklerose (▸).

• CT

Kongenitale Raumforderungen

Bei kongenitalen Tumoren mit Dysrhaphie wird die Diagnose überwiegend bereits klinisch gestellt. Die CT hat das *Ausmaß* der *knöchernen Veränderungen* sowie *Größe* und *Ausdehnung* der lipomatösen und zystischen Komponenten zu bestimmen. Bei äußerlich wenig in Erscheinung tretenden Dysrhaphien (Spina bifida occulta) gelingt des öfteren der Nachweis eines tief sitzenden Conus medullare oder eines fixierten Filum terminale. Die ventral und lateral austretenden Meningozelen sind ebenso wie die knöcherne Lamelle der Diastematomyelie computertomographisch gut darstellbar.

Erworbene intradurale Raumforderungen

Nativ: Analog der Röntgennativuntersuchung ist die *Erweiterung* des *Spinalkanals* ein wichtiges, wenn auch kein empfindliches Röntgenzeichen einer intraspinalen Raumforderung. Aufweitungen des Spinalkanals müssen ebenso wie Einengungen streng senkrecht zur Wirbelkörperachse ausgemessen werden. Die Verdünnung und konvexe Verformung der Laminae wird in der CT bereits in einem frühen Stadium nachweisbar und läßt einen expansiven intraspinalen Prozeß annehmen.

Der Nachweis *intraspinaler Raumforderungen* ohne Erweiterung des Wirbelkanals gelingt im Nativscan nur bei eindeutigen Dichtedifferenzen innerhalb des Spinalkanals. So kann ein Meningeom durch psammomatöse *Verkalkungen* empfindlich erfaßt werden. Dabei sind konzentrische, häufiger jedoch umschriebene einseitige Formen nachzuweisen. Umschriebene Bezirke mit *Fettgewebsdichte* können einem Lipom entsprechen,

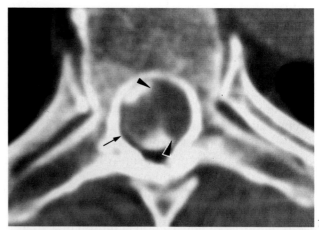

77

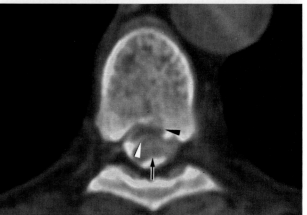

78

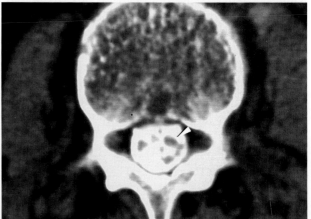

79a

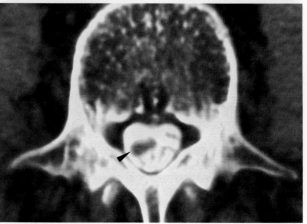

79b

Abb. 26-77. Spinales Meningeom. Nach intrathekaler KM-Gabe stellt sich die der Dura aufsitzende Raumforderung (→) als Füllungsdefekt dar, die das Myelon (▸) nach links lateral verlagert.

Abb. 26-78. Intraspinales Meningeom. Das Meningeom (→) drängt das atrophische Myelon nach ventral ab (▸).

Abb. 26-79. Meningiosis carcinomatosa. Nach intrathekaler KM-Gabe stellen sich die Nervenwurzeln der Kauda verplumpt und verdickt dar.

Intraspinale Raumforderungen

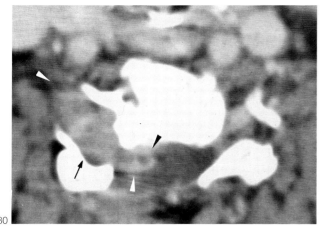

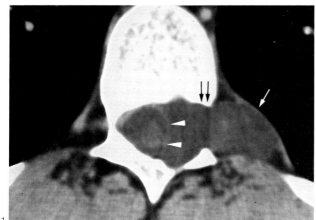

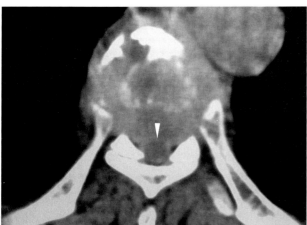

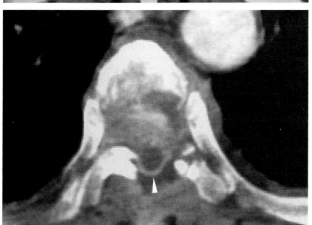

müssen jedoch von epiduralem Fettgewebe bzw. einer epiduralen Lipomatose abgegrenzt werden. Dermoide und epidermoide Zysten sind häufig an ihrem Fettgehalt, ihrer scharfen Abgrenzung und z. T. auch anhand ihrer kalkhaltigen Strukturen diagnostizierbar. Die Mehrzahl der intra- und extramedullären Raumforderungen setzt sich im Nativbild vom umgebenden Myelon dichtemäßig nicht ab, so daß bei normaler Spinalkanalweite die Größe und Ausdehnung eines Tumors nicht abgeschätzt werden kann.

KM: Ein KM-Bolus demarkiert nur stärker vaskularisierte Strukturen wie *Angiome*, *Hämangioblastome* und *vaskuläre Malformationen*.

CT-Myelographie: Intramedulläre *zystische* Veränderungen sind im Zervikalbereich zwar nachweisbar und somit sind Syringohydromyelien im Nativbild teilweise diagnostizierbar. Im Vergleich zur Magnetresonanztomographie ist die CT bei dieser Fragestellung jedoch weniger aussagekräftig. Eine Verbindung zwischen Liquorraum und Syrinx kann mit der CT allenfalls nach intrathekaler KM-Instillation nachgewiesen werden.

Erworbene extradurale Raumforderungen

Nativ: Bei den meist von der Umgebung auf den Spinalkanal übergreifenden Prozessen ist die Maskierung des fetthaltigen Periduralraumes bereits ein Hinweis auf eine Infiltration. Das Übergreifen paravertebraler Raumforderungen auf den Spinalkanal, häufig durch das Neuroforamen, kann meist auch bei Fehlen ossärer Destruktionen nachgewiesen werden.

Abb. 26-80. Neurinom. Die intraspinale extradurale Raumforderung (▻) weitet das Neuroforamen auf (→) und drängt den Durasack nach links ab.

Abb. 26-81. Thorakales Neurinom. Die sanduhrförmige Geschwulst (→) weitet das Neuroforamen auf (⇒) und komprimiert den Durasack (▻).

Abb. 26-82. Metastasierendes Mammakarzinom. Der Wirbelkörper ist teilweise durch eine Weichteilmasse destruiert, die auch den Spinalkanal ausfüllt und den Durasack nach dorsal verlagert (▻) bei fehlender Kontrastierung des Subarachnoidalraumes nach intrathekaler KM-Gabe (a). Postoperativ ist eine Verkleinerung der Tumormasse erkennbar und der Subarachnoidalraum als Zeichen der wiederhergestellten KM-Passage kontrastiert (b▻).

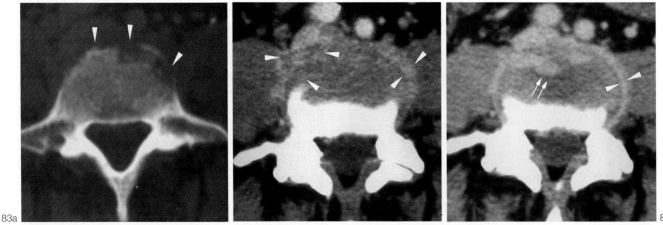

Abb. 26-83a-c. Spondylodiszitis. Im Knochenfenster läßt sich eine feine Knochenarrosion der Unterkante von LWK 5 nachweisen (a ▸), die röntgenologisch nur angedeutet erkennbar war. Im Weichteilfenster Nachweis einer peridiskalen, KM-aufnehmenden Weichteilfigur (Granulationsgewebe ▸ ◂), das sich vor der Wirbelkörperkante kaudalwärts fortsetzt. Kein Hinweis auf liquide Einschmelzungen. Vier Wochen nach antibiotischer Therapie (c) hat die Weichteilkomponente an Breite geringfügig abgenommen. In den Intervertebralraum vorwucherndes Granulationsgewebe demarkiert sich nach KM-Gabe (c ⇒) von der leicht hypodensen Bandscheibe.

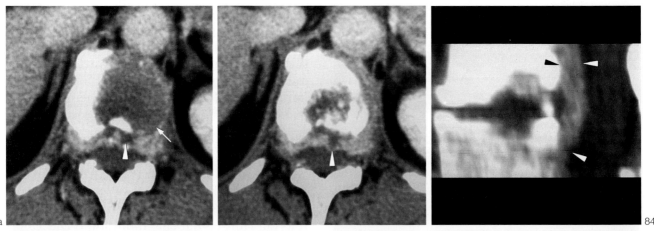

Abb. 26-84a-c. Spondylodiszitis. Hinter dem verschmälerten Bandscheibenraum BW 12/LW 1 stellt sich nach KM-Gabe deutlich kontrastierendes Weichteilgewebe (Granulationsgewebe) dar, von dem sich die Bandscheibe (a→) sowie kleinere rundliche Bezirke (Kolliquationen) (a, b ▸) demarkieren. Die sagittale Rekonstruktion zeigt den raumfordernden Charakter des sich subligamentär ausdehnenden Granulationsgewebes (c ▸).

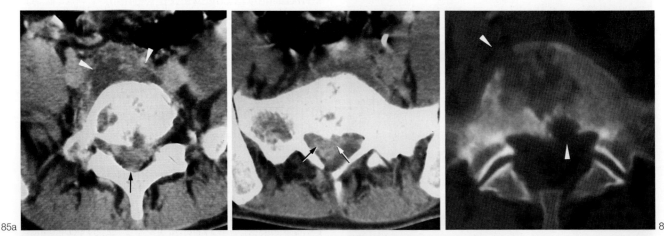

Abb. 26-85a-c. Spondylodiszitis. Nachweis einer prävertebralen Weichteilformation (Abzeß), die sich nach Kontrastmittelgabe hypodens demarkiert (a, b ▸). Kontrastierendes Granulationsgewebe findet sich auch innerhalb des Spinalkanals (a→), bis in den Sakralkanal hinunterreichend (b →). Zehn Wochen später nach antibiotischer Therapie Rückgang der Weichteilfiguren mit deutlicher Spongiosasklerose der Wirbelkörper und knöchernen Defekten (c ▸).

KM: Ein KM-Bolus demarkiert das Tumorgewebe meist eindeutig gegen den scharf berandeten hypodensen Durasack. Selten sind differentialdiagnostisch infiltrativ wachsende, ein kräftiges Enhancement aufweisende *Hämangiome* abzugrenzen.

Spondylitis – Spondylodiszitis

Die infektiöse Spondylitis bzw. Spondylodiszitis tritt in den letzten Jahren häufiger auf. Sie wird meist bei Patienten im 5. - 6. Dezennium gefunden, besonders nach pelvinen Infektionen und chirurgischen Eingriffen (Bandscheibenoperationen). Als pyrogene Erreger werden zu 80 – 90 % Staphylococcus aureus, seltener Streptokokken, Pneumokokken, E. Coli, Pseudomonas und Klebsiellen isoliert. Die Tuberkulose und Pilzinfektionen treten der Häufigkeit nach in den Hintergrund. Bevorzugter Ort der Entzündung ist die Lendenwirbelsäule. Infektionen werden meist hämatogen, seltener kontagiös durch paravertebrale Abszesse oder Bandscheibenoperationen in den Wirbelkörper getragen. Der induzierte Entzündungsherd liegt – bedingt durch die reichliche arterielle Gefäßversorgung – meist deckplattennah. Bei Fortschreiten der Entzündung wird die Knochen-Knorpel-Grenze durchbrochen und die Bandscheibe durchsetzt. Meist wird dann auch der benachbarte Wirbelkörper miterfaßt, so daß die typische Konstellation eines verschmälerten Bandscheibenraumes mit angrenzenden entzündeten Wirbelkörperpartien entsteht. Schmelzen die Entzündungsherde ein, so entstehen intravertebrale Abszeßformationen, die sich extravertebral subligamentär in Längsrichtung der Wirbelsäule ausdehnen und sekundär andere Wirbelsäulenabschnitte infizieren können.

- **CT**

Nativ: Frühe Veränderungen der Spondylodiszitis, die sich im wesentlichen im deckplattennahen Anteil des Wirbelkörpers abspielen, sind durch

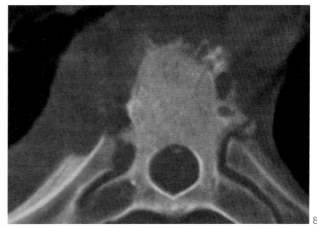
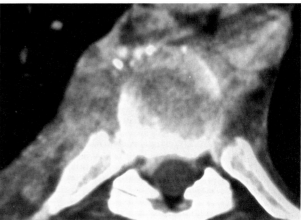

Abb. 26-86. Nichttuberkulöse Spondylitis. Der chronische Verlauf ist an der dichten Spongiosasklerose des Wirbelkörpers und an den breiten Periostreaktionen des Wirbelkörpers und der Rippen erkennbar (a). Perivertebral Nachweis eines KM-aufnehmenden Weichteilgewebes (Granulationsgewebe) ohne eindeutige Demarkierungen im Sinne von Abszedierungen (b).

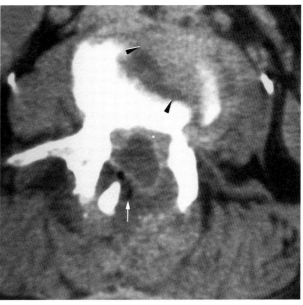

Abb. 26-87. Spondylodiszitis nach Laminektomie. Die Bandscheibe demarkiert sich hypodens vom Granulationsgewebe (▸). Zwölf Tage nach der Operation finden sich noch Gaseinschlüsse epidural (→), die für einen Abszeß sprechen.

Teilvolumeneffekte im CT nicht empfindlich zu erfassen, auch wenn dünne Schichtdicken gewählt werden. Häufig erschweren osteochondrotische Deckplattenveränderungen die Aussage. Eine Hypodensität der Bandscheibe wurde als Zeichen der Bandscheibenaffektion beschrieben, ist jedoch nicht obligat. Die im Verlauf der Erkrankung einsetzenden Knochenumbauten gehen meist mit unregelmäßigen Sklerosierungen der Spongiosa einher und werden computertomographisch empfindlich erfaßt. Sie können detailliert kontrolliert werden. Die Entzündungsvorgänge führen häufig zur Obliteration der peridiskalen Fettlamelle. Perivertebrale Infiltrationen, Exsudationen und Abszeßformationen sind durch Maskierung und Abdrängung der umgebenden Weichteile gekennzeichnet. Ein Übergreifen auf den Spinalkanal läßt sich durch eine Dichteanhebung des epiduralen Fettgewebes erkennen. Hier sind allerdings in postoperativen Situationen physiologische Reparationsvorgänge und Narbenbildung differentialdiagnostisch zu berücksichtigen.

KM: Der KM-Bolus zeigt häufig ein randständiges Enhancement der betroffenen Bandscheibe und verstärkt in einzelnen Fällen die zentrale diskale Hypodensität. Auch einsprossendes Granulationsgewebe, das Kontrastmittel aufnimmt, läßt sich computertomographisch von der Bandscheibe abgrenzen. Die Ausdehnung des Entzündungsprozesses in die perivertebralen Weichteile läßt sich häufig nur nach KM-Gabe eindeutig festlegen, wobei das entzündliche Granulationsgewebe deutlich Kontrastmittel aufnimmt. Dabei werden Einschmelzungen als hypodense Zonen deutlich demarkiert.

Lit.: 2936, 2907

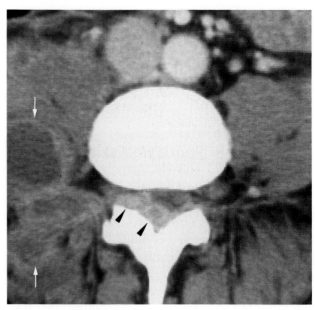

Abb. 26-88. Epidurale Abszedierung. Bei ausgedehntem Psoasabszeß (→) setzt sich die Entzündung durch das Foramen intervertebrale in den Epiduralraum fort (▸).

Abb. 26-89. Postoperatives Hygrom (▸). Der Durasack ist mäßiggradig verzogen, das epidurale Fettgewebe nicht maskiert, so daß kein Hinweis auf eine Abszedierung besteht.

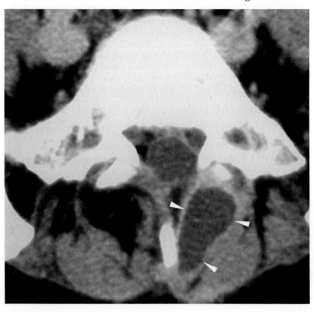

Kapitel 27
Knöchernes Becken

552 Kapitel 27 · Knöchernes Becken

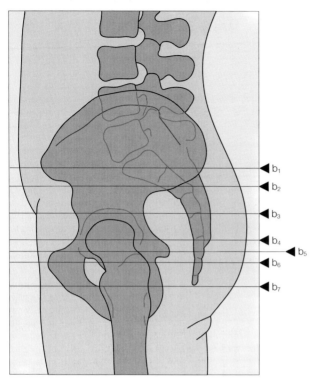
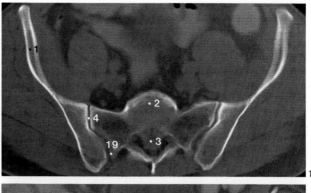
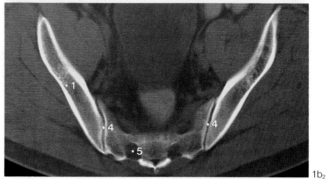
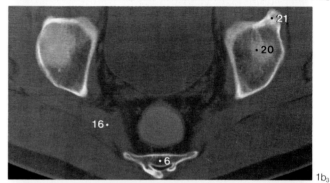
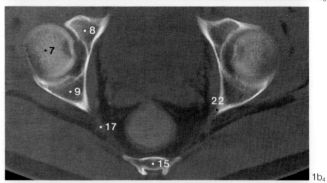
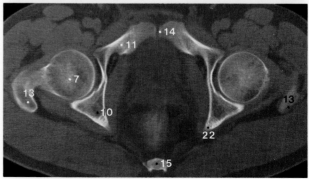

Abb. 27-1. Knöchernes Becken.
a) Seitenansicht.
b) In Transversalschnitten. Schnitthöhe siehe a.

Zeichenerklärung:
1 Darmbeinschaufel
2 Promontorium
3 Sakralkanal
4 Iliosakralgelenke
5 Foramina sacralia pelvina
6 Kreuzbein
7 Femurkopf
8 vorderer Pfeiler des Acetabulums
9 hinterer Pfeiler des Acetabulums
10 Tuber ossis pubis
11 oberer Schambeinast
12 Femurhals
13 Trochanter major
14 Symphyse
15 Steißbein
16 Foramen ischiadicum
17 Lig. sacrospinale
18 Lig. anococcygeum
19 Retroaurikularraum
20 Pfannendach
21 Spina iliaca anterior superior
22 Spina iliaca posterior
23 Femur
24 unterer Schambeinast

Knöchernes Becken

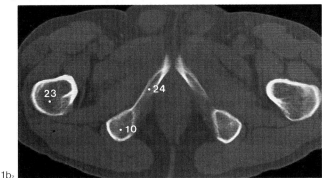

Anatomie und Abbildung

Das Becken bietet mit seinen konvexen Knochenstrukturen den Standardprojektionen der Röntgendiagnostik nur beschränkt abbildungsfähige Grenzflächen. Die transversale CT-Ebene stellt zusätzliche Konturen dar, die von diagnostischem Interesse sind.

Die horizontale Zirkumferenz der *Hüftgelenkpfanne* und des Hüftkopfes wird detailliert mit Darstellung des vorderen und hinteren Hüftgelenkrandes auch bei 8 mm breiten Schichten dargestellt. Das auf der Beckenübersichtsaufnahme gut beurteilbare Pfannendach und der obere Gelenkspalt des Hüftgelenkes werden bei dieser Schichtdicke jedoch durch Teilvolumeneffekte maskiert, so daß entsprechend der Fragestellung dünne Schichten von 2 mm zur besseren Darstellung dieser Region erforderlich werden. Dagegen stellt sich der Gelenkspalt des *Sakroiliakalgelenkes* in nahezu sämtlichen CT-Schnitten des Beckens aufgrund seines nahezu axialen Verlaufs einschl. der subchondralen Grenzlamellen detailreich dar. Je nach Lordose der LWS stellt sich die gekrümmte Vorderfläche des Os sacrum direkt unterhalb des Promontoriums unscharf dar, wird jedoch kaudalwärts durch zunehmenden axialen Verlauf durch exakte Darstellung der kortikalen Strukturen auch einer detaillierteren Beurteilung zugänglich. Die Foramina pelvina sacralia sind in der Regel eindeutig zu identifizieren.

Im Querschnittsbild werden die *statisch relevanten Achsen* des Beckens deutlich. Die das gesamte Körpergewicht aufnehmenden Hüftgelenkpfannen werden durch dreiecksförmige knöcherne Verstärkungen (vorderer iliopubischer und hinterer ilioischialer *Pfeiler*) umgeben, die kranialwärts das Gewölbe des tragenden Pfannendaches bilden. Die Begrenzungen einer knöchernen Einsenkung der Gelenkpfanne, der *Fossa acetabuli*, demarkieren zum einen den vorderen und hinteren Pfeiler und kranialwärts den Beginn des Pfannendaches. Die der Fossa acetabuli entsprechende pelvine Knochenfläche entspricht dem

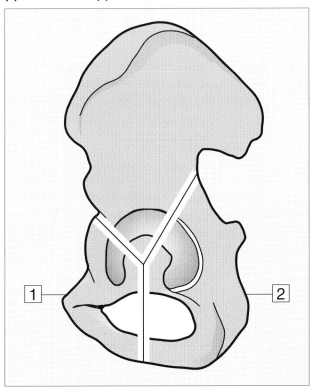

Abb. 27-2. Einteilung der Beckenstrukturen in vorderen (1) und hinteren (2) Pfeiler.

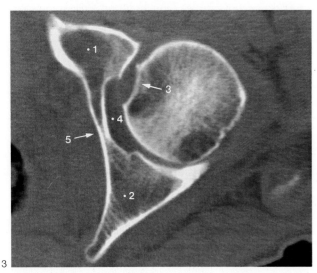

Abb. 27-3. Das Hüftgelenk. 1 vorderer, 2 hinterer Pfeiler, 3 Fovea centralis, 4 Fossa acetabuli, 5 Pfannenzentrum.

Abb. 27-4. Das Iliosakrakgelenk in longitudinaler Darstellung. Durch kraniokaudale Kippung der Gantry lassen sich das Kreuzbein und seine Gelenke strahlenschonend in wenigen Schichten darstellen. **a)** Ventraler Anschnitt mit den Foramina pelvina. **b)** Dorsaler Schnitt mit Sakralkanal (→ synovialer, ▸ ligamentärer Gelenkanteil).

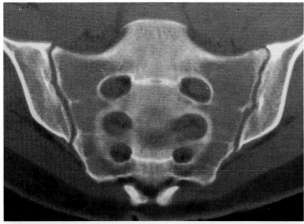

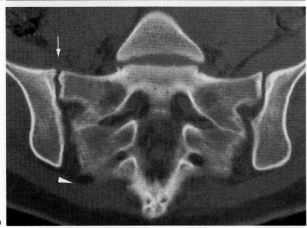

Pfannenzentrum. Der knöcherne Gelenkspalt ist am vorderen und hinteren Pfannenrand gleich weit und wird durch die Einsenkung der Fossa acetabuli und der Fovea centralis femoris im mittleren Segment inkongruent. Die Körperlast wird von der Wirbelsäule über das Os sacrum und den hinteren Pfeiler auf die Hüftgelenke übertragen. Der starre hintere *Bandapparat* (Ligg. sacroiliaca interossea) ist innerhalb des dorsal gelegenen Fettgewebes in der Regel nur angedeutet sichtbar. Das Ligamentum sacrospinale, das von der Spina ischiadica zum Os sacrum zieht, kann jedoch identifiziert werden, anschnittsweise auch das Ligamentum sacrotuberale. Der vordere Beckenring wird durch die Rami ossis pubis geschlossen. Diese verlaufen zum großen Teil schräg und abschnittsweise durch die CT-Schichten. Der Symphysenspalt läßt sich exakt ausmessen und sollte beim Erwachsenen 6 mm nicht überschreiten.

Die *Gelenkkapsel* des Hüftgelenkes läßt sich als schmaler Weichteilstreifen, der am vorderen und hinteren Pfannenrand ansetzt und dem Hüftgelenkskopf direkt anliegt, nachweisen und auf tieferen Schichten im Schenkelhalsbereich bis etwa an den Trochanter major verfolgen. Der anliegende M. iliopsoas bzw. M. obturatorius internus kann diese Struktur zwar maskieren, in der Regel findet sich jedoch eine feine Fettlage, die eine Abgrenzbarkeit gestattet. Die normale Kapseldicke beträgt 3 mm. Verdickungen über 6 mm sind als pathologisch zu bewerten. Die von der Eminentia iliopectinea vor der Gelenkkapsel und unter dem M. iliopsoas kaudalwärts ziehende *Bursa iliopectinea* ist in der Regel nicht erkennbar, gelegentlich durch geringe Fettummantelung oder Fetteinbau. Sie kommuniziert in 15% der Fälle mit dem Hüftgelenksraum.

Das synoviale *Iliosakralgelenk*, die Facies auricularis, wird - bedingt durch die longitudinale, nach ventral ausgerichtete Krümmung des Kreuzbeins – in Höhe des Promontoriums, nur kurzstreckig in den kaudalen Schnitten in zunehmendem Maße in längeren Abschnitten tangential dargestellt. Der hintere Bandapparat füllt den dorsalwärts offenen knöchernen Spaltraum in den kranialen Schichten aus und ist in den kaudalen Abschnitten weniger prominent. Eine Gelenkspaltweite von 3 (2,5 – 4) mm gilt als normal.

Lit.: 2484, 2756

Knöcherne Beckenverletzungen

Da meist starke Gewalteinwirkungen von außen (Verkehrsunfälle, Schleudertraumen, Sturz aus großer Höhe) zu Beckenfrakturen führen, sind sie häufig mit erheblichen begleitenden Verletzungen des Schädels und Körperstammes verbunden. Aus therapeutischen und prognostischen Gründen werden folgende Frakturen unterschieden:
1. Frakturen und Verletzungen, welche den Beckenring nicht unterbrechen (erhaltene Stabilität),
2. Frakturen und Rupturen, welche den Beckenring unterbrechen (Stabilitätsverlust) und
3. Frakturen (Luxationen) des Acetabulums.

Zu Frakturen mit erhaltener *Stabilität* zählen daher der isolierte obere Schambeinbruch, isolierter Sitzbeinbruch, Abrißfrakturen der Spina iliacae, Querbruch des Os sacrum im distalen Abschnitt, Steißbeinfraktur, Beckenrandbruch oder Querbruch der Darmbeinschaufel. Ein Stabilitätsverlust entsteht durch ein- oder doppelseitige vordere Beckenringfraktur (oberer und unterer Schambeinast), hintere Beckenringfraktur (vertikale Alafraktur, Ruptur des Iliosakralgelenkes, vertikale Kreuzbeinfraktur) oder Kombinationen – gleichseitig oder gekreuzt – von vorderen und hinteren Beckenringfrakturen sowie Symphysenruptur. Die verschiedenen Typen der Acetabulumfraktur führen zu unterschiedlicher Unterbrechung des Beckenringes und sind bedingt instabil.

Von den aufgeführten Frakturtypen sind die meisten stabilen Beckenfrakturen mittels Röntgenübersichtsaufnahmen sicher zu erfassen. Ein gleiches gilt für die vorderen Beckenringfrakturen. Die Beurteilung des hinteren Beckenringes und des Acetabulums wird durch den Einsatz der Computertomographie deutlich verbessert und sicherer.

Hintere Beckenringfrakturen

Meist finden sich vertikal verlaufende *Frakturen*, wobei die paraartikuläre Lokalisation entweder im Bereich der Darmbeinschaufel oder des Kreuzbeines überwiegt. Es folgen der Häufigkeit nach senkrecht verlaufende Frakturen der Massa lateralis und schließlich der zentralen Anteile des

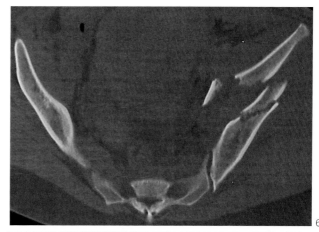

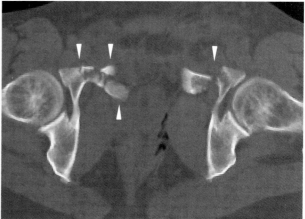

Abb. 27-6. Fraktur der linken Darmbeinschaufel mit erheblicher Dislokation.

Abb. 27-7. Vordere Beckenringfraktur beidseits mit Stückfrakturen des oberen Schambeinastes ohne nachweisbare Acetabulumbeteiligung.

Abb. 27-8. Hintere Beckenringfraktur. Das Os sacrum zeigt eine deutliche Dehiszenz (→). In der Massa lateralis Nachweis einer kleinen Kantenabscherung gelenknah (▸). Durch die Fraktur ist die linke Darmbeinschaufel nach außen abgewinkelt.

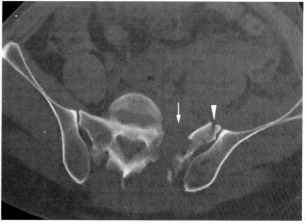

Kreuzbeines. Gegenüber Kantenabrissen treten Trümmer-, Horizontal- und Schrägfrakturen des Kreuzbeines zahlenmäßig deutlich zurück. *Rupturen* des Iliosakralgelenkes mit und ohne Kantenabrisse des Os sacrum treten etwa gleich häufig auf wie Vertikalfrakturen des hinteren Beckenringes.

• **CT**

Eine Läsion des Iliosakralgelenkes ist bei fehlender Erweiterung des Gelenkspalts durch ein intraartikuläres Vakuumphänomen erkennbar. Eine eindeutige Ruptur des vorderen Bandapparats wird durch Erweiterung des vorderen Gelenkspalts, die Ruptur des vorderen und hinteren Bandapparats durch eine allgemeine Erweiterung des Gelenkspalts nachweisbar. Die weniger stark ausgeprägten Dislokationen bzw. Gelenkspalterweiterungen entgehen in der Regel der Röntgenübersichtsaufnahme.

Aufgrund des vorwiegend vertikalen Verlaufes und auch der weitgehend tangentialen Darstellung der sakralen Kortikale werden die Kreuzbeinfrakturen bzw. die paraartikulären Frakturen des Darmbeines empfindlich durch die Computertomographie erkannt und aufgedeckt. Beachtung verdient grundsätzlich auch der präsakrale und retrosakrale Raum, dessen Fettgewebe durch begleitende Hämatome maskiert werden.

DD: Bei symmetrischen Frakturen des Os sacrum ist an Ermüdungsfrakturen zu denken, die bei Osteoporose und nach Bestrahlung vorkommen können.

Lit.: 3182, 3539, 3043, 2799, 3170

Acetabulumfrakturen

Die frakturauslösende Krafteinwirkung wird meist über den Hüftgelenkskopf auf das Acetabulum übertragen. Nach der Klassifikation von Letournel-Judet werden vier Grundtypen der Frakturen unterschieden:
Die häufigsten isolierten Acetabulumfrakturen sind:
– hintere Pfannenrandfraktur,
– Fraktur des hinteren Pfeilers,
– reine Querfraktur durch beide Pfeiler,
– Fraktur des vorderen Pfeilers,
– vordere Pfannenrandfraktur.

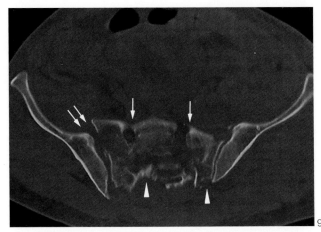

Abb. 27-9. Hintere Beckenringfraktur. Die Trümmerfraktur des Kreuzbeins hat beide Massa laterales erfaßt (→), auf der rechten Seite mit deutlicher Luxation im Iliosakralgelenk (⇉). Auch die dorsalen Anteile des Os sacrum sind frakturiert (▸). Die linke Darmbeinschaufel ist nach außen abgewinkelt.

Abb. 27-10. Hintere Beckenringfraktur. Die Fraktur verläuft rechts in der Massa lateralis und staucht diese ein (a →). Kaudalwärts liegt sie in Gelenknähe (b →). Die rechte Darmbeinschaufel ist nach innen eingewinkelt.

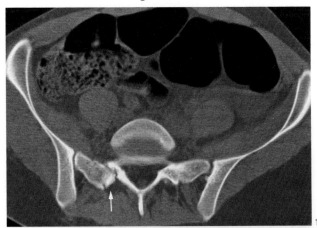

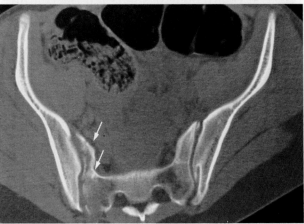

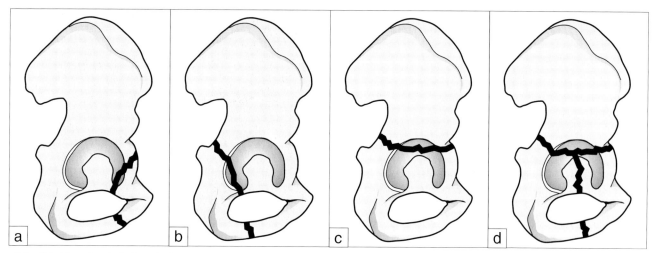

Abb. 27-11. Acetabulumfrakturen nach Letournel.
a) Fraktur des vorderen Pfeilers (vordere Pfannenrandfraktur),
b) Fraktur des hinteren Pfeilers (hintere Pfannenrandfraktur),
c) Querfraktur,
d) Y-Fraktur durch beide Pfeiler.

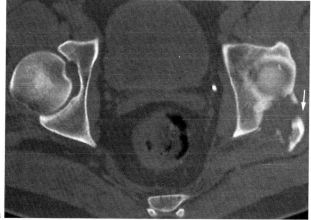

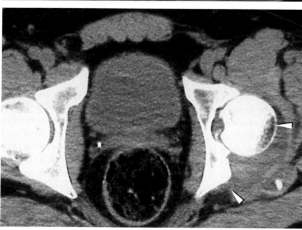

Abb. 27-12a, b. Hintere Pfannendachfraktur mit deutlicher Dislokation des Fragmentes nach dorsal (→). Im Weichteilfenster Nachweis eines ausgedehnten hämorrhagischen Gelenkergusses (▸).

Insgesamt etwa gleich häufig werden jedoch kombinierte Formen gefunden, die sich aus den Grundtypen zusammensetzen: T-förmige Frakturen, 2-Pfeiler-Fraktur, Fraktur des hinteren Pfannenrandes und des hinteren Pfeilers, Querfraktur und Fraktur des hinteren Pfeilers, Fraktur des vorderen Pfannenrandes und des vorderen Pfeilers. Bei 2-Pfeiler-Frakturen ist meist die Darmbeinschaufel in stärkerem Maße mitbeteiligt.

• **CT**

Durch die überlagerungsfreie Darstellung des Hüftgelenks lassen sich Konturunterbrechungen innerhalb des vorderen und hinteren Pfeilers und des Pfannenzentrums empfindlich nachweisen. In Kenntnis der Frakturtypen ist bei entsprechenden Verletzungen gezielt nach der Fortsetzung der Frakturlinie zu suchen, insbesondere im Bereich des hinteren Pfeilers in Richtung Iliosakralgelenk. Nicht dislozierte Querfrakturen sind in der Regel zwar erkennbar, können in Zweifelsfällen, z.B. in der Pfannendachzone, durch dünne Schichten exakter dargestellt werden. Auf intraartikuläre Fragmente, die häufiger dem hinteren Kompartiment des Acetabulums entstammen, ist besonders zu achten. Die Gelenkspaltweite im Bereich des vorderen und hinteren Pfannenrandes bedarf besonderer Beachtung, um eine (Sub-)Luxation frühzeitig zu erfassen.

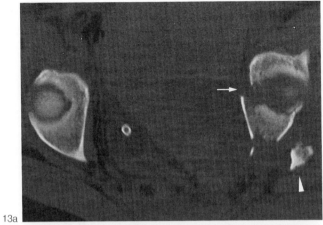
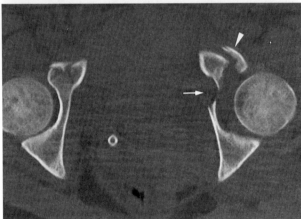

Abb. 27-13a, b. Y-Fraktur des Acetabulums mit Dehiszenz des vorderen und hinteren Pfeilers (→) sowie hinterem und vorderem Pfannenrandabriß (►).

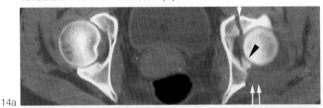
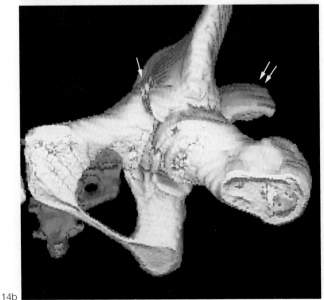

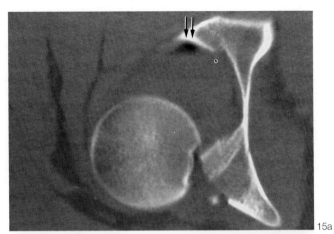
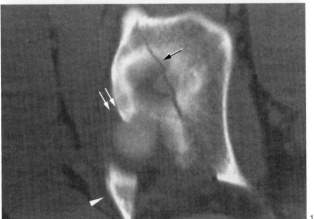

Abb. 27-15a, b. Luxationsfraktur. Der Hüftgelenkskopf ist nach dorsal subluxiert. Der hintere Pfannenrand ist nach kraniodorsal abgeschert (b►). Nachweis einer Pfannendachfraktur (b→). Hüftgelenkskopf (⇒). Es findet sich in der Gelenkhöhle eine erhebliche Ergußbildung mit erhöhter Dichte (70 HE), Blut entsprechend, und einem kleinen Luftspiegel (a ⇒).

Abb. 27-14a, b Fraktur des vorderen Pfeilers (→), des hinteren Pfannenrandes (⇒) und intraartikuläres Fragment (►) ((b) 3-D-Darstellung von ventrokaudal).

Abb. 27-16. Zentrale Luxationsfraktur (►). Das Pfannenzentrum ist geringgradig in das kleine Becken disloziert (→).

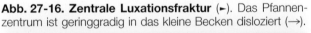
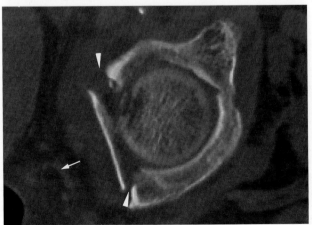

Um feine Frakturen zu erkennen, sollte ein entsprechender hochauflösender Faltungskern zur Bilddarstellung verwendet werden.

Grundsätzlich sind die Weichteile in die Betrachtung miteinzubeziehen. Eine einseitige Verdickung des M. obturatorius internus ist indirekter Hinweis auf eine subperiostale bzw. parossale Blutung und ein indirektes Frakturzeichen. Je nach Ausmaß der Fraktur sind die Fettlagen der periartikulären Muskulatur maskiert. Ein hämorrhagischer Gelenkerguß ist an der Vorwölbung der Gelenkkapsel ggf. mit erhöhten Dichtewerten in der Umgebung des Hüftgelenkkopfes erkennbar.

Lit.: 3539, 2961, 2962, 2843, 2930, 3092, 3170

Coxitis

Die *bakterielle Coxitis* entsteht meist hämatogen (Staphylococcus aureus, Gonokokken) oder durch ein penetrierendes Trauma bzw. iatrogen. Sie führt zum Gelenkerguß, einer entzündlichen Verdickung der Synovialmembran und Gelenkkapsel. Bei Fortschreiten der Krankheit tritt eine Entzündung des umgebenden Weichteilgewebes und des Knochengewebes ein, die eine kommunizierende Bursa iliopectinea entzündlich miterfaßt. Die eher schleichend einsetzende *Coxitis tuberculosa* – die auch heute häufiger angetroffen wird – ist ebenfalls meist einseitig ausgeprägt. Das arthritische Kollateralphänomen einer Osteoporose ist bei der Tuberkulose besonders ausgeprägt. Bei der synovialen Verlaufsform fin-

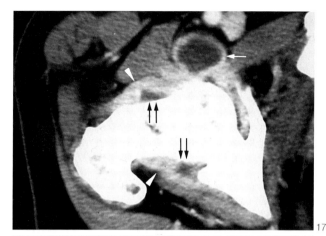
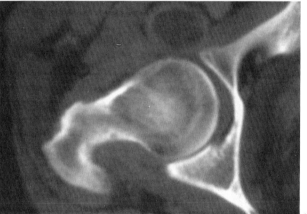
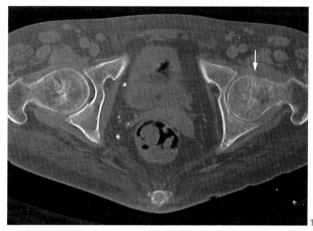
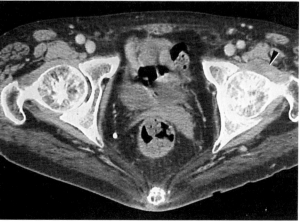

Abb. 27-17a, b. Coxitis. Die durch Staphylokokken erzeugte Gelenkentzündung zeigt nach Kontrastmittelgabe eine erhebliche Verdickung und Kontrastierung der Gelenkkapsel (a ►) mit geringer Ergußbildung (a ⇒). Die Bursa iliopectinea ist flüssigkeitsgefüllt und entzündlich wandverdickt (a→). Die subchondrale Grenzlamelle des Hüftgelenkskopfes und der Gelenkpfanne zeigen in diesem Stadium einen regelrechten Befund ohne Nachweis von Usuren bzw. einer Entkalkung (b).

Abb. 27-18a, b. Chronische Coxitis. Der Hüftgelenkspalt ist verschmälert, die subchondrale Grenzlamelle ausgedünnt mit strähniger Knochenstruktur des gesamten Hüftgelenkkopfes und -halses, links stärker als rechts (a). Die Weichteile zeigen nach Kontrastmittelgabe ein gleichmäßiges Enhancement der verdickten Gelenkkapsel (b ►).

det sich eine Verbreiterung der Synovialmembran und eine sukzessive Resorption des Knorpels und lediglich randständige Knochenarrosionen. Bei der ossären Verlaufsform überwiegen subchondrale Knochenresorptionen, die schließlich zum Einbruch des Hüftgelenkkopfes führen.

• **CT**

Nativ: Gelenkspaltverschmälerungen, marginale und subchondrale Knochenarrosionen sowie die begleitende Demineralisation sind computertomographisch in Hochauflösung, insbesondere auch im Seitenvergleich früh zu erfassen. Die begleitende entzündliche Reaktion der Gelenkkapsel führt zu einer deutlichen Verbreiterung über 6 mm hinaus.

KM: Eine Kontrastmittelgabe zeigt die Floridität der Entzündung durch Enhancement der Synovialmembran, die ihrerseits den Gelenkerguß deutlicher demarkiert. Umgebende Infiltrationen und sich ausbreitende Abszedierungen demarkieren sich eindeutiger als im Nativscan.

DD: Die Differenzierung bakterieller Coxarthritiden von tuberkulösen ist computertomographisch in der Regel nicht möglich. Sie erfolgt durch bakteriologische Abklärung nach Punktion.

Sakroiliitis

Eine Entzündung der Sakroiliakalgelenke wird bei Erkrankungen des *rheumatischen Formenkreises* gefunden: Spondylitis ankylopoetica, Reiter-Syndrom, juvenile rheumatoide Arthritis, Arthritis psoriatica und bei entzündlichen Darmerkrankungen (Sacroiliitis enterocolica). Der Entzündungsprozeß ist zunächst auf den Gelenkraum beschränkt und führt bei floriden Prozessen zu ausgedehnten Usuren der subchondralen Grenzlamelle, bei den mehr chronisch verlaufenden Formen zur subchondralen Sklerose, Gelenkspaltverschmälerung und schließlich zur Ankylose. Die seltene *infektiöse Sakroiliitis*, die meist einseitig vorkommt, entsteht entweder hämatogen, durch Übergreifen von purulenten Prozessen des Beckens bzw. des umgebenden Muskelgewebes auf das Gelenk, iatrogen oder nach perforierenden Verletzungen. Sie verläuft meist

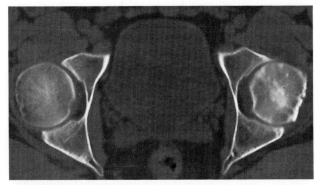

Abb. 27-19. Femurkopfnekrose. Innerhalb des Femurkopfes stellt sich eine Knochenverdichtung mit angedeutet sternförmiger Konfiguration dar (sog. Asterisk-Zeichen, 2757, 2759, 2817).

Abb. 27-20. Sakroiliitis. Das linke Iliosakralgelenk zeigt kleinere Usurierungen (▶) und eine breite subchondrale Sklerose juxtaartikulär. Die Usuren finden sich auch im dorsalen Anteil des Gelenkes (b →).

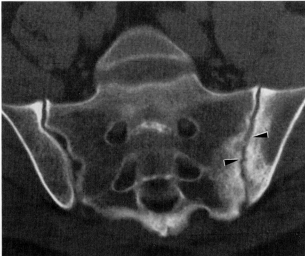

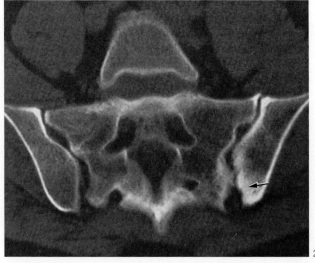

akut, führt früh zu Einschmelzungen des Knorpelgewebes und des angrenzenden Knochengewebes, das zunehmend in den Entzündungsprozeß i. S. einer Osteomyelitis einbezogen wird. Bei unzureichender Therapie kann eine Abszedierung in die umgebenden Weichteile erfolgen.

• **CT**

Nativ: Die tangentiale Darstellung der SI-Gelenkflächen erlaubt insbesondere bei hochauflösender Aufnahmetechnik eine detaillierte Darstellung der Gelenkflächen und des angrenzenden Knochengewebes. Gelenkspaltverschmälerungen auf weniger als 2 mm, subchondrale Sklerosierungen, angrenzende Spongiosasklerose und knöcherne Überbrückungen können somit detailliert dargestellt werden. Frühformen der Sakroiliitis mit diskreten Usuren können bei auffälligem szintigraphischem Befund erkannt und korreliert werden.

KM: Die bei der infektiösen Sakroiliitis vorliegende, umgebende exsudative Komponente kann computertomographisch nach KM-Gabe erkannt und ggf. auch der Punktion zugeführt werden. Das Übergreifen auf Nachbarorgane bzw. der Einbruch eines infektiösen Prozesses in das Sakroiliakalgelenk lassen sich ebenso exakt erfassen wie die knöcherne Mitbeteiligung im Sinne einer sklerosierenden Osteomyelitis.

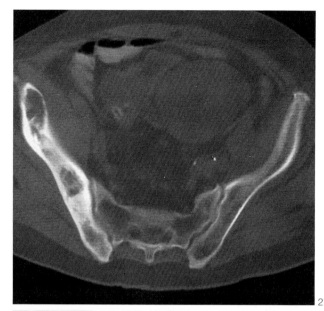

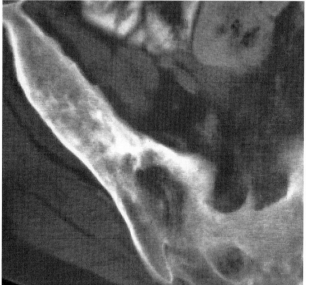

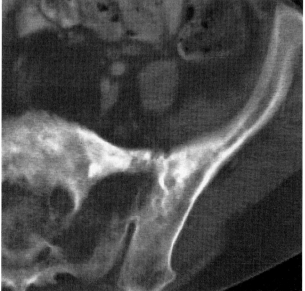

Abb. 27-21. M. Paget. Auftreibung der rechten Darmbeinschaufel mit strähniger Knochenstruktur ohne Nachweis einer Weichteilkomponente. Der Befund ist auf die Darmbeinschaufel beschränkt und endet am SI-Gelenk.

Abb. 27-22a, b. Fibröse Dysplasie. Auftreibung sämtlicher Beckenknochen, sowohl des Kreuzbeins als auch der Darmbeinschaufeln, wobei die Knochenstruktur unregelmäßig, strähnig oder flächig verdichtet ist und die Kortikalis-Spongiosa-Architektur aufgehoben wird.

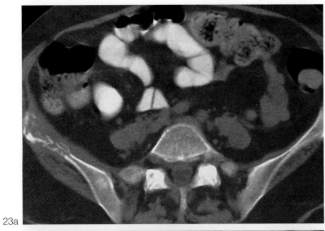

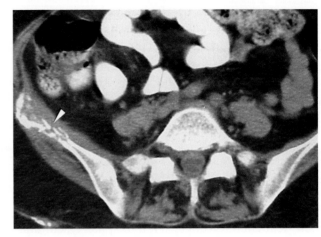

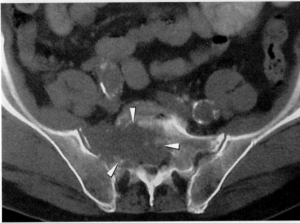

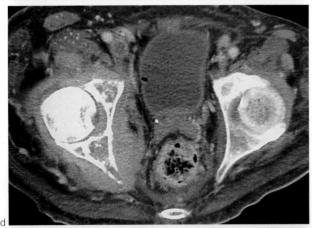

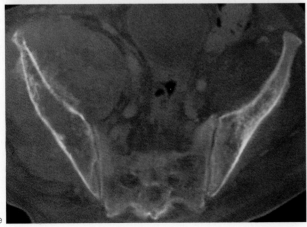

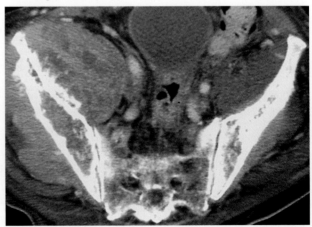

Abb. 27-23a-f. Ossäre Destruktionsmuster am knöchernen Becken.
- **a, b) Non-Hodgkin-Lymphom.** Im Knochenfenster findet sich eine mottenfraßähnliche Auflösung von Kortikalis und Spongiosa der rechten Darmbeinschaufel (a). Im Weichteilfenster ist die Weichteilkomponente des Non-Hodgkin-Lymphoms an der Innenseite der Darmbeinschaufel nachweisbar (b).
- **c) Metastase eines Bronchialkarzinoms** mit Osteolyse des Kreuzbeins. Die Tumorweichteile gehen unscharf in die aufgelöste Knochenstruktur des Kreuzbeins über (▸).
- **d-f) Metastasierendes Harnblasenkarzinom.** Erhebliche Weichteilkomponente in Umgebung des rechten Hüftgelenks mit diffuser Knochendurchsetzung des Acetabulums, bis in den Gelenkraum hineinreichend (d). Auftreibung und Auflockerung der Knochenstruktur der rechten Darmbeinschaufel, die von einer großen Tumormasse umgeben ist (e, f).

Kapitel 28
CT-Terminologie

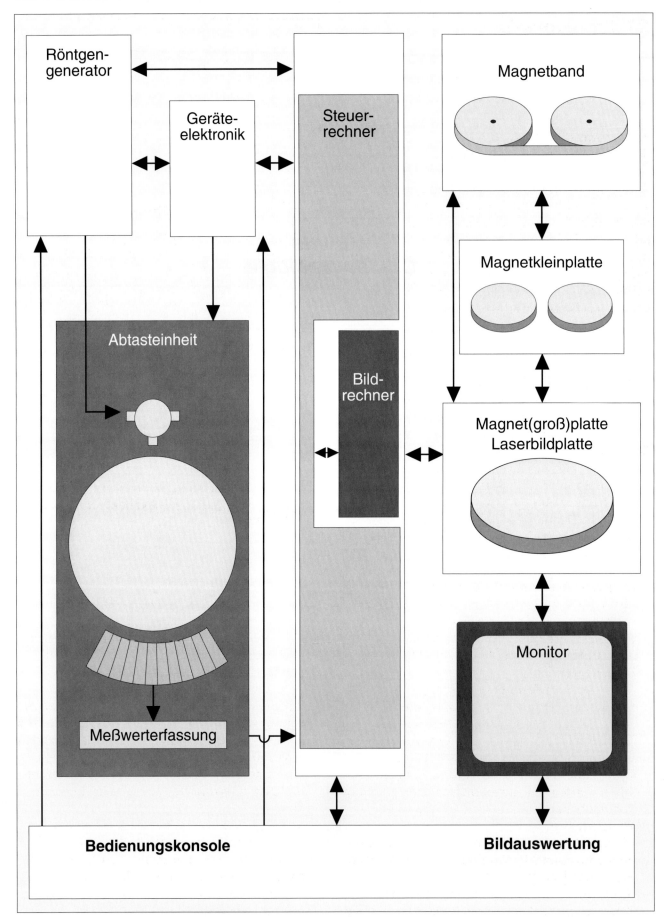

Abb. 28-1. Blockschema der CT-Anlage.

CT-Terminologie

Absorption von Röntgenstrahlen →
Schwächung von Röntgenstrahlen

Absorptionsauflösung (= Dichteauflösung): Sie wird vom Bildrauschen begrenzt, das durch die Standardabweichung der Dichtewerte vom Mittelwert (→Bildauswertung, Histogrammanalyse) beschrieben wird. Je kleiner die Standardabweichung, desto besser das Absorptionsauflösungsvermögen. Sie kann je nach Strahlendosis weniger als 0,3% ($\triangleq$ 3 HE) betragen.

Abtasteinheit → Anlage

Abtastung (= Scan): Meßvorgang des sich um den Patienten bewegenden Röhren-Detektorsystems. Eine Reihe von (wählbaren) Parametern (scanmodes, Scanparameter) bestimmt die Qualität des Computertomogramms:
- *Röhrenspannung*: Die vom Generator erzeugte Röhrenspannung bestimmt die Energie der emittierten Röntgenstrahlung. Eine höhere Röntgenspannung führt infolge geringerer Schwächung der Röntgenstrahlen im Objekt zu einem höheren Photonenfluß und reduziert das Bildrauschen. Höhere Röntgenspannungen reduzieren den Gewebekontrast (reduziertes Dichteauflösungsvermögen) und Aufhärtungsartefakte (→ Artefakte). Bei den meisten Scannern wird für Ganzkörperuntersuchungen eine Röhrenspannung zwischen 110 und 140 kV angewendet.
- *Scanfeld*: Kreisförmiges Meßfeld, das vom abtastenden Röhren-Detektorsystem erfaßt wird. Außerhalb des Scanfeldes liegende Objektanteile verfälschen die Dichtewerte des Computertomogramms (→ Artefakte).
Das Scanfeld sollte daher ausreichend groß gewählt werden. Die Scanfeldgröße bestimmt bei vorgegebener Bildmatrix (→) die Größe des Bildelementes.
(Scanfelddurchmesser [mm]/Anzahl der Bildelemente einer Matrixreihe = Breite des Bildelementes [mm]).
- *Scanstrecke*: In Längsrichtung ausgemessene Körperregion, die von einer Schichtserie erfaßt

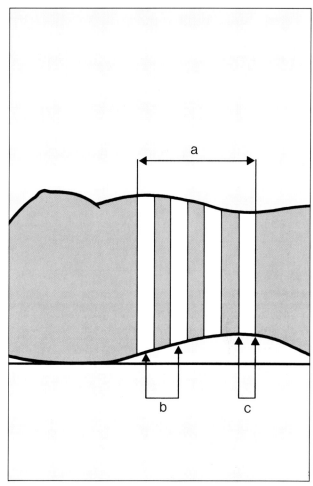

Abb. 28-2. Abtaststrecke (a), Schichtabstand (b), Schichtdicke (c).

wird. Dabei kann eine angrenzende (Tischvorschub = Schichtdicke) Schichtabfolge, eine überlappende (Tischvorschub < Schichtdicke) und eine nichtangrenzende (Tischvorschub > Schichtdicke) gewählt werden.
- *Scanzeit*: Eine Verkürzung der Scanzeiten reduziert die Bewegungsartefakte (→ Artefakte). Ihr sind durch die Röhrenleistung Grenzen gesetzt, weil diese die während der Scanzeit anwendbare Strahlendosis bestimmt. Strahlendosis und Bildrauschen (→) bzw. Absorptionsauflösung (→) stehen in direktem Zusammenhang.
- *Schichtdicke*: Die Breite des Röntgenstrahls (in der z-Achse) kann durch Kollimation variiert werden. Enge Kollimation begrenzt den Photonenfluß und verstärkt dadurch das Bildrauschen, so daß längere Scanzeiten notwendig werden können.

Abb. 28-3. Ursachen der Artefakte

Physikalisch bedingte Artefakte	Patientenbedingte Artefakte		
Strahlenaufhärtung	Patientenbewegung	Metallfremdkörper	Meßfeldüberschreitung
Name			
Aufhärtungsartefakte (shading, dishing)	Bewegungsartefakte	Streifenartefakte (high-density streaking)	
Aspekt			
Schattenförmige Dichteverfälschung in der Umgebung und innerhalb von kontrastreichen Strukturen.	Streifenförmige Dichteverschiebung, deren Ausmaß vom Kontrast der bewegten Struktur abhängt. Die Streifen durchziehen (tangential) das Bewegungszentrum.	Vom Metallobjekt ausgehende strahlenförmige Dichteverfälschungen hoher (positiver, negativer) Dichte (vgl. Meßwertausfall).	Flächenhafte Dichteanhebung in den Bildarealen, die den das Meßfeld überschreitenden Organanteilen benachbart sind. Das gesamte Dichteniveau des Computertomogramms wird meist dabei verschoben.
a, b) Teflonstab in Wasser. Die hohe Radiodensität des Teflons bewirkt schattenförmige Dichteverfälschungen in der Umgebung (a) und innerhalb des Stabes (b). **c)** Dichtegradient innerhalb einer großen Nierenzyste infolge kontrastreicher Nachbarstrukturen.	Streifenartefakte **a)** bei kurzer linearer, **b, c)** bei oszillierender Bewegung während des Abtastvorganges. **Kontrast: a, b)** Luft in Wasser **c)** Kontrastmittellösung (+ 150 HU) in Wasser.	Streaking **a)** bei metalldichter Hüftgelenkprothese. **b, c)** bei Metallclips.	**a)** Oväläres Wasserphantom, das seitlich das Meßfeld überschreitet: Dichteanhebung um 14 HU und seitliche (>), sichtbare Dichteverfälschung. **b, c)** Analoge Dichteverfälschung beim Patienten.

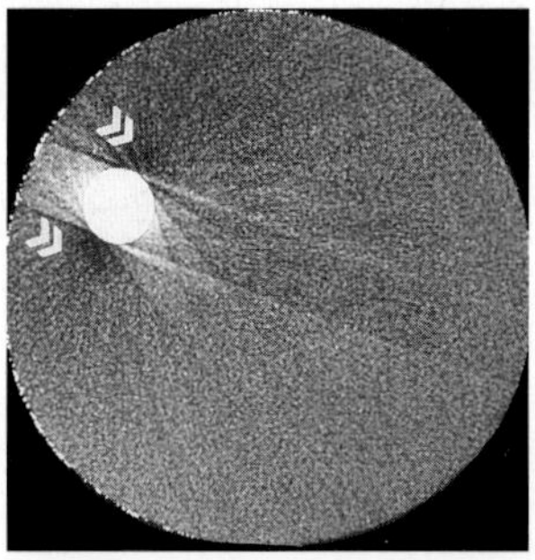

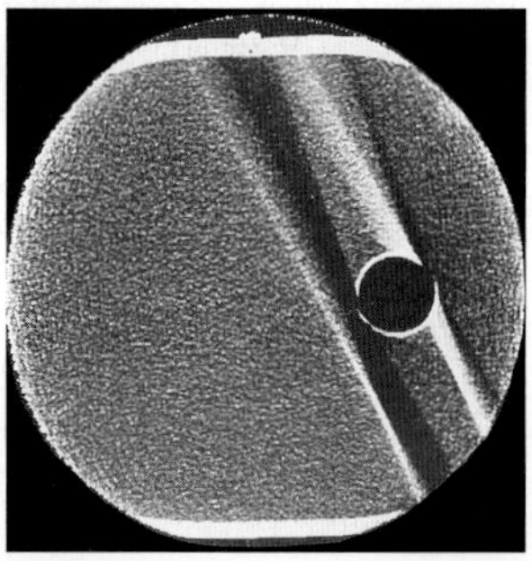

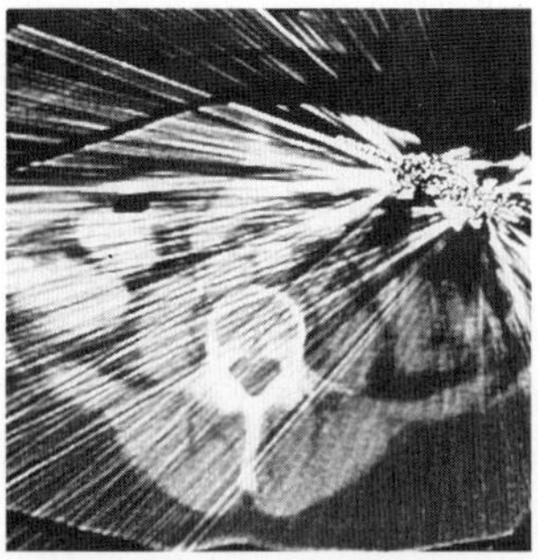

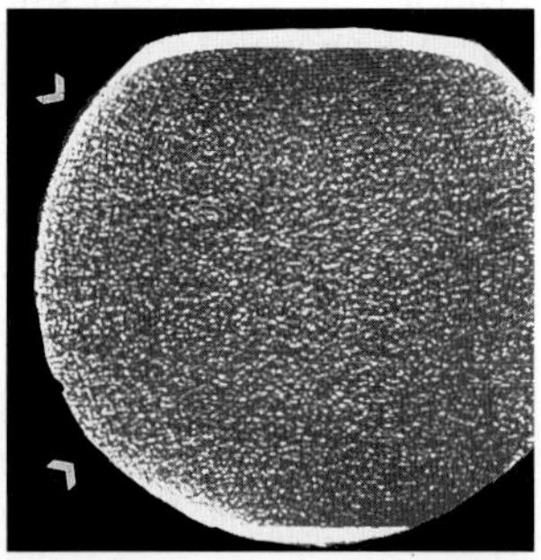

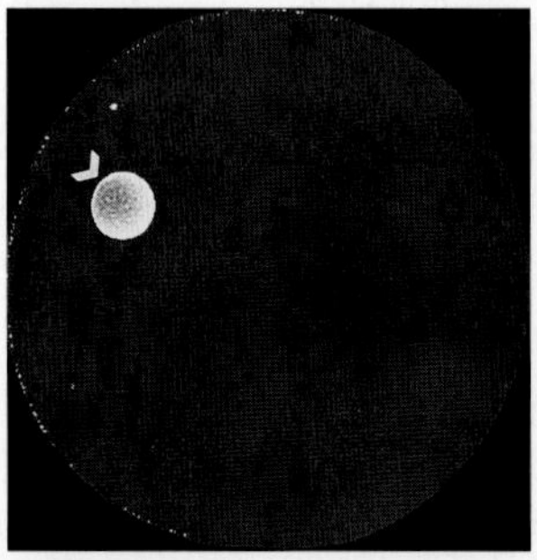

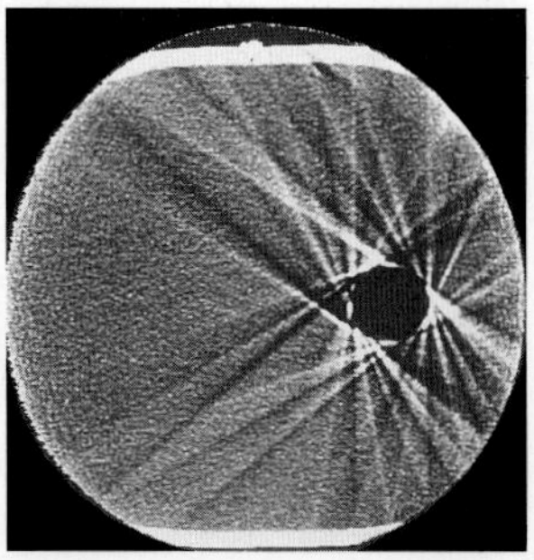

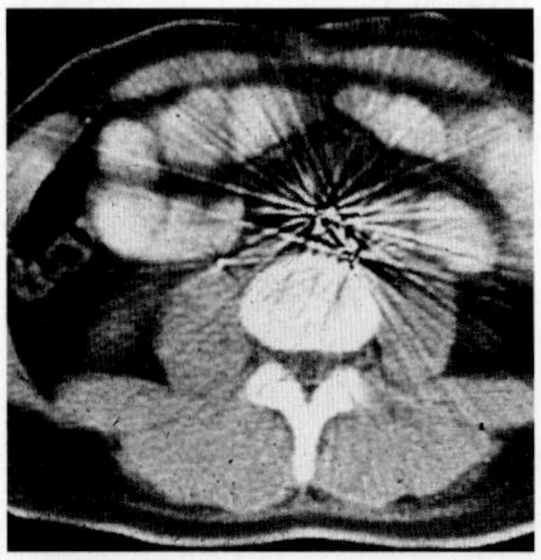

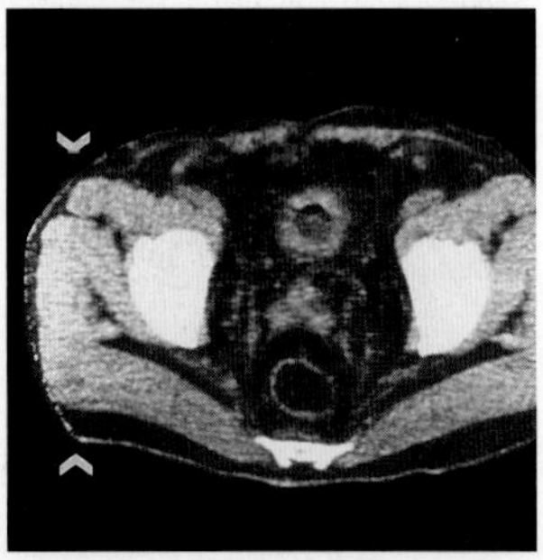

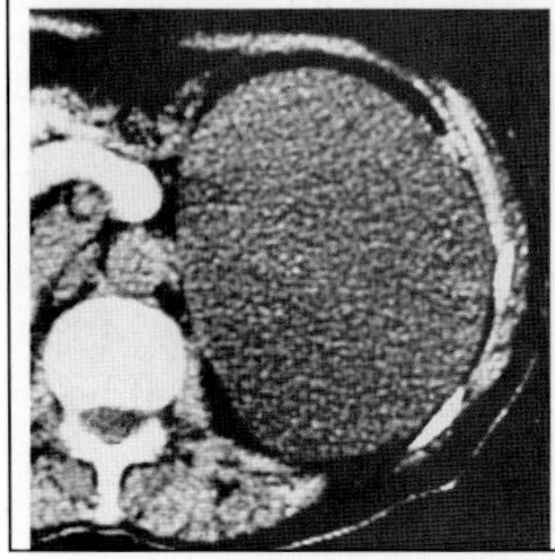

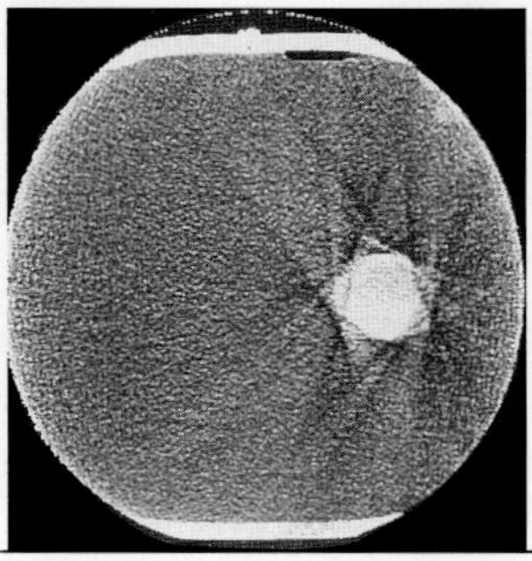

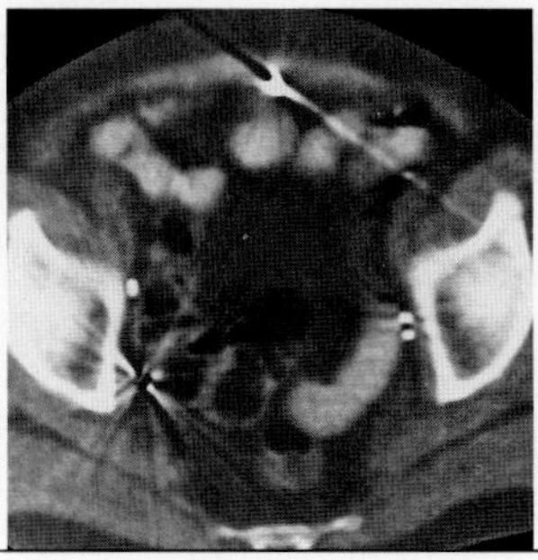

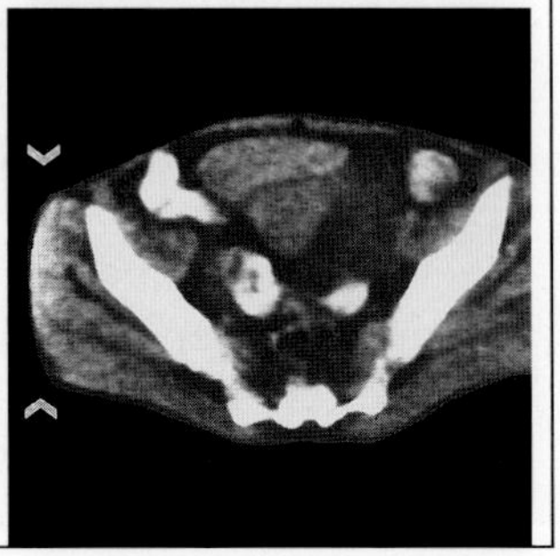

CT-Terminologie 567

Abb. 28-3. Ursachen der Artefakte (Fortsetzung)

Gerätebedingte Artefakte

Rekonstruktionsfilter	Überforderte Datenerfassung	Detektordejustierung (Scanner der 3. Generation)	Meßwertausfall durch Gerätedefekte
Name			
Kanteneffekte	Overrange Artefakte	Ringartefakte	z. B. Linienartefakte
Aspekt			
An kontrastreichen Organgrenzen (z.B. Lunge, Knochen) entstehende Kantenüberhöhung (Vortäuschung eines Subarachnoidalraumes, Pleuraverkalkungen u. a.)	Plateauförmige Dichteverschiebung im Gebiet und in der Umgebung von Organpartien, die durch das übersteuerte Detektorverstärkersystem nicht linear gemessen wurden.	Linienförmige, um das Bildzentrum verlaufende Kreisfiguren.	Die fehlende Projektion stellt sich im Computertomogramm als diametrale Dreilinienstruktur dar.
Kanteneffekte a) Vortäuschung eines Subarachnoidalraumes. b) Vortäuschung von Pleuraverkalkungen.	a) Streifenförmiger Artefakt durch Übersteuerung am Lungenphantom. b) Flächenhafte Dichteabsenkung an den ventralen Bauchpartien infolge Übersteuerung des Meßsystems.	a, b) Kreisförmige Störfiguren durch Detektordejustierung.	a, b) Meßwertausfall einer einzelnen Projektion (Dreilinienstruktur). c) Meßwertausfall von mehreren Projektionen derselben Richtung.

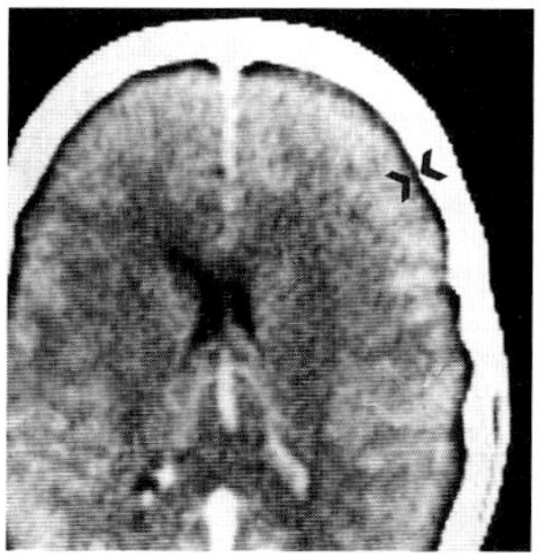

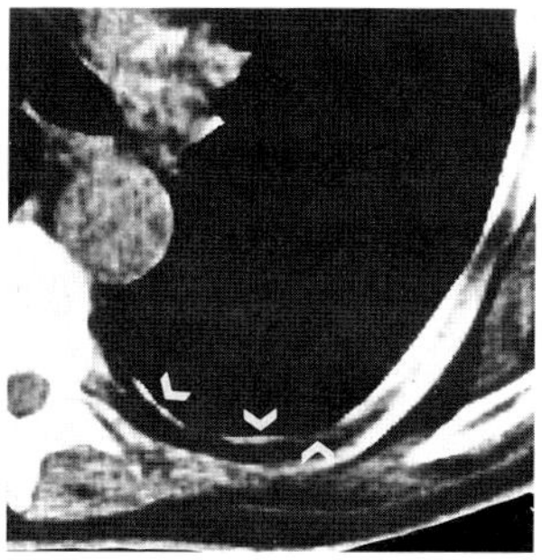

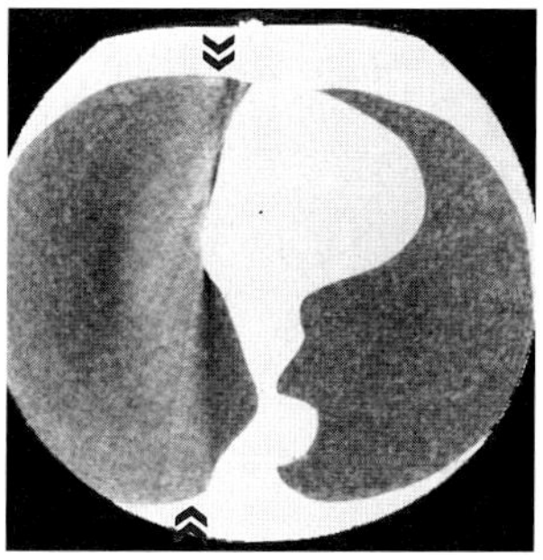

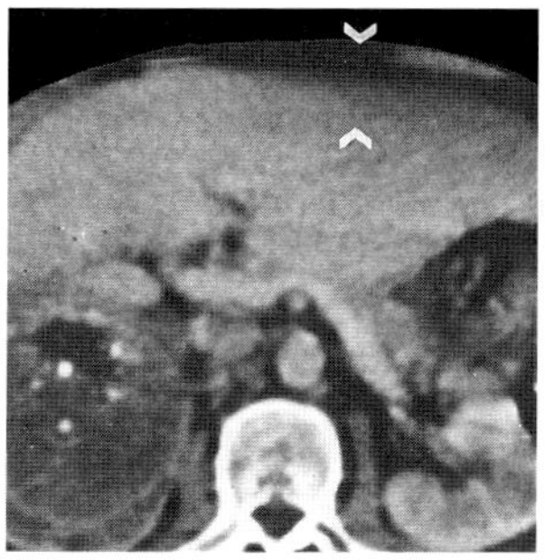

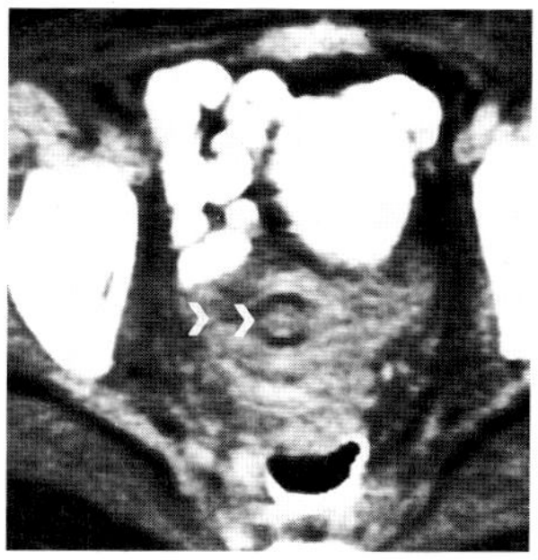

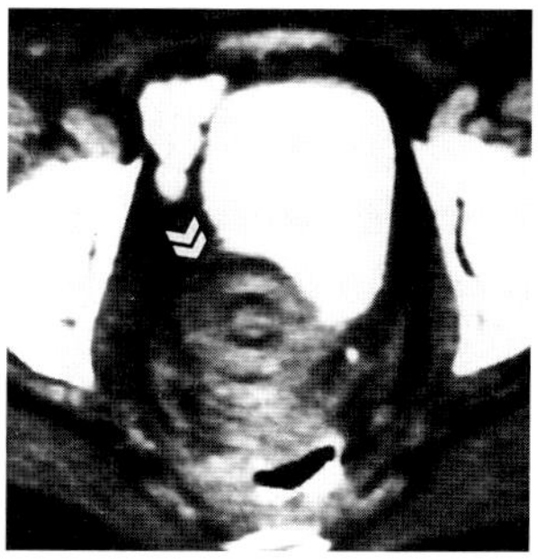

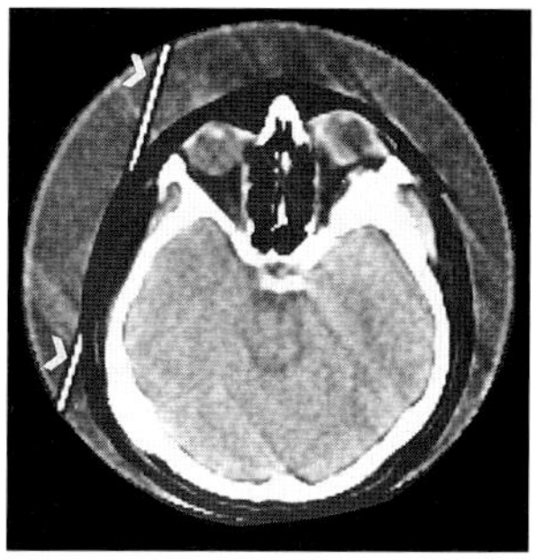

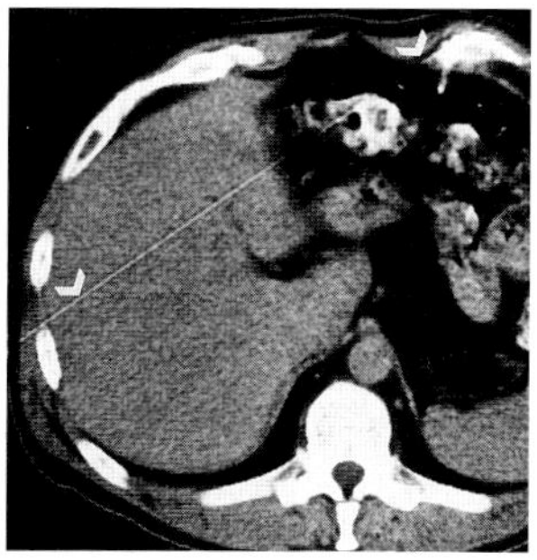

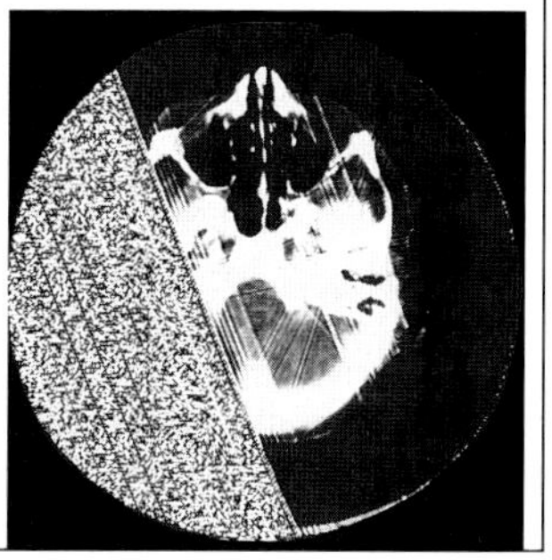

Addition von Bildschichten → Bildauswertung

Algorithmus = Rechenvorschrift

Anlage: Ein Computertomograph besteht aus:
- der *Abtasteinheit* (Aufnahmegerät, Gantry), die aus Röhre, Detektorsystem und Meßwerterfassung besteht,
- dem *Röntgengenerator* und der *Geräteelektronik*, die der Abtasteinheit zugeordnet sind,
- der *Patientenliege* zur horizontalen und vertikalen Positionierung des Patienten,
- dem *Bedienungspult* (Bedienungskonsole) und der *Bildauswertung*, mit denen im Dialog mit dem Steuerrechner die gewonnenen Einzelfunktionen abgerufen werden können,
- dem *Rechner* (Computer), der sämtliche Teilfunktionen des Systems steuert und die Bildrekonstruktion (→) durchführt (Steuerrechner, Bildrechner),
- Einrichtungen zur *Bildspeicherung*, einer Magnetplatte, die die errechneten Computertomogramme vorübergehend speichert (Zwischenspeicher, Plattenspeicher), Langzeitspeicher (Magnetband, floppy disc), → Bildarchivierung.

Archiv → Bildarchivierung

Artefakte: Artefakte (Kunstprodukte) sind Abbildungsstörungen. In der Computertomographie sind sie vielfältig, weil ein vielgliedriges, komplexes Abbildungssystem vorliegt. Da die Meßwerterfassung und die elektronische Weiterverarbeitung projektionsgebunden (→ Bildrekonstruktion) erfolgt, führt eine Abbildungsstörung in vielen Fällen zu einer Verfälschung von linien- oder streifenförmigen Dichtezonen, die das gesamte Computertomogramm durchziehen. Bei den klinisch bedeutsamen Bewegungsartefakten (siehe Abb. 28-3.) können die Projektionen des während der Abtastung bewegten Objektdetails nicht zur Deckung gebracht werden. Es resultiert daher nicht eine örtliche Bewegungsunschärfe, sondern ein sternförmiges Streifenmuster aus den gestörten Projektionen, die das bewegte Objekt tangential durchsetzen. Die Bildanalyse hat dieser projektionalen Artefakteigenschaft Rechnung zu tragen.

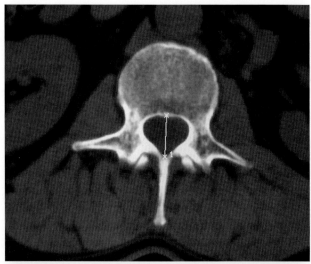

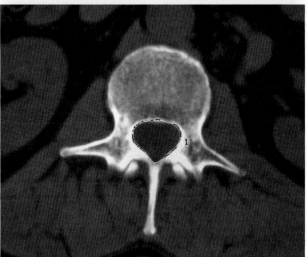

Abb. 28-4. Distanzmessung. Markierung von 2 Bildpunkten (x). Angabe der Distanz in Millimetern.

Abb. 28-5. Flächenmessung. Mit einem Lichtgriffel wird die interessierende Fläche umfahren. Die Summe der enthaltenen Bildelemente ergibt die Querschnittsfläche in mm^2. Die markierte Fläche dient zugleich als „region of interest" für die Dichtemessung (vgl. Abb. 28-7 und 28-8).

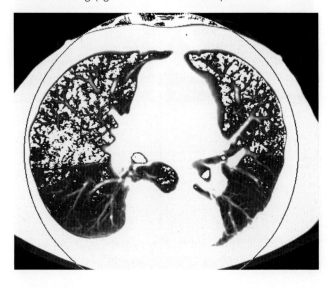

Abb. 28-6. Helltastung (highlighting). Alle weiß erscheinenden Bildpunkte liegen innerhalb eines (frei wählbaren) Dichtebereiches (hier: –850 bis –1000 HE).

CT-Terminologie 569

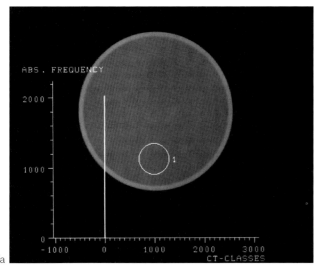

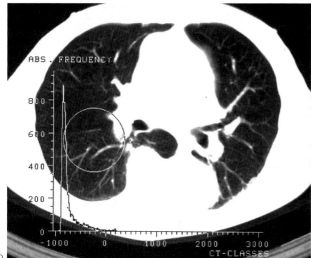

Abb. 28-7. Dichtemessung. Die Dichtewerte der Bildpunkte, die innerhalb der „region of interest" (hier Kreisflächen) liegen, zeigen bei homogenen Medien (z. B. Wasser) symmetrische Kurven (a), bei inhomogenen Medien (z. B. Lungengewebe) asymmetrische (b) oder unregelmäßige Dichtekurven.

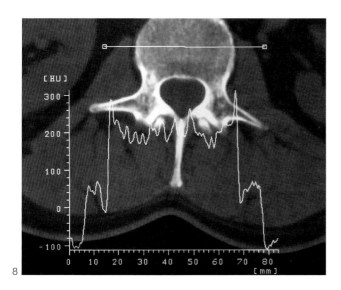

Bildarchivierung: Das im aktuellen Plattenspeicher enthaltene Computertomogramm kann auf den Monitor gerufen und *fotografisch* festgehalten werden. Dabei sind Fensterlage und -breite (→ Bilddarstellung) des Computertomogramms endgültig festgelegt. Elektronische (digitale) Langzeitspeicher sind das *Magnetband* und die *Magnetkleinplatte* (floppy disc). Bei ihnen bleibt die Gesamtinformation des Computertomogramms erhalten, so daß bei erneutem Einspielen Fensterlage und -breite und andere Verfahren der Bildauswertung (→) vorgenommen werden können.

Bildauswertung: Durch einfache rechnerische Operationen können objektive Daten dem Computertomogramm entnommen werden. Die Bildauswertung wird durch ein interaktives Display (→) erleichtert.
- *Distanzmessung*: Durch Eingabe von zwei Bildpunkten kann der Abstand zweier Strukturen im Körper ermittelt werden. Ähnlich kann eine *Winkelmessung* zum Koordinatensystem (x-, y-Achse) vorgenommen werden.
- *Flächenmessung* und *Volumenmessung*: Der Flächeninhalt einer *ROI* (→) ergibt sich durch die Anzahl der enthaltenen Bildelemente, das Volumen durch die Anzahl der enthaltenen Volumenelemente.
- *Histogrammanalyse*: Das Histogramm ist die Häufigkeitsverteilung einer Variablen, hier der Dichtewerte. Die Häufigkeitsverteilung der Dichtewerte einer *ROI* (→) wird üblicherweise als Säulendiagramm über der Dichteskala veranschaulicht. Eine *Normalverteilung* erweist sich im Histogramm als symmetrische (Gauß'sche) Glockenkurve, deren *Standardabweichung (SD)* über die Halbwertsbreite errechnet werden kann. Die Dichtewerte eines homogenen Mediums (Wasserphantom) sind in der Regel normal verteilt und somit durch *Mittelwert* und Standardabweichung eindeutig beschrieben. Die Standardabweichung wird von den Auswerteeinheiten direkt angegeben und repräsentiert in erster Linie die statistische Schwankung des Photonenflusses während der Abtastung (Quantenrauschen). Inhomogene

Abb. 28-8. Dichteprofil. Die Dichtewerte der auf der gewählten Bildstrecke liegenden Bildpunkte werden nicht in Grauwerten, sondern ortsabhängig in Skaleneinheiten dargestellt.

Medien (Gewebe) zeigen meist (asymmetrische) Verbreiterungen der Histogrammkurve. Verschiedene Komponenten können als zusätzliche Gipfel im Histogramm erscheinen (plurimodales Histogramm). In solchen Fällen ist eine Mittelwertbildung nicht statthaft (und ungenau).
- *Subtraktion*, *Addition*, *Dichteprofil*: Bei der *Subtraktion* werden *ortsgleiche* Dichtewerte von zwei Computertomogrammen voneinander subtrahiert. Die Subtraktion eignet sich besonders für KM-Studien, bei denen die Nativwerte vom kontrastierten Computertomogramm subtrahiert werden und die Kontrastmittelanreicherung direkt sichtbar gemacht werden kann. Durch *Addition* von benachbarten Schichten können nachträglich größere Schichtdicken aufgebaut werden. Bei *Dichteprofilen* werden die im Computertomogramm als Grautöne dargestellten Dichtewerte von wählbaren Strecken oder Durchmessern als Dichtekurve (analog) dargestellt, wobei die y-Achse der Dichteskala entspricht.

Bilddarstellung: Das Computertomogramm besteht aus einem Raster von Zahlenwerten, die einen Skalenbereich von z. B. 2000 Einheiten abdecken. Da unter üblichen Auswertungsbedingungen lediglich 15–20 *Graustufen* mit dem Auge unterschieden werden können, würden ca. 50 HE mit derselben Graustufe dargestellt werden müssen, wenn man die Grauskala über die gesamte Dichteskala ausspannen würde. Um feine Dichteunterschiede sichtbar, aber auch kontrastreiche Strukturen auswertbar zu machen, wurde das *Bildfenster* eingeführt. Dabei kann die Grauskala über wählbare Dichtebereiche (2–4000 HE) ausgespannt werden (*Fensterbreite, window width*). Die *Fensterlage* (*level*, *center*) innerhalb der Dichteskala bestimmt, welcher Dichtewert im mittleren Grauton dargestellt wird. Die Wahl des Fensters hängt von der diagnostischen Fragestellung ab. Schmale Fenster bergen die Gefahr, daß Strukturen außerhalb der Fensterbreite nicht ge-

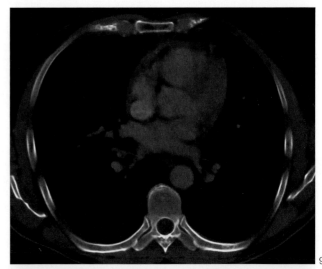
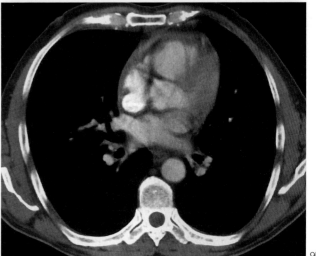
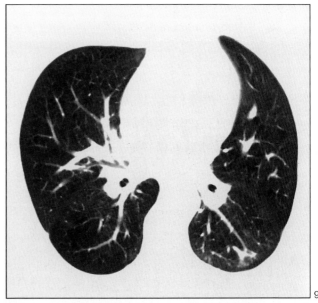

Abb. 28-9. Bildfensterung des Computertomogramms. Die beschränkte Anzahl von Grauwerten wird durch die Wahl der Fensterlage und -breite vom Auswerter einem bestimmten Dichtebereich der Hounsfield-Skala zugeordnet. Verschieden dichte Körpergewebe werden damit der Bildanalyse zugänglich. Der Bildeindruck desselben Computertomogramms verändert sich dabei erheblich (vgl. Kapitel 1).

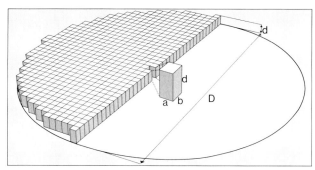

Abb. 28-10. Volumen eines Volumenelementes. Die Fläche des Bildelementes und die Schichtdicke d bestimmen das Volumen eines Volumenelementes. a, b = Kantenlänge eines Bildelementes, D = Durchmesser des Scanfeldes bzw. Meßfeldes.

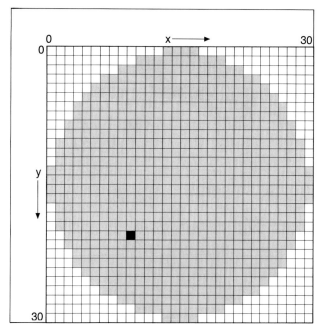

Abb. 28-11. Koordinaten der Bildmatrix.

Abb. 28-12. Die CT-Bildrekronstruktion.

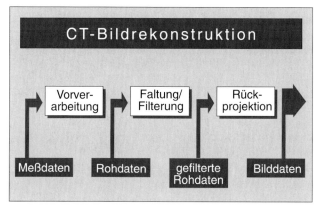

sehen und damit der Diagnostik nicht zugeführt werden. Breite Fenster dagegen homogenisieren und maskieren visuell geringe Dichteunterschiede.

Bildelement: Kleinste Einheit der errechneten Bildmatrix (→)

Bildfilterung: Jeder einzelne Bildpunkt kann einer Rechenoperation unterworfen werden, die die umgebenden Bildpunkte in Umfang und Wichtung einbezieht. Bildrauschen, Schärfe und Konturen können optisch durch verschiedene Bildfilter verändert werden. Die Bildfilterung, die das ausgerechnete Computertomogramm zugrunde legt und beliebig oft wiederholt werden kann (sekundäre Bildfilterung), muß von der primären Filterung bei der Bildrekonstruktion (→) unterschieden werden.

Bildmatrix: Die Bildmatrix, die meist quadratisch aufgebaut ist, kann je nach Gerätetyp in 80 x 80, 160 x 160, 256 x 256, 320 x 320 und 512 x 512 Bildpunkte aufgerastert werden. Die einzelnen Bildpunkte sind eindeutig durch das *Koordinatensystem* festgelegt. Die Zählung auf den Koordinatenachsen (x, y) erfolgt vereinbarungsgemäß von der linken oberen Ecke der Matrix. Ein Bildpunkt (x_1, y_1) ist durch das Zahlenpaar der Koordinatenabschnitte (hier $x_1 = 10$ und $y_1 = 21$) festgelegt. x_1 wird auch als 10. *Säule* (column), y_1 als 21. *Reihe* (row) bezeichnet.

Bildrauschen: Statistische Ungenauigkeit des Dichtewertes eines Bildeinzelpunktes, die durch die statistische Schwankung des Photonenflusses bedingt ist (Histogrammanalyse → Bildauswertung).

Bildrekonstruktion: Die Bildrekonstruktion ist ein Rechenprozeß, der aus den gesammelten Meßdaten das Computertomogramm herstellt. Heute haben die schnelleren Faltungsverfahren die algebraischen Methoden verdrängt. Beim Faltungsverfahren werden die Absorptionsprofile einer *Filterfunktion* (Faltungskern, Algorithmus) unterworfen und dann in die Richtung überlagert, aus der sie gemessen wurden (Rückprojektion). Die Filterfunktion (Faltungskern) ist notwendig, um die bei der Rückprojektion entstehende Unschärfe (Verwaschung) an den Objektgrenzen zu unterdrücken. Sie kann verschieden ausgelegt und an bestimmte Problemstellungen angepaßt werden. Dadurch ändert sich der Bildeindruck. *Kantenüberhöhungen* (Kanteneffekte) an Absorptionsgrenzen können gegebenenfalls Artefaktcharakter annehmen.

Center → Bilddarstellung, Fensterlage

CINE-CT: Kinematographische Darstellung, d. h. schneller Bildwechsel bei der Darstellung von dynamischen CT-Bildserien am Monitor.

DEQCT : Dual energy quantitative CT = Zwei-Spektren-CT. Wird eine Körperschicht mit unterschiedlicher Röhrenspannung abgetastet, so zeigen Substanzen mit Elementen höherer Ordnungszahl (Kalzium, Jod, Eisen) im Gegensatz zu solchen mit niederer Ordnungzahl (Weichteil-, Fettgewebe) größere Schwächungsunterschiede, die auf die Konzentration dieser Substanzen schließen lassen. Das Verfahren findet daher unter anderem bei der Knochendichtemessung Verwendung.

Detektor: Meßkammer, die einfallende Röntgenstrahlung nachweist und quantitativ angibt. Als Detektormaterial werden in der Computertomographie hochkomprimierte Gase (z. B. Xenon) oder Festkörper (z. B. Jodid- oder Germanatkristalle) eingesetzt.

Dichteauflösung → Absorptionsauflösung

Dichteprofil → Bildauswertung

Digitales Röntgenbild (Topogramm, Scoutview, Radiogramm): Der Patient wird bei fixiertem Röhren-Detektorsystem in Längsrichtung kontinuierlich durch die Abtasteinheit geschoben. Es entsteht ein digitales Röntgenbild, dessen Zeilenhöhe durch die Schichtdicke bestimmt wird und dessen Bildelemente pro Zeile der Anzahl der messenden Detektoren entsprechen. Je nach Winkelstellung der Röhre können seitliche, a.-p. oder Schrägprojektionen erzielt werden. Die Schnitthöhe im Körper kann vor dem Scan reproduzierbar festgelegt werden. In der seitlichen Projektion kann die Neigung der Abtasteinheit zur Körperachse eingeblendet werden (wichtig für Wirbelsäulenuntersuchungen).

Directory: Übersicht (Inhaltsverzeichnis) über die belegten Speicherplätze (files) zum gezielten Abruf des Computertomogramms.

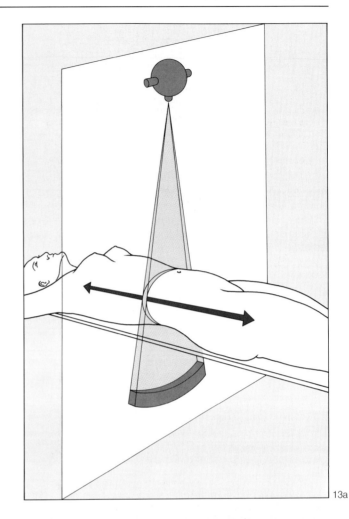
13a

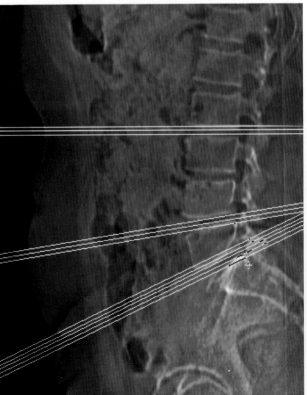
13b

CT-Terminologie 573

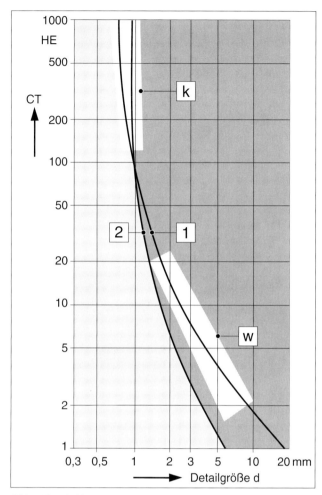

Abb. 28-14. Kontrast-Detail-Diagramm zur Beschreibung der Auflösung eines CT-Gerätes.
K = Arbeitsbereich zur Darstellung von feinen Hochkontraststrukturen (Knochen)
W = Arbeitsbereich zur Differenzierung im Weichteilbereich

1 = Abtastparameter:
z.B. 7 s/700 Projektionen/500 mAs/125 kV.
Rekonstruktion: Faltungskern hochauflösend
2 = Abtastparameter:
z.B. 14 s/1400 Projektionen/1000 mAs/125 kV.
Rekonstruktion: Faltungskern normal

Abb. 28-13. Digitales Röntgenbild. Bei feststehendem Abtastsystem und Längsbewegung des Patienten (a) ergibt die Abtastung ein digitales Summationsbild. Durch Einblendung der Gantryneigung in das erstellte Röntgenbild (weiße Linien b) ist eine exakte Positionierung der Schichtebene möglich.

Display = Wiedergabegerät

Distanzmessung → Bildauswertung

Dosis → Strahlendosis

Faltungsfunktion (Filterfunktion) → Bildrekonstruktion

Faltungskern → Bildrekonstruktion

Fanbeam = Fächerstrahl

Fenster → Bilddarstellung

File = Speicherplatz

Filter → Bildrekonstruktion, → Bildfilterung

floppy disc (= Magnetkleinplatte) → Bildarchivierung

Gantry (= Abtasteinheit) → Anlage

Gonadendosis → Strahlendosis

HE = Hounsfield-Einheit

Helltastung: Bei der Helltastung (highlighting) werden wählbare Dichtebereiche hell dargestellt, die sich dadurch vom morphologischen Umfeld des Computertomogramms unabhängig von der Fensterlage deutlich absetzen.

Highlighting → Helltastung

Hochkontrast-Auflösung: Erkennbarkeit kleiner Strukturen im Bild bei beliebig hohen Objektkontrasten (> 10% bzw. 100 HE), in der Regel definiert bei einem Bildkontrast (MÜF-Wert) von 2%.

Hounsfield-Einheit (HE, HU, H): Einheit der CT-Werteskala, bei welcher der CT-Wert eines Materials als mit dem Faktor 1.000 multiplizierte relative Abweichung des effektiven linearen Schwächungskoeffizienten dieses Materials vom effektiven linearen Schwächungskoeffizienten des Wassers definiert ist.

HRCT (= high resolution CT, hochauflösende CT): Durch Verminderung der Abtastbreite bzw. Verschmälerung der Detektorabstände können die Bildelemente in (den meist zentralen) Bildarealen verkleinert, d. h., die örtliche Auflösung kann verbessert werden. Zur Zeit können bereits Bildelementdurchmesser von 0,25 mm erzielt werden. Die Verkleinerung des Bild- bzw. Volumenelementes führt zum Anstieg des Bildrauschens (noise), so daß besonders kontrastreiche Strukturen, z. B. Knochen, durch HR/CT gut dargestellt werden. Bei weichteildichten Strukturen müssen aus dem gleichen Grund längere Abtastzeiten gewählt werden. Da in der Regel kleine Meßfelder verwendet werden, wird auch vom *Sektorscan* gesprochen.

HU (= Hounsfield-Unit) → Hounsfield-Einheit

Interaktives Display: Durch *Lichtgriffel (Track Ball* oder *elektronische Maus)* können einzelne Punkte der Bildmatrix auf dem Monitorschirm markiert werden. Der Ort der Bildpunkte wird visuell festgelegt. Damit wird die Kenntnis der Koordinatenabschnitte (x_i, y_i) (→ Bildmatrix) überflüssig. Die markierten Bildpunkte können Mittelpunkte von Kreisflächen und Rechtecken sein, deren Flächeninhalt variiert werden kann (reguläre ROI→). Frei wählbare Flächen werden festgelegt, indem die entsprechenden Bildareale mit dem Cursor umfahren werden (*irreguläre ROI*→).

Kantenüberhöhung → Artefakte → Bildrekonstruktion

Kollimation (= Strahlenbündelung): Man unterscheidet eine primäre (röhrenseitige) und eine sekundäre (detektorseitige) Kollimation. Die Kollimation beeinflußt die Dicke und Geometrie der Schicht (→), das Absorptionsauflösungsvermögen (→) und die Strahlendosis (→) des Patienten.

Koordinaten → Bildmatrix

Linearer Schwächungskoeffizient → Schwächung von Röntgenstrahlen

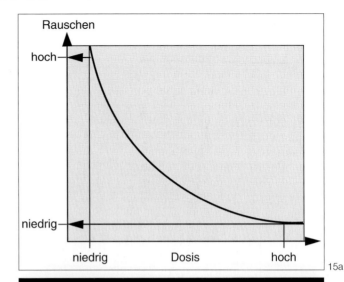
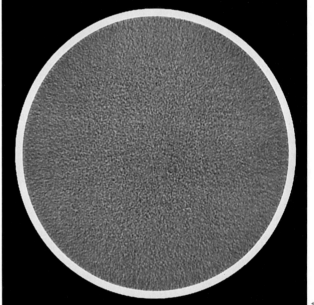
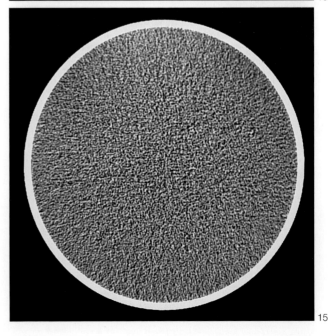

Abb. 28-15. Bildrauschen. Das Bildrauschen ist dosisabhängig und limitiert die Dichteauflösung.
b = Hohe Dosis, c = niedrige Dosis.

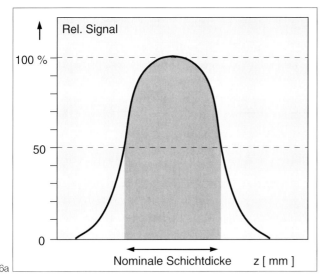

Abb. 28-16. Schichtgeometrie.
a) Die (nominale) Schichtdicke (NSD) entspricht der Halbwertbreite des Dosisprofils im Meßfeldzentrum.

b) Die Schichtgeometrie hängt von der Schichtdicke ab. Das Optimum einer rechteckförmigen Dosisverteilung wird bei sehr dünnen Schichtdicken nicht erreicht.

c) Beim Spiral-CT verbreitert sich die Schichtdicke in Abhängigkeit vom Tischvorschub.

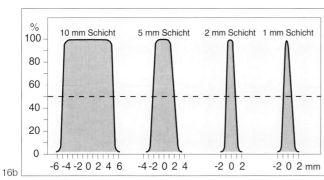

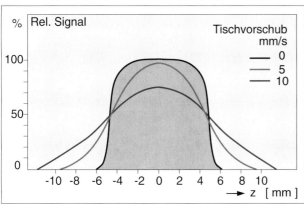

Magnetplatte → Anlage, Bildspeicher

Maus → interaktives Display

Modulationstransferfunktion (MÜF): Gibt das Verhältnis von Bildkontrast zu Objektkontrast an.

Monitor → Display

Niedrigkontrast-Auflösung: Trennbarkeit kleiner Objekte im Bild bei kleinen Kontrasten (> 1% bzw. 10 HE) Absorptionsauflösung.

OSTEO-CT: Quantitative Bestimmung des Mineralgehaltes von Wirbelkörpern der Lendenwirbelsäule. → SEQCT → DEQCT

Pixel = **pi**cture **el**ement = Bildelement

Plattenspeicher → Anlage, Bildspeicher

QCT = Quantitative CT = Dichtemessung = Densitometrie

Region of interest → ROI

ROI: Wählbares Bildareal, das als „region of interest" der Bildauswertung durch Koordinateneingabe (→ Bildmatrix) oder interaktives Display (→) zugeführt wird.

Rückprojektion → Bildrekonstruktion

Scan (Scanfeld, -zeit, -strecke) → Abtastung

Schicht (slice), Schichtgeometrie: Die durch die verschiedenen Abtastprinzipien gewonnenen Meßdaten entstammen einer weitgehend ebenen Querschnittsfläche des Körpers. Die Divergenz der vom Röntgenfokus ausgehenden Strahlung führt dazu, daß
– die CT-Schicht nicht parallel gestaltet ist, d.h. die Schichtdicke nicht konstant ist,
– innerhalb der Schichtdicke (längs der z-Achse) eine unterschiedliche Meßempfindlichkeit vorliegt, d.h., daß in der mittleren Ebene der Schichtdicke am empfindlichsten gemessen wird,

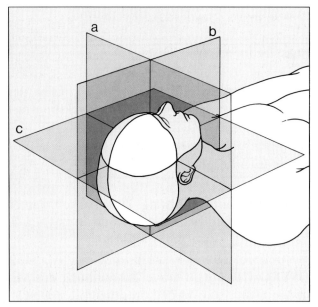

Abb. 28-17. Bezeichnung der Schichtebene (SE). a = horizontale, transversale SE, b = sagittale SE, c = frontale SE.

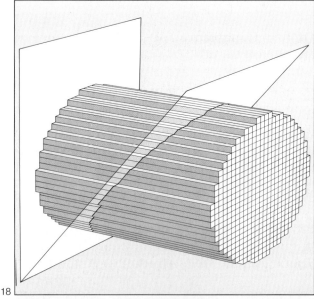

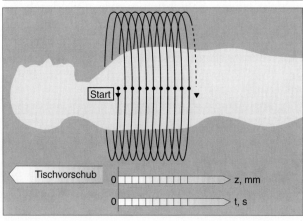

– Halbschattenbildungen, die nicht bildgebend aber strahlenbelastend wirken, entstehen. Planparallele Schichten werden am ehesten bei 360°- Abtastbewegungen erzielt. Durch Strahlenbündelung (primäre und sekundäre Kollimation) können die anderen, die Schichtgeometrie beeinflussenden Effekte (in unterschiedlichem Maße) reduziert werden. Die *Schichtdicke* wird aus Gründen der unterschiedlichen Meßgeometrie als Halbwertsbreite des Meßempfindlichkeitsprofils (auf der z-Achse) in Scanfeldmitte angegeben. Die *Schichtebene*, die durch das Abtastsystem gegeben ist, wird üblicherweise senkrecht zur Körperachse eingestellt (Transversalschicht, Horizontalschicht). Durch Neigung der Abtasteinheit kann in beschränktem Maße von der Senkrechten zur Körperachse abgewichen werden. Schichten in der *Frontalebene* werden bei Schädeluntersuchungen durch Hyperreflexion des Kopfes und Neigung der Abtasteinheit möglich. Im Ganzkörperbereich sind Frontal- und Sagittalschichten durch Sekundärschnitte (→) der bildlichen Darstellung zugänglich.

Schwächung von Röntgenstrahlen: Sie erfolgt beim Durchtritt der Strahlung durch die Materie in Abhängigkeit von der Strahlenenergie als Photoeffekt (Absorption), als Streuung und Paarbildung (letztere nicht relevant im diagnostischen Bereich). Die Schwächung wird durch das Schwächungsgesetz quantitativ beschrieben.

Schwächungsgesetz: $I = I_o e^{-\mu d}$

I_o = einfallende Intensität
I = austretende Intensität
μ = linearer Schwächungskoeffizient
d = Schichtdicke

Scoutview → digitales Röntgenbild

SD (= Standardabweichung) → Bildauswertung, Histogrammanalyse

SEQCT = Single energy quantative CT, bei der im Gegensatz zur Dual-Energy-Methode eine

Abb. 28-18. Sekundärschnitte. Durch Interpolation der orthogonal angeordneten Volumenelemente lassen sich je nach Auswertungsprogramm frei wählbare Schichten aufbauen (multiplanare Rekonstruktion).

Abb. 28-19. Spiral-CT. Durch kontinuierliche Abtastung bei gleitendem Tischvorschub resultiert eine spiralförmige Abtastung.

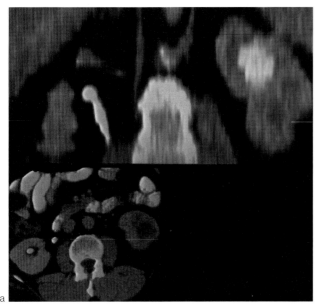

Abb. 28-20. Sekundärschnitte und 3D-Rekonstruktion.
a) Die frontale Rekonstruktion eines Nierenbeckenkarzinoms stellt den Tumor und die Harnstauung übersichtlich trotz begrenzter vertikaler Auflösung dar.

b, c) Bei der 3D-Rekonstruktion werden aus einer Folge von Bildschichten automatisch die Umrisse einer anatomischen Struktur ermittelt und daraus die Oberfläche dreidimensional rekonstruiert. Anschließend erfolgt die räumliche und perspektivische Darstellung durch Oberflächenschattierung mit einer simulierten Lichtquelle. Voraussetzung für diese Methode ist ein ausreichend großer Kontrast der darzustellenden Strukur zur Umgebung (z. B. Knochen/Weichteile) und eine lückenlose Erfassung des betreffenden Körpervolumens.
Plastische Darstellung einer Knochenmetastase (b) oder des okzipito-zervikalen Übergangs von dorsal in unterschiedlicher Projektion (c).

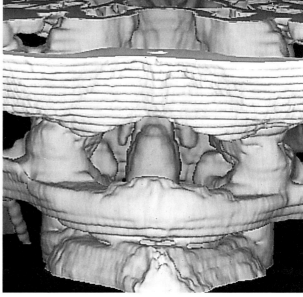

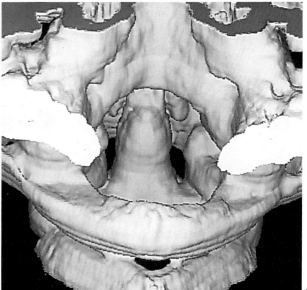

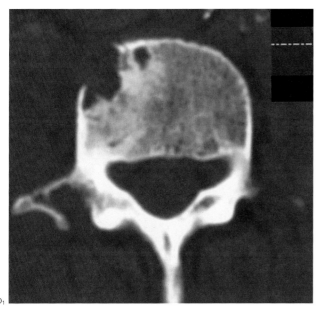

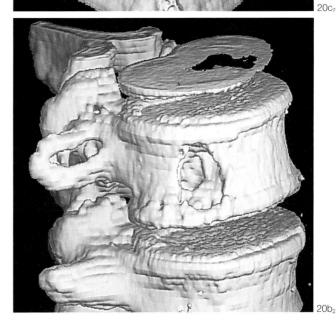

Dichtemessung von Computertomogrammen erfolgt, die lediglich mit einer bestimmten Röhrenspannung erstellt wurden (übliche Densitometrie).

Sekundärschnitte: Wird eine Schichtserie mit angrenzenden Schichten hergestellt, so repräsentiert die Säule der übereinandergestapelten Einzelschichten ein in Volumenelemente kontinuierlich aufgerastertes Körpervolumen. Für jeden Durchmesser, für jede Reihe und Säule der Bildmatrix (→) lassen sich die analogen Bildelemente der Nachbarschicht aufsuchen und auf dem Monitor darstellen. Es entstehen sekundäre Frontal- bzw. Sagittalschnitte, die visuell nur beurteilbar werden, wenn mit dünnen Schichtdicken (2 – 5 [max. 8] mm) abgetastet wird. Werden Schichtebenen gewählt, die von den orthogonalen Koordinaten (x, y, z) abweichen, sind aufwendige Interpolationsprogramme notwendig (multiplanare Rekonstruktion im engeren Sinne).

Spiral-CT: Lückenlose Volumenaufnahmetechnik mit kontinuierlich rotierender Röhre und kontinuierlichem Tischvorschub.

Standardabweichung → Bildauswertung, Histogrammanalyse

Strahlendosis:
– *Somatische Strahlendosis:* Sie beträgt bei gut kollimierten Scannern *im Bereich des Körperstammes 2 – 3 rad*. Sie liegt damit in der Größenordnung anderer Röntgenuntersuchungen (Urographie, Kolonkontrasteinlauf).
Durch Bündelung der Röntgenstrahlung beschränkt sich die Dosis auf die abzubildende Körperschicht. Die maximale Oberflächendosis beträgt nach McCullough [361] bei Untersuchungen des Schädels 3 – 13 rad pro Einzelschicht, des Körperstammes 1,5 – 3,5 rad pro Einzelschicht, wobei durch langsamere Abtastzeiten (low noise scan) auch im Körperstamm Dosen von mehr als 10 rad auftreten können.

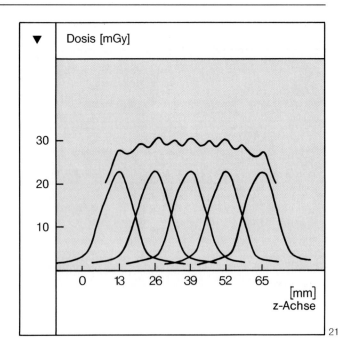

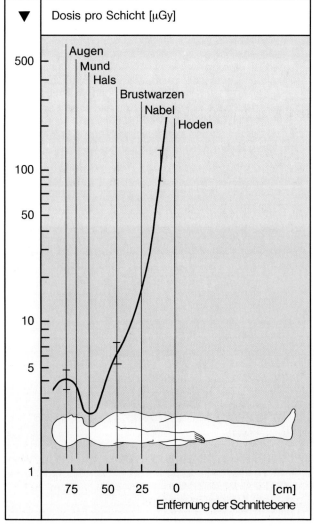

Abb. 28-21. Erhöhung der Strahlendosis durch Streustrahlung und Halbschattenbildung bei angrenzender Schichtabfolge (pile-up factor).

Abb. 28-22. Streustrahlenbedingte Gonadendosis in Abhängigkeit vom Abstand der Scanebene von den Gonaden [nach 753].

CT-Terminologie 579

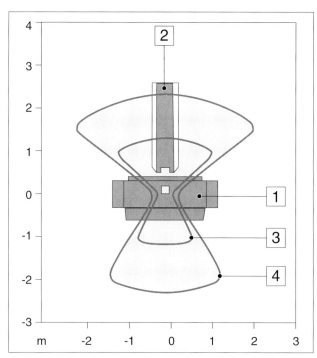

Abb. 28-23. Ortsdosis an einem CT-Gerät (Rotationsscanner).

Tabelle 28-1. Dosiswerte pro Schicht auf der Rotationsachse frei in Luft (nach 91).

Organ	Medianwert (mGy)	Bereich
Schädel	35,8	7 – 207
Thorax	27,8	6,7 – 91,3
Abdomen	27,7	6,3 – 168
Becken	26,2	6,7 – 161,5
Wirbelsäule	39,3	13 – 162

Tabelle 28-2. Orts-, Personen- und Körperdosis.

Im Strahlenschutz werden folgende Dosisbegriffe verwendet, die sich alle aus dem Begriff „Äquivalentdosis" ableiten:	
Ortsdosis H_P	= Äquivalentdosis für Weichteilgewebe, gemessen an einem bestimmten Ort, bezogen auf den Röhrenstrom in mAs.
Maßeinheit	µSv/100 mAs
Personendosis H_x	= Äquivalentdosis H für Weichteilgewebe, gemessen an einer für die Strahlenexposition repräsentativen Stelle der Körperoberfläche.
Maßeinheit	µSv
Körperdosisbegriffe	
Ganzkörperdosis H_G (µSv)	= Mittelwert der Äquivalentdosis über Kopf, Rumpf, Oberarme und Oberschenkel, bei einer als homogen angesehenen Strahlenexposition des Körpers.
Teilkörperdosis H_T (µSv)	= Äquivalentdosis, gemittelt über das Volumen eines Körperteils oder Organs, im Falle der Haut über die Fläche.
effektive Äquivalentdosis H_E (µSv)	= Summe der mit zugehörigen Wichtungsfaktoren W_T multiplizierten mittleren Äquivalentdosen H_T relevanter Organe oder Gewebe. $H_E = \sum W_T \times H_T$

Für Strahlenschutzmaßnahmen ist die **Ortsdosis** von Bedeutung, d. h. die Dosisverteilung während eines Scans im Untersuchungsraum. Sie wird angegeben als Isodosenverteilung (= Linien gleicher Dosis) in Millionstel Sievert pro 100-mAs-Röhrenstrom.
Die Ortsdosis ist abhängig vom Streukörper, der Schichtdicke, vom mAs-Produkt und kV-Wert. Je kleiner der Streukörper, je dünner die Schicht und je niedriger die mAs und kV, desto geringer ist auch die Ortsdosis während der Meßzeit.

Tabelle 28-3. CT-Dosis-Index (CTDI).

Als objektive Meßgröße für die Dosisbelastung in einem Bereich von 14 angrenzenden Schichten – normiert auf die Schichtdicke – wurde der **CT-Dosis-Index (CTDI)** festgelegt. Nach FDA („Food and Drug Administration") gilt:	
CT-Dosis-Index („CTDI")	Der CTDI-Wert ist der Quotient aus der Summe der lokalen Dosis D(z) über eine Länge von 14 Schichtdicken entlang der Systemlängsachse z (sog. „Längendosisprodukt"), geteilt durch die Schichtdicke h: $$CTDI = \frac{1}{h} \int_{-7h}^{+7h} D(z)\, dz;$$
Maßeinheit	mGy

Der CTDI-Wert wird sowohl mit einem 16 cm als auch mit einem 32 cm Plexiglasphantom im Zentrum und in 1 cm Tiefe gemessen.
Der CTDI-Wert wird als Energiedosis in mGy angegeben und in der Regel auf 100-mAs-Röhrenstrom bezogen. Wegen Streustrahlung und endlicher Flankensteilheit der Dosisprofile ist der CTDI-Wert von der eingestellten Schichtdicke und der kV-Zahl abhängig.

Durch Halbschattenbildung und Streustrahlung erhöht sich der Dosiswert der Einzelschicht auf das 1,2 – 1,9fache (pile-up factor, multiple/single ratio) bei einer Scanserie. Die Gesamtdosis beträgt daher bei einer Ganzkörperuntersuchung mindestens 2 rad. Die Strahlenbelastung des Patienten wird eindeutiger durch die Angabe des Flächendosisproduktes gekennzeichnet, die auch indirekte Rückschlüsse auf die Integraldosis einer Untersuchung zuläßt. Das gesamte Eintrittsfeld einer Scanserie entspricht bei den meisten CT-Untersuchungen dem Aufnahmefeld einer konventionellen Röntgenaufnahme, d. h., das bestrahlte Volumen einer Scanserie und einer großformatigen Röntgenaufnahme ist vergleichbar. Es ist nicht statthaft, die Dosiswerte der Einzelschicht und die Anzahl der abgetasteten Schichten zu multiplizieren und als Gesamtdosis anzugeben, denn mit der steigenden Zahl der Körperschichten erhöht sich zwar die Volumendosis, kaum jedoch die Energieabsorption pro Volumenelement (gemessen in rad oder mGy, wobei 1 rad = 10 mGy).

- *Gonadendosis*: Die Gonaden erhalten, wenn sie nicht in der abzutastenden Schicht liegen, einen unterschiedlichen Betrag an Streustrahlung, der mit dem Abstand der Gonaden von der Schichtebene erheblich abnimmt. Dabei ist die Streu- und Durchlaßstrahlung im Gerät größer als im intrakorporalen Bereich [361].

Streuung von Röntgenstrahlen → Schwächung von Röntgenstrahlen

Tischvorschub → Abtastung

Topogramm → digitales Röntgenbild

Volumenmessung → Bildauswertung

Voxel = **vo**lume **el**ement = Volumenelement

Window, window level, window width → Bilddarstellung

Winkelmessung → Bildauswertung

x-, y-Koordinaten → Bildmatrix

z-Achse: Senkrecht zur Schichtebene stehende Koordinate (Achse), die in der Regel parallel zur Körperachse verläuft.

Empfohlene Literatur

Claussen C, Lochner B
 Dynamische Computertomographie
 1983 Springer-Verlag, Berlin Heidelberg New York Tokyo

Dold U, Sack H
 Praktische Tumortherapie
 3. Auflage, 1985 Georg Thieme, Stuttgart New York

Freyschmidt J, Ostertag H
 Knochentumoren
 1988 Springer-Verlag, Berlin Heidelberg New York London Paris Tokyo

Fuchs W A (ed.)
 Advances in CT
 1990 Springer-Verlag, Berlin Heidelberg New York London Paris Tokyo Hong Kong

Grönemeyer D H W, Seidel R M M (ed.)
 Interventionelle Computertomographie
 1989 Ueberreuter Wissenschaft, Wien Berlin

Haughton V M, Williams A L
 Computed tomography of the spine
 1982 C. V. Mosby Company, St Louis Toronto London

Heller M, Jend H-H (ed.)
 Computertomographie in der Traumatologie
 1984 Georg Thieme, Stuttgart New York

Krause D, Drape J L, Maitrot D, Woerly B, Tongio J
 CT and MRI of disk herniations
 1991 Springer-Verlag, Berlin Heidelberg New York London Paris Tokyo Hong Kong Barcelona

Kressel E
 Bildgebende Systeme für die medizinische Diagnostik
 1988 Siemens Aktiengesellschaft Berlin München

Kricun R, Kricun M E
 Computed tomography of the spine
 1987 Aspen Publishers, Rockville Maryland

Lee J K T, Sagel S S, Stanley R J (ed.)
 Computed body tomography
 2nd ed. 1989 Raven Press, New York

Meyer M A (ed.)
 Computed tomography of the gastrointestinal tract
 1986 Springer-Verlag, New York Berlin Heidelberg Tokyo

Naidich D P, Zerhouni E A, Siegelman S S
 Computed tomography and magnetic resonance of the thorax
 2nd ed. 1991 Raven Press, New York

Richter E, Feyerabend T
 Normal lymph node topography
 1991 Springer-Verlag, Berlin Heidelberg New York London Paris Tokyo Hong Kong Barcelona

Schild H H, Schweden F (ed.)
 Computertomographie in der Urologie
 1989 Georg Thieme, Stuttgart New York

Spiessl B, Beahrs O H, Hermanek P, Hutter R V P, Scheibe O, Sobin L H, Wagner G TNM Atlas
 3rd ed., 1990 Springer-Verlag, Berlin Heidelberg New York London Paris Tokyo Hong Kong Barcelona

Willgeroth F, Breit A (ed.)
 Weibliches Genitale-Mamma-Geburtshilfe
 1989 Springer-Verlag, Berlin Heidelberg New York London Paris Tokyo Hong Kong

Wimmer B, Hofmann E, Jacob A
 Trauma of the spine
 1990 Springer-Verlag, Berlin Heidelberg New York London Paris Tokyo Hong Kong

Sachverzeichnis

3D-Rekonstruktion 577

Abdomen
–, Lymphknotenstaging 125
Abdominalraum 471
Absorption
–, -(s)auflösung 565
–, Röntgenstrahlen- 565
–, -(s)wert 3
Abszedierung
–, epidurale 550
–, intraperitoneale 336
–, pericholangitische 285
–, periduktale 284
–, Radiodensität 89
Abszeß 88
–, Amöben- 269f.
–, Aortenaneurysma 484
–, Darmschlingen- 348
–, Dichteabsenkung 89
–, Dichtewert 88
–, Douglas- 347, 448
–, -drainage 117
–, Einschmelzung 89
–, intraperitonealer 347f.
–, kryptogener 269
–, Leber- 268–270
–, Lungen- 200, 228
–, -membran 88, 307
–, Mikro- 269f.
–, Milz- 362
–, Muskel- 492
–, Nieren- 386, 388–390, 462
–, Pankreas- 294, 307, 310
–, pararenaler 465
–, Parotis- 167
–, pericholangitischer 287
–, pericholezystischer 280
–, perirektaler 337
–, perirenaler 462
–, peritonealer 348
–, perityphlitischer 335, 348
–, Pseudozysten- 295
–, Psoas- 466f., 550
–, pyogener 270
–, Radiodensität 88
–, -region 89
–, Samenblasen- 430
–, Schlingen- 332
–, Senkungs- 449
–, subhepatischer 347
–, subphrenischer 347
–, Thoraxwand- 241
–, Tuboovarial- 448
–, Uterusexstirpation 441

–, Uterusmyom 435
Abtasteinheit 565
Abtastung 565
Abtastzeit 5, 114
Acetabulumfraktur 556–559
–, Luxation 557
–, -quer- 557
–, Typen 556f.
Addition
–, (von) Bildschichten 568
Adenokarzinom 148, 213, 218, 258, 282, 286, 297, 328, 350, 430
–, bronchioläres 213, 218
–, schleimbildendes 148
Adenom
–, Bronchial- 212
–, Bronchus- 212
–, Conn- 405
–, Cushing- 405
–, ektopes 158
–, Gallenblasen- 282
–, Gallengangs- 252
–, Hepato- 252f.
–, Magen- 326
–, Nebennieren- 406
–, Nebennierenrinden- 404f.
–, Nebenschilddrüsen- 159
–, Nieren- 379f.
–, Ösophagus- 317
–, Pankreas- 296f., 301
–, Prostata- 414, 426, 429
–, villöses 329
–, Zyst- 252, 296f., 373, 442–444
Adenomyomatose 280, 282f.
Adenomyomatosis uteri 440
Adnex 434f.
–, -entzündung 448f.
Adnexitis
–, abszedierende 449
Aerobilie 285
AGS *siehe* Syndrom, adrenogenitales
Akromegalie 279
Algorithmus 568
Alveolarraum 188, 192f., 203, 207f.
Alveolarseptum 207, 209
Alveolarzellkarzinom 219
–, Dichtewert 219
–, Schleimproduktion 219
Alveolitis
–, akute 203
–, allergische 198
–, desquamative (DIP) 202
Amöbenabszeß 269f.
Amöbiasis 334
Amyloidose 91, 266, 477

Analkarzinom 329
Anastomoseninsuffizienz 347
Androgen 447
Aneurysma 481 f.
–, abdominelles 482
–, Aorten- 144, 162–165, 463, 480–485
–, Arteria iliaca communis 480
–, chronisches 170
–, dissecans 166
– –, Ausdehnung 165
– –, Komplikation 165
– –, Lokalisation 165
– –, Verkalkungen 165
–, dissezierendes 481
–, Herzwand- 175
–, Klassifikation 165
–, Naht- 483, 485
–, Pseudo- 295, 483
–, -sack 485
–, spurium 170, 482 f.
–, Truncus brachiocephalicus 166
Angioblastom
–, Wirbelsäulen- 544
Angiogramm
–, -Zeichen 220
Angiolipom
–, Wirbelsäulen- 544
Angiom
–, Häm- 153 f., 251, 254 f., 318, 325, 361, 381, 479–481, 498, 505, 507, 509, 542
–, Kleinhirn- 294
–, Lymph- 153 f., 480
Angiomyolipom 380 f.
–, aneurysmatische Degeneration 380
–, Dichtewert 380
–, fettarmes 381
Angiosarkom
–, Milz 361
Anlage
–, Computertomograph 568
Anulus
–, fibrosus 513, 517, 519, 521
Aorta 137, 162
–, abdominalis 123, 453, 481, 486
–, ascendens 162, 165
–, descendens 140, 162, 165, 317
– –, Adventitia 317
–, Mißbildungen
– –, angeborene 162
–, thoracica 122
Aortenaneurysma 144, 162–165, 463, 480–485
–, Ausmessung 163
–, Dissektionsmembran 165
–, dissezierendes 162, 164, 481, 483
– –, rupturiertes 164
–, echtes 162
–, Emphyem 484
–, Gefäßektasie 483
–, Genese 481
–, großes thorakales 163
–, Hämatom 483
– –, (mit) fibrotischer Kapsel 483
–, infiziertes 483

–, inflammatorisches 481, 484
– –, Abszeß 484
– –, Empyem 484
– –, Osteomyelitis 484
–, infrarenales 480
–, Komplikation 163, 485
–, Lokalisation 481
–, mykotisches 483 f.
–, Operationsindikation 483
–, posttraumatisches 163
–, Protheseninfektion 485
–, Ruptur 162, 482 f.
–, spurium 162
–, traumatisches 165
–, Usurierung 483
–, Verkalkungen 481–483
Aortenbifurkation 453
Aortenbogen
–, Mißbildungen
– –, angeborene 162
– – –, Koarktation 162
– – –, (des) doppelten A. 162
– – –, (des) rechten A. 162
Aortendissektion 164, 170
–, Lumen 484
–, -(s)membran 484
–, Thrombose 484
Aortenkinking 163
Aortenruptur 482
–, Hämatom 482
Aortenstenose 174
Aortentrauma 485
–, Hämatom 485
Aortenwand 162 f.
–, erweiterte
– –, Verkalkungen 162 f.
–, Kinking 163
Appendektomie 335
Appendix 316, 350
–, Mukocele 350
Appendizitis 268, 335, 449, 469
–, Abszedierung 336
–, Koprolith 335
Archiv 568
Arrhenoblastom
–, Ovarialstroma- 447
Artefakt 566–568
–, Aufhärtungs- 86, 227
–, Bewegungs- 85, 113, 227
–, Hochkontrast- 85 f.
–, Ursachen 566, 567
Arteria
–, abdominalis 455
–, ascendens 138
–, carotis 141
– –, communis 141, 159
–, colica transversa 345
–, duodenojejunalis 292
–, gastrica sinistra 453
–, gastroduodenalis 453
–, hepatica 245, 247, 249, 300
– –, communis 453
–, iliaca

– –, communis 453, 480
– – –, Aneurysma 480
– –, externa 435
– –, interna 435
–, lienalis 248, 292
–, mesenterica superior 248, 292, 300, 455
– –, Encasement 300
–, pulmonalis 138, 214
–, subclavia 137
– –, aberrierende linke 162
Arterie
–, Milz- 453
–, Nieren- 455
–, Pulmonal- 166f., 185
Arthritis
–, juvenile rheumatoide 560
–, psoriatica 560
–, rheumatoide 203
Asbestose 207, 230
–, Lungengerüstveränderung 230
Aspergillom 201
Asplenie 365
Astrozytom
–, Wirbelsäulen- 544
Aszites 267, 275, 344, 346f., 352f., 444
–, ausgedehnter 351
–, blutiger 338
–, diskreter 351
–, Eiweißgehalt 346
–, Exsudat 346
–, geklammerter 346
–, hämorrhagischer 304
–, (bei) Peritonealkarzinose 346
–, Radiodensität 346
–, seröser 304
–, Transsudat 346
Atelektase 188, 207, 212
–, -grenze
– –, zentrale 217
–, Kompressions- 188, 192, 227
– –, Narbenbildung 192
–, Lungen- 148, 188f., 197, 207, 212, 215, 217
–, Lungenlappen- 189–191
–, Obturations- 189, 192
–, Platten- 188
–, Rund- 191, 207
–, Verschattung 212
Atlas 537
–, -bogenschluß 538
–, -fraktur
– –, -bogenschräg- 538
– –, Jefferson- 538f.
– –, -schräg- 538
Atrophie
–, Muskel- 491–493
Auflösung
–, Hochkontrast- 573
–, Niedrigkontrast- 574
–, räumliche 3
Ausbrecherkrebs 219f.
Ausläufer
–, radiärer 219
A-V-Mißbildung 220

Axisbogenfraktur 541
Axisverletzung 539

Balkenblase 414, 428
Bandscheibe(n) 513
–, -degeneration 518, 524
– –, Vakuumphänomen 524
–, -diagnostik
– –, zervikale 521
–, Dichtewert 513, 518
–, -fragment
– –, freies 523
–, -hämatom 525
–, -hernie 519
–, Highlighting 523
–, -konfiguration 522
–, Liquoraustritt 525
–, lumbale 513
–, operierte 524f.
– –, Narbengewebe 524
– – –, epidurales 524
–, -prolaps 518–525, 535
– –, extraforaminaler 523
– –, intraforaminaler 522
– –, lateraler 519f., 523
– –, Lokalisation 519
– –, lumbosakraler 521, 523
– –, medialer 519, 522
– –, mediolateraler 519f., 522f.
– –, -narbengewebe 525
– – –, hypertrophes 525
– –, Pathogenese 519
– –, Rezidiv- 524f.
– –, subligamentärer 519, 522
– –, transligamentärer 519, 521
– –, traumatischer 535
– –, zervikaler 519, 521
–, -protrusion 518, 527, 529
–, Radiodensität 523
–, -raum
– –, verschmälerter 548
–, thorakale 513
–, -scquester 519–521
– –, verkalkte 523
–, Vakuumphänomen 518
–, -verkalkungen 518
–, -vorfall *siehe* Bandscheibenprolaps
–, zervikale 513
Bariumsuspension 107
Bauchhöhle *siehe* Peritonealhöhle
Bauchtrauma 272, 349, 395
–, stumpfes 272, 311, 349, 363, 485
Bauchwand 257, 449
–, -hernie 338
Bauhinsche Klappe 333
Becken
–, -boden 427
–, -CT 131
–, knöchernes 551–562
– –, Anatomie 553
– –, Destruktionsmuster 562
– –, Topographie 552
– –, Verletzungen 555–559

– – –, Acetabulumfraktur 556–559
– – –, Beckenringfraktur 555f.
– – – –, hintere 555f.
– – – –, vordere 555
– – –, Fraktur 555
– – –, Luxation 555
– – –, Ruptur 555
–, männliches
– –, Topographie 424
–, -niere 400
–, Osteosarkom 502
–, -strukturen 553
–, -trauma 465
–, -venenthrombose 486
–, -wand 440
–, weibliches 431–449
– –, Anatomie 433–435
– –, Cavum uteri 433
– –, Cervix uteri 433
– –, Corpus uteri 433
– –, Topographie 432
Bifurkation 467
–, Aorten- 453
Bild
–, -analyse
– –, Dichtewert 85–88
– –, morphologische 83
– –, quantitative 85
– –, Radiodensität 87
– –, strukturelle 81
–, -archivierung 569
–, -auswertung 569f.
–, -darstellung 570
–, -element 5, 571, 575
–, -fenster 9
–, -fensterung 570
–, -filterung 571
–, -matrix 571
–, -rauschen 571
–, -rekonstruktion 5, 571
– –, CT 571
– –, sekundäre 113
–, Röntgen- 572f.
–, Summations- 3
Bilharziose 416f.
Biliom 273
Bilom 84, 348, 350
Bindegewebe
–, Dichtewert 89
Blase(n) 449
–, -boden 426
–, -tumor 474
Blastom
–, Angio- 544
–, Arrheno- 447
–, Glio- 544
–, Gonado- 447
–, Neuro- 161, 408f., 478–480
–, Osteo- 542
–, Phäochromo- 149, 408
–, Symphathiko- 160
–, teratoides 155f.
– –, solides 156

– –, Verkalkungstruktur 156
– –, zystisches 156
Blut
–, Dichtewert 87
–, -gerinnung 88
Blutung
–, retroperitoneale 465
Bogenwurzel 533f.
–, verkürzte 528
Borderline-Tumor 446
Borrmann-IV-Tumor 322
Bronchialadenom 212
–, Karzinoid 212
–, Zylindrom 212
Bronchialbaum 138, 183, 215
–, Anatomie 183
Bronchialkarzinom 148f., 191, 207f., 213–222, 263, 543, 562
–, Adeno- 213
– –, bronchioläres 213
–, Corona radiata 213, 218
–, einschmelzendes 217
–, Einschmelzungshöhle 217
–, Fernmetastasierung 220
–, großzelliges 213
–, kleinzelliges 149, 213f., 263
–, Kollateralkreislauf 149
–, Kreuzbeinmetastase 543
–, Metastasen 562
–, metastasierendes 149
–, peripheres 215–220, 222
–, Plattenepithel- 213
–, Radiodensität 218
–, Sekundärzeichen 218
–, Staging 213, 220
–, Verkalkungen
– –, hantelförmige 218
–, zentrales 191, 214f.
Bronchialstruktur
–, Traktion 216
Bronchialwand
–, -verdickung
– –, zirkuläre 215
Bronchiektasie 191, 197, 200, 207, 210
–, sackförmige 197
–, Spiegelbildung 199
–, variköse 196f.
–, zirrhotische Umbauvorgänge 205
–, zylindrische 197
Bronchien 138
Bronchioli respiratorii 186
Bronchogramm 192f.
–, Luft- 205, 214, 218f.
Bronchus 185
–, adenom 212
–, -alteration 215
–, Haupt- 138, 185, 189
–, Intermediär- 138
–, Lingulasegment- 185
–, Oberlappen- 185, 215
–, -stenose 215
–, Unterlappen- 214f.
–, -verletzung 211

–, -verschluß 189, 215
Brucellose 266, 362
Brust
–, -wand 236
– –, Topographie 236
Budd-Chiari-Syndrom 274f.
–, Aszites 275
Bulbus duodeni 315
Bursa
–, iliopectinea 554, 559
–, omentalis 294f., 305, 307, 341, 345
– –, Recessus superior 295
Bypass
–, Durchgängigkeit 176
–, Stenose 176

Calcaneus 134
Capsula fibrosa 369, 387, 391, 394
Caroli-Syndrom 287
Cauda equina 516
Cavum
–, retzii 459
–, uteri 433, 439
Center 571
Cervix uteri 433, 459
Chiari-I-Malformation 544
Cholangiokarzinom 258f.
Cholangitis 284, 287
–, sklerosierende 258f., 284f.
Cholaskos 350
Choledochozele 286
Choledochusdivertikel 286
Choledochuszyste 283, 286f.
Cholegraphie
–, intravenöse 287
Cholegraphika 282
Cholelithiasis 279–281
–, Bilirubin 281
–, Cholesterin 281
–, Vakuumphänomen 281
Cholestase 350
Cholezystitis 279f.
–, akute 279
– –, Wandverdickung 279
–, chronische 279f., 283, 300
– –, Kalkmilchgalle 279
– –, Wandverkalkungen 279
–, emphysematöse 279
–, xanthogranulomatöse 283
Cholezystogramm
–, negatives 279
Cholezystolithiasis 281
Cholezystomegalie 279
Chondrodysplasie 527
Chondrom
–, En- 238, 503
–, Knochen- 503
–, Osteo- 494, 503, 542
Chondromyxoidfibrom
–, Knochen- 503
Chondroplasie 527
Chondrosarkom
–, Knochen- 503–505

–, Lungen- 220
–, Muskelgewebe 494
–, Osteo- 504
Chordom
–, lumbosakrales 543
–, Wirbelsäulen- 542, 545
Chorionepitheliom 156
–, Uterus- 440
Chorionkarzinom 156
Cine-CT 173, 176, 571
Colitis
–, granulomatosa 335
–, ulcerosa 333f., 469
– –, Fibrose 334
– –, Kokardenfigur 334
– –, Pseudopolypen 334
– –, Ulzeration 334
– –, Wandverdickung 334
Colon
–, ascendens 341
–, descendens 341
–, transversum 322, 328, 341
Computertomogramm
–, postmyelographisches 515
Computertomograph 568
Conn-Adenom 405
Conn-Syndrom 404
Conus
–, medullare 544, 546
–, pulmonalis 144, 154
Corona radiata 218
Corpus
–, pancreatis 292
–, uteri 433, 439f.
Coxitis 559
–, bakterielle 559
–, chronische 559
–, tuberculosa 559
CT
–, arterielle portovenöse (CTAP) 248, 251
–, Becken- 131
–, -Bildrekonstruktion 571
–, Cine- 173, 176, 571
–, -Gerät 113
– –, Abtastzeit 114
–, -gesteuerte Abszeßdrainage 117
–, -gesteuerte Punktion 116f.
– –, Distanzmessung 116
– –, Kontraindikation 117
– –, Markierung 116
– –, Positionskontrolle 116
– –, Winkelmessung 116
–, -Intervention 116
–, Leber- 126f.
–, -Myelographie 110, 547
–, Nieren- 128
–, Osteo- 133, 575
–, Pankreas- 130
–, -Peritoneographie 109
–, -Portographie 105, 248, 251, 263
– –, Spätscan 248
–, postoperative 525
–, sequentielle 114

–, Sequenz- 393, 471
–, Serio- 114
–, spinale 132
–, Spiral- 293, 576, 578
–, -Staging 509
–, Thorax- 120 f.
Cushing-Adenom 405
Cushing-Syndrom 404 f.
Cystitis cystica 416
Cystoma
–, pseudomucinosum glandulare 442
–, serosum
– –, glandulare ciliatum 442
– –, simplex 442

Darm
–, -abszedierung 466
–, -befall
– –, (beim) Lymphom 473
–, -entzündungen 332
–, Haustren 316
–, Kerckring-Falte 316
–, -kontrastierung 106–109, 113, 316, 441, 459
– –, orale 107, 282
–, -perforation 349
–, -peristaltik 113
–, -schlingenabszeß 348
– –, Dichtewert 348
– –, Fistelbildung 348
– –, Gasansammlung 348
– –, Spiegelbildung 348
–, -wandverdickung 332
Dens 537
–, -fraktur 539
– –, Typen 539 f.
DEQCT 92, 571 f.
Dermatomyositis
–, Muskelgewebe 493
Dermoid
–, Epi- 544
–, Wirbelsäulen- 544
–, -zyste 155 f., 443
– –, Anhangsgebilde 156
– –, Radiodensität 156
– –, retroperitoneale 481
– –, Wachstum 156
Detektor 4, 572
Diastematomyelie 544 f.
Dichteauflösung 572
Dichtemessung 91, 569
Dichteprofil 569, 572
Dichteskala 7
Dichtewert 85 f.
–, Alveolarzellkarzinom 219
–, Angiomyolipom 380
–, Bandscheibe 513, 518
–, Bildanalyse 85–88
–, Bindegewebe 89
–, Blut 87
–, Darmschlingenabszeß 348
–, Fettgewebe 89
–, Gallenblase 279
–, (an) Grenzflächen 86

–, Knochen 89
–, Knochenlipom 505
–, Leber 89
–, Leberabszeß 270
–, Lungen 89
–, Lungentumor 213
–, Mediastinitis 167
–, Mesenterialzyste 327
–, Milz 89
–, Milzruptur 363
–, Mischgewebe 89
–, Muskel 89
–, Nebennierenadenom 406
–, Niere(n) 89
– –, -abszeß 390
– –, -beckenkarzinom 383
– –, -fibrolipomatose 393
– –, -kontusion 394
– –, -lymphom 384
– –, -tuberkulose 392
–, Ovarialzyste 442
–, Pankreaspseudozyste 295, 308
–, Pseudomyxoma peritonei 350, 442
–, Riesenzelltumor 509
–, Schrumpfniere 397
–, Thoraxwand 241
–, Verkalkungen 89
–, wasseräquidenser 89
–, Weichteilgewebe 89
–, Weichteillipom 498
–, Weichteilliposarkom 498
–, Wilms-Tumor 386
Dickdarm
–, -hämatom 333
– –, intramurales 333
–, -karzinom 327
–, -kontrastierung 435
–, -tumor 327
– –, Lymphom
– – –, malignes 327
– – – –, Fistelbildung 327
– –, mesenchymaler 327
– –, Myosarkom 327
DIP *siehe* Alveolitis, desquamative
Directory 572
Diskopathie 527
Diskus 518 f., 521
Dislokation
–, Facettegelenk 536
–, sternoklavikuläre 242
Display 573
–, interaktives 574
Distanzmessung 568, 573
Diszites 524
–, Spondylo- 548 f.
Divertikel 336
–, Choledochus- 286
–, -karzinom 420
–, Kelch- 371
Divertikulitis 268, 336 f.
–, Abszedierung 336
–, Abszeßformation 337
–, Fistelbildung 336

–, Gefäßarrosion 336
–, Perforation 335
–, Peri- 336
Divertikulose 336
–, Wandverdickung 336
Dosis 573
Douglas-Abszeß 347, 448
Douglas-Raum 341f., 345, 348, 444, 449
Drainage
–, Abszeß- 117
–, Pleura- 229
dual energy quantitative CT *siehe* DEQCT
Ductus
–, choledochus 279, 284, 292, 297f., 309, 341
– –, Aufweitung 298
– –, Erweiterung 297
– –, Kalibersprung 298
–, cysticus 279, 286
– –, Verschluß 279
–, deferentes 425
–, hepaticus 286
–, hepatocholedochus 284
–, pancreaticus 294, 297f., 307, 309–311
– –, Aufweitung 298
– –, Einriß 310
– –, Gangabruch 297
– –, Kalibersprung 298
– –, Stenose 307
– –, Verschluß 311
–, Santorini 292
–, thoracicus 141, 455
–, Wirsungianus 292
Dünndarm 326
–, -ileus 337
–, -ischämie 337
– –, Retraktionsphänomen 327
– –, Serotoninspiegel 327
–, -kontrastierung 435
–, -tumor 327
– –, Karzinoid 327
– –, Leiomyosarkom 327
– –, Lymphom
– – –, malignes 327
Dünnschichttechnik 113, 163, 281, 337, 513, 521
Duodenalschlinge 291
Duodenum 279, 292, 316, 457
–, -karzinoid 327
–, Paragangliom 326
Duplikationszyste 318, 326
Durasack 515f., 523–525, 529, 547, 550
–, hyperämischer 524
–, kontrastierter 529
Dysgerminom 447
Dysplasie
–, Chondro- 527
–, fibröse 542, 561
–, Nieren- 372
Dysraphie 546
Dysraphismus 162
Dystelektase
–, Lungen- 188, 215, 226, 228
Dystrophie 252
–, Muskel- 491f.

Dysurie 470

Echinococcus
–, alveolaris 270f.
– –, Gallengangserweiterung 271
– –, Nekrosebezirk 271
– –, Verkalkungen 271
–, granulosus 270f.
Echinokokkose 270
Echinokokkuszyste 271, 358f.
Einblutung 95
Elfenbeinwirbel 507
Emphysem
–, Lungen- 194–196, 202f., 205–208
–, Mediastinal- 169
–, Weichteil- 169
Empyem
–, Aortenaneurysma 484
–, -flüssigkeit 228
–, Gallenblasen- 279f.
–, Lungen- 203, 228
–, Pleura- 200, 226–228
Enchondrom
–, Knochen- 503
–, Rippen- 238
Endokarditis 268
Endometriose 442
Endometritis 447
Endometriumkarzinom 440
Endoskopie 338
Enhancement 94
–, Differentialdiagnose 94
Enteritis 338
–, regionalis 332
Enzephalozele 294
Ependymom
–, Wirbelsäulen- 544
Epidermoid
–, Wirbelsäulen- 544
Epiduralraum 519, 524, 550
Epikard 177
Epithelkörperchen 158
–, Adenom
– –, ektopes 158
–, Hyperplasie 158
Epitheloidzellgranulom 203
ERCP 259, 283, 297f., 310
Erector trunci 394
Erguß
–, chylöser 206, 227, 234
–, Hüftgelenk- 559
–, Perikard- 178f., 217
–, Pleura- 168, 188, 203, 217, 225–228, 230, 234
–, purulenter 227
–, sanguilenter 232
–, seroanguilenter 227
–, serofibrinöser 227
Ewing-Sarkom
–, Knochen- 505
–, Wirbelsäulen- 542
Exostose
–, Knochen- 503
Exsudat 87, 227

–, fibrinöses 229
–, Perikarditis 178
–, Pleura- 225, 233

Facettegelenk 527f., 535f.
–, Dislokation 536
–, Hypertrophie 528
Faltungsfunktion 573
Faltungskern 573
Fanbeam 573
Fascia
–, auricularis 554
–, endothoracica 225, 241
–, renalis 375, 377, 457, 462, 464
– –, posterior 457, 459
–, subperitonealis 455
–, transversalis 455
–, umbilicovesicalis 459
Faszie
–, bukkopharyngeale 141
–, Gerota- 379, 388, 391
–, perirektale 459
–, perirenale 304
–, periviszerale 141
–, prätracheale 141
–, prävertebrale 141
–, retroperitoneale 303, 457
–, subperitoneale 458f.
Faszienraum 455–459
Fenestration
–, interlaminäre 524
Fenster 573
–, aortopulmonales 140, 144, 220
–, Bild- 9
– –, Grauskala 9
–, -breite 8
–, -einstellung 81
–, Knochen- 8, 513, 562
–, -lage 8, 81f., 529
– –, weite 82
–, Lungen- 9
–, Pleura- 9
–, Weichteil- 8
–, -weite 81
Fettinterposition 84
Fettgewebe
–, Dichtewert 89
–, epipleurales 219
–, extrapleurales 228, 234
–, interkostales 225
–, mediastinales 169
–, mesenteriales 353
–, peripankreatisches 303
–, retroperitoneales 152
–, subepikardiales 138
Fibroblasten 207
Fibrolipomatose 393
–, pelvine 469
Fibrom 153f., 325, 479
–, Chondromyxoid- 503
–, Magen- 325f.
–, Neuro- 160, 545
–, Weichteilgewebe 497

–, Wirbelsäulen- 542
Fibrosarkom
–, Knochen- 505
–, Lipo- 153
–, Perikard- 180
–, Weichteilgewebe 497, 499
–, Wirbelsäulen- 542
Fibrose
–, Lungen- 202–208, 214, 232
–, Pankreas- 311
–, perianeurysmatische 468
–, perirenale 464
–, -platte 468
–, Rektumkarzinom 331
–, retroperitoneale 284, 467–469
– –, primäre 467f.
– – –, Kriterien 469
– –, sekundäre 468
–, Strahlen- 468f.
–, Thoraxwand- 239
–, Vasa vasorum 467
Fibrosierung 294
File 573
Filter 573
Filum terminale 516, 544, 546
Fissura longitudinalis 245, 255
Fistel
–, Bronchialsystem 227
–, enterokolische 417
–, kolovesikale 337, 416
–, ureteroperitoneale 346
Flächenmessung 568
Fleckschatten 203
Flexura duodenojejunalis 342
floppy disc 573
Flüssigkeitsansammlung
–, intraperitoneale 345
FNH siehe Hyperplasie, fokale noduläre
Foramen
–, epiploicum 341
–, erweitertes 160
–, intervertebrale 517, 521, 550
–, Neuro- 161, 515, 517, 520f., 542, 545, 547
Foramina pelvina sacralia 553
Fornix vaginae 433f.
Fossa
–, acetabuli 553f.
–, ischiorectalis 328, 435, 440
–, ovarica 435, 442
Fovea centralis 554
Fraktur
–, Acetabulum- 556–559
–, Atlas- 538f.
–, Axisbogen- 541
–, Beckenring- 555
–, Berstungs- 531–535, 542
–, Bogenwurzel- 542
–, Chance- 531, 535f.
–, Dens- 539f.
–, Gelenkbogen- 542
–, Gelenkfortsatz- 536, 542
–, Halswirbelsäulen- 539, 541
–, Hüftgelenkluxations- 558

–, Hüftgelenkpfannendach- 557
–, Hüftgelenkpfannenrand- 557
–, Impressionskeil- 532 f.
–, Jefferson- 538
–, Kompressionskeil- 531
–, Lamina- 542
–, Luxations- 536
–, Schicht- 536
–, Translations- 542
Fundus
–, uteri 442
–, -varize 320

Galle(n) 277–287
–, -blase(n) 247, 279 f., 284
– –, -adenom 282
– –, Dichtewert 279
– –, -empyem 279 f.
– –, -entzündung 285
– – –, extrahepatische 285
– – –, intrahepatische 285
– –, -inkrustation 280
– –, -karzinom 280, 282 f.
– – –, infiltrierendes 283
– –, -lumen 282
– –, Porzellan- 280
– –, -stein 281
– –, -taillierung 282
– –, -tumor 282, 286
– – –, Adenom 282
– – –, Adenomyomatose 282
– – –, (durch) chronische Zystitis 282
– – –, Cholesterose 282
– – –, Papillom 282
– – –, Sarkom 282
– –, -verdickung 280
– –, -vergrößerung 297
– –, -verkleinerung 280
– –, -wandverdickung 280, 282, 285
–, -gang(s) 247, 273, 279, 282
– –, -adenom 252
– –, -ektasie 371
– – –, kavernöse 287
– –, -erweiterung 258, 283 f.
– –, Gaseinschluß 273
– –, -infektion 284
– –, intrahepatischer 279, 282
– –, -kaliberreduktion 286
– –, -obstruktion 297
– –, -proliferation 287
– –, -septum 283
– –, -stauung 284, 286
– – –, extrahepatische 286
– – –, intrahepatische 286
– –, -striktur 258
– – –, (des) peripheren G. 284
– –, -tumor 283, 286
– –, -zyste 371
–, -hydrops 279
–, -leckage 272
–, -pseudozyste 273
–, Radiodensität 280 f.
–, -stein 258, 279, 281, 284

– –, intraduktaler 281
– –, intrahepatischer 287
– –, obstruierender 284
– –, -system 278 f.
– – –, Anatomie 279
– – –, Topographie 278
Ganglioneurinom 161
Ganglioneurom 479
–, retroperitoneales 479
Gantry 573
Gardner-Syndrom 479
Gastrin 302
Gastrinom 261
Gastrografin® 106
Gastrointestinaltrakt 313–338, 465
–, Anatomie 315
–, Perforation 465
Gefäßarrosion 336
–, intrazystische 295
Gelenk
–, -bogen 542
– –, -fraktur 542
–, Facette- 527 f., 535 f.
–, -fortsatz 513, 536, 542
– –, -fraktur 536, 542
–, Hüft- 553 f., 557–560
–, Iliosakral- 554, 556
–, Intervertebral- 515, 526 f., 534
–, -kapselverdickung 526
–, Sakroiliakal- 560
–, Sternoklavikular- 237
Gerota-Faszie 379, 388, 391
Geschlechtsorgane
–, weibliche 431–449
Gewebeart
–, Radiodensität 7
Glioblastom
–, Wirbelsäulen- 544
Gliom
–, Oligodendro- 544
–, Para- 544
–, Wirbelsäulen- 544
Glukagon 302
–, A-Zellen 302
Glykogenspeicherkrankheit 266
Gonadendosis 573
–, streustrahlenbedingte 578
Gonadoblastom
–, Ovarialstroma- 447
Granulationsgewebe 294
Granulom 203 f., 221 f.
–, eosinophiles 206, 238
–, Epitheloidzell- 203
–, knotig imponierendes 207
–, Muskelgewebe 493
–, Rippen- 238
–, Thoraxwand- 238
Grenzfläche 83, 86
–, Dichtewert 86
–, Kontrastierung 95

Halswirbelsäule(n)
–, -fraktur 539, 541

–, -luxation 541
Hämangiom 153f., 479
–, Knochen- 507, 509
–, Leber- 251, 254f.
–, Magen- 325
–, Milz- 361
–, Nieren- 381
–, Ösophagus- 318
–, retroperitoneales 479–481
–, Weichteilgewebe 498
–, -wirbel 505
–, Wirbelsäulen- 542
Hämangioperizytom 479
–, malignes 479
–, retroperitoneales 479–481
Hamartom 218, 380
–, mesenchymales 256
–, Ösophagus- 317
Hamartose 248, 294, 372
Hämaskos 346, 349
Hämatoangiomatosis 359
Hämatom 348f., 362, 389
–, Alter 88
–, Aortenruptur 482
–, Aortentrauma 485
–, Bandscheiben- 525
–, Dickdarm- 333
–, intrapankreatisches 295
–, Leber- 272
–, Lungen- 211
–, mediastinales 162, 169
–, mesenteriales 349
–, Milz- 363f.
–, Musculus psoas 466
–, Muskel- 492–494
–, Nieren- 394f.
–, Nierenrinden- 377
–, Pankreastrauma 310
–, pararenales 465
–, periaortales 169, 466
–, periarterielles 162
–, perirenales 397, 463f.
–, Radiodensität 87f.
–, subperitoneales 465
–, Superinfektion 389
–, Thoraxwand- 242
–, Uterusexstirpation 441
Hämatometra 440
Hämaturie 373
Hämochromatose 267
–, idiopathische 267
Hämoptyse 196, 212
Hämosiderose 268
–, sekundäre 268
– –, Eisengehalt 268
– –, Radiodensität 268
– –, Transferrinmangel 268
Harnblase(n) 413–421, 433, 440, 459, 470
–, -dach 415
–, -divertikel 415f.
– –, -karzinom 417–421, 475, 562
–, -entzündung 416f.
– –, akute 416

– –, Bilharziose 416f.
– –, Tuberkulose 417
– –, Verlaufsform
– – –, chronische 417
– – –, hämorrhagische 416
– – –, nekrotisierende 416
– – –, purulente 416
–, -fehlbildung 416
–, -hals 427
–, -karzinom 417–421, 475, 562
– –, Beckenwandmetastasen 475
– –, metastasierendes 417, 475, 562
– –, -urothel- 417
–, -konfiguration 415
–, -lageveränderung 415
–, -papillom 417f.
–, -prallfüllung 415
–, -Samenblasen-Winkel 427
–, -tumor 417–421
– –, Grading 418
– –, Lymphknotenvergrößerung 419
– –, mesenchymaler 419f.
– – –, Leiomyosarkom 420
– – –, Phäochromozytom 420
– – –, Rhabdomyom 420
– – –, Rhabdomyosarkom 420
– –, Metastasierung 417
– –, polypöser 418
– –, Stadien 418
– –, Staging 418
– –, TNM-Klassifikation 417
– –, Urachuskarzinom 419
–, -verkalkungen 417
–, -wand 108, 415
– –, -papillom 418
– –, -verdickung 414
– – –, fokale 417, 419
– –, -verkalkungen 416
Harnröhre 433
Harnstauung *siehe* Hydronephrose
HCC *siehe* Karzinom, hepatozelluläres
HE 573
Helltastung 568, 573
Hemithorax 214
Hepatikusgabel 258, 286
Hepatitis 266f., 280
–, Entzündung 266
– –, Abszedierung 266
– –, granulomatöse 266
–, Verkalkungen 266
Hepatoadenom 252f.
–, Einblutung 253
–, Nekroseareal 253
Hepatomegalie 264, 267, 357
Hernie
–, Hiatus- 319
–, innere 338
–, Leisten- 338
–, Schenkel- 338
Herz 171–180
–, -beuteltamponade 162
–, Druckbelastung 174
–, EKG-Triggerung 173

–, -kammer 174
– –, Hypertrophie 174
–, -klappen
– –, -insuffizienz 174
– –, -stenose 174
– –, -verkalkungen 173
–, -ohr 178
–, -tamponade 178
–, Topographie
– –, Längsachse 173
– –, Schnittebenen 172
–, -tumor 176
– –, Myxom 176
– –, Rhabdomyom 176
– –, Sarkom 176
–, -vitien 176
– –, Mitralstenose 176
–, Volumenbelastung 174
–, -wandaneurysma 175
Hiatus 455
–, aorticus 453
–, -hernie 319
–, Zwerchfell- 315
Highlighting 573
Hilus
–, Leber- 461
–, Lungen- 138, 185, 189, 215
–, Milz- 453, 461
–, Nieren- 461
–, -tomographie 215
Histiozytom
–, Knochen- 505
–, malignes 480
– –, fibröses 499, 505
–, retroperitoneales 480
–, Weichteilgewebe 499
Histiozytosis X 151, 206
–, Proliferationsstadium 206
Histoplasmose 362
Hochkontrast-Auflösung 573
Hodenkarzinom 473
–, embryonales 476
– –, Metastasen 476
Hodgkin-Lymphom 361
–, Knochen- 507
Honigwabenmuster 202 f., 205–208
Hormon
–, Androgen 447
–, Östrogen 446
Hounsfield-Einheit (HE) 573
HRCT 208, 230, 573 f.
HU 574
Hufeisenniere 399 f.
–, Brückenbildung 400
–, Dysmorphismus 400
–, Lobulierung
– –, persistierende fetale 400
–, Rotationsanomalie 400
Hüftgelenk
–, -achsen 553
–, Bandapparat 554
–, -erguß 559
–, -kapsel 554

–, -kopf 560
–, -luxationsfraktur 558
–, -pfannendach 553
– –, -fraktur 557
–, -pfannenrandfraktur 557
–, -spalt 553, 559
Hyaloserositis
–, pleurale 231
Hydromyelie 544
Hydronephrose 395–397
Hydrosalpinx 448
Hygrom
–, postoperatives 550
–, Wirbelsäulen- 550
Hyperämie 469
Hyperflexionstrauma 533, 542
Hypernephrom 261, 374, 379
Hyperplasie
–, adenome 252
–, fokale noduläre (FNH) 252, 259
–, Lymphknoten- 151
–, Milz- 362
–, Nebennierenrinden- 404 f.
–, Prostata- 426–428
–, Struma- 157
–, Thymus- 153–155
Hypertension
–, portale 266, 268, 284, 287, 319
Hypertrophie
–, Herz- 174
–, Facettegelenk 528
–, Pseudo- 491
Hypoproteinämie 280
Hysterektomie 469

IHSS 174
Ileum 327
–, -Neoblase 415
–, terminales 327, 332
Ileus 338
–, Dünndarm- 337
Iliosakralgelenk 554, 556
–, Läsion 556
– –, Vakuumphänomen 556
–, Ruptur 556
–, -spalterweiterung 556
Immunozytom 147
Infarkt
–, hämorrhagischer 338
Infiltration
–, Lungen- 192 f., 198, 215
–, Lymphknoten- 439
–, Lymphom- 385
–, Magenwand- 321
–, Pankreaskarzinom 298, 300
–, Pleura- 217
–, Prostatakarzinom 428
–, pulmonale 219
–, Rektumkarzinom 328, 331
–, subpleuraler Lungenanteile 232
–, Thoraxwand- 219
–, Tumor-
– –, interstitielle 210

– –, metastatische 476
Inselzelltumor 301 f.
–, Kontrastverhalten 302
Insulinom 301
Interkostalraum 219, 241
Intervention 116
Intervertebralarthrose 518, 527–529
Intervertebralgelenk 515, 526 f., 534 f.
–, Sprengung 535
–, Subluxation 535
Intervertebralraum 548
Iris-Phänomen 254
Ischämie
–, Dünndarm- 337
–, mesenteriale 338
– –, Ursachen 338

Jefferson-Fraktur 538
Jejunum 327
Jones-Thomson-Quotient 528 f.
Jugulum 144

Kalibersprung
–, Ductus choledochus 298
–, Ductus pancreaticus 298
Kantenüberhöhung 574
Kaposi-Sarkom 477
Kapselzeichen 84
Kardia 318
–, -karzinom 321
Kardiomyopathie 174 f.
–, dilatative 174
Karina 215, 217
Karzinoid 212, 260, 327, 469
–, Dünndarm- 327
–, Duodenum- 327
Karzinom 148, 547
–, Adeno- 148, 213, 218, 258, 282, 286, 297, 328, 350, 430
–, Alveolarzell- 219
–, Anal- 329
–, biliäres 258
–, Bronchial- 148 f., 191, 207 f., 213–222, 263, 543, 562
–, bronchioalveoläres 218
–, bronchiolo-alveoläres 219 f.
–, Cholangio- 258 f.
–, Chorion- 156
–, fibromelläres hepatozelluläres 258 f.
– –, Hepatozyten 258
– –, Verkalkungen 258
–, Gallenblasen- 280, 282 f.
–, großzelliges 213
–, Harnblasen- 417–421, 475, 562
–, Harnblasendivertikel- 420
–, hepatozelluläres (HCC) 256–258, 487
–, Hoden- 473, 476
–, kleinzelliges 213
–, Kollum- 475
–, Kolon- 260, 262 f., 283, 352, 474
–, kolorektales 328 f.
– –, Adeno- 328
– –, Fettinfiltration 328

– –, Füllungdefekt 328
–, Leberzell- 256
–, Magen- 314, 321–325
–, Mamma- 233, 240, 508, 543, 547
–, Nebennieren- 406, 487
–, Nebennierenrinden- 405 f.
–, Nierenbecken- 381–383
–, Nierenzell- 374
–, Ösophagus- 148, 161, 317–319
–, Ovarial- 351 f., 439, 444–446, 474, 476
–, Pankreas- 274, 286, 297 f., 300
–, Pankreaskopf- 298–301
–, Pankreaskorpus- 298–300
–, Pankreasschwanz- 359
–, Plattenepithel- 213, 218 f.
–, Prostata- 426–429
–, Rektum- 328 f., 331
–, Renalzell- 84, 240, 374–379, 410, 475
–, Schilddrüsen- 158, 239
–, Sigma- 329, 475
–, Terato- 156
–, Tonsillen- 262
–, Tuben- 439
–, Urachus- 419
–, Ureter- 381
–, Urothel- 383, 417, 508
–, Uterusendometrium- 440
–, Uteruskollum- 436–439
–, Uteruskorpus- 241, 436, 439 f.
–, Uteruszervix- 439
–, Zystadeno- 301, 444
Karzinomatose 234
–, generalisierte 385
–, Pleura- 234
Kauda 546
Kaverne
–, Infarkt- 210
Kavernisierung 208
Keilwirbelbildung 533
Keimepithel 444
–, Malignom 444
–, Tumor 443 f.
Kelchdivertikel 371
Kelchkonkrement 397
Kernschatten 82
Kittniere 392
Klatskin-Tumor 258 f., 286
Klavikula
–, Plasmozytom 238
Kleinhirnangiom 294
Knochen
–, -arrosion 160, 548, 560
–, -dichtebestimmung 91
– –, Referenzwert
– – –, Auswertungsfeld 92
– – –, Wasser-Hydroxylapatit-Phantom 92
–, -fenster 8, 513, 562
–, -mineraldichte
– –, (bei) Frauen 92
–, trabekulärer 92
–, -tumor 501–509
– –, bindegewebiger 505
– – –, Fibrosarkom 505

– – – –, Periostreaktion 505
– – – –, Verkalkungen 505
– – – –, Histiozytom 505
– – – –, malignes fibröses 505
– – – –, Periostreaktion 505
– – – –, Verkalkungen 505
– –, chondrogener 503–505
– – –, Chondrom 503
– – –, Chondromyxoidfibrom 503
– – –, Chondrosarkom 503–505
– – – –, Dichtewert 503
– – – –, Nekrosebezirk 503
– – – –, Verkalkungen 503
– – –, Enchondrom 503
– – –, Exostose 503
– – –, Osteochondrom 503
– –, Lokalisation 503
– –, Morphologie 503
– –, myelogener 505–507, 509
– – –, Ewing-Sarkom 505
– – – –, Destruktionsmuster 505
– – – –, Markinfiltration 505
– – – –, (mit) parossalem Anteil 505
– – –, Hämangiom 507, 509
– – – –, Osteolyseherd 507
– – – –, Spongiosatrabekel 509
– – –, Hodgkin-Lymphom 507
– – – –, Osteolyse 507
– – – –, Sklerosierung 507
– – – –, Weichteilkomponente 507
– – –, Lipom 505
– – – –, Dichtewert 505
– – – –, Osteolyse 505
– – – –, Sklerosesaum 505
– – – –, zentrale Kalzifikation 505
– – –, Non-Hodgkin-Lymphom 507
– – – –, Osteolyse 507
– – – –, Weichteilkomponente 507
– – –, Plasmozytom 506
– – – –, generalisiertes 507
– – – – –, Osteolyse 507
– – – – –, Osteoporose 507
– – – – –, Osteosklerose 507
– – – – –, solitäres 507
– – – – –, Osteolyse 507
– – – –, Umbauvorgänge 506
– – –, Retikulosarkom 507
– – – –, Destruktionsmuster 507
– – –, Riesenzell- 509
– – – –, CT-Staging 509
– – – –, Dichtewert 509
– – – –, (mit) parossaler Ausdehnung 509
– –, osteogener 504 f.
– – –, Osteochondrosarkom 504
– – –, Osteoidosteom 504
– – – –, Nidus 504
– – –, Osteom 504
– – –, Osteosarkom 504 f.
– – – –, juxtakortikales 504
– – – –, Matrixverkalkungen 504
– – – –, medulläres 504
– – – –, Spongiolyse 504
– –, Verkalkungen 503

– –, Weichteilinfiltration 503
–, -zyste
– –, aneurysmatische 238, 509
– – –, Periostverknöcherung 509
– – –, Spiegelbildung 509
Knollenniere 372
Knorpeldegeneration 526
Kokardenphänomen 337
Kolitis 268, 334, 338
–, ischämische 335
–, Strahlen- 335
Kollagenose 203
Kollateralkreislauf 365
Kollateralphänomen 559
–, arthritisches 559
Kollimation 574
Kollumkarzinom 475
–, Metastasen 475
Kolon 316, 334
–, -karzinom 260, 262 f., 283, 352, 474
–, Luftinsufflation 316
–, Meso- 341
–, -perforation 347
Kompaktainsel 542
Kompressionsatelektase 192, 227
Kontrastierung
–, Darm- 106–109, 113, 316, 441, 459
– –, komplette 109
– –, Kontrastdichte 108
– –, orale 107
– –, partielle 109
– –, -passage 108
– –, rektale 108
– –, Resorptionsphysiologie 108
–, Dickdarm- 435
–, Dünndarm- 435
–, (von) Grenzflächen 95
–, intrakavitäre 107
– –, Verteilungsvolumen 107
–, intravasale 93, 114
– –, Dichteanhebung 93
– –, Unterschichtungsphänomen 93
–, Kolon- 109
– –, orale 109
– –, rektale 109
–, Leber- 248
–, Organ- 94
– –, Läsion
– – –, arterielle Phase 94
– – –, hypervaskularisierte 94
– – –, hypovaskularisierte 94
– – –, isovaskularisierte 94
– – –, parenchymatöse Phase 94
–, parenchymatöse 93, 99, 114
– –, Anflutungsphase 99
–, Peritoneographie 109
Kontrastmittel 97–110
–, Anflutungsphase 99
–, -applikation 114
–, Blut-Hirn-Schranke 99
–, Cholegraphie 99
–, Eiweißbindung 99
–, intravasale 99

– –, Urographie 99
–, -Bolus 93
– –, Flow-Phänomen 93
–, -Bolusinjektion 100–104
– –, Anflutungsphase 101
– –, Bolusgeometrie 100f.
– –, -(s)dauer 104
– –, Dichteanhebung 103
– –, dynamische 100
– –, forcierte 104
– –, -(s)geschwindigkeit 104
– –, Gipfelzeit 100
– –, intravenöse 102
– –, Kreislaufzeit 102
– –, Organpassage 101
– –, Passagezeit 100
– –, protrahierte 102f.
– –, Rezirkulation 101
– –, Scan-Serien-Zeit 103
– –, (bei) sequentieller CT 103
– –, Vorlaufzeit 102
– –, Zeit-Dichte-Kurve 100f.
–, CT-Portographie 105
–, Darm- 106
–, gallengängige 106
– –, Pharmakokinetik 106
–, -infusion
– –, Dichteanhebung 105
– –, intravenöse 105
–, -injektion
– –, intraarterielle 105
–, -kinetik 113
–, negatives 107
–, nierengängiges 279
–, -verteilungsräume 98
Kontrast-Detail-Diagramm 573
Kontusion
–, Lungen- 211
–, Nieren- 394
Koordinate 574, 580
Koronarsklerose 174
Krukenberg-Tumor 446f.
Kupfersche Sternzelle 253

Laminafraktur 542
Laminektomie 524, 549
Längsband
–, hinteres 515, 521
–, vorderes 515
Leber 243–276, 322, 453, 471
–, -abszeß 268–270
– –, Amöben- 269f.
– –, Demarkierung 270
– –, Dichtewert 270
– –, Frühphase 270
– –, fungaler Mikro- 269f.
– –, Gaseinschluß 270
– –, -höhle 270
– –, kryptogener 269
– –, -membran 268, 270
– –, multipler 268
– –, (mit) peripathischer Ausdehnung 268
– –, pyogener 268–270

–, Anatomie 245
–, -atrophie 286
–, -CT 126f.
–, Dichtewert 89
–, -dystrophie 252
–, -echinokokkose 270
–, -erkrankungen
– –, zystische 248f.
– – –, dysontogenetische 248
– – –, solitäre 249
–, Fett- 265f.
– –, fokale 265f.
– –, Kontrastumkehr 265
– –, Radiodensität 265
–, -hämangiom 251, 254f.
– –, -endotheliom 254
– – –, Verkalkungen 254
– –, Kavernom 254
– –, Kontrastierungsverhalten 254
–, -hamartom 256
– –, mesenchymales 256
–, -hämatom 272
–, -hauptvene 247f.
–, -hilus 461
–, -hyperplasie 252
– –, adenome 252
– –, fokale noduläre (FNH) 252, 259
–, -kapselruptur 272
–, -kavernom 256
–, -kontrastierung 248
–, -lappen 247, 267
–, -lipom 253
–, -lymphom 264
–, -malignom 283
–, -metastasen 254, 258, 260
– –, -suche 264
– – –, Bolusserie 264
– – –, KM-Bolus 264
– – –, Spätscan 264
–, -nekrose 269f.
–, -parenchym 248, 282, 395
–, -parenchymruptur 272
– –, Aerobilie 272
– –, Hämobilie 272
– –, Sickerblutung 272
– –, zentrale 272
–, -peripherie 284
–, -pforte(n) 244f., 247, 266, 279, 282f., 286f., 295, 315, 341, 461, 474
– –, -lymphom 286
– –, -struktur 245, 283
– – –, Differenzierung 283
– –, Topographie 244
–, Radiodensität 248
–, Regeneratknoten 258
–, -segmente 246f.
–, -trauma 272f.
– –, (nach) Stichverletzung 273
– –, stumpfes 273
– –, -tumor 249–251, 260
– –, hypervaskularisierter 250f.
– –, hypovaskularisierter 250f.
– –, isovaskularisierter 250f.

– –, Kontrastverhalten 250
– –, metastatischer 249
– –, primärer 249
– –, sekundärer 260
– – –, Vaskularisation 260
– –, solider 249–251
– –, Spätscan 251
– –, Vaskularisationsgrad 249
–, -vene(n) 248
– –, -thrombose 275
– –, Tumorverschluß 275
–, -zellkarzinom 256
– –, Degeneration 256
– –, Kapsel 256
– –, Kategorien 256
– –, Verkalkungen 256
–, -zirrhose 252, 256–258, 266, 284, 287
– –, cholangitische 266
– –, postnekrotische 266
– –, septale 266
–, -zyste 371
– –, dysontogenetische 248
– –, rupturierte solitäre 273
– –, solitäre 249
–, Zysten- 248
Leiomyom 325, 498
–, Ösophagus- 318
–, uterines 435
–, Weichteilgewebe 498
Leiomyosarkom 420
–, Dünndarm- 327
–, Harnblasen- 420
–, Ösophagus- 317
–, Prostata- 427
–, retroperitoneales 480
–, Samenblasen- 430
–, Uterus- 441
–, Vena cava inferior 487
–, Weichteilgewebe 498
Leistenhernie 338
Lendenwirbelsäule(n) 513, 544–547
–, -lordose 553
Leukämie
–, chronisch-lymphatische 471
Ligamentum
–, arteriosum 169f.
–, cardinale 434, 437
–, coronarium 341
–, denticulatum 516
–, falciforme 245, 341
–, flavum 515, 517, 526, 528f.
–, gastrocolicum 306, 315, 341
–, gastrocolium 328, 351
–, gastrohepaticum 306, 315, 341
–, gastrolienale 341, 357
–, gastrosplenicum 306
–, hepatoduodenale 257, 279, 282, 286, 300, 321f., 341
–, interspinalium 515
–, latum 433–435
–, lienorenale 341, 357
–, longitudinale 530
–, ovarii proprium 434

–, phrenicocolicum 341
–, phrenicolienale 341
–, phrenicooesophageale 315
–, pulmonalia 185
–, rectouterinum 458
–, sacroiliaca 554
–, sacrospinale 554
–, sacrotuberale 554
–, sacrouterinum 438
– –, Verdickung 438
–, supraspinalium 515
–, teres hepatis 245
–, teres uteri 434
–, transversum 537
– –, Ruptur 537
–, uterosacrale 434f.
–, venosum 245
–, vesicouterinum 458
Lipofibrosarkom 153
Lipom 479, 546
–, Angio- 544
–, Angiomyo- 380f.
–, Knochen- 505
–, Leber- 253
–, Magen- 325f.
–, mediastinales 152f.
–, Musculus pectoralis major 238
–, Myelo- 407
–, Nieren- 381
–, Ösophagus- 317
–, Pleura- 231
–, Radiodensität 154
–, retroperitoneales 470, 479f.
–, Thoraxwand- 238
–, Thymus- 154f.
–, Weichteilgewebe 497f.
–, Wirbelsäulen- 544
Lipomatose
–, Fibro- 393, 469
–, mediastinale 153
–, Radiodensität 154
Lipomatosis pancreatis 292, 298, 309
Liposarkom 154, 334, 479
–, ausgedehntes 478
–, retroperitoneales 479f.
–, Weichteilgewebe 497–499
Lobus
–, caudatus 245, 267, 315, 358, 486
– –, Hypertrophie 358
–, dexter 267
–, quadratus 245, 267
Lues 319
Luftbronchogramm 205, 214, 218f.
Lumbalkanal 528
Lumbalstenose
–, zervikale 529
Lungen 181–222
–, -abszeß 200, 228
– –, Einbruch 228
– –, Membran 200
– –, Pneumatozele 200
– –, Spiegelbildung 200
– –, Ventilstenose 200

–, Anatomie   183
–, -aspiration   200, 211
–, -atelektase   148, 188f., 197, 207, 212, 215, 217
–, -azinus   192
–, -dichte   187, 202
– –, Exspiration   187
– –, Inspiration   187
–, Dichtewert   89
–, -dystelektase   188, 215, 226, 228
–, -einschmelzungen   201
–, -embolie   210
– –, Keilfigur   211
– –, septische   200
– –, zentrale   210
–, -emphysem   194–196, 202f., 205–208
– –, -blasen   195, 206
– –, bullöses   195
– –, destruktives   195
– –, fokales   205
– –, klassische Zeichen   195
– –, Narben-   195f., 206–208
– –, panlobuläres   194f.
– –, periseptales   195
– –, Substanzverlust   195
– –, Traktionsphänomen   202
– –, zentrilobuläres   194–196
–, -empyem   203, 228
–, -entwicklung   196
–, -entzündung siehe Pneumonie
–, -fenster   9
–, -fibrose   202–208, 232
– –, idiopathische   202f.
–, paramediastinale   214
– –, postpneumonische   198
–, -fibrosezone
– –, silikotische   208
–, -gangrän   201
–, -gerüst   195, 205, 208
– –, Retraktionstendenz   208
– –, Strangbildung   208
–, -gewebe   188, 205, 211
– –, Distorsion   205
– –, Einriß   211
– –, Kollaps   188
– –, Kompression   188
– –, Minderperfusion   188
– –, Narbenzug   188
– –, Retraktion   211
–, -hämatom   211
–, -hernierung   189
–, -hilus   138, 185, 189
– –, bronchovaskuläre Struktur   138
–, -histogramm   187
–, HRCT   205, 231
–, -hyperperfusion
– –, kompensatorische   210
–, -infarkt   200, 210, 227
– –, hämorrhagischer   210
–, -infekt   227
–, -infiltrat   209
– –, alveoläres   188, 192
–, -infiltration
– –, alveoläre   192

– –, bronchoalveoläre   192
– –, bronchopneumonische   198
– –, interstitielle   193
– –, lymphatische   193
– –, perivaskuläre   193
– –, poststenotische   215
–, -interstitium   193, 203, 205–207
–, -kaverne   201
–, Kerley-B-Linie   209
–, -kern   193, 208, 221
–, -kollaps   217
–, -kompression   226, 232
–, -konglomerat   205
–, -kontusion   211
– –, ausgedehnte   211
– –, (mit) Pneumothorax   211
–, -lappen   183, 200
– –, -atelektase   189–191
– –, -grenzen   186
–, -lobulus   186, 192
–, -metastasen   220–222
– –, Einschmelzungen   221
– –, hämorrhagische   233
– –, nekrotische   233
– –, radiärer Ausläufer   221
–, -mißbildung
– –, bronchopulmonale   196
–, -neoplasie
– –, benigne   221
–, -oberlappen   209
– –, -venen   138
–, -ödem
– –, interstitielles   193
–, -parenchym   206, 208
– –, -verletzung   211
–, -perfusionsausfall   210
–, -peripherie   186, 193, 206, 208f., 220
–, -rundherd   186f., 212, 218, 221f.
– –, Ausläufer   187
– –, Beurteilung   222
– – –, Form   222
– – –, Kalkstruktur   222
– – –, Konturschärfe   222
– –, Dichtewert   187
– –, Lufteinschluß   187
– –, Nachweisempfindlichkeit   186
– –, Randkonturen   187
– –, solitärer   221
– –, Verkalkungen   187, 221
–, -rundschatten   205
–, -segment   185f., 199, 215
– –, Grenzen   185
–, -sekretstau   217
–, -septum   183, 225
– –, Haupt-   183
– –, Neben-   183
–, -sequestration   196
–, -stauung   209
–, -struktur   183
–, Subpleuralraum   192, 203, 207
–, -transparenz   196, 199
– –, -minderung   210
–, -tumor   212f.

– –, benigner 212
– – –, Chondrom 212
– – – –, Verkalkungen 212
– – – –, Hamartom 212
– – – –, popcornartige Verkalkungen 212
– – – –, spindelförmige Verkalkungen 212
– – –, Lipom 212
– – –, Osteom 212
– – – –, knöcherner Anteil 212
– –, Dichtewert 213
–, -unterlappen
– –, Überblähung 189
–, -venen 185
–, -veränderungen
– –, parenchymatöse 192
–, -verkalkungen 221
– –, Form 221
– –, Grad 221
– –, Muster 221
–, -wurzel 210
–, -zyste
– –, traumatische 211
Luteinzyste 442
Lymphadenitis
–, abszedierende 348, 477
Lymphadenopathie 204
–, benigne 477
–, Pneumocystis carinii 151
Lymphangiom 153f.
–, retroperitoneales 480
–, zystisches 480
Lymphangiomatose 206
–, Milz- 359
–, pulmonale 206
Lymphangiomatosis 359
Lymphangiosis 234
–, carcinomatosa 208f., 418–420
– –, Ausbreitungsmuster 209
–, Pleura- 234
Lymphbahn 203
Lymphknoten 203, 208, 212
–, -absiedelung 376
–, -befall
– –, (beim) Non-Hodgkin-Lymphom 470
– –, (beim) Prostatakarzinom 428
–, bifurkaler 143
–, bronchopulmonaler 143
–, Enhancement 150
–, -größe 143, 150
–, hilärer 150
–, -hyperplasie 151
– –, angiofollikuläre 151
– –, unspezifische reaktive 151
–, iliakaler 461
–, -infiltration
– –, (beim) Uteruskollumkarzinom 439
– –, (beim) Uteruskorpuskarzinom 439
–, interkostaler 141
–, kardiophrenischer 150
–, -kette
– –, paratracheale 145, 148
– –, paravertebrale 148
– –, perikavale 148

– –, präaortale 148
– –, retrokrurale 148
– –, retrosternale 148
–, -konglomerat 150, 461
–, mediastinaler 143
– –, Klassifikation 143
–, -metastasen 148, 214, 219, 379, 473–477
–, paraaortaler 459
–, parakardialer 150
–, paratrachealer 143
–, periaortaler 459
–, prävaskulärer 141
–, -querdurchmesser 220
–, Radiodensität 474
–, retrokardialer 150
–, retrokruraler 455, 470
–, retroperitonealer
– –, Topographie 460
–, retrosternaler 150
–, -staging 124f.
– –, (beim) Ovarialmalignom 444
–, -station
– –, iliakale 474
– –, (beim) Magenkarzinom 314
– –, mesenteriale 474
– –, (beim) Ösophaguskarzinom 318
– –, paraaortale 474
– –, pelvine 461
– –, präsakrale 474
– –, (beim) Uteruskollumkarzinom
– – –, iliakale 437
– – –, paraaortale 437
– – –, parauterine 437
–, -status 215
– –, Staging 215
– – –, extensive disease 215
– – –, limited disease 215
–, sternaler 141
–, tracheobronchialer 143
–, -tuberkulose 151
– –, Ausheilungsstadium 151
– –, florides Stadium 151
– –, mesenteriale 477
–, -vergrößerung 137, 145, 168, 206, 220, 232, 377, 391, 419, 446, 459, 471–473, 486
– –, entzündlich reaktive 151
– –, granulomatöse 151
– –, hepatoduodenale 283
– –, hiläre 151, 203
– –, konfluierende 151
– –, (bei) Leukämie 471
– –, (bei) Lymphadenopathie 477
– –, mediastinale 151, 203
– –, mesenteriale 459
– –, metastatische 150
– –, parasternale 241
– –, paratracheale 151
– –, portale 282
– –, präaortale 151
– –, retroperitoneale 470
– – –, Radiodensität 470
– –, (beim) Uterussarkom 436
–, -verkalkungen 143, 150f.

– –, wolkige amorphe 151
–, viszeraler 141
–, zervikaler 145
Lymphographie 461
Lymphom
–, axilläres 146
–, Darmbefall 473
–, Dickdarm- 327
–, Dünndarm- 327
–, hiläres 145
–, Hodgkin- 361, 507
–, -infiltration 385
–, -konglomerat 300, 481
–, Leber- 264
–, Leberpforte- 286
–, Lymphoblastom
– –, lymphatisches 145
–, Magen- 324 f.
–, malignes 145, 300, 303, 327, 359, 361, 470–473
– –, Befallsmuster 145
–, -manifestation 353
–, mediastinales 145
–, Milz- 361
–, Morbus Hodgkin 145
–, Nieren- 384 f.
–, Non-Hodgkin- 145–147, 161, 240, 264 f., 324, 360 f., 384, 470, 472 f., 507, 562
–, Verdrängung 148
–, Verkalkungen 148
Lymphozele 349, 462–466
Lymphstation 220
Lymphstau 209

Magen 315 f., 321
–, -adenom 326
–, -darmwand
– –, Entzündung 347
– –, Perforation 347
– – –, Divertikel 347
– – –, Ulkus 347
–, -divertikel 403
–, -entzündung 326
– –, granulomatöse 326
– – –, Morbus Crohn 326
– – –, Sarkoidose 326
– – –, Tuberkulose 326
–, -fundus 315
–, -gefäßtumor 326
–, -karzinom 314, 321–325
– –, Antrum- 321, 323
– – –, präpylorisches 323
– –, Ausbreitung 322
– –, Fernmetastasen 321
– – –, hämatogene 321
– –, Inzidenz 321
– –, Kardia- 321, 323
– –, Lokalrezidiv 322 f.
– –, schleimbildendes 322
– –, Stadien 322
– –, zirrhöses 322
–, -lymphom 324 f.
– –, lymphoblastisches 325
– –, malignes 324 f.

–, Mukosa 316
–, -polypen 326
–, Pylorus 315
–, -sarkom 324 f.
– –, Leiomyo- 324 f.
– – –, Dichtemuster 324
– – –, Verkalkungen 324
– –, Leiomyom 324
–, -serosa 322
– –, Tumorinfiltration 322
–, -tumor 321–326
– –, benigner 325 f.
– – –, Fibrom 325 f.
– – –, Hämangiom 325
– – –, Leiomyom 325
– – –, Lipom 325 f.
– – –, Neurinom 326
– – –, Neurofibrom 325
– – –, Schwannom 325
– –, infiltrativer 322
– – –, Borrmann IV 322
–, -wand 108, 315, 321 f.
– –, -dicke 316, 321
– –, -infiltration 321
– –, Lymphknoten 322
– –, Muscularis 321
– –, Serosa 321
– –, Submukosa 321
– –, -verdickung 324–326
Magnetplatte 575
Makrophagus 207
Mammakarzinom 240
–, Metastasen
– –, osteoplastische 543
–, metastasierendes 149, 233, 508, 547
Markschwammniere 287, 399
Maskierung
–, horizontale 81
Massa lateralis 537, 555
–, Dislokation 537
Mastozytose 477
Maus 575
Mediastinalemphysem 169
Mediastinalhämatom 162, 169
Mediastinalphlegmon 168
–, Lufteinschluß 168
–, Pleuraerguß 168
Mediastinalverlagerung 188
Mediastinitis
–, akute 167
– –, Ursachen 167
–, chronische 168
– –, Ätiologie 168
–, Dichtewert 167
–, granulomatöse 168
–, idiopathische fibröse 168
– –, Vena-cava-Verschluß-Syndrom 168
– –, Verkalkungen 168
–, sklerosierende 168
–, tuberkulöse 168
Mediastinum 135–170, 214, 295, 307, 455
–, Anatomie 137
–, Bildanalyse 137

–, Gefäße 136f.
–, hinteres 137, 140–143
– –, Meningozele 161
– –, neuroenterale Zyste 162
– –, Tumor
– – –, solider neurogener 160f.
– – – –, Ganglioneurinom 161
– – – –, Neurinom 160
– – – –, Neuroblastom 161
– – – –, Neurofibrom 160
– – – –, Parangliom 160
– – – –, Phäochromozytom 160
– – – –, Symphathikoblastom 160
– – –, zystische Raumforderung 161
–, mittleres 137, 141–143
– –, Tumor
– – –, (der) Trachea 159
– – –, Zyste 159f.
–, oberes 151
–, Pneumo- 169
–, Raumforderung
– –, fetthaltige 152
– –, primäre 152
– –, solide 152
– –, zystische 152, 161
–, Situs 136
–, Verletzungen 169
–, vorderes 137, 141–143
– –, Tumor
– – –, Blastom 155
– – –, Fibrom 153
– – –, Hämangiom 153
– – – –, (mit) Phlebolithen 153
– – –, Lipom 153
– – –, Lymphangiom 153
– – – –, kavernöses 153
– – – –, zystisches 153
– – – –, mesenchymaler 153
– – – –, paratyreoidaler 158
– – –, Struma 157
– – –, Thymus- 154
Mediatinoskopie 220
Melanom 361
–, -metastase 361
–, metastasierendes 148
–, Wirbelsäulen- 544
Meningeom
–, intraspinales 546
–, spinales 546
–, Wirbelsäulen- 545
Meningiosis carcinomatosa 546
Meningozele 527
–, thorakale 545
–, Wirbelsäulen- 544
Mesenterialgefäß 248
Mesenterialvenenthrombose 338
Mesenterialwurzel 257, 305, 321, 327, 338, 341f.,
    345, 355, 459, 471
Mesenterialzyste 159f., 326
–, Dichtewert 327
Mesenterium 341f., 347, 444
Mesocolon transversum 457
Mesokolon 341, 471

Mesosigmoid 345
Mesotheliom 231f.
–, benignes 231f.
–, Lungenfibrose 232
–, Lungenkompression 232
–, Lymphknotenvergrößerung 232
–, malignes 232f.
–, Perikard- 180
–, Perikardinvasion 233
–, peritoneales 351
–, Rippendestruktion 232
–, Thoraxwandinvasion 233
Mikroabszeß
–, fungaler 269f.
Milz 341, 355–366, 471
–, -abszeß 362
–, Anatomie 357
–, Angiosarkom 361
–, -arterie 453
–, -befall
– –, (bei) Morbus Hodgkin 470
–, Dichtewert 89
–, -erkrankungen
– –, entzündliche 362
– –, zystische 359
–, -hämangiom 361
– –, Phlebolith 361
– –, Verkalkungen 361
–, -hämangiotheliom 361
–, -hämatom 363f.
–, -hilus 453, 461
–, -hyperplasie 362
–, -Index 357
–, -infarkt 364
– –, Dichte 364
– –, Ursachen 364
–, -infekt 362
– –, akuter 362
– –, chronischer 362
– –, Pilz- 362
– – –, Mikroabszeß 362
–, -infiltrat 362
– –, granulomatöses 362
–, KM-Bolus 357
–, -kontusion 411
–, -lobulierung 403
–, Lymphangiomatose 359
–, -lymphom 361
–, -metastasen 359, 361
–, Neben- 365f.
–, Normalmaße 356
–, -parenchym 357
–, Pneumozystose 366
–, -pseudozyste 359, 364
–, Radiodensität 357
–, -ruptur 363
– –, akute 363
– –, Dichtewert 363
–, Sarkoidose 362
–, -szintigraphie 366
–, Thorotrast- 358, 361
–, -trauma 363
–, -tumor 359–361

–, -vene 453, 455
–, -venenthrombose 365
–, -verkalkungen 358, 362
–, -zyste 358f.
– –, Echinokokkus- 359
– –, epidermoide 359
– –, Pseudo- 359
– –, (mit) schaligen Verkalkungen 359
– –, verkalkte 358
Mirizzi-Syndrom 284
Mischgewebe
–, Dichtewert 89
–, Radiodensität 91
Mißbildung
–, bronchopulmonale 196
Modulationstransferfunktion (MÜF) 575
Monitor 575
Mononukleose 363
Morbus Addison
–, idiopathischer 412
Morbus Bourneville-Pringe 380
Morbus Castleman 300
Morbus Crohn 268, 326, 332f., 345, 417, 469f.
–, Abszedierung 333
–, Darmwandverdickung 332
–, Doppelkokarde 332
–, fibrolipomatöse Proliferation 332
–, Fistelbildung 332
–, Lymphfollikel 332
–, Schießscheibenzeichen 332
–, Schlingenabszeß 332
Morbus Cushing 405
Morbus Hodgkin 145, 153, 324, 360, 470, 507
–, Alterverteilung 145
–, Ausbreitungsform
– –, extranodale 145
– –, hämatogene 145
– –, intrakanikuläre 145
– –, intrathorakale 145
– –, kontagiöse 145
–, Lebermanifestation 264
–, Milzbefall 470
–, Stadieneinteilung 470
Morbus Paget 527, 542f., 561
Morbus Whipple 333, 477
Müllersche Gänge 425
Müllersche Zyste 425
Musculus
–, iliacus 470
–, iliopsoas 466, 554
–, levator ani 328, 433
–, obturatorius internus 438, 554
–, pectoralis major 238
– –, Lipom 238
–, piriformis 438, 453
–, psoas 375, 379, 391, 449, 457, 459, 462, 466, 470
– –, Hämatom
–, seratus anterior 241
–, subscapularis 499
–, teres major 499
Muskelabszeß 492
Muskelatrophie 491–493
Muskeldystrophie

–, progressive 491f.
– –, Duchenne-Typ 491
– –, Gliedergürteltyp 491
Muskelgewebe 489–494
–, Atrophie 491
– –, spinal bedingte 491
–, Dichtewert 89
–, Granulom 493
–, Pseudohypertrophie 491
Muskelhämatom 492–494
–, Kolliquation 494
Muskelphlegmom 492
Muskelveränderung
–, entzündliche 492–494
Muskulatur
–, Interkostal- 225
–, Thorax- 219, 225
Myelographie
–, CT- 110, 547
Myelolipom 407
–, Nebennierenmark 407
Myelom
–, Wirbelsäulen- 542
Myelomeningozele
–, Wirbelsäulen- 544
Myelon 519, 529, 544–546
–, atrophisches 546
–, thorakales 515
–, zervikales 515
Myokard 177, 179
–, -infarkt 175f.
– –, EKG-Triggerung 175
– –, Narbe 176
Myom
–, Leio- 435, 498
–, Ösophagus- 317
–, Rhabdo- 176, 420, 497
–, Uterus- 435f.
Myometrium 439, 448
Myosarkom
–, Dickdarm- 327
–, Leio- 317, 327, 420, 427, 430, 441, 480, 487, 498
–, Uterus- 440
Myositis
–, Dermato- 493
–, ossificans 494
– –, knöcherne Umwandlung 494
– –, Verkalkungen 494
–, Poly- 493
–, pyogene 492f.
Myxom
–, Herz- 176

Nahtaneurysma 483, 485
Nebenmilz 365f.
–, Radiodensität 366
Nebennieren 129, 401–412
–, -adenom 406
– –, Dichtewert 406
– –, hormonell inaktives 406
–, Anatomie 403
–, -atrophie 412
–, -einblutung 411

–, -entzündung 411
– –, Toxoplasmose 411
– –, Tuberkulose 411
–, -hämorrhagie 410f.
–, -hypoplasie 412
–, -insuffizienz 410
–, -karzinom 406, 487
–, -lage 403
–, -mark 407–409
– –, -tumor 407–409
– – –, Myelolipom 407
– – – –, Gewebedichte 407
– – – –, Verkalkungen 407
– – –, Neuroblastom 408f.
– – – –, Ausbreitung 409
– – – –, Einblutung 408
– – – –, Metastasierung 408
– – – –, Nekrose 408
– – – –, Verkalkungen 408
– – – –, zystische Degeneration 408
– – –, Phäochromoblastom 408
– – – –, Degenration 407
– – – –, Einblutung 407
– – – –, extraadenaler Sitz 408
– – – –, Fibrosierung 407
– – – –, malignes 408
– – – –, Nekrose 407
– – – –, Verkalkungen 407
– – –, Phäochromozytom 407f.
–, -maße 403
–, -metastasen 409f.
– –, Hämorrhagie 409
– –, Radiodensität 409
– –, Verkalkungen 409
–, -rinde(n) 404–406, 409f.
– –, -adenom 404f.
– – –, Lipoidgehalt 405
– – –, Nekrose 404
– – –, Radiodensität 405
– – –, Verkalkungen 404
– – –, zystische Degeneration 404
– –, -atrophie 404
– –, -hyperplasie 404f.
– – –, knotige 405
– –, -hypoplasie 404
– –, -inzidentom 406, 410
– – –, Dichtewert 406
– – –, Verkalkungen 406
– –, -karzinom 405f.
– – –, Hämorrhagie 406
– – –, Metastasierung 406
– – –, Nekrose 406
– – –, Verkalkung 406
– –, Phäochromozytom 410
– –, -pseudozyste 410
– –, -tumor 404, 409
– – –, hormonelle Aktivität 404
– – –, primitiver neuroektodermaler (PNET) 409
– –, -zyste 410
– – –, Verkalkungen 410
–, -verkalkungen 412
– –, Tuberkulose 412
–, -zyste 411

Nebenschilddrüsenadenom 159
Nekrose 95
–, aseptische 91
–, -gas 91
–, kolliqierende 91
– –, Dichteabsenkung 91
–, Leber- 269
–, Nebennierenmark- 407f.
–, Nebennierenrinden- 404, 406
–, Ovarialstroma- 446
–, Pankreasparenchym 294
–, Uterusmyom 435
Neoplasie
–, Lungen- 221
–, Ovar- 442
–, peritoneale 351
Nephrektomie 378
Nephritis
–, abszedierende 388
–, fokale bakterielle 389
–, Glomerulo- 387
–, interstitielle 387
–, lokale bakterielle 390
–, Peri- 388
–, Pyelo- 379, 387, 389–391, 462, 464
– –, abszedierende 387
– –, akute 387
– – –, Demarkierung 387
– – –, Einschmelzungen 387
– – –, Mikroabszeß 387
– –, chronische 391
– – –, Kelchdeformierung 391
– – –, Parenchymverlust 391
– – –, Regeneratknoten 391
– –, emphysematöse 390
– – –, Gasansammlung 390
– – –, Obstruktion 390
– –, Mikroabszeß 389
– –, xanthogranulomatöse 390
– – –, Dichtewert 390
– – –, Fistelbildung 390
– – –, Harnabflußstörung 390
– – –, Parenchymschwund 390
– – –, Xanthomzellen 390
Nephrogramm
–, obstruktives 396
Nephrom
–, Hyper- 261, 374, 379
– –, Lymphknotenmetastasen 379
–, zystisches 373
Nephrose
–, Hydro- 395–397
– –, Abflußbehinderung 395
– – –, Kompression 395
– –, Dichtewert 396
– –, Genese 395
– – –, funktionelle Ursache 395
– – – –, neurogener Reflux 395
– – –, Lumenverlegung 395
– –, Sackniere 395
–, Pyo- 371, 390, 396f.
– –, Dichtewert 396
– –, Entzündung 396

– –, Hydronephrose 396
– –, Kalkeinlagerung 396
– –, Konfiguration 396
– –, Obstruktion 396
– –, Schrumpfniere 396
– –, Sedimentationsphänomen 397
– –, tuberkulöse 392, 397
– –, unspezifische 397
– –, Verkalkungen 397
Nephrosklerose 379
Nerven
–, Rekurrensparese 150
–, -wurzel 517, 519, 522
Nervus
–, fibularis 500
–, phrenicus 141
–, sympaticus 408
Neuralbogendysplasie 527
Neurinom 160, 523
–, Ganglio- 161
–, Magen- 326
–, Ösophagus- 317
–, thorakales 547
–, Wirbelsäulen- 547
Neuroblastom 161, 478–480
–, Nebennierenmark 408f.
–, retroperitoneales 478–480
Neurofibrom 160, 325
–, Magen- 325
–, retroperitoneales 480
–, Wirbelsäulen- 545
Neurofibromatose 478
Neuroforamen 161, 515, 517, 520f., 542, 545, 547
–, Dislokation 542
–, Einengung 542
–, Erweiterung 161, 545
Niedrigkontrast-Auflösung 575
Nieren 367–400
–, -abszedierung 466
–, -abszeß 386, 388–390, 462
– –, abheilender 389
– –, (mit) Bauchwandabszedierung 389
– –, Dichtewert 390
– –, Durchbruch 390
– –, Gaseinschluß 390
– –, multipler 388
– –, Pyonephrose 390
–, -adenom 379f.
– –, Nekrose 380
– –, Verkalkungen 380
–, -agenesie 399f.
–, Anatomie 369
–, -anomalie 371
– –, Harnstauungsniere 371
– –, Kelchdivertikel 371
– –, Kelchzyste 371
– –, Pyonephrose 371
–, -aplasie 399f.
–, -arterie 455
–, -arterienstenose 398
– –, Perfusion 398
–, Becken- 400
–, -becken 369

–, -karzinom 381–383
– – –, Dichtewert 383
– – –, Füllungsdefekt 383
– – –, Makrohämaturie 383
– – –, Oncocalix 383
– – –, Verkalkungen 383
– – –, Verplumpung 383
–, -papillom 381
–, Capsula fibrosa 369, 387, 391, 394
–, -CT 128
–, -degeneration
– –, polyzystische 371
–, Dichtewert 89
–, -dismorphismus 399
–, -dysplasie
– –, multizystische 372
–, -dystopie 399
–, -ektopie 399
–, -entzündung 387, 462
–, -fibrolipomatose 393
– –, Dichtewert 393
– –, Extravasation 393
– –, Vakatfett 393
–, -fibrom 381
–, -gefäßstielverletzung 394
– –, Hämatom 394
–, -hämangiom 381
–, -hämatom 394f.
– –, intrarenales 395
– –, Kompressionseffekt 394
– –, Nierenlager 394
– –, Parenchymruptur 394
– –, perirenales 394
– –, Radiodensität 395
– –, spontane Blutung 394
– –, subkapsuläres 394f.
–, -hilus 461
–, Hufeisen- 399f.
– –, Parenchymbrücke 399
–, -hypoplasie 399f.
–, -infarkt 398
– –, Emboli 398
– –, Narbe 398
– –, Perfusionsausfall 398
– –, thrombotischer Verschluß 398
–, -insuffizienz
– –, terminale 372
–, -karbunkel 389
–, Kitt- 392
–, Knollen- 372
–, -kontusion 394
– –, Dichtewert 394
– –, Hämatom 394
– –, Parenchymeinriß 394
– –, Perfusionsstörung 394
–, -lazeration 395
–, -leiomyom 381
–, -lipom 381
–, -lymphom 384f.
– –, Architektur 384
– –, Dichtewert 384
– –, Infiltration 384
–, -malignom 464

–, Markschwamm- 287, 399
–, -metastasen 378, 385
– –, Enhancement 385
–, -parenchym 376, 385, 387, 391, 393, 398
– –, Kontrastierung 368
– –, Kontusion 393
– –, Markkegel 369
– –, Markpyramiden 369
– –, Radiodensität 369
– –, Ruptur 393
– –, Zeit-Dichte-Kurve 369
–, -rinde(n) 369, 377, 379
– –, Ausbreitungsdiagnostik 379
– –, -hämatom 377
– –, -infiltration 379
– –, KM-Bolus 377
– –, Nekrosezone 377
– –, Pelottierungsphänomen 379
– –, -verformung 377
– –, -verkalkungen 377
–, Sack- 395
–, Schrumpf- 396, 398, 400
–, -stein 397
– –, Dichtewert 397
– –, Lithotripsie 397
– –, Material 397
– –, Verkalkungen 397
–, -stiel 369
–, Topographie 368
–, Transplantations- 392f.
–, -trauma 393
–, -tuberkulose 391f.
– –, abgelaufene ulzero-kavernöse 392
– –, Atrophie 392
– –, Detritusmasse 392
– –, Dichtewert 392
– –, floride 391
– –, Hydrokalizes 392
– –, Kelchdestruktion 391
– –, produktive Verlaufsform 391f.
– –, ulzero-kavernöse Verlaufsform 391f.
– –, Verkalkungen 392
–, -vene 292
–, -venenthrombose 399
– –, Thrombuszapfen 399
– –, Ursache 399
– –, Vollbild 399
–, Wilms-Tumor 386
– –, Dichtewert 386
– –, Kalzifikation 386
– –, KM-Bolus 386
– –, Nekrose 386
–, -zellkarzinom 374
– –, Metastasierung 374
– –, Stadieneinteilung 374
–, -zyste 248, 369f.
– –, Charakterisierung 370
– –, Differentialdiagnostik 370
– –, -(n)einblutung 372
– –, kortikale 370
– –, multiple 369
– –, parapelvine 370
– –, superinfizierte 389

–, Zysten- 371f.
– –, Hyperdensität 371
– –, Verkalkungen 371
Non-Hodgkin-Lymphom 145–147, 161, 240, 264f., 324, 360f., 384, 470, 472f., 507, 562
–, Ausbreitungsform
– –, intrathorakale 145
– –, kontagiöse 145
–, hochmalignes 472
–, isoliertes 161
–, Knochen- 507
–, Lymphknotenbefall 470
–, Stadieneinteilung 470
–, Verlaufskontrolle 472
Nucleus pulposus 513, 518f., 521, 524
–, Dehydratation 518
–, Derangement interne 519
–, Gaseinschluß 518

Obstruktion
–, biliäre 283f., 287
Obturationsatelektase 189, 192
Oligodendrogliom
–, Wirbelsäulen- 544
Omentum
–, majus 350f., 353, 444
–, minus 286, 315, 341
Oncocalix 383
Onkozytom 380
–, zentrale Narbe 380
Organprozeß
–, solitärer 118
Ösophagitis 319
–, (nach) Laugenverätzung 319
–, Mykosen 319
–, Reflux- 319
–, Soor- 319
– –, Wandverdickung 319
Ösophagus 140f., 316 319, 341
–, -karzinom 148, 161, 317–319
– –, distales 318f.
– –, Infiltration 317
– –, KM-Bolus 318
– –, Leiomyosarkom 317
– –, Lymphknotenbefall 317
– –, Lymphknotenstationen 318
– –, Metastasierung 318
– – –, hämatogene 318
– – –, lymphogene 318
– –, Wandverdickung 317
–, Muskelhypertrophie 319
– –, idiopathische 319
– –, Pseudodivertikulose 319
–, -tumor 316–318
– –, benigner 317f.
– – –, Adenom 317
– – –, Duplikationszyste 318
– – –, Fibroepitheliom 318
– – –, Hämangiom 318
– – –, Hamartom 317
– – –, Leiomyom 318
– – –, Lipom 317
– – –, Myom 317

– – –, Neurinom 317
– – –, Papillom 317
– – –, Polyp 317
– –, Plattenepithelkarzinom 316
–, -varize 267, 319f., 365
– –, Down-hill- 319
– –, Sklerosierung 320
– –, Wandverdickung 320
–, -vene 319
–, -wanddicke 141, 315
Os sacrum 434, 500, 554–556
Osteoblastom
–, Wirbelsäulen- 542
Osteochondrom
–, Knochen- 503
–, Muskelgewebe 494
–, Wirbelsäulen- 542
Osteochondrosarkom
–, Femur 504
Osteo-CT 133, 575
Osteoidosteom
–, Knochen- 504
–, Wirbelsäulen- 542
Osteom
–, Knochen- 504
–, Wirbelsäulen- 542
Osteomyelitis 241, 505, 561
–, Aortenaneurysma 484
Osteoporose 559
Osteosarkom 84
–, Becken 502
–, Knochen- 504f.
Östrogen 446
Ovar 434f., 442
–, Neoplasie 442
Ovarialkarzinom 351f., 439, 444–446, 474, 476
–, metastasierendes 445f., 474
–, Rezidiv 446
Ovarialmalignom
–, Lymphknotenstaging 444
–, Second-Look-Operation 444
–, Stadieneinteilung 444
Ovarialstroma 446f.
–, -Tumor 446f.
– –, Arrhenoblastom 447
– –, Gonadoblastom 447
– –, Granulosazell- 446
– –, Hormonproduktion 446
– –, Hypernephroid- 447
– –, Nekrosebildung 446
– –, Thekazell- 446
Ovarialtumor 442–447, 449
–, Anzeichen 444
–, (des) Keimepithels 444
–, solider 443f.
–, Zystadenom 442
–, zystisch-solider 443f.
Ovarialzyste 442f.
–, Corpus-luteum- 442
–, Dermoid- 443
– –, ektodermales Relikt 443
– –, Inhalt 443
– –, Verkalkungen 443

–, Dichtewert 442
–, Follikel- 442
–, Funktions- 442
–, Lutein- 442
–, neoplastische 442
–, Par- 442
–, Paroophoron- 442
–, Relikt- 442
–, Retentions- 442
–, Schokoladen- 442
–, Teer- 442
Ovarium 434
Ovarkeimzellen
–, -tumor 447
– –, Dysgerminom 447
– –, Teratoma malignum 447

page kidney 394
pancake 355
Pancoast-Syndrom 220
Pancoast-Tumor 147
Pankreas 289–311, 322, 341, 453, 455
–, Abgrenzung 291
–, -abszedierung 466
–, -abszeß 294, 307, 310
– –, Spiegelbildung 307
–, Abtastsequenz 293
–, -adenom 296f., 301
– –, makrozystisches 296, 301
– –, mikrozystisches 296
– – –, Septierung 296
– – –, zentrale Narbe 296
–, Anatomie 291
–, -atrophie 307, 309, 311
– –, lipomatöse 311
–, -B-Zellen 301
–, -CT 130
–, divisum 293
–, -erkrankungen 294
– –, entzündliche 294, 465
– –, Stenose 294
– –, zystische 294f.
– – –, dysontogenetische 294
– – –, Pseudo- 294f.
– – –, Retentions- 294
–, -fettmanschette 300
– –, Maskierung 300
–, -fibrose 311
–, -gastrinom 302
– –, Hormonaktivität 302
– –, Malignität 302
– –, Verkalkungen 302
–, -gewebe 292
– –, -dichte 304
–, -hämatom 295
– –, intrapankreatisches 295
–, -hauptgang 292
– –, Durchmesser 292
– –, -erweiterung 292
–, Inselzelltumor 296, 301
–, -insulinom 302
– –, Hormonaktivität 302
– –, Malignität 302

– –, Verkalkungen 302
–, -karzinom 274, 286, 297f., 300
– –, anaplastisches 297
– –, Atrophie 297
– –, Ausbreitungsform
– – –, hämatogene 297
– – –, lymphogene 297
– –, epitheliales Neoplasma 300
– –, Gallengangsobstruktion 297
– –, Infiltration
– – –, intrapankreatische 298
– – –, peripankreatische 300
– –, Inzidenz 297
– –, Lokalisation 297
– –, Pfortaderthrombose 274
– –, Radiodensität 298
– –, Resektabilität 300
– –, Rezidiv 300
– –, Sekundärzeichen 300
–, -kollum 291
–, -konturverformung 298
–, -kopf 279, 292f., 295
–, -kopfkarzinom 298–301
–, -kopfprozeß
– –, stenosierender 284
–, -korpus 293, 296
–, -korpuskarzinom 298–300
–, -lager 257
–, -lipomatose 311
–, -lithiasis 307
–, -maß 293
– –, Altersabhängigkeit 293
–, -metastase 303
–, -nebengang 292
–, -parenchym 292–294, 306
– –, Binnenstruktur 293
– –, Radiodensität 306
– –, Nekrose 294
– –, -struktur 292
–, -prozeß
– –, entzündlicher 365
– –, neoplastischer 365
–, -pseudogang 292
–, -pseudozyste 294f., 306–310, 462
– –, (bei) chronischer Pankreatitis 310
– –, Dichtewert 294, 308
– –, Einblutung 294
– –, Gefäßarrosion 294
– –, infizierte 310
– –, Nekrosezone 295
– –, traumatische 295, 310
– –, Wandverkalkungen 294
–, -retentionszyste 294
–, -schwanz 293, 295f.
–, -schwanzkarzinom 359
–, -stenose 294
–, Topographie 290
–, -trauma 310, 465
– –, Hämatom 310
– –, Kontusion 310
– –, Ruptur 310
–, -tumor 296f., 303
– –, sekundärer 303

–, -verfettung 292
– –, physiologische 292
–, -verformung 302
–, -vergrößerung 309
–, -verkalkungen 307–309
–, Zystadenokarzinom 301
–, -zyste 248, 294–296, 371
Pankreatektomie 300f.
Pankreatitis 280, 295, 303, 347, 457, 465, 469
–, abgelaufene akute 306
–, Abszedierung 307
–, akute 295, 303f., 462
– –, alkoholbedingte 303
– –, biliäre 303
– –, Nekrostraßen 295
–, akute exsudative 305f.
– –, Abszedierung 306
–, akut rezidivierende 303
–, Begleit- 298
–, chronische 294, 298, 303, 307–311
– –, alkoholbedingte 307
– –, biliäre 307
– –, Fibrose 307
– –, Gangerweiterung 307–309
– –, kalzifizierende 307
– –, Obstruktion 309
– –, progressive 307
– –, rezidivierende 307
– –, Sklerolipomatose 307
–, chronisch-kalzifizierende 308
–, Exsudatabkapselung 307
–, exsudative 305, 326
–, Exsudatmenge 304
–, Exsudatresorption 307
–, hämorrhagisch-nekrotisierende 303f., 306, 462
– –, Fibrinsequester 306
–, interstitielle 303
–, ödematöse 302–304
–, rezidivierende chronische 309
–, serös-exsudative 304
–, suppurative 307
Papillitis
–, stenosierende 284
Papillom
–, Cholesterin- 282
–, echtes 282
–, Harnblasen- 417f.
–, Harnblasenwand- 418
–, Ösophagus- 317
Paragangliom 160
–, Weichteilgewebe 500
Paragliom
–, Wirbelsäulen- 544
Parametris
–, anterior 449
–, lateralis 449
–, posterior 449
Parametrium 433–435, 437, 458
–, -entzündung 449
Paraproktitis 449
Paroophoronzyste 442
Parotisabszeß 167
Parovarialzyste 442

Pars interarticularis 527
Pelviperitonitis 448
Pericarditis tuberculosa 179
Pericholangitis 285
Perikard 177
–, Anomalie 178
– –, Aplasie 178
– –, Divertikel 178
– –, Zyste 178
–, -blätter 179
– –, Verdickung 179
–, -erguß 178f., 217
– –, nach Strahlenbehandlung 178
– –, Radiodensität 179
– –, Ursachen 179
–, -fibrose 180
–, -invasion 233
–, Hämo- 179
–, -tasche 177, 179
– –, retroaortale 177
–, Topographie 177
–, -tumor 180
– –, Fibrosarkom 180
– –, Mesotheliom 180
–, -verdichtung 154
Perikarditis
–, akute 180
–, akute unspezifische 178
–, bakterielle 178
–, chronisch-konstriktive 180
– –, purulente 180
– –, serofibrinöse 180
– –, tumoröse 180
– –, virale 180
–, Exsudat 178
–, Floridität 180
–, nichtinfektiöse 178
–, Verkalkungen 180
–, virale 178
Perioophoritis 448
Perisalpingitis 448
Peritonealblatt 307, 348
–, parietales 353
–, verdicktes 348
Peritonealhöhle 272f., 316, 339–355
–, Anatomie 341
–, Blutungen (in die) 349
– –, Dichtewert 349
–, Raum
– –, infrakolischer 345
– –, inframesokolischer 341, 345
– –, subhepatischer 341–343
– –, subphrenischer 341, 343–345
– –, supramesokolischer 341
–, Topographie 341f.
Peritonealkarzinose 322, 345f., 351–353, 359, 444f.
Peritonealmetastase 353
–, Verkalkungen 353
Peritoneum 457, 459
Peritonitis 337, 347, 365
–, (bei) abszedierender Lymphadenitis 348
–, akute 347
–, (unter) Etappenlavage 348

–, lokale 347
Pfortaderthrombose 274
Phäochromoblastom 408
–, metastasierendes 149
–, Nebennierenmark 408
Phäochromozytom 160, 407f., 410, 420
–, Harnblase 420
–, malignes 408
–, mediastinales 161
–, metastasierendes 239
–, Nebennierenmark 407f.
–, Nebennierenrinde 410
–, retroperitoneales 481
Phlebolith 153
pixel siehe Bildelement
Plasmozytom 147, 238, 300, 359
–, anaplastisches 146
–, generalisiertes 507
–, Klavikula- 238
–, Knochen- 506f.
–, solitäres 507
Plattenatelektase 188
Plattenepithelkarzinom 213, 218f.
–, Einschmelzungen 219
Plattenspeicher 575
Pleura 223–234
–, Abszeßhöhle 227
–, Asbestose 230
–, -basis 210
–, -blatt 225–229
– –, adhäerentes 227
– –, parietales 225, 227
– –, Verbreiterung 225
– –, verdicktes 227
– –, viszerales 225, 227
–, costoparietalis 225, 237
–, diaphragmatica 225, 230
–, -drainage 229
–, -duplikatur 185
–, -emphysembulla
– –, infizierte 227
–, -empyem 200, 226–228
– –, geklammertes 227
–, -Enhancement 227
–, -entzündung 168
–, -erguß 168, 188, 203, 217, 225–228, 230, 234
– –, adhärenter 188
– –, purulenter 225
– –, seroanguilenter 225
– –, seröser 225, 230
–, -exsudat 225, 233
– –, bakterielles 225
– –, hämorrhagisches 233
– –, infektiöses 225
– –, mykotisches 225
– –, neoplastisches 225
– –, parasitäres 225
– –, thromboembolisches 225
– –, traumatisches 225
– –, virales 225
–, -fenster 9
–, Fibrinkörper 231
–, -fibrom 231

–, -finger 218
–, Fistelbildung
– –, bronchopleurale 228
–, -granulationsgewebe 227
–, -höhle 200, 225, 229
–, HRCT 231
–, -infiltration 217
–, -invasion 154
–, -karzinomatose 234
–, -karzinose 234
–, -kuppe 225
–, -kuppenschwielen 229
–, -lipom 231
–, -lymphangiosis 234
–, mediastinalis 140, 154, 233
– –, Pars membranacea 140
–, -metastasen 233
– –, hämorrhagische 233
– –, nekrotische 233
–, -neoplasie
– –, primäre 231
–, parietalis 228, 230, 233
–, -plaques 230
–, -raum 455
–, Spiegelbildung 228
–, Subpleuralraum 192
–, -transsudat 225
– –, kardiovaskuläres 225
–, Transversalschnitt 224
–, -tumor
– –, benigner
– – –, Mesotheliom 231
– –, maligner
– – –, Mesotheliom 232
– –, -verkalkung 231
–, -verdickung 225, 230–232, 234
– –, fibrotisch-hyaline 230
– –, knollige 232
– –, plaqueförmige 232
–, -verkalkungen 229
– –, schollige 230
–, -verschwartung 227, 229
– –, tuberkulöse 229
–, visceralis 186, 192, 210, 219, 228
– –, Einriß 211
–, -zipfel 219
Pleuritis sicca 227
Pleuroperikardwinkel 234
Plexus
–, basivertebralis 517
–, brachialis 138
–, brachiocervicalis 146
–, uterovaginalis 434
–, Venen- 455, 516f., 521
–, venosus vertebralis 516
Pneumatosis intestinalis 338
Pneumokoniose 151
Pneumomediastinum 169
Pneumonie 199f., 225, 268
–, abszedierende 200
–, Broncho- 199
–, chronisch-karnifizierende 191
–, Infarkt- 210

–, interstitielle 199
–, karnifizierende 198
–, Lobär- 199
–, Pneumocystis-carinii- 199
–, poststenotische 212
Pneumothorax 117, 206
–, traumatischer 211
Polymyositis
–, Muskelgewebe 493
– –, Atrophie 493
– –, Umbau 493
– –, Verkalkungen 493
Polypen 317
–, kolorektale 328
–, Magen- 326
Polysplenie 365
Portalvenenast 279
Portalvenenthrombose 274
–, kavernöse Transformation 274
–, KM-Bolus 274
Portio 433
Präkanzerose 334
Pringle-Bourneville-Syndrom 370
Processus
–, spinosus 515, 542
– –, Abscherung 542
–, uncinatus 291–293, 298, 521, 526
– –, Auftreibung 298
– –, Ausziehung 526
– –, Verformung 526
Promontorium 461, 553f.
Prostata 423–430
–, -adenom 414, 426, 429
–, Anatomie 425
–, -entzündung 429
– –, Abszedierung 429
– –, Phlegmon 429
–, -enukleation 426
 , hyperplasie 426–428
– –, benigne 426
–, -karzinom 426–429
– –, Infiltration 428
– –, Lymphknotenbefall 428
– –, Metastasierung 427
– – –, hämatogene 427
– – –, lymphogene 427
– – –, osteoplastische 429
– –, Rezidiv 428
– –, Stadien 426–428
–, -leiomyosarkom 427
–, -parenchymdichte 425
–, -rhabdomyosarkom 427
–, -sarkom 427f.
–, -stein 429
– –, primärer 429
– –, sekundärer 429
–, -tumor 474
–, -verkalkungen 425
–, -zyste 425f.
– –, Müllersche 425
Prostatitis
–, akute 429
–, chronische 429

–, spezifische 429
– –, Fistelbildung 429
– –, Verkalkung 429
Psammom 442, 447
Pseudoaneurysma 295, 483
–, arterielles 295
Pseudoarthrose
–, spinale 526
Pseudohypertrophie
–, Muskelgewebe 491
Pseudokavitation 219
–, Einschmelzungen 219
–, Lufteinschluß 219
Pseudomeningozele 525
Pseudomyxoma
–, peritonei 350, 442
– –, Abszeßbildung 350
– –, Dichtewert 350
– –, Verkalkungen 350
Pseudospondylolisthesis 526f., 529
Pseudozyste
–, Abszeß 295
–, Gallen- 273
–, Milz- 359, 364
–, Nierenrinden- 410
–, Pankreas- 294f., 306–310, 462
–, perirenale 463
–, Superinfektion 295
Psoasabszeß 466f., 550
Pulmonalarterie 185
–, Ektasie 166f.
Pyelonephritis 379, 387, 389–391, 462, 464
Pyometra 439f., 448
Pyonephrose 371, 390, 396f.
Pyosalpinx 448
Pyothorax 229

QCT 575

Radiodensität 7, 346
–, Abszeß 88f.
–, Aszites 346
–, Bandscheibe 523
–, Bronchialkarzinom 218
–, Dermoidzyste 156
–, Fettleber 265
–, Galle 281
–, Gallenblase 280f.
–, Hämatom 87f.
–, Hämosiderose 268
–, Leber 248
–, Lipom 154
–, Lipomatose 154
–, Lymphknoten 474
–, Lymphknotenvergrößerung 470
–, Lymphom 148
–, Milz 357
–, Mischgewebe 91
–, Nebenmilz 366
–, Nebennierenmetastasen 409
–, Nebennierenrindenadenom 405
–, Nierenhämatom 395
–, Nierenparenchym 369

–, Pankreaskarzinom 298
–, Pankreasparenchym 306
–, Perikarderguß 179
–, Teratom 156
–, Thymus 144
–, Weichteilliposarkom 499
Radiogramm 572
Raum
–, Abdominal- 471
–, Alveolar- 188, 192f., 203, 207f.
–, avaskulärer 273
–, Bandscheiben- 548
–, Douglas- 341f., 345, 348, 444, 449
–, Epidural- 519, 524, 550
–, Faszien-
– –, retroperitonealer 455–457, 459
– –, subperitonealer 458f.
–, infrakolischer 345
–, inframesokolischer 341, 345
–, Interkostal- 219, 241
–, Intervertebral- 548
–, pararenaler 449, 457, 459, 464f.
–, periduraler 547
–, perikaler 469
–, perirenaler 295, 397, 449, 457, 459, 462
–, perivertebraler 455
–, perivesikaler 459
–, periviszeraler 141
–, Pleura- 455
–, properitonealer 449
–, retrokruraler 455
–, retroperitonealer 449–487
–, Subarachnoidal- 516, 529
–, subhepatischer 341–343
–, subperitonealer 435, 449, 465, 467
–, subphrenischer 341, 343–345, 455
–, Subpleural- 192, 203, 207
–, supramesokolischer 341
Recessus
–, azygoösophagealer 140, 144
–, lateralis 517, 522–526, 529
–, Morisoni 347
–, subhepaticus 349
–, superior 294
–, supraazygealer 140
Referenzphantom 91
Regeneratknoten 266
Region of interest (ROI) 575
Reiter-Syndrom 560
Rektosigmoid 470
Rektum 316, 328, 334, 415, 433, 440, 449
–, -amputation 329–331
– –, infiziertes Rezidiv 331
– –, Lokalrezidiv 329
– –, Tumorrezidiv 330
–, -karzinom 328f., 331
– –, Fibrose 331
– –, Infiltration 328, 331
– –, KM-Bolus 329
– –, Lufteinschluß 331
– –, Narbengewebe 331
– –, Tumorrezidiv 329
–, -wand 316, 469

Relikttumor 478
Renalzellkarzinom 84, 240, 374–379, 410, 475
–, (mit) Hämatom 378
–, Metastasen 475
–, Metastasierung 378
–, zystisches 378
Retikulosarkom
–, Knochen- 507
Retraktionsphänomen 219
Retroperitonealfibrose
–, idiopathische 467
–, primäre 467f.
– –, Kriterien 468
–, sekundäre 467–469
Retroperitonealgefäße 453
–, Situs 452
Retroperitonealraum 449–487
–, Anatomie 453, 455
Retroperitonealtumor 470, 478–481
–, fetthaltiger 479f.
– –, Lipom 470, 479f.
– –, Liposarkom 479f.
– – –, Mischtyp 480
–, Hämangiom 479–481
–, Hämangioperizytom 480
–, Neuroblastom 480
–, neurogener 478
–, primärer 478–481
– –, Ganglioneurom 479
– –, Hämangiom 479–481
– –, Hämangioperizytom 479–481
– –, Neuroblastom 478–480
– –, Phäochromozytom 481
– –, relative Häufigkeit 478
– –, Relikt- 478
– –, Rhabdomyosarkom 478
– –, Sarkom 481
–, Verkalkungen 480
–, weichteildichter 480
– –, Histiozytom 480
– –, Leiomyosarkom 480
–, zystischer 480
– –, Lymphangiom 480
Rhabdomyolyse
–, Muskelgewebe 494
Rhabdomyom 420
–, Harnblasen- 420
–, Herz- 176
–, Weichteilgewebe 497
Rhabdomyosarkom 420, 466, 478
–, Harnblasen- 420
–, Prostata- 427
–, retroperitoneales 478
–, Weichteilgewebe 497, 499
Riesenzelltumor
–, Dichtewert 509
Riglersches Nabelzeichen 218
rim sign 364
Rinne
–, parakolische 341, 345
Rippe(n)
–, -enchodrom 238
–, -destruktion 232

–, -granulom 238
Röntgenbild
–, digitales 572f.
Röntgenstrahlen
–, Absorption 565
–, Schwächung 576
–, Streuung 580
Rückenwand 449
Rückprojektion 575
Rundatelektase 191, 207

Sackniere 395
Sacroiliitis enterocolica 560
Sakralforamen 521
Sakralkanal 548
Sakroiliakalgelenk
–, -entzündung 560
– –, rheumatischer Formenkreis 560
Sakroiliitis 560f.
–, infektiöse 560
–, szintigraphische 561
–, Usuren 560
Samenblase(n) 423–430
–, -abszeß 430
–, Adenokarzinom 430
–, -agenesie 430
–, -aplasie 430
–, Leiomyosarkom 430
–, -zyste 430
Sanduhrgeschwulst 161
Sarkoidose 150f., 203, 266, 326, 477
–, disseminierte 204
–, feinnoduläre 204
–, Muskelgewebe 493
Sarkom 148, 420
–, Angio- 361
–, Chondro- 220, 494, 503–505
–, Ewing- 505, 542
–, Fibro- 153, 180, 497, 499, 505, 542
–, Gallenblasen- 282
–, Herz- 176
–, Kaposi- 477
–, Leiomyo- 317, 324, 327, 420, 427, 430, 441, 480, 487, 498
–, Lipo- 154, 334, 478–480, 497–499
–, Lipofibro- 153
–, Magen- 324f.
–, Myo- 327, 440
–, neurogenes 479
–, Osteo- 84, 502, 504f.
–, Osteochondro- 504
–, Prostata- 427f.
–, Retikulo- 507
–, retroperitoneales 479, 481
–, Rhabdomyo- 420, 427, 466, 478, 497, 499
–, Uterus- 436, 440
–, Uterusmyo- 440
–, Weichteillipo- 498f.
–, Wirbelsäulen- 545
Scan 575
Scanner
–, Rotations- 4
–, Translations- 4

Scheidenstumpf 440
Scheidentampon 438
Schenkelhernie 338
Schicht 575
–, -ebene 576
–, -geometrie 575
Schießscheibenzeichen 332, 334
Schilddrüse 141
–, Gewebedichte 141
Schilddrüsenkarzinom 158
–, metastasierendes 239
Schlingenabszeß 332
Schrumpfblase 416
Schrumpfniere 396
–, pyelonephritische 400
–, vaskuläre 398
Schwächung
–, (von) Röntgenstrahlen 576
Schwächungskoeffizient
–, linearer 574
Schwächungswert 3
Schwannom 260, 325
–, Magen- 325
–, Nervus fibularis 500
Schwielen 208
Scoutview 576
SD 576, 578
Segmentbronchien 189
Segmentgrenzen 186
Sekundärschnitt 576–578
Seminom 156, 300, 474
–, -metastasen 476
Senkungsabszeß 449
Septum
–, Alveolar- 207, 209
–, Gallengang- 283
–, Haupt- 186, 189, 226
–, Interlobär- 207, 209
–, Interlobulär- 200, 205, 207, 209
–, interventriculare 174, 180
– –, Angulierung 180
– –, Hypertrophie 174
–, Intralobulär- 193
– –, Kerley-B-Linie 193
–, Lobär- 200
–, Lungen- 183
–, Neben- 186, 207
SEQCT 92, 576, 578
Sequenz-CT 393, 471
Sequestration 521
Serio-CT 114
Serotonin 302
Sheehan-Syndrom 412
Shigellose 334
Shunt
–, arterioportaler 258
Sichelzellenanämie 364
Sigma 328, 336, 415
–, -divertikulitis 417
–, -karzinom 329, 475
– –, Spätmetastasen 475
Silikose 151, 207
single energy quantitative CT *siehe* SEQCT

Sinus
–, coronarius 140
–, phrenicocostalis 220, 229
–, renalis 369, 373
Sippel-Syndrom 407
Sklerodermie 203
Sklerolipomatose 307, 309, 311
Sklerose
–, Koronar- 174
–, Nephro- 379
–, Spongiosa- 548
–, subchondrale 526
–, tuberöse 370, 380, 478
Skoliose 523
Spatium vesico uterinum 414
Sphincter ani 329
Spiegelbildung 219
Spina
–, bifida 527
–, occulta 546
Spinalganglion 516
Spinalkanal 160, 513–517, 521f., 526f., 528f., 533f.,
   545–547, 550
–, Erweiterung 546
–, Weichteilstruktur 514
Spinalmark 516
Spinalstenose 521, 527–529
–, absolute 529
–, entwicklungsbedingte 527
– –, Neuralbogendysplasie 527
–, erworbene 527
– –, Diskopathie 527
– –, Intervertebralarthrose 527
– –, Morbus Paget 527
–, foraminale 529
–, kongenitale 527
– –, Chondrodysplasie 527
– –, Chondroplasie 527
– –, Meningozele 527
– –, Spina bifida 527
–, relative 529
–, zentrale 529
–, zervikale 529
Spiral-CT 293, 576, 578
Splenomegalie 266, 357f., 361f., 365, 470, 474
Splenosis 365
Spondylarthrose 526, 529
–, Anzeichen 526
–, Gelenkkapselverdickung 526
–, Subluxationsstellung 526
–, zervikale 526
Spondylitis 465, 549
–, ankylopoetica 526, 560
–, nichttuberkulöse 549
Spondylodiszitis 548f.
Spondylolisthesis
–, Pseudo- 526f., 529
–, vera 527
– –, Arthrosezeichen 527
Spondylolyse 527
Spondylophyt 518
Spondylosis 518
Spongiosasklerose 548

Standardabweichung 576, 578
Steatosis
–, areata 265 f.
–, fokale 265
Stein-Leventhal-Syndrom 442
Strahlendosis 578–580
Strahlenfibrose 468 f.
Streustrahlung 578
Streuung
–, (von) Röntgenstrahlen 580
Struma 157
–, cervicothoracalis 157
–, colloides 157
–, endothoracica 157
–, -entzündung 157
–, episternale 158
–, -hyperplasie 157
–, intrathorakale 157
–, maligna 157
–, mediastinale
– –, dystope 157
–, retrosternale 157
–, Riedelsche 284
Subarachnoidalraum 516, 529
Subphrenium 247
Subpleuralraum 192, 203, 207
Summationsbild 3
Supraklavikulargrube 374
Symphathikoblastom 160
Symphysenspalt 554
Syndrom
–, adrenogenitales (AGS) 404 f.
–, Budd-Chiari- 274 f.
–, Caroli- 287
–, Conn- 404
–, Cushing- 404 f.
–, Gardner- 479
–, Pancoast- 220
, paraneoplastisches 486
–, Pringle-Bourneville- 370
–, Reiter- 560
–, Sheehan- 412
–, Sippel- 407
–, Stein-Leventhal- 442
–, Tietze- 239
–, Vena-azygos-Kontinuitäts- 166 f., 486
–, Vena-cava-Verschluß- 168
–, Verner-Morrison- 302
–, von-Hippel-Lindau- 370, 374, 478
–, Waterhouse-Friedrichsen- 410
–, Werner- 407
–, Zollinger-Ellison- 302
Synovaliom
–, metastasierendes 233
Synovialzyste 526
Syringohydromyelie 544
Syringomyelie 544 f.

Tangentialphänomen
–, vertikales 81
Teilvolumeneffekt 81, 83 f., 513
Teratokarzinom 156
Teratom 147, 154–156

–, metastasierendes 156
–, Radiodensität 156
–, Wirbelsäulen- 544
–, zystoide Formation 155
Teratoma malignum 447
Thalassämie 268
Thorax
–, -apertur 220
– –, obere 137
–, -CT 120 f.
–, Fibro- 229, 232
–, Hämato- 229
–, Hemi- 214
–, Lymphknotenstaging 124
–, -muskulatur 219, 225
–, Pneumo- 117, 206, 211
–, Pyo- 229
–, -trauma 169, 242
–, -wand 235–242
– –, -abszeß 241
– –, Anatomie 237
– –, Dichtewert 241
– –, -entzündung 241
– –, -fibrose 239
– –, Gewebeschichten 237
– –, -hämatom 242
– –, -hämorrhagie 239
– –, -infiltration 219
– –, -invasion 233
– –, -neoplasie
– – –, primäre 239
– – –, sekundäre 239
– –, -prozeß
– – –, entzündlicher 227
– – –, exsudativer 227
– – –, fibrinopurulenter 227
– –, Topographie 236
– –, -trauma 242
, -tumor 237
– – –, Enchondrom 238
– – –, Granulom
– – – –, eosinophiles 238
– – –, Knochenzyste
– – – –, aneurysmatische 238
– – –, Lipom 238
– – –, Non-Hodgkin-Lymphom 240
– – –, Plasmozytom 238
– – –, Renalzellkarzinom 240
Thrombophlebitis 269
Thrombose
–, Aortendissektion 484
–, Beckenvenen- 486
–, Kava- 486
–, Lebervenen- 275
–, Mesenterialvenen- 338
–, Milzvenen- 365
–, Pfortader- 274
–, Vena cava inferior 486
–, Vena mesenterica superior 338
–, Vena porta 284, 338
Thymom 154 f.
–, -hyperplasie 155
–, -lipom 155

–, malignes 154 f.
–, (bei) Myasthenia gravis 154
–, -persistenz 155
–, (bei) Thymushyperplasie 154
–, -vergrößerung 155
–, zystisches 153
Thymus 144
–, anatomische Lage 144
–, Fettinvolution 144
–, Größe 144
–, -hyperplasie 153–155
–, Konfiguration 144
–, -lipom 154 f.
–, -persistenz 155
–, Radiodensität 144
–, -tumor 154
– –, Thymom 154 f.
–, -vergrößerung 155
–, -zyste 154 f.
Tietze-Syndrom 239
Tischvorschub 580
Tomographie
–, konventionelle 221
Tonsillenkarzinom 262
Topogramm 572, 580
–, seitliches 91
Toxoplasmose 411
Trachea 140, 214, 315
–, Bifurkation 315
Trachealkarzinom 159
Trachealmyelom 159
Trachealtumor 159
Tracheobronchialsystem 317
–, Tumorinvasion 317
Tracheobronchialwinkel 140, 159
Transplantationsniere 392 f.
–, Flüssigkeitsansammlungen 392
–, Organabstoßung 392 f.
Transsudat 87
–, Aszites 346
–, Pleura- 225
Trauma
–, Aorten- 485
–, Bauch- 272, 311, 349, 363, 395, 485
–, Becken- 465
–, Distraktions- 535
–, Flexionsdistraktions- 536
–, Hyperflexions- 533, 542
–, Leber- 272 f.
–, Milz- 363
–, Nieren- 393
–, Pankreas- 310, 465
–, Thorax- 169, 242
–, Thoraxwand- 242
Trigonum vesicae 417, 420, 425, 435
Truncus
–, brachiocephalicus 162
– –, Aneurysma 166
– –, Ektasie 166
–, coeliacus 299 f., 453
–, pulmonalis 138
Tuba uterina 434
Tubenkarzinom 439

Tuberkulom 218
Tuberkulose 266, 319, 326, 346, 362, 411 f., 416 f., 466, 477
–, Genital- 429
–, Harnblasen- 417
–, Lymphknoten- 477
–, Miliar- 201
Tuboovarialabszeß 448
Tumor
–, Becken- 502
–, bindegewebiger 505
–, Blasen- 474
–, Borderline- 446
–, Borrmann-IV- 322
–, chondrogener 503
–, Dickdarm- 327
–, Dünndarm- 327
–, -einbruch 217
–, fetthaltiger 479
–, Gallenblasen- 282, 286
–, Gallengangs- 283, 286
–, Granulosazell- 446
–, Harnblasen- 417–420
–, Herz- 176
–, Hypernephroid- 447
–, -infiltration
– –, interstitielle 210
– –, metastatische 476
–, Inselzell- 296, 301 f.
–, -invasion 217
–, -kaverne 219
– –, infizierte 219
–, -kernschatten 217
–, Keimepithel- 443 f.
–, Klatskin- 258 f., 286
–, Knochen- 501–509
–, kongenitaler 544, 546
–, -kontaktfläche 219
–, Krukenberg- 446 f.
–, Leber- 249–251, 260
–, Lungen- 212 f.
–, Magen- 321–326
–, Mediastinum- 153–162
–, mesenchymaler 153 f., 420
–, Milz- 359–361
–, myelogener 505–507, 509
–, Nebennierenmark- 407–409
–, Nebennierenrinden- 404, 409
–, -nest 209
–, neurogener 478
–, Ösophagus- 316–318
–, osteogener 504
–, Ovarial- 442–447, 449
–, Ovarialstroma- 446 f.
–, Ovarkeimzellen- 447
–, Pancoast- 147
–, Pankreas- 296 f., 303
–, parathyreoidaler 154, 158
–, Perikard- 180
–, Pleura- 231 f.
–, Prostata- 474
–, Rektum- 329 f.
–, Relikt- 478

–, Resektabilität 217
–, Retroperitoneal- 470, 478–481
–, Riesenzell- 509
–, solider neurogener 160 f.
–, Thekazell- 446
–, Thorax- 237 f., 240
–, -thrombus 486 f.
–, Thymus- 154 f.
–, Tracheal- 159
–, Uterus- 435–441, 474
–, vertebragener 542
–, Weichteil- 495–500
–, Wilms- 386, 409
–, Wirbelsäulen- 542–549
–, -zapfen 217
–, -zelle 209

Umschlagsfalte 345
Uncovertebralarthrose 521
Untersuchung(s) 113
–, -methodik 113
–, -parameter 113–115
– –, Schichtabstand 113
– –, Schichtdicke 113
– –, technische 113 f.
– – –, Abtastzeit 114
– – –, Bildrauschen 113
– – –, Dosis 114
– – –, Dosiserhöhung 113
– – –, Gantry-Neigung 113
– – –, Interscanzeit 113
– – –, Kontrastauflösung 114
– – –, Nativserie 114
– – –, Röhrenleistung 113
–, -strategie 113
–, -technik 113
–, -typ 115
– –, Ausbreitungsdiagnostik 115
– – –, als KM-Serie 115
– –, organorientierter 115
– – –, mit KM-Bolus 115
– –, orientierender 115, 119
– –, Umgebungsdiagnostik 115
–, -zeit 113
Urachus
–, -karzinom 419
–, persistierender 416
Urämie 371
Ureter 420, 435, 438 f., 467, 470
–, Abriß 393
– –, Urinextravasation 393, 467–469
–, Hämatom 393
–, -karzinom 381
–, pelviner 435
–, Pseudoverdickung 439
–, Uterus 435
Urinom 349, 463
–, Abszedierung 463
Urogramm 383
Urolithiasis 397
–, Material 397
Urothelkarzinom 383, 417
–, metastasierendes 508

Uterus 414, 433–435, 449, 458, 467, 469
–, -adenomyomatosis 436, 440
–, cavum 440
–, -chorionepitheliom 440
–, -endometriumkarzinom 440
–, -entzündung 447 f.
–, -exstirpation 441
– –, Abszedierung 441
– –, Hämatom 441
– –, postoperative Narbe 441
– –, radiogene Fibrosierung 441
–, Halteapparat 434
–, -hämatometra 440
–, -karzinom 473
–, -kollumkarzinom 436–439
– –, Lymphknoteninfiltration 439
– –, Metastasierung 437
– –, Stadieneinteilung 437 f.
– –, Strahlentherapie 437
–, -kontrastierung 469
–, -korpuskarzinom 241, 436, 439 f.
– –, Ausdehnung 439
– –, Lymphknoteninfiltration 439
– –, Stadieneinteilung 439
–, -leiomyosarkom 441
–, -myom 435 f.
– –, Abszeß 435
– –, Bolusgabe 436
– –, Gangrän 436
– –, Infektion 435 f.
– –, Nekrose 435
– –, Verkalkungen 435 f.
–, -myosarkom 440
–, -neoplasma 416
–, -pyometra 440
–, -sarkom 436, 440
–, -tumor 435–441, 474
–, -zervixkarzinom 439
Utrikulozele 425
Utrikulus 425
–, Mega- 425

Vagina 433, 437
Vaginalstumpf 441
Varixknoten 220
Vasa vasorum
–, Fibrose 467
–, Vaskulitis 467
Vena
–, axillaris 137
–, azygos 140, 167, 455, 485 f.
– –, Erweiterung 167
– –, Kollateralfunktion 167
– –, -Kontinuitätssyndrom 166 f., 486
–, basivertebralis 513, 515–517
–, brachiocephalica 137, 140
–, cava
– –, inferior 247 f., 272, 291 f., 399, 453, 467, 486, 516
– – –, Anomalie 485 f.
– – –, Leiomyosarkom 487
– – –, Thrombose 486
– –, superior 137 f., 140, 214
– –, -Verschluß-Syndrom 168

–, hemiazygos 140, 455, 485f.
– –, accessoria 140
–, iliaca communis 453
–, jugularis 137, 141
– –, interna 141, 159
–, lienalis 292, 471
–, mammaria interna 140
–, mesenterica
– –, superior 291f., 299, 338, 455, 471
– – –, Thrombose 338
–, porta 247, 251, 268, 292, 338, 453, 471
– –, Thrombose 284, 338
–, renalis 399, 455, 471, 486
– –, Verschluß 399
–, subclavia 137
–, umbilicalis 267
– –, wiedereröffnete 267
Vene
–, Becken- 486
–, Interkostal- 225
–, Leberhaupt- 247f.
–, Lungen- 185
–, Milz- 453, 455
–, Nieren- 292
–, Ösophagus- 319
Venenkonvolut 320
Venenplexus
–, äußerer 516
–, interner 517
–, lumbaler epiduraler 516
–, perivertebraler 455
–, spinaler 521
Ventralglissement 527, 541
Verkalkungen
–, eierschalenförmige 208
Verner-Morrison-Syndrom 302
Volumenelement 7, 571, 580
Volumenmessung 580
von-Hippel-Lindau-Syndrom 370, 374, 478
voxel siehe Volumenelement

Waterhouse-Friderichsen-Syndrom 410
Weichteilemphysem 169
Weichteilfenster 9
Weichteiltumor 495–500
–, -ausdehnung 500
–, bösartiger 496
–, Fibrom 497
–, Fibrosarkom 497, 499
–, gutartiger 496
–, Hämangiom 498
– –, Phlebolith 498
–, Histiozytom
– –, malignes fibröses 499
–, Klassifikation 496
–, Leiomyom 498
–, Leiomyosarkom 498
–, Lipom 497f.
– –, Dichtewert 498
– –, intermuskuläres 497
– –, intramuskuläres 497
– –, KM-Bolus 498
–, Liposarkom 497–499

– –, Dichtewert 498
– –, Radiodensität 499
– –, Verdichtungen 499
–, Malignitätskriterien 499
–, Paragangliom 500
–, Rhabdomyom 497
–, Rhabdomyosarkom 497, 499
–, Schwannom 500
Werner-Syndrom 407
Wilms-Tumor 386, 409
Window 580
Winkelmessung 580
Wirbelbogen 535
–, -destruktion 542
Wirbelkanal
–, knöcherner 515
Wirbelkörper 513
–, Abschlußplatte 513
–, -arrosion 544
–, Bodenplatte 513
–, Bogenwurzel 513
–, Deckplatte 513
–, Dornfortsatz 513
–, Gelenkfortsatz 513
–, -hinterkante 513, 536
–, Lamina 513
–, Massa lateralis 513
–, -metastasen 508
–, Neuroforamen 513
–, -usur 542
–, -verletzungen 536–539
– –, Dislokation 536
– – –, atlantoodontoidale 537
– – –, atlantookzipitale 537
– – – –, Hämatombildung 537
– – – –, Liquoraustritt 537
– – – –, rotatorische atlantoaxiale 537, 539
– – –, -sub- 536
Wirbelsäule(n) 453, 511–550
–, -abszedierung 466
–, Anatomie 513, 515–517
–, -erkrankungen
– –, degenerative 518–521
–, Hals- 539
–, Lenden- 513
– –, -lordose 553
–, -metastasen 544
– –, intramedulläre 544
–, -raumforderung 544–549
– –, erworbene 544–549
– – –, Chordom 545
– – –, extradurale 547
– – –, intradurale 546
– – –, Sarkom 545
– – –, solide 544
– – –, zystische 544
– –, intraspinale 544f.
– – –, extradurale 547
– – –, Meningeom 545
– – –, Neurinom 547
– – –, Neurofibrom 545
– –, kongenitale 544, 546
– –, solide 544

– – –, Angioblastom 544
– – –, Astrozytom 544
– – –, Ependymom 544
– – –, Glioblastom 544
– – –, Gliom 544
– – –, Melanom 544
– – –, Oligodendrogliom 544
– – –, Paragliom 544
– –, zystische 544
– – –, Chiari-I-Malformation 544
– – –, Hydromyelie 544
– – –, Syringohydromyelie 544
– – –, Syringomyelie 544
–, -tumor 542–549
– –, -ähnliche Läsion 542
– – –, fibröse Dysplasie 542
– – –, Morbus Paget 542
– –, kongenitaler 544, 546
– – –, Angiolipom 544
– – –, Dermoid 544
– – –, Epidermoid 544
– – –, extraduraler 544
– – –, intramedullärer 544
– – –, Lipom 544
– – –, Meningozele 544
– – –, Myelomeningozele 544
– – –, Teratom 544
– –, metastasierender 542
– –, primärer 542
– – –, Chordom 542
– – –, Ewing-Sarkom 542
– – –, Fibrom 542
– – –, Fibrosarkom 542
– – –, Hämangiom 542
– – –, Myelom 542
– – –, Osteoblastom 542
– – –, Osteochondrom 542
– – –, Osteoidosteom 542
– – –, Osteom 542
– – –, Riesenzell- 542
– –, vertebragener 542
–, -verletzungen 530–542
– –, Atlasfraktur 538f.
– –, Axisbogenfraktur 541
– –, Berstungsbruch 542
– – –, inkompletter 531–533
– – –, kompletter 531, 534f.
– –, Bogenwurzelfraktur 542
– –, Chance-Fraktur 531, 535f.
– –, Densfraktur 539f.
– –, Distraktionstrauma 535
– –, Dreisäulenmodell (n. Denis) 530
– –, Flexionsdistraktions- 531, 536
– –, Fraktur 530
– –, Gelenkbogenfraktur 542
– –, Gelenkfortsatzfraktur 536, 542
– –, Hämatom 530
– –, Instabilität 530
– – –, akute 530
– – –, chronische 530
– –, Impressionskeilbruch 532f.
– –, Kompressions- 532
– –, Kompressionskeilbruch 531

– –, Laminafraktur 542
– –, Liquoraustritt 530
– –, Luxation 530
– –, Pathogenese 530
– – –, Hyperextension 530
– – –, Hyperflexion 530
– – –, Kompression 530
– – –, Rotation 530
– –, Subluxation 530
– –, Translations- 531, 536f.
– –, Translationsfraktur 542
– – –, Luxationsfraktur 536
– – –, Querschnittlähmung 536
– – –, Schichtfraktur 536
– –, Typen (n. Mc Afee und Magerl) 531
Wolff-Gang 430, 442
Wurzeltasche 517, 521, 523

Yersiniose 333

z-Achse 580
Zervix 434–439
Zollinger-Ellison-Syndrom 302
Zwerchfell 140, 185, 257, 315, 341, 453, 455
–, Anatomie 454
–, -beweglichkeit 188
–, -hiatus 315
–, -hochstand 188
–, -schenkel 455
–, -winkel 455
Zylindrom 212
Zystadenokarzinom 301, 444
Zystadenom 252, 296f., 373, 442–444
–, muzinöses 296, 443
–, seröses 443
Zyste 389
–, aneurysmatische 238
–, benigne 294
–, bronchogene 159, 162
–, Choledochus- 283, 286f.
–, Corpus-luteum- 442
–, Dermoid- 155f., 443, 481
–, Ductus-thoracicus- 162
–, Duplikations- 318, 326
–, dysontogenetische 248, 294
–, Echinokokkus- 271, 358f.
–, epidermoide 359
–, Follikel- 442
–, Funktions- 442
–, Gallengangs- 371
–, Gallenpseudo- 273
–, gastroenterale 162
–, Kelch- 371
–, Knochen- 238, 509
–, Leber- 248f., 273, 371
–, Lungen- 211
–, Lutein- 442
–, Mesenterial- 159f., 326f.
–, Milz- 358f.
–, Milzpseudo- 359, 364
–, Müllersche 425
–, Nebennieren- 411
–, Nebennierenrinden- 410

–, Nebennierenrindenpseudo- 410
–, neoplastische 442
–, neuroenterale 162
–, neurogene 161
–, Nieren- 248, 369f.
–, ösophageale 162
–, Ovarial- 442f.
–, Pankreas- 248, 294–296, 371
–, Pankreaspseudo- 294f., 306–310, 462
–, Pankreasretentions- 294
–, Paroophoron- 442
–, Parovarial- 442
–, Perikard- 178
–, pleuroperikardiale 160
–, Prostata- 425f.
–, Pseudo- 162, 273, 294f., 306–310, 348, 359, 362, 364, 462f.
–, Relikt- 442
–, Retentions- 294, 442
–, Samenblasen- 430
–, Schokoladen- 442
–, solitäre 249
–, Superinfektion 389
–, Synovial- 526
–, Teer- 442
–, Thymus- 154f.
Zystektomie 421
Zystenleber 248
Zystenniere 371f.
–, adulte 371
–, juvenile 371
Zystitis 470
Zystographie 470
–, retrograde 416
Zytom
–, Astro- 544
–, Hämangioperi- 479–481
–, Histio- 480, 499, 505
–, Immuno- 147
–, Onko- 380
–, Phäochromo- 160f., 239, 407f., 410, 420, 481
–, Plasmo- 146f., 238, 300, 359, 506f.

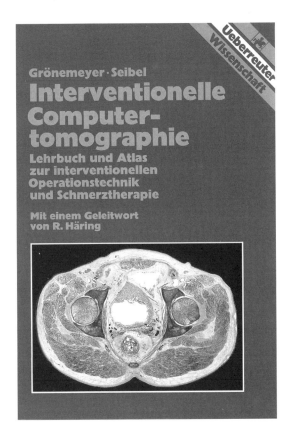

D. Grönemeyer/R. Seibel

Interventionelle Computertomographie
Lehrbuch und Atlas zur interventionellen Operationstechnik und Schmerztherapie
Mit einem Geleitwort von R. Häring

20,5 × 28 cm. XX, 344 Seiten. Mit 472 Abbildungen, davon 38 farbig, und 83 Tabellen. 1989. Gebunden
ISBN 3-89412-061-4

Dieses Buch stellt in einzigartiger Weise die Möglichkeiten und Perspektiven einer neuen Epoche in der Medizin dar. Unter diagnostischen und therapeutischen Aspekten werden revolutionäre und für den Patienten schonende Eingriffe in allen Körperregionen und -höhlen die operative Medizin von morgen mitbestimmen. Vorwiegend untraumatische und psychisch wenig belastende Eingriffe ersetzen größere Operationen und werden ambulant durchgeführt. Dabei werden radiologische Methoden und operative Techniken zunehmend kombiniert. Zusätzlich wird einer engagierten psychosozialen Patientenvor- und -nachsorge eine große Bedeutung zukommen.

Dem interventionell tätigen Arzt, dem Radiologen, dem Schmerztherapeuten und dem anatomisch Interessierten steht mit diesem farbig illustrierten Atlas ein Hilfsmittel zur Verfügung, das alle für die computergestützten Feinoperationen notwendigen Handgriffe sowie die anatomischen Regionen detailliert benennt. Da hochwertige Fotografien und Zeichnungen radiologische und chirurgische Sachverhalte klarer und eindeutiger wiedergeben können als umfassende schriftliche Abhandlungen, sind die Textpassagen bewußt kurz gehalten. Vieles ist für den Praxisbezug gerade durch das reichhaltige Bildmaterial erlernbar. Der Vergleich der computergesteuerten Operationsverfahren mit anderen Methoden ermöglicht eine ausgewogene Darstellung der kontrovers diskutierten Aspekte und soll zu interdisziplinärem Handeln anregen.
Ausführlich werden die Techniken sowie ihre Wirkungen und Nebenwirkungen dargestellt. Die Diskussion der Risiken sowie die detaillierte Beschreibung der Anatomie und Schnittbildanatomie, Physiologie, Biochemie und Pharmakologie liefern das Wissen, das der Arzt braucht, um in der Praxis möglichst großen Nutzen aus diesen Techniken zu ziehen. Weiterführende Literatur findet der interessierte Leser am Ende eines jeden Kapitels. Eine Herausforderung für alle, die eine unter humanitären Gesichtspunkten engagierte vorwiegend ambulante Medizin mitgestalten wollen!

„Das Buch ist vorzüglich ausgestattet und kann jedem Radiologen eindringlich empfohlen werden, der über die reine Bilddiagnostik hinaus sich mit interventionellen Techniken befassen möchte. Der Strahlen- und Tumortherapeut erhält eine Fülle wichtiger Anregungen. Die besonderen Bemühungen um eine Schmerztherapie können nicht hoch genug veranschlagt werden. Der Preis des Buches ist wie bei allen röntgendiagnostischen Büchern durch die sehr zahlreichen Abbildungen naturgemäß hoch. Er ist angesichts der Fülle des gebotenen Materials jedoch angemessen."

Strahlentherapie

Blackwell Wissenschaft · Berlin